主 编 简 介

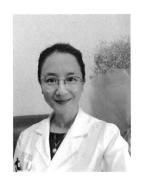

尹彤 中国人民解放军总医院全军老年医学研究所副所长，心血管病学专业博士，博士生导师。师承我国老年心脏病学奠基人王士雯院士，长期致力于药物基因组学指导心血管和老年共病患者精准用药的临床研究与转化应用。现任中华医学会心血管病学分会学组委员，中国老年医学学会共病精准诊疗分会副会长，国家老年疾病临床医学研究中心执行委员等职务。承担国家、军队和省部级等课题 20 余项，获军队医疗成果二等奖，以第一或通讯作者发表学术论文百余篇。

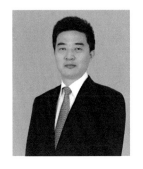

周洲 美国贝勒医学院心血管科学博士，国家高层次人才入选者。现任中国医学科学院阜外医院实验诊断中心主任，心血管疾病分子诊断北京市重点实验室主任。主要研究方向为遗传性心血管疾病的分子机制研究及基因诊断方法开发。作为第一或通讯作者在权威期刊 *Circulation*、*Circulation Research* 等发表学术论文 50 余篇，在美国血液学年会等国际学术会议作特邀报告 10 余次。近 5 年主持并承担国家自然基金项目及省部级基金项目 10 余项。

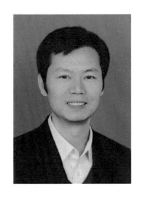

张伟 中南大学湘雅医院教授，临床药理研究所常务副所长，博士生导师。师承我国药物基因组学的奠基人周宏灏院士，致力于研究人类基因组和微生物基因组对药物反应个体化差异的影响及其机制。现任国际药理学会药物基因组学专业委员会委员，中国药理学会药物基因组学专业委员会副主任委员。获国家科技进步奖二等奖，主持并承担国家级课题 10 余项，以通讯作者发表学术论文百余篇。

临床心血管药物基因组学

Clinical Cardiovascular Pharmacogenomics

主编　尹　彤　周　洲　张　伟

主审　周宏灏　胡盛寿　范　利

科学出版社

北　京

内 容 简 介

　　药物基因组学是研究基因变异对药物剂量、反应性和疗效个体间差异影响的一门学科，随着人类基因组计划的完成，大量基因变异的发现为药物基因组学的发展奠定了基础。心血管药物基因组学作为药物基因组学的主流领域，具有向临床转化的巨大潜能，并已步入临床应用。本书在介绍药物基因组学的临床应用策略和检测手段的基础上，系统阐述了心血管常用药（抗血小板、抗凝、降脂、降压、代谢综合征治疗、抗心律失常、抗心绞痛、抗心力衰竭、心脏移植等药物）的药物基因组学临床应用证据及其临床转化应用前景，以期为心血管病患者个体化用药提供新的解决方案。

　　本书适合从事心血管疾病分子诊断、临床检验、临床药理、临床治疗、基础应用研究及相关体外诊断产品研发机构的工作人员阅读。

图书在版编目（CIP）数据

临床心血管药物基因组学 / 尹彤，周洲，张伟主编. —北京：科学出版社，
2022.1
　ISBN 978-7-03-071063-5

　Ⅰ.①临…　Ⅱ.①尹…　②周…　③张…　Ⅲ.①心脏血管疾病-基因组-
临床药学　Ⅳ.①R972

　中国版本图书馆 CIP 数据核字（2021）第 260887 号

责任编辑：丁慧颖 / 责任校对：张小霞
责任印制：李　彤 / 封面设计：王　华　陈　敬

斜 学 出 版 社 出版
北京东黄城根北街 16 号
邮政编码：100717
http://www.sciencep.com
北京建宏印刷有限公司 印刷
科学出版社发行　各地新华书店经销
*

2022 年 1 月第　一　版　　开本：787×1092　1/16
2022 年 8 月第二次印刷　　印张：34　插页：1
字数：780 000
定价：198.00 元
（如有印装质量问题，我社负责调换）

《临床心血管药物基因组学》
编 写 人 员

主编　尹　彤　周　洲　张　伟
主审　周宏灏　胡盛寿　范　利
编者　（按姓氏笔画排序）

王子乾　中国人民解放军总医院

王观筠　中国人民解放军总医院

尹　彤　中国人民解放军总医院

尹继业　中南大学湘雅医院

叶海涛　深圳市第二人民医院

田晓雪　广东省人民医院

吉冰洋　中国医学科学院阜外医院

刘　佳　中国人民解放军总医院

刘　荣　中南大学湘雅医院

刘菊娥　广东省人民医院

刘朝晖　中国医学科学院阜外医院

李　菁　中日友好医院

李　清　中南大学湘雅医院

李　曦　中南大学湘雅医院

李建平　北京大学第一医院

肖昌琼　郴州市第一人民医院

吴阳勋　中国人民解放军总医院

邹宇婷　中国人民解放军总医院

沈爱宗　中国科学技术大学附属第一医院

张　伟　中南大学湘雅医院

张　蕾　中国科学技术大学附属第一医院

张丽芳　中日友好医院
张明华　中国人民解放军总医院
陈小平　中南大学湘雅医院
陈艳明　中国人民解放军总医院
林贵高　国家卫生健康委临床检验中心
罗　荷　中日友好医院
罗建权　中南大学湘雅二医院
金莲子　东北国际医院
周　洲　中国医学科学院阜外医院
周凯欣　中国科学院大学重庆仁济医院
郑金刚　中日友好医院
孟慧杰　清华大学附属北京清华长庚医院
　　　　清华大学临床医学院
胡　承　上海交通大学附属第六人民医院
胡永芳　清华大学附属北京清华长庚医院
　　　　清华大学临床医学院
钟诗龙　广东省人民医院
洪　葵　南昌大学第二附属医院
徐臻奚　南昌大学第二附属医院
郭成贤　中南大学湘雅三医院
唐　洁　中南大学湘雅医院
黄卫华　中南大学湘雅医院
崔勇丽　中国医学科学院阜外医院
彭礼明　中南大学湘雅医院
靳　英　空军特色医学中心
颜　妍　清华大学附属北京清华长庚医院
　　　　清华大学临床医学院

序 一

  心血管疾病严重威胁人类健康，是导致人类死亡的最主要原因之一。中国的心血管病患病率处于持续上升阶段，医疗资源消耗巨大，合理应用药物是心血管疾病治疗的基石。由于心血管疾病治疗药物的疗效和安全性存在较大个体差异，"一刀切"模式难以改善患者预后，心血管疾病的治疗正在朝着"量体裁衣"的精准医学模式发展。精准医学强调在"正确的时间"给予患者"正确的治疗"，并利用临床、环境、生活方式、组学等多维度信息帮助患者做出个体化医疗决策。随着基因测序技术的迅猛发展，各种生物信息数据库的不断涌现，精准医学正逐渐成为医学研究的重点和热点。精准医学要落地，必须应用于临床实践，药物基因组学正是目前条件最成熟、最理想的为临床决策提供支持的精准医学实践领域。作为落地最早的个体化分子诊疗技术，药物基因组学已成为指导临床个体化用药、评估严重药物不良反应发生风险、指导新药研发和评价新药的重要工具。作为药物基因组学主流研究领域，心血管药物基因组学已经步入临床应用，目前已经涵盖抗血小板药、抗凝药、降脂药、降压药、抗心绞痛药、抗心律失常药等广泛的心血管药物。2015年国家卫生和计划生育委员会公布的《药物代谢酶和药物作用靶点基因检测技术指南（试行）》涉及13种心血管药物的药物基因组学基因位点，许多基因变异由全基因组关联性研究发现，并经大型临床队列研究或随机对照研究验证，具有明确的临床循证医学证据。此外，与心血管药物反应性和疗效相关的新基因位点层出不穷，为优化心血管疾病个体化用药提供了新的线索和证据。因此，作为基因组医学和精准医疗的前沿领域，心血管药物基因组学的临床应用证据将会进一步积累，临床应用指南将会进一步更新。

  《临床心血管药物基因组学》一书以突出临床实用价值为主题，系统阐述了心血管常见疾病用药的药物基因组学临床应用证据、实践和前景。该书涵盖抗血小板药、抗凝药、降脂药、降压药、降糖药、抗心律失常药、抗心绞痛药、抗心力衰竭药等常用心血管药物的药物基因组学研究，侧重药物基因组学临床实际应用，包含心血管药物基因组学最新循证医学证据、临床指南和推荐实施意见；应用于合适的患者人群；整合药物剂量和疗效预测模型；对于有临床转化价值的心血管药物基因组学，侧重挖掘其临床应用意义；同时还向广大读者分享临床上应用药物基因检测指导用药的经典案例。三位主编是我国心血管药物基因组学研究和应用的中青年佼佼者，各章节编者均在相关领域从事研究或临床工作多年，并一直密切关注药物基因组学在心血管疾病中的发展和应用。该书以推进心血管药物基因组学研究成果向临床应用的转化为宗旨，适合从事心血管病临床医疗、分子诊断、临床检验、临床药理、基础应用研究及相关体外诊断产品研发机构的工作者阅读。

　　将药物基因组学应用到心血管疾病的精准治疗中具有强大的吸引力，但是如何做到将药物基因组学与现有的医疗模式完美契合，并为临床医生广泛认可，仍是亟待解决的难题。认识到药物基因组学对心血管医学领域产生的重要影响，并为之做好知识储备十分关键。期待该书的面世能够为心血管药物基因组学在临床实践中的整合和应用提供宝贵的信息资源，促进临床医生利用药物基因组学信息为患者提供个体化医疗保健服务。

中国工程院院士　周宏灏

中南大学湘雅医院

2021 年 4 月 28 日

序　二

随着人口老龄化及城镇化进程的加速，中国心血管疾病流行趋势日益明显。《中国心血管健康与疾病报告 2019》数据表明：中国心血管疾病现患人数 3.3 亿，发病率及死亡率仍处于上升阶段。心血管疾病死亡居城乡居民总死亡原因的首位，中国心血管疾病负担日渐加重，已成为重大的公共卫生问题，因此，防治心血管疾病刻不容缓。为响应《健康中国行动（2019—2030 年）》，贯彻"以基层为重点，以改革创新为动力，预防为主"的国家方针，真正实现使心血管疾病防治主战场由医院逐步向社区转移，我们在强调提高医疗水平、改善医疗质量的同时，还要大力开展普及健康知识行动，提高全民健康素养水平。要实现这一目标，心外科医生除了要不断提高外科手术水平，术前、术中及术后的精准药物治疗也至关重要。

药物的"规范化"应用已深入人心，成为心血管医生的基本功，但如何"个体化"用药仍是难题。遗传因素是造成药效个体差异大的主要因素。对患者进行心血管用药相关基因检测，是提高药物疗效、降低不良反应的有效途径。近年来逐步发展成熟的药物基因组学已成为指导临床个体化用药、评估药物不良反应发生风险、指导新药研发和评价新药的工具，在心脑血管疾病治疗中发挥越来越重要的作用。例如，心脏瓣膜置换术后的患者常需要使用抗凝药物华法林，通过检测 *CYP2C9* 与 *VKORC1* 基因多态性，结合患者的年龄、性别、体重等指标，计算出该患者使用华法林的最佳剂量，可以帮助心外科医生进行个体化给药治疗。

《临床心血管药物基因组学》一书系统总结了目前临床上常用心血管药物的药物基因组学研究及临床实际应用现状与前景，涵盖了最新循证医学证据、临床指南和推荐实施意见，并分享了临床上应用药物基因检测配合临床指标、患者基线特征进行精准用药指导的经典案例，对于提高心外科医生的精准治疗水平大有裨益。

很荣幸为此书作序，推荐广大临床医生认真学习此书，了解并掌握临床药物基因组学这门新兴交叉学科，共同为实现健康中国的伟大目标而努力。

中国工程院院士

中国医学科学院阜外医院

2021 年 8 月 13 日

序 三

  心血管疾病是威胁人类健康的第一杀手，我国心血管疾病患者人数已超 3 亿，死亡率占我国居民疾病死亡构成比首位。随着我国人口老龄化加剧，心血管疾病发病率仍将持续上升，相关诊疗水平的提高已经迫在眉睫。大量循证医学证据表明，合理应用抗血小板药、抗凝药、降脂药、降压药等心血管药物能够明显降低患者不良心血管事件发生风险，对改善患者预后具有重要意义。但是，心血管疾病患者对上述药物治疗效果存在较大的个体差异，除了临床环境因素外，药物代谢和疗效动力学相关基因，以及心血管疾病相关基因遗传变异对药物反应性和疗效个体差异的影响越来越受到关注。药物基因组学（pharmacogenomics）作为一门新兴学科，旨在研究上述基因变异与药物疗效、安全性及临床转归个体间差异的关系，阐明基因多态性对不同个体药物反应性的影响；针对携带不同基因多态性的个体，药物基因组学有助于建立个体化临床用药方案，通过选择适当的药物剂型及用药剂量，使患者获得药物的最佳疗效，避免药物不良反应，真正实现精准用药。由于疾病本身和用药特点，心血管药物基因组学已经成为当前的热点领域，并得到临床的极大关注。

  由中国人民解放军总医院尹彤教授、中国医学科学院阜外医院周洲教授、中南大学湘雅医院张伟教授共同主编的《临床心血管药物基因组学》一书突出了心血管药物基因组学的临床实用价值，为心血管专业领域的医疗工作者系统阐述了心血管常见疾病用药的药物基因组学临床应用证据、实践和前景。该书以心血管常见疾病为主线，涵盖各类常用心血管药物的药物基因组学临床研究和应用；各种心血管药物基因组学循证医学证据、临床指南和推荐实施意见；并在此基础上，对有临床转化价值的心血管药物基因组学临床应用价值进行了深度挖掘。

  药物基因组学作为基因组医学的前沿领域、精准医学的落地平台，其在心血管疾病中的临床应用证据将会进一步积累，临床应用指南有望进一步更新。《临床心血管药物基因组学》一书的出版有望为如何更好地将药物基因组学整合到心血管疾病临床实践中提供难得的系统性参考资料。

国家老年疾病临床研究中心主任 范利

中国人民解放军总医院

2021 年 1 月 8 日

前　　言

心血管疾病是全球高发疾病，随着心血管药物应用比例逐年攀升，相应药物不良反应发生率也呈现高发趋势，因此，如何个体化应用心血管药物是临床亟待解决的难题。药物基因组学（pharmacogenomics，PGx）通过研究基因变异对个体间药物反应性、剂量、疗效差异的影响，为临床个体化用药提供新的解决方案。利用基因组信息为正确的患者在正确的时间提供正确的药物和正确的剂量，药物基因组学已经成为精准医疗的落地平台。作为药物基因组学主流研究领域，心血管药物基因组学的临床转化潜能巨大。在 2015 年国家卫生和计划生育委员会公布的《药物代谢酶和药物作用靶点基因检测技术指南（试行）》中，涉及 13 种心血管药物的相关药物基因组学基因位点的临床检测。在此基础上，新的心血管药物相关基因位点层出不穷。药物基因组学作为基因组医学和精准医疗的前沿领域，其临床应用证据将会进一步积累，临床应用指南将会进一步更新，如何迎接并将心血管药物基因组学应用于临床实践，是未来心血管临床工作者面临的挑战。因此，我们有必要深入了解心血管药物基因组学的循证医学证据，更好地指导临床医生将药物基因组学整合到临床实践中去。通过本书，读者能够系统深入地了解心血管药物基因组学的临床研究策略、临床检测方法与规范、临床循证医学应用证据，以及常用心血管药物的药物基因组学临床相关性、转化应用价值和临床应用实例。

与 2010 年我们编写并在科学出版社出版发行的《心血管系统疾病和药物基因组学》一书侧重点不同，本书在学术思想上，更侧重于深入系统地阐述心血管药物基因组学的临床应用价值。在内容上，涵盖了药物基因组学临床应用策略和实验室临床检测规范，以及各种常用心血管药物相关基因位点和临床应用价值，更加密切结合临床。其中，总论部分在介绍心血管药物基因组学的发展沿革和相关药物代谢酶的基础上，重点涵盖了药物基因组学临床研究策略，临床检测手段、实验室规范与资质，以及相关生物信息和临床应用数据库；并就心血管药物基因组学临床应用的困惑、机遇与挑战、伦理学和社会学问题、卫生经济学问题等进行了深入阐述。各论部分涵盖了心血管领域常用的抗血小板、抗凝、降脂、降压、代谢综合征治疗、抗心律失常、抗心绞痛、抗心力衰竭、心脏移植等药物的药物基因组学相关位点和临床应用证据，直击药物基因组学领域的研究热点，如肠道菌群与心血管药物个体化治疗、临床转化、产品开发、临床决策系统等，引发广大临床工作者们对心血管药物基因组学的发展和应用前景的关注和重视。

本书各章节的编者均在相关领域内从事心血管药物基因组学研究或临床工作多年，并一直跟踪心血管药物基因组学的循证医学证据和临床应用研究。由于该领域的生物技术不断发展，临床证据和应用指南不断更新，受编者的知识水平所限，书中遗漏之处在所难免，敬请专家、同行和广大读者批评指正。

　　本书的完成受益于解放军总医院老年心血管病研究所王士雯院士生前的辛勤培育；受益于中南大学湘雅医院周宏灏院士、中国医学科学院阜外医院胡盛寿院士、解放军总医院国家老年疾病临床研究中心主任范利教授的悉心主审；受益于日本国立循环器病研究中心宫田敏行教授的学术指导，在此一致表示感谢！

尹 彤 周 洲 张 伟

2021 年 12 月 20 日

目　　录

第一篇　总　　论

第二篇　各　　论

第一篇

总 论

第一章　药物基因组学的历史、现状与发展趋势

药物基因组学旨在研究药物反应相关基因变化对药物安全性和有效性的影响。药物体内代谢、转运、作用靶点及疾病信号通路基因的变异是影响药物体内浓度和药物敏感性的主要原因之一，从而造成药物的个体差异。2003 年以来，人类基因组计划的完成为药物基因组学研究提供了重要的发展机遇，借助系统研究方法可跨越分子标志物从基础发现到临床转化之间的沟壑。本章将系统阐述药物基因组学的历史和研究现状，并对未来的发展趋势进行讨论。

第一节　药物基因组学的历史

"药物基因组学"的前身是"遗传药理学"，最早于 1959 年由德国药理学家 Friedrich Vogel 提出[1]。1957 年，Arno Motulsky 提出了"药物反应性可能是遗传和环境在特定疾病状态下交互作用的结果"的观点[2]。随后遗传药理学被定义为一门遗传因素对药物反应个体差异影响的学科。1997 年，Marshall 首次提出"药物基因组学"[3]，尽管该词与"遗传药理学"几乎在无差别使用，但前者意味着科学家可以用全基因组的知识和技术对多个基因网络进行药物反应性的相关研究[4]。个体化用药是指以药物基因组学为基础，结合患者的性别、年龄、疾病亚型、合并用药、并发症等因素进行综合分析，达到精准指导患者用药的目的，即疗效最大化和毒副作用最小化。药物治疗由传统方式向精准医学模式的转变面临诸多挑战，需要各方资源的协同努力和共同推进。

古希腊哲学家毕达哥拉斯（Pythagoras）描述的蚕豆病是首个关于遗传药理类性状的案例，即特定地中海人群食用蚕豆后出现溶血。随后研究证实葡萄糖-6-磷酸脱氢酶（glucose 6-phosphatedehydrogenase，G6PD）缺陷是引起红细胞溶血的主要原因。G6PD 缺陷症是最为常见的代谢酶缺陷症之一，在世界范围内受影响人群高达 6 亿[5]。G6PD 呈现较高的遗传变异性，其变异种类高达 140 余种[6]且大多数为罕见变异。G6PD 缺陷症造成的酶活性缺陷对某些上市药物（如排尿酸药拉布立酶）存在重要影响[7]，美国食品药品监督管理局（Food and Drug Administration，FDA）已在药品说明书中提出警告。抗疟疾的联合制剂氯丙胍-氨苯砜（Lapdap）的撤市也是由于非洲 G6PD 缺陷患者在应用该制剂时出现严重溶血[8]。

1950～1980 年的系列研究主要围绕药物代谢酶表型活性进行，通常借助探针药的代谢率判断某种药物代谢酶活性缺陷或降低[9]，如异奎胍羟基化代谢常用于评价 CYP2D6 酶活性。表型评价目前仍是药物代谢酶活性的重要研究工具，如借助"鸡尾酒"法同时研究多种药物代谢酶体内活性表型和基因型之间的关联[10, 11]。该技术的优点是有助于判断和排除某些未知基因多态性对酶活性的干扰或环境因素（如合并用药）造成的酶活性改变；缺点是检测技术较复杂、费用相对较高、通量较低等。

　　分子生物学技术的进展使遗传药理学由表型研究阶段直接进入致病或致效应基因核苷酸替换和单碱基变异研究阶段。超过 100 种已知的 *CYP2D6* 等位基因多态性或突变可引起酶催化活性增加、降低甚至缺失。部分变异导致该基因扩增为 3～13 拷贝野生型基因，形成以酶活性大大增高为特征的超快代谢（UM）型，UM 型以非洲埃塞俄比亚人群最为常见[12-15]。20%～25%的 CYP2D6 代谢临床常用药物[16]，酶活性因个体遗传背景而存在显著差异。根据不同的等位基因组合可以预测表型并将其分类为 CYP2D6 慢代谢型、中间代谢型、快代谢型和超快代谢型，并用于预测个体对通过 CYP2D6 途径代谢的药物的药代动力学和药效动力学反应。慢代谢型者面临药物不良反应高风险（如美托洛尔引起的心动过缓）或治疗失败（可待因不能代谢为活性代谢产物导致镇痛效果不佳，他莫昔芬不能代谢为活性代谢产物导致肿瘤复发）[17]。*CYP2D6* 基因多态性引起药物反应性改变的案例屡见报道，其基因型对于选择性 5-羟色胺再摄取抑制剂和抗精神病药物的关键作用曾被系统性综述[18, 19]。但 *CYP2D6* 基因型直接指导临床应用的例子仍然较少，需要更多前瞻性研究去证实。

　　人类基因组计划完成之前，基于聚合酶链反应（PCR）技术的分子检测手段可同时检测代谢酶、转运体和受体等多个基因，但绝大多数研究仍局限于单个基因或单个多态性位点[20]。2003 年人类基因组计划的完成和药物基因组学的兴起可使研究者通过新一代基因分型和测序技术对人类全基因组进行检测，海量遗传信息的解析和大数据的应用使药物基因组学研究进一步加速和深入（表 1-1）。

表 1-1　药物基因组学发展的里程碑事件

时间（年）	人物或项目	事件
510	Pythagoras	发现食用蚕豆导致溶血风险，后被证实源自 G6PD 缺陷
1866	Mendel	建立遗传法则
1906	Garrod	发现先天性代谢异常
1932	Snyder	描述"苯硫脲味盲"为一种常染色体隐性性状
1956	Alving 等	发现 G6PD 缺陷
1957	Motulsky	深入阐述遗传性代谢缺陷可解释药物反应个体差异
1957	Kalow 和 Genest	发现血清胆碱酯酶缺乏症
1959	Vogel	提出"遗传药理学"
1960	Price Evans	发现乙酰化多态性
1962	Kalow	提出遗传药理学即药物反应的遗传性
1977/1979	Mahgoub 等	发现异奎胍羟化酶多态性
1988	Gonzalez 等	发现异奎胍羟化酶即 *CYP2D6* 基因缺陷
1988～2000	—	发现多种药物 I 相、II 相代谢酶及转运体基因多态性
2001～2003	人类基因组计划	人类基因组基本结构草图完成
2003	HapMap 计划	人类基因组序列变异草图完成
2006	Reddon 等	人类拷贝数变异草图完成
2007	国际病例对照研究协作组	7 种疾病的 14 000 例全基因组关联分析完成
2011	千人基因组计划	基于群体基因组测序的人类基因组变异草图完成

第二节　药物基因组学的现状

药物基因组学主要聚焦于两类基因多态性对药物反应的作用，第一类是药代动力学基因变异对药物吸收、分布、代谢和清除的影响，第二类是药效动力学基因变异对药物靶点敏感性或药物作用生物学通路的影响。目前药物基因组学研究主要针对遗传自父母亲的基因组 DNA 变异，肿瘤研究同时研究基因组 DNA 变异和体细胞 DNA 变异对治疗效应的影响，部分疾病中基因组 DNA 变异与病原微生物 DNA 变异甚至肠道微生物组 DNA 变异可影响疾病治疗的敏感性[21]。图 1-1 展示了发表于 PubMed 上关于"药物基因组学"文献数量的统计情况。

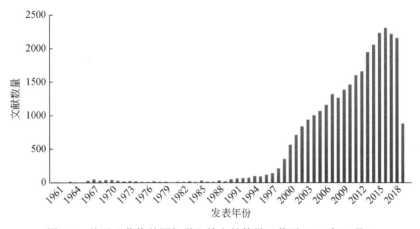

图 1-1　关于"药物基因组学"的文献数量（截至 2019 年 5 月）

资料来源：https://pubmed.ncbi.nlm.nih.gov/?term=pharmacogenomics&sort=date

迄今为止，美国 FDA 已批准在 283 种药物的药品标签中增加药物基因组信息，其中大部分药物遗传学标签基于药物动力学基础，约占全部标签的 36.4%[22]。临床药物基因组学实施联盟（Clinical Pharmacogenetics Implementation Consortium，CPIC）基于 FDA、欧洲药品管理局（European Medicines Agency，EMA）、PharmGKB 等提供的药物基因组学信息，使用独特的等级评价判断遗传变异与临床表型之间的关联强度[23]。目前已发布了包括抗生素在内的 239 个药物的基因检测指导标签，包括推荐检测等级（A、B 类）（表 1-2）和证据薄弱等级（C、D 类）。CPIC 同时更新了 24 种/类临床药物详细的基因检测指南，能有效提高药物安全性或有效性，避免不合理用药，从而达到更好的治疗效果。

表 1-2　CPIC 指南推荐临床用药基因检测一览表（A、B 类）

基因	药物
A 类	
CFTR	依伐卡托
CYP2B6	依法韦仑
CYP2C19	西酞普兰、氯吡格雷、艾司西酞普兰、伏立康唑
CYP2C19、CYP2D6	阿米替林

续表

基因	药物
CYP2C9	非甾体抗炎药（阿司匹林、双氯芬酸、塞来昔布等）
CYP2D6	阿莫西汀、可待因、氟伏沙明、去甲替林、昂丹司琼、羟考酮、帕罗西汀、他莫昔芬、曲马多、托烷司琼
CYP3A5	他克莫司
CYP4F2、VKORC1、CYP2C9	华法林
DPYD	卡培他滨、氟尿嘧啶
G6PD、CYP2C9	他非诺喹
HLA-A、HLA-B	卡马西平
HLA-B	阿巴卡韦、别嘌醇、奥卡西平
HLA-B、CYP2C9	苯妥英
IFNL3	聚乙二醇干扰素α-2α/α-2β、利巴韦林
MT-RNR1	氨基糖苷类抗生素
NAT2	肼屈嗪
RYR1、CACNA1A	氟烷
RYR1、CACNA1S	异氟烷、甲氧氟烷、七氟醚、琥珀胆碱、地氟烷、安氟醚
SLCO1B1	辛伐他汀
TPMT、NUDT15	硫唑嘌呤、巯嘌呤、硫鸟嘌呤
UGT1A1	阿扎那韦、伊立替康
B 类	
ABCG2	瑞舒伐他汀
CYP2B6	美沙酮、奈韦拉平
CYP2C19	右兰索拉唑、埃索美拉唑、兰索拉唑、奥美拉唑、泮托拉唑、雷贝拉唑
CYP2C19、CYP2D6	氯米帕明、多塞平、丙米嗪、舍曲林
CYP2D6	依匹哌唑、阿立哌唑、地昔帕明、氢溴酸右美沙芬、依利格鲁司他、米氮平、匹莫齐特、普罗替林、奎尼丁、利培酮、文拉法辛、伏硫西汀
CYP4F2	苯丙香豆素
CYP4F2、CYP2C9	醋硝香豆素
G6PD	抗菌药物（氯霉素、红霉素、环丙沙星等）
	降糖药（格列本脲、氯磺丙脲、格列美脲等）
HLA-A	别嘌醇
HPRT1	霉酚酸
NAGS	卡谷氨酸
POLG	双丙戊酸钠
POLG、NAGS、CPS1、OTC、ASS1、ASL、ABL2	丙戊酸
SCN1A	卡马西平、苯妥英
SLCO1B1	西立伐他汀
UGT1A1	贝利司他

注：其中 A 类 CPIC 提供了临床药物基因检测指南。

资料来源：https://cpicpgx.org/guidelines/。

一、药代动力学遗传变异指导个体化用药

药代动力学（pharmacokinetics）是定量研究药物在生物体内的吸收、分布、代谢和排泄的一门学科。药物代谢酶和转运体的遗传变异及表达水平的变化影响药物在体内的浓度，从而造成药物的个体差异。

巯嘌呤甲基转移酶（thiopurine methyltransferase，TPMT）是抗癌药物巯嘌呤（mercaptopurine，6-MP）的关键代谢酶。6-MP 在体内转化为活性代谢产物 6-硫鸟嘌呤核苷酸（6-thioguanine nucleotide，6-TGN），其作为鸟嘌呤核苷的拮抗剂掺入 DNA 而发挥抗肿瘤作用。代谢酶 TPMT 单核苷酸基因多态性是 6-MP 疗效和毒性产生个体差别的主要遗传基础。6-MP 治疗窗狭窄，*TPMT* 功能缺失变异抑制巯嘌呤正常代谢，使血液毒性增加。相似的，药物转运分子是另一个重要的潜在介体，可以改变药物在作用部位的浓度，从而影响药物的功能。药物外排转运蛋白有机阴离子转运多肽 1B1（organic anion transporting polypeptide 1B1，OATP1B1）由溶质载体阴离子转运蛋白家族 1B1（solute carrier organic anion transporter family member 1B1，*SLCO1B1*）基因编码，常见的 *SLCO1B1**5 功能丧失变异与辛伐他汀血浆浓度升高和横纹肌溶解风险增加相关[24, 25]。因此，就药物基因组学观点而言，药物使用前检测药物代谢酶和药物转运体的基因型有利于调整用药剂量，实现个体化治疗。

二、基于药效动力学遗传变异的精准治疗

药效动力学描述了药物作用的可变性，可以反映出活性药物与其效应分子相互作用的可变性。基因指导华法林给药是药物基因组学发展的典型案例，其个体差异取决于药代动力学（药物代谢酶 CYP2C9）和药效动力学 [维生素 K 环氧化物还原酶复合体 1（VKORC1）] 基因变异。华法林是一种治疗窗狭窄的口服抗凝药，个体间剂量差异为 0.5～20mg/d，华法林引起的药物不良反应居所有处方药的前三位，临床常用国际标准化比值（international normalized ratio，INR）评价抗凝效果和预防出血不良反应。*CYP2C9* 和 *VKORC1* 基因多态性是目前公认影响华法林使用剂量的遗传因素，2010 年被 FDA 写入华法林药品标签。CPIC 于 2017 年再次更新了《遗传药理学指导华法林剂量指南》，明确 *CYP2C9* 变异降低 CYP2C9 活性，影响华法林的代谢动力学，表现为 S-华法林血浆浓度和出血风险的增加。

药效动力学变化也会影响华法林应用。*VKORC1* 基因编码了华法林的作用靶点，参与维生素 K 的还原过程。研究表明 *VKORC1* 功能缺失变异是导致华法林耐药的原因，即使暴露于大剂量的华法林，INR 也不会升高[26]。另外，*VKORC1* 启动子单核苷酸多态性与华法林转录调控和剂量呈现相关性。多个研究团队设计了不同的计算公式，联合各种遗传因素和年龄、体表面积等临床因素查明了约 50% 的华法林剂量变异，最著名的 IWPC 公式更是纳入全球范围内的 21 个团队研究数据设计而成[27-29]。与常规给药相比，基因指导华法林给药可以缩短达到华法林维持剂量所需时间，降低不良反应事件的发生风险[30, 31]。

尽管凝血酶抑制药达比加群、凝血因子 Ⅹa 抑制药利伐沙班相继上市，其抗凝疗效无须监测且更容易预测，但因费用更高、缺乏药效动力学生物标志物、缺乏解毒方法等不足，华法林的临床使用及其基因检测仍然具有重要价值。

三、免疫药物基因组学助力药物个体化

免疫药物基因组学结合了免疫基因组学（immunogenomics）和药物基因组学，并集中于研究免疫特异性变异对药物处置和免疫介导的药物不良反应（immune-mediated adverse drug reaction，IM-ADR）的影响。免疫药物基因组学具有预测和预防 IM-ADR 的潜力，可对自身免疫性疾病或肿瘤免疫治疗进行选择辅助和监测，加深我们对自身免疫性疾病和移植排斥的理解。

避免药物不良反应发生是实现个体化用药的重要目标之一。药物不良反应（adverse drug reaction，ADR），特别是严重药物不良反应是导致死亡的一个重要原因，3%～6%的住院患者是由不良反应所致[32]。IM-ADR 可以根据免疫细胞的类型进行分类，包括 B 细胞介导的不良反应（Gell-Coombs Ⅰ～Ⅲ型）和 T 细胞介导的不良反应（Gell-Coombs Ⅳ型），其中以史-约综合征（Stevens-Johnson syndrome，SJS）和中毒性表皮坏死松解症（toxic epidermal necrolysis，TEN）最严重，死亡率高达 50%[33, 34]。其表现为皮肤黏膜溃疡和脱落，伴随失明等永久性并发症，是现代治疗中的棘手问题。免疫检查点抑制剂迅速发展，抗肿瘤疗效显著，具有革命性意义。但是临床数据显示，免疫疗法对一部分肿瘤患者表现出较强 IM-ADR，如致死性心肌炎[35, 36]，且其不良反应的严重程度与药物对疾病的改善作用呈现相关性[37]。因此，如何有效地管理毒性，从而最大限度地提高药物获益变得日益迫切。免疫药物基因组学在作为免疫治疗的药效动力学标志物和潜在调节临床药物应答方面都呈现出新的应用价值。

人类白细胞抗原（human leukocyte antigen，HLA）基因多态性筛查是 IM-ADR 预防的潜在策略。HLA 具有高度多态性，是潜在的免疫药物基因组学生物标志物。对其进行基因分型以指导药物治疗，可预防 IM-ADR，使个体化用药逐步完善。阿巴卡韦是核苷类逆转录酶抑制剂，用于治疗人类免疫缺陷病毒（HIV）-1 感染。阿巴卡韦超敏反应（hypersensitivity reaction，HSR）是最早出现的与 *HLA* 相关的 IM-ADR。基于大量随机对照试验，2008 年美国 FDA 将服用阿巴卡韦前进行 HLA-B*57：01 检测列入了药品说明书。研究发现，阿巴卡韦以非共价方式作用于 HLA，改变其多肽亲和性并诱导新的抗原肽，最终激发特异 T 细胞（CD4$^+$和 CD8$^+$）的自身免疫应答，引起 HSR 的发生[38-41]。HLA-B*57：01 与 HSR 密切相关，是 HSR 的必要不充分条件。100%的阴性预测值和 50%的阳性预测值是 HLA-B*57：01 用于筛查阿巴卡韦 IM-ADR 的强有力依据[42, 43]。相较于皮肤斑贴试验，HLA-B*57：01 特异性更高，可以准确鉴定真正的免疫介导的阿巴卡韦 HSR，而且仅小部分医生使用阿巴卡韦治疗 HIV，使基因检测实施更加简单，促使 HLA-B*57：01 成功转化为临床应用。

HLA 变异与其他变异（药物代谢酶等）共同诱导 IM-ADR 的发生，因此将传统药物基因组学和免疫药物基因组学合理组合分析，可为患者提供最佳药物，提高药物治疗效益，减少药物不良反应，真正做到精准治疗。免疫药物基因组学在指导免疫治疗活性的药效动力学标志物和潜在调节临床反应方面都显示出重要的临床应用价值。

四、临床转化

目前，基因组学技术的进展使研究者对患者特定药物反应表型（如毒副反应或疗效指标）的研究从候选基因研究进入到"零假设"的全基因组关联分析（GWAS）阶段[25, 44-48]。将某分子标志物和药物反应表型之间的显著关联进行临床转化时面临诸多困难，通常临床医生需要直接告知风险基因型患者的有效替代方案，如指导具体药物处方的算法（如剂量

公式）或者直接提供电子化的临床决策支持系统（CDS），这些配套系统或指导将有效帮助医生完成药物基因组学的临床转化。

临床和临床前机制研究强调了遗传变异是个体差异的可变因素，因此更多前瞻性试验致力于检验药物基因组学指导个体化用药改善临床效益的假设。前瞻性试验是一种可以为生物标志物临床实用性提供高水平证据的试验。不仅仅是阳性结果，阴性结果在临床转化中也占有重要地位。在基因复发风险评分为 11~25 分，且雌激素受体（ER）阳性、人表皮生长因子受体-2（HER2）阴性、腋窝淋巴结（N）阴性的 6711 名乳腺癌患者中开展前瞻性研究，研究结果显示辅助化疗并未对这些患者产生临床效益，即单纯的内分泌治疗与内分泌治疗联合化疗的效果无明显差异[49]，提示对于 21 基因乳腺癌复发风险评分 11~25 分的患者，不需要联合辅助化疗，这能避免化疗带来的不良反应，并为患者减轻经济负荷。

药物基因组学基因诊断在进入临床转化之前必须满足一定标准，如分析方法有效性、临床有效性和临床实用性。基因分析方法有效性是前提条件，依赖于数据质量和性能指标（阳性预测值和阴性预测值）。临床有效性包括评估该基因检测是否可改善患者的健康状况且检测本身不带来额外风险（如成本效益）。尽管 HLA-B*1502 基因变异与卡马西平引起的 SJS/TEN 密切相关，特别是在东南亚尤为普遍，但强制性测试是否具有成本效益仍存在争议[50, 51]。在香港，基因检测计划的实施降低了皮肤黏膜毒性的发生，但由于其他抗癫痫药物处方增加，SJS/TEN 整体发生情况未变化[52]。药物基因组学基因检测的临床应用应考虑是否有合适的替代方案。若基因检测结果显示某种基因型患者虽然有效但可能导致严重药物不良反应，或虽然可避免严重不良反应但疗效将受影响，则建议新方案的使用应权衡疗效和潜在药物毒性。

虽然 FDA 列入说明书中成为药物基因组学生物标志物清单的药物高达 283 项，但是根据临床指导价值（强制要求、推荐使用和提供信息），推荐使用和提供信息的占多数，强制要求（即马上可转化为临床应用）的种类相对有限。总体来说，药物基因组学研究成果应用于临床还面临许多实际问题，如医生和患者的接受程度、卫生行政部门的政策、检测机构的分析能力和解释能力、医疗保健系统的再教育及一系列种族、伦理和社会问题等（表 1-3）。学术部门和公司企业的资源整合是实现临床转化的重要因素。新药伴随分子诊断的商业运作模式、临床许可或资质对传统临床用药方式产生的影响也是影响未来医疗行业走势的重要问题。

表 1-3 药物基因组学临床转化的潜在问题和解决方案

方向	案例	存在问题	解决方案
药物基因检测			
基因突变频率低	少于 1%的个体为巯嘌呤甲基转移酶（TPMT）快代谢型者（*3a/*3a、*2/*3a、*3c/*3a、*3c/*4、*3c/*2、*3a/*4 纯合突变型携带者，TPMT 活性缺乏）	需要大样本的前瞻性研究验证	·制定有效的基因分型和数据分析方法 ·构建基于 TPMT 遗传多态性和嘌呤类药物应用的试验
功能未知的罕见变异	>70%的 CYP2C9 单倍型功能不详	数据缺乏，表型不明	·只对功能明确的变异进行实验分析 ·进行功能研究试验 ·将临床报告的争议问题纳入分析

续表

方向	案例	存在问题	解决方案
单基因的高度多态性	CYP2C19 存在多种突变等位基因，不同变异既可使酶部分/完全丧失代谢活性，亦可增加代谢酶的功能	将基因效应作为准连续变量	• 利用活性评分对变异效应进行注释
基因分析的复杂性	CYP2C19、CYP2D6 和 HLA 需要不同的检测技术	实验室基因检测缺乏硬件基础	• 开发现成的药物基因检测方法 • 信赖实验室检测结果
药物疗效分析			
终点事件（硬终点）记录缺失	在随机遗传信息学试验（genetic informatics trial, GIFT）中，1650 名患者缺少死亡终点事件记录	在有限的观察期内，不能获得足够的终点事件证明基因对药物的指导作用	• 选用具有临床意义的终点事件替代"金标准"，如大出血、住院时间、症状控制或医疗费用 • 使用电子病历（EHR）系统相关生物库数据对终点事件进行大型回顾性分析
终点事件定义模糊	在 EHR 系统中，关于抑郁症状的评估不一致	不能对疗效进行回顾性分析	• 前瞻性数据收集
信息评估共享			
基因检测的临床解读	华法林的临床决策需要提供剂量计算方法，而非基因检测结果	缺乏将基因检测结果转化为临床剂量指导的技术基础	• 各机构信息共享，分享技术方案和临床决策
有价值的基因信息更新	基于前瞻性临床试验的 GWAS 研究有了新的发现，即 NUDT15 变异（rs116855232）是急性淋巴细胞性白血病儿童患者巯嘌呤耐受性的遗传决定因素	对新证据进行持续评估和扩展以涵盖更多药物和基因	• 指南持续更新以指导合适的药物基因检测
医生对基因检测的权衡和认可	医疗保健提供者就基因检测意义、临床解释应用、责任归属问题意见不统一	药物基因组学的推广和药物基因检测指南的制定	• 鉴定并招募药物基因检测临床支持者 • 加强医疗保健提供者的信息普及和教育 • 将药物基因检测设置为处方的默认选项
EHR 系统的发展	EHR 系统变更/升级引起相关报告或决策的丢失	EHR 系统持续维护的高成本	• EHR 供应商为药物基因组学实施提供支持 • 可定性/量化的药物基因组学指南
医疗保健体系			
不同 EHR 系统的数据标准和兼容	患者药物基因组学检测结果因医疗系统的变更而缺失	基因重复检测降低其潜在效益	• 向患者提供药物基因组学结果 • 结果的可传递性，将检测结果共享于其他 EHR 系统
基因检测过程和结果不统一	根据 TPMT 基因型，患者可被标记为慢代谢或中间代谢型者	在临床实验室改进法案修正案（Clinical Laboratory Improvement Amendments, CLIA）批准的测试中结果缺乏一致性	• 最低检测要求标准化 • 检测结果解释标准化
医保报销问题	药物基因组学检测报销因临床机构、药物和患者情况的改变而存在差异	药物基因组学检测成本效益权衡	• 增加成本效益的可用数据，促进检测分析的完善和标准化 • 基于个体化药物-基因检测模型，开发综合的成本效益模型

资料来源：Roden DM，Mcleod HL，Relling MV，et al. Pharmacogenomics. Lancet，2019，394（10197）：521-532。

第三节 药物基因组学的发展趋势

一、从单基因位点分析走向全基因组测序

早期的药物基因组学基因检测由于分型技术的限制，主要针对起关键作用的单个基因个别重要位点。随着测序技术的进步和成本的显著降低，目前可实现较低成本一次性完成全基因组测序，极大提升了研究和转化应用的效率。恶性肿瘤、糖尿病、心脑血管疾病等多数重大疾病均为多基因相关疾病，多数药物也受到药物代谢酶、转运体、作用靶点和疾病通路蛋白等一系列基因的影响。药物基因组学是遗传药理学的延伸和扩展，其对药物的研究从单基因水平转变为基因组水平，深入全面地研究遗传因素所导致机体对药物有效性和毒性的个体差异问题。前体药物是一种无药理活性的物质，需要通过体内酶或非酶的转化释放出活性药物而实现其治疗效果。此类生物转化途径通常涉及单一的药物代谢酶，因此，导致这些代谢酶功能丧失的遗传变异会降低或阻止药物作用。氯吡格雷是一种非活性噻吩并吡啶类前体药物，需要体内代谢转化为活性代谢产物。其在 1997 年获得 FDA 批准后，被广泛用于预防心肌梗死。然而，在临床应用中氯吡格雷普遍存在个体差异，患者可能出现氯吡格雷抵抗（clopidogrel resistance，CR）现象和出血事件[53, 54]。药物基因组学早期研究发现 CYP2C19 直接参与氯吡格雷生物活化，其基因多态性是引起氯吡格雷代谢减慢、活性代谢物减少的主要原因。增加 *CYP2C19*2* 杂合子携带者的氯吡格雷使用剂量能增强其抗血小板效应，然而剂量增加并不会在纯合子携带者中产生抗血小板活性[55-58]。尽管 *CYP2C19*2* 呈现强大的药理作用，但该变异仅能解释氯吡格雷抗血小板作用总变异性的 12%[59]。随后不断呈现的证据表明 *CYP2C19*3/*4/*5/*6*、*ABCB1*、*CES1* 等变异均可能影响氯吡格雷活性代谢物的产生[60, 61]。因此，对影响氯吡格雷疗效相关基因多态性的检测具有必然性，可为氯吡格雷的疗效和不良反应预测提供依据，指导临床合理用药。

目前临床可行的药物基因组学检测主要集中在一些候选基因，这些基因一般是基于对药代动力学、药效动力学和免疫药物基因组学的理解而得出，具有潜在影响药物作用的变异机制。考虑多个基因变异对药物作用的贡献能提高我们对药物个体间差异的理解。遗传风险评分是支持该理论的一个强有力证据。遗传风险评分源自多个遗传变异，这些变异分别为可变表型贡献了部分效应，但当它们重新组合时则可能会产生更大的影响，如国际华法林遗传药理学联盟（IWPC）模型。相似的研究证明，包含 61 种常见遗传变异的评分模型可以较大程度解释药物诱导的 QT 间期延长的个体差异。在白种人中，QT 风险评分模型对多非利特、奎尼丁和雷诺嗪诱导的 QTc 响应的解释度分别为 30%、23% 和 27%。其次，该风险评分也是药物诱导的尖端扭转型室性心动过速的有效预测模型[60]。在一项研究晚期乳腺癌患者药物反应的临床试验中，联合 13 种变异可以显著增加曲线下面积（由 0.64 增加到 0.81）[61]。肿瘤的代谢和效应可同时受到生殖系基因组和体细胞基因组的双重影响，导致肿瘤的药物基因组学研究十分复杂。将多个基因集成在一个检测反应装置中可能是性价比最优的解决方案。

人类基因组计划的实现和全基因组分析手段的运用大大加速了药物基因组学研究，其中常常意外发现一些原本认为根本不可能有关联的基因和药物表型显著关联，促进了人们

对药物作用机制和疾病发生机制的深入了解。药物作用受同一基因内的不同位点影响,对某一患者而言,则受多个基因、多个位点的共同影响。全基因组关联分析(GWAS)方法的应用为药物基因组学研究及临床应用提供了新的动力。GWAS 强调"独立样本验证"和多中心合作,对样本量的要求更高。2 型糖尿病的 GWAS 病例数已经由初期的 2000 例增加到后来的超过 4 万例。尽管发现了 40 个左右的基因位点与 2 型糖尿病发病相关,但通常相对风险系数低于 1.5,不太可能将这些基因变异用于疾病预测。药物基因组学领域极难获得超过 2000 例的用药病例,尤其对于罕见药物不良反应更是如此[62-64]。但药物基因组学 GWAS 的效果明显,用较小的样本量得到阳性发现的效率高很多。一项命名为 SEARCH 的研究仅利用 80 例应用他汀类药物产生肌肉毒性患者的 GWAS,发现肝转运体 *SLCO1B1* 基因 rs4363657 变异位点与辛伐他汀的肌肉毒性显著关联,该结果在其他研究组中被成功重复验证[65-67]。

二、直面挑战,创造机遇

由于病因的复杂性、表型的异质性、个体的特异性和病程的多样性,表型与基因型间不是简单的一一对应关系。精准医学将标准的临床健康数据与多组学(即基因组学、转录组学、表观基因组学、蛋白质组学、代谢组学和微生物组学)结合以进行深表型分析,并利用分子相互作用网络框架分析数据,发现未知的疾病表型,选择合适的治疗药物,确定潜在的蛋白质-药物或药物-药物相互作用。多组学并行发展、高通量测序的可获得性和电子健康记录广泛适用性的提升预示着复杂性疾病(如心血管疾病、糖尿病)研究大数据时代的来临,奠定了"量体裁衣"式个体化治疗的基础,推进了药物基因组学的进一步发展。药物基因组学作为诸多组学技术的一种,极大增强了对特定疾病的药物反应表型的预测能力,同其他多组学技术一起成为实现精准医疗或个体化医疗的技术保障,其联合临床指标有助于进一步提升医生预测药物效应的能力。机遇和挑战并存,目前学术界和医疗界对于药物基因组学在精准医疗方面的应用前景可谓喜忧参半,纯粹乐观者和悲观者的观点可能都会以偏概全,现实的办法是直面挑战并持续获得更多来源于真实世界的研究证据。

首先,数据标准化和归一化。电子病历(EHR)是各种纵向数据集的存储库,包括结构化和非结构化电子数据,涵盖了实验室检测、影像学诊断、分子生物学和临床描述性数据[68]。因此,EHR 是精准医疗从发现阶段走向临床转化阶段的有效途径,是老药新用的充分且必要条件。尽管 EHR 蕴含丰富的信息,但数据挖掘受限于标准化和全球通用语言的缺乏及跨平台操作性的不足。数据质量、可靠性和不一致问题也是 EHR 应用的主要阻碍之一。标准化和格式化的 EHR 信息库将为精准医疗研究常见和罕见的疾病表型或药物反应表型提供关键支持。面对数据源的多样化和复杂化,如何将 EHR 数据合并、归类、筛选和分析仍然是一个关键且持续的挑战,如高性能计算方法和平台的发展、国际框架下的内在表型-临床表型定义[68-70]。另外,监管环境如何平衡隐私保护与数据共享潜在利益,需要进一步思考[69]。尽管资助者、期刊等平台鼓励数据共享,但当研究人员获得访问数据权限的同时,数据共享的方式可能会带来新的挑战。许多研究组已经致力于此类大型科研基础设施建设,美国专门成立了电子医疗记录与基因组学协作网(eMERGE)以建立生物知识库与电子病历信息库之间的关联,目的是寻找到有价值的生物标志物应用于临床并改进临床现状[71]。

其次，基因多效性–表型异质性解析（GWAS 的局限性）。单基因型–表型关系对于大多数具有多样化和细微表型特征的心血管疾病等复杂性疾病缺乏有效说服力。GWAS 是用于分析复杂性疾病致病基因和疗效基因的主要策略。但是，这种检测方法具有固有局限性，如仅能提供包含致病基因的基因区域与疾病表型之间的关联性，并且研究样本量、测序平台深度和覆盖范围及遗传异质性对研究统计能力和敏感性造成了限制。尤其是 GWAS 对罕见变异的解析能力有限，需要在大量病例对照研究中通过全外显子组测序（whole exome sequencing，WES）进行验证[72]。一项收集了 60 801 个病例和 123 504 个对照的冠状动脉疾病 GWAS meta 分析证实了这一论点[73]。大数据时代的到来提高了基因组学和精确表型之间的清晰度。全表型组关联分析（phenome-wide association study，PheWAS）是将遗传变异信息与电子健康记录进行关联分析的逆向 GWAS 方法，即发现与特定基因型相关的潜在新表型，弥补了 GWAS 在全基因组范围内发掘基因多效性方面的不足[74]。而错误的表型鉴定增加了在不同人群互相验证研究结果的困难性。例如，服用抗精神病药物导致的不同锥体外系临床表型常被混为一类显然不科学，如震颤麻痹、肌张力障碍和迟发性运动障碍等。对肿瘤而言，即使临床标准和传统检测手段指示完全一致的肿瘤类型，其基因组、转录组和蛋白组等分子分型特征也可能完全不同，因此传统的表型界定方法可能导致完全错误的治疗方案。根据 HER2 或 iSPY2 分子特征选择乳腺癌的治疗方案将成为未来临床医生开展多种疾病精准医疗的范例[75]。因此，不断完善基因型–内在表型–临床表型（genotype-endophenotype-clinical phenotype，GECP）关系势在必行。

再次，基于网络分析的精准医学。分子相互作用网络可以用于分析来自基因组和其他组学的数据，增强人们对药物分子作用的理解，并将基因组特征与临床（内在）表型有效结合。其宗旨是确定药物靶标、发现潜在的不良反应及探索老药新用的可能性。若将基因交互作用的范围视为一个全局网络，那么特定的疾病/药物在其中都有其对应的子集。因此，分析子集中每名患者的遗传变异或差异表达基因信息，可提供个体化的疾病/药物模块，并基于该模块实现基因编辑和表型改善[76]。与此同时，逐渐扩展和完善的组学资源为个体化用药的临床转化提供了可能性，包括基因组（DGIdb、PrediXcan、ClinVar）、表观基因组（HEDD、dbEM）、转录组（GEO、MANTRA）、蛋白质组（CANDO、PathFX）、代谢组（HMBD、KEGG、SMPD）、微生物组（Human Microbe Project Database、Virtual Metabolic Human、HPMC Database）、表型组（EMR、PhenoScanner、IMI PROTECT）等[77]。各个组学领域相互独立又彼此联系，存在其特定的优势和局限性。多组学联合分析是实现个体化用药的必要条件，目前已应用于药物研发领域，辅助药物安全性和有效性评估。

最后，多中心联合发展。药物基因组学研究的一个关键问题是样本量不足。因此，联合区域内、国内甚至国际多中心开展研究成为解决样本量问题的理想方案。药物基因组学研究开始逐步向国际多中心联合研究方向发展，加拿大药物不良反应的基因组学研究网络联合全加拿大 17 家医院，专门评估特定药物不良反应和生物样本分子分型之间的关联，获得了一批如顺铂致聋基因位点等有重要学术价值和临床价值的发现[62]。国际严重不良事件共识委员会（iSAEC）也在药物诱导的肝毒性（DILI 协作组）和皮肤毒性（ITCH 协作组）等领域取得了一批国际合作成果[78, 79]。严重药物不良反应由于发生率极低，任何一个中心都难以收集到足够的样本开展全基因组层面的研究，因此特别需要倡导多中心合作模式。即便以联盟的形式开展多中心合作模式，也很难收集到上百例某种严重药物不良反应的病例，幸运的是某些严重药物不良反应的遗传决定度极高，所以在较少样本中也发现了诸如别嘌醇 *HLA-B**5801 这样的显著关联位点。遗传决定度不高的药物不良反应即使获得上千病例也很难借助 GWAS 和第二代测序技术取得阳性发现。为此，极端表型研究法常用于在较少样本中发现某种严重药物不良反应的遗传决定因子。

结　语

药物基因组学是基因组学向临床医学转化的先行领域，机遇与挑战并存，应借助多学科技术手段、卫生保健系统等多部门进行资源整合，使研究成果进一步深入并为广大患者服务，带来更大的社会价值和经济价值。

（张　伟）

参 考 文 献

[1] Vogel F. Moderne Probleme der Humangenetik//Heilmeyer L，Schoen R，de Rudder B. Ergebnisse der inneren Medizin und Kinderheilkunde [M]．Springer，1959，12：52-125.

[2] Motulsky A G. Drug reactions enzymes，and biochemical genetics [J]．Journal of the American Medical Association，1957，165（7）：835-837.

[3] Marshall A. Genset-Abbott deal heralds pharmacogenomics era [J]．Nature Biotechnology，1997，15（9）：829-830.

[4] Pirmohamed M. Pharmacogenetics and pharmacogenomics [J]．British Journal of Clinical pharmacology，2001，52（4）：345-347.

[5] Nebert D W，Zhang G，Vesell E S. From human genetics and genomics to pharmacogenetics and pharmacogenomics：past lessons，future directions [J]．Drug Metabolism Reviews，2008，40（2）：187-224.

[6] Cappellini M D，Fiorelli G. Glucose-6-phosphate dehydrogenase deficiency [J]．Lancet，2008，371（9606）：64-74.

[7] Oldfield V，Perry C M. Rasburicase：a review of its use in the management of anticancer therapy-induced hyperuricaemia [J]．Drugs，2006，66（4）：529-545.

[8] Luzzatto L. The rise and fall of the antimalarial Lapdap：a lesson in pharmacogenetics [J]．Lancet，2010，376（9742）：739-741.

[9] Meyer U A. Pharmacogenetics-five decades of therapeutic lessons from genetic diversity [J]．Nature Reviews Genetics，2004，5（9）：669-676.

[10] Michael M，Cullinane C，Hatzimihalis A，et al. Docetaxel pharmacokinetics and its correlation with two *in vivo* probes for cytochrome P450 enzymes：the C14-erythromycin breath test and the antipyrine clearance test [J]．Cancer Chemotherapy and Pharmacology，2012，69（1）：125-135.

[11] Turpault S，Brian W，Van Horn R，et al. Pharmacokinetic assessment of a five-probe cocktail for CYPs 1A2，2C9，2C19，2D6 and 3A [J]．British Journal of Clinical Pharmacology，2009，68（6）：928-935.

[12] Gonzalez F J，Skoda R C，Kimura S，et al. Characterization of the common genetic defect in humans deficient in debrisoquine metabolism [J]．Nature，1988，331（6155）：442-446.

[13] Niwa T，Murayama N，Yamazaki H. Comparison of cytochrome P450 2D6 and variants in terms of drug oxidation rates and substrate inhibition [J]．Current Drug Metabolism，2011，12（5）：412-435.

[14] Ingelman-Sundberg M，Oscarson M，McLellan R A. Polymorphic human cytochrome P450 enzymes：an opportunity for individualized drug treatment [J]．Trends in Pharmacological Sciences，1999，20（8）：342-349.

[15] Aklillu E，Persson I，Bertilsson L，et al. Frequent distribution of ultrarapid metabolizers of debrisoquine in an Ethiopian population carrying duplicated and multiduplicated functional CYP2D6 alleles [J]．The Journal of Pharmacology and Experimental Therapeutics，1996，278（1）：441-446.

[16] Zanger U M，Schwab M. Cytochrome P450 enzymes in drug metabolism：regulation of gene expression，enzyme activities，and impact of genetic variation [J]．Pharmacology & Therapeutics，2013，138（1）：103-141.

[17] Sim S C，Ingelman-Sundberg M. Pharmacogenomic biomarkers：new tools in current and future drug therapy [J]．Trends in Pharmacological Sciences，2011，32（2）：72-81.

［18］Thakur M，Grossman I，McCrory D C，et al. Review of evidence for genetic testing for CYP450 polymorphisms in management of patients with nonpsychotic depression with selective serotonin reuptake inhibitors ［J］. Genetics in Medicine，2007，9（12）：826-835.

［19］Fleeman N，Dundar Y，Dickson R，et al. Cytochrome P450 testing for prescribing antipsychotics in adults with schizophrenia：systematic review and meta-analyses ［J］. The Pharmacogenomics Journal，2011，11（1）：1-14.

［20］周宏灏，张伟. 新编遗传药理学 ［M］. 北京：人民军医出版社，2011.

［21］Hughes D，Andersson D I. Evolutionary consequences of drug resistance：shared principles across diverse targets and organisms ［J］. Nature Reviews Genetics，2015，16（8）：459-471.

［22］FDA. Table of Pharmacogenomic Biomarkers in Drug Labeling ［EB/OL］. ［2020-11-12］. https://www. fda.gov/drugs/science-and-research-drugs/table-pharmacogenomic-biomarkers-drug-labeling.

［23］The Clinical Pharmacogenetics Implementation Consortium. CPIC Guidelines ［EB/OL］. ［2020-10-20］. https://cpicpgx.org/guidelines/.

［24］Pasanen M K，Neuvonen M，Neuvonen P J，et al. SLCO1B1 polymorphism markedly affects the pharmacokinetics of simvastatin acid ［J］. Pharmacogenetics and Genomics，2006，16（12）：873-879.

［25］Vladutiu G D，Isackson P J. SLCO1B1 variants and statin-induced myopathy ［J］. The New England Journal of Medicine，2009，360（3）：304.

［26］Rieder M J，Reiner A P，Gage B F，et al. Effect of VKORC1 haplotypes on transcriptional regulation and warfarin dose ［J］. The New England Journal of Medicine，2005，352（22）：2285-2293.

［27］International Warfarin Pharmacogenetics Consortium，Klein T E，Altman R B，et al. Estimation of the warfarin dose with clinical and pharmacogenetic data ［J］. The New England Journal of Medicine，2009，360（8）：753-764.

［28］Perera M A，Cavallari L H，Limdi N A，et al. Genetic variants associated with warfarin dose in African-American individuals：a genome-wide association study ［J］. Lancet，2013，382（9894）：790-796.

［29］Mega J L，Walker J R，Ruff C T，et al. Genetics and the clinical response to warfarin and edoxaban：findings from the randomised，double-blind ENGAGE AF-TIMI 48 trial ［J］. Lancet，2015，385（9984）：2280-2287.

［30］Johnson J A，Cavallari L H. Pharmacogenetics and cardiovascular disease：implications for personalized medicine ［J］. Pharmacological Reviews，2013，65（3）：987-1009.

［31］Weeke P，Roden D M. Applied pharmacogenomics in cardiovascular medicine ［J］. Annual Review of Medicine，2014，65：81-94.

［32］Lazarou J，Pomeranz B H，Corey P N. Incidence of adverse drug reactions in hospitalized patients：a meta-analysis of prospective studies ［J］. JAMA，1998，279（15）：1200-1205.

［33］Duong T A，Valeyrie-Allanore L，Wolkenstein P，et al. Severe cutaneous adverse reactions to drugs ［J］. Lancet，2017，390（10106）：1996-2011.

［34］Pavlos R，Mallal S，Ostrov D，et al. T cell-mediated hypersensitivity reactions to drugs ［J］. Annual Review of Medicine，2015，66：439-454.

［35］Postow M A，Sidlow R，Hellmann M D. Immune-related adverse events associated with immune checkpoint blockade ［J］. The New England Journal of Medicine，2018，378（2）：158-168.

［36］Pauken K E，Dougan M，Rose N R，et al. Adverse events following cancer immunotherapy：obstacles and opportunities ［J］. Trends in Immunology，2019，40（6）：511-523.

［37］Sanlorenzo M，Vujic I，Daud A，et al. Pembrolizumab cutaneous adverse events and their association with disease progression ［J］. JAMA Dermatology，2015，151（11）：1206-1212.

［38］Pichler W J，Beeler A，Keller M，et al. Pharmacological interaction of drugs with immune receptors：the p-i concept ［J］. Allergology International：Official Journal of the Japanese Society of Allergology，2006，55（1）：17-25.

［39］Adam J，Pichler W J，Yerly D. Delayed drug hypersensitivity：models of T-cell stimulation ［J］. British Journal of Clinical Pharmacology，2011，71（5）：701-707.

［40］Ostrov D A，Grant B J，Pompeu Y A，et al. Drug hypersensitivity caused by alteration of the MHC-presented self-peptide repertoire ［J］. Proceedings of the National Academy of Sciences of the United States of America，2012，109（25）：9959-9964.

［41］Illing P T，Vivian J P，Dudek N L，et al. Immune self-reactivity triggered by drug-modified HLA-peptide repertoire ［J］. Nature，2012，486（7404）：554-558.

［42］Saag M，Balu R，Phillips E，et al. High sensitivity of human leukocyte antigen-B*5701 as a marker for immunologically confirmed abacavir hypersensitivity in white and black patients ［J］. Clinical Infectious Diseases，2008，46（7）：1111-1118.

［43］Mallal S，Phillips E，Carosi G，et al. HLA-B*5701 screening for hypersensitivity to abacavir ［J］. The New England Journal of

Medicine，2008，358（6）：568-579.

［44］Turner S T，Bailey K R，Fridley B L，et al. Genomic association analysis suggests chromosome 12 locus influencing antihypertensive response to thiazide diuretic［J］. Hypertension（Dallas，Tex. : 1979），2008，52（2）：359-365.

［45］Deeken J F，Cormier T，Price D K，et al. A pharmacogenetic study of docetaxel and thalidomide in patients with castration-resistant prostate cancer using the DMET genotyping platform［J］. The Pharmacogenomics Journal，2010，10（3）：191-199.

［46］Caldwell M D，Awad T，Johnson J A，et al. CYP4F2 genetic variant alters required warfarin dose［J］. Blood，2008，111（8）：4106-4112.

［47］Mega J L，Close S L，Wiviott S D，et al. Cytochrome p-450 polymorphisms and response to clopidogrel［J］. The New England Journal of Medicine，2009，360（4）：354-362.

［48］Daly A K，Donaldson P T，Bhatnagar P，et al. HLA-B*5701 genotype is a major determinant of drug-induced liver injury due to flucloxacillin［J］. Nature Genetics，2009，41（7）：816-819.

［49］Sparano J A，Gray R J，Makower D F，et al. Adjuvant chemotherapy guided by a 21-gene expression assay in breast cancer［J］. The New England Journal of Medicine，2018，379（2）：111-121.

［50］Rattanavipapong W，Koopitakkajorn T，Praditsitthikorn N，et al. Economic evaluation of HLA-B*15：02 screening for carbamazepine-induced severe adverse drug reactions in Thailand［J］. Epilepsia，2013，54（9）：1628-1638.

［51］Chong H Y，Mohamed Z，Tan L L，et al. Is universal HLA-B*15：02 screening a cost-effective option in an ethnically diverse population? A case study of Malaysia［J］. The British Journal of Dermatology，2017，177（4）：1102-1112.

［52］Chen Z，Liew D，Kwan P. Effects of a HLA-B*15：02 screening policy on antiepileptic drug use and severe skin reactions［J］. Neurology，2014，83：2077-2084.

［53］Nguyen T A，Diodati J G，Pharand C. Resistance to clopidogrel：a review of the evidence［J］. Journal of the American College of Cardiology，2005，45（8）：1157-1164.

［54］Mak K H，Bhatt D L，Shao M，et al. Ethnic variation in adverse cardiovascular outcomes and bleeding complications in the Clopidogrel for High Atherothrombotic Risk and Ischemic Stabilization，Management，and Avoidance（CHARISMA）study［J］. American Heart Journal，2009，157（4）：658-665.

［55］Mega J L，Close S L，Wiviott S D，et al. Genetic variants in ABCB1 and CYP2C19 and cardiovascular outcomes after treatment with clopidogrel and prasugrel in the TRITON-TIMI 38 trial：a pharmacogenetic analysis［J］. Lancet，2010，376（9749）：1312-1319.

［56］Wallentin L，James S，Storey R F，et al. Effect of CYP2C19 and ABCB1 single nucleotide polymorphisms on outcomes of treatment with ticagrelor versus clopidogrel for acute coronary syndromes：a genetic substudy of the PLATO trial［J］. Lancet，2010，376（9749）：1320-1328.

［57］Mega J L，Hochholzer W，Frelinger A L，et al. Dosing clopidogrel based on CYP2C19 genotype and the effect on platelet reactivity in patients with stable cardiovascular disease［J］. JAMA，2011，306（20）：2221-2228.

［58］Xie H G，Zou J J，Hu Z Y，et al. Individual variability in the disposition of and response to clopidogrel：pharmacogenomics and beyond［J］. Pharmacology & Therapeutics，2011，129（3）：267-289.

［59］Shuldiner A R，O'Connell J R，Bliden K P，et al. Association of cytochrome P450 2C19 genotype with the antiplatelet effect and clinical efficacy of clopidogrel therapy［J］. JAMA，2009，302（8）：849-857.

［60］Strauss D G，Vicente J，Johannesen L，et al. Common genetic variant risk score is associated with drug-induced QT prolongation and torsade de pointes risk：a pilot study［J］. Circulation，2017，135（14）：1300-1310.

［61］Rashkin S R，Chua K C，Ho C，et al. A pharmacogenetic prediction model of progression-free survival in breast cancer using genome-wide genotyping data from CALGB 40502（alliance）［J］. Clinical Pharmacology and Therapeutics，2019，105（3）：738-745.

［62］Wellcome Trust Case Control Consortium. Genome-wide association study of 14,000 cases of seven common diseases and 3,000 shared controls［J］. Nature，2007，447（7145）：661-678.

［63］Voight B F，Scott L J，Steinthorsdottir V，et al. Twelve type 2 diabetes susceptibility loci identified through large-scale association analysis［J］. Nature Genetics，2010，42（7）：579-589.

［64］Billings L K，Florez J C. The genetics of type 2 diabetes：what have we learned from GWAS［J］. Annals of the New York Academy of Sciences，2010，1212：59-77.

［65］Talmud P J，Hingorani A D，Cooper J A，et al. Utility of genetic and non-genetic risk factors in prediction of type 2 diabetes：Whitehall II prospective cohort study［J］. BMJ，2010，340：b4838.

［66］McCormack M，Alfirevic A，Bourgeois S，et al. HLA-A*3101 and carbamazepine-induced hypersensitivity reactions in Europeans［J］. The New England Journal of Medicine，2011，364（12）：1134-1143.

［67］SEARCH Collaborative Group，Link E，Parish S，et al. SLCO1B1 variants and statin-induced myopathy—a genomewide study［J］. The New England Journal of Medicine，2008，359（8）：789-799.

［68］Rumsfeld J S，Joynt K E，Maddox T M. Big data analytics to improve cardiovascular care：promise and challenges［J］. Nature Reviews Cardiology，2016，13（6）：350-359.

［69］Hemingway H，Asselbergs F W，Danesh J，et al. Big data from electronic health records for early and late translational cardiovascular research：challenges and potential［J］. European Heart Journal，2018，39（16）：1481-1495.

［70］Leopold J A，Maron B A，Loscalzo J. The application of big data to cardiovascular disease：paths to precision medicine［J］. The Journal of Clinical Investigation，2020，130（1）：29-38.

［71］McCarty C A，Chisholm R L，Chute C G，et al. The eMERGE Network：a consortium of biorepositories linked to electronic medical records data for conducting genomic studies［J］. BMC Med Genomics，2011，4：13.

［72］Tam V，Patel N，Turcotte M，et al. Benefits and limitations of genome-wide association studies［J］. Nature Reviews Genetics，2019，20（8）：467-484.

［73］Nikpay M，Goel A，Won H H，et al. A comprehensive 1,000 Genomes-based genome-wide association meta-analysis of coronary artery disease［J］. Nature Genetics，2015，47（10）：1121-1130.

［74］Denny J C，Bastarache L，Roden D M. Phenome-wide association studies as a tool to advance precision medicine［J］. Annual Review of Genomics and Human Genetics，2016，17：353-373.

［75］Barker A D，Sigman C C，Kelloff G J，et al. I-SPY 2：an adaptive breast cancer trial design in the setting of neoadjuvant chemotherapy［J］. Clinical Pharmacology and Therapeutics，2009，86（1）：97-100.

［76］Chan S Y，Loscalzo J. The emerging paradigm of network medicine in the study of human disease［J］. Circulation Research，2012，111（3）：359-374.

［77］Pulley J M，Rhoads J P，Jerome R N，et al. Using what we already have：uncovering new drug repurposing strategies in existing omics data［J］. Annual Review of Pharmacology and Toxicology，2020，60：333-352.

［78］Aithal G P，Watkins P B，Andrade R J，et al. Case definition and phenotype standardization in drug-induced liver injury［J］. Clinical Pharmacology and Therapeutics，2011，89（6）：806-815.

［79］Simpson P T，Vargas A C，Al-Ejeh F，et al. Application of molecular findings to the diagnosis and management of breast disease：recent advances and challenges［J］. Human Pathology，2011，42（2）：153-165.

第二章　心血管药物基因组学临床应用的困惑、机遇与挑战

　　药物基因组学通过研究基因变异对个体间药物反应性、剂量、疗效差异的影响，为临床个体化用药提供了新的解决方案。利用基因组信息为正确的患者在正确的时间提供正确的药物和正确的剂量（right drug, right dose, right time-using genomic data to right patients），药物基因组学已经成为精准医疗的落地平台。作为药物基因组学主流研究领域，心血管药物基因组学的临床转化潜能巨大[1]，目前已经涵盖抗栓、抗凝、降脂、降压、抗心绞痛、抗心律失常等广泛的心血管药物，在 2015 年国家卫生和计划生育委员会公布的《药物代谢酶和药物作用靶点基因检测技术指南（试行）》中，已涉及 13 种心血管药物的 9 个药物基因组学基因位点。尽管心血管药物基因组学检测已广泛应用于临床，但仍面临着诸多困惑，本章将重点阐述上述困惑及由此带来的机遇和挑战。

第一节　心血管药物基因组学临床应用的种族差异

　　由于药物基因组学与人群多样性密切相关，对药物基因组学相关基因变异的种族特征认识不足是药物基因组学临床验证和应用的主要障碍，明确种族特征有助于实现药物基因组学临床应用中不同种族人群的获益[2]。心血管药物基因组学种族差异最典型的实例是华法林的药物基因组学，由于中国人群携带华法林较低剂量相关基因变异（VKORC1-1639A，CYP2C9*3）的比例高达 83%，而 50%的白种人群携带了较高剂量华法林相关基因变异（VKORC1-1639G），因此，中国人群的华法林平均治疗剂量（2.5mg/d）远低于白种人群（5mg/d）[3]，且基于西方和混合人群的华法林药物基因组学剂量计算模型往往高估了中国患者的华法林治疗剂量[4]。另外，由于黑种人携带的华法林剂量主要相关基因变异（CYP2C9*5/*6/*8/*11）不同于白种人和亚洲人[5]，因此，前期基于白种人建立的华法林药物基因组学剂量模型同样不适用于黑种人患者[6]。目前临床已开展的部分心血管药物基因组学项目仅适用于亚洲人群，其中包括应用 ALDH2*2 基因型检测指导硝酸甘油用药及酒精代谢能力的识别，以及应用 MTHFR C677T 基因型检测指导补充叶酸以预防脑卒中。因此，面临上述心血管药物基因组学临床应用的种族差异，有必要在开发和转化心血管药物基因组学的过程中考虑到种族特异性，并在此基础上，深入开展"中国特色"药物基因组学转化研究。

第二节　心血管药物基因组学的临床相关性

　　心血管药物基因组学在临床应用过程中存在相关性争议，由于目前发现的大部分药物基因组学相关基因变异与药物的药理学改变相关（如影响药物代谢、转运和清除的基因变

异），但是这些基因变异只能部分解释药物临床疗效的个体差异，因此，与药代动力学或者药效动力学相关的基因变异并不一定与接受该药物治疗的患者临床转归相关。其中最典型的例子就是氯吡格雷的药物基因组学，尽管研究一致认为，CYP2C19 功能缺失（loss of function，LOF）等位基因与氯吡格雷的抗血小板反应性密切相关，但是 CYP2C19 LOF 等位基因与氯吡格雷抗栓治疗的临床转归存在争议[7]。由于疾病类型及进程能够影响药物反应性的个体差异，前期有 meta 分析证实，在低危或者非 PCI 患者中，CYP2C19 LOF 与临床转归无关[8]；而在 PCI 术后经氯吡格雷治疗的 CYP2C19 LOF 基因型携带者支架内血栓风险较非携带者增加 2～4 倍[9]；针对微小脑卒中或者短暂性脑缺血发作（TIA）患者的随机对照试验（RCT）证实，与单用阿司匹林相比，氯吡格雷联合阿司匹林（DAPT）降低新发脑卒中风险的获益仅见于 CYP2C19 LOF 等位基因的非携带者中[10]。上述研究表明，面对心血管药物基因组学临床应用过程中出现的与临床转归相关的争议问题，我们需要认识到药物基因组学临床应用存在选择性患者人群获益，而致力于界定基因型指导下能够获益的患者亚群是我们应用药物基因组学指导临床个体化用药的机遇和挑战。

第三节　心血管药物基因组学的临床推荐级别

目前在心血管药物基因组学领域同时获得 FDA 药物基因组学标签、RCT 验证且具有 CPIC 指南的心血管药物仅有华法林和氯吡格雷。尽管药物基因组学的临床使用率和认可率在不断攀升，支持华法林（GIFT 研究）[11]和氯吡格雷（PHARMCLO 研究）[12]药物基因组学临床应用的 RCT 证据在不断积累，但针对华法林和氯吡格雷的药物基因组学在临床指南中的推荐级别仍然不高，即不推荐临床常规检测华法林或者氯吡格雷治疗患者的基因型。由于临床指南推荐级别的主要证据来源于 RCT 研究，而设计药物基因组学指导个体化用药的 RCT 所需样本量大、耗费高、缺乏资助来源，已有 RCT 规模往往难以实现对临床终点事件的观察，因此研究结果存在争议。随着越来越多组学分子标志物的发现，基于传统 RCT 临床证据的积累已经难以跟上与日俱增的组学数据向临床转化应用的速度。基因组学临床转化研究迈入临床常规诊疗已经成为大数据时代和组学时代临床转化的必由之路。利用药物基因组学信息与电子病历预整合，建立药物临床决策支持系统（CDS），为医生处方用药提供建议，共同指导后续患者的个体化用药已经成为未来心血管药物基因组学临床应用发展的主要方向[13]。因此，RCT 证据缺乏是制约药物基因组学临床指南推荐的主要障碍，基于电子病历基因信息的临床真实世界的经验性研究将为心血管药物基因组学临床应用提供新的循证医学证据。

第四节　心血管药物基因组学临床检测结果的及时性

在药物基因组学临床应用过程中存在的另一个共性问题是，药物基因组学检测结果往往不及时（多需要 2～3 天），导致患者在住院期间难以及时应用药物基因组学结果进行个体化用药方案的指导。对于心血管急症患者，及时准确的药物基因组学结果对于指导患者个体化应用心血管药物尤其重要。因此，为了满足上述临床需求，有必要开发能够实现准确、快速基因分型的药物基因组学临床检测平台。目前国际上已经通过临床应用许可的快速床旁基因技术（Spartan RX，加拿大）是以颊黏膜作为 DNA 来源，进行全密封化的 *CYP2C19**2/*3/*17 位点的扩增，能够在 1～2 小时实现基因分型全过程。除此之外，基于扩增阻滞突变的 PCR 系统（ARMS-PCR）仅需 1μl 全血样本，并且能够在 1.5 小时内完成基因分型。随着对多重用药基因位点同时进行检测的需求不断增加，基于多重 PCR-DNA 质谱精细序列分析平台（massARRAY®）及实时荧光定量 PCR 分析平台（TaqMan® StepOnePlus Assay）等高通量快速基因检测平台也将逐渐步入临床应用。

第五节　心血管药物基因组学临床检测结果的解读

目前大部分心血管药物基因组学报告中，仅仅呈现某个基因位点的分型结果，缺乏对基因型与用药相关性或者相关用药推荐意见的阐述。除此之外，由于基因变异仅能够部分解释药物反应性的个体差异，如何将药物基因组学检测结果与临床环境因素相结合，共同指导临床患者的个体化用药，是药物基因组学临床应用面临的难题。将基因型与目前个体化用药已有临床模型相结合，已被证实能够提高原有临床模型对患者临床转归的预测能力，以及优化对患者药物治疗剂量的估算能力[14]。通过多基因位点检测，建立药物基因组学基因风险评分也被证实能够帮助患者个体化选择用药[15]。因此，未来通过基因型结合临床环境因素，建立药物基因组学剂量、不良反应、个体化选择模型，将有利于心血管药物基因组学检测结果的解读和临床应用。

结　语

心血管药物基因组学的临床转化和应用过程中存在诸多问题，包括种族人群差异、临床相关性的争议、临床指南推荐级别不高、检测结果不及时及检测结果难以解读应用等。针对上述问题，我们面临的机遇和挑战在于：深入开展中国人特有的药物基因组学转化研究；建立适合中国人群的药物基因组学剂量、疗效、临床转归预测模型；利用电子病历整合基因组信息，积累基于 RCT 的药物基因组学循证医学证据；建立药物基因组学临床决策支持系统；开展临床快速基因检测，及时指导临床用药。药物基因组学作为基因组医学的前沿领域，其临床应用证据将会进一步积累，临床应用指南有望进一步更新，如何更好地迎接药物基因组学并将其整合到临床实践中去，值得心血管临床工作者深入思考。

（尹　彤　周　洲）

参 考 文 献

[1] Kaufman A L, Spitz J, Jacobs M, et al. Evidence for clinical implementation of pharmacogenomics in cardiac drugs [J]. Mayo Clinic Proceedings, 2015, 90 (6): 716-729.
[2] Popejoy A B, Fullerton S M. Genomics is failing on diversity [J]. Nature, 2016, 538 (7624): 161-164.
[3] Yin T, Miyata T. Warfarin dose and the pharmacogenomics of CYP2C9 and VKORC1-rationale and perspectives [J]. Thrombosis Research, 2007, 120 (1): 1-10.
[4] Liu Y, Yang J, Xu Q, et al. Comparative performance of warfarin pharmacogenetic algorithms in Chinese patients [J]. Thrombosis Research, 2012, 130 (3): 435-440.

［5］Johnson J A，Caudle K E，Gong L，et al. Clinical pharmacogenetics implementation consortium（CPIC）guideline for pharmacogenetics-guided warfarin dosing：2017 update［J］. Clinical Pharmacology and Therapeutics，2017，102（3）：397-404.

［6］Kimmel S E，French B，Kasner S E，et al. A pharmacogenetic versus a clinical algorithm for warfarin dosing［J］. The New England Journal of Medicine，2013，369（24）：2283-2293.

［7］Li C，Zhang L，Wang H，et al. Gene variants in responsiveness to clopidogrel have no impact on clinical outcomes in Chinese patients undergoing percutaneous coronary intervention—A multicenter study［J］. International Journal of Cardiology，2017，240：360-366.

［8］Holmes M V，Perel P，Shah T，et al. CYP2C19 genotype，clopidogrel metabolism，platelet function，and cardiovascular events：a systematic review and meta-analysis［J］. JAMA，2011，306（24）：2704-2714.

［9］Bauer T，Bouman H J，van Werkum J W，et al. Impact of CYP2C19 variant genotypes on clinical efficacy of antiplatelet treatment with clopidogrel：systematic review and meta-analysis［J］. BMJ（Clinical Research Ed），2011，343：d4588.

［10］Wang Y，Zhao X，Lin J，et al. Association between CYP2C19 loss-of-function allele status and efficacy of clopidogrel for risk reduction among patients with minor stroke or transient ischemic attack［J］. JAMA，2016，316（1）：70-78.

［11］Gage B F，Bass A R，Lin H，et al. Effect of genotype-guided warfarin dosing on clinical events and anticoagulation control among patients undergoing hip or knee arthroplasty：the GIFT randomized clinical trial［J］. JAMA，2017，318（12）：1115-1124.

［12］Notarangelo F M，Maglietta G，Bevilacqua P，et al. Pharmacogenomic approach to selecting antiplatelet therapy in patients with acute coronary syndromes：the PHARMCLO trial［J］. Journal of the American College of Cardiology，2018，71（17）：1869-1877.

［13］Volpi S，Bult C J，Chisholm R L，et al. Research directions in the clinical implementation of pharmacogenomics：an overview of US programs and projects［J］. Clinical Pharmacology and Therapeutics，2018，103（5）：778-786.

［14］Liu J，Wang N，Qin L，et al. Integrating genotypes in the SAMe-TT2R2 score for the prediction of anticoagulation control in Chinese patients with atrial fibrillation on warfarin［J］. International Journal of Cardiology，2017，241：358-363.

［15］McDonough C W，Gong Y，Padmanabhan S，et al. Pharmacogenomic association of nonsynonymous SNPs in SIGLEC12，A1BG，and the selectin region and cardiovascular outcomes［J］. Hypertension，2013，62（1）：48-54.

第三章　药物基因组学的临床研究策略

　　药物基因组学是个体化医疗的重要组成部分，其目标是最大限度发挥药物疗效，避免药物不良反应，并靶向治疗有应答的患者[1, 2]。随着 DNA 基因分型和测序技术的发展、新的生物信息学工具和统计方法的诞生、电子病历和生物样本库的应用，以及利用体外细胞系和动物模型对遗传信号进行功能验证的开展，药物基因组学领域已取得很大的发展。然而，由于缺乏基于大型随机对照试验（RCT）的疗效获益证据，在药物基因组学的临床应用方面，一直存在困惑[3-9]。尽管美国 FDA 已经在药物标签中包含了至少 119 种药物-基因对关联性的详细信息，但其中只有 15%的关联性是基于强有力的 RCT 证据[10]。在包含药物-基因对为数不多的心血管药物标签中，只有 2 种药物（华法林和氯吡格雷）具有充分可信的临床有效性，但是仍缺乏令人信服的临床实用性。应用生物标志物进行分层或靶向治疗心血管疾病有关的 RCT 越来越多[11]，但是基于基因分型的 RCT 仅在过去的十余年间才开始进行[12-14]。在 RCT 中，把基因型作为药物反应性或毒性的生物标志物有利于减少样本量，降低成本，增加试验成功率，最小化不良事件的发生。本章重点概述了如何采用 RCT 的金标准临床研究策略将药物基因组学应用于临床实践中。

第一节　药物基因组学标志物的鉴定

　　与药物反应性相关联的基因变异又称为药物基因组学标志物，利用药物基因组学标志物可以在临床上识别对药物有反应或无反应性的个体，以及有药物毒性风险的个体。

一、药物反应性表型

　　经典的药物反应性表型包括药物剂量之间的个体差异（如华法林剂量个体差异[15]）、对药物有反应性或缺乏反应性（如β受体阻滞剂在心力衰竭中的差异[16]）和药物毒性反应（如他汀类药物引起的肌肉毒性[17]）。随着高通量测序技术的出现，为了识别新的药物基因组学标志物，还采用了极端药物反应性表型，通常定义为药物反应性≤第 5 个百分位数或≥第 95 个百分位数[18]。此外，药物基因组学的概念已经扩展到某种特定疾病的潜在药物靶点所对应的功能性基因变异，如 Niemann-Pick C1 样蛋白 1 的基因变异能够影响治疗冠心病的药物依折麦布降胆固醇的疗效[19]。识别潜在药物靶点上的突变已被证实有助于开发某些难治性恶性肿瘤的新药，如 BRAF 激酶抑制剂维莫非尼（vemurafenib）可用于治疗 *BRAF* V600E 突变呈阳性的转移性黑色素瘤[20]。

二、基因分型或测序研究

　　三种广泛应用于识别药物基因组学标志物的研究策略包括候选基因法、全基因组关联分析（GWAS）法和高通量测序法技术（图 3-1）。

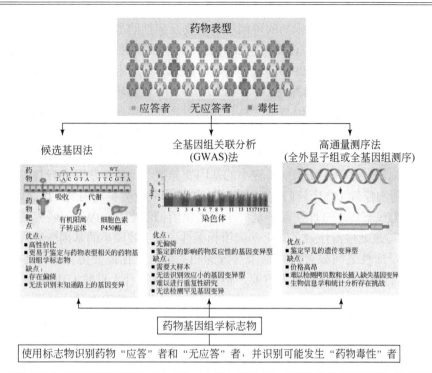

图 3-1　采用基因分型和测序策略识别药物疗效（应答与无应答）和药物毒性相关的药物基因组学标志物

资料来源：Pereira NL，Sargent DJ，Farkouh ME，et al. Genotype-based clinical trials in cardiovascular disease. Nat Rev Cardiol，2015，12（8）：475-487

（一）候选基因法

药物反应性个体差异的产生可源于该药物的药代动力学或药效动力学通路上的基因变异。药代动力学通路上包含的药物吸收、分布、代谢或排泄相关基因变异可能影响药物的靶向浓度；药效动力学通路上包含的药物靶标本身和（或）下游介导药物作用的信号转导通路相关基因可能影响药物的疗效。候选基因法通过对个体进行 DNA 基因分型或测序，来了解特定药物已知药代动力学和（或）药效动力学通路上的常见或罕见基因变异型，通过关联性分析，鉴定与药物表型相关的药物基因组学标志物。候选基因法已成功识别了多种药物基因组学标志物，如氯吡格雷与 CYP2C19（药代动力学途径）、华法林与 CYP2C9（药代动力学途径）[21]、华法林与 VKORC1（药代动力学途径）[22]。候选基因法的缺点是无法识别可能影响药物反应性的未知通路上的基因变异。

（二）GWAS 法

GWAS 能够在全基因组水平同时检测数百万个单核苷酸多态性（single nucleotide polymorphism，SNP），因此，通过 GWAS 能够发现既往未知或者新的影响药物反应性的基因变异。该方法已成功用于药物毒性研究，其中最典型的应用实例是在位于 12 号染色体的 *SLCO1B1* 基因中鉴定出与他汀类肌病密切相关的非编码 SNP rs4363657（$P=2.0 \times 10^{-9}$；OR 值：CC 纯合子为 16.9，CT 杂合子为 4.5）[17]。*SLCO1B1* 编码的 OATP1B1 蛋白主要负责将他汀类药物主动转运到肝细胞，然后进行血浆清除和随后的代谢过程。

GWAS 除了能够鉴定先前未知的可能影响药物反应性的基因变异外，还可用于明确可能影响药物反应性的候选基因。首次应用 GWAS 评估华法林治疗剂量个体差异的研究证实，华法林药物靶点 VKORC1（rs9923231，$P=5.4×10^{-78}$）和细胞色素 P450 代谢酶 CYP2C9（rs1057910，$P=4.5×10^{-17}$；rs1799853，$P=8.8×10^{-13}$）[15] 的基因变异明确影响华法林的剂量。既往有研究在 CYP4F2 基因与华法林代谢的关联性上存在争议，通过校正年龄、性别和影响华法林剂量的已知基因变异（VKORC1 和 CYP2C9）后，GWAS 研究证实 CYP4F2 的 SNP rs2108622 与华法林剂量之间具有显著的全基因组相关性意义（$P=8.3×10^{-10}$）[15]。

GWAS 的局限性在于无法识别效应小的基因变异型，当某个基因变异仅与药物反应性相关而并非与药物疗效（临床转归）直接相关时，该局限性会更加明显。以氯吡格雷为例，如果以死亡作为观察终点事件（而不是血小板聚集的抑制率），GWAS 研究则难以鉴别出 CYP2C19 变异与氯吡格雷疗效之间全基因组相关性。对于效应小的基因变异而言，要获得基因型和药物反应性之间显著的和临床有效的相关性，往往需要更大的样本量，而且研究结果在独立样本中的重复性尤为重要，但是如何寻找适合于重复 GWAS 研究结果的强有力的样本极具挑战性[23, 24]。GWAS 能够识别常见的相关基因变异，但是可能会遗漏具有潜在更大效应的罕见基因变异，这可能是导致复杂药物反应性表型遗传度缺失的原因之一[25]。

（三）高通量测序法

高通量测序法正越来越多地应用于药物基因组学领域，该技术能够识别与药物反应性相关的罕见基因变异[18, 26]。随着测序成本的降低，全基因组和全外显子组测序已被用于发现具有临床意义的罕见基因变异[27]。全外显子组测序确定了 KCNE1（钾通道基因）和 ACN9（糖异生途径基因）中的罕见编码基因变异是药物诱导的长 QT 间期综合征的危险因素[26]，而且有风险的个体还多同时携带先天性长 QT 间期综合征相关罕见基因变异。全外显子组测序还被用于确定非洲裔美国人华法林剂量呈极端值时（≤35 毫克/周或≥49 毫克/周）的相关基因变异[18]。在非洲裔美国人群中，通过全外显子组测序还首次发现了叶酸稳态通路上的基因变异（FPGS rs7856096）与华法林剂量个体差异（低剂量华法林）之间的关联性（$P=1.8×10^{-8}$）[18]。

高通量测序法的局限性在于，尽管能够识别罕见的致病基因变异，但该方法并非万能，如通过全外显子组或全基因组测序无法可靠地检测到拷贝数和长插入缺失类型的基因变异[28]；另外，临床医生尚缺乏必要的专业知识来解释高通量测序法获得的具有高度医学价值的偶发基因变异[29]。虽然高通量测序法能够以高敏感性检测到众多功能尚不清楚的罕见和常见基因变异，但此类研究使用的样本量往往偏小，因而如何对获得的药物反应性表型相关性进行合理的解释仍是一大挑战[30]。

第二节　药物基因组学临床试验的研究设计

在过去的几十年里，为了在非选择性患者人群中证实药物基因组学的临床意义，Ⅲ期 RCT 研究往往需要募集数千或者数万例患者，但是实际临床获益往往不大。近十余年，研究者提出在选择性的潜在获益患者中进行 RCT 研究的策略，这种改良后的 RCT 研究可分为回顾性和前瞻性研究，目前该策略已在肿瘤领域广泛应用。

一、回顾性研究

回顾性研究设计是严格从已经完成的 RCT 研究中识别潜在的预测性标志物，该设计往往在某个 RCT 研究已完成或至少在招募期间进行，且已具备源自该 RCT 之外的待研究的潜在药物基因组学标志物。此时，如果能够从标本库获取参与该 RCT 研究的所有患者生物样本，则可以开始制订前瞻性分析计划，即测试药物疗效是否受药物基因组学标志物的影响。

为了证实药物基因组学标志物假说，上述"前瞻性-回顾性"研究策略要求获取参加该 RCT 研究的大部分患者的生物样本，以防止选择性偏倚的发生；并且还需要保证上述样本未曾用于待研究药物基因组学标志物检测方法的研制过程。前瞻性分析计划完成后才能进行药物基因组学标志物的分析，同时还要求样本量大小能够满足充分的统计学效能[31]。此外，为了提高准确性，还有必要在另一个独立临床试验的患者人群中进行重复性验证。独立重复性的验证至关重要，尽管药物基因组学标志物的预设性能够很大程度上提高首次研究的可信度，但是通过单一试验验证多个标志物仍会增加假阳性的风险。

前期针对两项 RCT 研究进行的回顾性分析旨在证实，在 CYP2C19 功能缺失等位基因携带者中，强效抗血小板药物在减少主要不良心血管事件方面优于氯吡格雷。遗憾的是，这两项基因亚群分析都没有达到上述严格标准[32, 33]。例如，在 TRITON-TIMI 38 试验[33]参与者中，只有 21%的患者进行了 DNA 分析；在 PLATO 研究[31]中，只有 55%的患者进行了 DNA 分析。因此，这两项基因亚群分析均无法明确证实上述假设，并且缺乏独立的重复性验证。

二、前瞻性研究

前瞻性研究可用于验证包括基于生物标志物治疗在内的各种治疗手段的疗效，目前多种前瞻性研究策略已被用于以生物标志物为背景的疗效检测。

（一）富集性设计

统计学最直接的前瞻性研究方法是富集性设计（图 3-2A），在该设计中，只有具备某种可用来预测临床获益特征（即携带特定突变、血型或疾病特征）的患者才能被纳入 RCT中。基于心血管基因型检测的富集性设计的 RCT 研究范例包括 TAILOR-PCI 研究和GENETIC-AF 研究。如果用于选择患者的标志物能够真正预测临床获益的差异，则与可能纳入疗效很差或者完全无获益患者的非选择性研究设计相比，富集性设计可以大大减少样本量[34]。富集性设计存在的问题是，难以确定某治疗方法对已排除患者的获益；难以确定用于选择患者的生物标志物是否可以进一步优化；如果试验结果为阴性，则难以确定是生物标志物选择失败所致还是治疗方法的问题。尽管如此，在已经具备合理的前期研究数据的前提下，应用富集设计仍能够为较小规模更有效的试验提供可能性，且能够避免让获益甚微或根本没有获益的患者接受治疗。

在缺乏前期明确数据支持富集性设计时，仍可以在非选择患者人群的设计中验证基于药物基因组学标志物的假设。在非选择性设计的情况下，尽管患者的募集与药物基因组学标志物的状态无关，但后续的分析仍需要将基因标志物作为重要组成部分。在将所有患者纳入试验的情况下，如果认为该治疗对所有患者均有潜在获益，但对特定亚群患者的获益更大，那么在总体人群中进行统计分析时，需要将α值从通常0.05的水平降低（如α=0.04）。如果在总体人群中的研究结果为阴性，余下的α值（如0.05-0.04=0.01）可以用来测试在生物标志物阳性人群中的治疗效果。另一种方法是，首先使用部分α值测试生物标志物阳性人群的疗效，如果发现为阳性，则使用预设的α分割值来测试在生物标志物为阴性的患者中的疗效[35]。

通过药物基因组学标志物指导治疗的交互设计（图3-2B）是另一种非选择性纳入所有患者的设计方法，但是在将患者进行随机分组前，需要对药物基因组学标志物进行检测，并将其作为分层因素[36]。这种试验设计能够高效地在两个基于药物基因组学标志物的人群中（一组标志物为阳性，另一组标志物为阴性）独立测试药物疗效。应用独立规则，分别监测和分析两组人群中的药物疗效，如假设在未携带药物基因组学标志物的患者中治疗获益可能减少或无（或不良事件增加），则对该组患者治疗的无效性进行积极监测。

当药物基因组学标志物非二元化，或者有多个药物基因组学标志物可供选择时，可以使用基于药物基因组学标志物的治疗策略设计（图 3-2C）。在这种设计中，患者被随机分配到药物基因组学标志物指导治疗组，或者医师指导治疗（或标准治疗）组。

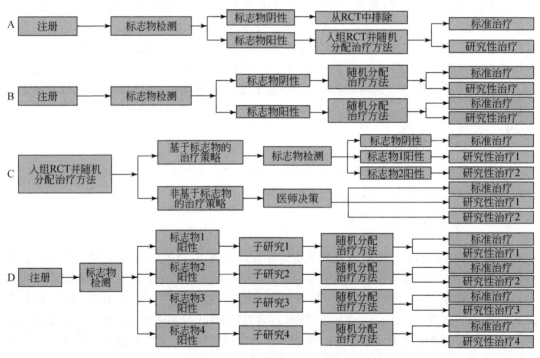

图3-2 几种基于生物标志物的前瞻性临床试验设计

A. 在富集性设计中，测试患者是否存在所需的生物标志物，并且只有携带生物标志物者接受随机化治疗；B. 在药物基因组学标志物交互设计中，所有患者都要接受生物标志物检测，随后所有患者（按标志物状态分层）被随机分配到两个治疗组之一，以便在不同生物标志物组中分别确定不同治疗的价值；C. 在基于标志物的治疗策略设计中，患者被随机分配到基于生物标志物状态制定的治疗策略组，或非基于标志物的治疗策略（如医师的治疗决策）组；D. 在雨伞式临床试验设计中，根据多种标志物的检测结果，将所有入组患者分到特定子研究中，然后随机分配接受研究性治疗或标准治疗。根据子研究的不同，研究性治疗或标准治疗方法可有所不同

资料来源：Pereira NL，Sargent DJ，Farkouh ME，et al. Genotype-based clinical trials in cardiovascular disease. Nat Rev Cardiol，2015，12（8）：475-487

（二）适应性设计

适应性设计是指利用试验过程中累积的数据来改变研究的特征，如治疗组、随机化比率或观察终点，该方案备受基于生物标志物的 RCT 研究的青睐。应用适应性设计方案的心血管 RCT 研究实例是 GENETIC-AF 试验。如果在主要人群中的统计学分析结果为阴性，只有当 I 型误差（α）已被分割，并且保留部分 α 值用于亚组分析时，此策略才可能实现。适应性设计因过度依赖单一试验的数据识别和生物标志物验证，以及缺乏生物机制的驱动而被诟病。除此之外，还有一种适应性设计已经应用在基于生物标志物的肿瘤临床试验中[37, 38]，该研究设计使患者随机化接受多种潜在治疗，并对多个预设生物标志物的治疗组疗效进行持续性评估。为了使某些具有早期潜在疗效的药物治疗组患者数量增加，该研究设计改变了组间患者随机化比率。尽管如此，但无论从统计还是伦理角度，此类适应性 RCT 研究是否可取仍存在争论[39]。

（三）雨伞式临床试验设计

近年来，雨伞式临床试验设计（umbrella trial design）是一种备受关注的基于生物标志物的 RCT 研究策略（图 3-2D），在此设计中，所有入组患者均接受药物基因组学标志物检测，然后根据药物基因组学标志物状态，将患者分配到特定治疗组中；分组可以是单一治疗组，也可以是基于 II/III 期临床试验的随机化分组[40]。上述设计方法可以进行混合，如 ALCHEMIST 试验[40]对所有非小细胞肺癌患者进行筛查，然后将携带特定基因突变（*ALK* 或 *EGFR*）的患者分配到 RCT 研究中，对其余不纳入治疗方案的患者，经基因组分析后对其预后和生存情况进行随访。

第三节　药物基因组学临床研究的机遇与挑战

尽管 RCT 被认为是医学研究的金标准，但 RCT 是否是临床实施药物基因组学的最佳方式仍存在争议[41]，如对于能够预测罕见且危及生命的药物不良反应的罕见遗传变异，通过 RCT 研究评估其临床实用性显然不切实际。此外，执行药物基因组学 RCT 研究还需要考虑各种法律和伦理问题[42]。在基因型同质且人群规模较小的情况下，可能难以检测到药物不良反应，这可能会给药物"超适应证"使用带来特别的风险。此外，如果通过基因检测发现某个患者对某种药物为"无反应者"，可能会增加医保经济负担。药物基因组学指导下的药物可能也会遭受与罕用药相同的命运，增加了患者和第三方支付者的费用。由于 RCT 研究的巨额成本及可能仅为部分患者带来获益，因此需要激励制药公司参加此类研究。

为了降低成本，以临床实用性为目标的药物基因组学研究变得越来越多见，目前已经开始使用与 DNA 生物库链接的电子病历进行药物基因组学关联研究[42]。eMERGE-PGx 项目正在评估药物基因组学信息与电子病历的预整合及相应临床决策支持模块的实用性[43]，该研究将对 9000 名患者进行第二代测序，评估与常用药物相关的 84 个基因的变异型，并将这些基因信息预整合到患者电子病历中。当需要为患者开具相应药物处方时，首先会通过临床决策支持系统模块，经过临床验证的药物基因组学信息会自动以电子版形式提供给医生，并且能够跟踪医师的处方模式和临床效果。上述电子病历的使用是否可取代 RCT 并实现药物基因组学的临床应用，还有待观察。

尽管目前 DNA 基因分型和测序的成本已经大大降低，但药物基因组学标志物的鉴定和临床应用仍然是一大挑战。从效能充分、设计精良、实施良好的现有临床试验中获取 DNA 样本，对于发现和验证药物基因组学标志物的贡献仍然有限。因为临床终点的异质性，以及缺乏与药物效应的直接关系，准确定义药物反应性表型仍很困难。目前使用的技术，如 GWAS，已经难以在超过 50% 的分析病例中识别与药物反应表型显著相关的基因变异[44]，阴性结果的原因在于复杂性状的"遗传度缺失"，以及罕见的相关变异型的存在[25]。第二代测序能够实现对罕见基因变异的识别，但是在大型研究中进行全外显子组或全基因组测序的高昂费用，将罕见变异与药物反应表型进行关联统计学分析所带来的挑战，以及在检测某些类型基因变异中准确性欠佳情况的存在，使得该技术在药物基因组学中的应用受到限制[4]。虽然对罕见基因变异的了解有助于深入了解药物的生物学，但将大量罕见基因变异作为药物基因组学标志物仍不现实。罕见基因变异往往缺乏功能注释，难以确定功能获得和功能丧失基因变异对药物表型的联合作用；另外，在多种药物交互作用的背景下，药物基因组学的效应权重仍然未知[45]。因此，在将药物基因组学标志物应用于临床实践之前，明确其有效性至关重要，而要将药物基因组学标志物的应用转化为临床实践，仍需要有足够效能和实用性的前瞻性 RCT 研究。

（邹宇婷　尹　彤）

参 考 文 献

[1] Pereira N L，Weinshilboum R M. Cardiovascular pharmacogenomics and individualized drug therapy [J]. Nature Reviews Cardiology，2009，6（10）：632-638.

[2] Wang L，McLeod H L，Weinshilboum R M. Genomics and drug response [J]. The New England Journal of Medicine，2011，364（12）：1144-1153.

[3] Pereira N L，Weinshilboum R M. The impact of pharmacogenomics on the management of cardiac disease [J]. Clinical Pharmacology and Therapeutics，2011，90（4）：493-495.

[4] Koboldt D C，Steinberg K M，Larson D E，et al. The next-generation sequencing revolution and its impact on genomics[J]. Cell，2013，155（1）：27-38.

[5] Bowton E，Field J R，Wang S，et al. Biobanks and electronic medical records：enabling cost-effective research [J]. Science Translational Medicine，2014，6（234）：234cm3.

[6] Thorn C F，Klein T E，Altman R B. PharmGKB：the pharmacogenomics knowledge base [J]. Methods in Molecular Biology（Clifton，N. J.），2013，1015：311-320.

[7] MacRae C A. Cardiac arrhythmia：*in vivo* screening in the zebrafish to overcome complexity in drug discovery[J]. Expert Opinion on Drug Discovery，2010，5（7）：619-632.

[8] Jiang J，Fridley B L，Feng Q，et al. Genome-wide association study for biomarker identification of Rapamycin and Everolimus using a lymphoblastoid cell line system [J]. Frontiers in Genetics，2013，4：166.

[9] Völzke H，Schmidt C O，Baumeister S E，et al. Personalized cardiovascular medicine：concepts and methodological considerations [J]. Nature Reviews Cardiology，2013，10（6）：308-316.

[10] Wang B，Canestaro W J，Choudhry N K. Clinical evidence supporting pharmacogenomic biomarker testing provided in US Food and Drug Administration drug labels [J]. JAMA Internal Medicine，2014，174（12）：1938-1944.

[11] Ahmad T，Fiuzat M，Pencina M J，et al. Charting a roadmap for heart failure biomarker studies [J]. JACC Heart Failure，2014，2（5）：477-488.

[12] Pirmohamed M，Burnside G，Eriksson N，et al. A randomized trial of genotype-guided dosing of warfarin [J]. The New England Journal

of Medicine, 2013, 369 (24): 2294-2303.

[13] Kimmel S E, French B, Kasner S E, et al. A pharmacogenetic versus a clinical algorithm for warfarin dosing [J]. The New England Journal of Medicine, 2013, 369 (24): 2283-2293.

[14] Bergmeijer T O, Janssen P W, Schipper J C, et al. CYP2C19 genotype-guided antiplatelet therapy in ST-segment elevation myocardial infarction patients-rationale and design of the patient outcome after primary PCI (POPular) genetics study [J]. American Heart Journal, 2014, 168 (1): 16-22.

[15] Takeuchi F, McGinnis R, Bourgeois S, et al. A genome-wide association study confirms VKORC1, CYP2C9, and CYP4F2 as principal genetic determinants of warfarin dose [J]. PLoS Genetics, 2009, 5 (3): e1000433.

[16] Liggett S B, Mialet-Perez J, Thaneemit-Chen S, et al. A polymorphism within a conserved beta (1)- adrenergic receptor motif alters cardiac function and beta-blocker response in human heart failure [J]. Proceedings of the National Academy of Sciences of the United States of America, 2006, 103 (30): 11288-11293.

[17] SEARCH Collaborative Group, Link E, Parish S, et al. SLCO1B1 variants and statin-induced myopathy: a genomewide study [J]. The New England Journal of Medicine, 2008, 359 (8): 789-799.

[18] Daneshjou R, Gamazon E R, Burkley B, et al. Genetic variant in folate homeostasis is associated with lower warfarin dose in African Americans [J]. Blood, 2014, 124 (14): 2298-2305.

[19] Myocardial Infarction Genetics Consortium Investigators, Stitziel N O, Won H H, et al. Inactivating mutations in NPC1L1 and protection from coronary heart disease [J]. The New England Journal of Medicine, 2014, 371 (22): 2072-2082.

[20] Bollag G, Hirth P, Tsai J, et al. Clinical efficacy of a RAF inhibitor needs broad target blockade in BRAF-mutant melanoma [J]. Nature, 2010, 467 (7315): 596-599.

[21] Aithal G P, Day C P, Kesteven P J, et al. Association of polymorphisms in the cytochrome P450 CYP2C9 with warfarin dose requirement and risk of bleeding complications [J]. Lancet, 1999, 353 (9154): 717-719.

[22] Rost S, Fregin A, Ivaskevicius V, et al. Mutations in VKORC1 cause warfarin resistance and multiple coagulation factor deficiency type 2 [J]. Nature, 2004, 427 (6974): 537-541.

[23] Ioannidis J P A. To replicate or not to replicate: the case of pharmacogenetic studies: have pharmacogenomics failed, or do they just need larger-scale evidence and more replication [J]. Circulation Cardiovascular Genetics, 2013, 6 (4): 413-418.

[24] Aslibekyan S, Claas S A, Arnett D K. To replicate or not to replicate: the case of pharmacogenetic studies: establishing validity of pharmacogenomic findings: from replication to triangulation [J]. Circulation Cardiovascular Genetics, 2013, 6 (4): 409-412.

[25] Manolio T A, Collins F S, Cox N J, et al. Finding the missing heritability of complex diseases [J]. Nature, 2009, 461 (7265): 747-753.

[26] Weeke P, Mosley J D, Hanna D, et al. Exome sequencing implicates an increased burden of rare potassium channel variants in the risk of drug-induced long QT interval syndrome [J]. Journal of the American College of Cardiology, 2014, 63 (14): 1430-1437.

[27] Ashley E A, Butte A J, Wheeler M T, et al. Clinical assessment incorporating a personal genome [J]. Lancet (London, England), 2010, 375 (9725): 1525-1535.

[28] Biesecker L G, Green R C. Diagnostic clinical genome and exome sequencing [J]. The New England Journal of Medicine, 2014, 371 (12): 1170.

[29] Green R C, Berg J S, Grody W W, et al. ACMG recommendations for reporting of incidental findings in clinical exome and genome sequencing [J]. Genetics in Medicine, 2013, 15 (7): 565-574.

[30] Goldstein D B, Allen A, Keebler J, et al. Sequencing studies in human genetics: design and interpretation [J]. Nature Reviews Genetics, 2013, 14 (7): 460-470.

[31] Simon R M, Paik S, Hayes D F. Use of archived specimens in evaluation of prognostic and predictive biomarkers [J]. JNCI: Journal of the National Cancer Institute, 2009, 101 (21): 1446-1452.

[32] Wallentin L, James S, Storey R F, et al. Effect of CYP2C19 and ABCB1 single nucleotide polymorphisms on outcomes of treatment with ticagrelor versus clopidogrel for acute coronary syndromes: a genetic substudy of the PLATO trial [J]. Lancet, 2010, 376 (9749): 1320-1328.

[33] Sorich M J, Vitry A, Ward M B, et al. Prasugrel vs. clopidogrel for cytochrome P450 2C19-genotyped subgroups: integration of the TRITON-TIMI 38 trial data [J]. Journal of Thrombosis and Haemostasis, 2010, 8 (8): 1678-1684.

[34] Maitournam A, Simon R. On the efficiency of targeted clinical trials [J]. Statistics in Medicine, 2005, 24 (3): 329-339.

[35] Freidlin B, Korn E L, Gray R. Marker sequential test (MaST) design [J]. Clinical Trials (London, England), 2014, 11 (1): 19-27.

[36] Mandrekar S J, Sargent D J. Clinical trial designs for predictive biomarker validation: theoretical considerations and practical challenges [J]. Journal of Clinical Oncology: Official Journal of the American Society of Clinical Oncology, 2009, 27 (24):

4027-4034.

［37］ Kim E S，Herbst R S，Wistuba I I，et al. The BATTLE trial：personalizing therapy for lung cancer［J］. Cancer Discov，2011，1（1）：44-53.

［38］ Barker A D，Sigman C C，Kelloff G J，et al. I-SPY 2：an adaptive breast cancer trial design in the setting of neoadjuvant chemotherapy［J］. Clinical Pharmacology and Therapeutics，2009，86（1）：97-100.

［39］ Korn E L，Freidlin B. Outcome—adaptive randomization：is it useful［J］. Journal of Clinical Oncology：Official Journal of the American Society of Clinical Oncology，2011，29（6）：771-776.

［40］ Abrams J，Conley B，Mooney M，et al. National cancer institute's precision medicine initiatives for the new national clinical trials network［J］. American Society of Clinical Oncology Educational Book American Society of Clinical Oncology Annual Meeting，2014：71-76.

［41］ Mrazek D A，Lerman C. Facilitating clinical implementation of pharmacogenomics［J］. JAMA，2011，306（3）：304-305.

［42］ Rothstein M A，Epps P G. Ethical and legal implications of pharmacogenomics［J］. Nature Reviews Genetics，2001，2（3）：228-231.

［43］ Rasmussen-Torvik L J，Stallings S C，Gordon A S，et al. Design and anticipated outcomes of the eMERGE-PGx project：a multicenter pilot for preemptive pharmacogenomics in electronic health record systems［J］. Clinical Pharmacology and Therapeutics，2014，96（4）：482-489.

［44］ Daly A K. Genome-wide association studies in pharmacogenomics［J］. Nature Reviews Genetics，2010，11（4）：241-246.

［45］ Altman R B，Whirl-Carrillo M，Klein T E. Challenges in the pharmacogenomic annotation of whole genomes［J］. Clinical Pharmacology and Therapeutics，2013，94（2）：211-213.

第四章　药物基因组学的临床检测手段

第一节　临床检测方法

　　药物基因组学的临床检测过程一般包括核酸提取和靶标检测两个阶段。

　　核酸提取一般可以分为手工提取和使用提取仪提取两种方法，现在临床上使用较多的是采用核酸提取仪提取核酸。核酸提取仪是应用配套的核酸提取试剂来自动完成样本核酸提取工作的仪器，目标用户通常为对标准化、质量改进和自动化感兴趣的分子诊断和研究实验室，涉及核酸提取实验的小型、中型和大型实验室。

　　按照核酸提取仪的功能大小，核酸提取仪分为两类：一类是大型的全自动核酸提取仪，一般称为自动液体工作站，将样本试剂全部加在仪器上自动化处理；另一类是小型自动核酸提取仪，也称半自动核酸提取仪，利用封装好的配套试剂，手动加入样本，然后放置在仪器中自动完成提取、纯化过程。自动液体工作站是功能比较全面的设备，液体分液、吸液等自动完成，有的甚至可以有整合扩增、检测等功能，做到了样本进结果出，一次提取的样本量非常大，一般提取的通量在 96 个到几百个标本不等。小型的自动化仪器通过运行结构的特殊设计达到自动提取核酸的目的，仪器设备和运行成本低，操作简单方便，一次提取 24～48 个样本。目前临床检验医学检测样本类型主要有血清、血浆、分泌物、脱落细胞、咽拭子、肛拭子、尿液、粪便、痰液、全血、组织、石蜡切片等十多种，不同的分析系统和试剂的核酸提取操作方式不一致，导致临床操作烦琐，容易出现操作误差，影响临床报告的准确性。国内有厂家率先开发了一种统一提取试剂，在其自动液体工作站上可以同时提取多种样本类型，简化了核酸提取的操作，为下游的应用提供了广阔的前景[1]。

　　目前，用于靶标检测的方法包括 PCR-Sanger 测序法、高通量测序法、实时荧光定量 PCR 法、PCR-基因芯片法、PCR-电泳分析法、PCR-高分辨率熔解曲线法、PCR-核酸质谱法等。

（一）PCR-Sanger 测序法

　　PCR-Sanger 测序法基于双脱氧核糖核酸（ddNTP）末端终止法，根据核苷酸在某一固定点开始延伸，随机在某一特定碱基处终止，由于掺入的每个碱基都进行了荧光标记，因此产生了以 A、T、C、G 结束的 4 组相差一个碱基的不同长度系列核酸片段；通过毛细管电泳分离这些片段后读取待测核酸的碱基序列。Sanger 测序法是 DNA 序列分析的经典方法。该方法可直接读取 DNA 序列，因此被认为是基因分型的金标准[2]。ABI 3500 测序仪一般可以测到 850 个碱基（长度）或者更长片段的碱基序列。ABI 3730 测序仪一般可以测到 700 个碱基（长度）或者更长片段的碱基序列。总体说来，PCR-Sanger 测序法的主要特点是测序读长可达 1000bp，准确率高达 99.999%，但其测序成本高、通量低等方面的缺点，严重影响了其真正大规模的应用。

（二）高通量测序法

经过不断的技术开发和改进，以罗氏（Roche）公司的 454、Illumina 公司的 Solexa、Hiseq 和 ABI 公司的 Solid 为标志的第二代测序技术诞生了。第二代测序技术大大降低了测序成本的同时，还大幅提高了测序速度，并且保持了高准确性，以前完成一个人类基因组的测序需要 3 年时间，而使用第二代测序技术仅仅需要 1 周，但在序列读长方面第二代测序技术比第一代测序技术则要短很多。

高通量测序法是一种基于引物引导的多聚酶延伸下的核酸合成的 DNA 测序方法。dNTP（dATP、dTTP、dGTP、dCTP）在 DNA 聚合酶的存在下与模板配对，进行引物延伸反应，并释放出等量的焦磷酸基团，焦磷酸基团与反应底物 APS 在 ATP 硫酸化酶的催化下形成 ATP，ATP 驱动荧光素酶介导的荧光素向氧化荧光素转化，氧化荧光素发出与 ATP 量成正比的可见光信号，并通过发光计的实时监测来检测。ATP 及未进行模板配对的 dNTP 由腺苷三磷酸双磷酸酶降解并最终形成 dNMP，猝灭光信号并再生反应体系。然后加入下一种 dNTP，继续反应。焦磷酸测序技术对 DNA 序列的读序长度有限，通常可确定 1 个模板的 20～30bp，改进后也仅可使读序长度增加 1 倍左右。但其具有操作简单、通量高、反应特异性高、测序准确度高、自动化程度高等优点，被广泛应用于 DNA 序列分析、遗传变异检测、SNP 基因分型等领域[3]。

2017 年，国内厂家新推出了 GenoCare、MGISEQ-200、MGISEQ-2000 等几款测序仪。2017 年 1 月，国家食品药品监督管理总局批准了 DA8600 高通量基因测序仪适应范围变更，由原来的"仅用于胎儿染色体 21 三体、18 三体、13 三体的非整倍体检测"扩展为"用于胎儿染色体 21 三体、18 三体、13 三体的非整倍体检测，人体基因位点的检测"。2017 年 3 月，国家食品药品监督管理总局批准了基因测序仪 NextSeq 550AR 和胎儿染色体非整倍体（T21、T18、T13）检测试剂盒（可逆末端终止测序法）的医疗器械产品注册。2017 年 12 月，BGISEQ-50 基因测序仪获得国家医疗器械注册证。2017 年 11 月，北京大学黄岩谊教授团队开发了一项被称为 ECC（error-correction code）测序的新技术，发表在 *Nature Biotechnology* 上。该技术是基于信息理论来修正错误的高准确度荧光 DNA 测序方法，使高通量测序仪的精准度进一步大幅提升。通过实验室样机的测试，测序读长可以达到250bp，其中前 200 个碱基的准确率可达 100%。这一新型测序仪创造性地结合了"荧光发生"和"纠错编码"技术，使测序结果具有更精准、更高效、更经济的显著特点，为国产高端医疗设备制造和市场应用带来了新鲜血液。2017 年，国产 BGISEQ-500 平台的通用测序仪及其配套试剂、NIFTY 检测试剂盒及核酸提取试剂盒均获得了欧盟医疗器械 CE Mark 认证。这意味着由中国智造的高通量测序仪及其产品满足了欧洲体外诊断器械相关指令的法规要求，有望获得更多推广。

（三）实时荧光定量 PCR 法

根据检测原理的不同，实时荧光 PCR 法可分为探针法和非探针法两种，前者利用与靶序列特异杂交的探针（Taqman 和分子信标）来指示扩增产物的增加，后者利用荧光染料或特殊设计的引物来指示扩增产物的增加。

Taqman 探针法同时综合了 5′端核酸酶活性和荧光等技术，其在反应过程中使用 4 条寡核苷酸链，其中两条为等位基因特异性探针，两条为 PCR 引物。两条探针可分别与突变型和野生型模板互补，其两端分别应用含报告基团和猝灭基团的染料进行标记，两条探针的报告基团荧光染料不同。在进行单核苷酸多态性（SNP）检测时，PCR 扩增的退火过程导致探针与模板杂交结合，当引物延伸至探针处时，DNA 聚合酶 5′端外切酶活性将探针的 5′端报告基团从探针上切除，使之与猝灭基团分离，从而释放出相应的荧光，而没有配对的探针仍然保持完整而不会发出荧光。不同的等位基因探针由于标记的荧光染料不同，所发出荧光信号不同，可通过对荧光信号的检测判断样本的基因型。TaqMan 探针法的优点是需要在探针和目标分子（靶点）之间发生特异性的水解（杂交），方可生成荧光信号，可使用明显不同的报告基因染料标记探针，在一个反应管内扩增并检测两个不同的序列，无须 PCR 后处理，可减少分析工作量并节省材料成本。TaqMan 探针法的主要缺点在于需要根据不同的序列，合成不同的探针。

SYBR Green Ⅰ染料法通过将 SYBR Green Ⅰ染料与 PCR 过程中产生的双链 DNA 结合，对 PCR 的产物进行检测。当 SYBR Green Ⅰ染料被加入到样品中后，它可立即与样品中的双链 DNA 进行结合。在 PCR 过程中，Applied Biosystems AmpliTaq Gold DNA 聚合酶可对目标序列进行扩增，产生 PCR 产物，即"扩增子"。随后，SYBR Green Ⅰ染料会与每一个新产生的双链 DNA 分子进行结合。随着 PCR 的进行，越来越多的扩增子被生成。由于 SYBR Green Ⅰ染料可与所有的双链 DNA 结合，荧光强度也会随着 PCR 产物的增加而增加。采用 DNA 结合染料的另一个原因是多重染料与单一扩增分子的结合，可提高扩增产物检测的灵敏度。基于多重染料的结合，信号量取决于反应中所产生的双链 DNA 量。因此，如果扩增效率相同，相较于对较短产物的扩增，对较长产物的扩增将会产生更多的信号。这完全不同于荧光探针，使用荧光探针时，每个合成的扩增分子猝灭仅释放一个荧光基团，与其长短并不相关。SYBR Green Ⅰ染料法的优点是它可用于监测任何双链 DNA 序列的扩增，并且无须探针，降低了检测的设置和运行成本；SYBR Green Ⅰ染料法的最大缺点在于可能会产生假阳性信号，SYBR Green Ⅰ染料可与任何双链 DNA 发生结合，因此也会与非特异性的双链 DNA 序列发生结合。

（四）PCR-基因芯片法

基因芯片亦称 DNA 芯片，指将大量的寡核苷酸探针高密度地集成在硅片载体上，形成多重寡核苷酸微阵列，通过与标记样品进行杂交，利用寡核苷酸与不同靶序列变异配对的杂交稳定性不同导致杂交信号的差异来进行检测的方法[4]。其可分为三种主要类型：①固定在聚合物基片（尼龙膜、硝酸纤维素膜等）表面上的核酸探针或 cDNA 片段，通常用同位素标记的靶基因与其杂交，通过放射显影技术进行检测。这种方法的优点是所需检测设备与目前分子生物学所用的放射显影技术相一致，相对比较成熟，但芯片上探针密度不高，样品和试剂的需求量大，定量检测存在较多问题。②用点样法固定在玻璃板上的 DNA 探针阵列，通过与荧光标记的靶基因杂交进行检测。利用这种方法点阵密度可有较大的提高，各个探针在表面上的结合量也比较一致，但在标准化和批量化生产方面仍有不易克服的困难。③在玻璃等硬质表面上直接合成的寡核苷酸探针阵列，与荧光标记的靶基因杂交进行检测。该方法把微电子光刻技术与 DNA 化学合成技术相结合，可以使基因芯片的探针密度大大提高，减少试剂的用量，实现标准化和批量化大规模生产，有十分重要的发展潜力[5]。

基因芯片分型法的操作过程包括 PCR 核酸扩增、杂交、芯片扫描和结果分析。基因芯片由于高通量等优点在 SNP 检测中被大量应用，目前已有多家公司开展相关研究，如美国 Affymetrix 公司的 GeneChip Mapping 500K Array[6] 可以检测 500 000 个 SNP 位点。其开发的 P53 芯片将 P53 基因的全长序列及已知突变的序列制成探针集成在芯片上，可对 P53 基因突变相关的癌症进行早期诊断。Research Genetics 公司开发的集成有 1500 个 SNP 的 DNA 芯片涵盖了人类基因组全部 24 条染色体，检测时只需 0.5μg 的 DNA 样品就可进行 1 次全基因组的扫描，但其成本较高。除了基因芯片，蛋白芯片对免疫遗传学基因图谱分析也具有重要作用。免疫芯片技术开发了集成有 200 000 个 SNP 的基因芯片，且所需成本较低。

（五）PCR-电泳分析法

PCR-电泳分析法可分为普通 PCR-凝胶电泳法和 ASMS PCR-凝胶电泳法两种。普通 PCR-凝胶电泳法是指将待分析的目的基因片段进行 PCR 扩增，并利用琼脂糖凝胶电泳或毛细管电泳分析，根据 PCR 产物大小对基因多态性位点进行基因分型。该方法属于定性检测，且只能用于对已知多态性位点进行检测，不能识别未知多态性位点。琼脂糖凝胶电泳法适用于对片段较长的插入缺失多态性进行检测，如血管紧张素转换酶（ACE）插入缺失多态性；毛细管电泳法适于对较短的插入缺失多态性如 UGT1A1*28 多态性和微卫星不稳定性（MSI）进行检测。PCR 过程中需建立阳性质控品和阴性质控品，电泳分析时需同时用分子量标记物进行片段大小的判断。当分子量标记物反应管无条带或出现较弱的条带时，可能的原因包括点样孔漏、荧光染料不够或失效、电泳时间过长或电压过大。该方法的优点是成本低，在普通实验室即可开展；缺点是只适合对 DNA 插入缺失多态性或融合基因进行定性测定，不能用于 SNP 的检测。ASMS PCR-凝胶电泳法也称为扩增阻碍突变系统，利用包含 SNP 位点的 PCR 引物特异性扩增，通过凝胶电泳等方法检测扩增产物的有无，从而确定基因型中 SNP。其优点是快速、简便、经济。传统方法由于特异引物的稳定性较差，且容易导致非特异性扩增，没有被大量用于 SNP 的检测中。目前主要通过改进以增加引物的特异性，包括在特异引物中引入人为错配碱基或增加阳性对照引物，应用巢式 PCR 进行 SNP 分型的方法。该技术与毛细管微列阵凝胶电泳技术结合可实现 SNP 的高通量检测[7]。

（六）PCR-高分辨率熔解曲线法

PCR-高分辨率熔解曲线法是在 PCR 基础上通过实时监测 DNA 双链熔解曲线变化来检测突变的新方法，将标记有荧光染料（仅结合双链 DNA）的 PCR 扩增产物在一定的温度范围内进行变性，使 DNA 双链逐渐解链，荧光染料从局部解链的 DNA 分子脱落，荧光信号下降。存在错配碱基的异源双链的变性温度低于不含错配碱基的同源双链，通过实时监测双链 DNA 荧光染料与 PCR 扩增产物的结合情况即荧光强度来判断 SNP。高分辨率熔解曲线（HRM）法使用 LC Green 等饱和荧光染料，该类染料在饱和浓度时对 PCR 反应无抑制作用，可以高浓度使用,从而全部结合 DNA 双螺旋结构中的小沟。在双链 DNA 的变性过程中不存在荧光分子的重排,其特异度得到大幅提升,因此,熔解曲线细微的变化可以反映扩增片段中碱基的差异。应用本方法进行基因分型属于定性分析。HRM 因特异性高、高通量、成本低、操作简单及可闭管操作等优点而被广泛应用,美国 Idaho 开发的 LightScanner 高分辨熔解曲线基因突变/基因检测系统可在 5 分钟内完成 96(384)个样品的突变检测[8]。

(七)PCR-核酸质谱法

核酸质谱技术的基本原理是将样品分散在基质分子中并形成晶体。当用激光照射晶体时,基质从激光中吸收能量,样品解吸附,基质与样品之间发生电荷转移,使得样品分子电离,电离的样品在电场作用下飞过真空的飞行管,根据到达检测器的飞行时间不同,即通过离子的质荷比(m/z)与离子的飞行时间成正比来分析离子,并测得样品分子的分子量。核酸质谱基因检测具有准确率高、灵敏度高和操作简单快捷等优点,可进行基因的 SNP 检测、突变检测、甲基化及拷贝数变异(CNV)分析,多重 PCR 技术与飞行时间质谱完美结合,极大降低了检测成本,并且中通量特点非常契合临床对多基因多位点的检测需求。可以预见,随着核酸质谱技术的不断发展和临床实验室对核酸质谱的深入了解,其临床应用会有更广阔的前景。近些年,核酸质谱在中国发展迅速,如飞行时间质谱检测系统具有准确率高、检测通量高、操作简单、成本低等优点,非常适合临床药物基因组学的检测[9]。

由迪谱诊断自主研发生产的飞行时间质谱检测系统,检测流程和数据分析简单,从 DNA 样本到结果输出仅需 8 小时,多重反应,单次反应达 10～40 重检测,且只需简单的 PCR 及延伸试剂,不需要荧光探针;操作简单,人员成本低,每天可处理多达 960(3000)个样本,能够满足不同检测量的需求;兼容性强,仅需微量样品(5ng),可实现稀有样本检测;直接检测 80～120bp 的扩增子,降解样品也可检测;兼容全血、唾液、口腔黏膜、干血斑、活检组织、石蜡包埋组织、血浆等各类样本;灵敏度高,一张芯片可分多次使用,减少凑样的限制;多个检测项目可同时在一个芯片上分析;检测内容可灵活定制或修改。它结合了质谱技术的高灵敏度、高特异性和芯片技术的高通量和低成本特性,能够精确分辨 A、T、C、G 碱基之间的质量差异,适用于多种基因变异类型检测,可进行基因的 SNP 检测、突变检测、甲基化及 CNV 分析。多重 PCR 技术与飞行时间质谱完美结合,极大降低了检测成本,并且中通量特点非常契合临床对药物多基因多位点的检测需求,可以预见,随着核酸质谱技术的不断发展及药物基因组学临床研究的不断深入,其临床应用会有更广阔的前景。

(八)数字 PCR 技术

20 世纪末,Vogelstein 等提出了数字 PCR(digital PCR,dPCR)的概念,即通过将一个样本分成大量等份,然后分配到不同的独立反应单元,每个独立反应单元至少包含一个拷贝的目标分子(核酸模板),在每个独立反应中分别将目的模板分子进行 PCR 扩增,然后对各个反应单元的荧光信号进行统计学分析。

当前数字 PCR 主要采用微流控芯片或微滴化方法,将核酸溶液分散至芯片的微反应器或微滴反应单元中,每个反应的核酸模板数小于或者等于 1 个。经过 PCR 之后,含有核酸分子模板的反应就会产生荧光信号，没有模板的反应就没有荧光信号。根据相对比例和反应单元的体积，就可以推算出原始溶液的核酸浓度。目前数字 PCR 主要在癌症标志物稀有突变检测、致病微生物检测、基因表达分析及 CNV 分析等科研领域有较广泛的应用，同时也可以与高通量测序无缝对接，验证测序结果[10]。

第二节　检测方法比较

总体来说，目前开展药物代谢酶基因检测的大部分临床机构更倾向于采用 Sanger 测序、实时荧光定量 PCR 和第二代测序技术，因为它们操作更简便、时间更短并且不容易污染。而 Sanger 测序和实时荧光定量 PCR 检测通量低，操作过程较为烦琐，第二代测序技术通量过高，费用高昂且结果不易判读。未来随着药物基因组学研究的不断深入，临床检测会向基因芯片和核酸质谱等中通量平台发展，它能高效快速地实现一次检测得到全部药物相关遗传信息的效果，从而指导医生联合用药（表 4-1）。

表 4-1　各常用检测技术的特点和区别

	Sanger 测序法	实时荧光定量 PCR 法	基因芯片法	核酸质谱法	高通量测序法
使用成本	成本较低	采用荧光显色法，单位点成本高（荧光专利为美国杜邦公司所有）	采用化学发光显色方法（类似 ELISA），费用大大降低	成本较低	在高通量条件下成本较低
实验条件	需要经过培训的高素质专业人员操作，对实验环境有要求	需要有 PCR 扩增资质认证人员和标准的临床 PCR 核酸扩增实验室	仅需要一般药师来操作，实验环境与 PCR 核酸扩增实验室相近即可	标准的临床 PCR 核酸扩增实验室	高通量测序实验室
DNA 样本要求	纯度和浓度都有较高要求	浓度和纯度要求均比较低	对 DNA 浓度有要求，纯度要求不高	对 DNA 浓度和纯度要求不高	纯度和浓度都有较高要求
检测通量	受限于 PCR 扩增，对于单样本检测多个位点仍比较复杂	受限于可用荧光通道数，不能实现高通量检测	可同时实现检测样本和检测位点的高通量	可同时实现检测样本和检测位点的高通量	通量高
检测结果	检测结果不能直接产生医学报告，需要人工判读	检测结果不能直接产生医学报告，需要人工对结果做进一步的分析判断	检测结果直接以医学报告的形式呈现，便于医生和患者使用	结果分析简单	结果分析复杂，需要专业分析人员
特别情况	对部分特殊结构（如发夹结构）的 DNA 检测结果重现性不佳	没有限制	没有限制	没有限制	没有限制
准确性	金标准	准确性较高	准确性高	准确性高	准确性较高
检测信息	单个点的信息，比较单一	单个基因信息	可以是单个或者多个基因，可以有目的地将相关基因组合，一次检测	可以是单个或者多个基因，可以有目的地将相关基因组合，一次检测	产生海量信息，不利于临床解读

（刘朝晖　周　洲）

参 考 文 献

［1］Mullegama S V，Alberti M O，Au C，et al. Nucleic acid extraction from human biological samples ［J］. Methods in Molecular Biology（Clifton，N J），2019，1897：359-383.

［2］Gerstner A，Schreiber E，Jackson S，et al. Abstract 3645：Low level somatic variant detection by Sanger sequencing of formalin-fixed paraffin-embedded（FFPE）samples ［J］. Cancer Research 76（14 Supplement）：3645.

［3］Zhao J，You X，Xu Z，et al. Review on application of SNP detection methods in animal research ［J］. Nongye Gongcheng Xuebao/Transactions of the Chinese Society of Agricultural Engineering，2018，34（4）：299-305.

［4］Behzadi P，Ranjbar R. DNA microarray technology and bioinformatic web services ［J］. Acta Microbiologica et Immunologica Hungarica，2019，66（1）：19-30.

［5］Kunz M，Ibrahim S M，Koczan D，et al. DNA microarray technology and its applications in dermatology ［J］. Experimental Dermatology，2004，13（10）：593-606.

［6］Chou W H，Yan F X，Robbins-Weilert D K，et al. Comparison of two CYP2D6 genotyping methods and assessment of genotype-phenotype relationships ［J］. Clinical Chemistry，2003，49（4）：542-551.

［7］Das S，Baruah C，Saikia A K，et al. Associative role of HLA-DRB1 SNP genotypes as risk factors for susceptibility and severity of rheumatoid arthritis：a North-east Indian population-based study ［J］. International Journal of Immunogenetics，2018，45（1）：1-7.

［8］Laurie A D，Smith M P，George P M. Detection of factor Ⅷ gene mutations by high-resolution melting analysis ［J］. Clinical Chemistry，2007，53（12）：2211-2214.

［9］刘朝晖，崔凯，杨琳梅，等. 飞行时间质谱多基因检测系统检测心血管用药 11 个基因的性能验证研究 ［J］. 中华检验医学杂志，2020，43（1）：51-57.

［10］Lin J，Su G，Su W，et al. Progress in digital PCR technology and application ［J］. Sheng Wu Gong Cheng Xue Bao，2017，33（2）：170-177.

第五章　药物基因组学的生物信息学分析

人类基因组计划（human genome project，HGP）由美国科学家于 1985 年率先提出，主要任务是美国、英国、法国、德国、日本和中国科学家协同分工，利用经典的分子生物学方法结合第一代测序技术（Sanger 测序）把人类基因组的 30 亿碱基对进行定位和排序。2003 年 4 月 14 日人类基因组序列图绘制成功[1]。如何破译隐藏在这幅"天卷"背后的生物学意义给科学家提出了新的研究方向，自此人类正式进入功能基因组时代。各类基因组学发展迅速，药物基因组学（pharmacogenomics，PGx）便为其中之一。

最初的药物基因组学致力于研究遗传变异对药物疗效和毒性的反应，是一门将基因组结构差异和药物反应相结合的学科，随着技术的进步和生物学知识的积累，现代的药物基因组学研究内容从遗传变异与药物的关系，逐步延伸到了体细胞基因组变异、表观遗传变异甚至肠道微生物基因组在药物反应中的作用，取得了一系列重要的研究成果，并转化至临床的精准用药。药物基因组学领域的飞速发展带来了海量的生物医学数据，而计算机硬件、软件技术的高速发展为该领域的大数据研究提供了重要支撑，基于算法、数据库和网络等分析探索有机生命体的 DNA 序列、基因功能、RNA 转录和蛋白翻译等各种信息的生物信息学技术已被广泛应用于基因组学研究。

本章将介绍药物基因组学基本研究方法，以及研究中涉及的生物信息学相关数据库及分析方法。

第一节　药物基因组学研究方法与生物信息学应用

一、药物基因组学研究方法

药物反应的个体差异是临床用药的常见现象，药物基因组学旨在研究基因组变异与药物反应之间的关系，从而基于不同个体基因组特征进行临床用药指导。该领域虽然已经取得了一系列重要的研究进展并部分进行了临床转化，但目前还存在大量缺乏基因变异标记的药物反应差异，值得关注的是，大部分药物相关性变异都是基于欧美人种的研究发现的，虽然部分变异位点适用于中国人，但是一些变异在中国人群中的发生频率极低甚至不存在；更重要的是假阴性的存在，即一些只存在于东亚人群甚至中国人群中的变异位点无法在基于欧美人种的研究中被发现。因此，基于中国人群开展药物基因组学相关的基础研究至关重要。

（一）药物基因组学研究方法的发展历程

人们很早就意识到药物反应的个体化差异（如药物疗效和不良反应），而遗传学相关研究揭示人群中各种表型都受到遗传因素的影响。因此，科学家一直在探索遗传因素对药物反应个体化差异的影响。早期遗传药理学研究一般采用候选基因法，即首先深入探索药物的药理学相关通路和代谢过程，再在通路相关基因中寻找影响药物代谢酶活性的遗传变异作为标志物来指导临床用药。该方法在药物代谢通路的相关基因中找到了大量可解释临床药物反应差异的遗传变异位点，但它的局限性体现在仍然有众多药物反应个体化差异无法得到解释，研究的发现在独立人群中重复验证困难等。随着基因组学研究方法的迅猛发展，特别是高通量基因组学研究技术的革新，基于"零假设"的关联分析越来越多地被研究者所青睐，即在整个基因组水平寻找和药物反应个体差异相关的变异位点，其中全基因组关联分析（genome-wide association study，GWAS）是常见的研究方法，即基于大样本利用统计学分析方法鉴定和表型相关的位点，再在独立人群中验证阳性位点。在临床应用中，只需要检测通过验证的、可靠的位点。这种研究策略大大提高了寻找药物相关遗传学标记的效率和准确率。

（二）药物基因组学研究方法的扩展

随着基因组学理论与技术的进步，药物基因组学研究内容和方法也不断发展：①在药物反应的表型层面，除药物有效性和安全性指标外，药效消退和耐药性也被纳入考虑范围。②基因组学研究内容在以下几个方面进行了延伸，从单一遗传学水平研究发展到多组学水平的变异对药物反应的影响，包括遗传变异（SNP、CNV 等）、体细胞基因组变异（即点突变、缺失、结构变异等）、转录水平差异、表观遗传差异和微生物组变异等；在遗传水平上从研究常见 SNP 扩展到罕见 SNP 和单一突变（singleton）对药物的影响；从研究单基因变异位点扩展到综合多基因、多位点、多因素的数学建模。今后药物基因组学的研究将围绕基因组各个水平的变异和全面的药物反应进行多因素网络化探索，寻找能服务于药物精准使用的生物标志物。

（三）药物基因组学研究和应用的方案设计

药物基因组学研究首先需要建立药物与临床指标之间的相关性，特别是对于多个药物联合使用的患者，不但需要确定药物反应的独立性，即药物的不良反应具体由什么药物引起，还需要通过药代动力学、药效动力学等研究确定药物之间是否存在相互作用。在研究设计中应尽可能记录和考虑各种因素（如治疗的指征、剂量、用药时间、并发症和合并用药等），并将其作为后期分析的协变量候选因素，为揭示药物反应与基因组变异之间的联系打好基础。

根据记录的临床预后指标类型，药物基因组学研究主要分为病例对照和连续变量两类研究。病例对照分组的设计更适用于一些发生严重药物不良反应的情况，如卡马西平仅在少量患者中引起史-约综合征，只需要纳入服用标准剂量药物出现了极端的药物不良反应（病理）与未发生药物毒副作用的患者（对照），再在基因组水平寻找和药物反应相关的变异位点。如果患者对药物的反应不是全或无的区别，则考虑进行连续变量分析，如药物吸收和代谢的相关研究，血药浓度在样本间一般不存在严格的阈值，这时将浓度的具体值作为连续变量进行分析。

总之，药物基因组学研究方案设计过程中需要精心设计临床试验，选择可行的基因分型方法和恰当的统计分析策略。同时需要在独立的队列中验证发现，才能鉴定真正具有临床转化价值的药物基因组学变异位点。

（四）药物基因组学研究和应用的分析方法

建立药物反应与基因组变异之间关系最重要的分析方法就是关联分析，即鉴定与表型（如药物疗效和不良反应等）有直接关系的基因变异。GWAS 是在全基因组范围内识别与表型相关的基因变异，首先通过芯片或者高通量测序的方式得到每一个被纳入研究个体的全基因组变异信息（如 SNP），然后再根据不同的研究设计选择相应的统计方法，确定 SNP 与表型的关联。如果研究设计是表型组-对照组设置，则分为对照组和特殊表型研究组（如某种药物的不良反应等），比较每个 SNP 的频率是否在研究组和对照组之间存在显著性差异。通常使用卡方检验或者逻辑回归来计算每个 SNP 位点 OR（比值比）及其相应的显著性 P 值，用以描述 SNP 与表型的相关程度。如果关注的临床指标是连续变量（如血药浓度等），通常采用 t 检验、方差分析比较每个 SNP 的不同基因型之间的临床指标是否存在显著性差异（计算得到 P 值），或者采用线性回归计算每个 SNP 对应的效应值（β）及相应的显著性检验 P 值，用以表征 SNP 与临床表型的相关程度。

二、生物信息学的兴起与应用

生物信息学（bioinformatics）是一门融合了生命科学、数理科学和计算机科学的交叉学科，包含生物信息的获取、加工、存储、分配、分析、解释等，其综合运用数学、计算机科学和生物学的各种工具，来阐明和理解大数据所包含的生物学意义。其研究方向主要包括分子进化分析、基因芯片数据分析、基因功能注释、蛋白质结构分析、转录调控的信息学分析、计算表观遗传学、生物大分子结构模拟及药物设计、人类复杂疾病与计算系统生物学、生物信息数据库的建立等。生物信息学在基因组学研究领域中得到了广泛应用。

早在 1956 年，美国田纳西州盖特林堡召开的首届"生物中的信息理论研讨会"上，有学者提出了生物信息学的概念。直到 20 世纪八九十年代，随着计算机学科的飞速发展，生物信息学才取得突破进展。林安华博士（Hwa A. Lim）在 1987 年正式将这一学科命名为"生物信息学"。伴随人类基因组计划的完成，生物信息学正式进入基因组时代。基因组时代的生物信息学主要任务是分析基因组序列、发现变异位点和创建相关的数据库。随着第二代测序技术的出现，生物信息学的研究内容得到了极大扩展，科学家们测定了多个物种的基因组序列，分析了个体基因组差异、多基因的功能互作网络，并结合蛋白质组学分析了基因功能等。这一时期被称为后基因组时代。

生物信息学的目标是结合实验研究在分子水平上阐明各种个体、细胞的表型与相关基因的关系和作用机制。生物信息学与基因组学的充分结合主要体现在生物信息学三方面的任务：利用计算机语言开发数据分析工具；利用网络和大型数据存储等资源建立公共数据库；充分利用前两者分析已有原始数据，从而更好地展示和阐述基因组信息，为研究者进一步揭示生命现象和规律提供支持。在基因组学研究中，生物信息学主要完成基因及其序列的展示和分析任务，包括序列比对、结构分析和功能分析，即在数据库中对序列信息进行检索，确定检测序列与已知序列的关系，探索新序列模块，重建进化关系谱及进行基因组的整合与比对；根据核酸序列和基因表达等特征构建模型，用于比对、分类和预测等。

第二节 药物基因组学研究相关生物信息学数据库

随着生物医学大数据时代的到来，对数据进行存储、管理和展示的生物信息数据库越来越重要。生物数据库是对生物数据集进行分类、收集、整理，并提供查询和下载的数据库，大致分为一级数据库、二级数据库和专业数据库。一级数据库主要收录原始的生物学数据，如存储核苷酸序列原始信息的数据库，主要包括美国国家生物技术信息中心（National Center for Biotechnology Information，NCBI）建立并维护的 GenBank、欧洲分子生物学实验室建立和维护的 EMBL（European Molecular Biology Laboratory）、日本国立遗传研究所建立和维护的 DDBJ（DNA Data Bank of Japan），以及中国科学院北京基因组研究所生命与健康大数据中心开发并构建的组学原始数据存储归档系统（Genome Sequence Archive，GSA；http://bigd.big.ac.cn/gsa 或 http://gsa.big.ac.cn）。为了确保序列数据的一致性，这些数据库之间还进行着数据交换和更新。对原始数据进行分类注释后的结果数据进行存储的数据库，被称为二级数据库，它数量众多，我们常用的数据库大多属于这一类别。而专业数据库主要是针对特定的研究领域而建立的数据库，如针对药物研究相关领域的 PharmGKB 等。以下简单介绍药物基因组学研究中常用的一些生物信息数据库。

一、综合性数据库

（一）生物医学综合数据库 NCBI

NCBI 的任务主要是利用计算机信息化对生物医学研究进行指导，发展新的信息学技术来理解健康和疾病产生的基本分子生物学过程。它主要包括：①整合一个完善的系统对分子生物学、生物化学和遗传学等信息进行存储和分析，全面实现自动化；②利用计算方法学研究生物学上重要的分子化合物结构和功能；③促进生物技术研究者和医药人员对数据库和软件工具的应用；④开展世界范围内的生物信息技术合作。

NCBI 管理着许多重要的数据库如 GenBank 等，此外，它还提供了文献检索工具如 PubMed 和用于序列分析的 BLAST 软件等。在 NCBI 主页（https://www.ncbi.nlm.nih.gov/，图 5-1）上，可以通过点击 All Databases 右侧的三角形显示下拉菜单（包含 39 个选项），选择需要访问的目的数据库，且能通过 FTP 站点（ftp://ftp.ncbi.nlm.nih.gov）免费下载数据。NCBI 还提供了各类在线指南、帮助文档和教程，帮助用户深入了解和应用它的各个功能。NCBI 中值得关注的基因组数据库主要有 dbSNP[2]、ClinVar[3]、dbGaP[4] 等。dbSNP 数据库主要包含各个物种的 SNP 位点信息，包含每个位点侧翼序列的碱基、等位基因、各人群中该等位基因的频率、变异位点对氨基酸的影响等。在 dbSNP 子库的主页上可输入 SNP 编号查看特定 SNP 位点信息，也可以输入基因名来查看该基因上所有 SNP 位点的信息。ClinVar 子库提供了 SNP 的临床显著性信息，揭示 SNP 位点是否和某种疾病存在联系。在 NCBI 主页搜索栏中选择 ClinVar 子库后，可输入 SNP 编号或基因名来查看它们和疾病的关系，包含位点所在基因名、表型、临床意义、评审状态和基因位置坐标。临床意义被分为"致病"（pathogenic）、"未确定意义"（uncertain significance）、"冲突类型"（conflicting interpretations of pathogenicity）、"可能良性"（likely benign）、"良性"（benign）等，提示着

SNP 位点与疾病之间关系的强弱程度，而评阅状态显示了位点与疾病关系证据的来源。dbGaP 数据库主要存储了人类基因型与表型相互作用的数据和结果，这些研究主要有 GWAS、医学测序、分子诊断分析及基因型与非临床特征的关联等。dbGAP 中的数据类型包括表型数据、GWAS 数据、SRA（Short Read Archive，短测序读段）、参考比对后的 BAM 格式数据、变异检出存储文件 VCF 格式数据、图像数据等。dbGAP 中的数据包括公开下载的和需要申请的数据，其中研究的概要可供下载，而研究中表型信息的个体数据需要申请才能获取。除了以上提到的常用数据库外，NCBI 还提供收录测序产生的基因序列的短片段数据库（Short Read Archive）、收录人类基因与遗传病相关性的在线人类孟德尔遗传（Online Mendelian Inheritance in Man，OMIM）数据库、基因表达谱数据库（Gene Expression Omnibus，GEO）等。

　　NCBI 作为目前全球最大的生物医学综合数据库，几乎涵盖了当前生物医学研究中所有常用数据库，便于科研人员进行各类数据信息的查询和分析。而且 NCBI 建立了各个数据库之间的关联，通过对 NCBI 中数据库进行检索，可根据检索内容链接至其他数据库甚至非 NCBI 下属的数据库。NCBI 凭借着其全面的数据库和多样化、功能强大的分析工具已经成为科研工作中必不可少的一部分。

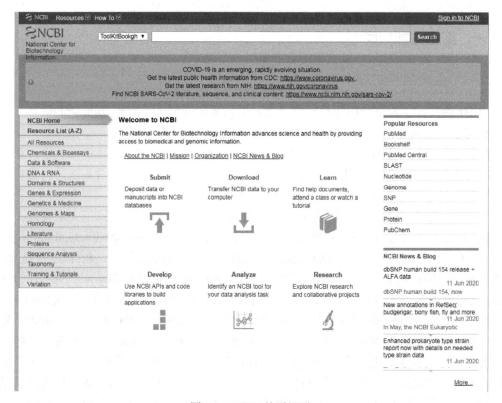

图 5-1　NCBI 首页界面

（二）UCSC 基因组浏览数据库

　　UCSC 基因组浏览数据库（UCSC Genome Browser Database）是 2000 年由美国加州大

学圣克鲁兹分校（University of California，Santa Cruz，UCSC）创立并维护的一个包含公共基因组序列及注释的在线数据库（http://genome.ucsc.edu/）[5]。UCSC 主要功能是按照基因组的物理位置将各种基因变异以轨迹模块（track，包括已知基因、预测基因、EST、mRNA、CpG 岛、组装缺口和覆盖率、染色体带、小鼠同源性等）的形式进行可视化展示，用户还能根据需求个性化选择增删这些展示模块。除收录多个基因组序列信息及其注释信息外，UCSC 还提供了不同物种间序列比对的结果。随着基因组序列的不断更新，UCSC 相关注释信息也随之更新并日趋完善，主要包括测序和装配的注释（这些原始序列来自 RefSeq、GENCODE、Ensembl 和 UCSC）、表观遗传和基因调控的注释（来自 ENCODE 计划的综合数据集等）、转录实证（来自 GenBank 和其他资源）、比较基因组和进化保守序列的注释、重复元件的识别（来自 RepeatMasker 和其他资源）、包含表型的生物医药注释、文献和基因组突变注释（来自 dbSNP、千人基因组计划和其他资源）和基因组重复元件的综合注释。此外，还包括概要、分析结果、建模研究和试验数据等信息。

除了提供基因组信息外，USCS 还提供了许多用于基因组分析的在线工具：BLAT 可用于快速在全基因组中定位特定的基因序列；突变注释整合器（Variant Annotation Integrator）用于对用户上传的变异位点进行功能注释；基因分类器（Gene Sorter）可通过蛋白结构同源性、基因表达特性或基因间距离等特征对目标基因进行排序；数据集成器（Data Integrator）是一个快速而强大的图形界面，可以同时从多个轨迹模块组合和导出数据。"盒装基因组浏览器"（GBiB）是整个 UCSC 基因组浏览器网站的"虚拟机"，用于在大多数个人电脑（Windows、Mac OSX 或 Linux 系统）上运行。用户可以通过安装这个虚拟机，在个人计算机上访问 UCSC 基因组浏览器的大部分功能。它适用于用户需要保护个人数据隐私的情况。电子 PCR（in-silico PCR）能够快速地将用户设计的引物序列定位到基因组中；LiftOver 可用于不同版本的基因组位点位置信息的转换；而表格浏览器（Table Browser）可以通过特定的分类对数据进行过滤和比较。UCSC 由于界面友好、版本更新快和资料详尽，一直广受科研人员青睐。

（三）Ensembl 数据库

Ensembl 是由欧洲分子生物学实验室的欧洲生物信息学研究所（EMBL-EBI）与英国韦尔科姆基金会桑格研究所（Wellcome Trust Sanger Institute，WTSI）共同开发和维护的一个数据库系统。该系统主要用于注释脊索动物和模式生物的基因组数据，如基因和转录体位置、基因序列进化、基因组演变、序列和结构变异及调控元件等。ENSEMBL 版本为 100，其对应的 GENCODE 版本为 24[6]。Ensembl 提供这些注释数据的访问接口——Ensembl 基因组浏览器（http://www.ensembl.org/index.html）。Ensembl 数据库中的数据都可以从网站提供的 API 接口和 FTP 网址无限制访问和下载。

Ensembl 网站自 2000 年上线以来，收录了 254 种不同物种的基因组信息，而且除了基本的基因组的注释信息外，还提供了比较基因组学、基因组变异及基因组调控等数据。Ensembl 共提供了 20 种脊椎动物基因组变异的位点信息和注释信息，可以利用它提供的变异影响预测软件（Variant Effect Predictor，VEP）对用户关注的基因组变异位点进行相应的注释[7]。Ensembl 提供了 Biomart 软件对基因进行跨数据库的功能注释，该软件将存储于多个数据库的基因、蛋白序列信息及注释信息全部进行整合[8]，研究者通过查询可以得到某个基因在不同数据库中的注释信息。

二、人群变异数据库

（一）gnomAD

Genome Aggregation Database（gnomAD，https://gnomad.broadinstitute.org/downloads）是由多个国家的学者联合发起建立的基因组变异频率数据库。它旨在整合来自大量大规模测序计划的全外显子组和全基因组测序数据，为开展后续的科学研究团体提供参考和支持，是目前最大的人类全基因组和外显子组整合数据库。其前身是 2016 年公开的外显子组聚合联盟（ExAC）。该项目是由美国博德研究所（Broad Institute）牵头，由来自多个国家的研究团队合作完成。gnomAD 包括 125 748 个个体的全外显子组测序数据和 15 708 个个体的全基因组测序数据，这些数据来源于各种疾病研究项目及大型人群测序项目。对于所有的测序数据，gnomAD 都用标准化的处理流程重新处理，并且联合所有的样本寻找变异位点，从而避免批次效应或技术平台差异导致的数据不一致。gnomAD 对每个变异位点进行了详细的注释，包括变异的类型、变异位点在不同人群中的频率。研究者可以在其官网通过输入基因名称、转录本名称、变异位点、SNP 编号或某段基因组区域进行查询，并下载 gnomAD 项目中全外显子组、全基因组变异 VCF 文件及覆盖度数据。

（二）ENCODE 数据库

DNA 元件百科全书（Encyclopedia of DNA Elements，ENCODE）数据库的创建由美国国家人类基因研究所（National Human Genome Research Institute，NHGRI）、桑格研究所和欧洲生物信息学研究所共同发起，目的在于找出人类基因组中所有完整的 DNA 功能元件。2003 年，ENCODE 启动先导计划，即选取了全基因组大约 1%区域（约 30Mb）进行研究，主要探索了基因组中的蛋白编码基因、转录单元、蛋白质结合位点、保守的 DNA 元件、染色质组装及修饰、单核苷酸多态性位点等。这项研究纠正了人们之前认为非编码 DNA 都是没有生物学功能的垃圾 DNA 的观念。基于先导阶段建立的实验方法和数据分析流程，ENCODE 研究人员将探索范围扩大到了整个基因组。ENCODE 是目前对人类全基因组中 DNA 元件分析和注释最全面的研究工作，其结果显示超过 80%的基因组区域都有特定的生物学功能，解释了一些非外显子区域的药物基因组学位点与表型之间的潜在关系。用户可以通过 ENCODE 官网、UCSC 和 Ensembl 等网站进行 ENCODE 数据的检索和免费下载。

（三）TCGA 数据库

癌症基因组图谱（The Cancer Genome Atlas，TCGA）项目是美国国家癌症研究所（NCI）和国家人类基因组研究所（NHGRI）共同主导的一个针对癌症的大型研究项目，TCGA 已经对 32 种肿瘤进行了全面而深入的探索，TCGA 的基因组变异信息存储在 GDC（Genomic Data Commons，https://portal.gdc.cancer.gov/）数据库中，包含需要获取下载权限的数据和供免费获取的数据。TCGA 总数据量达到了 2.5PB，都经过了 TCGA 组织成员创建的标准化分析流程处理，包含了来自约 11 000 名患者的肿瘤组织和配对的癌旁组织样本的基因组信息，TCGA 还提供了部分患者的用药信息、对药物的反应信息及生存预后信息。除了从 GDC 数据库中下载数据外，还有一些在线网站对 TCGA 公布的数据进行了汇总整理，或用于部分常规分析和展示，如由哈佛大学的博德研究所开发的 Firehose 和 Cbioportal 网站（http://www.cbioportal.org/）。

（四）COSMIC 数据库

COSMIC（Catalogue of Somatic Mutations in Cancer）是韦尔科姆基金会桑格研究所创建并维护的一个收录了人类肿瘤体细胞突变相关数据的专业数据库。截至 2020 年 6 月，最新版本是第 91 版，COSMIC 共收录了 1 443 198 个肿瘤样本的突变信息，包含 46 111 299 个位于蛋白编码区域的突变、19 396 个融合基因、1 207 190 个 CNV、9 197 630 个基因表达变异和 7 930 489 个差异甲基化位点，以及 15 156 086 个位于非编码区的突变。COSMIC 根据具体的研究内容又分为以下 4 个项目：COSMIC 项目、细胞系项目、突变 3D 结构和癌症基因谱。COSMIC 作为当前规模最大、数据最详尽的肿瘤体细胞突变数据库，为研究者们提供了极大的便利。

（五）GTEx 数据库

GTEx（Genotype-Tissue Expression，基因型–组织表达）数据库是基因型–组织表达计划的产物，其建立的目的是方便研究人员探究人体遗传变异与不同组织基因表达之间的联系。该计划获取了捐赠者不同部位的正常组织，并对这些组织进行了表达谱分析和 SNP 分型。截至 2020 年 6 月，该数据库已更新至 V8 版本，共收录了 948 个捐赠者的 54 个组织部位的 17 382 个标本表达谱和基因组信息。GTEx 计划的表达谱数据主要通过 RNA 测序和全基因组表达芯片两种技术平台获取，基因分型数据则主要通过全基因组测序、全外显子组测序、全基因组基因分型芯片和全外显子组基因分型芯片 4 种技术平台获取。GTEx 数据库的网址为 https://www.gtexportal.org/home/，所有信息可供研究人员免费访问和下载。

GTEx 数据库一个最主要的功能是为研究人员提供表达数量性状位点（expression quantitative trait loci，eQTL）的查询。eQTL 指与基因表达相关的遗传变异位点。这一类位点往往存在于染色体上一些能特定调控 mRNA 和蛋白质表达水平的区域，位点的基因型不同，导致一些基因的表达值发生显著改变。对 eQTL 进行研究有助于查找基因组上的功能性位点，对于阐明复杂疾病或性状的发生机制、串联基因组和转录组具有重要意义。根据其作用方式，eQTL 又分为顺式作用 eQTL（cis-eQTL）和反式作用 eQTL（trans-eQTL）。两者的区别在于位点与其调控表达基因的物理距离不同。顺式作用 eQTL 指该位点与其调控表达的基因在一条染色体上且在一定范围内，而反式作用 eQTL 指该位点与其调控表达的基因不在同一条染色体上或物理距离较远。绝大多数的 eQTL 为顺式作用 eQTL。由于基因表达存在组织特异性，一些 eQTL 也存在组织特异性，可能只能在特定组织调控基因表达。GTEx 同时收录了不同组织的表达，方便研究人员查询不同组织的 eQTL 情况，是目前最大也是最权威的 eQTL 分析数据库。目前，GTEx 数据库提供多种查询方式，包括根据遗传变异位点 rs 号查询其调控的基因；根据基因名搜寻该基因的 eQTL 位点；根据不同组织查询 eQTL 情况；查询多个基因组织特异性表达情况等。

三、药物基因组学专业数据库

（一）药物基因组学知识数据库

药物基因组学知识数据库（Pharmacogenomics Knowledge Base，PharmGKB）创建于2000 年，主站位于斯坦福大学，由美国国家综合医学研究所（National Institute of General Medical Sciences，NIGMS）管理和维护，多个 NIH 的研究机构共同参与[9]。它主要提供了人类遗传变异和影响药物反应的相关性信息，是当前成立最早的权威药物基因组数据库。PharmGKB 的目标是将药物遗传学和药物基因组学知识应用于临床，针对患者个体制订安全有效的精准用药方案。

PharmGKB 的核心任务是整理并发布各种临床用药的基本信息（包括药物的分子式、基本作用原理、所属药物类型等），以及从已经公开收录的文献中挖掘并得到各项与药物基因组学相关的原始基因型和表型数据。PharmGKB 根据各项研究报告的可靠性、可重复性和临床应用的实践等，将与药物反应相关的基因变异分为 4 个不同的等级，等级越高的位点越适用于临床的验证和推广。PharmGKB 通过挖掘并建立药理学、遗传学及临床治疗之间的关联信息，为研究者提供药物基因组学研究结果和发现、VIP 基因介绍、药物代谢通路图、对遗传变异的注解、对文献的注解等，为设计新的研究提供高质量的知识资源和数据支持。目前在该数据库中，已经收录了 704 种药物和 753 条药物基因组学标签、52 条药物相关的药物代谢和药物动力学通路，以及上万条的注解。根据一个基因与多种药物的药物代谢、药代动力学及药效动力学关系，PharmGKB 对一些重要的药物相关基因（VIP 基因）进行了标示，特别是具有功能性的遗传变异、单体型和剪切变异等。

PharmGKB 的数据均来自公开文献，遗憾的是这些论文绝大多数都是基于欧美人群的研究发现，其中一些位点在中国人群中的频率极低甚至不存在，导致其在中国人群中的应用价值很小，基于此，中国科学家和临床医生也组成了中国精准用药联盟，并基于 PharmGKB 公布和 FDA 批准的靶向药物等对应的变异位点进行中国人群的适用性标注。

（二）药物相关药物基因组学生物标志物列表

药物相关药物基因组学生物标志物列表是美国 FDA 建立的，用于提醒医生在临床用药时需予以重视的生物标志物。截至 2020 年 6 月，该列表已包含 86 个基因，涉及 287 种药物。该列表位于 FDA 数据库中，可下载 PDF 或 Excel 版本（https://www.fda.gov/drugs/science-and-research-drugs/table-pharmacogenomic-biomarkers-drug-labeling）。

（三）抗癌药物敏感性基因组学数据库

抗癌药物敏感性基因组学（Genomics of Drug Sensitivity in Cancer，GDSC）数据库由英国桑格研究所建立，收集了肿瘤细胞对药物的敏感度和反应数据（http://www.cancerrxgene.org/）[10]。项目设立目标在于识别癌症基因组可用于预测抗癌药物敏感性的分子特征。GDSC包含了 140 种抗肿瘤药物对应 707 种肿瘤细胞系的半抑制浓度（half maximal inhibitory concentration，IC$_{50}$）数据，并提供了每种细胞系的基因组和表达谱信息。GDSC 的基因组信息也被收录在 COSMIC 数据库中。用户可以在 GDSC 官网上方便地查询到哪些肿瘤细胞对某种抗癌药的敏感性，并获取这种肿瘤细胞的分子生物学特征，如基因表达或基因突变等。用户能以药物、基因或者细胞系作为关键词在官网进行搜索并获取相应的原始数据和初步分析结果。以紫杉醇（paclitaxel）为例，在 GDSC 主页的搜索（Search）框输入"Paclitaxel"后可得到用紫杉醇处理过的所有 397 种肿瘤细胞的 IC_{50} 值分布（图 5-2）。

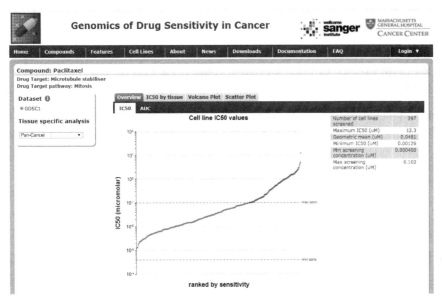

图 5-2　紫杉醇处理细胞系 IC_{50} 分布

图中每一个点代表一个细胞系，点击即可获取对应细胞系的名称及具体 IC_{50} 值。点击图上菜单栏的火山图（Volcano Plot）、散点图（Scatter Plot）等选项可获取基因突变与紫杉醇 IC_{50} 关联分析的结果。在散点图选项中还可以对不同的肿瘤类型进行单独分析。在 Download 选项页面中则可以对包括紫杉醇的 IC_{50} 数据、基因突变关联分析结果等在内的信息进行下载，方便研究人员开展进一步的分析。

（四）DrugBank

DrugBank[11] 是一个综合的在线药物信息数据库，由加拿大阿尔伯塔大学开发并维护，涉及生物化学和药理学等，它根据相关领域的专家和评议员对各种文献资料的评审信息进行维护和更新。DrugBank 首次发布是在 2006 年，2020 年 4 月更新到了 5.1.6 版（http://www.drugbank.ca/，2020 年 4 月 22 日发布）。DrugBank 数据库整合了生物信息学和化学信息学资源，并提供了详细的药物数据与药物靶标信息及其机制的全面分子信息，包括药物化学、药理学、药代动力学、ADME 及其相互作用信息；包含 13 579 个药物条目，其中包括 2635 个批准的小分子药物、1378 个批准的生物制剂（蛋白质、多肽、疫苗和过敏原）、131 个保健品和超过 6375 个实验（发现阶段）药物。此外，5229 个非冗余蛋白（即药物靶标/酶/转运体/载体）序列与这些药物分子相连接。每个药物包含药物/化学数据和药物靶点或蛋白质数据。DrugBank 因其数据质量高、涵盖范围广等特点，目前已经为药学研究者、药物化学家、临床医师等所认可。它的大部分数据来自对原文献资料的精细评议，因此已经成为许多知名数据库（如 PharmGKB、GeneCards、PDB 和 UniProt 等）筛选药物的参考数据。

（五）药物基因组命名数据库

药物基因组命名数据库由特定组织依据命名指南，对具有相似特性的一类基因或等位基因进行了统一的标准化命名，以期规范化不同的命名方式所造成的科研报告、成果的混乱，并由此减少由命名的不同而导致的科研重复。例如，对细胞色素 P450 酶进行标准化命名的人类细胞色素 P450 酶基因命名委员会，始建于 1999 年，主站由瑞典的 Karolinska 研究所维护，包含了大约 30 个 CYP 亚家族和一个 POR 基因（http://www.cypalleles.ki.se/）；哺乳动物的葡萄糖醛酸转移酶（UGT）基因超家族编码的蛋白也参与多种药物的反应，加拿大药物基因组学研究中心为 *UGT1A* 和 *UGT2B* 亚家族也进行了统一命名（http://www.pharmacogenomics.pha.ulaval.ca/sgc/ugt_allele）；人类氮-乙酰转移酶基因命名数据库由美国路易斯维尔大学建立，目前由希腊塞萨斯德谟克里特大学负责维护，提供 NAT1 和 NAT2 单核苷酸突变及单倍型信息查询（http://nat.mbg.duth.gr/）。进入这些数据库后只需点击相应的基因名即可获取该基因所有等位基因及其涉及的突变信息。

第三节　药物基因组学研究的生物信息学分析方法

本节将简述通过两种不同的技术手段（即芯片和高通量测序）获得基因组信息的生物信息学方法，以及应用最广泛的统计遗传学软件 PLINK。而对于其他组学的关联研究，如转录组、表观组、微生物组等，相应有其他适应数据特征的分析流程与方法。

一、基于芯片的生物信息学分析

基因芯片包含了针对上至数百万个位点所设计的探针，在关联分析之前，需要通过生物信息学分析将每个探针对应的信号转换为基因型信息。芯片数据的分析一般是去除可能由技术操作问题引起的背景噪声，对原始的数据进行标准化处理，得到基因型数据，然后再根据不同的实验设计、表型数据的特征选择相应的统计算法进行关联研究。以 Affymetrix 的芯片数据分析为例，如果使用的是升级后的 Affymetrix Human SNP Array 6.0 芯片，则通常使用 Birdseed 算法对探针信号进行预处理。若使用 Affymetrix GeneChip Human Mapping 500K 芯片进行基因型测定或 CNV 分析，则一般使用 BRLMM 算法。一般来说，芯片公司会提供产品相关配套的软件，用户只需要按照说明书上的标准化分析流程操作，就能够得到全基因组水平的基因型数据，用于后续的关联分析。

注意在 GWAS 开始前记录可能影响表型的其他临床因素，并将其作为协变量纳入关联分析统计模型进行校正。由于芯片标记变异位点的数量有限，GWAS 找到的显著位点只能提示相关性，而很可能不是真正影响表型的功能位点，这些位点往往与真正的功能性位点存在连锁不平衡关系。我们可以选择在关联分析前，首先利用 IMPUTE 软件等，基于千人基因组 SNP 之间的连锁不平衡关系，先推导出未集成在芯片中的 SNP 基因型。而通过分析发现的阳性位点是否真正具有功能意义还需要后续的独立验证、实验手段等进行证实。随着全基因组测序数据技术不断发展，其技术更成熟而价格更低廉，可以首先进行全基因组测序，得到全面的位点变异信息，而不需要借助连锁不平衡推导出未包含在芯片内的位点基因型，从而能更直接、更准确地进行 GWAS。

二、基于高通量测序的人类基因组生物信息学分析

随着高通量测序技术的发展，越来越多的研究者选择测序这种研究技术，因而对测序数据的生物信息学分析变得尤为重要。在获得原始测序数据后，首先需要对测序数据进行质控，常用的软件有 FastQC 及为 Illumina 平台数据所设计的 Trimmomatic 等，过滤掉低质量的测序读段后再进行后续的分析。接下来将高质量测序读段映射（mapping）到基因组上，即进行读段的比对。当前常用的全基因组比对软件主要基于 Burrows-Wheele 转换（BWT）算法和哈希（hashing）算法，BWA、Bowtie 和 SOAP2 等主要基于 BWT 算法，而 Novoalign、MAQ 等基于哈希算法。相对而言，BWT 算法比哈希算法更快速且节省内存，而哈希算法比对精确度更高。

将测序读段映射到全基因组上后，就可以进行基因型的鉴定、基因结构的变异及基因拷贝数的变异检测。目前最常用的基因型鉴定软件有 GATK、Samtools 和 SOAPsnp 等，其中 GATK 已经更新到 4.0 版本，GATK 最佳实战（Best Practices）是研究者推荐的标准化分析流程，包括 6 个部分，即数据预处理（Data Pre-processing）、胚系突变 SNP/INDEL（Germline SNPs+Indels）、体细胞突变 SNV/INDEL（Somatic SNVs+Indels）、基于转录组测序数据鉴定 SNP/INDEL（RNAseq SNPs+Indels）、胚系突变 CNV（Germline CNVs）、体细胞突变 CNV（Somatic CNVs）。而在鉴定肿瘤体细胞变异时，也可以使用 MuTect 或 VarScan 软件，输入同一个样本的正常和肿瘤组织的 BAM 文件进行分析，在结果中将可能性大的体细胞突变位点标记出来。用于基因结构变异的分析也有多种备选软件，如 BreakDancer、CREST、GenomeSTRiP 和 SOAPindel 等。对于 CNV 的鉴定，可以使用 CNAseg 或 CONSERTING 等软件。

三、统计分析软件 PLINK

在通过芯片或者测序的手段得到基因组变异信息后，可使用 PLINK[12]进行关联研究，揭示基因组变异与表型（药物疗效、毒副反应等）之间的联系。PLINK 作为一款广泛应用的免费、开源的遗传关联分析工具集，由美国哈佛大学开发，旨在高效进行常规的及大规模的遗传分析。目前最新的版本为 2.0，可在 Windows、Linux 和 MacOS 等多种系统下运行，下载网址为 http://www.cog-genomics.org/plink/2.0/。PLINK 的分析功能强大，可进行数据处理和统计描述、关联分析、频率检测、哈迪-温伯格平衡（HWE）检验、多重检验校正及基因交互作用分析等。本部分以 Windows 版的软件为例简要介绍 PLINK 部分基本操作。

下载 PLINK 安装包后，解压后即可使用（如解压至 D:\PLINK）。需通过 DOS 运行。通过 cmd 进入 DOS 后需首先进入 PLINK 程序所在文件夹下。操作命令如下：①输入"D:"，然后回车进入 D 盘（命令不包括引号）；②输入"cd D:\PLINK"，然后回车进入 PLINK 文件夹（命令不包括引号）。

分析前需要准备两个输入文件，即 PED（后缀为.ped）和 MAP（后缀为.map）文件。PED 文件存储样本、表型和基因型信息，每一行为一个样本的信息，它的前六列用于描述样本信息，分别为样本的家系 ID、样本 ID、父亲 ID、母亲 ID、性别和表型。前六列后，每两列对应一个 SNP 位点的两个等位。除表型外的临床信息缺失值用 0 代替，表型的缺失

值用-9 代替。样本性别需用 1 和 2 代表，1 为男性，2 为女性。如果研究为病例对照研究，表型需要用 1 和 2 表示。1 为对照，2 为病例。MAP 文件存储 SNP 的信息，每一行是一个 SNP 的染色体定位。MAP 文件包含 4 列，分别对应 SNP 所在染色体、SNP 名称、SNP 遗传距离和 SNP 物理位置，缺失时也用 0 代替。MAP 文件和 PED 文件是相互对应的，MAP 文件第一行的 SNP 对应 PED 文件的第六列和第七列。例如，假设 PED 文件第一行为样本 1，MAP 文件第一行为 rs4961，那么样本 1 的 rs4961 的基因型位于 PED 文件的第一行的第六和第七列。依此类推可将多个样本的基因型进行对应。

PLINK 的基本输入语法格式为

plink--file 文件名--命令

PLINK 的命令可以是单个命令，也可以是符合规则的连续多个命令。表 5-1 列出了采用 PLINK 进行关联分析中常用的一些命令。

表 5-1 PLINK 常用参数列表

命令	参数	描述
--file		指定.ped 和.map 文件
--freq		计算 SNP 的 MAF
--hardy		计算 SNP HWE P 值
--maf	0.01	排除 MAF 小于 0.01 的 SNP
--hwe	0.001	排除 HWE 检验 P 小于 0.001 的 SNP
--assoc		SNP 和表型之间的关联分析
--logistic		逻辑回归分析
--linear		线性回归分析
--model		全模型分析
--ci	0.95	输出可信区间的值
--adjust		对 P 值进行多重检验校正
--out		制定输出结果的名称

以下以病例对照研究的关联分析为例介绍 PLINK 的操作。对于病例对照研究，PLINK 提供了 3 种统计分析方法进行分析，包括卡方检验、Fisher 检验和逻辑回归。此外，PLINK 可根据基因遗传模式提供 4 种模型（表 5-2）的分析结果。

表 5-2 PLINK 常用参数列表

模型名称	模型描述
等位基因模型（allelic mode）	D vs. d
线性模型（dominant mode）	（DD+Dd）vs. dd
隐性模型（recessive mode）	DD vs.（Dd+dd）
加性模型（genotypic mode）	DD vs. Dd vs. dd

在病例对照研究中进行关联分析采用以下命令：

```
plink--file mydata--assoc
```

其中 mydata 为用户所准备的 PED 和 MAP 文件的文件名（注：PED 和 MAP 文件名应当相同），"--assoc"为关联分析命令，可用来对数百万或数千万的 SNP 开展关联分析。默认的统计分析方法为卡方检验，如果需要使用 Fisher 检验或逻辑回归，可将命令分别替换为"--fisher"或"--logistic"。

在进行遗传学关联分析前，需对 SNP 进行质量控制，去除突变频率较小及不符合 HWE 检验的样本。PLINK 提供"--maf"和"--hwe"命令用于 SNP 质控。关联分析命令可修改如下：

```
plink--file mydata-link--file mydata1--assoc
```

以上指令含义是去除次等位基因频率＜0.05、HWE 检验 P＜0.001 的 SNP 位点后再进行关联分析。如果需要输出比值比（OR）的 95%可信区间，可在"--assoc"命令后加上"--ci 0.95"。

完成分析后，PLINK 会在 PLINK 软件所在文件夹生成 plink.assoc 的结果文件。可使用 Excel 软件打开。打开以后结果文件包含 11 列，显示如下信息：①SNP 所在染色体；②SNP 名称；③SNP 的物理位置；④次等位基因；⑤在病例组中的次等位基因频率；⑥在对照组中的次等位基因频率；⑦主等位基因；⑧卡方值；⑨P 值；⑩比值比；⑪标准误。

为了保存不同批次分析的结果，PLINK 也可以使用"--out"＜文件名＞命令自定义结果输出文件的文件名。例如，在"--assoc"后加上命令"--out test"，则最后分析的结果保存至 test.assoc 文件中。

PLINK 关联分析默认采用的模型是等位基因模型，如果需要采用其他模型，需将"--assoc"命令进行替换。输入"--model"将进行所有模型的分析，输出的结果存储于 plink.model 中。其他单个模型分析的命令如下："--dominant"（显性模型分析）；"--recessive"（隐性模型分析）；"--genotypic"（加性模型分析）。

（刘　荣）

参 考 文 献

[1] Freimer N，Sabatti C. The human phenome project [J] . Nature Genetics，2003，34（1）：15-21.

[2] Sherry S T，Ward M H，Kholodov M，et al. dbSNP: the NCBI database of genetic variation [J] . Nucleic Acids Research，2001，29（1）：308-311.

[3] Landrum M J，Lee J M，Riley G R，et al. ClinVar: public archive of relationships among sequence variation and human phenotype [J] . Nucleic Acids Research，2014，42（D1）：D980-D985.

[4] Mailman M D，Feolo M，Jin Y，et al. The NCBI dbGaP database of genotypes and phenotypes [J] . Nature Genetics，2007，39（10）：1181-1186.

[5] Haeussler M，Zweig A S，Tyner C，et al. The UCSC Genome Browser database: 2019 update [J] . Nucleic Acids Research，2019，47（D1）：D853-D858.

[6] Yates A D，Achuthan P，Akanni W，et al. Ensembl 2020 [J] . Nucleic Acids Research，2020，48（D1）：D682-D688.

[7] McLaren W，Gil L，Hunt S E，et al. The Ensembl Variant Effect Predictor [J] . Genome Biology，2016，17（1）：122.

［8］Smedley D，Haider S，Ballester B，et al. BioMart：biological queries made easy［J］. BMC Genomics，2009，10：22.

［9］Whirl-Carrillo M，McDonagh E M，Hebert J M，et al. Pharmacogenomics knowledge for personalized medicine［J］. Clinical Pharmacology and Therapeutics，2012，92（4）：414-417.

［10］Yang W，Soares J，Greninger P，et al. Genomics of Drug Sensitivity in Cancer（GDSC）：a resource for therapeutic biomarker discovery in cancer cells［J］. Nucleic Acids Research，2013，41（Database issue）：D955-D961.

［11］Wishart D S，Feunang Y D，Guo A C，et al. DrugBank 5. 0：a major update to the DrugBank database for 2018［J］. Nucleic Acids Research，2018，46（D1）：D1074-D1082.

［12］Chang C C，Chow C C，Tellier L C，et al. Second-generation PLINK：rising to the challenge of larger and richer datasets［J］. GigaScience，2015，4（1）：s13742-015-0047-8.

第六章 药物基因组学临床检测实验室规范与资质

药物基因组学可以帮助我们估计个体对药物的反应情况，并制订出最适合其治疗的用药方案，即为患者选择合适的药物和剂量，提高药物治疗的安全和有效性，避免药物不良反应的发生。准确的临床药物基因组学检测是个体化用药成功实施的基石和前提。药物基因组学检测个体是否存在与用药相关的基因变异，包括单核苷酸多态性（主要）、插入缺失和拷贝数变异等，属于临床分子检测。所用的检测技术主要包括聚合酶链反应（polymerase chain reaction，PCR）技术、PCR-微阵列基因芯片技术和测序技术（Sanger 测序、高通量测序等）。这些技术基本上都依赖于 PCR 对目标核酸的体外扩增。PCR 技术拥有高灵敏度，但在实际工作中若操作不当这一优势经常会带来"PCR 污染"的困扰，造成"假阳性"结果。为保证患者的医疗质量，各国的立法部门或卫生行政部门制定了临床实验室的法律条款或管理规范，国际相关专业学术组织或团体也发布了临床实验室的技术标准。为规范临床基因扩增检验实验室的工作，我国卫生行政部门还专门制定了《医疗机构临床基因扩增检验实验室管理办法》，该办法具有法律效力。从技术层面来说，使用 PCR 技术为患者进行药物基因组学检测并发报告的实验室，就属于临床基因扩增实验室，应当遵循该管理办法。

第一节 临床检测实验室的管理规范

临床检验的结果关乎包括患者在内的广大公众的健康和生命安全，因此卫生行政部门作为临床检验的管理机构，通过法律法规、规范等形式对临床实验室进行监管。本节主要介绍国内外较为知名的临床实验室管理体系和规范。

一、政府对临床实验室的监管

（一）CLIA'88

1. CLIA'88 简介 CLIA'88[1] 是国际知名的美国《临床实验室改进法案修正案》（*Clinical Laboratory Improvement Amendments of 1988*）的简称。CLIA 在美国属于行政法律，适用于美国所有人体标本的临床实验室。CLIA'88 对检验行业的影响是深远的。

2. CLIA'88 的由来 1967 年美国政府通过《临床实验室改进法案》（*Clinical Laboratory Improvement Amendments of 1967*，CLIA'67），它是首部关于临床实验室的法案，也是 CLIA'88 的前身。CLIA'67 主要对跨州检测的患者标本做出统一的规定，但对实验室内部质量控制并无规定。1987 年华尔街日报报道当时临床实验室 20% 的宫颈细胞涂片的结果是错误的，美国国会对此进行调查，并以此为契机对 CLIA'67 进行了大范围的修订，形成了 CLIA'88。为提高实验室检测质量，CLIA'88 设立了一系列标准，涵盖质量控制、质量保证、患者检测管理、人员资质和能力验证等的具体要求，目标是保证检测结果的准确、可靠和及时。

3. CLIA'88 的执行　CLIA'88 由美国医疗保险和医疗补助服务中心、食品药品监督管理局和疾病预防控制中心三个联邦机构共同执行。美国医疗保险和医疗补助服务中心是最主要的机构，管理和认证全美临床实验室及其检验项目。美国疾病预防控制中心提供技术支持和咨询。美国食品药品监督管理局对检验项目进行分类，包括豁免检验项目、中度复杂检验项目和高度复杂检验项目，操作越复杂，对其要求也越严格。基因检测项目属于高度复杂检验项目。

4. CLIA'88 的特点　CLIA'88 是美国政府对实验室强制执行的最低资格要求。其最独特的地方在于，实验室自建项目（laboratory developed test，LDT）在没有美国食品药品监督管理局批准的情况下，也可在其实验室范围内提供检测服务。换言之，只要有 CLIA 执照，实验室自己研发的试剂、技术就可以合法进入临床应用并收费。这种管理体系可以让最新的基因检测技术快速过渡到临床应用。

5. CLIA'88 认可与 CAP 认可[2]　美国病理学家协会（College of American Pathologists，CAP）认可是美国临床检验行业协会的认可，其标准公认高于 CLIA'88。实际上，一个实验室若通过 CAP 的认可，在法律上就不再需要 CLIA 认证，或者可直接申请 CLIA 资质。

（二）我国政府对临床实验室的监管

1. 国家临床检验质量管理体系　我国于 1982 年成立了卫生部临床检验中心（现国家卫生健康委临床检验中心），随后各省、自治区、直辖市、计划单列市临床检验中心也相继成立。国家卫生健康委临床检验中心负责全国临床检验质量管理与控制、业务指导和科学研究，运行全国临床检验室间质量评价/能力验证计划。省级临床检验中心主要负责辖区内临床检验管理、业务指导和科学研究，运行省级室间质量评价/能力验证计划。

2. 对医疗机构临床实验室的监管　2006 年卫生部颁布《医疗机构临床实验室管理办法》[3]，该管理办法在我国法律体系中属于国务院部门规章，是在全国范围内具有法律效力的规范性文件。其中，在临床实验室质量管理部分，共制定了十一条相对笼统的规定，内容涉及检验项目的标准操作规程、仪器的操作及维护和校准、室内质控、室间质量评价或实验室间比对、质量管理记录。强调实验室要做室内质量控制，参加室间质量评价或实验室间比对。在监督管理部分，声明卫生部可委托部级临床检验中心等组织对医疗机构临床实验室的检验质量和安全管理进行检查与指导。省级卫生行政部门可委托省级临床检验中心或其他组织对辖区内医疗机构临床实验室的检验质量和安全管理进行检查与指导。需要指出的是，《医疗机构临床实验室管理办法》是对实验室的基本要求，具有强制性。

3. 对独立医学检验实验室的监管　2016 年国家卫生和计划生育委员会颁布《医学检验实验室基本标准（试行）》和《医学检验实验室管理规范（试行）》[4]，提出医学检验实验室属于单独设置的医疗机构，为独立法人单位，由省级卫生行政部门审批。医学检验实验室应当以 ISO 15189：2012 为质量管理的标准，建立并实施医学检验质量管理体系。

二、学术组织或团体对临床实验室的质量管理标准

（一）ISO 15189

1. ISO 15189 标准　国际标准化组织（International Organization for Standardization，ISO）

于 2003 年发布了第一版 ISO 15189《医学实验室——质量和能力的专用要求》[5]，现行有效版本是第三版 ISO 15189：2012。该标准提出了对医学实验室质量和能力的具体要求，是国际通用标准。临床实验室可以遵循该标准建立本实验室的质量管理体系，并评估自身的能力。实验室客户、管理机构和认可组织也可将其作为对医学实验室能力确认或承认的依据。其主要内容包括管理要求（质量管理体系、文件控制、内部审核等 15 个要素）和技术要求（人员、设施、仪器、检验前过程、检验过程、检验结果的质量保证、检验后过程、结果报告 8 个要素）。通过确保管理体系和流程的质量来保证患者的检验结果。

2. ISO 15189 认可　ISO 15189 是实验室质量保证的较高标准，在此基础上的认可是实验室自愿行为。ISO 15189 每三年进行一次覆盖所有认可要素的外部现场评审，在此期间有不定期的外部现场监督评审。在我国，ISO 15189：2012 等同于中国合格评定国家认可委员会的 CNAS-CL02：2012《医学实验室质量和能力认可准则》[6]。根据该认可准则，实验室要参加满足 GB/T 27043/ISO/IEC 17043 相关要求的实验室间比对计划，当特定项目无实验室间比对计划可用时，实验室应采取其他方案并提供客观证据确定检验结果的可接受性。

（二）CAP

1. CAP 实验室认可计划　始于 1964 年，主要适用于美国医院的临床病理和解剖病理实验室。CAP 认可计划包括 4 个标准，内容涵盖人员、设施及安全、质量要求和检查要求。具体以核查清单约 3000 个问题的形式细化，包括实验室一般要求和具体专业要求。其认可标准中包含美国政府的要求并获得承认，即认为 CAP 认可的实验室符合 CLIA 的法律要求，可不再接受政府的检查。

2. CAP 认可　每两年进行一次外部现场评审，现场评审后一年实验室进行自我评审。CAP 实验室认可计划核查表是其认可文件的核心部分，也是全世界所有维持或准备 CAP 认可标准的实验室实施和现场评审的指南。CAP 实验室认可计划要求其认可实验室的所有检验项目必须参加 CAP 的能力调查，没有能力调查的项目，实验室要有替代方案证明其结果的可靠性。

第二节　药物基因组学临床检测实验室管理规范与资质

如本章前文所述，药物基因组学临床检测多数应用 PCR 这一核心技术，开展相关检测的实验室属于临床基因扩增实验室，不仅要符合我国政府对一般临床实验室的法规要求，还应当遵循《医疗机构临床基因扩增检验实验室管理办法》[7]，按照《医疗机构临床基因扩增检验工作导则》开展工作。目前国内高通量测序技术临床应用的法规尚未完善，但开展高通量测序检测临床应用的实验室至少需要获得临床基因扩增检验资质[8]。

一、我国政府对临床基因扩增检验的管理

（一）管理回顾

我国于 20 世纪 90 年代将 PCR 技术迅速引入临床应用，但由于国内管理不规范和从业人员缺乏质量意识，产生了实验室污染和试剂盒特异性差等问题，严重扰乱了正常医疗秩

序，最终引发了一系列道德伦理、家庭纠纷及社会和法律问题。1998 年，卫生部发文（《关于暂停临床基因扩增（PCR）检验的通知》）暂停 PCR 技术的临床应用。PCR 技术本身并无问题，而是其临床应用需要加以规范和引导。

（二）法律法规

卫生部在 1998 年"叫停" PCR 技术的临床应用后，着手制定并先后颁布了 PCR 技术临床应用的一系列准入制度和相应法规（表 6-1）。

表 6-1　我国临床基因扩增检验实验室管理相关法规文件

法规文件	时间	发布单位	备注
《临床基因扩增检验实验室管理暂行办法》（卫医发〔2002〕10 号）	2002 年	卫生部	已废止
《临床基因扩增检验实验室工作规范》（卫检字〔2002〕8 号）	2002 年	卫生部临床检验中心	与《临床基因扩增检验实验室管理暂行办法》配套
《医疗机构临床基因扩增检验实验室管理办法》（卫办医政发〔2002〕194 号）	2010 年	卫生部	现行管理办法
《医疗机构临床基因扩增检验工作导则》	2010 年	卫生部	《医疗机构临床基因扩增检验实验室管理办法》附件

《临床基因扩增检验实验室管理暂行办法》[9] 是我国检验行业的第一部技术准入法规。现在执行的是《医疗机构临床基因扩增检验实验室管理办法》（以下简称《办法》）。根据规定，凡是开展向患者收费的临床基因扩增检验项目的临床实验室必须按规范进行设置，要有合理的 PCR 实验室分区，配备必要的仪器设备，要建立实验室质量管理体系，编写标准操作程序（standard operation procedure，SOP），实验室人员需经省级以上卫生行政部门指定机构的 PCR 技术培训合格后方能上岗。医疗机构具备上述硬件和软件条件后，向省级卫生行政部门提出临床基因扩增检验实验室设置申请，省级临床检验中心或省级卫生行政部门指定机构制订技术审核办法，并按照《医疗机构临床基因扩增检验工作导则》对医疗机构进行技术审核，合格后医疗机构凭技术审核报告至省级卫生行政部门，进行相应诊疗科目项下的检验项目登记备案，方可开展临床基因扩增检验工作。《办法》中的规定带有强制性，要求临床基因扩增检验实验室必须做到。实验室认可属于自愿行为，国内的实验室即使通过 ISO 15189 认可或 CAP 认可，要开展临床基因扩增检验项目，也必须先通过 PCR 实验室的技术审核。下面对《办法》重要内容逐一介绍。

1. 总则　说明《办法》制定的法律依据和目的。"临床基因扩增检验实验室"定义为通过扩增检测特定的 DNA 或 RNA，进行疾病诊断、治疗监测和预后判定等的实验室。《办法》适用范围为开展临床基因扩增检验技术的医疗机构。指出卫生部和各省级卫生行政部门分别负责全国和辖区内临床基因扩增检验实验室的监督管理。特别指出以科研为目的的基因扩增检验项目不得出具临床报告，不得收费。

2. 实验室审核和设置　规定了临床基因扩增检验实验室申请技术审核的具体办法。实验室需要准备的申请材料包括医疗机构执业许可证复印件；医疗机构基本情况，拟设置的临床基因扩增检验实验室平面图及拟开展的检验项目、实验设备、设施条件和有关技术人员资料；对临床基因扩增检验的需求及临床基因扩增检验实验室运行的预测分析。此外，有的审核机构还要求准备技术审核申请表和实验室质量管理体系文件。申请程序如前所述。

3. 实验室质量管理 实验室应按照《医疗机构临床基因扩增检验工作导则》开展工作，实施室内质量控制，参加卫生部临床检验中心或指定机构组织的实验室室间质量评价。

4. 实验室监督管理 省级临床检验中心或省级卫生行政部门指定机构对临床基因扩增检验实验室的检验质量进行监测。省级以上卫生行政部门可委托相关机构对实验室进行现场检查，对室间质量评价不合格的实验室采取警告、责令暂停和整改等措施。对擅自开展临床基因检验项目的医疗机构，由省级卫生行政部门依据《医疗机构管理条例》处罚并公告。实验室出现以下情形之一的，由省级卫生行政部门责令其停止开展临床基因扩增检验项目，并予以公告：①检验项目超出省级卫生行政部门核定范围的；②使用未经国家食品药品监督管理局批准的临床检验试剂开展临床基因扩增检验的；③未开展实验室室内质量控制的；④未参加实验室室间质量评价的；⑤在检验工作中弄虚作假的；⑥以科研为目的的检验项目向患者收费的；⑦使用未经培训合格的人员从事工作的；⑧严重违反国家实验室生物安全有关规定或不具备实验室生物安全保障条件的。

5. 医疗机构临床基因扩增检验实验室工作导则

（1）临床基因扩增检验实验室的设计及注意事项

1）原则上分为物理空间上四个完全独立区域：试剂储存和准备区、标本制备区、扩增区、扩增产物分析区。各区不能有空气的直接相通。注意通风设计。根据使用仪器的功能，区域可适当合并。注意事项：①试剂耗材应直接运送到试剂储存和准备区，不能经过扩增区，试剂盒中的阳性对照品及质控品应保存在标本处理区；②为避免气溶胶污染，所有经过检测的反应管不得在扩增区打开；③产物分析区是最主要的扩增产物污染来源，禁止该区所有物品外用。

2）空气单向流动：按试剂储存和准备区→标本制备区→扩增区→扩增产物分析区进行，可通过安装排风扇、负压排风装置等方法实现。

3）工作区域仪器设备配置标准：主要包括仪器、耗材、防护用品、办公用品、清洁工具等。

（2）临床基因扩增检验实验室工作基本原则

1）严格按照单一方向进入工作区域：试剂储存和准备区→标本制备区→扩增区→扩增产物分析区。

2）各区须有明确标记，不同区域的设备、物品不得混用。

3）各区用不同的工作服。离开某区域时，不得将工作服带出。

4）各区清洁顺序按试剂储存和准备区→标本制备区→扩增区→扩增产物分析区进行，各自的清洁用具不得混用。

5）工作结束后必须立即清洁。台面先后用去除核酸试剂和水清洁。紫外线照射过夜。

6）所有操作符合《实验室生物安全通用要求》（GB 19489—2008）。

6. 人员要求 人员必须经省级临床检验中心组织的临床基因扩增检验技术人员上岗培训，理论和实验操作考试合格后获得××省/市临床基因扩增检验技术人员上岗证。各省级临检中心每年举办一次至两次培训班，上岗证全国通用。持证上岗，这是对临床 PCR 实验室人员的最基本要求。由于 PCR 技术的高度敏感性，从业人员必须谨记"无核酸""无基因"的概念，把防污染思想贯穿于每一次实验操作过程。

二、临床实验室质量管理体系的建立

临床实验室的职能是为临床诊断和治疗提供高质量的实验数据,目标是得到临床医生和患者的信赖与认可。从管理的角度看,医学检验是一个复杂的过程,医护人员对项目的了解程度,标本采集、运输、保存,标本管理,人员素质,仪器设备,试剂,检验方法,工作环境等多种因素都会影响最终结果的质量。为此,检验行业也引入了质量管理体系(ISO 9000 系列标准),即按系统学的原理对可能影响结果的各种因素和环节进行全面控制和管理,使检验结果准确可靠。

(一)质量管理体系的概念

1. ISO 9000 术语[10] "质量"(quality)指一组固有特性满足要求的程度。"要求"(requirement)指明示的、通常隐含的或必须履行的需求或期望。"体系"(system)指相互关联或相互作用的一组要素。"管理体系"(management system)指建立方针和目标并实现这些目标的体系。"质量管理体系"(quality management system)指在质量方面指挥和控制组织的管理体系。

2. ISO 9000 系列标准 源于美国军工产品企业质量保证大纲。人们认识到只针对成品的检验并不能以最低成本持续稳定地生产合格品。ISO 9000 系列的指导思想是要确保影响产品质量的技术、管理和人员的因素均处于受控状态,所有的控制措施针对减少、消除不合格,尤其是预防不合格。ISO 9001 标准整合了 PDCA(Plan,Do,Check,Action)、八项管理原则及过程方法,是管理艺术的集大成者。作为标准,它为组织的质量管理体系策划、构建和维护提供了最基本的要求。

3. 特点 控制所有过程的质量。ISO 9000 标准认为"所有工作都是通过过程来完成的",一个组织的质量管理就是通过对组织内各种过程进行管理来实现的。控制过程的出发点是预防不合格。从最初的识别顾客需求到最终满足要求的所有过程的控制都体现了预防为主的思想。

(二)实验室如何建立质量管理体系

1. 标准 《ISO 9001:2015 质量管理体系——要求》[11]规定组织应该按照该标准建立质量管理体系,形成文件,加以实施和保持,并持续改进,保证其有效性。该标准主要内容包括组织的背景环境、领导作用、策划、支持、运行、绩效评价、持续改进。ISO 标准为质量管理体系的建立提供了理论依据。

2. 建立 建立质量管理体系一般分为四个过程:质量体系的策划与准备、质量体系文件的编写、质量体系的试运行、质量体系的评价和完善。对临床检验实验室来说,首先是一种自我认识和评价的过程,然后才是引进国际管理经验。医学检验人员普遍对质量管理体系比较陌生,要先对全体人员进行培训,让管理层和执行层对质量管理体系的概念、目的、方法和国际标准都有充分的认识,认清目前实验室与先进管理之间存在的差距。质量管理体系方针和目标的制定应考虑实验室服务对象、资源、所有成员能否理解和执行。质量管理体系的主要思路是以质量控制的角度,来规定各种工作应该遵照何种流程来办理,应该形成怎样的记录和文件。编写程序和文件相对简单,但需要所有人每天照章执行,这并不容易。内部审核和外部审核是一种有效措施。

3. 执行 质量管理体系在西方是成功的，因为西方的管理制度是理性的、标准化的，人们做事习惯依据完整的规章制度。但在国内，有一些实验室虽然通过 ISO 15189 等认可，但认可动机不纯，实验室编写了一整套质量体系文件，实际工作中人员操作却不按照文件进行。浅层原因是实验室人员没有理解质量管理体系的真正意义，不明白所有与检验质量相关的过程都要有章可依，才能保证结果的质量。但从深层次的原因分析，我国的管理传统上注重人情，推崇"灵活"行事和"权变"，嫌规章"麻烦"，不看规章制度，因此执行难，这对属于医学科学的临床检验来说是大忌。实验室在建立质量管理体系时一定要注意这种文化差异，好的管理一定是简单有效的，且能带来附加价值。

（三）实验室如何编写质量体系文件

质量体系文件是质量体系存在的基础和依据，也是体系评价、改进、持续发展的依据。因此，审核机构都要求 PCR 实验室准备质量体系文件。质量体系文件一般分为三个层次：质量手册、质量体系程序、其他质量文件（SOP、记录表格、报告等）。临床基因扩增检验实验室质量体系文件的内涵及详尽的编写方法可以参考相关书籍[12]。应尽量采用"流程图、表格、注释、图片、检查清单"等形式来描述，可增强文件的直观性、读者的兴趣和文件的可操作性。SOP 应关注"经常犯错、最容易犯错的环节"，需要有可执行性。表 6-2 列出了临床基因扩增检验实验室的质量体系文件应包含的一般性内容。

表 6-2 PCR 实验室的质量体系文件

序号	文件
1	质量方针、目标、承诺
2	组织结构图
3	实验室管理程序
4	人员职责、权限及培训程序
5	质量控制管理程序
6	仪器设备管理、校准程序
7	临床标本管理程序
8	试剂耗材购买、验收、储存程序
9	检测项目的方法学验证程序
10	实验室安全防护和安全管理程序
11	实验室记录、文件管理程序
12	PCR 各区工作程序
13	结果报告程序
14	实验中途发生故障的应急处理程序
15	投诉处理程序
16	试剂质检 SOP
17	主要仪器使用、维护、校准 SOP
18	标本采集、验收、拒收、处理、保存 SOP
19	各检测项目的方法学验证 SOP

续表

序号	文件
20	各检测项目的操作 SOP
21	实验结果有效性判断 SOP
22	室内质量控制操作 SOP
23	室间质量评价操作 SOP
24	实验室清洁、废弃物处理 SOP

（林贵高）

参 考 文 献

［1］U. S. Department of Health and Human Services. Medicare，Medicaid and CLIA programs：regulations implementing the Clinical Laboratory Improvement Amendments of 1988（CLIA）. Final rule［J］. Federal Register，1992，57（40）：7002-7186.

［2］College of American Pathologists（CAP）. CAP Accreditation Checklists-2020 Edition 2001.［EB/OL］［2021-05-30］. https://documents. cap.org/documents/cap-accreditation-checklists.pdf.

［3］中华人民共和国卫生部. 医疗机构临床实验室管理办法［EB/OL］.［2007-03-27］. http://www.nhc.gov.cn/yzygj/s3577/200804/d3281df051d44badbd45cf12fe95a28e. shtml.

［4］中华人民共和国国家卫生和计划生育委员会. 国家卫生计生委关于印发医学检验实验室基本标准和管理规范（试行）的通知［EB/OL］.［2017-08-26］. http://www.nhc.gov.cn/yzygj/s3594q/201610/00459 67471d842699e624f122554369e.shtml.

［5］International Organization for Standardization. ISO 15189：2003 Medical laboratories—Particular requirements for quality and competence［S/OL］.［2005-12-24］. https://www. iso. org/standard/26301. html.

［6］中国合格评定国家认可委员会. CNAS-CL02 医学实验室质量和能力认可准则［EB/OL］.［2015-10-22］. https://www.cnas.org.cn/images/rkgf/sysrk/jbzz/2020/04/09/1586421766687026960.pdf.

［7］中华人民共和国卫生部. 医疗机构临床基因扩增检验实验室管理办法［EB/OL］.［2011-08-16］. http://www.nhc.gov.cn/cms-search/xxgk/getManuscriptXxgk.htm?id=49981.

［8］中华人民共和国卫生计生委. 国家卫生计生委医政医管局关于开展高通量基因测序技术临床应用试点单位申报工作的通知（国卫医医护便函〔2014〕407 号）［EB/OL］.［2021-03-06］. https://ibook.antpedia.com/n/23193.html.

［9］中华人民共和国卫生部. 临床基因扩增检验实验室管理暂行办法（卫医发〔2002〕10 号）［EB/OL］.［2021-05-11］. https://max.book118.com/html/2019/0309/5124104020002020.shtm.

［10］International Organization for Standardization. ISO 9000：2015 Quality management systems— Fundamentals and vocabulary［S/OL］.［2016-10-24］. https://www. iso. org/standard/45481. html.

［11］International Organization for Standardization. ISO 9001：2015 Quality management systems—Requirements［S/OL］.［2016-03-20］. https://www. iso. org/standard/62085. html.

［12］李金明. 实时荧光 PCR 技术［M］. 2 版. 北京：科学出版社，2016.

第七章　药物基因组学的伦理学和社会学问题

　　长久以来,临床治疗方案都是基于传统随机对照试验(randomized controlled trial,RCT)提供的群体水平数据。这些群体数据可以告诉医生,对于某一类患者,平均而言哪种治疗方案更有效或更安全,但不能让医生知道对于某一个特定的患者个体,哪种方案最为安全有效。药物基因组学是功能基因组学与药理学的有机结合,通过分子生物学技术挖掘和验证具有临床应用价值的基因组学标志物,研究各种基因突变与药效及安全性的关系,让医疗专业人员能够更深入、更全面地认识患者的基因组信息,并以此为基础选择对患者最有帮助的治疗方法。它是精准医学和个体化医学的核心内容。药物基因组学有助于减少药物的不良反应、提高治疗效果,可以预测患者治疗的预后,促进健康管理的发展。它为多种疾病的个体化药物治疗描绘了一个非常有前途的未来,在肿瘤、心血管疾病等方面已进入医疗应用。作为一种革命性的新技术,药物基因组学在发展过程中必然会遇到一些挑战,需要进行法律、伦理和社会问题的全新考量,这是保护患者个体和人类群体的必然要求,也是所有科学技术发展的必然方向。目前药物和医疗器械的研发应用、法律规范和伦理审查较为完善,但是涉及基因组学的研究和实践,仍处于初级阶段。

第一节　药物基因组学相关的个人隐私和权益

　　个人基因组数据涉及的隐私和权益问题一直都备受关注。在当下的信息时代,基因组学的快速发展正在改变传统的保密和隐私保护体系,数据的所有权、用途、公开范围、授权流程等问题都面临着新的变革。高通量测序的结果,数据量往往很大,不可能将每个人的所有信息都详细告知患者并确保其理解。而且随着研究的进展,在以往存储的患者基因组信息中,会找到新的有重要医学价值的成果,而这些成果以往显然也不可能预先告知患者。于是就会出现一些疑问:在患者完成基因组测序后,应该通知患者什么?怎样的测序结果意味着需要通知?由谁来做出这些决定,为什么?患者的基因组学信息该由什么部门负责分析和保存?由于这些信息数量巨大,是否需要建设专门的数据库?如果基因检测的费用由医疗保险承担,保险公司是否拥有这些数据的权益?如果个人委托公司或机构进行基因检测,那么这些公司或机构是否有权对基因组数据进行分析以获取更深层次的结果,是否有权在未来用于该研究以外的其他用途?如果利用该部分数据,或者利用包含该部分数据的数据集乃至数据库进行研究,发现了新的有应用价值的变异,开发出新的有转化价值的治疗策略、试剂或候选药物,该个人是否有权向公司或机构索求一定权益?要回答和解决这些问题,存在两个关键的环节:知情同意和隐私保护。

一、知情同意

　　《贝尔蒙报告》中的知情同意包括三个因素:信息、理解和自愿。在药物基因组学研究和治疗中，有效的知情同意是保护参与者权利的基石，应确保患者是完全自愿的同意，没有强迫和不适当的诱导，充分尊重参与者的价值。知情同意要求向受试者提供所需的信息，并帮助其进行全面、准确和理性的决策。依据基因组学证据进行治疗决策，可能使个体预知未来的风险，提前进行预防，也可能使用更加精准的治疗方案，获得更好的治疗效果，减少不良反应。但同时，也存在一部分人群，即使严格按照基因组学证据进行预防和治疗，其获益也可能并不明显，甚至可能因为一些激进的治疗方案受到更多的损伤。所以，只有经过事先严格的风险获益评估，并得到研究对象的同意，才能开展药物基因组学研究和诊疗活动，医学专业人员需要承担起这些责任，对患者的病情、诊疗措施、可能的风险等进行充分的告知，并充分答疑解惑，让患者更全面、更客观地认识自己的遗传信息，了解依据基因组学制订的治疗方案。药物基因组学的知情同意书应包括患者对药物临床试验、基因组学研究（包括药物效应相关的基因检测）和后续非特异性基因检测的同意，还应该明确样本信息存储、使用和销毁、样本编码、撤回及研究结果返回等具体信息。

恰当处理药物基因组学研究和诊疗活动中的不确定性。例如，根据肿瘤组织的测序结果可以找到突变，明确靶向药物，设计有效的治疗方案，但是这些信息都是根据测序结果进行进一步深入分析挖掘得到的，仅占测序结果的很小一部分。而测序结果数据量很大，一般会存在很多不确定的信息，基因组学研究尚不能完全解释这些信息，研究和医疗人员也就很难解读并向患者解释，最终使知情同意无法充分完成。而且基因组与环境、生活方式及其他致病因素存在复杂的相互作用，也增加了不确定性。上述这些不确定性使很多基因组学研究成为探索性研究，在研究之初，很多研究方案可能无法明确，后续的研究方案也可能会出现较大变化。有学者认为，药物基因学研究的知情同意可以根据基因组学研究的特点，调整为一种动态模式，在不同阶段、针对新的研究方案的变动，进行新的知情同意，更全面地保护参与者对其遗传信息的自主权[1]。但是，补充签署知情同意书，在实际操作上存在较大的难度，如有些研究中受试者会变更联系方式，无法联系，甚至已经死亡，有些医疗机构的研究甚至没有留存样本来源患者的真实身份。以往的研究中，一般会允许概括知情同意，而在药物基因组学研究中，往往会要求具体同意，所以患者做决定需要相对较高的文化水平，对研究的背景有必要的了解，但相对于研究人员，其认知必然是非常有限的，也会受到自身偏好和价值观的影响[2]。在药物基因组学领域，医生和患者共同承担责任是不可避免的，这也是一个重要挑战。近年来讨论较多的广泛同意（broad consent）模式可能有助于解决这些问题，该模式允许在与原始研究无关的其他研究中使用人类生物样本和相关数据，可以平衡知情同意和紧缺的遗传资源之间的矛盾[3, 4]。

二、隐私保护问题

在药物基因组学研究和治疗中，患者的基因组学隐私需要严格保密，患者应该被允许查阅与自身相关的分组信息和研究成果，以便于未来自身疾病的治疗。药物基因组学与传统医学研究不同的特点在于很多信息无法直接使用，需要利用生物信息学技术进行挖掘和分析，才能得到直观的医学数据。而这些数据中，会蕴含着患者及其家族的大量健康情况、患病风险、治疗效果和预后等隐私信息。药物基因组学的研究机构需要审慎考虑哪些健康资料和基因组数据需要留存，并确保这些资料和数据受到严格的保护，不会有其他不当用途。受试者需要了解精准医疗可能的结果和潜在的影响，并授权公司或机构使用他们的基因组学数据进行研究[5]。但药物基因组学研究涉及的科研单位和受试者数量较多，一次审查一个研究项目不现实，可能需要成立一个专业高效的伦理审查委员会作为研究项目的伦理审查机构，并建立一个充分考虑精准医疗特点的审核流程。美国 2008 年通过了《反基因歧视法案》（*Genetic Information Nondiscrimination Act*，GINA），适用于身在美国的每一个人（公民身份或移民身份）。该法案禁止雇主筛查和分析个人的基因信息，禁止歧视，禁止在医疗保险中使用遗传信息，对拥有遗传信息的机构和实体规定了保密要求，以减轻人们的担忧，促进民众参与基因组学研究，这是对个人遗传信息保护的重大进步。但我们要强调的是，个人的健康信息和基因组学数据，实际上并不存在绝对的保密和隐私。在大数据时代，云计算可以经济高效地存储大量数据，并促进信息数据库的建立和信息共享，每个患者的病历、基因序列、代谢产物、微生物、生活方式和生活环境等隐私信息都将被涵盖在内。患者在享受现代医疗服务时，不可避免地要让渡一部分隐私权益。在 2020 年肆虐全球的新型冠状病毒肺炎疫情中，患者个人的健康信息、病毒核酸测序数据、治疗方案及预后等信息等都会被记录、分析和共享。另外，在药物和医疗设备研发、流行病学调研、电子医疗数据库建设等涉及公共卫生事务的活动中，个人的基因组学数据等健康信息同样不存在绝对的隐私。所以，研究机构和医疗机构在管理、获取和使用此类数据时，需要权衡隐私泄露风险与科学价值之间的关系，并在国际范围制定有效力的规范，共同执行[6]。

第二节　药物基因组学成果应用的公平问题

药物基因组学研究的目标与传统公共卫生措施的目标之间存在一定的矛盾。传统公共卫生举措（如接种疫苗）的指导原则和政策目的是用有限的资源，尽可能地帮助所有人，其成本效益较高；而药物基因组学的目标是个体化、精准化，从多人一方到一人一方，短期内很难有较高的成本效益。虽然在很多昂贵的治疗方案中，可以利用药物基因组学技术，通过预防不良反应、提高疗效来降低治疗成本，但是在药物基因组学的研发和大范围应用过程中，必然会导致整体医疗费用和资源投入的大幅增加，甚至挤占传统公共卫生的资源。因此，药物基因组学的研究成果很有必要在更大的范围内惠及更多群体，减少投资机构与公众的担忧和质疑。

一、使药物基因组学成果惠及更多的种族和群体

药物基因组学是建立在对疾病的遗传因素和环境因素的理解基础上，研究更加有效的预防和治疗措施、开发新型靶向药物的交叉学科。而疾病的遗传因素在不同群体间的分布是不一致的。目前大多数基因组学数据库中的信息主要是基于世界主流人群（特别是欧美人群）的遗传背景建立的[7]，如果仅基于这些数据库进行研究，则可能遗漏在欧美人群中罕见但在其他群体中很常见的基因组学标志物，包括造成药物药代动力学（PK）/药效动力学（PD）参数显著差异的标志物，如β受体阻滞剂、华法林等药物相关的基因多态性等。显然，利用目前的这些数据库进行研究，最终受惠的可能仅仅是欧美遗传背景的人群，而其他人群可能受益很少。而且，由于长期以来药物基因组学研究中欧美人群比例过高，其他人群不足，很多基因多态性研究非常不充分，在未来的研究中，不得不通过增加其他群体的样本比例，以找到更多具有应用价值的基因组学标志物[8, 9]。没有一个公正、包容、

人道主义的研究导向,药物基因组学将进一步加大医学资源的分配不公,这与文明社会的发展方向也是背道而驰的[10]。虽然没有一项研究能够大到足以涵盖世界的全部人群多样性,也没有一种方法适合所有的研究,但在制订研究计划时,需要前瞻性地涵盖更多的群体,增加人群多样性。这些人群可能包括疾病负担较重、风险较高的群体,历史研究不充分的群体,以及遗传多样性较高的群体等。在我国,需要注意涵盖的群体包括少数民族、边远地区群众和海岛居民等。国际合作的研究,需要注意包含欧美遗传背景人群之外的群体。总之,为了使药物基因组学的研究更加全面,研究成果更加公正地惠及更多人群,有必要努力让具备不同基因多态性的群体参与进来。

二、更精确地分析个体的遗传背景

世界范围内的种族和人群在相对稳定的同时,也存在交流和融合,导致大的人群内部存在众多较小的群体,个体的遗传背景并不能精确地划分类别。例如,中国的主体人群——汉族,在历史上曾经融合了大量的少数民族,包括不同时期的北方各游牧族群、沿海百越族群及西亚、东南亚移民等,这些族群目前仍有相当数量的人口未与汉族完全融合。所以,国内的药物基因组学研究中,人群划分往往也存在很多需要认真考虑的多样性因素。世界范围的药物基因组学研究中,往往将东亚人群认定为一个遗传背景。而实际上,中国、日本、韩国和蒙古人群存在较多遗传差异,其中日本人群在历史上融入了较多的东南亚岛民(绳文人),与其他东亚人群差异较大。在美国的很多研究中,个体的民族背景主要靠自行填报。但作为一个移民国家,其族群融合杂居的情况更为普遍,这些填报信息反映的人群类别,更多的是社会认同和自我认同,而非遗传背景。另外,种族这个概念有时与遗传背景也不一定完全相关。例如,现代概念的"汉族",出现的历史仅有100余年,在更久远的历史中,不曾作为一个民族出现,利用基因组学技术和考古技术向前追溯,也不曾有一个连续的民族和一套稳定的遗传信息与之对应,世界上其他大多数民族情况类似[11]。相较于基因组的多态性,DNA的甲基化等表观遗传学多态性与民族划分的关系更为密切,这可能是不同民族的生存状态与表观遗传相互作用的结果[12]。理想条件下,药物基因组学研究中,要对个体进行精确的遗传背景分类,需要有一个详细而又全面的人类基因组数据库,并且对每个研究入组的个体进行测序分析,如果该个体不符合预设的群体划分标准,则需要舍弃该受试者,防止遗传因素的干扰。在测序成本居高不下的当前阶段,这种设想可行性不高,但是随着基因组学数据库的完善和测序成本的下降,有望在未来普及。

三、由贫富差距导致的医疗资源分配两极分化问题

包括药物基因组学在内的新医疗技术在取得卓著成效的同时,其成本往往也较高,在医疗费用中占据相当高的比例[13]。所以某个患者是否能够选择更有效的新医疗技术,需要考虑其医疗保险费用的覆盖比例和个人的支付能力。例如,在当前的医疗实践中,肿瘤患者在使用很多靶向治疗药物之前,需进行基因检测以选择药物和治疗方案。但如果患者的医疗保险和个人支付能力都无法支撑这些治疗的费用,则一般不会考虑基因检测,患者也无法享受药物基因组学的医疗服务。这就会导致一个现象:药物基因学等新技术,仅会使一部分富裕人群获益,使其生命得以延长、生存质量提高,甚至被治愈;而支付能力有限的普通大众,则很难获得有效的治疗。有些患者,抵押变卖财产,以购买精准医疗服务,

但治疗之后生活陷入困境。在肿瘤的药物基因组学检测和靶向治疗方面，这些问题尤为突出[10]。所以，有人认为在医疗资源有限的社会中，还有相当一部分社会成员的基本医疗保障尚无法满足时，仅投资于使一小部分人获益的先进而昂贵的医疗技术，似乎是有失公平的[14]。从道义上讲，我们应该提供最好的治疗，但是当投入了大量资源的新医疗技术仅能使很少一部分人群获益时，的确需要研究机构和资助机构证明这些资源投入的合理性。

药物基因组学是一个技术密集、资源密集型的领域，需要的条件和要素包括大规模种类多样的生物样本库、大规模的数据库、新技术的开发和应用等。这些条件需要在国家层面投入庞大的资源，甚至需要国际的密切合作，无法一蹴而就[15]。发达国家政府正通过各种举措迅速推动药物基因组学的研究和应用，如英国的十万基因组计划（100 000 Genomes Project），美国的全美研究计划（Precision Medicine Initiative Cohort Program）[16, 17]。而在大部分发展中国家，精准医学的进展相对缓慢，与发达国家存在很大差距。新的科学技术、新的知识体系在世界范围的普及，以往遵循的是一种缓慢的逐步扩散模式：可以将知识想象成台球，从实验室到社会，从发达国家到发展中国家[18]。以往的学术或科学研究，发展中国家和地区可通过区域合作或联盟来实施。而在药物基因组学研究中，这些模式未必有效，而且会造成人为的割裂，加剧精准医学资源分配的不公，造成事实上的社会达尔文主义后果。显然这种模式是不可持续的，也不利于遗传资源的高效整合和充分利用。未来，以临床应用为导向，多中心、多学科、多种族群的大规模研究将是药物基因组学发展的必经之路[19]。美国正在与多个国家协作，建立世界上最大的生物样本库和疾病样本库，存储超过数百万份的生物信息，包括来自不同种族健康人群和患者的环境、遗传和社会信息及样本，并资助大型的科研项目，招募世界范围内不同领域的科学家，利用这些资源推动药物基因组学、精准医学的研究进展[20]。总之，药物基因组学的发展需要进行国际合作和资源共享，需要政府进行强有力的引导和顶层设计，在提高创新能力、完善政策法规的同时，通过多种途径将成果公正地分配给公众，这将是药物基因组学发展的必由之路。

第三节　对药物基因组学的客观认识和理解水平问题

一、客观认识药物基因组学的复杂程度和发展阶段

药物基因组学运用多种技术揭示疾病的机制，结合患者的生活环境、临床数据，建立个体化的疾病预防和治疗方案，基因组学研究、大规模临床试验和数据处理是药物基因组学的核心[21]。人类基因组有大约 30 亿碱基对，负责编码基因的序列仅为 1 亿碱基对，不足全基因组的 2%，与 90% 的真核生物一样，人类基因组中存在的大量意义不明或未检测清楚的区域，被称为人类基因组的"暗物质"。在已知的基因中，仅有一小部基因的一小部分功能被科学家们揭示出来，而且也仅局限于对生物学过程和细胞结构有非常重要调控作用的部分功能。这意味着目前人类约 90% 遗传密码的意义是未知的，用于临床诊断和治疗的基因组学标志物及靶向药物的作用靶点，都是已知的不足 2% 基因组中的极小一部分，而且几乎每一个标志物都有复杂的机制和理论背景，很难在短期内彻底研究清楚。非编码

RNA 等"暗物质"的实际功能，是药物基因组学研究和精准医疗未来不得不解决的关键问题，而在此之前，只能算是处于发展的初级阶段。对患者而言，每个人都不是一个单纯的生物学个体，还会受到生活习惯、成长经历、环境、文化背景、教育水平等诸多因素的影响，药物基因组学的实施和效果同样会受到这些因素的影响，不存在单纯而直接的还原论因果关系。

二、提高专业人员和受众的理解水平

随着基因组学的发展，出现了大量有关精准医疗的新知识，患者可能接触到较多的宣传报道或广告信息。然而，这些信息中往往存在大量尚无充分依据、无法应用于医疗实践的基因组学研究结果。对于医学知识储备不够丰富的普通患者，易受这些信息左右。当前，普通人群已经可以通过基因检测服务公司便捷地获得商业化的基因 panel 检测服务[22]，但这种基因检测的商业化服务模式，往往没有遗传咨询和专科医师的参与，其检测结果的解读往往过于简单，不便于理解，易引发患者及其家庭的困扰。不仅是普通人群对药物基因组学缺乏了解，相当一部分专业的保健、医疗专业人员的理解同样不够深入。基因组学研究产生的新知识不够直接，表述也较为复杂，要理解它需要具备一定的遗传学基础，并对其适用范围、前提条件和可能产生的效果有充分的认识。同时，由于基因的序列信息实际上存在大量的多态性，多态性之间又存在多种连锁和相互作用关系，所以基因检测的结果，特别是高通量测序的结果，经常会出现以往研究无法解释的新情况，需要专业人员进行大量的分析、讨论甚至推测，而这又会增加理解和应用的难度。为了让这些成果发挥更好更大的作用，需要在精准医疗、药物基因学方面进行更全面的推广和培训，不仅包括有需求的普通患者，也要涵盖医疗服务的专业人员，使所有的利益相关方都能更好地理解和宣传药物基因组学和精准医疗知识，减少误读误用[23]。

第四节　药物基因组学研究的资源浪费问题

目前，药物基因组学的研究进展低于预期，大量研究成果价值有限，不能引起医疗领域的足够重视。部分药物基因组学研究的临床应用导向偏弱，研究结果参考价值不高，导致研发资源的浪费。

一、加强药物基因组学研究的目标导向

药物基因组学研究需要大量的资源投入，但由于盈利预期的不确定性，企业对于基因组学标志物开发的投资欲望并不强。科研团队承担着利用科研成果为患者、为社会服务的责任和道德要求，在整体资源紧张的前提下，我们的研究需要强调研究目标，需要有完善的设计，需要提高研究结果的可靠性和参考价值。利用研究成果为患者提供更好的服务，也可以增加投资机构、受试者和大众对药物基因组学的信心，提高经费的支持水平和受试者的参与意愿，形成良性循环[24]。与之相反，如果一边大肆宣传精准医学能够为传统医疗带来颠覆性的变革，一边浪费宝贵的研发资源，进展缓慢，无法达到承诺的目标，显然会损害大众和投资机构的信任，使进一步的研究和推广无法持续。科学研究进展缓慢，在伦理学上不存在问题，不同的研究结论一致性不高，也属正常现象。但是由设计不完善、

意义不明确、可重复性差、方法和结果公布不充分导致的社会资源浪费，则存在伦理上的问题。况且，对于药物基因组学、精准医学研究的社会价值，本身就存在不同的声音[25]。要从根本上解决此类问题，需要客观认识生物学的复杂性，明确基因组学在不同领域内的具体发展方向；不能过度追求轰动效应、眼球效应，不能为了吸引资源过于夸大宣传，不要树立好高骛远、难以实现的目标，应维护科研机构的诚信形象。按照转化医学的研究思路，为了充分利用研究资源，提高投入产出比，应按照研究目标的价值、潜力和可行性进行综合排序，确定资助的优先顺序；并确定每个研究的阈值，当达到阈值时，继续投入资源就不再有意义或者投入产出比就不再有利，则应停止该研究，将资源投入其他值得研究的方向。但这个思路可能干扰科学研究的自由，是否可行，如何施行，需要研究团队、资助机构和学术期刊共同进行全面而深入的探讨。

二、药物基因组学研究标准不统一，难以严格互相印证

综合的、多层次的组学研究是药物基因组学的必要条件，同一个结果，一般需要利用多种技术从多个角度、多个层面进行验证。例如，通过 DNA 序列测定发现某基因的变异或多态性，并分析这些变异或多态性与药效或不良反应等临床表型之间的关系；通过 RT-PCR 技术检测该基因的 mRNA 表达或验证是否存在突变；通过免疫组化技术分析该基因的蛋白表达水平；通过荧光原位杂交检测该基因拷贝数变异。这些不同的研究方式都可以揭示同一基因某方面的多态性，通过分析都有可能证明该基因与某一临床表型存在关联，这种研究模式被称为鲁棒性研究（robustness research program）[26]。科学家们通过这些不同的技术从不同的角度验证同一个现象，理论上得到的应该是可靠的结果。但事实上，对于任何一个基因，并不存在先验的证据表明不同层面的结论会完全一致，也不存在先验的证据表明某一个层面的证据最为准确、最有临床应用价值[27]。在同一个层面上，不同研究团队方法的差异也会影响结果的一致性。例如，检测同一个蛋白表达水平的不同免疫组化抗体的特异性会存在差异；检测同一个基因 mRNA 水平的不同引物的 T_m 值也是不同的；利用不同来源的标本（如肿瘤组织中的蛋白和外周血中的 RNA），同一个基因的表达水平检测结果也会出现差异；甚至同一个组织中的不同部位，基因组多态性或突变信息也可能存在差异；同一种疾病的治疗方案也并不会完全相同。利用这些信息进行表达水平分析或分组时就会出现无法预测的差异，从而影响研究结果的一致性。从大量药物基因组学研究报道中可知，围绕同一个基因进行的多个药物基因组学的研究项目，结果往往存在较多差异，难以互相印证，从而无法进一步获得高等级的证据。部分综述和 meta 分析虽然在形式上实现了统一，但其归纳的各个研究之间的差异并未消除，所以得出结论的参考价值有时并不高[28]。当前，在开发临床诊断方法和标志物的转化医学研究中，相当一部分任务就是测试不同的分析方法，并比较它们在临床应用过程中可能的优缺点（如准确性、稳定性、成本和患者负担）。因此，协调研究机构，制定生物标志物检测和评价的统一标准，并确保这些标准得到广泛的认可和施行是十分必要和迫切的。

随着药物基因组学研究和应用的深入，法律、伦理和社会等各方面的矛盾逐渐展现，需要引起我们的重视，因为这些矛盾都是能够决定医学技术革新成败的重要挑战。经过 30 多年的历程，我们积累了大量宝贵的经验和教训，只要客观认识药物基因组学的复杂程度，进行顶层设计，完善政策法规，合作共享，提高效率，终将克服这些困难，继续推动药物

基因组学的快速发展。

（张明华）

参 考 文 献

[1] Olson M V. Precision medicine at the crossroads [J]. Human Genomics, 2017, 11 (1): 23.

[2] Shaibi G Q, Kullo I J, Singh D P, et al. Returning genomic results in a Federally Qualified Health Center: the intersection of precision medicine and social determinants of health [J]. Genetics in Medicine, 2020, 22 (9): 1552-1559.

[3] Wolf S M, Bonham V L, Bruce M A. How can law support development of genomics and precision medicine to advance health equity and reduce disparities [J]. Ethnicity & Disease, 2019, 29 (Suppl 3): 623-628.

[4] Lensink M A, Jongsma K R, Boers S N, et al. Responsible use of organoids in precision medicine: the need for active participant involvement [J]. Development (Cambridge, England), 2020, 147 (7): dev177972.

[5] Evans B J. Power to the People: Data citizens in the age of precision medicine [J]. Vanderbilt Journal of Entertainment and Technology Law, 2017, 19 (2): 243-265.

[6] Liu X, Luo X, Jiang C, et al. Difficulties and challenges in the development of precision medicine [J]. Clinical Genetics, 2019, 95 (5): 569-574.

[7] Geneviève L D, Martani A, Shaw D, et al. Structural racism in precision medicine: leaving no one behind [J]. BMC Medical Ethics, 2020, 21 (1): 1-13.

[8] Mersha T B, Abebe T. Self-reported race/ethnicity in the age of genomic research: its potential impact on understanding health disparities [J]. Human Genomics, 2015, 9 (1): 1-15.

[9] Issa A M, Thorogood A, Joly Y, et al. Accelerating evidence gathering and approval of precision medicine therapies: the FDA takes aim at rare mutations [J]. Genetics in Medicine, 2019, 21 (3): 542-544.

[10] Cohn E G, Henderson G E, Appelbaum P S. Distributive justice, diversity, and inclusion in precision medicine: what will success look like [J]. Genetics in Medicine, 2017, 19 (2): 157-159.

[11] Shim J K, Ackerman S L, Darling K W, et al. Race and ancestry in the age of inclusion: technique and meaning in post-genomic science [J]. Journal of Health and Social Behavior, 2014, 55 (4): 504-518.

[12] King K, Murphy S, Hoyo C. Epigenetic regulation of Newborns' imprinted genes related to gestational growth: patterning by parental race/ethnicity and maternal socioeconomic status [J]. Journal of Epidemiology and Community Health, 2015, 69 (7): 639-647.

[13] Doble B. Budget impact and cost-effectiveness: can we afford precision medicine in oncology [J]. Scandinavian Journal of Clinical and Laboratory Investigation. Supplementum, 2016, 245: S6-S11.

[14] Gray M, Lagerberg T, Dombrádi V. Equity and value in 'precision medicine' [J]. The New Bioethics, 2017, 23 (1): 87-94.

[15] Klein M E, Parvez M M, Shin J G. Clinical implementation of pharmacogenomics for personalized precision medicine: barriers and solutions [J]. Journal of Pharmaceutical Sciences, 2017, 106 (9): 2368-2379.

[16] Marx V. The DNA of a nation [J]. Nature, 2015, 524 (7566): 503-505.

[17] Collins F S, Varmus H. A new initiative on precision medicine [J]. The New England Journal of Medicine, 2015, 372 (9): 793-795.

[18] Özdemir V. Precision medicine goes global: how to get it right? four ways to mobilize scientific knowledge [J]. Omics: A Journal of Integrative Biology, 2018, 22 (8): 539-543.

[19] Mitropoulos K, Cooper D N, Mitropoulou C, et al. Genomic medicine without borders: which strategies should developing countries employ to invest in precision medicine? A new "Fast-Second Winner" strategy [J]. Omics: A Journal of Integrative Biology, 2017, 21 (11): 647-657.

[20] Jaffe S. Planning for US precision medicine initiative underway [J]. Lancet, 2015, 385 (9986): 2448-2449.

[21] Tebani A, Afonso C, Marret S, et al. Omics-based strategies in precision medicine: toward a paradigm shift in inborn errors of metabolism investigations [J]. International Journal of Molecular Sciences, 2016, 17 (9): 1555

[22] Morgan G. Issues and ethical considerations in pharmaco-oncogenomics [J]. Advances in Experimental Medicine and Biology, 2019, 1168: 91-101.

[23] Pollard S, Sun S, Regier D A. Balancing uncertainty with patient autonomy in precision medicine [J]. Nature Reviews Genetics, 2019, 20 (5): 251-252.

[24] Lee S S, Fullerton S M, Saperstein A, et al. Ethics of inclusion: cultivate trust in precision medicine [J]. Science (New York,

N. Y. ），2019，364（6444）：941-942.

[25] Khoury M J，Galea S. Will precision medicine improve population health [J] . JAMA，2016，316（13）：1357-1358.

[26] Hey S P. Robust and discordant evidence：methodological lessons from clinical research [J] . Philosophy of Science，2015，82（1）：55-75.

[27] de Gramont A，Watson S，Ellis L M，et al. Pragmatic issues in biomarker evaluation for targeted therapies in cancer [J] . Nature Reviews Clinical Oncology，2015，12（4）：197-212.

[28] Hey S P，Barsanti-Innes B. Epistemology，ethics，and progress in precision medicine [J] . Perspectives in Biology and Medicine，2016，59（3）：293-310.

第八章　心血管药物基因组学的卫生经济学

药物基因组学是通过患者自身特有的基因变异来指导药物的选择，以避免药物不良反应和最大限度地提高药物疗效。近年来，药物基因组学迅速发展，为指导心血管、肿瘤、免疫等疾病患者用药做出了巨大的贡献。即便如此，相对高昂的检测费用依然成为药物基因组学无法在众多患者中普及的主要原因。随着科技不断进步，各类快速检测技术的出现，基因检测成本显著下降。因此，针对药物基因组学临床应用的成本效益越来越受到关注。其中，心血管药物基因组学的卫生经济学研究备受关注，一项针对截至 2018 年的 46 个心血管药物基因学的卫生经济学研究荟萃分析发现，67%的研究证实药物基因检测对于心血管患者的治疗具有成本效益优势，其中 81%的研究发现药物基因指导策略是所有治疗中最具成本效益的手段[1]。目前，心血管药物基因组学的卫生经济学分析主要针对应用较为成熟的抗血小板、抗凝和降脂药物相关基因检测进行了研究。鉴于此，本章将针对卫生经济学概念及上述三种药物的卫生经济学研究进行阐述。

第一节　卫生经济学的成本效益概念

在卫生经济学中，评价医疗检查或者药物的临床获益最常用的指标为成本效益（cost effectiveness）。成本效益分析（cost effectiveness analysis，CEA）是在成本相同时比较效益的大小，效益相同时比较成本的高低，通过增量成本和增量效益的比率显示优势，因此在评价卫生经济学中广泛应用[2]（表 8-1）。在有限资金和医疗资源条件下，采用成本效益分析可以在控制治疗成本的情况下得到较高的临床获益，为患者提供合理的用药指导[3]。

表 8-1　成本效益分析中的相关术语及解释

质量调整生命年（quality-adjusted life year，QALY）：经过调整的期望寿命，用于评价和比较健康干预
增量成本−效益比（incremental cost-effectiveness ratio，ICER）：诊疗方式的增量成本与其增加的健康获益之比（通常采用生命年或 QLAY 表示）
主导治疗方式（dominant therapy）：在成本与临床获益均为最优的情况下所选择的治疗方式；主导治疗方式在疾病治疗中应占主导地位
经济有利原则（economically favorable）：某种治疗方法相较于其他治疗方法能够改善疗效，相应的成本会增加或降低，但该成本的 ICER 应始终低于既定标准
成本效益可接受曲线（cost-effectiveness acceptability curve，CEAC）：是一种在不确定状态下的医疗决策方法；它是将治疗成本和治疗效益进行联合分布后得到的曲线，说明了真实 ICER 低于既定阈值比率的可能性

在我国，至今尚未有标准阈值明确 ICER 是否从经济角度使一个新的诊疗手段应用于临床，实际应用中仍较多使用 WHO 提出的 1～3 倍人均国内生产总值（GDP）[4]。在美国则普遍认为，当 ICER 少于 50 000 美元/生命年或 QALY 时符合经济有利原则；当 ICER 超

过 100 000 美元/生命年时，该诊疗方式无法被患者及医生所接受；而在 50 000～100 000 美元/生命年则被称为"灰区"，即无法判定是否有利[5, 6]。因此，通过卫生经济学方法建立明确的 ICER 标准阈值，在制定国家卫生保健体系的相关政策及资源分配方面，起到了非常重要的作用（如在英国 ICER 的标准阈值为每 QALY 获益 30 000 英镑）。

第二节　抗血小板药物基因组学临床应用的卫生经济学

抗血小板药物主要包括水杨酸类、P2Y12 受体拮抗剂、GPⅡb/Ⅲa 拮抗剂（GPI）及磷酸二酯酶抑制剂等。现阶段抗血小板药物基因组学临床应用的卫生经济学研究主要针对 P2Y12 受体拮抗剂，包括国内常用的氯吡格雷和替格瑞洛。研究发现，*CYP2C19* 基因多态性是导致氯吡格雷个体差异显著的主要原因之一，*CYP2C19*2*、*CYP2C19*3* 基因变异可能导致急性冠脉综合征（ACS）患者支架内血栓形成及主要不良心血管事件（MACE）发生风险增加，*CYP2C19*17* 基因变异可能与应用氯吡格雷的出血风险增加有关[7, 8]。替格瑞洛作为新一代 P2Y12 受体拮抗剂，其药物代谢过程不受 *CYP2C19* 基因多态性的影响，并且显著降低 MACE 发生率，但会增加出血风险并发症[9]。因此，目前临床采用 *CYP2C19* 基因检测指导 P2Y12 受体拮抗剂的个体化治疗，致力于筛选出 *CYP2C19* 突变的 ACS 患者，指导其调整为替格瑞洛，以同时降低 MACE 及出血并发症的发生风险[10]。

大部分卫生经济学的研究结果提示，对心血管疾病患者而言，应用抗血小板药物基因检测指导的用药方案较现行标准用药方案更具有成本效益优势[11, 12]，特别是对氯吡格雷的基因检测而言，基于药物基因检测指导用药可获得更高的 QALY，增量成本效益比可达到 196～70 000 美元[1]；但也有研究支持经验性应用替格瑞洛更具有成本效益优势[13]。上述研究多来自国外，针对我国抗血小板药物基因组学临床应用的卫生经济学研究相对较少，有研究结果表明，在中国 ACS 患者中，基因检测指导抗血小板治疗和直接使用替格瑞洛这两种方案的长期成本效益均优于直接使用氯吡格雷的方案[14]。根据现阶段我国生产总值水平，在患者意愿支付金额阈值为 149 976 元/QALY 的情况下，患者直接使用替格瑞洛可能是成本效益最佳的选择[15]，而 *CYP2C19* 基因检测指导抗血小板药物应用在全国范围的医保患者中更具有优势[16]（表 8-2）。

表 8-2　三种药物卫生经济学研究的评价特征及结果

人群	国家	药物类型（具体名称）	基因位点	支付阈值（/QALY）	结论	文献来源
PCI 术后 ACS 患者	中国	抗血小板药物（氯吡格雷、替格瑞洛）	*CYP2C19*2*	$42 423	基因指导方案较全部使用替格瑞洛具有更好的成本效益	[14]
ACS 患者	中国	抗血小板药物（氯吡格雷、替格瑞洛）	*CYP2C19*	¥149 976	对中国 ACS 患者而言，最具有成本效益的抗血小板方案是直接使用替格瑞洛，其次是药物基因组学检测指导的个体化治疗	[15]
ACS 患者	中国	抗血小板药物（氯吡格雷、替格瑞洛）	*CYP2C19*2* *CYP2C19*3*	全国：¥150 000 上海：¥300 000	全部使用替格瑞洛对自费患者及上海市的医保患者具有更好的成本效益；而基因指导方案在全国范围的医保患者中更具药物经济学优势	[16]

人群	国家	药物类型 （具体名称）	基因位点	支付阈值 (/QALY)	结论	文献 来源
AF 患者	美国	抗凝药（华法林）	CYP2C9 VKORC1	$ 50 000	对于非瓣膜性 AF 患者，华法林相关基因指导用药不具有成本效益，但对于使用华法林治疗的高危出血患者可能存在获益	[17]
PCI 术后 ACS患者	美国	抗血小板药物 他汀类药物 抗凝药	CYP2C19 SLCO1B1 CYP2C9 VKORC1	$ 50 000	PCI 术后 ACS 患者多基因测试与单基因测试及未测试相比，具有更高的成本效益，并有助于优化用药处方及改善患者预后	[18]
ACS 患者	美国	他汀类药物（阿托伐他汀）	KIF6：Trp719Arg	$ 45 300	检测服用阿托伐他汀 ACS 患者的 KIF6 基因携带状况具备较好的成本效益	[19]
低至中度 ASCVD 风险患者	美国	他汀类药物	基于 27 个 SNP 的心血管疾病风险评分	$ 50 000	对低至中度风险 ASCVD 患者应用他汀类药物作为一级预防治疗药物而言，测试 27 个 SNP 指导他汀选择无法获得较高的成本效益	[20]

注：PCI，percutaneous coronary intervention，经皮冠脉介入术；ACS，acute coronary syndromes，急性冠脉综合征；AF，atrial fibrillation，心房颤动；ASCVD，arteriosclerotic cardiovascular disease，动脉粥样硬化性心血管疾病；SNP，single nucleotide polymorphisms，单核苷酸多态性。$，美元；¥，人民币。

第三节 抗凝药物基因组学临床应用的卫生经济学

心血管疾病患者常用的口服抗凝药物包括维生素 K 拮抗剂、直接凝血酶抑制剂、凝血因子Ⅹa 抑制剂等。现阶段国内较为常用的口服抗凝药物为华法林、达比加群酯、利伐沙班等。华法林作为临床中最为常用的抗凝药物，对其卫生经济学的研究相较于其他抗凝药物更多。总体而言，由于受到多种因素影响，包括替代药物（如非维生素 K 口服抗凝药 NOAC）的价格、研究的角度、医疗卫生支付体系，以及慢病长期管理机制，基于 CYP2C9/VKORC1 基因检测指导华法林用药策略的成本效益分析结果存在争议[1, 17, 21]。尽管有研究认为华法林药物基因检测可能对心房颤动患者的效益更显著[22]，以及阿哌沙班可能较华法林基因检测更具有成本效益[23]，但在将华法林药物基因检测用于心房颤动患者之前，有必要从不同影响因素的角度进行更加仔细的评价[1]。现阶段国内尚缺乏对华法林药物基因组学的成本效益分析，需要相关研究进行评价。

第四节 降脂药物基因组学临床应用的卫生经济学

降脂药物主要包括他汀类、贝特类、烟酸类、胆酸螯合剂、胆固醇吸收抑制剂、抗氧化剂、PCSK9 抑制剂等。降脂药物基因组学研究主要针对他汀类降脂药物，因此针对降脂药物基因组学临床应用的卫生经济学也主要围绕他汀类药物展开。国外研究结果提示，针对 PCI 术后的 ACS 患者采用多基因检测较单基因检测及标准治疗而言，在术后 24 个月和整个生命周期内具有更高的成本效益[18]。前期研究发现，ACS 患者应用高剂量阿托伐他汀（80mg/d）治疗的获益受 *KIF6* Trp719Arg 基因型携带者状态的影响，*KIF6* Trp719Arg 携带者的心血管事件风险降低更显著[24]。随后的卫生经济学研究发现，应用药物基因组学手段检测 *KIF6* 基因型携带者状态，指导 ACS 患者选择高剂量阿托伐他汀的获益，与常规服用高剂量阿托伐他汀或者中等剂量普伐他汀（40mg/d）的治疗策略相比，具有更高的成本效益[19]。但是，最近的研究发现，对低至中度风险的动脉粥样硬化性心血管疾病（ASCVD）患者应用他汀类药物作为一级预防治疗药物而言，选择同时检测 27 种单核苷酸多态性（SNP）指导下的他汀降脂治疗尚无法获得较高的成本效益[20]。目前国内尚缺乏针对降脂药物基因组学临床应用的卫生经济学研究证据。

结　语

卫生经济学作为一门新兴学科，正在受到越来越多的关注；同时，心血管药物基因组学的卫生经济学也在逐渐成为研究热点。在心血管疾病发生率逐渐上升的情况下，在为患者提供更为有效药物的同时，还要做到医疗资源和成本的节约。药物基因组学的卫生经济学研究不仅针对单个药物和单个基因检测，还有必要将多种药物、多基因位点检测及预先（用药前）基因检测的成本效益分析纳入研究范围内，使研究更符合心血管疾病患者的用药真实情况和药物基因组学的发展趋势[1]。目前，心血管药物基因组学卫生经济学研究主要基于模型预测，开展相关临床研究更为关键。国内在药物基因组学卫生经济学方面的研究仍然匮乏，只有开展符合中国国情的心血管药物基因组学卫生经济学研究，才能更好地为我国心血管疾病患者的用药选择提供最佳方案。

（王观筠　尹　彤）

参 考 文 献

[1] Zhu Y，Swanson K M，Rojas R L，et al. Systematic review of the evidence on the cost-effectiveness of pharmacogenomics-guided treatment for cardiovascular diseases [J]. Genetics in Medicine，2020，22（3）：475-486.

[2] 周罗晶，吴大嵘，欧爱华，等. 卫生经济学评价方法在临床路径中的适用性、现状及应用思路 [J]. 中国卫生经济，2010，29（1）：52-54.

[3] Arnold S V，Cohen D J，Magnuson E A. Cost-effectiveness of oral antiplatelet agents：current and future perspectives [J]. Nature Reviews Cardiology，2011，8（10）：580-591.

[4] 叶子平，马佳，刘抚瑶，等. 以1～3 倍人均 GDP 作为药物经济学阈值的文献溯源及概念分析 [J]. 中国卫生经济，2020，39（5）：72-75.

[5] Laupacis A，Feeny D，Detsky A S，et al. Tentative guidelines for using clinical and economic evaluations revisited [J]. CMAJ，1993，148（6）：927-929.

[6] Goldman L，Gordon D J，Rifkind BM，et al. Cost and health implications of cholesterol lowering [J]. Circulation，1992，85（5）：1960-1968.

[7] 陈琳，郭成贤，阳国平. 影响氯吡格雷反应个体差异的非遗传与遗传因素研究进展 [J]. 中国临床药理学与治疗学，2015，20（10）：1177-1182.

[8] Mega J L，Simon T. Pharmacology of antithrombotic drugs：an assessment of oral antiplatelet and anticoagulant treatments [J]. The Lancet，2015，386（9990）：281-291.

[9] Kohli P，Wallentin L，Reyes E，et al. Reduction in first and recurrent cardiovascular events with ticagrelor compared with clopidogrel in the PLATO study [J]. Circulation，2013，127（6）：673-680.

[10] 黄燕，赵亚子，夏泉，等. CYP2C19 基因检测指导急性冠脉综合征患者抗血小板个体化治疗的药物经济学系统评价 [J].

药物流行病学杂志，2019，28（1）：44-50，58.

[11] Jiang M H，You J H S. CYP2C19 LOF and GOF-guided antiplatelet therapy in patients with acute coronary syndrome：a cost-effectiveness analysis [J] . Cardiovascular Drugs and Therapy，2017，31（1）：39-49.

[12] Johnson S G，Gruntowicz D，Chua T，et al. Financial analysis of CYP2C19 genotyping in patients receiving dual antiplatelet therapy following acute coronary syndrome and percutaneous coronary intervention[J]. Journal of Managed Care & Specialty Pharmacy，2015，21（7）：552-557.

[13] Kazi D S，Garber A M，Shah R U，et al. Cost-effectiveness of genotype-guided and dual antiplatelet therapies in acute coronary syndrome [J] . Annals of Internal Medicine，2014，160（4）：221-232.

[14] Wang Y，Yan B P，Liew D，et al. Cost-effectiveness of cytochrome P450 2C19*2 genotype-guided selection of clopidogrel or ticagrelor in Chinese patients with acute coronary syndrome [J] . The Pharmacogenomics Journal，2018，18（1）：113-120.

[15] 安小芳，翟娅婧，安焕萍，等. CYP2C19 基因检测指导抗血小板治疗的成本-效果分析 [J]. 西安交通大学学报（医学版），2018，39（6）：853-859.

[16] 曹爱霖，钱皎，王卓. CYP2C19 基因检测指导我国急性冠脉综合征患者抗血小板治疗方案的药物经济学评价 [J]. 中国药房，2017，28（23）：3183-3187.

[17] Eckman M H，Rosand J，Greenberg S M，et al. Cost-effectiveness of using pharmacogenetic information in warfarin dosing for patients with nonvalvular atrial fibrillation [J] . Annals of Internal Medicine，2009，150（2）：73-83.

[18] Dong O M，Wheeler S B，Cruden G，et al. Cost-effectiveness of multigene pharmacogenetic testing in patients with acute coronary syndrome after percutaneous coronary intervention [J] . Value in health：The Journal of the International Society for Pharmacoeconomics and Outcomes Research，2020，23（1）：61-73.

[19] Parthan A，Leahy K J，O'Sullivan A K，et al. Cost effectiveness of targeted high-dose atorvastatin therapy following genotype testing in patients with acute coronary syndrome [J] . PharmacoEconomics，2013，31（6）：519-531.

[20] Jarmul J，Pletcher M J，Hassmiller L K，et al. Cardiovascular genetic risk testing for targeting statin therapy in the primary prevention of atherosclerotic cardiovascular disease：a cost-effectiveness analysis. Circulation [J] . Cardiovascular Quality and Outcomes，2018，11（4）：e004171.

[21] Patrick A R，Avorn J，Choudhry N K. Cost-effectiveness of genotype-guided warfarin dosing for patients with atrial fibrillation [J] . Circulation Cardiovascular Quality and Outcomes，2009，2（5）：429-436.

[22] You J H. Pharmacogenetic-guided selection of warfarin versus novel oral anticoagulants for stroke prevention in patients with atrial fibrillation：a cost-effectiveness analysis [J] . Pharmacogenetics and Genomics，2014，24（1）：6-14.

[23] Pink J，Pirmohamed M，Lane S，Hughes DA. Cost-effectiveness of pharmacogenetics-guided warfarin therapy vs. alternative anticoagulation in atrial fibrillation [J] . Clinical Pharmacology and Therapeutics. 2014，95（2）：199-207.

[24] Iakoubova O A，Sabatine M S，Rowland C M，et al. Polymorphism in KIF6 gene and benefit from statins after acute coronary syndromes：results from the PROVE IT-TIMI 22 study [J] . Journal of the American College of Cardiology，2008，51（4）：449-455.

第九章 心血管药物代谢和转运

第一节 药物的体内过程

药物要产生药效或毒性，必须先经吸收（absorption）进入血液，随血流分布（distribution）到组织中，部分药物在肝脏等组织中发生代谢（metabolism）。药物及其代谢物经胆汁、肾脏等途径排泄（excretion）出体外。药物在体内的吸收、分布、代谢与排泄过程，统称为药物的体内过程（图 9-1），缩写为 ADME。

药物代谢，也称生物转化，是体内药物消除的主要方式之一。药物代谢主要发生在肝脏，主要有两个步骤：第一步称为 I 相代谢反应，药物在这相反应中被氧化、还原或水解；催化 I 相反应的酶主要为肝微粒体中的细胞色素 P450 酶（cytochrome P450，CYP450）。其他比较重要的 I 相代谢酶还包括黄素单加氧酶（flavin-containing monooxygenase，FMO）、单胺氧化酶（monoamine oxidase，MAO）、醇脱氢酶（alcohol dehydrogenase，ADH）和醛脱氢酶（aldehyde dehydrogenase，ALDH）等。第二步称为 II 相代谢反应，药物或代谢产物与一些内源性物质，如葡萄糖醛酸、甘氨酸、硫酸等结合或经甲基化、乙酰化后排出体外。催化 II 相反应的酶主要有尿苷二磷酸（uridine diphosphate，UDP）葡萄糖醛酸转移酶（UDP-glucuronosyl transferase，UGT）、谷胱甘肽-S-转移酶（glutathione-S-transferase，GST）、磺基转移酶（sulphotransferase，SULT）和 N-乙酰转移酶（N-acetyltransferase，NAT）。在上述的代谢反应中由 CYP450 所催化的 I 相反应是药物在体内代谢转化的关键性步骤，因为这一步反应常常是药物从体内消除的限速步骤，可以影响到药物许多重要的药代动力学特性，如药物的半衰期、清除率和生物利用度等。体内各种组织均有不同程度的代谢药物的能力，但肝脏是药物在体内代谢的最主要器官，此外，胃肠道、肾脏、肺、皮肤也可产生有意义的药物代谢作用。

药物的体内转运过程，包括吸收、分布、代谢和排泄过程都涉及生物膜对药物的通透。许多组织的生物膜存在特殊的转运蛋白系统介导药物跨膜转运，这些转运蛋白被称为转运体。药物转运体对药物口服经肠道吸收、体内药物排泄（如胆汁和尿液排泄）及药物向诸如心血管、肺脑组织、肿瘤细胞等作用部位的分布有重要作用。根据对底物的转运方向不同可以将转运体分为两类，一类转运体可转运底物进入细胞，增加细胞内底物浓度，称为摄入型转运体，包括有机阴离子转运多肽（organic anion transporting polypeptide，OATP）家族、有机阴离子转运体（organic anion transporter，OAT）家族、有机阳离子转运体（organic cation transporter，OCT）家族；一类是依赖 ATP 分解释放能量，将底物逆向泵出细胞，降低底物在细胞内的浓度，称为外排转运体，主要包括 P-糖蛋白（P-glycoprotein，P-gp）、多药耐药蛋白（multidrug resistance protein，MDR）、多药耐药相关蛋白（multidrug resistance-associated protein，MRP）、乳腺癌耐药蛋白（breast cancer resistance protein，BCRP）

等。当药物代谢对药物体内过程影响较小时，转运成为影响药代动力学特征的重要原因。

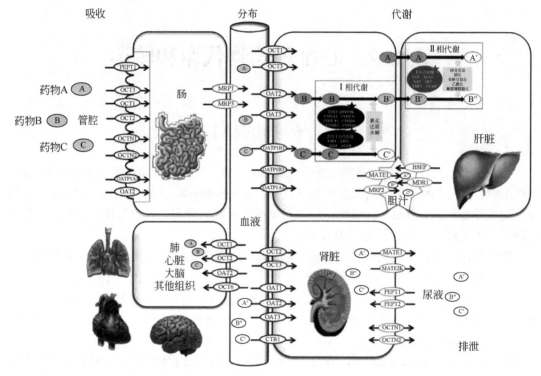

图 9-1 药物的体内过程（代谢酶和转运体）

CTR：铜离子转运蛋白；MATE：多药和有毒化合物外排转运蛋白；OCTN：肉碱/有机阳离子转运体；COMT：儿茶酚-O-甲基
转移酶；PEPT：寡肽药物转运体；BSEP：胆汁盐输出泵

第二节 药物反应的个体差异

20 世纪 60 年代，人们逐渐认识到不同个体对药物反应程度的差异，与个体药物代谢酶的代谢能力不同有密切关系[1]。药物代谢酶可受遗传因素的影响，研究发现，同一人群中一种药物代谢酶可以有多种基因型，不同药物代谢酶基因型的分布特征有明显的种族和（或）地域差异。药物代谢酶的表型体现为其在组织内的活性，可通过测定应用探针药（酶的底物）后的血浆代谢产物浓度确定，如通过测定血浆或尿中咖啡因、右美沙芬和美芬妥英的代谢产物分别确定 CYP1A2、CYP2D6 和 CYP2C19 的表型。药物代谢酶的多态性可能会导致药物剂量过高或剂量不足，而使主要药理效应增加或减少，或者药物副作用或毒性增加。

近十几年来，随着药物转运体研究的深入、转运蛋白超家族的不断发现，人们意识到，除药物代谢酶外，药物转运体也是药物反应个体差异及药物相互作用的重要环节。药物的生物利用度不仅取决于药物代谢酶的活性，在较大程度上也有赖于生物膜上转运体的活性。转运体分布在许多屏障组织如肠道、肝脏、血脑屏障、肾脏、胎盘、睾丸和淋巴细胞等的顶膜上，因此对血浆、组织液甚至细胞内药物的分布都发挥着一定的作用。由于转运体的分布和功能表现出非常大的变异性，药物转运体基因的遗传变异也可以解释一部分药物药代动力学和临床疗效上的个体差异。

第三节　心血管药物代谢酶

一、I 相代谢酶

（一）CYP450

人体内有多种不同家族的酶参与药物代谢，其中 CYP450 是目前发现的影响药物效应最重要的酶家族。CYP450 酶系是存在于生物体内的一类含血红素（亦称亚铁原卟啉）和硫羟基的蛋白，分子质量为 50kDa，因其还原型与 CO 结合后在波长 450nm 处有最大吸收峰而得名，它是由 CYP450 基因超家族（superfamily）编码形成的酶蛋白。CYP450 家族成员之间的一级结构差异较大，但空间结构却有着较大的相似性，都具有由含铁血红素和半胱氨酸组成的活性中心。根据氨基酸序列及其同源性，可以将 CYP450 分为多个家族和亚家族，通常不同家族的序列同源性在 36%以下，不同亚家族的同源性在 40%~60%，同一亚家族成员的同源性在 60%以上。到目前为止有 270 个 CYP450 基因家族被命名，人类中存在 18 个基因家族，编码 57 个 CYP450 基因[2, 3]。只有 CYP1、CYP2 和 CYP3 家族的酶在药物代谢中发挥着重要作用。其中涉及药物代谢的 CYP450 主要为 CYP1、CYP2、CPY3 家族中的 7 种重要的亚型，包括 CYP1A2、CYP2C9、CYP2C19、CYP2D6、CYP2E1、CYP3A4、CYP3A5。这些基因多态性的遗传基础是单核苷酸多态性（single nucleotide polymorphism，SNP）、插入和缺失（indel）、拷贝数变异（copy number variation，CNV）等，所产生的表型（表 9-1）是超快代谢型（ultrarapid metabolizer，UM）、快代谢型（extensive metabolizer，EM）、中间代谢型（intermediate metabolizer，IM）和慢代谢型（poor metabolizer，PM）。

表 9-1　CYP450 表型的遗传基础及其临床效应

表型	遗传基础	临床影响	等位基因举例
超快代谢型（UM）	单个基因表达增加，或活性或功能性等位基因拷贝数≥2	母药效应丧失，代谢物或活性药物增加可能导致药物不良反应增加	*CYP2C19*17* *CYP2D6*1/*2×N*
快代谢型（EM）	2 个功能性的等位基因	正常效应	*CYP2C9*1* *CYP2D6*1*
中间代谢型（IM）	单个缺陷的等位基因，或者 2 个部分缺陷的等位基因	母药浓度提高，代谢物生成减少	*CYP2C9*2* *CYP2D6*10*
慢代谢型（PM）	2 个缺陷的等位基因	母药浓度显著提高，药物不良反应的风险可能增加	*CYP2C9*3* *CYP2C19*2* *CYP2C19*3* *CYP2D6*4* *CYP2D6*5*

1. CYP1　在 CYP1 家族中存在 CYP1A1、CYP1A2 和 CYP1B1 三种亚型。CYP1A1 和 CYP1B1 大多在肝外表达，对药物代谢的作用较小。CYP1A2 是主要的存在形式，参与约

9%药物的Ⅰ相氧化代谢作用。

CYP1A2亚型的介绍如下。

1）药物代谢：CYP1A2占肝脏CYP450的13%～18%，参与包括抗心律失常药物美西律和普罗帕酮的脱丙基作用；β受体阻滞剂普萘洛尔的羟基化；匹莫苯丹、抗血小板药物西洛他唑及抗凝药 R-华法林的代谢，并且还参与某些从环境和饮食中摄入体内的化学物质的代谢。钙通道阻滞剂维拉帕米是CYP1A2的抑制剂[4]。

2）表型（活性）：咖啡因被广泛地用作探针药物以研究CYP1A2的活性[5]。人体中超过90%的咖啡因被CYP1A2充分代谢，产生14种以上的代谢产物。较成熟的CYP1A2活性的表型特征指标包括尿中咖啡因的代谢率（metabolic rate，MR）和血液或唾液中的代谢率。

3）基因型：CYP1A2基因位于第15号染色体上，全长7.8kb，包括7个外显子和6个内含子。其编码区的多态性非常少，通常存在于非编码区，最常见的CYP1A2多态性在序列的上游和第一内含子，分别是CYP1A2*1C（-3860G＞A）和CYP1A2*1F（-163C＞A）[6]。

CYP1A2*1C等位基因在亚洲人和黑种人中出现频率很高，但在白种人中却不常见。CYP1A2*1F等位基因在各种族中均比较常见，而且-163C＞A多态性位于至少4个不同的单倍型上，因此需要考虑全部的CYP1A2单倍型来评估CYP1A2*1F对功能的影响。埃塞俄比亚人群中鉴定的CYP1A2*1K单倍型（-739G，-7290T，-163A）频率为3%，但在其他人种中很少或没有。CYP1A2*1K单倍型杂合的CYP1A2活性显著降低[7]。

4）多态性与临床意义：来氟米特是一种用于治疗类风湿关节炎的缓解性抗风湿药。研究表明CYP1A2参与来氟米特代谢物的活化。CYP1A2*1F引起酶活性的增加，为CYP1A2超快代谢型。研究表明对于携带CYP1A2*1F等位基因CC型的类风湿关节炎患者，来氟米特诱导的毒性反应风险提高了9.7倍[8]。氯氮平是一种非典型的抗精神病药，其代谢清除率主要依赖于CYP1A2。在氯氮平的治疗中，携带CYP1A2*1F等位基因的AA型精神分裂症患者血浆药物水平低，因此在治疗中更容易出现抵抗[9]。

华法林是香豆素类口服抗凝药，其制剂为 S-与 R-异构体的消旋混合物，通常用于治疗静脉血栓栓塞（VTE）、心房颤动和心脏瓣膜置换的患者。CYP1A2参与了部分 R-华法林代谢。然而，研究表明CYP1A2多态性对 R-华法林清除率无影响[10]。CYP1A2多态性对其他心血管药物代谢的影响暂未见报道。

2. CYP2　CYP2家族是CYP450酶系中最大的家族，它由13个亚家族组成，包括CYP2A、CYP2B、CYP2C、CYP2D、CYP2E亚家族，编码16个基因。其中CYP2A和CYP2B只代谢临床上少数几个药物，不包含心血管药物；CYP2C9、CYP2C19、CYP2D6和CYP2E1是CYP2家族的主要亚型，参与了几乎一半的药物代谢，包括很多心血管药物的代谢。

（1）CYP2C9

1）药物代谢：CYP2C9对很多药物都能产生有临床意义的代谢作用，如糖尿病药物甲苯磺丁脲、抗惊厥和抗癫痫药苯妥英，以及许多抗炎药物，如布洛芬、双氯芬酸等[11]。心血管药物中治疗窗狭窄的华法林的代谢主要由CYP2C9参与。CYP2C9还参与几种心血管药物的代谢，如3-羟基-3-甲基戊二酸单酰辅酶A（3-hydroxy-3-methylglutaryl coenzyme A，HMG-CoA）还原酶抑制剂氟伐他汀、利尿剂托拉塞米。CYP2C9能够氧化血管紧张素Ⅱ受体阻滞剂氯沙坦，产生有活性的代谢产物；还参与厄贝沙坦和坎替沙坦的代谢。CYP2C9

的活性可以被磺胺苯吡唑和抗心律失常药胺碘酮的活性代谢产物去乙基胺碘酮所抑制。

2）表型（活性）：甲苯磺丁脲被认为是 CYP2C9 活性的模式探针[5]，给药后 24 小时甲苯磺丁脲的血浆清除率和血浆浓度是反映 CYP2C9 活性的最好指数。也可用 S-华法林作为探针，7-羟基-S-华法林指标值作为 CYP2C9 活性指数，在体内和体外充分研究 CYP2C9 从基因型到表型的关系。研究发现，携带 CYP2C9 变异等位基因的个体，其游离 S-华法林的清除率相当低。

3）基因型：CYP2C9 基因位于染色体 10q24.2，包括 9 个外显子，编码的微粒体蛋白分子质量为 60kDa，现已经发现 CYP2C9 有超过 50 个等位基因，属于编码区域。CYP2C9 基因中影响酶活性的两个主要等位基因变异为 CYP2C9*2 和 CYP2C9*3[12]。CYP2C9*2 包含一个导致 Arg144Cys（3608C＞T）的点突变，而 CYP2C9*3 包含另一个导致 Ile359Leu（42614A＞C）的点突变；这两个等位基因变异所生成的酶活性分别是 CYP2C9*1 等位基因所生成的野生型酶活性的 12% 和 5% 左右。13%～22%的白种人携带 CYP2C9*2 等位基因，但亚洲人完全缺乏该等位基因；4%～6%的白种人及约 4%的亚洲人携带 CYP2C9*3 等位基因[13]。在非洲人群中存在 CYP2C9*5 和 CYP2C9*6 两个等位基因，尽管均属于功能缺陷型，但在人群中的发生频率均小于 1%。在中国、韩国及日本等东亚人群中还发现了 CYP2C9*4、CYP2C9*13、CYP2C9*25、CYP2C9*26、CYP2C9*28、CYP2C9*30 等多种等位基因，但是其发生频率也均小于 1%，其中 CYP2C9*4 和 CYP2C9*13 被体内实验证实为功能缺陷型，而目前仅有体外研究数据表明其余 4 种等位基因型是功能缺陷型。

4）多态性与临床意义：CYP2C9 基因最显著的临床意义在于携带等位基因 CYP2C9*2 和（或）CYP2C9*3 的患者代谢抗凝药华法林的能力降低，携带功能增加变异型的患者存在过度抗凝的风险（表 9-2）。

表 9-2　药物代谢酶基因多态性与心血管药物效应

基因	多态性	心血管药物	药物效应
CYP2C9	CYP2C9*2 CYP2C9*3	华法林 氯沙坦	携带等位基因 CYP2C9*2 和（或）CYP2C9*3 的患者代谢抗凝药华法林的能力降低，携带功能增加变异型的患者存在过度抗凝的风险 CYP2C9*3 基因型为纯合子的患者转化氯沙坦的速率降低，降压作用减弱
CYP2C19	CYP2C19*2 CYP2C19*3 CYP2C19*17	氯吡格雷	CYP2C19 功能丧失等位基因（CYP2C19*2 或*3）纯合的患者在急性心肌梗死后接受氯吡格雷治疗时会产生不良反应 CYP2C19*17 等位基因的 UM 个体表现出良好的治疗反应，与氯吡格雷的作用增强和出血风险增加相关
CYP2D6	CYP2D6*10	美托洛尔	CYP2D6*10 可使心律失常患者体内美托洛尔血药浓度升高
CYP3A4	CYP3A4*22	辛伐他汀	CYP3A4*22 携带者的辛伐他汀生物利用度比非携带者高近 50%
CYP3A5	CYP3A5*3	他汀类药物	CYP3A5*3 纯合子患者总胆固醇水平的平均降低百分比高于非携带者
UGT2B17	UGT2B17*2	氯吡格雷	UGT2B17*2 基因型携带者氯吡格雷酰基-β-D-葡萄糖醛酸苷的形成减少

华法林制剂为 S-与 R-异构体的消旋混合物，体内试验表明 S-华法林的抗凝活性是 R-华法林的 3～5 倍[14]。华法林主要经 CYP450 代谢，CYP2C9 将 S-华法林代谢为 7-羟基华法林，而 R-华法林则被其他 CYP450（CYP3A4、CYP1A2 等）所代谢。已证实 CYP2C9 基因型与 S-华法林的药代动力学之间有着密切的关系，CYP2C9*3 基因型为纯合子的个体对 S-华法林极为敏感，而 CYP2C9*3 基因型为杂合子的个体表现为代谢 S-华法林的速率降低。

携带 *CYP2C9*2* 基因型的个体代谢华法林的活性仅少量降低[15]。众多研究表明 *CYP2C9* 基因多态性 *CYP2C9*2* 和 *CYP2C9*3* 与华法林剂量具有一定的相关性。野生型纯合子个体所需剂量要比杂合子（*CYP2C9*1/*2*）或（*CYP2C9*1/*3*）高。出血风险方面，*CYP2C9*2* 的相对危险度（RR）为 1.91（1.16～3.17）；*CYP2C9*3* 相对危险度为 1.77（1.07～2.91）[16]。因此，携带 *CYP2C9*2* 和 *CYP2C9*3* 变异等位基因的患者需要较低的平均华法林日剂量且具有较大的出血风险。

除了代谢华法林之外，CYP2C9 还可代谢氯沙坦，氯沙坦需要被 CYP2C9 催化氧化成羧酸代谢产物，即 E-3174，才具有药效活性。已证实 *CYP2C9*3* 基因型为纯合子的患者将氯沙坦转化为 E-3174 的速率大大降低，使得患者体内活性代谢产物 E-3174 的生成减少，氯沙坦的降压作用减弱[17]。

（2）CYP2C19

1）药物代谢：CYP2C19 参与质子泵抑制剂奥美拉唑、中枢神经系统药物地西泮的代谢，以及抗疟疾药氯胍向其活性形式环氯胍的转化。心血管药物，如普萘洛尔（分子侧链被氧化生成萘氧基乳酸）及华法林的 *R*-异构体，可被 CYP2C19 较少地代谢。抗血小板药物噻氯匹定是 CYP2C19 的抑制剂。CYP2C19 能够催化 *S*-美芬妥英（而不是 *R*-美芬妥英）的 4-羟基化。

2）表型（活性）：美芬妥英是测定 CYP2C19 活性的经典体内探针[5]，CYP2C19 在体内的活性大小可通过给予一定剂量消旋体药物后，测量尿中 *S*-美芬妥英与 *R*-美芬妥英的比例，或测量 4-羟基-*S*-美芬妥英与 *S*-美芬妥英的比例。

3）基因型

CYP2C19 基因位于第 10 号染色体上。分子遗传分析显示，尽管目前已发现 *CYP2C19* 约有 35 个等位基因，但 PM 表型主要是由两个变异的等位基因决定的。*CYP2C19*2* 等位基因上一个异常剪接位点突变导致无酶活性的缺陷型 CYP2C19 蛋白的产生。83% 的白种人、75% 的东方人、75% 的非洲人的 PM 表型由此等位基因决定。*CYP2C19*3* 等位基因上有一个提前的终止密码子导致 CYP2C19 蛋白无功能，大多数未携带 *CYP2C19*2* 等位基因的日本 PM 型个体携带该等位基因。因此，东方人的 PM 表型是遗传了这两个等位基因的其中之一而导致的。但是，在白种人和非洲黑种人中，没有发现 *CYP2C19*3* 的存在，并且其他被识别的 *CYP2C19* 等位基因迄今也非常少见。因此，其他具有功能意义的等位基因有待被发现。*CYP2C19*17* 通过增强酶的表达而获得超强酶活性[18]，该等位基因相对来说比较常见，在白种人中出现的频率超过 25%。*CYP2C19*35* 为 PM 表型，在非洲撒哈拉以南地区人群中出现的频率约为 9%。

4）多态性与临床意义：*CYP2C19* 功能丧失等位基因（*CYP2C19*2*、*CYP2C19*3*）的存在，一方面提高了与浓度相关副作用的风险；另一方面也可能导致需要被 CYP2C19 激活的药物作用降低或治疗失败，如对于 *CYP2C19* 功能丧失等位基因携带者，氯吡格雷的抗血小板作用减弱及氯吡格雷活性形式的血药浓度降低。

氯吡格雷是一种通过抑制血小板腺苷二磷酸 P2Y12 受体而起作用的口服抗血小板药物，它是一个前体药物，经过两步激活过程，大约有 15% 被转化为活性代谢物。CYP2C19 对氯吡格雷的药效发挥非常重要，氯吡格雷（前药）应被 CYP2C19 充分代谢，从而被转化为血小板聚集的有效抑制剂。研究发现，*CYP2C19*2* 等位基因与血小板凝集降低相关，杂

合子 *CYP2C19*2* 的血小板凝集没有变化，而纯合子 *CYP2C19*2* 则有相当大的变化，说明该作用与活性代谢物生成的减少有关。*CYP2C19* 功能丧失等位基因纯合子患者在急性心肌梗死后接受氯吡格雷治疗时会产生不良反应[19]。另外，具有 *CYP2C19*17* 等位基因的 UM 个体表现出良好的治疗反应，与氯吡格雷的作用增强和出血风险增加相关[18]。

CYP2C19 多态性对于其他心血管药物的临床意义有限，因为这类药物很少是 CYP2C19 的底物。尽管普萘洛尔可由 CYP2C19 代谢，但是其他 CYP450 包括 CYP2D6 也参与其代谢[20]。因此，可能只有同时是 CYP2C19 PM 表型与 CYP2D6 PM 表型的个体才能使普萘洛尔的代谢减少。

（3）CYP2D6

1）药物代谢：肝脏中 CYP2D6 的蛋白质丰度仅为肝脏 CYP450 总量的 5%左右，但 CYP2D6 参与大量药物（所有药物的 25%）的代谢过程，在许多抗心律失常药物（美西律、普罗帕酮、恩卡尼、普鲁卡因胺、胺碘酮、氟卡尼、利多卡因、司巴丁、氟卡尼等）、β受体阻滞剂（美托洛尔、吲哚洛尔、普萘洛尔、拉贝洛尔等），以及某些钙通道阻滞剂和 HMG-CoA 还原酶抑制剂的氧化反应中发挥重要作用。已知 CYP2D6 可以被许多药物（如奎尼丁）通过竞争性或非竞争性抑制作用所抑制；在有地塞米松和利福平存在的情况下，主要由 CYP2D6 代谢的多种药物的清除率会提高。

2）表型（活性）：研究 CYP2D6 在体内的活性最常用的探针药物为右美沙芬[5]。CYP2D6 的活性用尿中右美沙芬的代谢率（右美沙芬和去甲右美沙芬的摩尔比来计算）或血浆中右美沙芬的 AUC 来评估。

白种人的代谢率呈特殊的双峰分布，其中 5%～10%是 CYP2D6 底物的 PM 表型。相反，东方人的 PM 表型很罕见（0～1%）。非洲不同国家人的表型差异非常大（0～19%）。EM 表型也存在种族差异，白种人代谢率的均值为 0.6，而东方人为 1.0，反映出较低的 CYP2D6 底物的代谢率。非洲人代谢 CYP2D6 底物的速率也比白种人慢，其代谢率均值为 1.0。还有一个具有极低代谢率（<0.2）的 UM 亚群[20]。这一表型在白种人中被发现，尽管在埃塞俄比亚人与埃及人中也存在，但未见于东方人与大多数非洲黑种人。

3）基因型：*CYP2D6* 基因位于第 22 号染色体上。在 CYP450 家族中，CYP2D6 是第一个被发现存在基因多态性的酶，*CYP2D6* 多态性的分子遗传学基础已经被广泛研究。目前，*CYP2D6* 基因中超过 100 个等位基因变异已经被识别，其中许多变异型会导致 CYP2D6 酶活性丧失，还有一些变异型会导致酶活性降低，还存在一些多基因拷贝（*CYP2D6*2×N*，N 为拷贝数）的变异导致酶活性增加。

CYP2D6*3 包含一个移码突变；*CYP2D6*4* 包含一个剪接突变，均能导致功能性酶未能表达；白种人中存在 *CYP2D6*3* 和 *CYP2D6*4* 等位基因，因此会导致 PM 表型的出现，而 *CYP2D6*3* 和 *CYP2D6*4* 在东方人与非洲黑种人中均未发现。第三个等位基因 *CYP2D6*5* 是一个基因缺失突变体，它在白种人、东方人与非洲人中发生的概率相似。UM 表型由 *CYP2D6*2*、*CYP2D6*35* 及 *CYP2D6*45* 等位基因复制所致，某些个体可能会遗传成串排列的基因拷贝，因此酶的生成数量会成比例地增加。*CYP2D6*10* 第 34 号密码子的突变，引起了单个氨基酸 Pro34Ser 的改变，导致生成一种较低活性的不稳定酶。东方人中 *CYP2D6*10* 等位基因频率为 50%，但白种人与非洲人仅为 5%，因此东方人的代谢率高于白种人。非洲人的代谢速率较慢，这是由 *CYP2D6*17* 的等位基因所致。*CYP2D6*17* 包含 3 个引起氨基酸改变的

突变点，即 Thr107Ile、Arg296Cys、Ser486Thr，导致生成的酶对 CYP2D6 底物的亲和力降低，有 15%～34% 的非洲人具有这种等位基因，但是白种人和东方人中基本不存在[21]。

4）多态性与临床意义：携带不同 *CYP2D6* 等位基因的个体代谢底物药物的能力有 2～5 倍的差别，因此，对于异喹胍、司巴丁这一类主要由 CYP2D6 氧化，而几乎不被其他 CYP450 氧化的药物来说，血清药物浓度主要取决于 CYP2D6 的活性。如果 PM 患者的给药量未降低，患者很有可能会出现严重的副作用或药物毒性；另外，UM 患者代谢药物的速率非常快，以至于很难达到治疗所需要的血药浓度。相反，对药理学活性主要存在于代谢产物中的化合物（如恩卡尼）来说，EM 患者应用可能会增加致心律失常的风险，UM 患者尤其如此。即使是在 EM 人群中，酶活性也高低不一，东方人与非洲人的 CYP2D6 酶活性均低于白种人，这表明药物剂量要根据种族背景的不同进行适当的调节。

CYP2D6 多态性对 β 受体阻滞剂类药物代谢的影响可能具有重要的临床意义。美托洛尔主要在肝脏通过 CYP2D6 进行氧化代谢，是 CYP2D6 的代谢底物，*CYP2D6* 多态性是引起美托洛尔血药浓度个体差异的关键因素。携带 *CYP2D6*2* 的中国人群对美托洛尔的药代动力学过程无影响，而 *CYP2D6*10* 纯合子变异比杂合子变异对美托洛尔药代动力学的影响大，且呈现基因与剂量相关效应，特别是 *CYP2D6*10* 可以使心律失常患者体内美托洛尔血药浓度升高[22]。

（4）CYP2E1

1）药物代谢：CYP2E1 与醇脱氢酶和醛脱氢酶在乙醇的氧化代谢过程中发挥主要作用，它们的底物主要是低分子质量的溶剂，如苯、氟烷。CYP2E1 也参与部分心血管药物的代谢，但由于作用较少，可能不会产生任何临床意义。双硫仑（安塔布司）是 CYP2E1 和醛脱氢酶的抑制剂[23]，乙醇等溶剂是 CYP2E1 的诱导剂。

2）表型：骨骼肌松弛药氯唑沙宗是研究 CYP2E1 活性唯一有效的探针药物[24]，其口服清除率是体内 CYP2E1 活性的指标，另一指标是口服 250～500mg 剂量的氯唑沙宗，2～4 小时后获得的单一血样中 6-羟基氯唑沙宗血浆浓度的比值。

3）基因型：*CYP2E1* 基因位于第 10 号染色体，是比较保守的 CYP450 基因之一。最常见的等位基因突变体为 *CYP2E1*1D*（5′侧翼区插入重复的核苷酸序列）和 *CYP2E1*2*（Arg76His）。*CYP2E1*1D* 与更高的 CYP2E1 活性相关，亚洲人 *CYP2E1*1D* 等位基因频率约为 20%，白种人约为 2%[25]；*CYP2E1*2* 的催化活性不足野生型酶的 40%，*CYP2E1*2* 等位基因频率在亚洲人与白种人中一致，约为 2.5%。

4）多态性与临床意义：尽管 CYP2E1 在药物代谢中的作用不大，但是它能代谢几种有机溶剂及前致癌物质，因此 CYP2E1 在致癌物质的易感性和环境暴露物质的毒性作用方面有非常重要的意义。CYP2E1 的活性越高，对抗结核药物肝脏毒性的易感性也越高[26]。*CYP2E1*1D* 与乙醇和尼古丁的依赖性相关。

3. CYP3 包括 CYP3A3、CYP3A4、CYP3A5 及 CYP3A7 四种基因亚型，约占肝内 CYP450 总量的 28.8%，是参与口服药物首过效应的重要酶系。目前研究主要集中在 CYP3A4 和 CYP3A5 亚型。CYP3A 亚家族是 CYP3 家族中唯一存在于人类的成员。CYP3A 亚家族包括 CYP3A4、CYP3A5、CYP3A7 和 CYP3A43 四个成员，其中 CYP3A4 和 CYP3A5 在成人肝脏中大量表达；CYP3A7 是胚胎时期存在的一种形式，在成人期几乎不表达；CYP3A43 在肝脏和其他组织中仅以极低的水平表达。

CYP3A4 与 CYP3A5 的介绍如下。

1）药物代谢：CYP3A4 是人体肝脏和胃肠道中表达量最多的 CYP450，已知能够代谢120 种以上的临床常用药物，以及许多内源性化合物（如类固醇和胆酸）。在 CYP3A 亚家族参与代谢的药物中，CYP3A4 发挥重要的作用。CYP3A5 在结构上与 CYP3A4 非常相似，导致底物选择性重叠[27]，二者均具有广泛的底物特异性，能够代谢很多化学结构截然不同的化合物（常常具有多环的特性）。

CYP3A4 的经典底物包括红霉素、咪达唑仑、环孢素。在心血管药物中，许多钙通道阻滞剂（尤其是二氢吡啶类）、抗心律失常药（如胺碘酮）及 HMG-CoA 还原酶抑制剂，均是 CYP3A4 的代谢底物。CYP3A5 的代谢底物包括地西泮及咪达唑仑、钙通道阻滞剂维拉帕米和 HMG-CoA 还原酶抑制剂洛伐他汀。酮康唑和伊曲康唑等许多唑类抗真菌药是 CYP3A4 的强抑制剂，其他抑制剂包括西咪替丁和地尔硫䓬。CYP3A4 的诱导是通过类固醇家族受体——孕烷 X 受体(PXR)配体活化的转录作用实现的。PXR 反应元件位于 CYP3A4 基因的上游区域，可以被地塞米松和利福平活化。苯巴比妥类化合物也可以通过雄烷（CAR）受体使 CYP3A4 基因产生应答。与 CYP3A4 相比，CYP3A5 很少被诱导。

2）表型（活性）：研究 CYP3A 活性最好的探针药物为咪达唑仑[28]，因其试验时既能口服又能静脉注射，所以易于评价肝脏内和肠内 CYP3A 的活性。口服或静脉注射后咪达唑仑的清除率被用作评估 CYP3A 活性的指标。

3）基因型：CYP3A 基因簇位于第 7 号染色体上，具有高度的遗传多样性。已发现 CYP3A4 等位基因超过 50 种，最常见的是 CYP3A4*1B（5′侧翼区 A-392G），亚洲人等位基因频率为 0，黑种人为 35%～67%，白种人为 2%～10%，其功能仍存在争议；CYP3A4*22 是内含子 6 中 C>T 的变异，与 CYP3A4 活性降低相关，在亚洲人中的等位基因频率几乎为 0[29]。少数白种人（10%～30%）的 CYP3A5 呈高水平表达，这样的个体至少携带一个 CYP3A5*1 等位基因。CYP3A5*3、CYP3A5*6 或 CYP3A5*7 等位基因的单核苷酸多态性能引起选择性剪接、蛋白截断和 CYP3A5 表达缺失[30]。

4）多态性与临床意义：CYP3A 在胆固醇、类固醇和其他脂质的合成及药物的代谢中具有重要作用。患者在使用辛伐他汀、阿托伐他汀和洛伐他汀时，CYP3A4*22 多态性可显著降低 CYP3A4 的表达和活性[31]。由于 CYP3A4 的表达降低，以及他汀类药物的代谢能力降低，CYP3A4*22 携带者的辛伐他汀生物利用度比非携带者高近 50%。

与 CYP3A4 一样，CYP3A5 的多态性也显示会改变某些他汀类药物的药代动力学。最常研究的 CYP3A5 多态性是 CYP3A5*3，它会导致功能丧失。尽管它在他汀类药物的代谢中起很小的作用，但 CYP3A5*3 多态性的杂合子和纯合子携带者应用辛伐他汀的 AUC 分别比非携带者高 2.3 倍和 3.3 倍。此外，在接受洛伐他汀、辛伐他汀和阿托伐他汀治疗的 69 名高加索人中，CYP3A5*3 纯合子患者的总胆固醇水平平均降低百分比几乎是非携带者的两倍（分别为 31%和 17%）。了解 CYP3A 单倍型与他汀类药物功能之间的关系有可能帮助更多的临床医生从理论上寻找可以提供有效保护并避免不良反应的剂量。

（二）其他 I 相代谢酶

1. 黄素单加氧酶（FMO）　肝脏 I 相代谢中的单加氧代谢作用是药代动力学研究中最重要的代谢类型之一，FMO 与 CYP450 具有相同的单加氧药物和异物代谢功能。FMO 主要表达于肝脏，可以催化含硫、氮、硒、磷和亲核杂原子的化合物及药物的氧化。FMO 是由 FAD、还原型烟酰胺腺嘌呤二核苷酸磷酸（reduced nicotinamide adenine dinucleotide phosphate，NADPH）依赖性酶和 O_2 依赖性酶组成的酶家族。它们在亲核化合物（含 N、S、P、Se 及杂原子的药物）、外源性和内源性底物的氧化过程中起重要作用。至今已有 11 个不同的 FMO 基因被确认，但只有 FMO1~FMO5 基因能够编码有效蛋白质。FMO3 主要表达于成人的肝脏，与大多数 FMO 介导的代谢有关；FMO3 的底物包括 S-尼古丁、三甲胺、氯氮平、西咪替丁和雷尼替丁。FMO3 酶活性不能被诱导[32]。S-尼古丁、咖啡因、氯氮平等 FMO3 的选择性底物可以用作评估 FMO3 体内活性的探针药物。

FMO 的多态性最先是在生产臭味鸡蛋的鸡体内发现的，由 FMO3 基因（这一家族中至少有六种基因）缺陷所致，能够导致三甲基胺尿症和鱼味综合征（fish odour syndrome）。FMO3*2（Glu158Lys、Glu308Gly）、FMO3*3（Glu158Lys）、FMO3*4（Val257Met）等位基因均导致酶活性下降[33]，FMO3*2 等位基因频率在白种人中最高约为 17%，FMO3*3 在黑种人中最高约为 37%，FMO3*4 在亚洲人最高约为 20%。

FMO3 基因多态性与富含胆碱饮食来源的三甲胺的 N-氧化缺陷相关，然而其对药物的分布和代谢影响有限。携带 FMO3*2 或 FMO3*3 等位基因的家族性腺瘤性息肉病患者对舒林酸的应答有所提高。舒林酸被肠内的细菌转化为硫化舒林酸之后，携带 FMO3*2 或 FMO3*3 使硫化舒林酸灭活，导致药物反应增强[34]。

2. 单胺氧化酶（MAO） 以 MAO A 和 MAO B 两种形式存在，位于脑和周围组织中的神经细胞及其他细胞的线粒体膜外，MAO A 和 MAO B 在不同组织中的表达存在差异。它们能够氧化内源性和外源性胺，如酪胺、儿茶酚胺。MAO A 优先对肾上腺素、去甲肾上腺素及 5-羟色胺产生脱氨基作用，而 MAO B 优先对苯乙胺和苄胺产生脱氨基作用。多巴胺和酪胺是 MAO A 和 MAO B 共同的底物。在神经细胞中以 MAO A 为主，在循环血小板上以 MAO B 为主；MAO A 和 MAO B 在胎盘、心、肝、肾、肺和小肠中具有相似的组织和细胞分布特点。MAO B 在外源性儿茶酚胺，如经静脉给予的多巴胺的氧化过程中发挥作用[35]。MAO A 和 MAO B 基因多态性对心血管药物代谢的影响暂未见报道。

3. 醇脱氢酶（ADH）和醛脱氢酶（ALDH） ADH 是催化乙醇转化为乙醛的二聚体酶，是 NADH 依赖性酶，参与内源性和外源性乙醇和其他醇类、醛类及乙醛、脂质过氧化的产物、其他外源性化学物及其代谢产物的消除过程[36]。ALDH 包括一个 NADH（P）依赖性酶大家族，能够催化一系列内源性和外源性脂肪族及芳香族化合物的氧化。ALDH2 在乙醛氧化过程中起重要作用。

已有 7 个 ADH 基因被报道，其中有 3 个属于 Ⅰ 类 ADH 的 ADH1A、ADH1B、ADH1C，分别编码 α、β、γ 亚单位，从而形成不同组合的二聚体。ADH1B 基因的 3 个等位基因已被阐明，即 ADH1B*1、ADH1B*2、ADH1B*3。ADH1B*2 等位基因编码一个高活性亚单位，它是点突变 His48Arg（143A>G）的产物，携带至少一个 ADH1B*2 等位基因的个体具有很高的酶活性[37]。只有 5%~20% 的白种人携带 ADH1B*2 等位基因，而约有 85% 的亚洲人携带该等位基因，因此能够更快地将乙醇代谢为乙醛。乙醛被 ALDH2 进一步代谢为乙酸。ALDH2*2 等位基因中的一个点突变是 Glu504Lys（1510G>A），其导致生成的酶活性减低，约有 50% 的亚洲人这个突变等位基因是纯合子[38]。如果这些个体（特别是 ADH1B*2 基因型携带者）饮酒，乙醇将被转化成乙醛，而没有被迅速清除的乙醛将会扩张面部血管，引起面部发红，情况严重时还会引起乙醛中毒。

4. 水解酶　能够催化一系列化合物的水合反应，并且大多具有非常广泛的底物特异性。底物特异性主要取决于化合物的功能基团而不是整体的化学结构。水解酶在体内分布广泛，血浆内也含有水解酶，在不同组织和细胞中表达量不同。尤其是位于肝脏、小肠（有时包括血浆）中的水解酶，对一些心血管药物（阿司匹林、氯贝丁酯、依那普利、贝那普利、地拉普利和替莫普利）的水解起重要作用。至少有 3 种不同的酯酶参与酯和（或）酰胺的水解；另外还有几种胆碱酯酶和至少 2 种环氧化物水解酶（epoxide hydrolase，EPHX）参与药物代谢过程。各类水解酶基因多态性对心血管药物代谢的影响暂未见报道。

二、Ⅱ相代谢相关酶

（一）尿苷二磷酸葡萄糖醛酸转移酶

人体最大的Ⅱ相药物代谢酶系统是尿苷二磷酸（UDP）葡萄糖醛酸转移酶（UGT）家族。UGT 具有广泛的组织分布，其中肝脏中的 UGT 活性最强。UGT 在许多内源性化合物（如胆红素、类固醇和胆汁酸）的灭活和消除过程中发挥重要作用，还能对许多不同种类的药物，尤其是这些药物的Ⅰ相代谢产物进行代谢。能够被 UGT 直接结合的药物包括非甾体抗炎药、吗啡、妥卡尼（抗心律失常药）；还有许多药物如美西律必须经过氧化代谢后才能与葡萄糖醛酸苷结合并从体内消除[39]。有报道呋塞米、水杨酸和奥沙西泮能够抑制葡萄糖醛酸化，而引起抑制性药物相互作用的最常见药物是丙磺舒。有些 UGT 活性也可以被诱导，但通常不会达到 CYP450 的诱导程度。

人 UGT 基因超家族包含 5 个亚家族，UGT1A、UGT2A、UGT2B、UGT3A 和 UGT8，其中 UGT1 和 UGT2 家族成员利用 UDP 葡萄糖醛酸作为糖基供体时的效率最高。人 UGT1 基因位于染色体 2q37 处，在 22 个 UGT 基因中，有多个基因的多态性已被阐明，如 UGT1A1、UGT1A6、UGT1A7、UGT2B4、UGT2B7、UGT2B15 和 UGT2B17。其中 UGT1A1 的药物基因组学研究是众多 UGT 中进行得最为深入的。UGT1A1*6（Gly71Arg，211G＞A）是 71 位密码子发生突变，其变异型等位基因的存在可使酶丧失 50% 的活性；UGT1A1*28（TA7）的特点是在 UGT1A1 的启动子区 TATA 盒中插入一个胸腺嘧啶-腺嘌呤，使酶表达量下降到 30%[39]。UGT2B17 是 UGT2B 家族的一员，近年来发现可发生包括 UGT2B17 基因在内长达 120kb 的缺失。UGT2B17*2 等位基因的缺失跨越整个 UGT2B17 基因，可达 150kb，UGT2B17*2/*2 缺失基因可导致 UGT2B17 无活性，UGT2B17*2/*2 基因型的频率在白种人中占 9%～15%，在韩国人群中约占 67%，在日本人群中约占 80%[40]。

UGT1A1*28 最重要的临床意义在于对伊立替康的解毒作用。伊立替康是一种喜树碱类药物，用于治疗结直肠癌。伊立替康在体内可被羧基酯酶水解，转化为活性代谢物 SN-38。在肝脏和肝外组织中，SN-38 进一步被转化为无活性的葡萄糖苷酸 SN-38G。UGT1A1*28 等位基因的存在显著改变了 SN-38 的代谢，并且有产生更为严重的中性粒细胞减少症和痢疾的趋势[41]。

UGT2B17 在氯吡格雷的肠道代谢中起主要作用，在 UGT2B17*2 基因型携带者中，杂合子携带者和纯合子携带者氯吡格雷酰基-β-D-葡萄糖醛酸与氯吡格雷羧酸血浆 $AUC_{0~4}$ 的比率分别比携带两个功能性 UGT2B17 拷贝的个体低 10% 或 19%，因此氯吡格雷酰基-β-D-

葡萄糖醛酸苷的形成受到损害[42]，这些可能与氯吡格雷酰基-β-D-葡萄糖醛酸酸苷使 CYP2C8 失活引起的药物相互作用有关。

（二）磺基转移酶

磺基转移酶（SULT）能够将辅助因子 3′-磷酸腺苷-5′-磷酸硫酸酯（3′-phosphoadenosine-5′-phosphosulfate，PAPS）的硫酸根部分转移至合适底物的亲和基团处，这些底物包括药物和内源性小分子物质如激素、神经递质。在人体内已发现 4 个家族（SULT1、SULT2、SULT4 和 SULT6）的 15 种不同的 SULT[43]。虽然它们存在的形式各不相同，但都具有广泛的组织分布和大量重叠的底物。SULT 与 UGT 也有相当数量的重叠底物。与 UGT 相似，SULT 也能与一系列内源性和外源性化合物的 I 相代谢产物结合，生成新的水溶性更高的化合物，使其易从体内排泄。一般而言，虽然有报道称糖皮质激素能够增加某些同工酶的表达，但 SULT 活性不能被诱导。

SULT 超家族的成员催化许多外源性物质、激素和神经递质的硫酸化。目前已发现 10 个以上的人类 SULT 基因，其中 SULT1A1 基因定位于 16 号染色体上。在人类肝脏和血小板样本中进行的基因型与表型相关性研究表明，一个常见的变异等位基因 SULT1A1*2（Arg213His，638G＞A）与酶活性低相关。不同种族在等位基因频率上存在显著差异，汉族受试者中 SULT1A1*2 的等位基因频率仅为 8%，SULT1A1*3（Met223Val，667A＞G）的等位基因频率为 0.6%。但是，SULT1A1*3 在非洲裔美国人受试者中的发生频率为 23%[44]。

SULT1A1 是 SULT 中研究最为深入的，其在药物他莫昔芬的代谢中起重要作用，SULT1A1 可能具有重要的临床意义。他莫昔芬可被 CYP450 代谢，首先经过 CYP2D6 形成活性代谢产物（4-羟他莫昔芬和 4-羟-N-去甲基他莫昔芬）。SULT1A1 是负责 4-羟他莫昔芬和 4-羟-N-去甲基他莫昔芬磺化的最主要 SULT 亚型，主要参与代谢羟基化他莫昔芬的磺化作用，使其失活然后排出体外。有报道显示 SULT1A1 酶活性降低导致 4-羟他莫昔芬和 4-羟-N-去甲基他莫昔芬浓度升高[45]。然而，其他研究并不支持 SULT1A1 基因型或拷贝数与他莫昔芬反应有关[46]。

（三）N-乙酰转移酶

N-乙酰转移酶（NAT）负责很多药物的乙酰化。NAT1 和 NAT2 能够催化卡比多巴和芳香胺药物的氨基、肼基和 N-羟基部分发生乙酰化。NAT1 广泛分布于全身各组织器官，而 NAT2 仅分布于肝脏，NAT1 能使一些简单的芳香胺类如 4-氨基苯甲酸发生乙酰化，也能与叶酸的分解代谢产物发生化合。NAT2 底物包括异烟肼、肼苯达嗪、普鲁卡因胺及咖啡因的代谢产物。普鲁卡因胺的乙酰化产物乙酰卡尼（N-乙酰普鲁卡因胺）是有生物活性的代谢产物，具有抗心律失常的作用。NAT1 和 NAT2 在代谢芳族胺和杂环胺等环境化学物质中起重要作用[47]。

NAT 多态性最初是从使用抗结核药异烟肼的患者中发现的，研究表明 60% 的患者尿中排出的是原药，而 25% 的患者排出的是无活性代谢产物。已知 N-乙酰转移酶的两种基因型 NAT1 和 NAT2 位于 8 号染色体；随后又有 NAT5 和 NAT8 两个基因型被发现，但其功能尚不清楚。在 NAT2 基因座上有多重等位基因，这是乙酰化表型产生的原因。野生型基因型为 NAT2*4，突变 NAT2 等位基因被命名为 NAT2*5～NAT2*19[48]。其中一些与慢代谢（NAT2*5、NAT2*6、NAT2*7）和快代谢（NAT2*11、NAT2*12、NAT2*13）有关。在欧洲人和非洲人中，*NAT2**5 的等位基因频率很高，*NAT2**7 的等位基因频率偏低，而在亚洲人则多为快代谢型。慢乙酰化型会造成血液中异烟肼浓度升高，导致毒性反应的增加。NAT2慢乙酰化代谢表型与膀胱癌的高风险相关[49]。

可被乙酰化的心血管药物包括普鲁卡因胺和肼屈嗪。在肼屈嗪和普鲁卡因胺的治疗过程中，慢乙酰化者产生抗核抗体的风险逐渐增强，有些患者可能患上药物诱导型狼疮。在狼疮与乙酰化者表型的相关性上，肼屈嗪比普鲁卡因胺更加明显。

（四）谷胱甘肽-*S*-转移酶

谷胱甘肽（glutathione，GSH）是细胞中主要的非蛋白巯基化合物，是由γ-谷氨酸、半胱氨酸和甘氨酸组成的三肽，在细胞防御和代谢中具有多种作用，主要包括保护细胞免遭氧化和嗜电子毒性物质的损害，保护细胞中蛋白或酶分子中巯基，使蛋白或酶处在活性状态。谷胱甘肽-*S*-转移酶（GST）催化 GSH 与缺电子的物质反应生成硫醚，硫醚被进一步代谢成稳定的代谢产物。因此 GST 在癌症发生和患癌风险中扮演重要的角色。依他尼酸既是GST 的抑制剂，又是其底物，并且其谷胱甘肽结合物是酶的抑制剂。氯贝丁酯也是 GST 的抑制剂，GST 抑制剂可能是通过干扰 GST 介导的结合反应来改变烷基化物质的效能。

已经鉴定出几种哺乳动物 GST，形成了 8 个不同的类别：α、κ、μ、ω、π、σ、θ、ξ，基因家族由大写英文字母 A、K、M、O、P、S、T、Z 来表示（如 GSTA），具体成员由阿拉伯数字来表示（如 GSTA1）。研究较多的 GST 基因家族为 *GSTA*、*GSTM*、*GSTP* 和 *GSTT*。谷胱甘肽-*S*-转移酶α（GSTA）家族位于 6 号染色体上，编码具有谷胱甘肽过氧化物酶活性的酶，其在脂质过氧化产物的解毒中起作用。谷胱甘肽-*S*-转移酶μ（GSTM）家族位于 1 号染色体，谷胱甘肽-*S*-转移酶 M1（GSTM1）是人体内重要的解毒酶，由 *GSTM1* 基因编码。GSTM1 活性缺乏与 GSTM1（*GSTM1* 空白）的纯合缺失导致缺乏相应的酶活性[50]。谷胱甘肽-*S*-转移酶π（GSTP1）具有提供"看守"功能的酶活性。*GSTP1* 表观遗传修饰可作为癌症早期诊断的生物标志物及预防或治疗的潜在靶标[51]。谷胱甘肽-*S*-转移酶θ（GSTT）家族位于 22 号染色体上，缺失的基因型导致酶功能缺失，可能会影响排毒作用。

GSTM1 和 *GSTT1* 经常缺失，生成无效基因型。*GSTM1*-无效与 *GSTT1*-无效的等位基因频率分别为 74% 和 38%。*GSTP1* 基因也有几个包含单个氨基酸改变的等位基因变异，其既影响蛋白质的稳定性，又影响底物的特异性。*GST* 基因与环境因素之间的相互作用在人类疾病中起重要作用[52]。虽然与谷胱甘肽的结合对环境化学物质来说非常重要，但其在治疗药物的体内处置过程中并不十分重要，尚无很好的例子能够说明该多态性具有临床相关后果。

（五）巯嘌呤甲基转移酶

巯嘌呤甲基转移酶（thiopurine methyltransferase，TPMT）位于胞质，是一种细胞质内的药物代谢酶，可催化细胞毒物和免疫抑制剂。许多有毒性的含硫嘌呤药物（如巯嘌呤、硫鸟嘌呤、硫唑嘌呤）的硫甲基化能够在肝脏被 TPMT 催化。

TPMT 催化 *S*-硫代嘌呤甲基转移酶的甲基与杂环芳香硫底物（如降压药卡托普利）相结合。*TPMT* 基因包含 10 个外显子，其中 8 个编码 245 个氨基酸的蛋白质，常见的突变位于外显子 5、7 和 10 中。TPMT 缺乏是由至少两个突变等位基因引起的，其中 *TPMT**2 等位基因编码一个点突变（Ala80Pro，238G＞C），生成低催化活性的酶。*TPMT**3A 编码 Ala154Thr（460G＞A）和 Tyr240Cys（719A＞G）的变异酶，它不稳定且降解快，在酵母中进行表达几乎没有活性。*TPMT**2 等位基因频率在高加索人群中为 0.2%，在非洲人群中为 0.08%，亚洲人群中暂未发现；*TPMT**3A 等位基因频率在高加索人群中为 3.5%，在非洲人群中为 0.2%，在亚洲人群中为 0.01%[53]。

治疗急性淋巴细胞白血病、自身免疫性疾病、肠炎、移植排斥等疾病的药物毒性增高与低 TPMT 活性有关。含硫嘌呤类药物常用于癌症化学疗法及免疫抑制疗法；TPMT 是此类药物代谢中最主要的酶之一，*TPMT* 基因的缺陷会让人体无法将这类药物灭活，导致大量活跃的硫代鸟嘌呤核苷酸（thioguanine nucleotide，TGN）在体内累积，从而引起严重甚至致命的骨髓抑制，表现为贫血、血小板减少症（导致出血）和白细胞减少症（导致感染）等，这是最常见的与剂量有关的含硫嘌呤类药物的不良事件[54]。

（六）儿茶酚-*O*-甲基转移酶

儿茶酚-*O*-甲基转移酶（catechol-*O*-methyltransferase，COMT）是一种广泛分布于机体的胞内酶，在儿茶酚胺神经递质的代谢中扮演着重要的角色，因其在儿茶酚胺甲基化中的作用而广为人知。COMT 的底物包括左旋多巴、去甲肾上腺素、肾上腺素、多巴胺、多巴酚丁胺、异丙肾上腺素和α-甲基多巴。COMT 的功能主要是消除有活性或毒性的儿茶酚胺及其他一些羟基化的代谢产物；COMT 也是血液与其他组织，如肠道黏膜、肾之间的酶性解毒屏障[55]。

COMT 是神经递质如去甲肾上腺素和药物（如 L-多巴）生物转化的关键酶。*COMT* 基因位于染色体 22q11.2，包含 6 个外显子。*COMT**2（Val158Met，472G＞A）包含一个点突变，导致生成的酶活性和稳定性降低。*COMT**2 是一种常见的变异，其等位基因频率因人群而异，Val 的等位基因频率在欧洲血统、非洲血统和亚洲血统的样本中分别为 48%、69% 和 62%，其多态性至少可影响四个领域的疾病包括精神、神经、心脏代谢疾病和癌症[55]。例如，儿茶酚胺通过对胰岛素分泌、葡萄糖代谢、钠尿、血管紧张度和心率的影响来影响心脏的代谢功能，与较低水平的儿茶酚胺相关的 *COMT**2 高活性的 Val 等位基因，与较低的心血管代谢危险因素（包括三酰甘油、收缩压和血红蛋白）相关。

第四节 心血管药物转运体

一、简介

药物转运体是表达于人体组织或其他不同动物组织中的一类跨膜蛋白。其参与分子的跨膜转运，对细胞的动态平稳起重要作用。这类蛋白可以分为两个超家族：腺苷三磷酸结合盒转运体（ATP-binding cassette transporter，ABC 转运体）超家族和溶质转运蛋白（solute carriers，SLC）家族。

ABC 转运体主要参与细胞的外排过程，在药物的解毒和多药耐药方面发挥着十分重要的作用。ABC 转运体需要 ATP 来驱动分子转运。ABC 转运体蛋白包括约 50 个成员，分为 7 个家族（ABCA～ABCG）。P-糖蛋白（P-gp）或由 *ABCB1* 编码的 MDR1 是肿瘤耐药中最早被阐明的一类膜转运蛋白，也是被大家熟知和研究最广泛的转运体。

SLC 家族主要参与细胞的摄入过程，限制药物进入细胞，但 SLC47A 转运体家族参与药物的外排。SLC 家族可以是自发的，依靠细胞膜内外电位差促进扩散或借助细胞内外离子浓度差发生继发性主动转运。SLC 超家族成员超过 300 个，分为 47 个家族。

药物转运体几乎存在于所有组织中。某些转运体（如 MRP1、MRP4）在各种组织中广泛表达，有些则只在特定组织中表达（如 MDR3 和 OATP1B1 仅存在于肝脏）。某一蛋白可能有多个被转运的底物，而且底物差异可以很大。在很多情况下，既定的膜转运体底物既可以是内源分子，也可以是外源物。近年来对体内药物转运体的研究已取得很大进展，许多药物已被证明是转运体的底物或抑制剂，如强心苷类、钙通道阻滞剂、多种抗肿瘤药、抗生素类药、HIV 蛋白酶抑制剂、免疫抑制剂等药物的体内转运均涉及特异的或非特异的转运体。因而，转运体在药物代谢中的重要性日益引起关注。

二、ABC 转运体

（一）ABCB1

P-gp 是一种存在细胞膜表面、可以有效减少亲脂性物质进入细胞内部的蛋白。它在小肠、胎盘、血脑屏障和血睾屏障中大量表达。其底物包括抗癌药物、心血管药物（如地高辛、奎尼丁）、HIV 蛋白酶抑制剂、免疫抑制剂（如环孢素）和 β 受体阻滞剂。分布于小肠的 P-gp 限制口服药物的生物利用度，而分布于血脑屏障的 P-gp 能减少药物渗透到中枢神经系统。P-gp 和 CYP3A4 存在底物特异性的重叠。P-gp 活性可经诱导或抑制，其底物、抑制剂及诱导剂在常用药物中普遍存在，能够介导多种药物的相互作用[56]。P-gp 可以被一些化合物（如利福平）所诱导，使底物的口服生物利用度降低。有一些配体（如奎尼丁）充当 P-gp 的抑制剂，能够提高底物（如地高辛）的生物利用度。对于一些治疗窗口窄的药物，生物利用度的改变可以引起血药浓度的相应改变而导致中毒或治疗无效[57, 58]。

ABCB1 是 MDR1 的编码基因，人类 *ABCB1* 基因位于染色体 7q21.12，含有 28 个外显子，全长 4.5kb，编码 1280 个氨基酸多肽，经糖基化后形成分子质量为 170kDa 的 P-gp。P-gp 依赖 ATP 供能，排出细胞内药物或毒物[59]。MDR1 有超过 50 个 SNP 已被报道。少数突变被认为是无效的，但有些突变可能通过在蛋白质重要区段编码不同的氨基酸，而使转运体具有功能性改变。与 P-gp 功能易变性相关的多态性包括 3435C＞T（Ile1145Ile）、1236C＞T 及 2677G＞A/T（Ala389Ser/Thr），携带 3435C＞T 突变型或 2677G＞A/T 突变型患者的 P-gp 蛋白表达水平降低，3435C＞T 变异与 2677G＞A/T、1236C＞T 变异型可能存在较强的连锁不平衡，构成特定的单倍型，协同调节 P-gp 的表达与功能。而 1236C＞T 突变不改变 P-gp 的表达，但可以改变 P-gp 的蛋白构象，造成配体−受体亲和力的下降或者与其他 SNP 构成单倍型降低 P-gp 的活性，从而导致 P-gp 外排功能减弱。在白种人中，3435C＞T 多态性为纯合子的个体占 25%～30%；亚洲人中的比例稍低，为 20%～25%；而非洲与美国的黑种人中比例更低，为 0～5%。

在 3435C＞T 等位基因纯合子的个体中，地高辛的血浆浓度增加了大约 40%，清除率减少了大约 25%。口服地高辛时 *ABCB1* 2677TT-3435TT 型个体较野生型个体的生物利用度显著提高（表 9-3），这可能是由于 *ABCB1* 2677TT-3435TT 型个体肾脏及肠道的 P-gp 活性较低[60]；急性心肌梗死并接受氯吡格雷治疗的患者中，3435TT 等位基因纯合子的患者 1 年心血管事件发生率高于野生型 3435CC 的患者［分别为 15.5%和 10.7%；调整后的危险比（HR）为 1.72，95%可信区间（CI）为 1.20~2.47］[19]。但是，并非所有的 P-gp 底物都受这种基因多态性的影响。因此，*ABCB1* 基因多态性的临床意义仍需进一步研究。

表 9-3　药物转运体基因多态性与心血管药物效应

基因	多态性	心血管药物	药物效应
ABCB1	3435C＞T（Ile1145Ile） 2677G＞A/T （Ala389 Ser/Thr）	地高辛	口服地高辛时 *ABCB1* 2677TT-3435TT 型个体较野生型个体的生物利用度提高
ABCC2	−24C＞T 1249G＞A（Val417Ile） 3972C＞T（Ile1324Ile）	辛伐他汀	三种多态性均与剂量降低或转向其他降胆固醇药物有关
ABCG2	421C＞T（Gln141Lys）	瑞舒伐他汀	*ABCG2* 421C＞T 患者服用瑞舒伐他汀的生物利用度高
SLCO1B1	521T＞C（Val174Ala）	辛伐他汀	携带 C 等位基因的患者血药浓度增加，如使用高剂量他汀则易发生肌病等不良反应
SLC22A1	181C＞T（Arg61Cys） 1260_1262delGAT （Met420del）	二甲双胍	与野生型 *SLC22A1* 相比，Met420del 和 Arg61Cys 携带者的肝脏中二甲双胍浓度降低，而全身血浆水平无变化
SLC22A2	596C＞T（Thr199Ile） 602C＞T（Thr201Met） 808G＞T（Ala270Ser）	二甲双胍	三种多态性与 OCT2 对二甲双胍的摄入量降低、二甲双胍血药浓度增高、肾清除率降低相关
SLC47A1	−66T＞C（rs2252281） rs2289669（G＞A）	二甲双胍	−66T＞C C 等位基因和 rs2289669 G＞A A 等位基因与更好的二甲双胍反应相关；rs2289669（G＞A）多态性与糖化血红蛋白（HbA1c）减少有关

（二）ABCC2

ABCC2 即腺苷三磷酸结合盒转运体 C2，又名多药耐药相关蛋白 2（multidrug resistance-associated protein 2，MRP2）或小管多种有机阴离子转运体（canalicular multispecific organic anion transporter，cMOAT），是一种膜转运蛋白，属于 ABC 转运体 C 亚家族中的一员。ABCC2 主要分布于肝细胞、肾近端小管细胞、肠上皮细胞、胆囊上皮细胞、胚胎及血脑屏障的内皮细胞这些极性细胞的顶端膜。ABCC2 介导的转运底物一般为阴离子，但当有还原型谷胱甘肽（GSH）存在时，ABCC2 也可以转运不带电或带正电的底物。ABCC2 能够识别与转运的多种物质，包括主动转运阴离子药物结合物，如葡萄糖醛酸盐类、硫酸盐类和谷胱甘肽结合物类；介导非结合型药物和外源性物质的能量依赖性外排转运，转运过程中 ATP 水解供能。已知 ABCC2 参与转运的药物主要有甲氨蝶呤、他汀类药物、抗癌药物、免疫抑制剂、抗菌药等。环孢素、丙磺舒、格列本脲、黄酮类、吲哚美辛、头孢匹胺、阿奇霉素和夫西地酸钠则可抑制 ABCC2 的转运功能[61]。

ABCC2 基因位于 10q24，包含 32 个外显子，其编码产生的 ABCC2 蛋白（MRP2）由 1545 个氨基酸组成，有 17 个跨膜螺旋结构，构成了 3 个跨膜结构域及 2 个高度保守的核

苷酸结合域。*ABCC2* 基因的 SNP 比较丰富，最常见的基因多态性位点是 5'端上游的−24C＞T，外显子 10 的 1249G＞A（Val417Ile）和外显子 28 的沉默突变 3972C＞T（Ile1324Ile），其中−24C＞T 在日本人中等位基因频率较高（18.8%），可能与 ABCC2 蛋白表达水平和转运活性的降低有关[62]。1249G＞A 在非洲裔美洲人中等位基因频率较高（25.7%），3972C＞T 在高加索人和西班牙人中等位基因频率较高，分别为 37.5% 和 37.3%。与野生型 H1 单倍型（−24C/1249G/3972C）相比，H2 单倍型（−24C/1249A/3972C）与增加的蛋白质表达和转运活性相关，H12 单倍型（−24T/1249G/3972T）与蛋白表达降低和转运活性降低相关[63]。

　　在辛伐他汀治疗期间，*ABCC2* 的遗传变异−24C＞T、1249G＞A 和 3972C＞T 均与剂量降低或转向其他降胆固醇药物有关。剂量减少或改用另一种药物通常表明出现了他汀类药物相关的不良反应，如肌病。在辛伐他汀使用者中，与 H2 单倍型（CAC）相比，*ABCC2*−24C＞T 基因型和 H12（TGT）单倍型，与降低剂量或改用其他降胆固醇药物的风险增加显著相关[63]。

（三）ABCG2

　　ABCG2 转运蛋白，也被称为乳腺癌相关蛋白（BCRP）或米托蒽醌耐药蛋白，是 ABC 转运体中 G 亚家族的一个成员。在人体正常组织中，ABCG2 主要表达于胎盘、结肠、小肠和肝脏。它可以有效地从细胞中排出各种化合物，包括细胞抑制剂、抗病毒药、他汀类药物、抗生素、镇痛药等。ABCG2 的抑制剂种类多，包括非特异性抑制剂（酪氨酸激酶抑制剂、姜黄素）和特异性抑制剂（烟曲霉素、新生霉素）等[64]。

　　ABCG2 基因位于 4q22，全长 66kb，由 16 个外显子和 15 个内含子组成，编码生成 655 个氨基酸的蛋白。ABCG2 含有一个 N 端的 ATP 结合域和一个位于 C 端的α-螺旋结构的横跨膜结构域，被称为半转运蛋白。功能研究表明 BCRP/ABCG2 要通过二硫键形成同源二聚体或低聚物，构成跨膜通道，才具有转运药物的功能。到目前为止，不同地区的调查揭示 *ABCG2* 基因的 180 多个遗传变异中，研究最多的非同义 *ABCG2* 多态性等位基因为 34G＞A（Val12Met）和 421C＞A（Gln141Lys），表现为蛋白功能下降[65]。34G＞A 影响 BCRP 蛋白在 Lewis 肺癌细胞血浆侧膜上的定位，而 421C＞A 与 BCRP 蛋白表达降低、ATP 酶活性下降有关。421C＞A 突变等位基因的发生频率存在种族差异，在亚洲人中的发生频率是 35%；其突变的高发生率，以及 BCRP 的组织分布和亚细胞内定位，有助于一定程度上解释基因变异对核苷衍生物分布的影响。其他影响 BCRP 转运活性的导致功能失活的非同义突变：623T＞C（Phe208Ser）不在膜上，使 BCRP 表达降低；742T＞C（Ser248Pro）和 1322G＞A（Set441Asn）位于蛋白的胞内域；376C＞T（Gln126X）和 1000G＞T（Glu334X）导致编码提前终止，产生无活性的蛋白。1291T＞C（Phe431Leu）变异对转运蛋白活性的影响为中等程度，可使其不能转运抗癌药物甲氨蝶呤，但能够介导内源性底物血卟啉的泵出，由此证明基因变异的影响也具有底物特异性和选择性。

　　部分他汀类药物的药代动力学与 *ABCG2* 421C＞A 有关，在中国人群中，瑞舒伐他汀的生物利用度在不同携带者中提高了两倍。瑞舒伐他汀的生物利用度升高还与药效动力学作用增强有关，进一步研究表明，*ABCG2* 421C＞A 携带者的低密度脂蛋白胆固醇水平显著降低[66]。

三、SLC 家族

（一）有机阴离子转运体

OATP1B1 是有机阴离子转运多肽（OATP），属于 SLC 家族，其特点是在机体内分布广泛且底物众多，主要分布于肝细胞基底侧，在许多药物肝摄入过程中起重要的作用。所以临床上常出现由其介导的药物相互作用导致的严重不良反应发生。OATP1B1 底物众多，很多在结构上不相关的药物会经由其转运，其中包括临床常用药物，如 HMG-CoA 还原酶抑制剂、血管紧张素 II 受体阻滞剂（沙坦类）、血管紧张素转换酶抑制剂和降糖药（列奈类）等。除了有机阴离子药物，OATP1B1 还可以转运中性（如地高辛）及两性药物（如非索非那定）[67]。利福平可以强效抑制 OATP1B1 对他汀类药物的摄入。吉非贝齐及其代谢物是 OATP1B1 的抑制剂，某些口服降糖药与 OATP1B1 介导摄入的他汀类药物存在相互作用。

OATP1B1 的编码基因为 *SLCO1B1*，定位于 12p21.2，全长 10.86kb，包括 14 个外显子，编码 691 个氨基酸。*SLCO1B1* 基因具有高度多态性，多种变异型对 OATP1B1 的表达和功能都有显著的影响，如 521T＞C（Val174Ala）和 388A＞G（Asn130Asp）等，521T＞C 在欧洲人和亚洲人中较为常见（等位基因频率为 10%～20%），在撒哈拉以南非洲人中等位基因频率较低（约 2%）；388A＞G 在欧洲人中等位基因频率约 26%，在南/中亚人中约为 39%，在东亚人中为 63%，在撒哈拉以南的非洲人中高至 77%。521T＞C 影响最大，它可以减少 OATP1B11 的表达量，从而影响其转运活性。研究表明，521T＞C 基因型能够减弱 OATP1B1 转运 3-硫酸雌酮（E3S）、17β-D-葡萄糖醛酸化雌二醇（E17βG）、利福平、普伐他汀、阿托伐他汀、瑞舒伐他汀和阿曲生坦的活性[68]。因此，*SLCO1B1* 的 SNP 对药物的消除和代谢动力学具有重要的影响。

他汀类药物是 HMG-CoA 还原酶抑制剂，是临床上常用且有效的降脂药物，广泛应用于高脂血症的治疗。除了氟伐他汀外，其他他汀类药物都是 OATP1B1 和 OATP1B3 的底物，人体内处置过程都会受到 OATP1B1 和 OATP1B3 活性的影响。研究表明，与 *SLCO1B1* 521T＞C TT 基因型人群相比，CC 基因型的人群中辛伐他汀酸的血药浓度增加 221%，匹伐他汀血药浓度增加 162%～191%（平均增加 173%），阿托伐他汀血药浓度增加 144%，普伐他汀的血药浓度增加 57%～130%（平均增加 90%），瑞舒伐他汀的血药浓度增加 62%～117%（平均增加 87%），但氟伐他汀血药浓度变化不大[69]。携带一个 521T＞C C 等位基因个体发生辛伐他汀肌病的比值比（odds ratio，OR）为 4.5，携带 2 个 C 等位基因发生辛伐他汀肌病的 OR 为 16.9。由于 *SLCO1B1* 521T＞C 降低了 OATP1B1 的转运活性，在突变的患者中，他汀转运吸收进入肝细胞的量减少，他汀的血药浓度增加，进而导致高剂量使用他汀的突变型患者容易发生肌病等不良反应[70]。因此，对于使用他汀类药物的患者，应根据其基因型不同进行个体化用药，在 *SLCO1B1* 521T＞C 的患者中，应该避免使用高剂量的他汀类药物。

中国人群中，*SLCO1B1* 基因最常见突变为 388A＞G（74%）和 521T＞C（14%）。伊立替康是一种强效抗癌药物，它在人体内的活性形式是 SN-38。SN-38 是 OATP1B1 的底物，OATP1B1 在肝细胞的基底外侧膜上表达，负责从全身循环中摄入 SN-38 到肝细胞。亚洲患者中，*SLCO1B1**15/*15（388G-521C）基因型对 SN-38 的摄入活性降低，从而导致 SN-38 血浆浓度升高和中性粒细胞减少症的风险增加[71]。

（二）有机阳离子转运体

有机阳离子转运体（OCT）属于 SLC 家族，OCT 介导了一些药物、毒物和内源性化合物等一系列有机阳离子的转运，包括 OCT1、OCT2 和 OCT3 3 个异构体。OCT 家族的第一成员 OCT1 在许多外源性药物的吸收、分布和排泄中发挥着重要的作用。OCT1 存在许多基因多态性，有些多态性与其转运活性密切相关。OCT2 主要是将血液中的有机阳离子物质转运到肾脏进行排泄，而 OCT3 与一些有机阳离子药物进入大脑发挥作用有关。

1. OCT1（*SLC22A1*） OCT1 是一个内向转运体，主要存在于肝细胞基侧膜，与肝细胞对有机阳离子底物的摄入有关，在肠道上皮细胞也有分布。OCT1 的底物有很多，包括四乙胺、1-甲基-4-苯基吡啶，以及临床药物如抗震颤麻痹药（金刚烷胺、美金刚）、黄酮类化合物、降糖药（苯乙双胍、二甲双胍）、H_2 受体拮抗剂、生物胺（多巴胺、去甲肾上腺素）及一些内源性化合物（胆碱、胆酐）[72]，OCT1 还介导阴离子药物前列腺素的转运。还有一部分药物不经 OCT1 转运，但对其有抑制效应，最具代表性的是非甾体抗炎药吲哚美辛、双氯芬酸和匹罗昔康。

编码 OCT1 的人类 *SLC22A1* 基因由 11 个外显子组成，定位于 6q25.3，跨度约为 37kb。*SLC22A1* 在不同种族的人群中具有高度多态性，*SLC22A1* 中重要的非同义变异，具有降低转运体活性和改变底物配置、反应或不良反应的作用。最常见的功能性氨基酸替换包括 Arg61Cys（181C>T）、Gly401Ser（1201G＞A）、Met420del（1260_1262delGAT）和 Gly465Arg（1393G＞A），其中 Met420del 突变在不同种族中的频率差异最大，美洲人和欧洲人分别为 28.8%、18.4%，南亚人为 14.5%，非洲人为 4.5%，东亚人仅为 0.5%[73]。Arg61Cys 可诱导 OCT1 活性在整个底物范围内强烈丧失，从而导致 OCT1 介导所测试的所有底物（包括二甲双胍）摄入量的降低均超过 70%。Met420del 是最常见的 OCT1 功能性变体，其不会影响 1-甲基-4-苯基吡啶（MPP$^+$）的吸收[74]，但会导致二甲双胍的摄入量显著下降（>60%）。Gly465Arg 变异可能会导致 OCT1 的完全失活[75]。

二甲双胍在新诊断的 2 型糖尿病（T2DM）患者中作为单一疗法的首选口服降糖药物，但是二甲双胍反应在个体之间存在相当大的差异，约 35%的患者未能实现初始血糖控制，这种药物处置和作用表型差异的变异性可能是二甲双胍药代动力学和药效动力学的基因多态性所致。由 *SLC22A1* 基因编码的 OCT1 负责肝脏二甲双胍的摄入。与野生型 SLC22A1 相比，作为降低 OCT1 功能性的变体 Met420del 和 Arg61Cys 携带者的肝脏中二甲双胍浓度降低，而全身血浆水平没有变化。这表明 SLC22A1 功能降低的变异体携带者中二甲双胍的肝脏分布减少，并且二甲双胍的血浆水平不能反映肝脏暴露情况。关于该基因的多态性是否与二甲双胍的降糖作用有关，仍存在争议[76]。

2. OCT2（*SLC22A2*） OCT2 功能涉及临床上许多常用药物和重要内源性物质在体内的代谢过程。OCT2 主要分布在肾小管上皮细胞的外侧基底膜，是肾脏主动分泌有机阳离子的一个主要转运体。OCT2 作为肾脏中表达丰富的一种 OCT，与许多有机阳离子药物代谢有着密切的关系。OCT2 的底物包括二甲双胍、苯乙双胍、金刚烷胺、美金刚、西咪替丁、胆素、奎宁等。OCT2 的抑制剂包括可卡因、地昔帕明、丙米嗪、格帕沙星、甲哌苯庚醇、N^1-甲基烟酰胺、萘莫司他、尼古丁、酚苄明、普鲁卡因胺、奎尼丁、甲氧苄氨、维拉帕米。

编码 OCT2 的人类 *SLC22A2* 基因定位于 6q25.3，包含 11 个外显子。研究发现了人类 *SLC22A2* 多态性及其相应的功能特点，一部分突变对于 OCT2 功能的改变已经明确。*SLC22A2* 基因多态性中部分突变可以引起核苷酸的改变；134～135insA 位点单核苷酸的插入引起了 48 位核苷酸的位置提早出现了终止密码子；4 个非同义突变：Met165Ile（495G＞C/A）、Ala270Ser（808G＞T）、Arg400Cys（1198G＞A/T）、Lys432Gln（1294A＞G/C）中，仅 Ala270Ser（808G＞T）有较高的等位基因频率，其中美洲人中为 9.2%，非洲人中在 18.5%。此外，Thr199Ile（596C＞T）和 Thr201Met（602C＞T）变异只在亚洲人群中发现，其等位基因频率较低（＜1%）。*SLC22A2* 基因中存在的一些突变可以引起蛋白质改变，进而可能会引起肾脏对有机阳离子清除功能的改变。Lys432Gln 对于 MPP$^+$ 的摄入作用相对于野生型（11.8μmol/L）表现出较低的 K_m 值（6.6μmol/L）；Met165Ile 和 Arg400Cys 的突变型最大转运率较低；在四丁胺抑制 OCT2 转运 MPP$^+$ 的实验中，Ala270Ser 突变相比野生型的 K_i 值大（274μmol/L vs. 148μmol/L），Lys432Gln 和 Arg400Cys 突变后 K_i 值减小，分别为 77μmol/L 与 99μmol/L[77]。

SLC22A2 基因多态性与顺铂肾毒性的易感性相关。*SLC22A2* 基因 808G＞T 突变致使 OCT2 对底物的转运能力降低，而蛋白表达没有变化。Iwata 等[78]研究发现 *SLC22A2* 808 位点 GG、GT 基因型患者分别使用顺铂后，27% 的 GG 基因型患者显示 II 度肌酐升高，而 GT 基因型患者未发现明显的肾毒性，表明 *SLC22A2* 基因 808G＞T 突变有可能减轻顺铂的肾毒性。

口服二甲双胍因为不被代谢而经由肾脏清除，而 OCT2 主要分布在肾脏，所以 OCT2 在二甲双胍的分布上起重要作用，负责将二甲双胍从血流中转运到肾上皮细胞。研究发现 *SLC22A2* 基因的 596C＞T、602C＞T 及 808G＞T 变异可以导致 OCT2 对二甲双胍的摄入量降低，二甲双胍血药浓度增高，肾清除率降低[79]。因为二甲双胍主要通过 OCT2 的主动分泌清除，在全部清除率中占 80% 以上，所以 OCT2 转运功能受影响必定导致二甲双胍肾脏清除率受影响。

3. MATE1（*SLC47A1*） 多药和有毒化合物外排转运（multidrug and toxic compound extrusion，MATE）蛋白是电子中性转运蛋白，其独立于钠梯度运行，但使用相反方向的质子梯度作为驱动力[80]。MATE 内源性底物包括有机阳离子肌酸酐、胍、硫胺素，以及有机阴离子雌酮硫酸盐。已有约 30 种临床使用的药物显示可与 MATE 蛋白相互作用，并且已鉴定出几种可作为转运底物，如二甲双胍、西咪替丁、奥沙利铂、阿昔洛韦和非索非那定[81]。MATE 转运蛋白家族包括 MATE1 和 MATE2，MATE1 主要表达于肾脏的刷状缘膜和肝脏的胆小管，可介导包括二甲双胍在内的阳离子药物从肾小管上皮细胞的外排和从胆小管排泄到胆汁。

MATE1 属于有机阳离子 H$^+$ 反向转运体，由 *SLC47A1* 基因编码，位于染色体 17p11.2。*SLC47A1* 基因中发现多个非同义 SNP，Gly64Asp（191G＞A）和 Val480Met（1438G＞A）突变导致 MATE1 功能完全丧失，等位基因频率＜5%，并且未发现纯合子携带者。

SLC47A1 基因启动子变异体 rs2252281（-66T＞C）C 等位基因和内含子变异体

rs2289669（G＞A）A 等位基因与更好的二甲双胍反应相关。rs2289669（G＞A）多态性与 HbA1c 减少有关,与 G 等位基因携带者相比,未成年人 A 等位基因纯合子携带者的 HbA1c 降低至 1/2（1.10%±0.18% vs. 0.55%±0.09%）[82]。–66T＞C 多态性不影响二甲双胍的分布,但 *SLC47A1* 等位基因 CC 纯合型的健康志愿者对二甲双胍的降糖反应更大[83]。

4. CTR1（*SLC31A1*）　铜离子转运蛋白 1（copper transporter protein 1, CTR1）是 SLC31 溶质载体家族的成员,分布在人体肾近端小管细胞的基底外侧膜上,在调节铜离子的细胞稳态中起主要作用。CTR1 最初在酿酒酵母中被发现,为高亲和力铜转运的蛋白质。CTR1 在组织中普遍表达,在脉络丛、肾小管及眼、卵巢和睾丸的结缔组织中特别丰富[84]。组织中 CTR1 的水平可能受诸如妊娠或哺乳期等生理状态的影响。CTR1 介导与能量无关的铜离子传输,表观 K_m 为 2~5μmol/L。银是 CTR1 介导的转运的有效抑制剂,而二价金属离子无效,这表明 CTR1 转运还原形式的铜 Cu（Ⅰ）[85]。

CTR1 由 *SLC31A1* 基因编码,*SLC31A1* 基因位于染色体 9q32,编码 190 个氨基酸,全长 28kDa,包含细胞外的 N 端和细胞质内 C 端的 3 个跨膜结构域蛋白质。它们作为同源三聚体相互作用,通过脂质双层形成漂亮的螺旋孔。研究较多的 *SLC31A1* 多态性位点均位于内含子中,包括 rs10981694（A＞C）,与顺铂诱导的耳毒性有关,中国人中等位基因频率约为 25%,非洲裔美国人中约为 3%;rs12686377（C＞A/T）和 rs7851395（A＞G）与肾保护及维持估计的肾小球滤过率（eGFR）有关[86],rs12686377（G＞T）在中国人中等位基因频率为 36%,高加索人群中为 19%;rs7851395（A＞G）在中国人中等位基因频率约为 46%,在高加索人群中约为 61%。

SLC31A1 遗传变异体 rs10981694（A＞C）与顺铂诱导的非小细胞肺癌（NSCLC）的严重毒性有关,携带 C 等位基因的患者更容易发生耳毒性,但不影响总体生存率[87]。在 NSCLC 患者中,*SLC31A1* 基因多态性（rs7851395 A＞G 和 rs12686377 G＞T）与铂耐药相关。具有 GT 单倍型的患者对铂耐药性的敏感性增加（*P*＜0.05）,而具有 AG 单倍型的患者存活时间更长（*P*＜0.05）[88]。

结　　语

目前的研究已经证实大多数与心血管药物体内代谢与转运相关的基因都显示出基因异质性。目前已经报道的基因多态性大多来源于基因的编码区,近几年来随着测序技术的发展,越来越多调节区域内的多态性也逐渐被报道。SNP 的存在并不一定意味着功能性产物的诞生,即使某个多态性是功能性的,也不一定会引起药物动力学的显著改变。多态性对酶功能的影响取决于许多因素,包括酶活性被影响的程度、代谢酶作用在药物清除过程中所占的比例、浓度-效应曲线的陡峭程度、治疗窗的宽度等。只有综合考虑上述因素才能合理预测其临床关联性,此外还需通过针对性的临床试验来证实。

当药物代谢或转运过度依赖于某个单一的酶或转运体时,该酶或转运体的基因多态性将会导致明显的药物治疗差异。此外,当同时服用其他药物能够通过诱导作用或抑制作用调节该酶或转运体的活性时,药物的代谢和处置过程将会受到极大的影响。

随着人类基因组计划的完成和后基因组时代的到来,真正意义上的个体化用药变成现实。利用先进的分子生物学技术对不同个体的心血管药物相关基因（药物代谢酶和转运体）

进行检测解读，临床医师可以根据患者的基因型资料实施给药方案，以提高药物的疗效和降低药物的毒副反应，同时减轻患者的痛苦和经济负担，这种基因导向的个体化用药，代表着药物基因组学与临床个体化药物治疗完美结合，具有十分重要的意义。

（李　清）

参 考 文 献

［1］ Evans W E, Relling M V. Pharmacogenomics: translating functional genomics into rational therapeutics ［J］. Science, 1999, 286 (5439): 487-491.

［2］ Nebert D W, Russell D W. Clinical importance of the cytochromes P450 ［J］. Lancet (London, England), 2002, 360 (9340): 1155-1162.

［3］ Zanger U M, Schwab M. Cytochrome P450 enzymes in drug metabolism: regulation of gene expression, enzyme activities, and impact of genetic variation ［J］. Pharmacology & Therapeutics, 2013, 138 (1): 103-141.

［4］ Zhou S F, Wang B, Yang L P, et al. Structure, function, regulation and polymorphism and the clinical significance of human cytochrome P450 1A2 ［J］. Drug Metabolism Reviews, 2010, 42 (2): 268-354.

［5］ Fuhr U, Jetter A, Kirchheiner J. Appropriate phenotyping procedures for drug metabolizing enzymes and transporters in humans and their simultaneous use in the "cocktail" approach ［J］. Clinical Pharmacology and Therapeutics, 2007, 81 (2): 270-283.

［6］ Zhou S F, Yang L P, Zhou Z W, et al. Insights into the substrate specificity, inhibitors, regulation, and polymorphisms and the clinical impact of human cytochrome P450 1A2 ［J］. The AAPS Journal, 2009, 11 (3): 481-494.

［7］ Aklillu E, Carrillo J A, Makonnen E, et al. Genetic polymorphism of CYP1A2 in Ethiopians affecting induction and expression: characterization of novel haplotypes with single-nucleotide polymorphisms in intron 1 ［J］. Molecular Pharmacology, 2003, 64 (3): 659-669.

［8］ Bohanec Grabar P, Rozman B, Tomsic M, et al. Genetic polymorphism of CYP1A2 and the toxicity of leflunomide treatment in rheumatoid arthritis patients ［J］. European Journal of Clinical Pharmacology, 2008, 64 (9): 871-876.

［9］ Eap C B, Bender S, Jaquenoud Sirot E, et al. Nonresponse to clozapine and ultrarapid CYP1A2 activity: clinical data and analysis of CYP1A2 gene ［J］. Journal of Clinical Psychopharmacology, 2004, 24 (2): 214-219.

［10］ Daly A K, King B P. Pharmacogenetics of oral anticoagulants ［J］. Pharmacogenetics, 2003, 13 (5): 247-252.

［11］ Daly A K, Rettie A E, Fowler D M, et al. Pharmacogenomics of CYP2C9: functional and clinical considerations ［J］. Journal of Personalized Medicine, 2017, 8 (1): 1.

［12］ Zhou Y, Ingelman-Sundberg M, Lauschke V M. Worldwide distribution of cytochrome P450 alleles: a meta-analysis of population-scale sequencing projects ［J］. Clinical Pharmacology and Therapeutics, 2017, 102 (4): 688-700.

［13］ Johnson J A, Cavallari L H. Warfarin pharmacogenetics ［J］. Trends in Cardiovascular Medicine, 2015, 25 (1): 33-41.

［14］ Takahashi H, Echizen H. Pharmacogenetics of warfarin elimination and its clinical implications ［J］. Clinical Pharmacokinetics, 2001, 40 (8): 587-603.

［15］ Scordo M G, Pengo V, Spina E, et al. Influence of CYP2C9 and CYP2C19 genetic polymorphisms on warfarin maintenance dose and metabolic clearance ［J］. Clinical Pharmacology and Therapeutics, 2002, 72 (6): 702-710.

［16］ Sanderson S, Emery J, Higgins J. CYP2C9 gene variants, drug dose, and bleeding risk in warfarin-treated patients: a HuGEnet systematic review and meta-analysis ［J］. Genetics in Medicine: Official Journal of the American College of Medical Genetics, 2005, 7 (2): 97-104.

［17］ Yasar U, Forslund-Bergengren C, Tybring G, et al. Pharmacokinetics of losartan and its metabolite E-3174 in relation to the CYP2C9 genotype ［J］. Clinical Pharmacology and Therapeutics, 2002, 71 (1): 89-98.

［18］ Sibbing D, Koch W, Gebhard D, et al. Cytochrome 2C19*17 allelic variant, platelet aggregation, bleeding events, and stent thrombosis in clopidogrel-treated patients with coronary stent placement ［J］. Circulation, 2010, 121 (4): 512-518.

［19］ Simon T, Verstuyft C, Mary-Krause M, et al. Genetic determinants of response to clopidogrel and cardiovascular events ［J］. The New England Journal of Medicine, 2009, 360 (4): 363-375.

［20］ Zhou S F. Polymorphism of human cytochrome P450 2D6 and its clinical significance: Part Ⅰ ［J］. Clinical Pharmacokinetics, 2009, 48 (11): 689-723.

［21］ Aklillu E, Persson I, Bertilsson L, et al. Frequent distribution of ultrarapid metabolizers of debrisoquine in an Ethiopian population carrying duplicated and multiduplicated functional CYP2D6 alleles [J]. The Journal of Pharmacology and Experimental Therapeutics, 1996, 278 (1): 441-446.

[22] Meloche M, Khazaka M, Kassem I, et al. CYP2D6 polymorphism and its impact on the clinical response to metoprolol: A systematic review and meta-analysis [J]. British Journal of Clinical Pharmacology, 2020, 86 (6): 1015-1033.

[23] Frye R F, Branch R A. Effect of chronic disulfiram administration on the activities of CYP1A2, CYP2C19, CYP2D6, CYP2E1, and N-acetyltransferase in healthy human subjects [J]. British Journal of Clinical Pharmacology, 2002, 53 (2): 155-162.

[24] Frye R F, Adedoyin A, Mauro K, et al. Use of chlorzoxazone as an in vivo probe of cytochrome P450 2E1: choice of dose and phenotypic trait measure [J]. Journal of Clinical Pharmacology, 1998, 38 (1): 82-89.

[25] Hu Y, Hakkola J, Oscarson M, et al. Structural and functional characterization of the 5'-flanking region of the rat and human cytochrome P450 2E1 genes: identification of a polymorphic repeat in the human gene[J]. Biochemical and Biophysical Research Communications, 1999, 263 (2): 286-293.

[26] Roy P D, Majumder M, Roy B. Pharmacogenomics of anti-TB drugs-related hepatotoxicity [J]. Pharmacogenomics, 2008, 9 (3): 311-321.

[27] Lynch T, Price A. The effect of cytochrome P450 metabolism on drug response, interactions, and adverse effects [J]. American Family Physician, 2007, 76 (3): 391-396.

[28] Lee J I, Chaves-Gnecco D, Amico J A, et al. Application of semisimultaneous midazolam administration for hepatic and intestinal cytochrome P450 3A phenotyping [J]. Clinical Pharmacology and Therapeutics, 2002, 72 (6): 718-728.

[29] Werk A N, Cascorbi I. Functional gene variants of CYP3A4 [J]. Clinical Pharmacology and Therapeutics, 2014, 96 (3): 340-348.

[30] Lamba J K, Lin Y S, Schuetz E G, et al. Genetic contribution to variable human CYP3A-mediated metabolism [J]. Advanced Drug Delivery Reviews, 2002, 54 (10): 1271-1294.

[31] Elens L, van Gelder T, Hesselink D A, et al. CYP3A4*22: promising newly identified CYP3A4 variant allele for personalizing pharmacotherapy [J]. Pharmacogenomics, 2013, 14 (1): 47-62.

[32] Cashman J R, Zhang J. Interindividual differences of human flavin-containing monooxygenase 3: genetic polymorphisms and functional variation [J]. Drug Metabolism and Disposition: the Biological Fate of Chemicals, 2002, 30 (10): 1043-1052.

[33] Yamazaki H, Shimizu M. Survey of variants of human flavin-containing monooxygenase 3 (FMO3) and their drug oxidation activities [J]. Biochemical Pharmacology, 2013, 85 (11): 1588-1593.

[34] Phillips I R, Shephard E A. Flavin-containing monooxygenases: mutations, disease and drug response [J]. Trends in Pharmacological Sciences, 2008, 29 (6): 294-301.

[35] Yan M, Webster L T, Blumer J L. Kinetic interactions of dopamine and dobutamine with human catechol-O-methyltransferase and monoamine oxidase in vitro [J]. The Journal of Pharmacology and Experimental Therapeutics, 2002, 301 (1): 315-321.

[36] Ashmarin I P, Danilova R A, Obukhova M F, et al. Main ethanol metabolizing alcohol dehydrogenases (ADH I and ADH IV): biochemical functions and the physiological manifestation [J]. FEBS Letters, 2000, 486 (1): 49-51.

[37] Polimanti R, Gelernter J. ADH1B: From alcoholism, natural selection, and cancer to the human phenome [J]. American Journal of Medical Genetics Part B, Neuropsychiatric Genetics, 2018, 177 (2): 113-125.

[38] Vasiliou V, Pappa A. Polymorphisms of human aldehyde dehydrogenases. Consequences for drug metabolism and disease [J]. Pharmacology, 2000, 61 (3): 192-198.

[39] Stingl J C, Bartels H, Viviani R, et al. Relevance of UDP-glucuronosyltransferase polymorphisms for drug dosing: a quantitative systematic review [J]. Pharmacology & Therapeutics, 2014, 141 (1): 92-116.

[40] Wang Y H, Trucksis M, McElwee J J, et al. UGT2B17 genetic polymorphisms dramatically affect the pharmacokinetics of MK-7246 in healthy subjects in a first-in-human study [J]. Clinical Pharmacology and Therapeutics, 2012, 92 (1): 96-102.

[41] Yang Y, Zhou M, Hu M, et al. UGT1A1*6 and UGT1A1*28 polymorphisms are correlated with irinotecan-induced toxicity: a meta-analysis [J]. Asia-Pacific Journal of Clinical Oncology, 2018, 14 (5): e479-e489.

[42] Kahma H, Filppula A M, Neuvonen M, et al. Clopidogrel carboxylic acid glucuronidation is mediated mainly by UGT2B7, UGT2B4, and UGT2B17: implications for pharmacogenetics and drug-drug interactions [J]. Drug Metabolism and Disposition: the Biological Fate of Chemicals, 2018, 46 (2): 141-150.

[43] Suiko M, Kurogi K, Hashiguchi T, et al. Updated perspectives on the cytosolic sulfotransferases (SULTs) and SULT-mediated sulfation [J]. Bioscience, Biotechnology, and Biochemistry, 2017, 81 (1): 63-72.

[44] Carlini E J, Raftogianis R B, Wood T C, et al. Sulfation pharmacogenetics: SULT1A1 and SULT1A2 allele frequencies in Caucasian, Chinese and African-American subjects [J]. Pharmacogenetics, 2001, 11 (1): 57-68.

[45] Sanchez-Spitman A B, Dezentjé V O, Swen J J, et al. Genetic polymorphisms of 3'-untranslated region of SULT1A1 and their impact on tamoxifen metabolism and efficacy [J]. Breast Cancer Research and Treatment, 2018, 172 (2): 401-411.

［46］Grabinski J L，Smith L S，Chisholm G B，et al. Genotypic and allelic frequencies of SULT1A1 polymorphisms in women receiving adjuvant tamoxifen therapy ［J］. Breast Cancer Research and Treatment，2006，95（1）：13-16.

［47］Grant D M，Goodfellow G H，Sugamori K，et al. Pharmacogenetics of the human arylamine N-acetyltransferases ［J］. Pharmacology，2000，61（3）：204-211.

［48］McDonagh E M，Boukouvala S，Aklillu E，et al. PharmGKB summary：very important pharmacogene information for N-acetyltransferase 2 ［J］. Pharmacogenetics and Genomics，2014，24（8）：409-425.

［49］Zhu Z，Zhang J，Jiang W，et al. Risks on N-acetyltransferase 2 and bladder cancer：a meta-analysis ［J］. OncoTargets and Therapy，2015，8：3715-3720.

［50］Bhattacharjee P，Paul S，Banerjee M，et al. Functional compensation of glutathione S-transferase M1（GSTM1）null by another GST superfamily member，GSTM2 ［J］. Scientific Reports，2013，3：2704.

［51］Schnekenburger M，Karius T，Diederich M. Regulation of epigenetic traits of the glutathione S-transferase P1 gene：from detoxification toward cancer prevention and diagnosis ［J］. Frontiers in Pharmacology，2014，5：170.

［52］Hollman A L，Tchounwou P B，Huang H C. The association between gene-environment interactions and diseases involving the human GST superfamily with SNP variants ［J］. International Journal of Environmental Research and Public Health，2016，13（4）：379.

［53］Asadov C，Aliyeva G，Mustafayeva K. Thiopurine S-methyltransferase as a pharmacogenetic biomarker：significance of testing and review of major methods ［J］. Cardiovascular & Hematological Agents in Medicinal Chemistry，2017，15（1）：23-30.

［54］Sahasranaman S，Howard D，Roy S. Clinical pharmacology and pharmacogenetics of thiopurines ［J］. European Journal of Clinical Pharmacology，2008，64（8）：753-767.

［55］Hall K T，Loscalzo J，Kaptchuk T J. Systems pharmacogenomics-gene，disease，drug and placebo interactions：a case study in COMT ［J］. Pharmacogenomics，2019，20（7）：529-551.

［56］Wessler J D，Grip L T，Mendell J，et al. The P-glycoprotein transport system and cardiovascular drugs ［J］. Journal of the American College of Cardiology，2013，61（25）：2495-2502.

［57］Ayrton A，Morgan P. Role of transport proteins in drug absorption，distribution and excretion ［J］. Xenobiotica，2001，31（8/9）：469-497.

［58］Lin J H，Yamazaki M. Role of P-glycoprotein in pharmacokinetics：clinical implications ［J］. Clinical Pharmacokinetics，2003，42（1）：59-98.

［59］Marzolini C，Paus E，Buclin T，et al. Polymorphisms in human MDR1（P-glycoprotein）：recent advances and clinical relevance ［J］. Clinical Pharmacology and Therapeutics，2004，75（1）：13-33.

［60］Kurata Y，Ieiri I，Kimura M，et al. Role of human MDR1 gene polymorphism in bioavailability and interaction of digoxin，a substrate of P-glycoprotein ［J］. Clinical Pharmacology and Therapeutics，2002，72（2）：209-219.

［61］Jedlitschky G，Hoffmann U，Kroemer H K. Structure and function of the MRP2（ABCC2）protein and its role in drug disposition ［J］. Expert Opinion on Drug Metabolism & Toxicology，2006，2（3）：351-366.

［62］Suzuki H，Sugiyama Y. Single nucleotide polymorphisms in multidrug resistance associated protein 2（MRP2/ABCC2）：its impact on drug disposition ［J］. Advanced Drug Delivery Reviews，2002，54（10）：1311-1331.

［63］Becker M L，Elens L L，Visser L E，et al. Genetic variation in the ABCC2 gene is associated with dose decreases or switches to other cholesterol-lowering drugs during simvastatin and atorvastatin therapy［J］. The Pharmacogenomics Journal，2013，13（3）：251-256.

［64］Doyle L，Ross D D. Multidrug resistance mediated by the breast cancer resistance protein BCRP（ABCG2）［J］. Oncogene，2003，22（47）：7340-7358.

［65］Bruhn O，Cascorbi I. Polymorphisms of the drug transporters ABCB1，ABCG2，ABCC2 and ABCC3 and their impact on drug bioavailability and clinical relevance ［J］. Expert Opinion on Drug Metabolism & Toxicology，2014，10（10）：1337-1354.

［66］Hu M，To K K，Mak V W，et al. The ABCG2 transporter and its relations with the pharmacokinetics，drug interaction and lipid-lowering effects of statins ［J］. Expert Opinion on Drug Metabolism & Toxicology，2011，7（1）：49-62.

［67］Niemi M，Pasanen M K，Neuvonen P J. Organic anion transporting polypeptide 1B1：a genetically polymorphic transporter of major importance for hepatic drug uptake ［J］. Pharmacological Reviews，2011，63（1）：157-181.

［68］Tirona R G，Leake B F，Merino G，et al. Polymorphisms in OATP-C：identification of multiple allelic variants associated with altered transport activity among European-and African-Americans ［J］. The Journal of Biological Chemistry，2001，276（38）：35669-35675.

［69］Ramsey L B，Johnson S G，Caudle K E，et al. The clinical pharmacogenetics implementation consortium guideline for SLCO1B1 and simvastatin-induced myopathy：2014 update ［J］. Clinical Pharmacology and Therapeutics，2014，96（4）：423-428.

［70］SEARCH Collaborative Group，Link E，Parish S，et al. SLCO1B1 variants and statin-induced myopathy：a genomewide study ［J］. The New England Journal of Medicine，2008，359（8）：789-799.

［71］Takane H，Kawamoto K，Sasaki T，et al. Life-threatening toxicities in a patient with UGT1A1*6/*28 and SLCO1B1*15/*15 genotypes after irinotecan-based chemotherapy ［J］. Cancer Chemotherapy and Pharmacology，2009，63（6）：1165-1169.

［72］Koepsell H，Lips K，Volk C. Polyspecific organic cation transporters：structure，function，physiological roles，and biopharmaceutical implications ［J］. Pharmaceutical Research，2007，24（7）：1227-1251.

［73］Brosseau N，Ramotar D. The human organic cation transporter OCT1 and its role as a target for drug responses ［J］. Drug Metabolism Reviews，2019，51（4）：389-407.

［74］Kerb R，Brinkmann U，Chatskaia N，et al. Identification of genetic variations of the human organic cation transporter hOCT1 and their functional consequences ［J］. Pharmacogenetics，2002，12（8）：591-595.

［75］Seitz T，Stalmann R，Dalila N，et al. Global genetic analyses reveal strong inter-ethnic variability in the loss of activity of the organic cation transporter OCT1 ［J］. Genome Medicine，2015，7（1）：56.

［76］Edith Pascale Mofo Mato，Guewo-Fokeng M，Essop M F，et al. Genetic polymorphisms of organic cation transporter 1（OCT1）and responses to metformin therapy in individuals with type 2 diabetes：a systematic review ［J］. Medicine，2018，97（27）：e11349.

［77］Leabman M K，Huang C C，Kawamoto M，et al. Polymorphisms in a human kidney xenobiotic transporter，OCT2，exhibit altered function ［J］. Pharmacogenetics，2002，12（5）：395-405.

［78］Iwata K，Aizawa K，Kamitsu S，et al. Effects of genetic variants in SLC22A2 organic cation transporter 2 and SLC47A1 multidrug and toxin extrusion 1 transporter on cisplatin-induced adverse events ［J］. Clinical and Experimental Nephrology，2012，16（6）：843-851.

［79］Song I S，Shin H J，Shim E J，et al. Genetic variants of the organic cation transporter 2 influence the disposition of metformin ［J］. Clinical Pharmacology and Therapeutics，2008，84（5）：559-562.

［80］Tsuda M，Terada T，Asaka J，et al. Oppositely directed H^+ gradient functions as a driving force of rat H^+/organic cation antiporter MATE1 ［J］. American Journal of Physiology. Renal Physiology，2007，292（2）：F593-F598.

［81］Tanihara Y，Masuda S，Sato T，et al. Substrate specificity of MATE1 and MATE2-K，human multidrug and toxin extrusions/H（+）-organic cation antiporters ［J］. Biochemical Pharmacology，2007，74（2）：359-371.

［82］Tkáč I，Klimčáková L，Javorský M，et al. Pharmacogenomic association between a variant in SLC47A1 gene and therapeutic response to metformin in type 2 diabetes ［J］. Diabetes，Obesity & Metabolism，2013，15（2）：189-191.

［83］Stocker S L，Morrissey K M，Yee S W，et al. The effect of novel promoter variants in MATE1 and MATE2 on the pharmacokinetics and pharmacodynamics of metformin ［J］. Clinical Pharmacology and Therapeutics，2013，93（2）：186-194.

［84］Kuo Y M，Zhou B，Cosco D，et al. The copper transporter CTR1 provides an essential function in mammalian embryonic development ［J］. PNAS，2001，98（12）：6836-6841.

［85］Lee J，Peña M M，Nose Y，et al. Biochemical characterization of the human copper transporter Ctr1［J］. The Journal of Biological Chemistry，2002，277（6）：4380-4387.

［86］Chang C，Hu Y，Hogan S L，et al. Pharmacogenomic variants may influence the urinary excretion of novel kidney injury biomarkers in patients receiving cisplatin ［J］. International Journal of Molecular Sciences，2017，18（7）：1333.

［87］Xu X，Ren H，Zhou B，et al. Prediction of copper transport protein 1（CTR1）genotype on severe cisplatin induced toxicity in non-small cell lung cancer（NSCLC）patients ［J］. Lung Cancer（Amsterdam，Netherlands），2012，77（2）：438-442.

［88］Xu X，Duan L，Zhou B，et al. Genetic polymorphism of copper transporter protein 1 is related to platinum resistance in Chinese non-small cell lung carcinoma patients ［J］. Clinical and Experimental Pharmacology & Physiology，2012，39（9）：786-792.

第十章　心血管药物基因组学的临床应用证据

第一节　心血管药物基因组学临床药理指南证据

当前药物基因组学较为成熟的临床应用证据主要来源于临床药物基因组学实施联盟（Clinical Pharmacogenetics Implementation Consortium，CPIC）指南、PharmGKB 网站、美国 FDA 药物基因组生物标志物列表。

一、CPIC 指南

CPIC 创建于 2009 年，是由志愿者和部分专职人员组成的国际联盟，其宗旨为推动药物基因组学在疾病治疗中的应用[1, 2]。药物基因组学检测临床应用的主要障碍之一是如何把错综复杂的实验室检测结果转化为临床用药的具体指导建议，CPIC 致力于解决这一问题。该联盟通过同行专家评议制定基于循证医学的详细基因/药物临床实践指南。同时对它们进行发布、管理、更新和维护，所有指南均可以免费获取。CPIC 指南遵循标准化的格式，使用标准化术语，对临床证据进行系统分级，并最终给出具体的临床建议。所有指南均在临床药理学的权威期刊 *Clinical Pharmacology and Therapeutics* 发表，同时在其网站（https://cpicpgx.org/）公布，并定期进行更新[3]。CPIC 指南均被 PubMed 作为临床指南收录，被 ClinGen 和 PharmGKB 参考。同时，受到美国卫生系统药师协会（American Society of Health System Pharmacists，ASHP）和美国临床药理学与治疗学学会（American Society for Clinical Pharmacology and Therapeutics，ASCPT）认可。

CPIC 根据证据强度将基因/药物按照从强到弱分为 A、B、C、D 四个等级。其中 A 级证据可以直接根据遗传信息决定临床用药。B 级证据给临床医生提供有力参考，在有其他药物可供选择时应该换药。C 级和 D 级证据则仅供临床医生参考，并不对药物的选择进行任何建议。目前，CPIC 已经针对 376 对基因/药物进行了证据分级，其中 A 级 72 个，B 级 92 个，C、D 级 212 个。此外，CPIC 还发布了 24 个指南，针对相关药物的个体化治疗提供具体用药建议。其中与心血管疾病有关的药物总结见表 10-1。

表 10-1　被 CPIC 分级的心血管疾病相关药物

药物	基因	证据级别	是否有指南
地高辛	*ABCB1*	C/D	否
瑞舒伐他汀	*ABCG2*	B	否
	SLCO1B1	C	否
	COQ2	D	否
卡托普利	*ACE*	D	否

续表

药物	基因	证据级别	是否有指南
呋塞米	ADD1	D	否
螺内酯	ADD1	D	否
阿托伐他汀	COQ2	D	否
	APOE	D	否
	KIF6	D	否
	LDLR	D	否
普萘洛尔	CYP2D6	C	否
美托洛尔	CYP2D6	C	否
卡维地洛	CYP2D6	C	否
奎尼丁	CYP2D6	B	否
普罗帕酮	CYP2D6	C	否
氟卡尼	CYP2D6	C	否
血管紧张素转换酶抑制剂	KCNIP4	D	否
HMG-CoA 还原酶抑制剂	LPA	D	否
	HMGCR	D	否
	CETP	D	否
硝酸异山梨酯	NAT1	D	否
	NAT2	D	否
肼屈嗪	NAT1	D	否
	NAT2	D	否
辛伐他汀	SLCO1B1	A	是
	ABCB1	C/D	否
普伐他汀	SLCO1B1	C	否
	KIF6	D	否
西伐他汀	SLCO1B1	B	否
氢氯噻嗪	YEATS4	D	否
	NEDD4L	D	否
	PRKCA	D	否

资料来源: https://cpicpgx.org/。

二、PharmGKB 网站

PharmGKB 网站是一个药物基因组学知识库,内容包括临床应用指南、药物遗传标签、具有临床意义的基因-药物相关性、基因型-表型相关性等[4]。该网站致力于收集、整理和传播人类遗传变异对药物反应影响的相关知识。其主要内容:①通过文献综述对基因-药物-疾病三者的相关性进行注释;②传播和参与撰写基于药物基因组学的用药指南;③总结重要的药物基因组学相关基因、基因-药物相关性、药物通路;④通过合作参与药物基因组的临床应用项目;⑤传播包含药物基因组学相关信息的 FDA 药物标签;⑥发表基于药物基因组学的药物剂量指南、重要药物相关基因的总结、药物相关通路。以上所有内容都可在其网站免费下载。

　　PharmGKB 网站目前包括 686 种药物、149 个通路、143 个临床应用指南、753 个药物标签注释、4364 个临床注释、23 114 个遗传变异注释。它是目前包含药物基因组信息最全的网站。该网站同样也对基因/药物进行证据分级，按照从强到弱分为 1A 级、1B 级、2A级、2B 级、3 级、4 级。其中 1A 级证据来源于 CPIC 或者其他医学相关协会认可的药物基因组学指南。1B 级虽不来自指南，但已经被大量研究所证实，并且这种相关性必须被不止一个临床队列重复论证具有显著的强效作用。2A 级的基因属于 PharmGKB 所定义的非常重要药物相关基因（very important pharmacogene, VIP），它们的遗传变异很有可能具有功能意义。2B 级的基因同样也属于 VIP，但是仅仅只有中等强度的相关性证据。这种相关性也需要被重复，但可能部分研究没有达到统计学意义上的显著相关，此外可能有的研究效应强度很低。3 级证据的相关性来自某一个研究，目前还没有被重复，或者虽然有多个研究，但是这种相关性缺乏明确的证据。4 级证据来源于病例报告，或者无统计学意义的相关性研究，或者仅有体外的研究结果。PharmGKB 将 1 级定义为高级别证据，2 级是中等级别证据，3 级为低级别证据，4 级为初步证据。目前 PharmGKB 中针对心血管疾病药物的证据分级总计 552 个，其中 1 级 1 个、2 级 32 个、3 级 472 个、4 级 47 个。2 级以上的药物/基因总结见表 10-2。

表 10-2　被 PharmGKB 分级为 2 级以上的心血管疾病相关药物

药物	基因	遗传变异	证据级别
地高辛	ABCB1	rs1045642	2A
卡托普利	ACE	rs1799752	2A
呋塞米	ADD1	rs4961	2B
螺内酯	ADD1	rs4961	2B
洛伐他汀	APOA5	rs662799	2B
阿托伐他汀	APOE	rs7412	2A
	COQ2	rs4693075	2B
	APOA5	rs662799	2B
	KIF6	rs20455	2B
氟卡尼	CYP2D6	*1、*10、*21、*36、*4、*5	2A
美托洛尔	CYP2D6	*1、*10、*17、*29、*3、*31、*35、*4、*41、*45、*46、*5、*6、*9	2A
HMG-CoA 还原酶抑制剂	HMGCR	rs17244841	2A
	SLCO1B1	rs4149056	2A
	CETP	rs1532624	2B
	COQ2	rs4693075	2B
	LPA	rs10455872	2B
利尿剂	NEDD4L	rs4149601	2B
西伐他汀	SLCO1B1	rs4149056	2A

续表

药物	基因	遗传变异	证据级别
普伐他汀	SLCO1B1	rs4149015	2A
	SLCO1B1	*15、*1A、*1B	2A
	HMGCR	rs17244841	2A
	SLCO1B1	rs4149056	2A
	KIF6	rs20455	2B
瑞舒伐他汀	SLCO1B1	rs4149056	2A
	ABCG2	rs2231142	2A
	COQ2	rs4693075	2B
辛伐他汀	SLCO1B1	rs4149056	1A
	ABCB1	rs2032582	2A
	HMGCR	rs17244841	2A
	APOA5	rs662799	2B
氢氯噻嗪	YEATS4	rs7297610	2B
	PRKCA	rs16960228	2B
	NEDD4L	rs4149601	2B

资料来源：https://www.pharmgkb.org/。

三、美国 FDA 药物基因组生物标志物列表

美国 FDA 药物基因组生物标志物列表的网址为 https://www.fda.gov/drugs/science-and-research-drugs/table-pharmacogenomic-biomarkers-drug-labeling，它是 FDA 批准药物中含有药物基因组信息的内容列表。列表中的生物标志物主要包括胚系和体细胞突变、基因功能缺失（LOF）、基因表达差异、染色体异常、部分蛋白生物标志物，但是不包括非人类来源的遗传生物标志物（如微生物的基因变异）。这些标签主要用来描述以下内容：药物敏感性的个体差异、药物不良反应的风险、基因型指导下的剂量调整、药物作用靶点和分布相关基因的多态性、药物作用机制等。其中包含的心血管疾病相关药物总结见表 10-3。

表 10-3　美国 FDA 药物基因组生物标志物列表中的主要心血管疾病相关药物

药物	基因	药物	基因
卡维地洛	CYP2D6	氯吡格雷	CYP2C19
肼屈嗪	NAT	硝酸异山梨酯	CYB5R
单硝酸异山梨酯	CYB5R	美托洛尔	CYP2D6
奈必洛尔	CYP2D6	普萘洛尔	CYP2D6
奎尼丁	CYP2D6	利伐沙班	F5

续表

药物	基因	药物	基因
替格瑞洛	*CYP2C19*	瑞舒伐他汀	*SLCO1B1*
华法林	*CYP2C9*	普拉格雷	*CYP2C19*
	VKORC1		*CYP2C9*
	PROS1		*CYP3A5*
	PROC		*CYP2B6*
普罗帕酮	*CYP2D6*		

资料来源：https://www.fda.gov/drugs/science-and-research-drugs/table-pharmacogenomic-biomarkers-drug-labeling。

（尹继业）

第二节　心血管药物基因组学临床指南中的 RCT 循证医学证据

尽管心血管药物基因组学在个体化用药中的作用已经获得令人信服的研究证据，但是由于缺乏基于设计良好、充分有说服力的临床随机对照试验（RCT）循证医学证据，心血管药物基因组学的临床应用受到限制。在过去数年中，随着一系列设计精良、证据充分，包括基因分型指导抗血小板药物、抗凝药物、β受体阻滞剂、他汀类等心血管药物个体化治疗相关 RCT 的公布（表 10-4），心血管药物基因组学的临床应用得到了极大推动。鉴于此，本节将集中介绍基于 RCT 的心血管药物基因组学循证医学证据。

一、β受体阻滞剂的药物基因组学循证医学证据

β受体阻滞剂（如比索洛尔、卡维地洛、美托洛尔和琥珀酸）的使用显著降低了心力衰竭患者的死亡率和住院率，改善了患者、心脏的结构和功能[5-7]。RCT 设计的 BEST 研究是在 NYHA Ⅲ～Ⅳ级的心力衰竭患者中，比较β受体阻滞剂与安慰剂对生存获益的影响。研究发现，布新洛尔组和安慰剂组的死亡率并无显著差异[8]。由于编码β₁肾上腺素能受体 *ADBR1* 的基因变异被证实可能与β受体阻滞剂治疗的临床反应性有关，体外研究证实，与 gly389 转染细胞相比，在 Arg389 转染细胞中，布新洛尔能够更强烈地抑制去甲肾上腺素刺激的环腺苷酸产生[9]。随后，布新洛尔在β₁Arg389 基因型转染细胞中疗效增加的体外研究发现很快被转化到临床研究中。在 BEST 研究的基因亚组分析中发现，携带β₁Arg389 基因型的心力衰竭患者接受布新洛尔治疗的死亡率比接受安慰剂者的死亡率降低了 38%；而β₁Gly389 携带者使用布新洛尔治疗并无生存益处[9]。随后在通过双盲、基因型导向的 RCT 设计的 GENETIC-AF Ⅱ期临床研究中[10]，尽管与美托洛尔相比，药物基因组学指导的布新洛尔治疗并未降低心力衰竭患者心房颤动、心房扑动或全因死亡的复发率，但是从亚组分析中可以观察到药物基因组学指导下布新洛尔治疗的获益趋势。后续开展的 GENETIC-AF Ⅲ期临床试验将继续观察药物基因组学指导的心力衰竭患者治疗是否可以预防心房颤动复发，并对其临床进程产生有利影响（表 10-4）。

表10-4 心血管药物基因组学重要RCT研究汇总

药物名称	研究名称	样本量	药物基因组学标志物	分组	试验设计	主要终点	结果
β受体阻滞剂	GENETIC-AF[10]	267	ADRB1 (389Arg/Arg)	持续性心房颤动、近期恢复至窦性心律	布新洛尔与美托洛尔在ADRB1 389 Arg/Arg携带者中的比较	多中心、两组、主动性、随机、优效性研究	首次出现症状的心房颤动/心房扑动或全因死亡的时间	II期临床研究中，尽管与美托洛尔相比，药物基因组学指导布新洛尔治疗并未降低心力衰竭患者心房颤动、心房扑动或全因死亡的复发率，但是从亚组分析中可以观察到药物基因组学指导下布新洛尔治疗的获益趋势。III期临床试验仍在进行中
他汀类药物	GIST[11]	159	SLCO1B1*5	因他汀肌病停药患者	药物基因组学组（SLCO1B1*5携带者接受瑞舒伐他汀、普伐他汀或氟伐他汀治疗；非携带者服用既往进行治疗曾服用过的他汀）与常规治疗组（所有患者接受既往未服用过的他汀治疗）	开放性、随机、前瞻性、多中心、药物基因组学标志物指导物策略的优效性研究	药物依从性，降脂疗效（LDL-C、非HDL水平）	SLCO1B1*5基因检测指导尽管不能显著改善肌病患者他汀治疗的依从性，但是能够增加他汀治疗启量，改善降脂疗效
华法林	COAG[12]	1022	CYP2C9和VKORC1	服用华法林的患者	基因型指导组（药物基因组学因素+临床变量指导的华法林剂量）与非基因型指导组（基于临床变量指导的华法林剂量）	多中心、双盲、随机、前瞻性药物基因组学指导策略优效性研究	INR的治疗时间百分比	药物基因组学指导华法林治疗剂量并不优于传统华法林给药的传统华法林给药模式
华法林	EU-PACT[13]	455	CYP2C9*2、CYP2C9*3和VKORC1 (−1639G>A)	心房颤动或静脉血栓栓塞（VTE）患者	基因型指导组（药物基因组学因素+临床变量指导的华法林剂量）与非基因型指导分组（华法林固定剂量）	多中心、单盲、随机、前瞻性药物基因组学指导策略优效性研究	INR的治疗时间百分比	药物基因组学指导给药优于常规固定华法林给药策略
华法林	GIFT[14]	1597	VKORC1 −1639G>A、CYP2C9*2、CYP2C9*3和CYP4F2 Val433Met	髋关节或膝关节置换术患者	基因型指导组（药物基因组学因素+临床变量指导的华法林剂量）与临床指导组（基于临床变量指导的华法林剂量）	多中心、随机、双盲、前瞻性药物基因组学指导策略优效性研究	30天内主要出血事件、30天内INR≥4的比例、30天内死亡事件及术后换术后60天内有症状或无症状VTE的比例	药物基因组学指导华法林剂量相较于常规临床剂量指导临床剂量预防临床不良事件发生的净获益更大

药物名称	研究名称	研究人群	样本量	药物基因组学标志物	分组	试验设计	主要终点	结果
氯吡格雷	RAPID GENE[15]	接受PCI治疗非高型ST段抬高型ACS或稳定性冠心病患者	187	CYP2C19*2	快速基因分型组(CYP2C19*2携带者接受普拉格雷治疗，非CYP2C19*2携带者接受氯吡格雷治疗)与标准治疗组(全部接受氯吡格雷治疗)	单中心、前瞻性、随机、概念验证试验	DAPT 1周后具有血小板高反应性(PRU值>234)的CYP2C19*2携带者的比例	CYP2C19*2基因指导治疗下的患者较标准治疗组的抗血小板反应性疗效更佳
氯吡格雷	IAC-PCI[16]	接受PCI治疗的冠心病患者	600	CYP2C19*2、CYP2C19*3	药物基因指导组(根据CYP2C19基因型接受不同剂量的氯吡格雷治疗)与标准治疗组(接受固定剂量氯吡格雷治疗)	单中心、前瞻性、随机、优效性研究	随机分组后180天内的主要不良心脏血管事件(全因死亡、心肌梗死、卒中和局部缺血性靶血管运重建)	PCI术后根据CYP2C19基因型进行个性化抗血小板治疗可显著降低中国人群的心血管事件的发生率和180天支架内血栓的发生风险
氯吡格雷	PHARMCLO[17]	因ACS住院治疗的欧洲血统患者	888	ABCB1 rs1045642、CYP2C19*2、CYP2C19*17	药物基因指导组(P2Y12受体抗剂的选择依据临床特征和基因型决定)与标准治疗组(根据患者临床特征和处方医生的偏好决定P2Y12受体抗剂的选择)	多中心、随机、前瞻性、优效性研究	心源性死亡、首次非致死性心肌梗死、非致死性脑卒中及BARC 3~5型出血	药物基因组学指导的P2Y12受体抗剂的个体化选择有利于降低出血风险
氯吡格雷	POPular Genetics[18]	STEMI患者PCI术后	2751	CYP2C19*2、CYP2C19*3	药物基因指导组(CYP2C19携带者采用替格瑞洛或普拉格雷治疗，非携带者接受氯吡格雷治疗)与标准治疗组(替格瑞洛或普拉格雷)	开放性、评估人设盲、前瞻性、多中心、非劣效性药物基因组学策略研究	全因死亡、心肌梗死、明确的支架内血栓形成、卒中，以及PLATO研究标准定义的大出血事件	在基因检测指导下的血小板降阶治疗的临床表获益与强效抗栓标准治疗带来的临床益相当
氯吡格雷	TAILOR-PCI[19,20]	行PCI且未拟接受DAPT治疗的ACS或稳定性冠心病患者	5302	CYP2C19*2、CYP2C19*3	药物基因型指导组(CYP2C19 LOF携带者接受替格瑞洛治疗，而非携带者接受氯吡格雷治疗)与标准治疗组(氯吡格雷)	多中心、开放性、两组、随机、前瞻性、改良富集优效性研究	由PCI术后1年内的心源性死亡、心肌梗死、卒中、支架内血栓形成和严重血管性复发性缺血组成的复合终点事件	药物基因组学指导给药能够降低PCI术后早期(3个月内)缺血性不良事件的发生风险

二、他汀类药物的药物基因组学循证医学证据

与他汀肝脏摄取相关的转运蛋白编码基因 SLCO1B1 的遗传变异已被证实与辛伐他汀导致的肌病风险有关[19]。前期针对两个独立 RCT 研究进行的基因组学回顾性分析进一步证实了上述相关性[19]。遗传变异导致 SLCO1B1 转运体功能改变[18],进而导致辛伐他汀清除率降低、血浆辛伐他汀水平升高[21]。根据上述研究数据,CPIC 指南推荐 SLCO1B1 风险基因变异携带者使用低剂量辛伐他汀或改为其他他汀类药物(如普伐他汀或瑞舒伐他汀)[22]。在 JUPITER 的一个基因亚组研究中,研究人员评估了接受瑞舒伐他汀的个体中 SLCO1B1 变异对临床肌痛的影响,结果并未发现 SLCO1B1 变异携带者肌痛风险增加[19]。SLCO1B1 基因变异与其他他汀类药物肌病风险之间的相关性尚不明确[22-24]。

由于他汀治疗窗宽,包括辛伐他汀在内的其他低成本他汀治疗,在临床上常常难以明确诊断肌痛,因此,在患者启动他汀治疗前进行药物基因检测具有很大的挑战性。2018 年,来自杜克大学精准医学中心的 Deepak Voora 教授团队在国际上首次发布了基因检测指导他汀个体化降脂治疗的 RCT 研究——GIST,目的在于探索 SLCO1B1 基因检测是否能够改善有他汀肌病史的患者重启他汀治疗的依从性和疗效[11]。GIST 是国际上首个应用 SLCO1B1 基因检测指导他汀重启的前瞻性随机对照研究。尽管未能证实基因检测能够改善他汀用药的依从性,但该研究证实,基因检测能够帮助更多有肌病史的患者重启他汀治疗,并更有效地降低低密度脂蛋白胆固醇(LDL-C)水平(详见第十三章第七节),这一研究结果促进了他汀类药物基因组学在临床的应用(表 10-4)。

三、华法林的药物基因组学循证医学证据

由于华法林有效治疗剂量个体间差异性大、安全治疗窗窄,据国外资料报道,因药物不良反应赴急诊室就诊量的 1/3 是由华法林所致[25]。由于药物基因组学指导华法林用药已得到广泛研究,FDA 已将基于代谢 S-华法林的 CYP2C9 和编码华法林靶标的 VKORC1 基因遗传变异相关用药剂量推荐建议纳入华法林的药物标签中。

尽管目前尚缺乏强有力的 RCT 研究评估华法林药物基因组学的临床应用价值,2013 年国际上已经率先发布了 EU-PACT[13] 和 COAG[12] 研究,旨在评估药物基因组学指导华法林给药,使患者达到并维持在治疗性国际标准化比值(INR)范围内(2~3)的作用。EU-PACT[13] 是一项包含 455 例患者的随机对照试验,其中一组患者接受标准剂量华法林治疗,另一组接受基因型指导下的华法林剂量治疗,主要观察终点事件是 12 周内达到目标治疗 INR 范围内的时间百分数。结果发现,基因分型组较标准剂量组在 12 周内达到目标治疗 INR 的时间百分数更高(67.4% vs. 60.3%,$P<0.001$)。基因分型组与标准剂量组相比,INR>4 的患者较少(27% vs. 37%,$P=0.03$)。基因分型组达到目标治疗 INR 的中位时间也比接受标准剂量的患者短(21 天 vs. 29 天;$P<0.001$)。因此,EU-PACT 试验表明,基于药物基因组学的华法林剂量策略可能比传统的华法林剂量策略更可取。COAG 研究是一个双盲 RCT 研究设计,用于评估接受基因分型指导给药或仅根据临床变量指导给药后,患者在 4 周内达到目标治疗 INR 的时间百分数。结果发现,标准剂量组和基因分型指导组达到目标治疗 INR 的时间百分数并无显著性差异(45.4% vs. 45.2%,$P=0.91$)[12]。此外,在占该研究人群 1/3 的非洲裔美国人中,基于临床因素模型的给药方式反而优于基因分型给药方式。

由于大部分（高达 76%）的非洲裔美国人并不携带本研究采用的华法林剂量相关基因变异（*CYP2C9*2*、*CYP2C9*3*、*VKORC1* -1639G＞A），因此，相应的华法林药物基因组学剂量预测模型并不适用于非洲裔人群。与非洲裔美国人的华法林剂量个体差异相关的基因变异，如 *CYP2C9*5*、**6*、**8* 和**11*，并未用于该研究，因此，COAG 试验的阴性结果可能源于华法林药物基因组学的种族差异（表 10-4）。

2017 年 9 月，美国华盛顿大学牵头的 GIFT 研究（*n*=1597）表明[14]，这项大规模多中心的 RCT 研究证实，与临床常规指导相比，在华法林药物基因组学模型指导下，经华法林抗凝的老年患者（≥65 岁）关节置换术后发生严重出血、血栓栓塞等不良事件的风险降低27%。与前期的 COAG 和 EU-PACT 研究相比，GIFT 研究规模更大，基因指导用药时间更长，基因指导模型中纳入了更多基因变异型，并将临床终点事件作为一级终点事件。GIFT 研究纳入的患者均来自临床不良事件发生率相对较低的高级别医疗中心，因此，基因检测对不良事件发生率偏高的小型医院而言可能获益更大。该研究从华法林用药之初便开始进行基因检测指导用药，该策略比应用固定起始剂量和凭临床医生经验调整剂量更为准确方便。GIFT 研究为基因检测指导华法林抗凝提供了有力的支持证据，尽管新型口服抗凝药已广泛应用，但是新药价格高昂，存在术后出血风险及禁忌证（如肾功能不全）等问题，传统药物华法林仍然在临床发挥重要作用。因此，个体化衡量华法林的临床获益和风险依然十分重要，药物基因组学指导华法林个体化用药大有助益（表 10-4）。

四、氯吡格雷的药物基因组学循证医学证据

抗血小板药物氯吡格雷是 PCI 术后最常用的处方药，作为噻吩吡啶前药，氯吡格雷需要经过细胞色素 P450 酶 CYP2C19 转化为活性巯基代谢物发挥作用。*CYP2C19*2* 和*CYP2C19*3* 等位基因变异可导致 CYP2C19 功能丢失，该变异见于大约30%的白种人和 50%的亚洲人群[26, 27]。携带 *CYP2C19*2* 和 *CYP2C19*3* 等位基因（或功能丧失等位基因）的患者，氯吡格雷活性代谢物水平显著降低，导致高残留血小板活性。观察性研究数据表明，与非携带者相比，经氯吡格雷治疗的 PCI 术后 CYP2C19 功能缺失等位基因携带者可能面临更大的不良心血管事件的发生风险[28-32]。因此，FDA 发布了氯吡格雷"黑匣子"警告，建议对基因分型鉴定为 CYP2C19 代谢功能不良的患者进行其他抗血小板药物替代治疗[32]。然而，尚缺乏循证医学证据证实 CYP2C19 功能缺失等位基因的患者将受益于替代疗法。

为了填补临床证据空白，最早发布于 2012 年的 RAPID GENE 研究应用即时基因分型测试鉴定 *CYP2C19*2* 等位基因携带者，旨在评估 PCI 术后药物基因组学指导下的双联抗血小板治疗（dual antiplatelet therapy，DAPT）是否优于标准治疗[15]。该研究将 187 名患者分为快速基因分型组（*CYP2C19*2* 携带者接受普拉格雷治疗，非 *CYP2C19*2* 携带者接受氯吡格雷治疗）与标准治疗组（接受氯吡格雷治疗），主要观察终点是 DAPT 1 周后血小板高反应性［P2Y12 反应单位（PRU）值＞234］的发生率。结果发现，*CYP2C19*2* 基因指导下的快速基因分型组较标准治疗组血小板高反应性的发生率显著降低。RAPID GENE 研究证实即时基因分型是将药物基因组学整合到临床应用中的关键一步，并为后续大规模研究明确药物基因组学的临床指导价值奠定了基础（表 10-4）。

2013 年发布的 IAC-PCI 研究是国内学者开展的一项针对氯吡格雷药物基因组学临床应用的 RCT 研究[16]，其在接受 PCI 和支架植入术的冠心病患者（*n*=600）中发现，PCI 术后

根据 *CYP2C19* 基因型进行个体化抗血小板治疗可显著降低严重不良心血管事件的发生风险。该研究为中国或亚洲人群中药物基因组指导抗血小板治疗的大规模多中心 RCT 研究的开展奠定了基础，对基于中国人群的药物基因组学指导氯吡格雷的治疗有积极意义（表 10-4）。

2018 年发布了意大利的 PHARMCLO 研究，该研究将 ACS 住院治疗的欧洲裔患者随机分为药物基因指导组（根据临床特征和 *CYP2C19* 基因型决定抗血小板药物的选择）与标准治疗组（根据患者临床特征和处方医生的偏好决定抗血小板药物的选择），并将临床终点事件，包括心源性死亡、首次非致死性心肌梗死、非致死性脑卒中，以及 BARC 3～5 型出血，设为主要观察终点事件[17]。结果表明，与标准治疗组相比，药物基因组学指导组心血管的出血和缺血风险均显著降低。由于 PHARMCLO 研究使用了缺乏临床资质的体外基因诊断仪器，试验提前终止，因此对该研究结果的解释需要慎重，只能初步判定基因指导个体化抗血小板治疗能够使患者得到临床综合获益（表 10-4）。

2019 年 10 月，《新英格兰医学杂志》（*NEJM*）正式发表了荷兰 St. Antonius 医院历时 8 年的 POPular Genetics 研究[18]，结果证实，在直接 PCI 支架植入术后的 ST 段抬高心肌梗死（ST-segment-elevation myocardial infarction，STEMI）患者中，以 *CYP2C19* 基因型指导 P2Y12 受体拮抗剂的个体化抗血小板降阶（强效换为弱效）策略，对于预防 1 年内血栓事件的疗效不劣于替格瑞洛或普拉格雷的强效标准治疗，而且出血发生率更低。作为迄今最大规模的氯吡格雷基因检测相关临床 RCT，POPular Genetics 研究为基因检测指导 PCI 术后 ACS 患者个体化 P2Y12 受体拮抗剂降阶治疗提供了强有力的循证医学证据（表 10-4）。

2020 年 8 月，*JAMA* 发表了迄今最大规模的氯吡格雷基因检测相关临床 RCT 研究——TAIL0R-PCI 研究[20]。该研究将 5302 例接受 PCI 治疗的冠心病患者随机分为常规接受氯吡格雷抗血小板治疗组（$n=2650$）和 *CYP2C19* 基因型指导下接受氯吡格雷或替格瑞洛（普拉格雷）治疗组（$n=2652$）。该研究对发现的 1849 例（35%）*CYP2C19* 等位基因缺失患者的研究结果显示，*CYP2C19* 基因型指导治疗组的主要缺血终点事件（1 年随访期间的心源性死亡、心肌梗死、脑卒中、支架内血栓形成、严重心肌缺血）的发生率低于标准治疗组（氯吡格雷），但是未达到统计学差异。而在 PCI 术后 3 个月内的随访结果显示，*CYP2C19* 基因型指导治疗组的主要终点事件发生率明显低于标准治疗组（$P=0.001$），且两组患者的出血不良事件发生率无明显差异。该研究尽管没有达到主要终点，但还是证明了使用药物基因组学调整治疗策略可以降低 PCI 术后早期（3 个月内）缺血事件的发生风险（表 10-4）。

上述 RCT 研究是为了确定在基因分型预先确定为氯吡格雷抵抗的患者中给予替格瑞洛或普拉格雷等替代治疗，是否能够改善 ACS 或 PCI 术后患者的临床转归；以及在非 CYP2C19 功能丧失等位基因携带者中，将普拉格雷或替格瑞洛降阶为氯吡格雷是否能提高患者的临床净获益。

根据以上积累的基于 RCT 研究的心血管药物基因组学循证医学证据，心血管临床专家可以重新审视基因检测在提高心血管药物治疗效果上的临床价值；而且，随着基因分型成本的不断降低，临床专家和医疗政策机构可以重新权衡将基因检测用于临床常规检测的成本-效益比，以及为广大患者带来的潜在获益。

（郑金刚　尹　彤）

参 考 文 献

［1］Relling M V，Klein T E. CPIC：clinical pharmacogenetics implementation consortium of the pharmacog- enomics research network［J］. Clinical Pharmacology and Therapeutics，2011，89（3）：464-467.

［2］Caudle K E，Klein T E，Hoffman J M，et al. Incorporation of pharmacogenomics into routine clinical practice：the Clinical Pharmacogenetics Implementation Consortium（CPIC）guideline development process［J］. Current Drug Metabolism，2014，15（2）：209-217.

［3］Relling M V，Klein T E，Gammal R S，et al. The clinical pharmacogenetics implementation consortium：10 years later［J］. Clinical Pharmacology and Therapeutics，2020，107（1）：171-175.

［4］Whirl-Carrillo M，McDonagh E M，Hebert J M，et al. Pharmacogenomics knowledge for personalized medicine［J］. Clinical Pharmacology and Therapeutics，2012，92（4）：414-417.

［5］Korn E L，Freidlin B. Outcome：adaptive randomization：is it useful［J］. Journal of Clinical Oncology，2011，29（6）：771-776.

［6］Abrams J，Conley B，Mooney M，et al. National cancer institute's precision medicine initiatives for the new national clinical trials network［J］. American Society of Clinical Oncology Educational Book American Society of Clinical Oncology Annual Meeting，2014：71-76.

［7］Lechat P，Brunhuber K W，Hofmann R. The cardiac insufficiency bisoprolol study Ⅱ（CIBIS-Ⅱ）：a randomised trial［J］. Lancet，1999，353（9146）：9-13.

［8］Packer M，Bristow M R，Cohn J N，et al. The effect of carvedilol on morbidity and mortality in patients with chronic heart failure. U. S. Carvedilol Heart Failure Study Group［J］. The New England Journal of Medicine，1996，334（21）：1349-1355.

［9］Liggett S B，Mialet-Perez J，Thaneemit-Chen S，et al. A polymorphism within a conserved beta（1）- adrenergic receptor motif alters cardiac function and beta-blocker response in human heart failure［J］. Proceedings of the National Academy of Sciences of the United States of America，2006，103（30）：11288-11293.

［10］Piccini J P，Abraham W T，Dufton C，et al. Bucindolol for the maintenance of sinus rhythm in a genotype-defined HF population：the GENETIC-AF trial［J］. JACC Heart Failure，2019，7（7）：586-598.

［11］Peyser B，Perry E P，Singh K，et al. Effects of delivering SLCO1B1 pharmacogenetic information in randomized trial and observational settings［J］. Circulation Genomic and Precision Medicine，2018，11（9）：e002228.

［12］Kimmel S E，French B，Kasner S E，et al. A pharmacogenetic versus a clinical algorithm for warfarin dosing［J］. The New England Journal of Medicine，2013，369（24）：2283-2293.

［13］Pirmohamed M，Burnside G，Eriksson N，et al. A randomized trial of genotype-guided dosing of warfarin［J］. The New England Journal of Medicine，2013，369（24）：2294-2303.

［14］Gage B F，Bass A R，Lin H，et al. Effect of genotype-guided warfarin dosing on clinical events and anticoagulation control among patients undergoing hip or knee arthroplasty：the GIFT randomized clinical trial［J］. JAMA，2017，318（12）：1115-1124.

［15］Roberts J D，Wells G A，Le May M R，et al. Point-of-care genetic testing for personalisation of antiplatelet treatment（RAPID GENE）：a prospective，randomised，proof-of-concept trial［J］. Lancet，2012，379（9827）：1705-1711.

［16］Xie X，Ma Y T，Yang Y N，et al. Personalized antiplatelet therapy according to CYP2C19 genotype after percutaneous coronary intervention：a randomized control trial［J］. International Journal of Cardiology，2013，168（4）：3736-3740.

［17］Francesca Maria Notarangelo，Maglietta G，Bevilacqua P，et al. Pharmacogenomic approach to selecting antiplatelet therapy in patients with acute coronary syndromes：the PHARMCLO trial［J］. Journal of the American College of Cardiology，2018，71（17）：1869-1877.

［18］Claassens D M F，Vos G J A，Bergmeijer T O，et al. A genotype-guided strategy for oral P2Y12 inhibitors in primary PCI［J］. The New England Journal of Medicine，2019，381（17）：1621-1631.

［19］ClinicalTrials. gov. Tailored Antiplatelet Therapy Following PCI（TAILOR-PCI）［EB/OL］. ［2021-05-12］. https://clinicaltrials.gov/ct2/show/NCT01742117.

［20］Pereira N，Farkou M，and Rihal C. Effect of genotype-guided oral P2Y12 inhibitor selection vs conventional clopidogrel therapy on ischemic outcomes after percutaneous coronary intervention：the TAILOR-PCI randomized clinical trial. JAMA，2020，324（8）：761-771.

［21］Moore J D，Mason D A，Green S A，et al. Racial differences in the frequencies of cardiac beta（1）- adrenergic receptor polymorphisms：analysis of c145A＞G and c1165G＞C［J］. Human Mutation，1999，14（3）：271.

［22］Tirona R G，Leake B F，Merino G，et al. Polymorphisms in OATP-C：identification of multiple allelic variants associated with altered transport activity among European-and African-Americans［J］. The Journal of Biological Chemistry，2001，276（38）：

35669-35675.

[23] Ramsey L B，Johnson S G，Caudle K E，et al. The clinical pharmacogenetics implementation consortium guideline for SLCO1B1 and simvastatin-induced myopathy：2014 update［J］. Clinical Pharmacology and Therapeutics，2014，96（4）：423-428.

[24] Danik J S，Chasman D I，MacFadyen J G，et al. Lack of association between SLCO1B1 polymorphisms and clinical myalgia following rosuvastatin therapy［J］. American Heart Journal，2013，165（6）：1008-1014.

[25] Voora D，Shah S H，Spasojevic I，et al. The SLCO1B1*5 genetic variant is associated with statin-induced side effects［J］. Journal of the American College of Cardiology，2009，54（17）：1609-1616.

[26] Scott S A，Sangkuhl K，Stein C M，et al. Clinical Pharmacogenetics Implementation Consortium guidelines for CYP2C19 genotype and clopidogrel therapy：2013 update［J］. Clinical Pharmacology and Therapeutics，2013，94（3）：317-323.

[27] Go A S，Mozaffarian D，Roger V L，et al. Heart disease and stroke statistics--2014 update：a report from the American Heart Association［J］. Circulation，2014，129（3）：e28-e292.

[28] Marian A J. Cytochrome P-450 polymorphisms and response to clopidogrel［J］. Current Atherosclerosis Reports，2009，11（3）：157-160.

[29] Mega J L，Simon T，Collet J P，et al. Reduced-function CYP2C19 genotype and risk of adverse clinical outcomes among patients treated with clopidogrel predominantly for PCI：a meta-analysis［J］. JAMA，2010，304（16）：1821-1830.

[30] De Morais S M，Wilkinson G R，Blaisdell J，et al. The major genetic defect responsible for the polymorphism of S-mephenytoin metabolism in humans［J］. The Journal of Biological Chemistry，1994，269（22）：15419-15422.

[31] De Morais S M，Wilkinson G R，Blaisdell J，et al. Identification of a new genetic defect responsible for the polymorphism of（S）-mephenytoin metabolism in Japanese［J］. Molecular Pharmacology，1994，46（4）：594-598.

[32] Scott S A，Sangkuhl K，Gardner E E，et al. Clinical Pharmacogenetics Implementation Consortium guidelines for cytochrome P450-2C19（CYP2C19）genotype and clopidogrel therapy［J］. Clinical Pharmacology and Therapeutics，2011，90（2）：328-332.

第二篇

各　论

竹

第十一章 抗血小板药物基因组学的临床应用

第一节 概 述

近年来，我国心脑血管疾病发病人数逐年上升，并趋于年轻化。心脑血管疾病以其高发病率、高死亡率、高复发率和高社会负担，已成为威胁我国国民健康的"罪魁祸首"[1]。抗血小板药物在预防和治疗心脑血管疾病中发挥着重要作用。在正常条件下，血小板发挥止血凝血作用，病理条件下参与了血栓形成、动脉粥样硬化和血管炎性反应。外周血液循环中的血小板转化成血栓包括三个过程：血小板黏附、激活、血栓的形成与扩展。血小板的异常激活和聚集，在心脑血管疾病血栓的形成过程中发挥关键的作用，靶向血小板的抗血小板药物在临床已得到广泛应用。

影响抗血小板药物疗效及不良反应的因素很多，以药物基因组学为基础，结合患者的年龄、性别、种族、器官功能、既往病史、疾病状态和外源性因素如吸烟、饮食、药物相互作用等影响药物疗效的因素，制定量体裁衣式的个体化药物治疗方案，不仅可以减少药物不良反应，增加药物疗效，同时还能够降低整体治疗费用，保障用药安全。随着药物基因组学的发展，新的生物标志物的发现，循证医学证据的完善，越来越多的研究结果将会应用于临床，为个体化药物治疗提供更确切的依据。

一、抗血小板药物治疗

抗血小板药物是指能抑制血小板黏附、聚集及释放等功能，从而防止动脉血栓形成，用于防治心脏或脑缺血性疾病及外周血栓栓塞性疾病的药物，主要用于缺血性事件［即从急性冠脉综合征（acute coronary syndrome，ACS）和缺血性卒中到有症状的外周动脉疾病］的一级和二级预防[2]。抗血小板药物的使用是基于血小板在内皮损伤时在病理性血栓形成过程中发挥着关键作用。在这种情况下，重要的阶段是血小板活化。血栓素 A_2（TXA_2）、腺苷二磷酸（adenosine diphosphate，ADP）、ATP、凝血酶、胶原蛋白、肾上腺素和 5-羟色胺等多种因子参与这一过程，其作用程度各不相同。

目前，已有多种抗血小板药物应用到临床，包括口服和非肠道剂型。临床上抗血小板药物主要可分为五大类。

（1）环加氧酶抑制剂：如阿司匹林，是临床应用最早的抗血小板药物。

（2）ADP 受体抑制剂（P2Y12 受体拮抗剂）：如噻吩吡啶类的噻氯匹定（ticlopidine）、氯吡格雷（clopidogrel）、普拉格雷（prasugrel）等，这类药物需要经肝药酶代谢转化才能形成具有活性的成分，替格瑞洛（ticagrelor）和依诺格雷（elinogrel）属于非噻吩吡啶 P2Y12 抑制剂。

（3）磷酸二酯酶抑制剂：如双嘧达莫（dipyridamole）和西洛他唑（cilostazol）等。

（4）糖蛋白受体抑制剂（GPⅡb/Ⅲa）：如阿昔单抗（abciximab）、依替巴肽（eptifibatide）和替罗非班（tirofiban）等。

（5）其他药物：如沃拉帕沙（vorapaxar）、阿托帕沙（atopaxar）、沙格雷酯等。

目前，阿司匹林联合 P2Y12 受体拮抗剂的双联抗血小板治疗（dual antiplatelet therapy，DAPT）是 ACS 和 PCI 患者的首选方案。研究表明，使用 DAPT 长达 12 个月，或使用阿司匹林更长的时间，可降低冠心病（coronary artery disease，CAD）中主要不良心血管事件（major adverse cardiovascular event，MACE）的风险[3]。

然而，DAPT 存在临床局限性，即缺血性事件的高残留风险、出血风险增加和反应可变性。缺血事件的高残留风险被认为是由多种血小板活化激动剂引起的。如果仅对 TXA$_2$ 和 ADP 这两种途径进行抑制，其他途径仍可不受抑制地诱导血小板活化。DAPT 中阿司匹林联合 P2Y12 受体拮抗剂会增加出血的风险。各种非遗传因素和遗传因素会引起反应变异性，这种变异性主要只适用于阿司匹林及阿司匹林与氯吡格雷的联合用药。因此，对阿司匹林和氯吡格雷的反应降低会导致高血小板反应性，这是 PCI 术后接受阿司匹林和氯吡格雷治疗的患者发生心肌梗死（myocardial infarction，MI）、支架内血栓形成（stent thrombosis，ST）、心血管性死亡及缺血事件的复合终点的预测指标[4]。

二、影响血小板反应性的因素

研究发现，并不是所有服用抗血小板药物（尤其是 P2Y12 受体拮抗剂）的患者均能达到预期理想效果，部分患者经过标准抗血小板治疗后，仍然可能发生临床缺血事件如支架内血栓形成、心肌梗死和缺血性脑卒中等，称为治疗期血小板高反应性（high on-treatment platelet reactivity，HTPR）；也有可能发生出血事件如胃肠道出血和出血性脑卒中等，称为治疗期血小板低反应性（low on-treatment platelet reactivity，LTPR）。

血小板高反应性由多种因素共同作用，主要包括以下几种。

（1）遗传因素如 CYP450 基因多态性、P2Y12 基因多态性、ABCB1、GP ⅡB/Ⅲa、CES1、PON1 等。近年来关于遗传因素影响 P2Y12 受体拮抗剂抗血小板活性的研究主要集中于氯吡格雷，CYP2C19*2、CYP2C19*3 突变位点（慢代谢型）和 CYP2C19*17 突变位点（快代谢型）的等位基因型对氯吡格雷抗血小板活性影响较大。

（2）细胞因素如血小板更新加速、减少 CYP450 的代谢活动、增加 ADP 的暴露、P2Y12 途径上调等。其中血小板更新情况可以通过检测网织血小板（reticulated platelet，RP）和未成熟血小板分数（immature platelets fraction，IPF）进行评估。RP 又称未成熟血小板，是骨髓释放到外周血中的新生血小板，有较多的 RNA 和更高的聚集潜力，是血液循环中最年轻的血小板；因此，与外周血中常规的血小板计数相比，测定外周血中的 RP 水平更能反映出骨髓血小板的更新情况。IPF 是 RP 占全血血小板的比例，反映了人体血小板的更新率，即血小板更新能力越强，RP 水平越高，IPF 值越大，血小板聚集能力越强，抗血小板药物的疗效越弱。

（3）临床因素如患者服药方式、合并症、药物相互作用、糖尿病、吸烟等。口服型 P2Y12 受体拮抗剂存在疗效延迟现象，这对 ACS 患者出院后的抗血小板作用是一个重要且不可控的影响因素。一项纳入 474 名 ACS 出院患者的研究发现，延迟服用氯吡格雷和普拉格雷几乎不影响抗血小板作用，但延迟服用替格瑞洛与抗血小板活性具有相关性，且若未按时服药可能会造成瞬时的血栓形成[5]。

　　药物相互作用（drug-drug interaction，DDI）是一种临床常见的影响药物疗效的因素。P2Y12 受体拮抗剂是 ACS 患者或 PCI 术后患者常用的抗栓药物，由于抗栓治疗的长期性，其与其他药物联用的可能性较大，因此发生 DDI 的概率也就增大。目前，P2Y12 受体拮抗剂的 DDI 常见于各类 P2Y12 受体拮抗剂的相互转换、与阿片类激动剂联用、与他汀类药物联用等。Angiolillo 等[6] 将口服剂型间的相互转换分为增强型、降低型和转换型，增强型包括氯吡格雷向普拉格雷或替格瑞洛转换，降低型包括普拉格雷或替格瑞洛向氯吡格雷转换，转换型包括普拉格雷和替格瑞洛相互转换。其中，增强型转换间无 DDI，而降低型和转换型中，当替格瑞洛向氯吡格雷或普拉格雷转换时存在 DDI。氯吡格雷主要通过 CYP2C19 和 CYP3A4 代谢为活性产物，刘治军等主编的《药物相互作用基础与临床》指出，氯吡格雷应避免与艾司奥美拉唑、奥美拉唑、兰索拉唑、右兰索拉唑、氟西汀等选择性 5-羟色胺再摄取抑制剂（selective serotonin reuptake inhibitor，SSRI）类药物及酮康唑等三唑类抗真菌药物合用；氯吡格雷在与雷贝拉唑、泮托拉唑、磺脲类降糖药合用时要谨慎；建议餐后服用以增强疗效；建议戒烟；可用去氨加压素对抗氯吡格雷引起的出血[7]。

三、氯吡格雷 HTPR 和抗血小板个体化治疗

（一）氯吡格雷生物活化和 HTPR

　　氯吡格雷是一种口服药物，口服生物利用度为 50%，在服用 600mg 负荷剂量后的 1～2 小时会观察到最大峰值浓度[8]。氯吡格雷的半衰期为 7～8 小时，其剂量的近 50% 通过尿液排泄，46% 通过粪便排泄。氯吡格雷是非活性的药物前体，口服后在肠道内作为 P-糖蛋白（P-glycoprotein，P-gp）的底物，受编码 P-gp 的 ABCB1 基因调控；肠道吸收后，85% 被水解为无活性的羧基代谢产物，只有约 15% 通过肝脏 CYP450 酶系统代谢为有生物活性的产物发挥作用。它首先经由 CYP1A2、CYP2B6 和 CYP2C19 转化为噻吩吡啶类衍生物 2-氧代-氯吡格雷，再经由 CYP2C19、CYP2C9、CYP3A4 和 CYP2B6 代谢为硫醇衍生物，选择性地抑制 ADP 与血小板受体的结合，抑制血小板聚集，其中 CYP2C19 是氯吡格雷代谢的关键酶。氯吡格雷抗血小板作用机制见图 11-1。

　　2002 年，Järemo 等[9] 首次报道了氯吡格雷对患者的可变血小板抑制作用。研究发现，18 例 PCI 患者中的 5 例对 300mg 氯吡格雷负荷剂量的血小板抑制作用较弱。氯吡格雷 HTPR 与 PCI 术后的预后不良有关。Matetzky 等[10] 在 60 名接受 PCI 治疗的 ACS 患者中发现氯吡格雷 HTPR 和心脏事件复发风险相关，这些患者在 3 个月的时间里分别服用氯吡格雷 300mg 负荷剂量和 75mg 每日剂量。

（二）遗传因素导致氯吡格雷 HTPR

　　阿司匹林联合氯吡格雷的 DAPT 仍然是 PCI 术后患者的标准治疗。然而，大约 1/3 的患者对氯吡格雷无反应或低反应，需要接受 P2Y12 受体拮抗剂如替格瑞洛或普拉格雷。因此，如何根据基因型为患者量身定制抗血小板治疗方案一直是临床研究的热点之一。

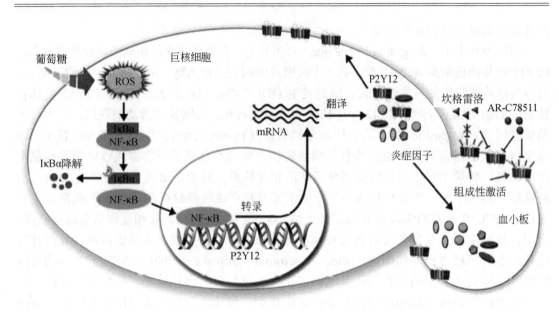

图 11-1　氯吡格雷抗血小板作用机制

资料来源：Hu L，Chang L，Zhang Y，et al. Platelets express activated P2Y12 receptor in patients with diabetes. Circulation，2017，136（9）：817

氯吡格雷的代谢与多种基因相关，如 *ABCB1*、*CYP2C19*、*CYP3A*、*P2Y12*、*PON1* 等，其中最主要的是 *CYP2C19*。*CYP2C19* 的主要等位基因包括 *CYP2C19*1*、*CYP2C19*2*、*CYP2C19*3*、*CYP2C19*17*，其中 *CYP2C19*1* 是功能正常等位基因，编码的酶活性正常；*CYP2C19*2* 和 *CYP2C19*3* 是功能缺失（loss of function，LOF）等位基因，编码的酶活性降低；*CYP2C19*17* 是获得性等位基因，可提高氯吡格雷活性。东亚人中 *CYP2C19*2* 和 *CYP2C19*3* 等位基因携带者的比例较高，心脑血管疾病事件的发生风险高。*CYP2C19* 功能缺失与脑卒中患者的卒中复发和预后较差相关[11]。

2020 年世界心脏病学大会发布了 TAILOR PCI 试验结果，该研究是迄今规模最大的评估使用 *CYP2C19* 基因检测以指导选择治疗策略的研究[12]。虽然其主要终点事件发生率没有达到在 1 年内降低 50%，但是对主要终点预先指定的敏感性分析发现，研究期间发生的累计主要终点事件减少了 40%（95%CI：0.41～0.89，*P*=0.011）。2017 年 FDA 批准的氯吡格雷药物标签指出，CYP2C19 慢代谢型者中氯吡格雷抗血小板作用减弱，建议进行 *CYP2C19* 基因检测，对于 CYP2C19 慢代谢者可以考虑使用其他血小板 P2Y12 受体拮抗剂。临床药物基因组学实施联盟（Clinical Pharmacogenetics Implementation Consortium，CPIC）指出 CYP2C19 超快代谢型（UM）和快代谢型（EM）人群的血小板抑制性增强，残余血小板聚集性降低，建议按照药品说明书使用标准剂量的氯吡格雷；中间代谢型（IM）和慢代谢型（PM）人群的血小板抑制性降低，残余血小板聚集性增强，不良心血管事件的风险增加，在没有其他禁忌的情况下，建议换用其他抗血小板药物如替格瑞洛。

近年来，对氯吡格雷相关基因的研究越来越多，为了进行更全面的多基因研究，Zhong 等[13] 对中国汉族冠心病患者进行了Ⅲ期全基因组关联分析（genome-wide association study，GWAS），在两个转运蛋白基因（*SLC14A2* rs12456693 和 *ABCA1* rs2487032）和 *N6AMT* 基因（rs2254638）检出与氯吡格雷治疗 PRU 和血浆 H4 浓度相关的新变异。与 *CYP2C19*2*

和临床因素一起，新的变异显著提高了 PRU 变异的可预测性（37.7% vs. 20%）。同时，一项独立队列研究证实 N6AMT1 rs2254638 对 MACE 具有边际风险效应。遗传变异的分布存在巨大的种族差异，目前大部分都是基于白种人的研究，还需要更多基于中国人群的研究。

（三）氯吡格雷抗血小板个体化治疗

氯吡格雷血小板反应性的差异受多种因素的影响，如遗传因素和非遗传因素。目前已有多种风险评估模型如 HTPR 预测模型、China-PAR 预测模型、基于 CHANCE 研究的 ESSEN 卒中风险评估模型、ABCD-GENE 评分系统等。这些模型的主要评估因素包括年龄、体重、既往病史（如高血压、糖尿病、心肌梗死、外周动脉疾病、慢性肾脏病）及 CYP2C19 LOF 等位基因。不同的评分标准各不相同，评分结果也不同。例如，基于 CHANCE 研究的 ESSEN 卒中风险评估模型，在携带 CYP2C19 LOF 基因型（LoFA）的人群中，如果 ESSEN 评分≥3 分，氯吡格雷联合阿司匹林治疗相比阿司匹林单药可显著降低90 天卒中复发及复合血管事件。在不携带 CYP2C19 LoFA 的人群中，无论 ESSEN 评分<3分还是≥3 分，氯吡格雷联合阿司匹林治疗相比单药均有获益，且在 ESSEN 评分≥3 分的人群获益更大。而 ABCD-GENE 评分≥10 时，在使用氯吡格雷治疗时发生血栓事件的风险可能升高。

然而，这些已知的因素仅能解释一小部分氯吡格雷的血小板活性差异。例如，Frelinger 等[14]评估了 160 名健康受试者连续 9 天每天服用 75mg 氯吡格雷的药代动力学和药效动力学，受试者 6 周内不接触尼古丁，4 周不接触处方药，2 周不接触非处方药，72 小时不接触咖啡因和酒精。所有受试者均为同源 CYP2C19*1/*1 基因型，同时进行 ABCB1、PON1 和 CYP3A5 基因分型，研究发现 45%的受试者为氯吡格雷治疗后 HTPR。虽然研究对上述因素进行了控制，但总体而言，年龄、体重、性别、血小板计数、血细胞比容及 ABCB1、PON1 和 CYP3A5 遗传多态性仅能解释 18%的氯吡格雷活性代谢物峰值血浆浓度（peak plasma concentration，C_{max}）和血浆浓度-时间曲线（AUC_t）的区域变化，而加入 C_{max} 和 AUC_t 可以解释 48%的药效动力学变化。值得注意的是，结果显示，ABCB1、PON1 和 CYP3A5 多态性与氯吡格雷的药代动力学和药效动力学没有显著相关性。可能的原因是未知的遗传多态性或几种遗传多态性与其他非遗传因素之间的相互作用。

个体化治疗是利用人的遗传、蛋白质组学和环境信息来预防、诊断和治疗疾病，旨在根据患者的遗传和非遗传信息量身定制治疗方案，而不是使用相同的治疗方法来治疗同一类疾病。从发现氯吡格雷的血小板反应性差异以来，如何为每个人选择最佳的 DAPT 方法一直是一个难题。然而，如果没有对治疗结果的较好预测，这种最佳的抗血小板治疗是不可能实现的。因此，氯吡格雷抗血小板个体化治疗是通过了解患者年龄、性别、体重、吸烟与否、伴随疾病、药物相互作用、糖尿病、高脂血症、急性冠脉综合征严重程度、患者依从性、遗传因素（如 CYP2C19 LOF 基因变异）及其他因素，综合评估氯吡格雷抗血小板反应性，制订个体化治疗方案，以降低血栓及临床出血不良事件的发生风险，从而达到安全、有效用药的目的。

第二节 P2Y12受体拮抗剂的药代动力学和药效动力学

一、P2Y12受体拮抗剂的作用机制

血小板的活化和聚集是血栓形成的基础，其中ADP起着关键性作用。低浓度ADP诱导的血小板聚集反应是可逆的；高浓度ADP诱导的聚集反应是不可逆的。血栓局部高浓度ADP主要由血小板的致密颗粒释放，ADP效应主要通过作用于血小板膜P2Y受体实现[15]。P2Y为G蛋白偶联受体，属于P2家族，主要有P2Y1、P2Y12两种。P2Y1受体广泛存在于多种组织，包括血细胞、心脏、血管、神经组织、睾丸、前列腺及卵巢等。ADP结合P2Y1受体，导致磷酸二酯酶（phosphodiesterase，PDE）活化、钙动员、血小板变形，形成快速、可逆的血小板聚集，但此作用较弱且短暂。P2Y12受体主要存在于血小板膜上，ADP与P2Y12结合后，能触发形成稳定、持久的血小板聚集效应。该作用通过多种机制实现：①抑制腺苷酸环化酶，使环腺苷酸（cAMP）浓度降低，cAMP浓度降低可使cAMP依赖的蛋白激酶失活，从而使血管舒张剂刺激磷蛋白（vasodilator-stimulated phosphoprotein，VASP）不能磷酸化。VASP是一种肌动蛋白调节蛋白，VASP磷酸化（vasodilator-stimulated phosphoprotein phosphorylation，VASP-P）可使血小板膜糖蛋白Ⅱb/Ⅲa受体封闭，从而抑制血小板的聚集。②激活磷脂酰肌醇-3-激酶，促进血小板致密颗粒内有关物质的释放，形成稳定的血小板聚集。③通过激活磷脂酰肌醇-3-激酶，使丝氨酸-苏氨酸激酶或蛋白激酶B和Rap1b GTP结合蛋白活化。④促进血小板糖蛋白GPⅡb/Ⅲa受体与纤维蛋白原结合的活性位点暴露与活化，从而促进血小板与纤维蛋白交联及血小板间的聚集[16]。目前临床上开发应用了数种针对血小板膜P2Y12受体的药物，其能有效阻碍ADP介导的信号转导（图11-2），从而抑制血小板的活化和聚集，成为治疗急性冠脉综合征的有效药物。

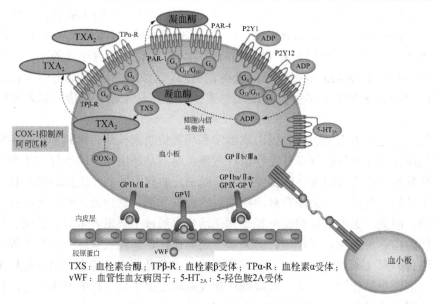

TXS：血栓素合酶；TPβ-R：血栓素β受体；TPα-R：血栓素α受体；
vWF：血管性血友病因子；5-HT₂A：5-羟色胺2A受体

图11-2 P2Y12受体拮抗剂作用机制

资料来源：Franchi F，Angiolillo DJ. Novel antiplatelet agents in acute coronary syndrome. Nat Rev Cardiol，2015，12（1）：30-47

二、P2Y12 受体拮抗剂的分类及临床药理学特征

P2Y12 受体拮抗剂包括噻氯匹定、氯吡格雷、普拉格雷、替格瑞洛、坎格雷洛及依诺格雷，按其化学结构分为噻吩吡啶和非噻吩吡啶类，按其作用机制分为间接、不可逆结合与直接、可逆结合的 P2Y12 受体拮抗剂，具体药理学特征详见表 11-1。

表 11-1　P2Y12 受体拮抗剂药理学特征

特征	噻氯匹定	氯吡格雷	普拉格雷	替格瑞洛	坎格雷洛	依诺格雷
结构	噻吩吡啶	噻吩吡啶	噻吩吡啶	环戊基三唑嘧啶	ATP 类似物	喹唑啉二酮类
前药	是	是	是	否	否	否
半衰期	1～3h	0～4h	0～4h	6～12h	3～5min	11～12h
达峰时间	1～3h	0～4h	0～1h	0～2h	<5min	20min
药效维持时间	5d	5d	5d	2～3d	20min	1d
结合方式	不可逆	不可逆	不可逆	可逆	可逆	可逆
清除	肾脏/胆道	肾脏/胆道	肾脏	胆道	血浆	肝脏>肾脏
给药方式	口服	口服	口服	口服	静脉注射	静脉注射/口服
给药频率（次/日）	2	1	1	2	弹丸+滴注	2

资料来源：Savi P，Herbert JM，Pfieger AM，et al. Importance of hepatic metabolism in the antiaggregating activity of the thienopyridine clopidogrel. Biochem Pharmacol，1992，44（3）：527-532。

三、P2Y12 受体拮抗剂的药代动力和药效动力学特征

P2Y12 受体拮抗剂是一类作用于血小板 P2Y12 受体、对 ADP 引起的血小板聚集起抑制作用的药物，其药代动力学见图 11-3。药物与 P2Y12 受体的结合主要分为不可逆性结合和可逆性结合。

（一）噻氯匹定

噻氯匹定（ticlopidine）为第一代噻吩并吡啶药物，于 1979 年在法国上市，1991 年得到美国 FDA 认证。噻氯匹定为无活性的前体药物，口服后在体内通过至少 5 条主要途径代谢，产生至少 13 个代谢产物，绝大部分代谢产物无抗血小板活性，活性代谢产物是经 CYP450 代谢途径产生的。活性代谢产物不可逆地作用于血小板膜 P2Y 受体，从而抑制 ADP 介导的血小板聚集。给药后 24～48 小时起效，3～5 天抗血小板作用达高峰，通常停药后作用仍可持续 72 小时。临床标准剂量为一天 2 次，每次 250mg。

早期临床研究显示，噻氯匹定与阿司匹林相比，能有效预防卒中患者心肌梗死和再发卒中致死事件的发生；阿司匹林联合噻氯匹定能有效防止 PCI 术后患者支架内血栓形成。

噻氯匹定严重的不良反应包括再生障碍性贫血、粒细胞缺乏、全血细胞减少等。这些不良反应多在用药最初 3 个月发生，因此在服药最初 3 个月应每两周查一次血常规。噻氯匹定因严重不良反应使其逐渐被其他药物所取代。

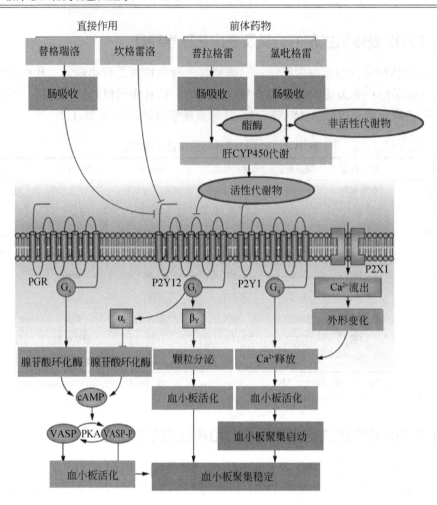

图 11-3　P2Y12 受体拮抗剂药代动力学

资料来源：Rollini F，Franchi F，Angiolillo DJ. Switching P2Y12-receptor inhibitors in patients with coronary artery disease. Nat Rev Cardiol，2016，13（1）：11-27

（二）氯吡格雷

氯吡格雷（clopidogrel）为第二代噻吩吡啶药物，1997 年 11 月获 FDA 认证，1998 年在美国上市，1999 年在欧洲上市。本药亦为无活性的前体药物，口服后吸收快，吸收率超过 50%。吸收后，氯吡格雷通过两种途径代谢，85%母药由血浆酯酶代谢为无活性的产物 SR26334[17]。15%的前体通过多种 CYP450 同工酶代谢：首先 CYP450 将氯吡格雷氧化为中间代谢产物 2-氧代-氯吡格雷，随后又将 2-氧代-氯吡格雷分解为活性代谢产物 R-130964（图 11-4）。氯吡格雷活性代谢产物的形成是一个复杂的过程，需要上述依赖 CYP450 的两次序贯代谢过程，其中涉及多种 CYP450，如 CYP1A2、CYP2B6、CYP2C9、CYP2C19 和 CYP3A4 等[18]。活性代谢产物血浓度 0.5～1 小时后达峰，2 小时后降至较低水平；它能选择性、不可逆地结合至血小板膜 P2Y12 受体，阻断 ADP 等激动剂诱导的血小板聚集。氯吡格雷半衰期为 0～4 小时，活性代谢产物半衰期为 30 分钟，停药后 5 天抗血小板作用才完全消失[19]。

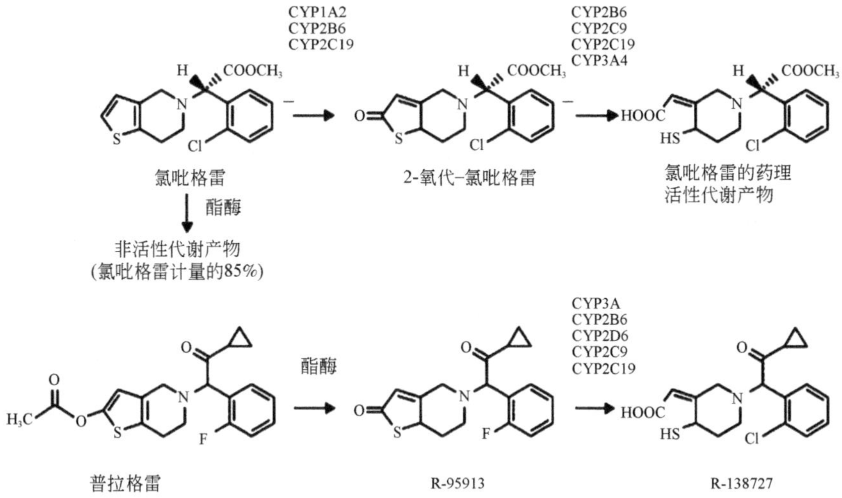

图 11-4　氯吡格雷和普拉格雷代谢

资料来源：Sorrentino BP. Gene therapy to protect haematopoietic cells from cytotoxic cancer drugs. Nat Rev Cancer，2002，2（6）：431-441

　　氯吡格雷的临床研究涵盖了 ACS 的各种类型和保守药物治疗或联合 PCI 治疗。CURE 研究[20]纳入 12 562 名发病后 24 小时内住院治疗的非 ST 段抬高 ACS 患者，先给予阿司匹林 75～325mg/d 治疗，随后随机给予氯吡格雷（负荷剂量 300mg，以后 75mg/d）或安慰剂双盲治疗 3～12 个月。一级终点事件为心血管原因所致的综合死亡、非致死性心肌梗死及卒中。二级终点事件为严重的缺血性心力衰竭及需血管重建。安全性指标为综合出血事件。氯吡格雷组与安慰剂组相比，一级终点事件的发生率显著降低，二级终点事件发生率亦明显降低。但是，氯吡格雷组与安慰剂组相比严重出血发生率也显著增加，而危及生命的出血发生率，两组间无显著差异。

　　氯吡格雷是目前最常用的一种 P2Y12 受体拮抗剂[21]。同时氯吡格雷在临床用药方面存在一些缺陷：第一，氯吡格雷起效时间较长，口服后一般需数小时方产生抗血小板作用。第二，氯吡格雷的抗血小板作用不可逆，血小板的功能恢复期较长（5～7 天）。第三，一些患者对氯吡格雷无反应或低反应，即氯吡格雷抵抗，而另一些患者则呈高反应。其发生机制尚不完全清楚，主要有遗传因素，如 ABCB1 基因多态性，从而影响药物胃肠吸收；CYP450 的多态性，主要是 CYP2C19 的多态性，从而影响氯吡格雷活性代谢产物的形成；其他酶如对氧磷酶-1（PON1）的多样性亦影响氯吡格雷的代谢。研究发现氯吡格雷不仅存在个体间多样性，在长期治疗过程中还会产生个体内部多样性。第四，与一些质子泵抑制剂等药物可能存在相互作用等。

　　氯吡格雷主要不良反应为出血，其次还能导致血液系统疾病如粒细胞缺乏、再生障碍性贫血、血栓性血小板减少性紫癜等。活动性出血及过敏患者禁用[22,23]。

（三）普拉格雷

　　普拉格雷（prasugrel）为第三代噻吩并吡啶药物，2009 年 2 月在欧洲上市，同年 7 月获美国 FDA 批准上市。与噻氯匹定及氯吡格雷一样，普拉格雷为无活性的母药，口服后大于 79%的药物被吸收，经小肠与血浆中人羧酸酯酶 1（human carboxylesterase 1，hCE1）作用迅速转变为 R-95913，然后经肝脏的 CYP450 分解为活性代谢产物 R-138727，CYP3A4 和 CYP2B6 是参与该过程最主要的酶，其次为 CYP2C9 和 CYP2C19（图 11-4）。其活性代谢产物不可逆地作用于 P2Y12 受体，抑制 ADP 介导的血小板活化及聚集。活性代谢产物口服 30 分钟后血药浓度达峰，给药 2~4 小时后达最大抗血小板作用，此时 60%~70%血小板受抑制；如果未与受体结合，活性代谢产物半衰期约为 7 小时；68%经尿液排泄，27% 随粪便排泄。氯吡格雷与普拉格雷在代谢过程中存在差异：第一，氯吡格雷经过最初的水解后，大部分（85%）形成无活性的产物；而普拉格雷绝大部分形成活性代谢产物。第二，氯吡格雷的活化需要两个阶段 CYP450 依赖的连续反应，而普拉格雷的活化仅需一个阶段 CYP450 依赖的反应步骤，因此普拉格雷的活化更快速。第三，CYP450 基因多态性对普拉格雷活性产物和临床效应等无明显影响。综上，普拉格雷较氯吡格雷起效更快、更有效，作用更持久，但是会增加出血的风险[24]。

TRITON-TIMI 38 试验[25]纳入 13 608 例拟行 PCI 的中高危 ACS 患者，比较普拉格雷与氯吡格雷在预防 ACS 患者心血管事件方面的效用。患者接受普拉格雷（负荷剂量 60mg，维持剂量 10mg/d）或氯吡格雷（负荷剂量 300mg，维持剂量 75mg/d）治疗，直至 PCI 术后 15 个月。结果显示，普拉格雷组的主要终点事件（心血管性死亡、心肌梗死或卒中）发生率显著低于氯吡格雷组 [9.9% vs. 12.1%，HR=0.81（0.73~0.90），P=0.000 4]，该结果与普拉格雷的优越性假设一致。该剂量的普拉格雷还与支架内血栓形成 [HR=0.48（0.36~0.64），P<0.000 1]、急性靶血管重建 [HR=0.66（0.54~0.81），P<0.000 1] 和心肌梗死 [HR=0.76（0.67~0.85），P<0.000 1] 的发生率降低相关。但是，普拉格雷组的严重出血事件发生率显著高于氯吡格雷组 [2.4% vs. 1.8%，HR=1.32（1.03~1.68），P=0.03]。值得注意的是，普拉格雷在一些特殊亚组，如 ST 段抬高心肌梗死（STEMI）或糖尿病患者，疗效优于氯吡格雷，这可能与糖尿病患者中很少有血栓溶解而引起大出血有关。

虽然该试验证实了普拉格雷的疗效，但有部分学者指出该试验存在设计缺陷。患者只有在冠脉解剖明确后才开始服用药物，这种用药延迟可能导致负荷剂量的氯吡格雷不能快速发挥抗血小板作用。另一设计缺陷在于行 PCI 的患者给予氯吡格雷的负荷剂量为 300mg，而非起效更快的 600mg。为解决这一争论，PRINCIPLE-TIMI 44 试验重新设计给药方案，给予患者氯吡格雷负荷剂量 600mg，维持剂量 150mg/d，而给予普拉格雷负荷剂量 60mg，维持剂量 10mg/d，结果显示普拉格雷仍然有较高的血小板聚集抑制率（inhibition rate of platelet aggregation，IPA）[26]。

TRITON-TIMI 38 试验验证了普拉格雷的临床治疗优势，但其较高的 IPA 水平可能给患者带来较高的出血风险。该试验的安全性主要是考察非冠状动脉旁路移植术（artery bypass graft surgery，CABG）相关大出血的发生率，其中普拉格雷组和氯吡格雷组分别为 2.4%和 1.8%（HR=1.32，95%CI：0.103~1.68，P=0.03），此外普拉格雷组中各种致命性出血事件的发生率高于氯吡格雷组（0.4% vs. 0.1%，HR=4.19，95%CI：1.58~11.11，P=0.002），但统计学上无差异（P=0.23）。普拉格雷服药后 3 天内，出血事件发生率未见增加，但 3 天后该发生率显著增加。结果表明非 CABG 相关大出血事件常发生在普拉格雷服药的维持阶段。此外，亚组分析结果显示有卒中或短暂性脑缺血发作（transient ischemic attack，TIA）病史的患者服用普拉格雷未能受益，临床疗效反而下降（HR=1.54，95%CI：1.02~2.32，P=0.04），因此，此类患者应禁用普拉格雷。由于普拉格雷还可增加出血导致的死亡风险，因此除有糖尿病或有心肌梗死病史的患者外，美国 FDA 不推荐年龄≥75 岁的患者使用普拉格雷。而对体重<60kg 的患者，FDA 推荐使用低剂量的普拉格雷（5mg/d，标准剂量为 10mg/d）。

（四）替格瑞洛

替格瑞洛（ticagrelor）为第一个口服、直接、可逆的 P2Y12 受体拮抗剂，于 2011 年 7 月 20 日获美国 FDA 批准上市。替格瑞洛为活性药物，其与 P2Y12 受体发生可逆性结合（非 ADP 结合位点），使 P2Y12 受体发生构象改变，从而抑制 ADP 与 P2Y12 受体结合。替格瑞洛口服后吸收快，血药浓度平均 1.5 小时达峰值，口服后迅速通过 CYP3A4 分解后产生活性代谢物，其活性代谢产物与原药结构相似，均有抗血小板聚集作用。替格瑞洛半衰期为 7 小时，其活性代谢产物半衰期为 9 小时。替格瑞洛及其活性代谢物可能主要经胆汁排出体外。年龄、种族、性别、肾功能不全及轻度肝功能不全者无须调整剂量。替格瑞洛与氯吡格雷相比，具有以下优点：第一，替格瑞洛为活性药物，起效更快；第二，抑制 P2Y12 受体的作用更强、更稳定；第三，与受体可逆性结合，故受体抑制程度与药物血浆浓度相关，停药后 1～3 天血小板功能就可恢复。

PLATO 试验纳入 18 624 例 ACS 患者，随机接受替格瑞洛 180mg 起始剂量和每日 2 次 90mg 的维持剂量，或者氯吡格雷 300mg 起始剂量和 75mg 的维持剂量[27]。12 个月后两组一级终点事件的发生率分别为 9.8%和 11.7%（HR=0.84，95%CI：0.77～0.92，$P<0.001$）。其中替格瑞洛可有效降低心肌梗死（HR=0.84，95%CI：0.75～0.95，$P=0.001$）和心血管性死亡（HR=0.79，95%CI：0.69～0.91，$P=0.001$）的发生率，原因可能是替格瑞洛通过抑制 P2Y12 受体导致 ADP 受体上调，有利于减少灌注损伤和保护冠脉血流，但其减少卒中发生的疗效不如氯吡格雷（HR=1.17，95%CI：0.92～1.52，$P=0.22$）。PLATO 试验将患者第一次大出血事件的发生率作为药物安全性的评价指标，结果显示替格瑞洛和氯吡格雷组无显著性差异（$P=0.43$）。此外，大出血后急需输血和致死性出血事件的发生率也无显著性差异。与 TRITON-TIMI 38 试验结果不同，替格瑞洛不增加 CABG 相关的大出血风险（7.4% vs. 7.9%，$P=0.32$），但与氯吡格雷相比，非 CABG 相关的大出血风险有所增加（4.5% vs. 3.8%，$P=0.03$）。此外，致死性颅内出血的风险也有所增加（0.1% vs. 0.01%，$P=0.02$），而其他类型的颅内出血风险有所降低（0.1% vs. 0.3%，$P=0.03$）。亚组分析结果显示，有颅内出血病史的患者在服药后再次发生颅内出血的风险增加。因此，此类患者应禁用替格瑞洛，而有卒中或 TIA 病史的患者服用该药，出血风险未见增加。

近些年，在西方国家替格瑞洛使用有增加的趋势[28, 29]。替格瑞洛最常见的不良反应为呼吸困难和出血[30]。有脑出血病史及活动性出血、严重肝损害的患者禁用替格瑞洛。替格瑞洛主要由 CYP3A 代谢，因此 CYP3A 抑制剂如酮康唑、伊曲康唑等和 CYP3A 诱导剂如利福平、地塞米松等能大幅增加或降低替格瑞洛的血药浓度，故服用替格瑞洛过程中，应避免使用以上药物。

（五）坎格雷洛

坎格雷洛（cangrelor）是静脉抗血小板药，直接作用于 P2Y12 受体并且可与其发生可逆性结合，竞争性抑制 ADP 与 P2Y12 受体结合，从而抑制血小板聚集。临床前研究显示该药静脉注射后几秒就开始起效，15 分钟后抗血小板作用可达到最大值，半衰期为 3～5 分钟，中断使用 60 分钟后血小板功能可迅速恢复。清除率取决于肝脏和肾脏的功能状态。坎格雷洛对血小板聚集的抑制作用也强于前面提到的几种药物，具有起效快及高效、双相清除的优点。目前本药在Ⅲ期临床研究中，可能急诊 PCI 的 ACS 患者可短期使用坎格雷洛。

（六）依诺格雷

依诺格雷（elinogrel）直接作用于 P2Y12 受体并且可与其发生可逆性结合，是第一个既可口服又可静脉给药的 P2Y12 受体拮抗剂药物。依诺格雷不需要通过酶的代谢激活，因此可能存在较少的个体间反应多样性及药物的相互作用。依诺格雷约 56% 通过尿排泄，44% 通过粪便排泄。依诺格雷在血浆、尿液和粪便中主要以原型药物的形式存在；可经静脉直接作用，起效快，适用于心肌梗死急诊 PCI 治疗。同时其可在静脉使用过程中予以口服，从而避免从静脉到口服转换过程中对血小板抑制的中断。

四、抗血小板膜 P2Y12 受体拮抗剂的优缺点

抗血小板膜 P2Y12 受体拮抗剂是目前 ACS 药物治疗研究中最活跃的一个领域，其中氯吡格雷、普拉格雷、替格瑞洛已被世界范围多个 ACS 治疗指南推荐使用。这些药物在使用的过程中各有优缺点。

（1）噻氯匹定能有效减少心脑血管疾病的发生，但是副作用多，已逐步被取代。

（2）氯吡格雷目前应用最广泛，大量临床研究证实其能显著减少 ACS 患者心血管事件再发风险，但是部分患者对其无反应或低反应。

（3）普拉格雷起效快、作用强、个体差异小，是接受 PCI 患者的理想用药；但由于其对血小板抑制作用强，出血风险也相对增加，年龄＞75 岁、体重＜60kg 的患者应减量使用或慎用。

（4）替格瑞洛直接作用于 P2Y12 受体，起效快、作用强，对血小板的抑制是可逆的，不增加出血风险。但是其存在呼吸困难等不良反应，且一天需服用 2 次，对患者的依从性要求较高。

（5）坎格雷洛为静脉用药，半衰期短，适于急诊 PCI 前使用。

（6）依诺格雷既可口服又可静脉使用。

氯吡格雷和普拉格雷有广泛的适应证，但普拉格雷仅适用于行 PCI 的患者。与普拉格雷和替格瑞洛相比，氯吡格雷的临床应用受到一些因素的影响，如 CYP2C19 基因多态性、起效延迟、较低的 IPA 水平及与质子泵抑制剂之间的相互作用。对于急需进行血小板干预的患者，选择起效迅速的普拉格雷和替格瑞洛，可有效抑制血小板聚集，但往往会带来较高的出血风险。因此对于有高风险血栓事件和低风险出血可能的患者，普拉格雷和替格瑞洛的疗效优于氯吡格雷。不同患者人群，普拉格雷的疗效和使用剂量有所不同。

（1）对于伴有 STEMI 或糖尿病的患者，服用普拉格雷的疗效优于氯吡格雷，且不增加出血风险。

（2）有 TIA 或卒中病史的患者，禁用普拉格雷。

（3）年龄≥75岁的患者不用或少用。

（4）体重<60kg的患者，应酌情减少剂量。

PLATO亚组试验显示，替格瑞洛疗效优于氯吡格雷，且不增加CABG相关的出血风险。为减少出血风险，行PCI的患者需在术前停用抗血小板药物，氯吡格雷和替格瑞洛至少停用5天，而普拉格雷则至少停用7天。因此当CABG相关的出血风险较高时，可以选择替格瑞洛。患者肝功能不全时，替格瑞洛的血药浓度增加，因此肝损伤患者应慎用或禁用替格瑞洛。对于服药期间持续呼吸困难并有潜在肺部疾病的患者，建议换药。由于替格瑞洛与受体的结合是可逆的，因此一天需服药2次。

2018年阜外医院Tang等[31]的CREATIVE试验纳入1076例PCI术后患者，评价两种强化抗血小板治疗策略（加倍剂量氯吡格雷联合阿司匹林，或在常规剂量氯吡格雷和阿司匹林基础上联合西洛他唑的三联抗血小板治疗）在氯吡格雷低反应患者中应用的临床效果。ADP诱导的血小板-纤维蛋白凝块强度（MAADP）>47mm且ADP抑制率<50%定义为氯吡格雷低反应。结果显示，主要心脑血管不良事件（MACCE）发生率在标准治疗和加倍剂量氯吡格雷治疗组间无差异（14.3% vs. 10.54%，$P=0.124$），但在标准治疗组和三联抗血小板治疗组间差异显著（14.31% vs. 8.14%，$P=0.009$）。然而，加倍剂量氯吡格雷联合阿司匹林治疗和三联抗血小板策略均不增加严重出血风险。CREATIVE研究证实，对氯吡格雷低反应患者，强化抗血小板策略（联合西洛他唑的三联抗血小板治疗）能够显著降低血小板反应性和MACCE事件发生率，且不增加主要出血的风险。

2011年欧洲心脏病学会建议将替格瑞洛作为抗血小板治疗的药物之一，并指出该药可用于有中等出血风险的各类患者。但美国心脏病学会（American College of Cardiology, ACC）相关指南还未更新替格瑞洛的使用范围。普拉格雷可用于一些特殊人群，尤其是伴有糖尿病的患者。对于不适合使用普拉格雷和替格瑞洛的患者，建议使用氯吡格雷。这些建议可指导临床制订合理的给药方案，同时临床医生也需要考虑不同个体对不同种类药物的疗效反应。

此外，还有一些新型P2Y12受体拮抗剂如坎格雷洛。它是一种腺苷三磷酸的类似物，需静脉注射，但与此相关的两项Ⅲ期临床试验结果显示其疗效并不优于口服氯吡格雷。依诺格雷属于新型结构化合物，是一种可逆性P2Y12受体拮抗剂，可口服或静脉注射，Ⅱ期临床试验结果显示，相比于氯吡格雷，注射依诺格雷起效迅速，无严重出血事件，但有剂量依赖性的中度出血倾向，因此其疗效和安全性仍需进一步验证。

根据众多血小板膜P2Y12受体拮抗剂的临床研究，ACS系列指南都强调了抗血小板药物P2Y12受体拮抗剂的合理使用。2012年美国心脏病学基金会/美国心脏协会（American College of Cardiology Foundation/American Heart Association, ACCF/AHA）非ST段抬高ACS（NSTE-ACS）诊疗指南指出：阿司匹林过敏或胃肠道不能耐受的患者，应当使用氯吡格雷或普拉格雷或替格瑞洛；初始选择侵入性治疗的中高危患者，应选用双联抗血小板口服药物治疗，除阿司匹林外，应合用氯吡格雷（证据级别A）或普拉格雷（证据级别B）或替格瑞洛（证据级别B）。初始选择保守治疗的患者，在阿司匹林基础上，加用氯吡格雷或替格瑞洛（负荷剂量后给予日常维持剂量，证据级别B）治疗至12个月（证据级别B）。

2011 年欧洲心脏病协会（European Society of Cardiology，ESC）NSTE-ACS 诊疗指南中在氯吡格雷适应证继续保持的情况下，同时推荐：如无危及生命的高危出血风险或禁忌证，普拉格雷（负荷剂量 60mg，维持剂量 10mg/d）应用于冠脉病变明确，拟行 PCI 治疗的患者，合并糖尿病患者获益更大（Ⅰ类推荐，证据级别 B）。替格瑞洛（负荷剂量 180mg，维持剂量 90mg/d）推荐用于中高危缺血的所有患者和未知冠脉病变情况的患者（Ⅰ类推荐，证据级别 B）。

2010 年中华医学会 STEMI 诊疗指南指出，不论患者是否溶栓治疗，若未服用过噻吩并吡啶类药物，应给予氯吡格雷负荷剂量 300mg，住院期间所有患者继续服用氯吡格雷 75mg/d（Ⅰ类推荐，证据级别 A）；出院后，未植入支架者，服用氯吡格雷维持剂量 75mg/d 至少 28 天，条件允许者也可服用至少 1 个月（Ⅱb 类推荐，证据级别 C）。接受支架植入患者，术后服用氯吡格雷 75mg/d 至少 12 个月（Ⅰ类推荐，证据级别 B）；植入药物涂层支架患者可考虑服用氯吡格雷 75mg/d 15 个月以上（Ⅰ类推荐，证据级别 C）。

第三节 氯吡格雷抗血小板反应性相关候选基因多态性

氯吡格雷治疗确实存在个体间差异性[32]。服用氯吡格雷的过程中仍发生缺血性心血管事件或血栓事件被称为"氯吡格雷抵抗或氯吡格雷无反应性"。影响氯吡格雷个体差异的因素是多方面的，可能是药代动力学（pharmacokinetics，PK）或药效动力学（pharmacodynamics，PD）所致。

氯吡格雷是一个噻吩并吡啶类无活性的前体药物，需通过 CYP450 酶系氧化代谢为活性代谢物，从而发挥抗血小板作用[33, 34]。氯吡格雷主要经过肠道吸收，在十二指肠黏膜上皮细胞的管腔面 P-糖蛋白（由 *ABCB1* 编码）主动将氯吡格雷泵回十二指肠内，因此 *ABCB1* 基因的多态性会影响氯吡格雷的生物利用度[35]。一旦传递到肝脏，许多 CYP450（包括 CYP2C19、CYP1A2、CYP2B6、CYP2C9 和 CYP3A4）通过两步过程介导氯吡格雷的生物激活（图 11-5）。在活化过程中，第一步经 CYP2C19、CYP1A2 和 CYP2B6 催化代谢为 2-氧代-氯吡格雷（2-*O*-clopidogrel），第二步经 CYP2C19、CYP1A2、CYP2B6、CYP2C9、CYP3A4 和 CYP3A5 等催化生成活性硫醇代谢物。其中 CYP2C19 在氯吡格雷活化中占主要作用。与此同时，进入血液中的氯吡格雷约有 85%经酯酶 CES1 水解成无活性的羧酸衍生物，仅 15%经过肝药酶的两步氧化作用转化成活性硫醇代谢物。在激活时，氯吡格雷通过特异性和不可逆结合 P2Y12 发挥药效。

P2Y12 受体的遗传多态性会影响氯吡格雷的代谢和吸收，进而干扰其抗血小板活性（图 11-6）。研究发现 PON1 与第二步 2-氧代-氯吡格雷的活化有关。氯吡格雷的代谢物有多种异构体，其中 H4 为主要活性代谢物（Clopi-H4），其半衰期为 0.5～1.2 小时。活性代谢物可选择性不可逆地与血小板表面 ADP 受体 P2Y12 结合，减少 ADP 结合位点，阻断 ADP 对腺苷酸环化酶的抑制作用，促进 cAMP 舒血管物质磷酸蛋白的磷酸化，抑制纤维蛋白原与血小板糖蛋白 GPⅡb/Ⅲa 受体结合及继发的 ADP 介导的糖蛋白 GPⅡb/Ⅲa 复合物的活化，抑制血小板聚集。

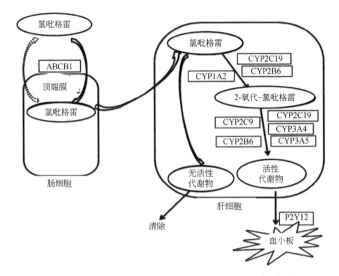

图 11-5　氯吡格雷在肝脏中的氧化反应及代谢酶

资料来源：Sim SC，Risinger C，Dahl ML，et al. A common novel CYP2C19 gene variant causes ultrarapid drug metabolism relevant for the drug response to proton pump inhibitors and antidepressants. Clin Pharmacol Ther，2006，79（1）：103-113

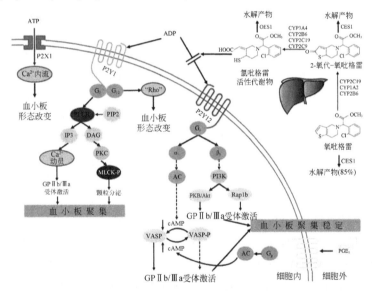

图 11-6　氯吡格雷的吸收和代谢机制

氯吡格雷是口服给药的前药。在肝脏中，吸收的氯吡格雷约 15% 被 CYP450 系统代谢，通过两步生物激活过程生成其活性代谢物，而其余的 85% 被 CES1 水解成无活性的酸衍生物。CES1 还催化中间代谢物 2-氧代-氯吡格雷和活性代谢物的水解。活性代谢物与血小板表面的 ADP 受体 P2Y12 结合，不可逆地抑制血小板聚集。ADP 绑定到 G_q 偶联的 P2Y12 受体，激活磷脂酶 C（phospholipase C，PLC），由磷脂酰肌醇双磷酸酯 [phosphatidylinositol（4，5）bisphosphate，PIP2] 形成肌醇三磷酸酯（inositol triphosphate，IP3）和二酰甘油（diacyl glycerol，DAG）。IP3 引起细胞内钙的动员，而 DAG 激活蛋白激酶 C（protein kinase C，PKC）并导致肌球蛋白轻链激酶磷酸化（myosin light-chain kinase-phosphorylation，MLCK-P）。这两个过程均导致血小板聚集。另外，P2Y12 受体的激活与另一种 G 蛋白 G_{12} 激活，后者激活 "Rho" 蛋白，ATP 激活 P2X1 受体，细胞外钙内流，两者均导致血小板形态改变。ADP 对 G_i 偶联的 P2Y12 受体的激活导致 α_i 和 β_γ 亚基释放，最终导致血小板聚集的稳定。α_i 亚基抑制腺苷酸环化酶（adenylate cyclase，AC），降低环腺苷酸（cyclic adenosine monophosphate，cAMP）的细胞内水平，减少 cAMP 介导的 VASP 的磷酸化（VASP-P），并调制活化 GP Ⅱ b/Ⅲa 受体。β_γ 亚基激活磷脂酰肌醇 3-激酶（phosphoinositide 3-kinase，PI3K）、丝氨酸-苏氨酸激酶或蛋白激酶 B（PKB/Akt）和 Rap1b GTP 结合蛋白，并导致 GP Ⅱ b/Ⅲa 受体激活。此外，前列腺素 E_1（alprostadil，PGE_1）通过激活 AC 来提高 cAMP 和 VASP-P 水平。实心箭头表示激活，虚线箭头表示抑制[36]

资料来源：Jiang XL，Samant S，Lesko LJ，et al. Clinical pharmacokinetics and pharmacodynamics of clopidogrel. Clin Pharmacokinet，2015，54（2）：147-166

基因多态性是指在一个生物群体中同时并经常存在 2 种或多种不连续的变异基因型或等位基因。生物群体的基因多态性现象十分普遍，其中人类基因多态性既源于基因组中重复序列拷贝数的不同，也源于单拷贝序列的变异及双等位基因的转换和替换；通常分为 DNA 片段长度多态性、DNA 重复序列多态性与单核苷酸多态性。

一、CYP2C19 基因多态性对氯吡格雷反应性的影响

氯吡格雷抵抗受多种因素的影响，基因多态性是引起抵抗的最重要因素。氯吡格雷的活性代谢产物形成主要由 CYP450（CYP2C19、CYP2C9、CYP3A4、CYP2B6、CYP1A2）介导，其中 CYP2C19 在 CYP450 系统中占主要地位，而 CYP2C19 基因多态性对 CYP2C19 活性起决定性作用。CYP2C19 基因位于 10 号染色体 q24.1—q24.3，编码 CYP2C19 蛋白酶，包括 9 个外显子和 5 个内含子，cDNA 全长 1.94kb，其中编码区为 1.473kb。CYP2C19 具有高度多态性，已知的等位基因有 34 个。野生型 CYP2C19*1 是 CYP2C19 介导代谢的功能等位基因，最常见的非功能等位基因是 CYP2C19*2（c.681G>A，rs4244285），其次是 CYP2C19*3（c.636G>A，rs4986893），非功能等位基因均能够降低 CYP2C19 的活性。相反，CYP2C19*17 是功能增强等位基因，能够增强酶活性[37]。CYP2C19 基因多态性具有个体差异和种族差异，尤其在亚洲人和高加索人间。尽管 CYP2C19 占人体肝微粒体 CYP450 的含量较小，但其酶缺陷在东方人中高达 15%～23%。在中国汉族人群中，CYP2C19 基因突变的类型主要是 CYP2C19*2 和 CYP2C19*3，并且与心血管风险增加的相关性较强。根据 CYP2C19 等位基因的表型差异，个体可以分为超快代谢型（UM）、快代谢型（EM）、中间代谢型（IM）和慢代谢型（PM）。在亚洲人群中，几乎所有的氯吡格雷慢代谢型者 CYP2C19 等位基因都是 CYP2C19*2 和 CYP2C19*3。

基于 CYP2C19 标识不同，可将其分为快代谢型 CYP2C19*1/*1、中间代谢型 CYP2C19*1/*2、慢代谢型 CYP2C19*2/*2。Hulot 等[38]首先提出 CYP2C19 基因多态性对氯吡格雷的疗效影响，研究发现携带 CYP2C19*2 等位基因者服用氯吡格雷后体内氯吡格雷活性代谢产物的生成减少，IPA 降低，即 CYP2C19*2 基因型变异者，氯吡格雷抗血小板效应减弱。Frere 等[39]研究了 603 例非 ST 段抬高 ACS 患者，CYP2C19*2 基因多态性与 ADP 诱导的血小板聚集率、血管扩张剂刺激磷蛋白磷酸化指数及 ADP 诱导的 P 选择素的表达明显相关，但是 CYP3A4*1B 和 CYP3A5*3 基因多态性无此相关性。多变量分析显示 CYP2C19*2 等位基因携带者具有更高的血小板指数水平。Sawada 等[40]也发现 CYP2C19*2 基因多态性与亚临床血栓的发生有关，并且认为 CYP2C19*2 基因多态性是支架内血栓唯一的独立预测因子。CYP2C19*2 和减少氯吡格雷代谢产物有关，从而在健康人和冠心病人群中可减弱机体对氯吡格雷的反应。因此，携带 CYP2C19*2 数量与氯吡格雷抵抗有关。而且，研究已证实，冠心病患者 PCI 后常规口服双联抗血小板药物前提下，含有 CYP2C19*2 和增加氯吡格雷抵抗相关。

CYP2C19*3 突变在亚洲人群中很频繁，它增加 PCI 后 ACS 患者的不良临床结果。在这些患者中，CYP2C19*3 功能缺失造成氯吡格雷抵抗的发生率与 CYP2C19*2 作用相当。Lee 等[41]研究发现，CYP2C19*3 是氯吡格雷抵抗的独立危险因素。

研究发现氯吡格雷在体内的活性还受 CYP2C19*17 等位基因的影响[42]。携带 CYP2C19*17 的患者使用氯吡格雷后，体内对血小板聚集的抑制率提高，且不容易发生氯

吡格雷抵抗，但出血风险增加[43]。

2017 年 FDA 批准的氯吡格雷药物标签包括关于 CYP2C19 慢代谢型者中氯吡格雷抗血小板作用减弱的警告框（表 11-2），建议进行基因检测以鉴定出 CYP2C19 代谢不良的患者，对 CYP2C19 代谢不良的患者考虑使用另一种血小板 P2Y12 抑制剂。

表 11-2 FDA（2017）氯吡格雷药物标签

表型	推荐建议
C19 慢代谢型	在确定患者为 CYP2C19 慢代谢型者时，考虑使用一种血小板 P2Y12 抑制剂

警告：具有 2 个 CYP2C19 基因功能丧失等位基因的患者抗血小板作用减弱。

资料来源：https://www.pharmgkb.org/labelAnnotation/PA166104777。

CYP2C19 中间代谢型患者使用氯吡格雷的有效性也会降低。这些个体携带一个 CYP2C19 的非功能性拷贝，以及一个正常功能性拷贝或一个功能增强的拷贝。对于正在接受 PCI 的 ACS 患者，如果没有禁忌证，则基于 2013 年临床药物基因组学实施联盟（CPIC）发布的氯吡格雷指南建议（表 11-3），CYP2C19 慢代谢或中间代谢型者使用另一种抗血小板疗法（如普拉格雷、替格瑞洛）。

表 11-3 基于 CYP2C19 状态的 CPIC（2013）抗血小板治疗建议[37]

表型	双倍型	对氯吡格雷的影响	氯吡格雷在 ACS/PCI 中的治疗建议
超快代谢	*17/*17	血小板抑制作用增强；残余血小板聚集减少	药物标签推荐的剂量
快代谢	*1/*17		
正常代谢	*1/*1	正常的血小板抑制；正常残余血小板聚集	药物标签推荐的剂量
中间代谢	*1/*2	减少血小板抑制；残余血小板聚集增加；不良心血管事件的风险增加	如果没有禁忌证，则建议使用其他抗血小板治疗药物，如普拉格雷、替格瑞洛
	*1/*3		
	*2/*17		
慢代谢	*2/*2	血小板抑制作用明显降低；残余血小板聚集增加；不良心血管事件的风险增加	如果没有禁忌证，则建议使用其他抗血小板治疗药物，如普拉格雷、替格瑞洛
	*2/*3		
	*3/*3		

注：1. 对于中间代谢型，治疗建议的强度为"中等"，对于所有其他代谢型，治疗建议的强度为"强"。2. CYP2C19*17 等位基因可能与增加的出血风险有关[44]。

资料来源：Scott SA，Sangkuhl K，Stein CM，et al.Clinical Pharmacogenetics Implementation Consortium guidelines for CYP2C19 genotype and clopidogrel therapy：2013 update. Clin Pharmacol Ther，2013，94（3）：317-323。

荷兰皇家药剂师协会（Royal Dutch Pharmacists Association，KNMP）的荷兰药物基因组学工作组（Dutch Pharmacogenetics Working Group，DPWG）也提出基于 CYP2C19 基因型的抗血小板治疗建议。对于接受 PCI 的 ACS 患者，推荐在代谢不良的患者中使用氯吡格雷的替代药物，建议中间代谢型者选择替代药物，或将氯吡格雷的剂量加倍至每日 150mg，负荷剂量 600mg（表 11-4）。

表 11-4 DPWG（2017）对氯吡格雷和 *CYP2C19* 表型的建议

表型	建议
超快代谢	这种基因-药物相互作用不需要任何作用
中间代谢	PCI 治疗： 选择替代方案或将剂量加倍至 150mg/d（600mg 负荷剂量） 普拉格雷和替格瑞洛不被 CYP2C19 代谢（或程度较小） 其他适应证： 无须采取任何措施
代谢不良	PCI 治疗： 选择一个替代品：普拉格雷和替格瑞洛不被 CYP2C19 代谢（或程度较小） 其他适应证： 1.确定氯吡格雷对血小板聚集的抑制水平 2.在反应较差的人中考虑替代方案 普拉格雷和替格瑞洛没有被 CYP2C19 代谢（或程度较小）

资料来源：https://www.pharmgkb.org/labelAnnotation/PA166104956。

二、*ABCB1* 基因多态性对氯吡格雷疗效的影响

ABCB1 转运蛋白家族是一种跨膜蛋白，其主要功能是利用 ATP 水解产生的能量将与其结合的底物等主动转出质膜。*ABCB1* 基因定位于人类 7 号染色体 q21.1，其 cDNA 全长 4669bp，由 28 个外显子组成，转录 4.5kb mRNA，编码 170kDa 的跨膜糖蛋白 P-gp。P-gp 在小肠上皮细胞中表达，是人体重要的转运蛋白之一，在胃肠道、肝脏、肾脏、脑等重要组织器官广泛分布，参与多种药物的吸收、分布及分泌和排泄。P-gp 含有两个疏水性跨膜结构域 TMD1 和 TMD2，由 6～11 个跨膜的 α-螺旋结构组成，特异性地识别底物；同时含有两个亲水性核酸结合折叠区（nucleotide-binding fold，NBF），NBF 含有特征性的基团 Walker A 和 Walker B，它们间隔 90～120 个氨基酸，存在于所有 ATP 结合蛋白中，NBF 基团定位于胞质侧，传递能量以转运底物穿过细胞膜。当 P-gp 底物与 TMD 结合后，两个 NBF 相互靠近并与 ATP 结合，中心部分形成孔道结构，P-gp 的构象发生改变促使中心孔道开放，直接将疏水药物经中心孔道泵出细胞外。因此，药物转运是给药后个体差异及药物相互作用的重要环节之一，也是导致多种药物耐药的重要因素。

研究表明 *ABCB1* 基因第 26 号外显子 C3435T、第 21 号外显子 G2677T/A 和第 12 号外显子 C1236T 的多态性具有重要的功能意义，三者存在连锁不平衡关系[45]。目前，研究较多的是 *ABCB1* 基因 C3435T 多态性。根据位点（C→T）多态性，*ABCB1* 基因可分为 CC（野生型）、CT（突变型杂合子）、TT（突变型纯合子）3 种基因型。Taubert 等[35]首次报道了 *ABCB1* 基因多态性与氯吡格雷药代动力学之间的关系，发现 TT 基因型可降低氯吡格雷的血药浓度。Hoffmeyer 等[46]的研究显示，与 CC 基因型患者相比，CT 和 TT 基因型患者在 PCI 前服用 300mg 或 600mg 氯吡格雷后，氯吡格雷的生物利用度明显降低；且 TT 基因型个体的 P-gp 表达量仅为野生型个体的 49%，而 CT 基因型个体的 P-gp 表达量是 CC 基因型个体的 75%。

TRITON-TIMI 38 试验对 2932 例 PCI 后接受氯吡格雷治疗的 ACS 患者进行 *ABCB1* 基

因型检测，随访 15 个月后评估 *ABCB1* 3435C→T 与主要事件终点的关系。研究显示，TT 基因型携带者发生心血管疾病死亡、心肌梗死、卒中的风险比 CC 基因型携带者高（12.9% vs. 7.8%，HR=1.72，95%CI：1.22~2.44，$P=0.002$）[47]。与 *ABCB1* 3435CT/CC 基因型携带者相比，TT 纯合子携带者主要终点事件风险增加 72%；在健康人群中，3435TT 纯合子携带者应用氯吡格雷后血小板最大聚集率出现绝对降低，但降幅较 CT/CC 基因型携带者减小 7.3%（$P=0.0127$）。*ABCB1* 3435TT 基因型携带者降低了对血小板的抑制，且在氯吡格雷治疗期间复发性缺血事件的风险有所增加。该研究还发现，*ABCB1* 变异等位基因和 *CYP2C19* 功能缺失等位基因之间无显著的交互作用，但同时携带这两种变异基因会有更高的风险。

然而，有一些研究却得到了相反的结论。PLATO 遗传学亚组分析发现，携带 CC 等位基因型的患者心血管事件发生率最高[48]。Su 等[49]对 ACS 患者 *ABCB1* 基因 C3435T 多态性与氯吡格雷反应性的 meta 分析发现，*ABCB1* 基因 C3435T 多态性与服用负荷剂量（300mg/d）氯吡格雷的患者早期主要不良血管事件相关；TT 基因型患者的出血风险较低。因此，*ABCB1* 基因 C3435T 多态性对氯吡格雷抵抗的影响还需更进一步研究。对于 *ABCB1* 基因 G2677T/A 和 C1236T 多态性在氯吡格雷抵抗中的影响，国内外的研究仍较少。

三、*PON1* 基因多态性对氯吡格雷疗效的影响

对氧磷酶-1（PON1）是一种在肝脏中合成的酯酶，与血液中的高密度脂蛋白胆固醇有关，被确定为氯吡格雷生物激活的关键酶，*PON1* Q192R（rs662）多态性决定了氯吡格雷的抗血小板功效。PON1 的催化活性受 *PON1* 基因 c.575A>G 多态性位点的影响，第 192 位氨基酸发生了 Gln>Arg（Q192R）的改变[50]。在接受支架植入及氯吡格雷治疗的冠心病患者人群中测试了 *PON1* Q192R 基因型的临床相关性。与 RR192 纯合子相比，*PON1* QQ192 纯合子患者支架内血栓形成的风险显著升高，PON1 血浆活性较低，活性代谢产物的血浆浓度较低，血小板抑制作用较低[51]。

Li 等[52]的研究纳入 180 名诊断为不稳定型心绞痛并接受氯吡格雷治疗的中国汉族患者，发现氯吡格雷的反应性与 *PON1* Q192R 和 *CYP2C19*2 基因型相关。研究表明，对于 *PON1* Q192R 基因型，QR 和 RR 等位基因患者的相对血小板抑制（relative platelet inhibition，RI）值显著低于 QQ 等位基因患者（$P=0.01$）。在所有 *PON1* Q192R 基因型中，氯吡格雷维持剂量 5 天的治疗期血小板反应（on-treatment platelet reactivity，OTPR）值相似（$P=0.41$）。*PON1* 192 QR 和 RR 导致氯吡格雷无反应性的风险增加（OR=3.64；95%CI：1.21~10.92，$P=0.02$）。与 *CYP2C19*1/*1 野生型携带者相比，*CYP2C19*2 携带者显示出更高的 OTPR 值（$P=0.009$），且具有较低 RI 值的趋势（$P=0.06$）。*CYP2C19*2 基因型患者的氯吡格雷无反应性风险增加（OR=2.02，95%CI：1.03~3.96，$P=0.04$）。*PON1* Q192R 和 *CYP2C19*2 基因型均影响氯吡格雷的反应性，*PON1* Q192R 的影响主要是 RI 而不是氯吡格雷的 OTPR[52]。

近期研究表明，PON1 是催化氯吡格雷生物转化的关键酶，*PON1* Q192R 基因型与氯吡格雷的血小板疗效相关[53, 54]。然而，随后的研究未能复制 *PON1* Q192R 基因型对血小板反应性的影响。*PON1* 基因型对氯吡格雷抗血小板反应的影响仍然存在争议[55, 56]。一项研究表明，*PON1* 192R 是氯吡格雷抵抗的危险因素，这与以前的研究结论有所不同[57]。众所周知，*PON1* Q192R 基因多态性影响血清对氧磷酶的活性，且 *PON1* 192Q 等位基因携带者的对氧磷酶活性较低。然而，有观点认为，尽管 *PON1* 192Q 等位基因携带者表现出较低的

对氧磷酶活性，但其活性可能足以有效地将氯吡格雷代谢成其最终的活性代谢物[58]。可能的原因是，尽管 PON1 参与了氯吡格雷的第二步代谢，但 PON1 的代谢产物是次要异构体，而不是氯吡格雷的活性代谢产物。因此，*PON1* 192Q 可能不是血小板功能和氯吡格雷疗效的重要因素。此外，中国患者中 *PON1* 192Q 等位基因的频率相对低于白种人。先前的一些研究表明，*PON1* 192Q 携带者的 MACE 风险高于 *PON1* 192R。Ferretti 等[59]的研究表明对氧磷酶活性增加与他汀类预防心血管疾病的临床获益有关，因此认为 *PON1* 基因型的这种影响可能与氯吡格雷的疗效无关，Q192R 抗氧化剂和抗动脉粥样硬化作用已在一些体外研究中得到证实[60]。

四、*P2RY12* 基因多态性对氯吡格雷疗效的影响

血小板膜受体 P2Y12 在被克隆之前被称为 P2TAC、P2T、P2Ycyc 等，美国国家生物技术信息中心给出的官方命名是 P2RY12。*P2RY1*（GeneID：6480）位于人的 3 号染色体，定位于 q24—q25，由 47 000 个碱基构成，含有 3 个外显子和 2 个内含子，编码 342 个氨基酸，全部由外显子 2 编码。该基因可表达于血管平滑肌内皮细胞，成熟蛋白存在于血小板外膜并在外膜上行使生物学功能，该基因编码氯吡格雷的药理学靶点 ADP 受体 P2Y12[61]。

P2RY12 基因多态性是影响氯吡格雷反应性的机制之一[62]。近年来，许多学者对 *P2RY12* 基因多态性与氯吡格雷疗效的相关性进行了研究。Li 等[63]对 *P2RY12* 基因多态性与 PCI 后氯吡格雷抵抗风险和不良心血管事件之间的相关性进行研究，纳入 PCI 后接受氯吡格雷治疗的 498 名 ACS 患者，随访 3～12 个月，记录有关任何不良心血管事件或死亡数据。研究显示，与野生型相比，*P2RY12* 基因 C34T 或 G52T 突变型患者发生氯吡格雷抵抗的风险较高（C34T：$P<0.001$；G52T：$P=0.003$）。

五、*CES1* 基因多态性对氯吡格雷疗效的影响

羧酸酯酶（CES1）是一种广泛表达的丝氨酸酯酶，参与多种含酰胺和含酯的内源性及异源性化合物的水解，其中包括哌甲酯、奥司他韦、血管紧张素转换酶抑制剂（如群多普利和替莫普利）等。CES1 还影响氯吡格雷的疗效，可将其中间代谢物（2-氧代-氯吡格雷）和最终的生物活性硫醇代谢物转化为生物惰性羧酸衍生物（图 11-7）。

约 15% 的氯吡格雷经肝酶转化为活性硫醇代谢物，85% 氯吡格雷经酯酶 CES1 水解成无活性的羧酸衍生物。因此，*CES1* 基因多态性可能是氯吡格雷反应的影响因素[64, 65]。Zhu 等[66]的研究发现，*CES1* 基因外显子 4 的 SNP（rs71647871，c.428G＞A）使 143 位甘氨酸（G）变成谷氨酸（E）（G143E）。体外表达研究表明，G143E 突变严重抑制了 CES1 的催化功能，导致以对硝基苯酚乙酸酯为底物时，机体对哌甲酯的水解活性完全丧失，催化效率仅为 21%。目前尚无该变体对氯吡格雷代谢的影响。Lewis 等[65]的研究发现，*CES1* 基因 428G＞A 多态性与氯吡格雷治疗后 ADP 诱导的血小板聚集存在显著相关性。在 506 名接受氯吡格雷治疗的患者中，143E 携带者（$n=7$）体内氯吡格雷活性产物的浓度显著高于 143G 纯合子携带者（$n=499$，$P=0.001$），143E 等位基因携带者体内 ADP 诱导的血小板聚集率明显低于 143G 纯合子携带者，表明 *CES1* 143E 携带者使用氯吡格雷的疗效优于 143G 纯合子携带者，二者的最大血小板聚集率（maximum platelet aggregation rate，MPA）

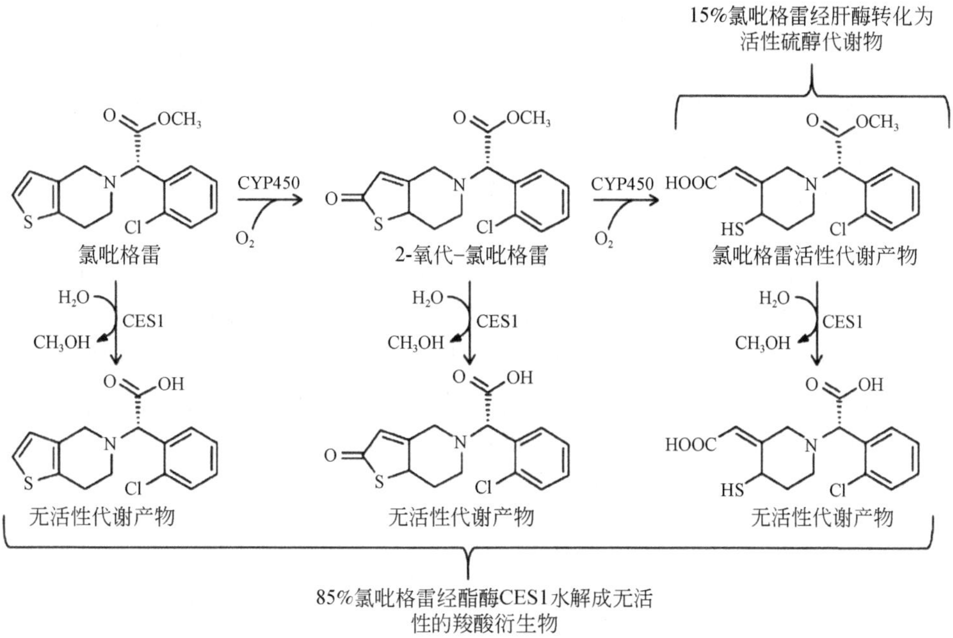

15%氯吡格雷经肝酶转化为
活性硫醇代谢物

图 11-7　氯吡格雷代谢中主要的酶促步骤

资料来源：Zhu HJ，Patrick KS，Yuan HJ，et al.Two CES1 gene mutations lead to dysfunctional carboxylesterase 1 activity in man：clinical significance and molecular basis. Am J Hum Genet，2008，82（6）：1241-1248

分别为 25%和 45%（P=0.03）。1 年的随访调查显示，13.7%的 143G 纯合子携带者再发心血管疾病，而 143E 等位基因携带者的心血管疾病再发率为 0，但二者的统计学差异并不显著（P=0.44）。此外，*CYP2C19*2* 基因携带者体内 ADP 诱导血小板聚集率的 β 系数绝对值只有 7.4，而 *CES1* 143E 携带者则达 11.6，说明 *CES1* 基因多态性与氯吡格雷的疗效相关，有进一步的研究价值。

第四节　氯吡格雷抗血小板反应性的全基因组关联分析

一、氯吡格雷抗血小板效应的全基因组关联分析研究

（一）*CYP2C19*2* 与氯吡格雷的抗血小板效应

为了鉴定与氯吡格雷反应变异性相关的基因，Shuldiner 等[67] 进行了氯吡格雷抗血小板反应的全基因组关联分析（GWAS）研究，其中混杂因素（包括药物使用和生活方式变异）被最小化。该研究纳入 429 名健康受试者，接受 7 天的氯吡格雷药物治疗，通过体外血小板聚集测定法检测治疗反应。使用氯吡格雷 7 天后较差的 ADP 刺激聚集反应与年龄增长、BMI 增加、三酰甘油水平增高和高密度脂蛋白胆固醇水平降低有关，但这些变量加和的变化小于 10%。ADP 刺激的血小板聚集在基线和对氯吡格雷反应的遗传率分别为 0.33（P=0.005）和 0.73（P<0.001），表明存在大量遗传成分。

GWAS 显示，染色体 10q24 有 13 个跨越 1.5Mb 的 SNP 位点，与氯吡格雷反应强烈相

关（$P < 10^{-7}$）。这些 SNP 位点彼此之间存在着强烈的连锁不平衡，其中 rs12777823 多态性与血小板活性的相关性最为显著。与氯吡格雷反应最密切相关的染色体 10q24 的 SNP 位点位于 CYP2C18-CYP2C19-CYP2C9-CYP2C8 基因簇内或紧接其两侧，该簇编码一组在药物代谢中起重要作用的 CYP450。

CYP2C19*2 在阿米什人群体中的频率为 0.17，与在其他白种人群体中的频率相似。CYP2C19*2 与在 GWAS 研究中鉴定的染色体 10q24 的 SNP 簇处于高度连锁不平衡状态。CYP2C19*2 与氯吡格雷给药后 ADP 刺激的血小板聚集相关，在具有 0 个、1 个和 2 个 CYP2C19*2 等位基因的受试者中，ADP 刺激的血小板聚集率分别降至基线的 40.7%、47.1% 和 65.4%。将 CYP2C19*2 作为协变量纳入回归模型时，染色体 10q24 SNP rs12777823 与氯吡格雷反应之间的关联显著减弱。这些发现表明，功能丧失的 CYP2C19*2 变异占大部分或全部的原始 10q24 关联信号。在阿米什人群体中，其他先前描述的 CYP2C19 功能缺失变异 CYP2C19*3 和 CYP2C19*5 不具有多态性，但 CYP2C19 或附近基因可能存在其他变异，对氯吡格雷反应影响相对较小，可能是关联信号的其余部分。而功能获得性变异 CYP2C19*17 的等位基因频率为 0.25，无论是基线水平还是对氯吡格雷的反应，CYP2C19*17 都与 ADP 刺激的血小板聚集无关。除 CYP2C19*2 变异外，Simon 等[68] 的研究还鉴定出 ABCB1（rs1045642）变异与接受氯吡格雷患者的临床预后较差有关。但在 Shuldiner 等的 GWAS 研究中，基线或氯吡格雷治疗后 rs1045642 变异与 ADP 刺激的血小板聚集无关（$P = 0.60$）。

随后，有研究者在西奈山医院的 227 例美国普通人群中进行了验证和扩展实验，结果显示 CYP2C19*2 基因型组的基线血小板聚集无差异，但在氯吡格雷治疗后表现出更大的残余血小板聚集率。在 1 年随访期间，CYP2C19*2 基因型携带者的心血管事件发生率高于非携带者（20.9% vs. 10.0%）。CYP2C19*2 基因型导致的事件发生率增加限于事件发生时仍服用氯吡格雷的 95 名参与者，而在事件发生时或随访 1 年后未服用氯吡格雷的 CYP2C19*2 基因型患者中事件发生率没有增加。将 ADP 刺激的血小板聚集率作为协变量纳入回归模型，可显著降低 CYP2C19*2 基因型与心血管结局的相关性，表明该基因型对临床结局的影响是通过降低血小板抑制功能来实现的。该研究的局限性在于西奈山医院的研究队列是一个混合人群，在急性期（1～3 天）接受了不同的抗血小板药物方案。然而，分层分析并没有发现急性治疗对长期结果的任何显著影响。

GWAS 研究支持 CYP2C19*2 可作为氯吡格雷反应的唯一主要遗传决定因素，未发现其他与氯吡格雷反应相关的区域达到或超过全基因组水平的统计学意义，这表明，在基因组的其他部分不太可能具有相似或更大效应的常见变异。然而，在这项研究中，其他基因及其附近的其他几个常见变异显示出与氯吡格雷反应具有相关性，但未达到全基因组意义。如果这些变体中的某些代表真实的正信号，则可能会被较大的样本量所掩盖[69]。

CYP2C19*2 功能缺失等位基因在不同人群中很常见。携带至少 1 个 CYP2C19*2 等位基因的个体在白种人中约占 24%，在墨西哥裔美国人中约占 18%，在非洲裔美国人中约占 33%，而在亚洲人中最高，约占 51%[70]。因此，该变异导致的氯吡格雷抵抗在亚洲和非洲裔美国人中可能尤其重要。然而，CYP2C19*2 基因型对氯吡格雷反应的影响强度可能取决于其他因素，如遗传背景或环境暴露，这些因素在不同种族之间可能有所不同。在 Shuldiner 等的 GWAS 研究中不足以检测 CYP2C19 基因型对氯吡格雷反应的种族特异性差异。因此，还需要在不同人群中进行进一步研究。

（二）与氯吡格雷治疗期血小板反应性相关的其他变异

为了鉴定与氯吡格雷治疗期血小板反应性有关的新变异，Scott 等[71]对氯吡格雷产生极端药效反应的 CYP2C19 野生型（*1/*1）CAD 患者进行了全外显子组测序（whole exome sequencing，WES）。在 CAD 患者接受双联抗血小板治疗（DAPT）后，对其血小板反应性进行完整评估。治疗期血小板低反应性（LTPR）和治疗期血小板高反应性（HTPR）患者分别为 48 例和 64 例。每组患者中 CYP2C19 野生型均为 25 例，在其中选取 4 例 LTPR 患者和 4 例 HTPR 患者进行外显子组测序。结果显示，LTPR 和 HTPR 亚组的 8 例 CYP2C19*1/*1 患者中共检出 129 388 个变异，过滤分析后剩余 118 634 个变异，其中 45.5%（53 993 个变异）位于共识编码序列（consensus coding sequence，CCDS）。在 CCDS 中 90.6% 的变异（48 919 个变异）具有基因多态性，用于后续变异筛选。在 LTPR 亚群中共检出 403 个变异集，每个变异有 3 个或 4 个携带者（杂合或纯合），而在 HTPR 亚群中没有携带者。其中 28 个变异具有显著性差异，在人工去除 X 染色体和低质量变异后，选择了 18 个常染色体变异进行后续基因分型。

研究者在 636 名患者的队列研究中完成了 17 个变异的基因分型，并评估变异与治疗期血小板反应性的关系。与血小板反应显著相关的唯一变异是 B4GALT2 909C＞T（rs1061781），与非携带者相比，909C＞T 携带者具有较低的 PRU 值（P=0.007 7）和残余血小板聚集率（residual platelet aggregation rate，RPA）（P=0.000 8）。另一个变异是 B4GALT2 366G＞C（p.Gln122His，rs1859728），与非携带者相比，366G＞C 携带者的 PRU 和 RPA 也较低，但差异无统计学意义。采用多元线性回归分析 B4GALT2 909C＞T 和 366G＞C 是否与治疗期血小板反应性独立相关，结果显示，只有 B4GALT2 909C＞T 和 CYP2C19 功能缺失等位基因是治疗期血小板反应性的独立遗传预测因子。B4GALT2 909C＞T 的相关性在 PCI 后服用 600mg 氯吡格雷的 ACS 患者队列中得到复制。与发现队列相似，909C＞T 携带者的 PRU 显著低于非携带者［（142.6±42.2）vs.（233.5±17.2），P=0.000 1］，再次进行多元线性回归分析，结果证明与 CYP2C19 和其他临床变量无关，909C＞T 是治疗期血小板反应性的独立遗传预测因子。

通过对千人基因组计划 I 期主要群体 1p34.1 染色体区域的单倍体进行研究，发现 2 个最有可能在血小板聚集中起作用的潜在候选基因是 B4GALT2 和 ST3GAL3。B4GALT2 和 ST3GAL3 主要在血浆和血小板中表达，两种酶都是 II 型高尔基膜结合糖蛋白，参与翻译后修饰和处理。

Fontana 等[72]对具有极端血小板表型的心血管疾病患者进行了外显子组测序，以识别可以解释氯吡格雷反应性的高遗传性候选基因和生物学途径。ADRIE（抗血小板药物耐药和缺血性事件）队列中的血小板反应性（platelet reactivity，PR）表型患者每天服用一次 75mg 氯吡格雷。在 96 例 ADRIE 患者中进行全外显子测序，共发现 474 896 个变异。对血小板低反应性（low platelet reactivity，LPR）和血小板高反应性（high platelet reactivity，HPR）患者进行遗传评估，共 417 个基因的 585 个变异具有显著性差异。其中最显著的变异是 CYP2C19 和 CYP2C18 基因。紧随其后的是 10 号染色体的 NOC3L 基因，其编码一种核仁复合体相关蛋白 3，这种蛋白在脂肪形成中起重要作用。此外，还发现了其他基因中的几个变异如 SVIL、CD82、HLA-B、MED16 和 TBCD1，这些基因可能形成了未知的血小板反应表型分子通路。

为了更深入了解这组基因变异在理论上是否足以分离 HPR 组和 LPR 组，研究者对 ADRIE 样本中的 585 个变异进行了主成分分析（principal component analysis，PCA）。结果显示，585 个变异足以完全根据基因型来区分患者组，实现 HPR 和 LPR 样品完全分离所需的变异数最小，为 130。使用传统的更严格的逻辑回归分析发现，只有 4 个基因（CYP2C8、CYP2C19、CYP2C18、NOC3L）的 11 个变异与血小板反应表型相关。这 4 个基因的 11 个变异虽然与 PR 表型密切相关，但不足以区分 HPR 和 LPR 患者。因此，使用最初分析中预测的 417 个基因作为最有可能构建网络和在独立队列中进一步验证的潜在候选基因。研究者利用 ADRIE 队列中发现的变异基因建立了一个分子网络，鉴定出连接密度高的基因如丝裂原激活蛋白激酶激酶 1（MAP2K1）、纤维连接蛋白 1（FN1）和磷酸肌醇 3-激酶调节亚基 1（PIK3R1）。

在 MARSEILLE 验证队列中，PR 表型患者每天服用一次氯吡格雷 150mg，研究者对 417 个基因进行靶向外显子测序，以确定与 PR 表型相关的变异。研究中共检出 23 285 个变异，经筛选后得到 7698 个不同的变异。当关注 ADRIE 队列基因时，只有 18 个变异可区分 HPR 和 LPR 患者，这些显著的变异存在于 CYP2C8、CYP2C19、CYP2C18 和 NOC3L 基因中。研究表明在两组队列中，与氯吡格雷反应性变化更一致的基因很可能与前药的激活有关，包括 CYP2C8、CYP2C18 和 CYP2C19。正如预期的那样，CYP2C19*2 多态性（rs4417205）与氯吡格雷反应相关。

二、氯吡格雷活性代谢物水平的全基因组关联分析研究

氯吡格雷治疗的个体差异极大，高达 73% 的药物反应性差异与遗传有关[67]。然而，除对 CYP2C19*2 变异描述较为详细之外，对其他与氯吡格雷反应相关的多态性位点研究较少，这表明导致药物疗效差异的大多数遗传变异仍未被识别。迄今为止，大多数研究都是通过测定血小板活性来评估氯吡格雷的反应。虽然评价氯吡格雷活性代谢物的循环水平是对氯吡格雷代谢更直接的测量，但由于氯吡格雷活性代谢物的不稳定性，需要快速衍生化才能进行准确的评价，因而未得到充分利用。

Backman 等[73]首次报道了氯吡格雷活性代谢物浓度的 GWAS 研究，这是氯吡格雷药代动力学的直接测量方法，有助于识别新的药代动力学变异。该研究纳入 513 名阿米什健康受试者，在服用氯吡格雷 8 天后检测其氯吡格雷活性代谢物循环水平，以直接反映氯吡格雷的药代动力学。此外，研究还评估了这些变异对氯吡格雷给药后 ADP 刺激的血小板聚集的影响。

氯吡格雷活性代谢物的分析在针对年龄、性别和相关性调整的附加模型中进行。在研究对象中测试了 7 884 700 个 SNP 位点与氯吡格雷活性代谢物浓度的关联，结果显示 CYP2C9-CYP2C18-CYP2C19 基因簇附近 10 号染色体的 1 个位点与活性代谢物浓度显著相关（rs137891020）。在调整 CYP2C19*2 变异后，rs137891020 的关联显著减弱，且该区域中没有其他变异显示出潜在的关联。除 CYP2C19*2 外，3p25 染色体 rs187941554 和 17q11 的新变异（rs80343429）也与氯吡格雷活性代谢产物浓度显著相关。另外 6 个独立变异显示出可能的相关性（表 11-5）。在活性代谢物 GWAS 研究中发现 4 个区域与氯吡格雷血小板聚集之间存在相关性（$P < 0.05$），尚未发现相关 SNP 位点与氯吡格雷前体药物水平显著相关。

表 11-5　与氯吡格雷活性代谢物浓度相关的显著（$P \leqslant 5.0 \times 10^{-8}$）或潜在（$P \leqslant 1.0 \times 10^{-6}$）基因组区域

SNP 位点	活性代谢物（β/P）	血小板聚集（β/P）
rs187941554	（25.2 ± 3.7）$/3.3 \times 10^{-11}$	（-3.8 ± 4.8）$/0.42$
rs80343429	（8.1 ± 1.4）$/1.3 \times 10^{-8}$	（-3.5 ± 1.7）$/0.04$
rs79172967	（15.5 ± 2.9）$/1.3 \times 10^{-7}$	（-2.2 ± 3.7）$/0.55$
rs72392086	（7.6 ± 1.4）$/1.6 \times 10^{-7}$	（-5.0 ± 1.8）$/5.3 \times 10^{-3}$
rs73407739	（16.8 ± 3.2）$/2.2 \times 10^{-7}$	（-11.9 ± 3.9）$/2.2 \times 10^{-3}$
rs181524103	（12.0 ± 2.4）$/6.6 \times 10^{-7}$	（-3.1 ± 3.0）$/0.31$
rs138852022	（17.0 ± 3.4）$/6.7 \times 10^{-7}$	（-6.9 ± 4.1）$/0.09$
rs6892003	（3.3 ± 0.7）$/1.0 \times 10^{-6}$	（-2.2 ± 0.9）$/9.7 \times 10^{-3}$

资料来源：Backman JD，O'Connell JR，Tanner K，et al. Genome-wide analysis of clopidogrel active metabolite levels identifies novel variants that influence antiplatelet response. Pharmacogenet Genomics，2017，27（4）：159-163。

重要的是，这些变异在全基因组水平上都与 ADP 介导的血小板聚集无关，而且在单独利用血小板功能检测的传统全基因组研究中无法识别。此外，虽观察到 *CYP2C19*2* 与氯吡格雷活性代谢物的形成有很强的相关性，但在 *CYP2C19*2* 调整和多次检测校正后证明，该基因或其他 CYP450 基因的其他变异与活性代谢物水平没有相关性。值得注意的是，该研究并没有正确地识别以前报道的在欧洲起源的人群中极其罕见的功能丧失变异（如 *CYP2C19*3*）。然而，这些数据确实提供了初步证据，表明 *CYP2C19* 中其他更常见的变异（如 *CYP2C19*17*）或其他 CYP450 基因对活性代谢物的形成几乎没有影响。

在这项研究中，确定的几个变异与氯吡格雷代谢中具有潜在作用的基因非常接近。例如，染色体 3p25 的 SNP 簇靠近 *ATP2B2*，编码质膜钙转运蛋白，在肝脏中表达，有报道与氯吡格雷反应有关。染色体 1p25 最紧密相关的变异位于环指核酸酶 2（RNF2）内，该酶编码一种与 P-糖蛋白相互作用的聚梳蛋白，P-糖蛋白是氯吡格雷在肠道吸收的关键酶。此外，先前的研究表明，RNF2 蛋白水平与 P-糖蛋白表达呈负相关[74]。

该研究的局限性在于，氯吡格雷活性代谢物检测不是常规检测，没有合适的复制队列。研究可能受氯吡格雷活性代谢物定量检测方法的限制。另外，对甲氧基苯乙酮（methoxyacetophenone，MPB）的衍生化过程无法区分氯吡格雷代谢物的外消旋 H4（活性）和 H3（非活性）立体异构体，这可能导致一些测量误差。

三、氯吡格雷抗血小板效应及药代动力学的全基因组关联分析（GWAS）

迄今为止，已研究的基因变异仅能解释氯吡格雷抗血小板反应变异性的 12%，与临床因素结合时的变异性为 20.6%[75]。对氯吡格雷反应的巨大变异性仍无法解释。由于邦费罗尼校正的严格限制，已发表的 GWAS 可能遗漏了氯吡格雷治疗对 PRU 变化有较小或中等规模遗传影响的 SNP。此外，SNP 的分布存在巨大的种族差异。以白种人为对象的研究可能也忽视了与中国研究对象的重大关联。考虑到药代动力学中的遗传变异是改变氯吡格雷抗血小板作用的主要潜在因素，联合分析氯吡格雷的遗传变异对药效动力学和药代动力学的影响应能有效确定其生化机制[76]。因此，联合使用抗血小板作用和药代动力学的 GWAS 是有必要的，可确定影响氯吡格雷抗血小板反应的新的潜在基因变异（特别是在非欧洲人群中）[77]。

Zhong 等[13]对中国汉族冠心病患者进行了 3 期 GWAS 研究，旨在通过抗血小板结合作用和药代动力学的系统分析，确定中国冠心病患者中对氯吡格雷抗血小板反应的新基因修饰位点。第一阶段对 115 例冠心病患者进行了血小板反应性检测，以确定与氯吡格雷抗血小板反应和 H4（氯吡格雷的活性代谢产物）相关的 SNP 位点。第二阶段在另外 31 例冠心病患者中进一步研究这些候选 SNP（与氯吡格雷血小板功能和 H4 相关的 SNP 位点）与氯吡格雷药代动力学参数和 H4 的关联，随后在 32 例患者肝组织中研究这些 SNP 位点对氯吡格雷激活的作用。第三阶段在 299 例冠心病患者中鉴定这些 SNP 位点与氯吡格雷反应相关性的临床结局（MACE）。

（一）Ⅰ期 GWAS

对 115 例冠心病患者进行了 4 小时 PRU GWAS 检查，氯吡格雷在 4 小时时的抗血小板作用差异很大。尽管在 PRU GWAS 或 PRU＞208 的单标记物 GWAS 中未检测到明显的全基因组关联信号，但 25 个基因共 125 个 SNP 位点提示与 PRU 或 PRU＞208 相关，包括 CYP2C19*3（rs4986893）位点。在 2 小时时氯吡格雷、H4 和 H3 的血浆浓度变化很大，在上述 125 个 SNP 位点中，27 个 SNP 位点与 H4 浓度显著相关。其中 23 个 SNP 位于 HELLS-CYP2C18-CYP2C19 簇内。单变量线性回归分析显示 CYP2C19*2 与 PRU 升高有关，可解释 11%的 PRU 变化。其他相关位点包括 SLC14A2 中的 rs12456693、N6AMT1 中的 rs2254638、9 号染色体 rs4741806 和 22 号染色体 rs7292279。

在 95 个候选的吸收、分配、代谢和排泄（absorption, distribution, metabolism, and excretion，ADME）基因中，共有 399 个 SNP 位点与 PRU 或 PRU＞208 显著相关。其中，77 个 SNP 位点与 H4 浓度相关。除 CYP2C19 和 SLC14A2 的 SNP 外，4 个位点（ABCA1 rs2487032、ABC rs4147820、MGST1 rs12369968 和 UGT2B11 rs13123057）与 H4 浓度显著相关（$P<0.01$）。

（二）Ⅱa 期 GWAS

基于以下标准进行 SNP 的进一步验证：①PRU $P<1.0\times10^{-4}$ 或 PRU＞208 且 H4 浓度 $P<0.05$；②ADME 基因中 PRU $P<0.01$ 或 PRU＞208 且Ⅰ期 H4 浓度为 $P<0.05$；③选择 P 值最低的 SNP 代表多个 SNP，且每个基因的连锁不平衡（linkage disequilibrium，LD）程度（$r^2\geqslant0.8$）高。共 18 个 SNP 位点满足标准。为明确每个因素对氯吡格雷抗血小板和药代动力学反应个体间变异性的独立贡献，研究采用了多元线性回归分析。结果显示 CYP2C19*2、N6AMT1 rs2254638、ABCA1 rs2487032 是氯吡格雷抗血小板反应变异性的独立预测因子。这些因素解释了 28.2%的 PRU 变异。CYP2C19*2、SLC14A2 rs12456693、N6AMT1 rs2254638 是 H4 浓度变异性的独立预测因子，这些预测因子解释了 23.4%的变异（表 11-6）。

为阐明氯吡格雷对抗血小板反应的吸收和代谢机制，进一步在 31 例冠心病患者中研究Ⅰ期鉴定的 18 个 SNP 位点与氯吡格雷和 H4 药代动力学参数的相关性。其中，HELLS rs1048196、CYP2C18 rs1926711 和 CYP2C19*2 与 H4 有关（表 11-6），这些位点 LD 程度较高。CYP2C19*2 是一个代表性位点，GG 纯合子的 H4 显著高于 CYP2C19*2 的 GA 杂合子和 AA 纯合子。$SLC14A2$ 中 rs12456693 T 等位基因与氯吡格雷最大血浆浓度（T_{max}）下降时间（$P=0.004\,85$）、H4 最大血浆浓度（T_{max}）下降（$P=0.044\,4$）、H4 峰值血浆浓度（C_{max}）升高（$P=0.024\,5$）有关。$N6AMT1$ 中 rs2254638 C 等位基因与氯吡格雷 T_{max} 升高（$P=0.024\,9$）和 H4 T_{max} 升高有关（$P=0.055\,1$）。$ABCA1$ 中 rs2487032 A 等位基因与氯吡格雷 C_{max} 降低（$P=0.021\,1$）、$AUC_{0\sim4h}$ 降低（$P=0.005\,90$）、T_{max} 降低（$P=0.018\,9$）有关。

（三）Ⅱb 期 GWAS

为进一步研究新变异是否具有激活氯吡格雷的潜在功能，研究者使用 32 例人肝脏 S9 分离片段来比较 18 个 SNP 不同基因型间的 H4 形成。$HELLS\text{-}CYP2C18\text{-}CYP2C19$ 簇中的 $HELLS$ rs1048196、$CYP2C18$ rs1926711、$N6AMT1$ rs2254638［每毫克蛋白 TT：（9.21 ± 3.68）ng/ml；TC：（7.69 ± 6.48）ng/ml；CC：（3.36 ± 3.75）ng/ml］和 $CYP2C19*2$［每毫克蛋白 *2/*2：（1.84 ± 1.57）ng/ml；*1/*2：（5.86 ± 5.08）ng/ml；*1/*1：（8.53 ± 6.46）ng/ml］与 H4 浓度降低有关（表 11-6）。其他 SNP 位点与人肝脏 S9 部位的 H4 浓度无关。

表 11-6　Ⅰ 期氯吡格雷（Clop）抗血小板作用与药代动力学及Ⅱ期
药代动力学复制结果的全基因组关联研究总结

SNP	基因	Ⅰ 期			Ⅱa 期						Ⅱb 期
		PRU>208	PRU	H4	Clop T_{max}	Clop C_{max}	Clop $AUC_{0\sim4h}$	H4 T_{max}	H4 C_{max}	H4 $AUC_{0\sim4h}$	
rs1048196	$HELLS$	1.45×10^{-5}	4.05×10^{-5}	4.20×10^{-4}	0.978	0.402	0.587	0.742	0.248	0.027 3	0.013 5
rs1926711	$CYP2C18$	8.24×10^{-6}	3.51×10^{-5}	6.61×10^{-3}	0.667	0.153	0.291	0.773	0.517	0.084 3	0.015 3
rs4244285	$CYP2C19$	1.66×10^{-5}	6.01×10^{-5}	2.20×10^{-4}	0.955	0.125	0.205	0.842	0.172	0.008 61	0.033 4
rs12456693	$SLC14A2$	6.83×10^{-5}	1.07×10^{-2}	8.52×10^{-3}	0.004 85	0.262	0.172	0.044 4	0.024 5	0.129	0.413 1
rs2254638	$N6AMT1$	1.87×10^{-3}	5.37×10^{-5}	6.29×10^{-3}	0.024 9	0.969	0.958	0.055 1	0.286	0.358	0.038 6
rs2487032	$ABCA1$	3.46×10^{-3}	3.75×10^{-2}	5.34×10^{-3}	0.243	0.021 1	0.005 90	0.018 9	0.382	0.329	0.881 2
rs12913988	$ATP10A$	1.57×10^{-3}	9.69×10^{-6}	1.47×10^{-2}	0.307	0.831	0.691	0.895	0.538	0.617	0.994 8

资料来源：Zhong WP，Wu H，Chen JY，et al.Genomewide association study identifies novel genetic loci that modify antiplatelet effects and pharmacokinetics of clopidogrel. Clin Pharmacol Ther，2017，101（6）：791-802.

（四）Ⅲ期研究

为验证这些显著的 SNP 位点是否会对临床结果产生潜在影响，研究者对 299 例经冠状动脉介入治疗的冠心病患者进行了基因型分析。rs1571678 不包括在内，因为在 $r^2=0.93$ 时，它与 $N6AMT1$ rs2254638 属于强连锁不平衡。$N6AMT1$ rs2254638 与 MACE 的发生有轻微相关性（$P=0.065\,3$），携带 C 等位基因的患者比无 C 等位基因的患者有更高的 MACE 风险。

SLC14A2 rs12456693 与 MACE 的发生关系有轻微相关性（*P*=0.0953）。*CYP2C19**2 与 MACE 无显著相关性（*P*=0.946 3）。*ATP10A* rs12913988 与 MACE 的发生显著相关，携带 T 等位基因的患者在 1.5 年内有更高的 MACE 风险。其他 SNP 位点与 MACE 的发生无关。

　　这是第一个系统化的 GWAS，结合抗血小板作用和药代动力学分析来研究可改变中国冠心病患者氯吡格雷疗效的功能性遗传变异。该研究鉴定了新的遗传变异，这些位点通过改变冠心病患者的药代动力学行为来影响氯吡格雷的抗血小板反应。*N6AMT1* 和 *ABCA1* 中的新变异与 *CYP2C19* 和临床因素一起，将 PRU 变异的可预测性显著提高至 37.7%（之前已发表的数据约为 20%）。*SLC14A2* rs12456693 是 H4 浓度变化的独立预测因子。研究进一步确定 *N6AMT1* rs2254638 和 *SLC14A2* rs12456693 对独立的冠心病队列患者 MACE 发生具有边际风险作用。*CYP2C19**3 对抗血小板作用、药代动力学和氯吡格雷的激活没有显著作用，可能的原因有 *CYP2C19**3 对氯吡格雷的激活作用有限、样本数量少、变异等位基因频率低等。

　　该项研究检测到的新 SNP 位点并没有出现在之前的欧洲 GWAS 中[67]。其中一个原因可能是 SNP 位点在人群中的频率差异。例如，相对于欧洲人群（10%～15%），*N6AMT1* rs2254638 和 *ATP10A* rs12913988 在东亚人群（50%～60%）中更为常见。另一个原因可能是使用的基因芯片不同。例如，之前欧洲人群的 GWAS 采用基因芯片人类图谱（Affymetrix GeneChip Human Mapping）500K 或 1M 分析中没有捕获到 *ATP10A* rs12913988。

　　该研究中有一个值得注意的局限性，即以氯吡格雷治疗后 2 小时的 H4 浓度作为第 I 期 GWAS 药代动力学参数，可能在一定程度上影响了功率。药代动力学参数，包括 AUC 和清除，最初设计中是通过非线性混合效应建模方法来估计的。然而，考虑到氯吡格雷吸收期的个体差异较大，T_{max} 达到 4 小时，这是部分患者最后一次抽血的时间点，而药代动力学的非线性混合效应建模可能存在偏差。

四、小结

　　遗传变异是导致氯吡格雷疗效个体差异的重要因素。先前的研究表明，高达 70% 的氯吡格雷反应个体间差异（通过对健康人 ADP 诱导的血小板聚集抑制进行评估）可以用家族亲缘关系来解释[67]。近年来 GWAS 在寻找氯吡格雷反应性相关的新位点方面发挥了重要作用。

　　Shuldiner 等[67] 对阿米什人中氯吡格雷对 ADP 刺激血小板聚集反应进行了 GWAS，发现 *CYP2C19**2 基因型与氯吡格雷治疗引起的血小板反应降低和较差的心血管结局相关。携带功能缺失 *CYP2C19**2 rs4244285 变异的个体不能有效地将氯吡格雷转化为其活性代谢物，且对血小板功能的抑制作用较弱。事实上，这种常见的遗传变异解释了大约 12% 的血小板功能变异。随后对氯吡格雷治疗患者的研究一致证实，这种变异与血小板功能抑制作用减弱及心血管事件复发风险增加之间存在关联，特别是支架内血栓的形成[78]。

　　为探索与氯吡格雷治疗的血小板反应活性有关的新变异，Scott 等[71] 在对氯吡格雷产生极端药效反应的 CYP2C19 野生型冠状动脉疾病患者中进行了外显子组测序研究。研究发现，*B4GALT2* 909C＞T 携带者有较低的 PRU 和 RPA 值，在调整 *CYP2C19* 和其他临床变量后差异仍然显著。B4GALT2 是血小板表达的半乳糖转移酶，表明 *B4GALT2* 909C＞T 可能通过非典型细胞表面糖蛋白处理和血小板黏附影响氯吡格雷的敏感性。

　　虽然基因变异是导致氯吡格雷疗效个体间差异的重要因素，但除 *CYP2C19* 的变异外，此前的全基因组方法未能重复识别抗血小板反应的遗传决定因素,这推动了新的研究设计。2017 年 Backman 等[73]首次报道氯吡格雷活性代谢物浓度的 GWAS,这是氯吡格雷药代动力学的直接测量方法,观察到 *CYP2C19* 位点是活性代谢物形成的最强遗传决定因素。此外,在 3p25(rs187941554)和 17q11(rs80343429)发现了全基因组范围内的重要变异,以及另外 6 个位点显示出相关的暗示证据。这些基因座中有 4 个表现出与氯吡格雷 ADP 刺激的血小板聚集的相关性。

遗传变异分布存在着巨大的种族差异,2017 年 Zhong 等[13]对中国汉族冠心病患者进行了Ⅲ期 GWAS,在两个转运蛋白基因(*SLC14A2* rs12456693 和 *ABCA1* rs2487032)和 *N6AMT1*(rs2254638)中检出与氯吡格雷治疗的 PRU 和血浆 H4 浓度相关的新变异。与 *CYP2C19*2* 和临床因素一起,新的变异显著提高了 PRU 变异的可预测性(37.7% vs. 20%)。同时,在一个独立队列中证实了 *N6AMT1* rs2254638 对 MACE 具有边际风险效应。

2020 年 Fontana 等[72]通过高通量测序鉴定氯吡格雷 PR 的遗传决定因素。在队列中鉴定出 417 个基因的 585 个变异,在复制队列中检出了发现队列中的所有 top 变异,包括 *CYP2C8*、*CYP2C18* 和 *CYP2C19*。一项原始的网络分析发现了几个可能有价值的候选基因如 PI3K 的调节基因,它是 P2Y12 受体下游信号通路的关键角色。研究强调了 CYP450 相关基因(包括研究较少的 *CYP2C8* 和 *CYP2C18*)是氯吡格雷反应的主要调控因子。氯吡格雷反应性相关位点总结见表 11-7。

表 11-7　氯吡格雷反应性相关位点总结

序号	研究人群	氯吡格雷反应性相关位点	参考文献
1	429 名阿米什健康受试者和 227 例美国受试者	rs4244285	[67]
2	636 例美国冠心病患者和 160 例法国 PCI 患者	rs1061781	[71]
3	513 名阿米什健康受试者	rs4244285,rs187941554,rs80343429,rs79172967,rs72392086,rs73407739,rs181524103,rs138852022,rs6892003	[73]
4	Ⅰ期 115 例中国冠心病患者;Ⅱ期 31 例中国冠心病患者和 32 例中国人肝脏组织;Ⅲ期 299 例中国冠心病患者	rs4244285,rs2487032,rs2254638,rs12456693,rs1048196,rs1926711,rs12913988	[13]
5	96 例法国心血管疾病患者	rs11572078,rs11572101,rs1042192,rs1058932,rs1934951,rs2281890,rs12769205,rs4417205,rs1126545,rs3758580,rs4244285,rs4986894,rs7098376,rs11572093,rs1058930,rs12572897,rs1926706	[72]

目前 *CYP2C19*2* 基因型是公认的影响氯吡格雷反应的遗传因素,检测其多态性有助于临床医生为特定个体选择最有效的抗血小板治疗药物和剂量,并已帮助改善了一定比例心血管疾病患者的预后。但是,影响氯吡格雷反应的遗传因素不止于此,目前仍存在显著的"缺失"遗传因素,使许多患者面临不必要的高复发性缺血事件风险。GWAS 确定了新的遗传变异作为氯吡格雷疗效降低的危险因素,介绍了可能与氯吡格雷的抗血小板作用和药代动力学等有关的新基因,为氯吡格雷患者的用药指导提供了帮助,对将来开发高风险患者的新型疗法和改善抗血小板治疗具有重要意义。

第五节 氯吡格雷抗血小板治疗的药物基因组学风险积分模型

一、氯吡格雷与血小板高反应性

氯吡格雷反应存在很大的个体差异，经氯吡格雷或双联抗血小板治疗（DAPT）的患者，如果血小板不能获得充分抑制，可能会导致血小板高反应性（HTPR）和临床不良缺血性事件（如心肌梗死、支架内血栓等）。2003年，Gurbel等[79]最早提出"氯吡格雷抵抗"用于解释这一现象。Müller等[80]将其定义为给予氯吡格雷600mg负荷剂量后4小时ADP诱导的血小板聚集率较基线降低小于10%，而降低10%~29%则定义为半抵抗，降低大于30%为正常反应。研究发现不同的患者对氯吡格雷抗血小板治疗的反应存在多样性，血小板抑制率以连续钟形曲线呈正态分布。因此，Angiolillo等[81]提出了"氯吡格雷反应多样性"的概念，即不同患者服用氯吡格雷后产生不同抗血小板效应，低反应者即血小板抑制率降低或残余血小板高反应性（HTPR或HRPR）具有较高的血栓事件风险，而高反应者（血小板抑制率升高）则具有较高的出血风险。

多项研究均证实，血小板高反应性与缺血性事件和出血性事件的发生密切相关。Fiolaki等[82]的系统回顾和meta分析纳入52项研究的8364例患者，评估缺血性卒中（ischemic stroke，IS）或短暂性脑缺血发作（transient ischemic attack，TIA）患者的HTPR发生率，并探索其与较高的脑血管事件复发风险的相关性。研究表明，HTPR总发生率为24%。在亚组分析中，阿司匹林的HTPR发生率为23%，氯吡格雷的HTPR发生率为27%，DAPT患者的HTPR发生率为7%。对提供IS/TIA复发风险数据研究的总体分析表明，发生HTPR的患者IS/TIA复发风险显著增高（RR=1.81，95%CI：1.30~2.52，$P<0.001$）。因此，DAPT患者的HTPR发生率明显降低，而发生HTPR的患者脑血管缺血性事件复发率明显升高。

2013年《美国心脏病学会杂志》（*Journal of the American College of Cardiology*，*JACC*）发布的专家共识[83]指出，HTPR与缺血性事件相关，可通过受试者工作特征曲线即ROC曲线（receiver operating characteristic curve）来检测血小板功能，患者的血小板功能检测结果超过某一界值即代表存在HTPR（表11-8），易发生药物抵抗和不良缺血性事件，需临床医师给予密切关注和个体化治疗。临床上主要有三种血小板检测方法：血栓弹力图（thromboelastography，TEG）法、光学比浊（light transmission aggregometry，LTA）法和VerifyNow法，不同的检测方法对HTPR的界定值不同。目前，国际上对于HTPR的定义尚未达成统一的标准，更缺乏所谓的金标准。不同的研究选用了不同的血小板检测方法，研究人群的入选标准也不尽相同，更多为经验性定义，尽管如此其仍对指导临床个体化治疗具有一定的参考价值。

表 11-8 与缺血性和出血性事件相关的血小板反应性截止值（治疗窗）

	与缺血性事件发生相关的截止值	与出血性事件发生相关的截止值
VerifyNow法（PRU）	>208	<85
多平台分析法（AU）	>46	<19

	与缺血性事件发生相关的截止值	与出血性事件发生相关的截止值
血栓弹力图法（MAADP）	＞47	＜31
血管扩张剂刺激磷蛋白磷酸化测定法（VASP-PRI）	≥50%	＜16%

注：PRU，P2Y12 反应单位；MAADP，腺苷二磷酸诱导的血小板-纤维蛋白凝块强度；AU，任意聚合单位。

资料来源：Tantry US，Bonello L，Aradi D，et al. Consensus and update on the definition of on-treatment platelet reactivity to adenosine diphosphate associated with ischemia and bleeding. J Am Coll Cardiol，2013，62（24）：2261-2273.

二、氯吡格雷疗效个体差异影响因素的风险评估

氯吡格雷疗效的个体差异是由多种因素引起的，主要包括三大因素：①遗传因素如基因多态性等；②临床因素如患者的自身状态（高龄、肥胖、吸烟等）、患者的依从性、合并症、药物使用剂量、药物间相互作用；③细胞因素如血小板体积增大、数量增多、活性增强、血小板表面受体表达上调。为了改善这些因素导致的抗血小板疗效不佳，临床也采取了相应措施，如对患者进行血小板功能检测及基因检测，旨在帮助医生发现可能存在预后不良的高危患者，从而给予针对性的个体化治疗，如加大药物剂量、更换更强效的新型抗血小板药物、加用一种药物的三联抗血小板治疗等，以期达到降低血小板反应性、减少临床不良事件、改善患者预后的目的。

（一）遗传因素的风险评估

遗传因素在抗血小板疗效个体差异中起重要作用。尽管 HTPR 的界定值尚无统一标准，但无论既往研究选用何种 HTPR 界定值，CYP2C19 LOF（特别是 CYP2C19*2）等位基因变异均与稳态剂量氯吡格雷治疗后的 HTPR 显著相关（表11-9）。由此可见，携带 CYP2C19 LOF 等位基因是预测 HTPR 的稳定危险因素。

Mega 等[84]的 meta 分析纳入 9658 例冠心病患者（接受 PCI 的患者为 91.3%，ACS 患者为 54.5%），863 人经历了心血管性死亡、心肌梗死或卒中的复合终点事件，5894 例患者中有 84 例发生支架内血栓形成。总体而言，不携带 CYP2C19 LOF 等位基因的患者占 71.5%，携带 1 个 CYP2C19 LOF 等位基因的患者占 26.3%，携带 2 个 CYP2C19 LOF 等位基因的患者占 2.2%。与非携带者相比，携带 1 个或 2 个 CYP2C19 LOF 等位基因的患者发生复合终点事件和支架内血栓形成的风险显著增加。因此，在接受氯吡格雷治疗的 PCI 术后患者中，即使携带 1 个功能降低的 CYP2C19 等位基因，也会显著增加发生重大不良心血管事件的风险，特别是增加支架内血栓形成的风险。

Jeong 等[85]发表了一项针对亚洲急性心肌梗死（acute myocardial infarction，AMI）患者（n=266）的研究，采用透光度聚集法和 VerifyNow P2Y12 测定法评估血小板反应性，并进行 CYP2C19*2、*3、*17 和 ABCB1 3435C＞T 基因分型。主要临床终点包括心血管性死亡、非致死性心肌梗死和缺血性卒中。氯吡格雷的中位暴露时间为 21 个月。研究显示，ABCB1 3435C＞T 与氯吡格雷反应或心血管事件无关。CYP2C19 LOF 等位基因携带率较高（60.9%，n=162；*2/*17=2，*3/*17=1，*1/*2=96，*1/*3=29，*2/*2=20，*2/*3=14）。血小板反应活性的增加与 CYP2C19 LOF 等位基因的数量成正比。在多变量回归分析中，HTPR 的风险随着 CYP2C19 LOF 等位基因数量的增加而增加，CYP2C19*3 LOF 等位基因对氯吡

格雷反应和 HTPR 患病率的影响与 CYP2C19*2 LOF 等位基因相同，且携带 CYP2C19 LOF 等位基因与长期缺血事件显著相关。

Tang 等[86]的研究纳入 670 例 PCI 术后的中国患者，通过血栓弹力图法评估氯吡格雷的抗血小板作用，检测 CYP2C19、ABCB1 和 PON1 相关基因多态性。研究表明，不携带 CYP2C19 LOF 等位基因（*1/*1 和*1/*17）的患者血小板反应性最高，发生复合性缺血事件的风险最低；携带两个 LOF 等位基因（*2 或*3）的患者经过氯吡格雷治疗后血小板抑制程度最低，发生复合性缺血事件的风险最高。与未携带 CYP2C19 LOF 等位基因的患者相比，携带 1 个 LOF 等位基因的患者（CYP2C19*2 或 CYP2C19*3）发生不良事件的风险增加了 2 倍，携带 2 个 LOF 等位基因的患者发生不良事件的风险增加了 5 倍。因此，携带 CYP2C19 LOF 等位基因是氯吡格雷低反应性（clopidogrel low response，CLR）和复合性缺血事件的独立预测因子。然而，PON1（Q192R）和 ABCB1（C3435T）的常见基因多态性不影响氯吡格雷的药效动力学和临床预后。

Jia 等[87]针对急性缺血性卒中的临床研究（ChiCTR-OCH-12002681）纳入了 259 例中国患者，氯吡格雷治疗后 3 个月和 6 个月，根据美国国立卫生研究院卒中量表（National Institutes of Health Stroke Scale，NIHSS）和改良兰金评分量表（modified Rankin Scale，mRS）评估血管事件。研究显示，携带 1 个或 2 个 CYP2C19 LOF 等位基因（*2、*3）的患者与未携带的患者发生氯吡格雷治疗前后 ADP 诱导的血小板聚集的差异较小。治疗后 3 个月和 6 个月的 NIHSS 和 mRS 评分显示，未携带 CYP2C19 LOF 等位基因的患者比携带者有更好的预后。回归分析表明，CYP2C19 是氯吡格雷抵抗的独立预测因子。

Siasos 等[88]的研究纳入 408 名 PCI 术后 1 个月接受阿司匹林和氯吡格雷联合治疗的稳定性冠心病患者，使用 VerifyNow 法评估部分患者的治疗期血小板高反应性，平均随访时间为 13 个月。在全部研究人群中，至少携带 1 个 CYP2C19*2 LOF 等位基因的患者占 37%，至少携带 1 个 P2Y12 C34T 等位基因的患者占 53%。研究发现，CYP2C19*2 LOF 等位基因的纯合携带者具有显著增加的 PRU（P=0.007）。但是，P2Y12 C34T 等位基因的携带者与非携带者之间的 PRU 没有差异（P=0.41）。此外，CYP2C19*2 携带者对于主要终点事件的发生具有更高的 HR（携带者 HR=1.96，P=0.03）。因此，CYP2C19*2 携带者不仅血小板反应性更高，不良事件的发生率也随之增加。

中国医学科学院阜外医院 Wang 等[89]的研究纳入 3295 例经 PCI 治疗的中国 ACS 患者，通过血栓弹力图法检测血小板反应性（PR），随访 1 年。结果显示，携带 CYP2C19*2、CYP2C19*3 等位基因的患者在服用氯吡格雷后 PR 值较高，PR 随着 LOF 等位基因数量的增加而增加，并以单倍型*1、*2、*3 的顺序增加。但该研究中，CYP2C19 LOF 等位基因并未影响中国人群 MACCE，可能需要更大范围的多中心研究进一步深入探讨。

Fu 等[90]的前瞻性研究纳入 131 名接受氯吡格雷治疗的中国汉族脑卒中患者，采用 ADP 诱导的 LTA 试验测定血小板功能，并进行 CYP2C19 和 P2Y12 基因分型。5μmol/L ADP 诱导的血小板聚集率>46%定义为 HTPR。接受氯吡格雷治疗 1 周后，有 63 名（48.1%）患者出现 HTPR。CYP2C19 LOF 等位基因（*2、*3）携带者中 HTPR 的发生率显著高于野生型纯合子（71.7% vs. 32.1%，P<0.01），Logistic 回归分析显示 CYP2C19 LOF 等位基因是 HTPR 的独立危险因素。生存分析表明，HTPR 患者的主要终点事件风险增加（20.6% vs. 7.3%，P=0.04），而 CYP2C19 LOF 等位基因或 P2Y12 H2 单倍型的存在并未增加缺血事件

的发生率。因此，*CYP2C19* LOF 等位基因与 HTPR 相关，但与卒中预后无关。

CYP2C19 LOF 等位基因与氯吡格雷抗血小板治疗的相关风险见表 11-9。

表 11-9　*CYP2C19* LOF 等位基因与氯吡格雷抗血小板治疗的相关风险

研究对象	治疗	血小板检测方法	主要结果	参考文献
408 名 PCI 术后 CAD 希腊患者	DAPT	VerifyNow 法	*CYP2C19*2* LOF 等位基因的纯合子具有显著增加的 PRU（*P*=0.007）	[88]
9658 例 CAD 患者	氯吡格雷	—	与非携带者相比，携带 1 个或 2 个 *CYP2C19* LOF 等位基因的患者发生复合终点事件和支架内血栓形成的风险显著增加	[84]
266 例亚洲急性心肌梗死患者	氯吡格雷	透光度聚集法和 VerifyNow P2Y12 测定法	HTPR 的风险随着 *CYP2C19* LOF 等位基因的数量增加而增加	[85]
131 名接受氯吡格雷治疗的中国汉族脑卒中患者	氯吡格雷	透光度聚集法	*CYP2C19* LOF 等位基因（*2、*3）携带者中 HTPR 的发生率显著高于野生型纯合子（71.7% vs. 32.1%，*P*<0.01）	[90]
经 PCI 治疗后的 670 例中国患者	氯吡格雷	血栓弹力图法	与未携带 *CYP2C19* LOF 等位基因的患者相比，携带 1 个 LOF 等位基因的患者（*CYP2C19*2* 或 *CYP2C19*3*）发生不良事件的风险增加了 2 倍，携带 2 个 LOF 等位基因的患者发生不良事件的风险增加了 5 倍	[86]
3295 例经 PCI 治疗的中国 ACS 患者	氯吡格雷	血栓弹力图法	*CYP2C19* LOF 等位基因可以增加血小板聚集的风险，并且血小板聚集随着 LOF 等位基因数目的增加而逐渐增加	[89]
259 例中国患者	氯吡格雷	NIHSS 和 mRS 评分	未携带 *CYP2C19* LOF 等位基因的患者比携带者有更好的预后	[87]

除 *CYP2C19* 基因多态性以外，还有其他与氯吡格雷疗效个体差异相关的基因多态性。Joo 等[91] 的一项前瞻性多中心注册研究对 4587 例与治疗期血小板反应性（OTPR）相关的 SNP（*CYP2C19*、*CYP2C9*、*ABCB1*、*PON1* 和 *P2Y12*）进行分析，评估死亡、心肌梗死（MI）、卒中、支架内血栓形成和出血事件，主要终点是死亡和非致命性心肌梗死，随访 12 个月。研究显示，对于主要不良血栓事件，HTPR 的最佳临界值为 266。*CYP2C19* 与 HTPR 显著相关，*CYP2C19*R*（*2 或 *3）等位基因的数目与 HTPR 风险增加成正比。*CYP2C19*2/*2*、*CYP2C19*2/*3* 和 *CYP2C19*3/*3*（第 3 组）患者的 1 年累积死亡和支架内血栓形成的发生率明显高于 *CYP2C19*1/*1*（第 1 组）患者。多元 Cox 比例风险模型显示，第 3 组的心脏死亡风险显著高于第 1 组（HR=2.69，*P*=0.022）。出血性事件与 OTPR 之间无明确关联。研究中未发现 OTPR 与其他四个 SNP（*CYP2C9*、*ABCB1*、*PON1* 和 *P2Y12*）之间的显著关系。

Lewis 等[92] 的药物基因组多基因评分研究纳入国际氯吡格雷药物基因组学联盟（CPIC）的 3391 例接受氯吡格雷治疗的冠心病患者，评估 31 种 SNP 对 ADP 刺激（ADP-stimulated）的血小板反应性的影响，研究发现几种变异与治疗中 ADP 刺激的血小板反应性有关（*CYP2C19*2*、*CES1* G143E、*CYP2C19*17*、*CYP2B6* 1294+53C>T、*CYP2B6* 516G>T、*CYP2C9*2* 和 *CYP2C9*3*）。尽管单个变异与心血管事件（cardiovascular event，CVE）不相关，但药物基因组多基因应答评分（pharmacogenomic polygenic response score，PgxRS）系统提示，携带更多与 OTPR 增加相关等位基因的患者更容易发生 CVE 和心血管相关死亡。

与携带 6 个或更少这些等位基因的患者相比，携带 8 个或更多风险等位基因的患者发生 CVE 和心血管相关死亡的可能性更高。

（二）其他因素（临床因素和环境因素）的风险评估

HTPR 的发生不仅与遗传因素相关，还与胰岛素抵抗、2 型糖尿病、肥胖、肠道菌群和心力衰竭的代谢表型等临床因素相关[93]。目前，国内外已有多项研究表明临床因素对患者服用药物的反应性有显著影响，以下介绍两种根据临床指标和临床表型构建的评分模型（未包含遗传因素）。

1. PREDICT 风险积分模型　Geisler 等[94] 在 1092 名稳定型心绞痛和 PCI 术后的 ACS 患者中利用临床指标和临床表型构建了 PREDICT 评分，该模型共 9 分，其中高龄（>63 岁）和 ACS 表型各 1 分、糖尿病和肾功能降低［血肌酐（Scr>1.5 mg/dl]各 2 分、心功能降低（左心室 EF<55）3 分。PREDICT 得分越高，血小板反应性越高（随访 30 天），得分为 7~9 分的患者的 MACE 风险较高（7~9 分为 4.8%，4~6 分为 2.5%，0~3 分为 1.5%；$P<0.05$）。

2. PREDICT-STABLE 风险积分模型　Droppa 等[95] 在接受 PCI 的 CAD 患者中利用临床指标构建了 PREDICT-STABLE 评分（0~9 分），变量主要包括心功能降低（EF<55）和肾功能降低（Scr>1.1g/dl）各 1 分、糖尿病和肥胖（BMI>30）各 2 分、高龄（>63 岁）3 分，随访 1 年。得分高的患者发生 MACE 的可能性显著升高（0~3 分为 3.4%，4~6 分为 6.3%，7~9 分为 10.3%）。PREDICT-STABLE 评分高的患者（7~9 分）发生 MACE 的概率是评分 0~3 分患者的 3 倍。

目前，吸烟与氯吡格雷反应性之间的关系并不明确。Kim 等[96] 对 1314 例 PCI 术后患者进行 VerifyNow P2Y12 检测，发现 PRU 与血红蛋白水平呈负相关，当前吸烟者的血红蛋白水平较高但 PRU 较低。调整血红蛋白对 PRU 的影响后，不吸烟者和当前吸烟者之间的 PRU 没有差异（224.1 vs. 225.3；$P=0.813$）。因此，在非吸烟者和当前吸烟者之间观察到的 PRU 差异在很大程度上归因于血红蛋白水平的差异，未能解释吸烟与氯吡格雷反应性之间的关系。

（三）氯吡格雷的遗传因素及其他因素的风险评估

除遗传因素（如 *CYP2C19* LOF 基因变异）外，与氯吡格雷抗血小板反应性和疗效个体差异密切相关的因素还包括年龄、性别、体重、吸烟、伴随疾病、药物相互作用等因素及临床因素（如糖尿病、高脂血症、ACS 严重程度、患者依从性等）。因此，ACS 患者使用氯吡格雷时，除需要充分考虑药物代谢基因对抗血小板反应性和疗效的影响，还必须综合考虑各种临床、环境因素的影响。但目前国内外尚无成熟标准来衡量患者服用氯吡格雷后发生抗血小板反应性变异和不良心血管事件的风险，下面介绍四个包括遗传因素和其他因素的综合预测模型。

1. HTPR 预测模型　2019 年 Ma 等[97] 的研究纳入 441 名接受 DAPT 的患者，采用 LTA 试验测量血小板反应性，最大血小板聚集率（maximal platelet aggregation，MPA）大于 46% 定义为 HTPR。HTPR 概率为 17.2%，根据 Logistic 回归确定了 HTPR 的预测因子，包括年龄、治疗方案、体重指数、糖尿病史、*CYP2C19*2* 或 *CYP2C19*3*。

采用 ROC 曲线评价所得风险预测模型中，ROC 曲线下面积（area under the curve of ROC，AUC ROC）大表示分辨度良好。根据预测的 HTPR 概率和结果及每个患者 LTA-MPA 的截止值，ROC 曲线下面积仅为 0.793（95%CI：0.738~0.848），灵敏度为 76.3%，特异度为 74.2%，约登指数（Youden index）为 0.506。正似然比（likelihood ratio，LR）为 2.96，负似然比为 0.32。HTPR 预测模型的主要结果如下。

（1）年龄：高龄（≥70 岁）与 ADP 拮抗剂的有效性降低独立相关，年龄越大，氯吡格雷治疗后 HTPR 发生率越高，两者之间存在显著的相关性（OR=1.030；95% CI：1.002~1.058，P=0.036）。

（2）治疗方案：氯吡格雷的剂量与血小板反应性相关，强化 DAPT 组患者的 HTPR 发生率低于常规 DAPT 组（21.5% vs.12.5%，P=0.013）。

（3）BMI：可能影响血小板反应性，且随着 BMI 的增加，HTPR 发生率有升高的趋势（BMI≤23.9kg/m^2 时，HTPR 发生率为 12.6%；24kg/m^2≤BMI≤27.9kg/m^2 时，HTPR 发生率为 20.3%；BMI≥28kg/m^2 时，HTPR 发生率为 25.0%）。

（4）糖尿病史：非糖尿病组 HTPR 的发生率为 13.4%，糖尿病组为 27.5%（P=0.000）。与非糖尿病患者相比，糖尿病患者的血小板反应性增加，即使是氯吡格雷的负荷剂量也不足以完全克服 2 型糖尿病患者的血小板反应性增加。

（5）遗传因素：携带 CYP2C19*2 或 CYP2C19*3 的患者发生 HTPR 的风险显著增加，CYP2C19*2 的人群频率为 47.2%（681 GA：38.1%；681 AA：9.1%），CYP2C19*3 的人群频率为 10.9%（636 GA：10.2%；636 AA：0.7%）。

2. China-PAR 模型　2019 年 Xin 等[98]的回顾性研究根据中国动脉粥样硬化性心血管疾病风险预测研究（prediction for ASCVD risk in China，China-PAR）项目标准纳入中国 640 例 PCI 术后的 ACS 患者，所有入选患者均接受标准剂量的阿司匹林联合氯吡格雷或替格瑞洛治疗 1 年，随后继续接受阿司匹林治疗。多变量分析发现，血管病、吸烟、心肌梗死和（或）β 受体阻滞剂的使用史及 BMI 与患者的预后相关，据此建立了风险诺模图评分模型。预测模型的 C 指数为 0.764。此外，校准曲线显示出预测结果与实际结果之间的良好一致性，表明该评分模型可以有效预测 MACCE 发生率。与 MACCE 相似，血管病、吸烟、心肌梗死和（或）β 受体阻滞剂的使用史及 BMI 是影响患者全因死亡的 5 个因素。

风险模型的 C 指数为 0.922 8，校正曲线显示出预期结果与实际结果之间良好的一致性。在评估心脏事件时，有 5 个因素对 ACS 患者的预后有影响，包括植入支架的数量、BMI、心肌梗死、吸烟和（或）抗血小板药物使用史。

在确定预后的危险因素后，研究者根据全因死亡诺模图对患者进行分层，并比较替格瑞洛和氯吡格雷对 2 年死亡风险的影响。在 2 年死亡率<10%和 10%~30%的亚组中，氯吡格雷与替格瑞洛没有显著影响，而在 2 年死亡率为 30%~50%的亚组中，替格瑞洛导致全因死亡的比例明显降低。在 2 年死亡率>50%的亚组中，与氯吡格雷相比，替格瑞洛与全因死亡率的降低无关。在竞争性风险回归分析的预测模型和观察性模型中，替格瑞洛与心脏死亡风险降低相关。

3. 联合基因分型的 ESSEN 卒中风险评分模型　2013 年北京天坛医院王拥军教授领导的 CHANCE 研究纳入中国 114 个中心 5170 例发病 24 小时内的轻型卒中和高危 TIA 患者[99]。

研究表明,与阿司匹林单药比较,氯吡格雷与阿司匹林联合治疗可使轻型缺血性卒中和 TIA 患者的卒中复发风险显著降低 32%,且不增加出血事件风险。2016 年 CHANCE 亚组研究显示,与阿司匹林单药相比,DAPT 在不携带 *CYP2C19* LOF 基因型(LoFA)的患者中有疗效优势,在携带者中没有疗效优势[100]。

2019 CHANCE 研究亚组分析纳入 2933 例发病 24 小时内的轻型卒中(minor stroke,MS)或高危 TIA 患者,检测所有患者的 *CYP2C19* 等位基因,按照是否携带 *CYP2C19* LoFA(*2 或*3)及 ESSEN 评分≥3 分或<3 分进行分层,评价 *CYP2C19* 基因型与 ESSEN 评分对双联抗血小板治疗(对比阿司匹林)有效性的影响[101]。MS/TIA 患者有很高的卒中复发风险,但其预后有很大的变数,并受预后因素的影响。研究表明,MS/TIA 患者卒中复发的高危因素可以通过传统的心脑血管危险因素来确定。CAPRIE 试验首次提供了氯吡格雷在降低血管性事件方面的疗效证据(表 11-10),并在 REACH 试验的持续健康登记人群中证实氯吡格雷降低动脉粥样硬化血栓形成的作用。ESSEN 卒中风险评分量表(Essen Stroke Risk Score,ESRS)是根据 CAPRIE 研究[102]及 REACH 研究[103]构建的卒中复发高危因素评分模型。研究表明,ESSEN 评分≥3 分的患者应用氯吡格雷比阿司匹林更优。

表 11-10 基于 CAPRIE 试验的 ESSEN 卒中风险评估表

风险因素	评分(分)
年龄<65 岁	0
年龄 65~75 岁	1
年龄>75 岁	2
高血压	1
糖尿病	1
既往 MI	1
其他心血管疾病(除了 MI 和 AF)	1
外周动脉疾病(PAD)	1
吸烟	1
既往 TIA 或缺血性脑卒中史	1

注:AF,atrial fibrillation,心房颤动;MI,myocardial infarction,心肌梗死;PAD,peripheral artery disease,外周动脉疾病;CAPRIE,clopidogrel versus aspirin in patients at risk of ischemic events,氯吡格雷与阿司匹林在有缺血性事件风险的患者中的比较;TIA,transient ischaemic attack,短暂性脑缺血发作。

资料来源:Diener HC,Ringleb PA,Savi P. Clopidogrel for the secondary prevention of stroke. Expert Opin Pharmacother,2005,6(5):755-764。

研究表明,在 *CYP2C19* LoFA 携带人群中,如果 ESSEN 评分≥3 分,氯吡格雷联合阿司匹林治疗相比阿司匹林单药可显著降低 90 天卒中复发及复合血管性事件。在 *CYP2C19* LoFA 非携带人群中,无论 ESSEN 评分<3 分还是≥3 分,氯吡格雷联合阿司匹林治疗组相比单药组均有获益,且 ESSEN 评分≥3 分的人群获益更大。

根据 CHANCE 研究亚组数据,中国人群中有 58%的患者携带 *CYP2C19* LoFA,但 *CYP2C19* 基因型对氯吡格雷反应异质性的贡献率仅为 12%,基因型与临床结局之间仍存在较大差距。该研究结果提示，*CYP2C19* LoFA 携带者在使用氯吡格雷时应结合高危因素（如 ESSEN 评分）进行综合评估。这一研究结论为中国众多 *CYP2C19* LoFA 携带人群的最佳氯吡格雷应用策略提供了新的思路。

4. ABCD-GENE 评分模型　　2020 年 Angiolillo 等[104]发表的 ABCD-GENE 评分模型可用于识别氯吡格雷的 HTPR 患者及急性心肌梗死后发生不良缺血事件（包括死亡）的风险。对于 ABCD-GENE 评分较高的患者，应考虑使用氯吡格雷以外长期口服 P2Y12 抑制剂。该项目包括三项前瞻性和独立研究：①建立联合遗传和临床因素的风险评分模型，以识别接受氯吡格雷治疗的 HTPR 患者；②调查风险评分模型的外部有效性；③定义与氯吡格雷治疗的心肌梗死患者队列中与风险评分相关的临床结局。

该研究最终纳入 5 个独立的 HTPR 预测因子，包括 4 个临床危险因素 [年龄＞75 岁，$BMI > 30kg/m^2$，慢性肾脏病（肾小球滤过率＜60ml/min）和糖尿病] 和 1 个遗传基因（*CYP2C19* 功能丧失等位基因）（表 11-11）。研究显示，HTPR 预测的最佳临界值为 10，当 ABCD-GENE 评分≥10 分时，在使用氯吡格雷治疗时发生血栓事件的风险可能增加。

使用 FAST-MI 注册研究中的多种调整模型，ABCD-GENE 得分与全因死亡独立相关，既可以作为连续变量（即每 1 点得分增加 4%～5%，具体取决于调整模型），也可以在急性心肌梗死患者中使用≥10 的临界值（事件的相对风险增加 33%～53%，具体取决于调整模型）。同样，ABCD-GENE 评分可以独立预测所有死亡、卒中或心肌梗死的综合原因，既可以作为连续变量（即每 1 点得分增加 3%～4%，具体取决于调整模型），也可以使用≥10 的临界值（事件的相对风险增加 25%～48%，具体取决于调整模型）。该评分不能预测出血。

表 11-11　ABCD-GENE 评分

风险因素	评分（分）
年龄＞75 岁	+4
$BMI > 30kg/m^2$	+4
慢性肾脏病（肾小球滤过率＜60ml/min）	+3
糖尿病	+3
一个 *CYP2C19* LOF 等位基因	+6
两个 *CYP2C19* LOF 等位基因	+24

资料来源：Angiolillo DJ，Capodanno D，Danchin N，et al. Derivation，validation，and prognostic utility of a prediction rule for nonresponse to clopidogrel：the ABCD-GENE score. JACC Cardiovasc Interv，2020，13（5）：606-617。

第六节　药物基因检测指导氯吡格雷个体化用药的循证医学证据

氯吡格雷抵抗患者发生不良心血管事件的风险是非氯吡格雷抵抗患者的 8 倍[105]，氯吡格雷抵抗与多种因素有关，可分为外部因素和内在因素。外部因素包括患者依从性差（如漏服、自行停药或换药等）、氯吡格雷的服用剂量不足、部分剂型氯吡格雷的生物利用度低、药物间相互作用如质子泵抑制剂，以及患者伴发其他疾病如糖尿病、高脂血症等。内在因素包括编码氯吡格雷吸收代谢过程的酶的基因多态性、编码氯吡格雷受体的基因多态性、腺苷二磷酸（ADP）释放增多、通过其他途径（如血栓素 A_2、胶原、肾上腺素、炎性因子、凝血酶诱导等）激活血小板功能等。其中，基因多态性是导致氯吡格雷抵抗最重要的影响因素。

氯吡格雷在肝脏中的代谢活化过程主要由 CYP2C19 基因编码的酶介导，多项研究发现，携带至少一个 CYP2C19 LOH 等位基因的个体，血浆氯吡格雷活性代谢产物浓度比野生型携带者低32.4%（$P<0.001$），进而对血小板的抑制作用减弱，使氯吡格雷疗效降低，发生血管性不良事件的风险增加。在中国 ACS 患者中，CYP2C19 LOH 等位基因如 CYP2C19*2 和 CYP2C19*3 的突变频率超过 50%，氯吡格雷抵抗的现象更加普遍。

由于氯吡格雷疗效受 CYP2C19 基因变异影响，LOF 携带者对氯吡格雷抗栓反应性不足，因此，利用 CYP2C19 基因检测可能有利于指导 PCI 术后的氯吡格雷治疗。临床药物基因学指南建议 CYP2C19 LOF 等位基因携带者使用普拉格雷或替格瑞洛，因为 CYP2C19 LOF 会减弱 PCI 术后氯吡格雷的有效性。2010 年 FDA 针对氯吡格雷的代谢不良发出黑框警告，但是，由于缺乏充分的循证医学证据，目前临床指南并不常规推荐。本节重点介绍药物基因检测指导氯吡格雷个体化应用的循证医学证据。

一、CYP2C19基因多态性与氯吡格雷不良临床结局相关

（一）TRITON-TIMI 38 试验

TRITON-TIMI 38 试验（Optimizing Platelet Inhibition with Prasugrel-Thrombolysis in Myocardial Infarction 38，NCT00097591）[26, 106] 是一项多中心、双盲、双模拟的随机对照试验（randomized controlled trial，RCT），研究纳入 30 个国家 707 个研究中心的 13 608 例拟行 PCI 的中高危 ACS 患者，根据综合征类型（STEMI vs. 不稳定型心绞痛或非 STEMI）进行分层，随机给予 300mg/75mg 氯吡格雷和 60mg/10mg 普拉格雷，旨在比较普拉格雷与氯吡格雷在预防 ACS 患者心血管事件方面的效用。主要终点是复合心血管事件，包括心血管性死亡、非致死性心肌梗死或非致死性卒中，随访 15 个月。TRITON-TIMI 38 研究显示，对于中危至高危 ACS 患者，与氯吡格雷 300mg 负荷剂量和 75mg 维持剂量相比，普拉格雷 60mg 负荷剂量和 10mg 维持剂量能更显著减少心血管性死亡、非致死性心肌梗死和脑卒中等主要终点事件。普拉格雷在降低缺血事件、急诊靶血管重建、支架内血栓形成发生率方面也优于氯吡格雷。然而，普拉格雷组的严重出血危险相对增加了 32%，尤其是致死性出血。因此，对于行冠状动脉旁路移植术或有脑血管疾病史的患者，应尽量避免使用普拉格雷。

TIMI-38 研究的遗传学亚组分析纳入 1477 例接受氯吡格雷的 ACS 患者，评估 CYP2C19 基因多态性如何影响 ACS 患者的临床结局[78]。结果显示，与未携带 CYP2C19 LOF 等位基因者相比，CYP2C19 LOF 等位基因携带者体内氯吡格雷活性代谢产物水平降低 32.4%（$P<0.001$），血小板抑制明显减弱，严重不良心血管事件发生率（心血管性死亡、心肌梗死或脑卒中）增加了 53%（12.1% vs. 8.0%，HR=1.53，95% CI：$1.07\sim2.19$，$P=0.01$），支架内血栓形成风险增加了 3 倍（2.6% vs. 0.8%，HR=3.09，95% CI：$1.19\sim8.00$，$P=0.02$）。

此外，Mega 等[47] 从 TRITON-TIMI 38 研究中选取 2932 例接受氯吡格雷（n=1471）或普拉格雷（n=1461）治疗的 ACS 患者进行 ABCB1 基因分型，随访 15 个月后观察 ABCB1 3435C＞T 基因变异与主要终点事件（心血管性死亡、心肌梗死或卒中）发生率之间的相关性，评估 ABCB1 3435C＞T 基因型与 CYP2C19 LOF 等位基因的联合作用效果。研究显示，ABCB1 3435TT 基因型携带者发生心血管性死亡、心肌梗死、卒中的风险比 CC 型携带者高（12.9% vs. 7.8%，HR=1.72，95%CI：1.22～2.44，P=0.002）。ABCB1 3435C＞T 与 CYP2C19 基因型是主要终点事件重要且独立的预测指标，约 1/2 接受介入治疗的 ACS 患者（包括 CYP2C19 LOF 等位基因携带者、ABCB1 3435 TT 纯合子携带者，以及二者同时携带者）在服用标准剂量氯吡格雷后发生主要终点事件的风险增加（HR=1.97，95%CI：1.38～2.82，P=0.000 2）。而 ABCB1 基因型与 ACS 患者或健康人群服用普拉格雷后的临床或药理结局之间均无显著相关性。

（二）其他相关研究

Simon 等[68] 采用法国 Fast-MI（French Registry of Acute Coronary Syndrome，NCT00673036）注册数据进行研究，对 2208 例接受氯吡格雷治疗的急性心肌梗死患者的研究发现，携带任意两个 CYP2C19 LOF 等位基因的患者不良心血管事件发生率显著高于野生型患者。其中在接受支架植入治疗的患者中，携带两个 CYP2C19 LOF 等位基因的患者发生心血管事件的风险是野生型患者的 3.58 倍（95%CI：1.71～7.51，P=0.005）。2010 年 Mega 等的 meta 分析纳入 9685 名 PCI 术后接受氯吡格雷治疗的患者[84]，结果显示，与野生型相比，携带一个或两个 CYP2C19 LOF 等位基因的患者发生复合终点事件和支架内血栓形成的风险都显著升高。2013 年 Mao 等[107] 纳入 23 035 例患者的大样本 meta 分析也得出类似结论，在使用氯吡格雷进行抗血小板治疗的患者中，携带 CYP2C19 LOF 等位基因的患者发生不良血管事件的风险增加。

（三）不相关的证据：CRUE 试验和 ACTIVE 试验

Paré 等[108] 的 CRUE 试验和 ACTIVE 试验（NCT00249873）认为，CYP2C19*2 等位基因的存在与氯吡格雷的临床预后不相关。CURE 和 ACTIVE 试验分别是证实氯吡格雷在 ACS 和心房颤动（AF）患者中预防心血管事件的效应优于安慰剂组的大型随机试验，入组患者进行 CYP2C19*2、*3、*17 基因分型。CURE 试验的 5059 例 ACS 患者中，不论基因型如何，氯吡格雷较安慰剂均显著降低主要有效性终点；携带一个或两个 CYP2C19 LOF 等位基因的患者使用氯吡格雷预防心血管事件的保护效应相似，均优于非携带者（9.5% vs.13.0%，HR=0.72，95%CI：0.59～0.87）；CYP2C19 功能获得（gain of function，GOF）等位基因携带者从氯吡格雷治疗中的获益（7.7% vs. 13.0%，HR=0.55，95%CI：0.42～0.73）较非携带者增加（10.0% vs.12.2%，HR=0.85，95%CI：0.68～1.05）。氯吡格雷对出血的影响在各基因型亚组之间无差异。来自 ACTIVE 试验的 1156 例 AF 患者中，无论是 LOF 还是 GOF 等位基因携带者，均未发现基因型与疗效和出血事件相互作用的证据。该研究发现，不论 CYP2C19 基因型如何，氯吡格雷在 ACS 或 AF 患者中的疗效和安全性均优于安慰剂。在携带 GOF 等位基因的 ACS 患者中观察到的获益还需进一步验证。

二、CYP2C19 基因型与氯吡格雷或替格瑞洛的选择

（一）PLATO 试验

PLATO 试验（Platelet Inhibition and Patient Outcomes，NCT00391872）[27] 纳入 43 个国家 862 个中心的 18 624 例 ACS 患者，随机接受替格瑞洛（180mg 负荷剂量，继以 90mg 维持剂量，一日 2 次）或氯吡格雷（300～600mg 负荷剂量，继以 75 mg 维持剂量），随访 6～12 个月（中位 9 个月）。研究显示，与氯吡格雷相比，替格瑞洛使心血管性死亡、心肌梗死和卒中组成的主要复合终点相对危险度显著降低 16%，同时未增加主要安全性终点大出血的发生率。

Wallentin 等[48] 进行了 PLATO 遗传学亚组分析，10 285 例受试者接受 CYP2C19*1、*2、*3、*4、*5、*6、*7、*8、*17 和 ABCB1 C3435T 基因分型，评估不同基因型在治疗组之间及治疗组内对结局的影响。结果显示，携带 CYP2C19 LOF 等位基因的患者（n=1384）中，使用替格瑞洛与氯吡格雷的终点事件包括心血管性死亡、心肌梗死、卒中等的发生率有显著性差异（8.6% vs. 11.2%，HR=0.77，95%CI：0.60～0.99，P=0.0380）；无 CYP2C19 LOF 等位基因的患者（n=3554）中，两组的事件发生率无显著性差异（8.8% vs.10.0%，HR=0.86，95%CI：0.74～1.01，P=0.0608）（交互作用 P=0.46）。对于 ABCB1 基因型，在所有基因型组中，替格瑞洛治疗患者的主要事件发生率均低于氯吡格雷治疗患者（交互作用 P=0.39；在高表达组中，8.8% vs.11.9%，HR=0.71，95%CI：0.55～0.92）。

在氯吡格雷治疗组中，携带 CYP2C19 LOF 等位基因患者的 30 天事件发生率高于无 LOF 等位基因的患者（5.7% vs. 3.8%，P=0.028），这导致携带 LOF 等位基因的患者中两治疗组之间事件发生率曲线的早期分离。与无任何 CYP2C19 LOF 或 LOF 等位基因的患者相比，携带 CYP2C19 GOF 等位基因的氯吡格雷治疗患者的大出血事件发生率更高（11.9% vs. 9.5%，P=0.022）。然而，就任何类型的大出血事件而言，治疗方法与基因型的交互作用均无显著性。

总之，无论 CYP2C19 和（或）ABCB1 基因型如何变异，替格瑞洛在降低心血管性死亡、心肌梗死或卒中联合终点发生率方面均优于氯吡格雷。对于 CYP2C19 LOF 等位基因携带者而言，早期应用替格瑞洛可预防缺血事件的发生。2010 年公布的 ESC 指南中，对于 ACS 患者已推荐使用新型抗血小板药物普拉格雷（NSTE-ACS：Ⅱa-B；STEMI：Ⅰ-B）和替格瑞洛 ［均为Ⅰ类推荐，证据级别 B（Ⅰ-B）］。上述研究为部分氯吡格雷抵抗患者提供了新选择。

TRITON-TIMI 38 与 PLATO 试验证明，普拉格雷和替格瑞洛作为新型 P2Y12 抑制剂，在预防 ACS 患者心血管事件发生上优于氯吡格雷。相关遗传学分析显示，CYP2C19 基因位点对于普拉格雷和替格瑞洛的临床预后无影响，但这两种药物市场价格均高于氯吡格雷，且出血风险增加。与氯吡格雷相比，替格瑞洛因副作用发生的停药更为频繁。

（二）基因型指导 PCI 术后抗血小板治疗

Cavallari 等[109] 进行了一项多中心 PCI 术后临床 CYP2C19 基因指导抗血小板治疗的真实世界前瞻性观察性研究。研究纳入来自美国 7 个中心的 1815 例 PCI 术后患者，所有入组

的患者年龄均≥18 岁，PCI 术后进行 CYP2C19 基因分型并给予 P2Y12 抑制剂治疗。携带 CYP2C19 基因 1 个或 2 个 LOF 等位基因分别被分配为中间代谢型（IM）或慢代谢型（PM）。根据临床药理学联合会实施准则，在无禁忌证时，对 IM 和 PM 患者推荐普拉格雷/替格瑞洛的替代治疗方案，由临床医师自行选择抗血小板治疗方案。主要终点定义为 PCI 术后首次出现心肌梗死、缺血性卒中或死亡的主要不良心血管事件（MACE）。次要终点包括 MACE 事件及支架内血栓形成、不稳定型心绞痛、个体心血管事件。

在 1815 例患者中，1210 例（66.7%）患 ACS，1794 例（98.8%）在行 PCI 过程中植入支架。多数患者被植入药物洗脱支架（83.6%），并在阿司匹林基础上使用 P2Y12 抑制剂（98.2%）。从行 PCI 到可用基因型结果的中位时间为 1 天（四分位距：1～3 天）。572 例（31.5%）患者呈现 LOF 等位基因，518 例（28.5%）为 IM，54 例（3%）为 PM。临床预后主要由医师诊断结果确定，并参考导管室实验报告、医院出院总结或死亡事件的临床记录。在发生临床事件时或随访期间对抗血小板治疗方案进行评估，记录 P2Y12 抑制剂临床效果。

研究显示，与替代治疗组相比，PCI 术后有 LOF 等位基因的患者采用氯吡格雷治疗效果更差，MACE 事件发生率高（校正 HR=2.26；95%CI：1.18～4.32；P=0.013）。针对 1210 例 ACS 患者的亚组分析结果与整体研究人群的分析一致，LOF 携带者采用氯吡格雷治疗发生 MACE 的风险更高（校正 HR=2.87；95%CI：1.35～6.09；P=0.013）。

该研究是首个多中心、针对 CYP2C19 基因检测指导抗血小板治疗而开展的大型研究。研究证实 PCI 术后采用基因型指导抗血小板治疗的可行性，使基因检测更合理地应用于临床。该研究数据表明，在 PCI 术后早期获得基因型数据，识别 CYP2C19 LOF 等位基因的患者，在这些患者中进行替代抗血小板治疗可以降低发生事件的风险。

（三）不支持常规进行 CYP2C19 基因检测的研究

Doll 等[110] 的 TRILOGY ACS 研究（NCT00699998）发现，CYP2C19 代谢类型与接受氯吡格雷或普拉格雷治疗的 ACS 患者的临床结局（心血管性死亡、复发心肌梗死、脑卒中）不相关，该发现不支持在该人群中常规进行 CYP2C19 基因检测。

（四）亚洲和中国人群的相关研究

2019 年中国医学科学院阜外医院 Wang 等[89] 的研究显示，CYP2C19 LOF 等位基因和风险单倍型显著减弱氯吡格雷疗效。研究纳入 3295 例行 PCI 的 ACS 中国患者进行 CYP2C19*2 和 CYP2C19*3 基因检测，分析 CYP2C19 变异和代谢类型与血小板反应性（PR）的关系，随访 1 年，采用 Cox 比例风险模型进行生存分析，还包括性别、年龄、吸烟情况、阿司匹林和氯吡格雷的剂量及 BMI。主要终点事件包括死亡、心肌梗死、靶血管血运重建、卒中、支架内血栓形成、出血事件等，随访 1 年。研究显示，携带 CYP2C19*2、CYP2C19*3 等位基因的患者服用氯吡格雷后 PR 值较高。PR 随 LOF 等位基因数量的增加而增加，并以单倍型*1、*2、*3 的顺序增加。这提示 CYP2C19 LOF 等位基因和风险单倍型显著减弱氯吡格雷疗效，从而导致血小板聚集。

2020 年首都医科大学附属北京安贞医院 Xi 等[111] 的单中心回顾性研究（ChiCTR1900022547）纳入 1518 例携带 2 个 CYP2C19 LOF 等位基因的 PCI 术后患者，替格瑞洛组的心血管事件风险显著低于氯吡格雷组（HR=0.446，95% CI：0.286～0.759，P=0.002），而大出血的风险在两组间无显著性差异，替格瑞洛组的小出血事件风险增加（HR=1.959，95%CI：1.396～2.750，P＜0.001）。该研究证实，对于携带 2 个 *CYP2C19* LOF 等位基因的 PCI 术后患者，替格瑞洛在预防心血管事件方面显著优于氯吡格雷，两者出血事件的发生率相似。

2020 年韩国 Yoon 等[112] 的 meta 分析对携带 *CYP2C19* LOF 等位基因的冠心病患者接受氯吡格雷和替格瑞洛或普拉格雷的疗效及安全性进行比较，研究纳入 12 项研究中 5829 例携带 *CYP2C19* LOF 等位基因的心血管疾病患者，结果显示，与氯吡格雷治疗组相比，替格瑞洛或普拉格雷组的 MACE 风险显著降低，其心血管性死亡、全因死亡、心肌梗死和支架内血栓形成的风险均显著降低。*CYP2C19* LOF 等位基因携带者（即慢代谢型）使用替格瑞洛或普拉格雷的临床结局优于氯吡格雷。

三、*CYP2C19* 基因分型指导氯吡格雷个体化治疗

（一）ELEVATE-TIMI 56 试验

ELEVATE-TIMI 56 试验（NCT01235351）是一项多中心、随机、双盲的前瞻性 RCT 研究，旨在评价大剂量氯吡格雷能否改善 *CYP2C9*2* 携带者的药物反应性[113]。研究纳入 333 例接受 *CYP2C19* 基因分型的稳定性心血管疾病患者，受试者入组前 4 周至 6 个月因心肌梗死和（或）接受 PCI 治疗而每日服用 75mg 氯吡格雷，基于基因分型结果分组，接受不同剂量的氯吡格雷。86 例 *CYP2C19*2* 等位基因携带者（80 例杂合子，6 例纯合子）随机接受每日 75mg、150mg、225mg 或 300mg 氯吡格雷 4 个 14 天疗程的治疗，而 247 例非 *CYP2C19*2* 等位基因携带者接受每日 75mg 或 150mg 氯吡格雷各 2 个 14 天疗程的治疗。每个疗程结束后测定血管舒张剂刺激磷蛋白（VASP）-血小板反应性指数（PRI），并应用 VerifyNow P2Y12 即时监测系统（Accumetrics）测定血小板功能。

结果显示，*CYP2C19*2* 等位基因携带者 PR 显著高于非携带者，携带者和非携带者平均 VASP-PRI 分别为 70% 和 58%。*CYP2C19*2* 杂合突变的患者，氯吡格雷加量至 225mg（3 倍）可使血小板反应性达到 *1/*1 患者应用标准剂量的水平。*CYP2C19*2* 纯合突变的患者，氯吡格雷加量至 300mg（4 倍）仍达不到最佳血小板抑制程度。

氯吡格雷药品标签的"黑框"警告表明代谢不良者心血管事件风险增加，该研究表明，对于支架植入术后的血栓高危患者有必要进行 *CYP2C19* 基因检测，通过基因分型可优化氯吡格雷的血小板抑制作用，如 *CYP2C19*1/*2* 基因型患者通过提高剂量可达到代谢正常者 75mg 剂量的活性代谢物水平，而对氯吡格雷几乎无反应的 *CYP2C19*2/*2* 纯合子患者，可以换用其他抗血小板药物如普拉格雷或替格瑞洛。

（二）RAPID GENE 试验

为了更好地将 *CYP2C19* 基因分型应用于临床实践中，Roberts 等[114] 通过 RAPID GENE 试验（NCT01184300）评估了即时基因检测在临床医学中的准确性及为 *CYP2C19*2* 携带者提供个体化治疗的临床应用价值。研究纳入 200 名 18～75 岁行 PCI 的 ACS 或稳定型心绞痛患者，检测基线血小板功能后将其按照 1∶1 的比例随机化分为快速基因分型组（n=102）和标准治疗组[n=98，氯吡格雷 75mg，一日 1 次（qd）]，前者经即时基因检测后分为 *CYP2C19*2* 携带者（n=23，普拉格雷 10mg，qd）和非 *CYP2C19*2* 携带者（n=74，氯吡格雷 75mg，qd），

1 周时所有患者再次接受血小板功能检测，标准治疗组患者还需进行回顾性基因检测。研究显示，与氯吡格雷标准治疗组相比，*CYP2C19*2* 携带者使用普拉格雷治疗可降低治疗中血小板高反应性（HTPR）的发生率。与直接 DNA 测序相比，即时基因检测的灵敏度为 100%，特异度为 99.4%。因此，即时基因检测可快速推进临床个体化抗血小板治疗的实施。

四、基因检测指导 PCI 术后抗血小板治疗决策

（一）PHARMCLO 研究

2018 年美国心脏病学会年会发布了 PHARMCLO（Pharmacogenetics of Clopidogrel in Patients With Acute Coronary Syndromes，NCT03347435）的研究结果，其为在意大利进行的氯吡格雷药物基因组学多中心前瞻性 RCT 研究[115]，研究纳入 888 例 ACS 患者，随机分为基因型导向治疗组（*n*=448）及标准治疗组（*n*=440）。标准治疗组根据临床特征指导 P2Y12 受体拮抗剂治疗，基因型导向治疗组通过床旁即时检测 *ABCB1* C3435T、*CYP2C19*2* 和 *17 基因型指导用药。终点事件为心源性死亡、首次非致死性心肌梗死、非致死性卒中及 BARC 3～5 级出血。研究显示，常规治疗组中氯吡格雷应用较多（50.7% vs. 43.3%），基因导向治疗组替格瑞洛应用较多（42.5% vs. 32.7%，*P*=0.02），普拉格雷在两组的应用比例相近。随访 12 个月在药物基因组和标准治疗组中分别有 71 名和 114 名患者发生主要终点事件（15.9% vs. 25.9%，HR=0.58，95%CI：0.43～0.71，*P*<0.001），相对风险下降了 42%（*P*<0.001）。

该研究表明基于基因分型和临床特征的个体化抗血小板治疗方案可减少 ACS 患者缺血与出血事件的发生。该试验强调精准治疗的有效性，但其不能替代临床评估，尤其是对缺血和出血风险的评估。本研究中基因型导向的 P2Y12 个体化用药仍需评估患者的临床因素如年龄、体重、糖尿病、既往卒中、脑出血、出血风险、贫血、慢性肾功能不全等因素。这提示在 ACS 患者抗血小板药物的选择中，需采取 GRACE 缺血评分、CRUSADE 出血评分联合基因分型的方法进行个体化用药指导。

（二）ADAPT-PCI 研究

2018 年美国心脏病学会年会发布了 ADAPT-PCI（Assessment of prospective CYP2C19 genotype guided Dosing of AntiPlatelet Therapy in Percutaneous Coronary Intervention，NCT02508116）的试验结果。ADAPT-PCI 是一项美国单中心的 RCT 研究，纳入了 504 名接受支架植入 PCI 的患者（平均年龄 63 岁，73% 为男性），将其随机分配至检测 *CYP2C19* 基因分型组（*n*=249）或常规治疗组（*n*=255）[116]。将基因型结果和抗血小板建议提供给主治医师，由医师决定采用哪种抗血小板治疗方法。平均随访时间 16.4 个月。主要终点是各组接受普拉格雷或替格瑞洛的患者比例。次要终点与基因型指导的抗血小板治疗建议一致。结果显示，在基因分型组中 28% 的患者携带 *CYP2C19* LOF 等位基因（*2、*3）。与常规治疗组相比，基因分型组中更多的患者接受普拉格雷或替格瑞洛（30% vs. 21%，OR=1.60，95%CI：1.07～2.42，*P*=0.03）治疗。与非 *CYP2C19* LOF 携带者相比，*CYP2C19* LOF 携带者接受处方普拉格雷或替格瑞洛治疗结果显著（53% vs. 22%，*P*<0.001）。在基因分型组中，53% 的 LOF 等位基因携带者接受普拉格雷或替格瑞洛治疗，其余 47% 的患者接受氯吡

格雷治疗。此外，基因分型组和常规治疗组的主要不良心血管事件（13.7% vs.10.2%）和大出血事件（2.4% vs. 3.1%）发生率无显著性差异。

ADAPT-PCI 试验证实，PCI 术后药物基因检测会影响抗血小板药物的选择，仍有近 1/2 的 *CYP2C19* LOF 患者继续接受氯吡格雷治疗。研究者认为，虽然基因分型对处方有影响，但医师在 PCI 术后给予抗血小板药物处方时要同时考虑临床和基因因素。

（三）GEMINI-ACS-1 研究

2019 年 Povsic 等[117]报道了 GEMINI-ACS-1（Compare the Safety of Rivaroxaban vs Aspirin in Addition to Either Clopidogrelor Ticagrelor in Acute Coronary Syndrome，NCT02293395）的试验结果，该研究是一项随机、双盲、多中心试验，旨在评价低剂量利伐沙班（2.5mg，bid）联合 P2Y12 受体拮抗剂（氯吡格雷或替格瑞洛）相对于阿司匹林（剂量 100mg）联合 P2Y12 受体拮抗剂的安全性和可行性。研究纳入了 21 个国家 3037 例入院 10 天内发生过 ACS 的患者（替格瑞洛组 1704 例，氯吡格雷组 1333 例）。根据试验强制要求，研究者在随机化后 1 周向中心实验室报告患者（3016/3037，99%）的 *CYP2C19* 代谢状态，其中 34.4% 患者为超快代谢型（UM），37.8% 患者为快代谢型（EM），24.5% 为中间代谢型（IM），3.2% 为慢代谢型（PM）。研究方案未给出根据药物基因检测结果选择 P2Y12 受体拮抗剂的任何建议，研究者在选择起始药物时将对应答情况进行预判。

该研究显示，共 197 例（6.5%）患者转换了 P2Y12 受体拮抗剂，平均转换时间在治疗第 40 天。其中，由替格瑞洛转换为氯吡格雷的发生率较氯吡格雷转换为替格瑞洛更高（8.5% vs. 4.0%）。CYP2C19 慢代谢型患者进行替格瑞洛或氯吡格雷转换方案的比例最高，但这部分患者占总体比例极低（3.2%）。多因素分析显示，GRACE 危险评分、CYP2C19 代谢状态、起始 P2Y12 受体拮抗剂随治疗时间的延长及地区差异均是 P2Y12 受体拮抗剂方案转换的独立预测因素。此外，在 12 个月随访期间，不同 CYP2C19 代谢状态患者之间的缺血结局（心血管性疾病/心肌梗死/卒中/明确的支架内血栓形成）和出血结局（TIMI 大出血/小出血及 GUSTO 致命性出血/中重度出血）均无明显差异。研究证实，对于接受 P2Y12 受体拮抗剂治疗的 ACS 患者常规进行基于 P2Y12 受体拮抗剂的基因检测临床意义并不明确，且对 P2Y12 受体拮抗剂方案转换没有影响。

（四）POPular Genetics 研究

荷兰 St. Antonius 医院历时 8 年的 POPular Genetics 研究（NCT01761786）[118]是一项大规模氯吡格雷基因检测相关 RCT 研究，纳入 2488 例行直接 PCI 术后的 STEMI 患者，标准治疗组（*n*=1246 例）采用指南推荐的替格瑞洛/普拉格雷治疗 12 个月，基因型指导组（*n*=1242 例）中携带 *CYP2C19*2* 或 *CYP2C19*3* 者接受替格瑞洛/普拉格雷治疗，未携带者接受氯吡格雷治疗。观察 12 个月内的临床不良事件，包含全因死亡、心肌梗死、明确的支架内血栓形成、脑卒中和大出血。结果显示，与标准强效抗栓治疗组（*n*=1246）相比，基因型指导组（*n*=1242）患者 PCI 术后 1 年内发生全因死亡、心肌梗死、明确的支架内血栓形成、卒中或大出血的风险并未增加（5.1% vs. 5.9%，非劣性检验：-0.7 个百分点，95%CI：-2.0～0.7，*P*<0.001）。基因型指导组比标准治疗组患者的出血风险更低（9.8% vs.12.5%，HR=0.78，95% CI：0.61～0.98，*P*=0.04），且以小出血风险降低为主（7.6% vs.10.5%，HR=0.72，95%

CI：0.55~0.94）。

研究证实，在直接经 PCI 的 STEMI 患者中，以 *CYP2C19* 基因型指导 P2Y12 受体拮抗剂的个体化抗血小板降阶（强效换为弱效）策略，对于预防 1 年内血栓事件的疗效不劣于替格瑞洛或普拉格雷的强效标准治疗，而且出血发生率更低。对 PCI 术后所有 STEMI 患者使用替格瑞洛或普拉格雷强效抗栓不仅会增加患者的出血风险，还存在增加现阶段医疗成本费用的问题。此外，由于 *CYP2C19* LOF 携带者抗血小板反应性降低，通过基因检测筛出不携带该变异的亚组并给予氯吡格雷治疗（降阶治疗）是该亚组患者的最佳选择。

因此，经 PCI 的 STEMI 患者中，基因检测指导抗血小板降阶治疗带来的获益与强效抗栓标准治疗的获益相当，基因检测在指导患者 PCI 术后用药决策上具有重要意义，可指导心脏支架手术后药物治疗决策，并降低出血发生率。该结果为基于 *CYP2C19* 基因检测的 PCI 术后 STEMI 患者 P2Y12 受体拮抗剂的个体化降阶治疗提供了强有力的证据。

（五）GIANT 研究

2020 年 Hulot 等[119]发表了 GIANT 的研究结果（NCT01134380），研究纳入了法国 57 个中心 1445 名 PCI 术后的 STEMI 患者，通过 *CYP2C19*2、*3、*17 基因分型调整噻吩吡啶用药。主要终点是 LOF 等位基因携带者（$n=272$）与野生型或 GOF 等位基因携带者（$n=1118$）12 个月的临床事件如死亡、心肌梗死和支架内血栓形成的差异。结果显示，在 85% 的患者中，LOF 等位基因的检出会影响噻吩吡啶的选择，普拉格雷或双倍剂量氯吡格雷的使用显著增加。主要终点事件在 LOF 等位基因携带者（$n=272$）与野生型或 GOF 等位基因携带者（$n=1118$）组间无显著性差异（3.31% vs. 3.04%，$P=0.82$）。然而，LOF 等位基因携带者未进行用药调整组的预后更差（15.6%，$P<0.05$）。该研究证实，基于 *CYP2C19* 基因分型指导的个体化抗血小板药物治疗，可使大多数 LOF 等位基因携带者的血小板抑制率提高，获得与野生型患者或 GOF 等位基因携带者类似的临床结局。

（六）TAILOR PCI 试验

2020 年 ACC.20/WCC 发布了 TAILOR PCI 的试验结果。TAILOR PCI（NCT01742117）是一项多中心的随机前瞻性临床试验[12]。研究纳入了 5276 名接受 PCI 治疗的 ACS 或稳定性冠状动脉疾病患者，中位年龄 62 岁，25% 为女性，27% 为亚洲裔，ACS 患者占 82%，糖尿病患者占 27%，将其随机分为前瞻性基因分型组和常规治疗组。基因分型组患者需进行即时基因检测分型，*CYP2C19* LOF 等位基因携带者（35%）接受替格瑞洛治疗，非携带者（65%）接受氯吡格雷治疗。常规治疗组的受试者均接受氯吡格雷治疗，且未进行前瞻性基因分型。研究主要终点为 PCI 术后 1 年内心血管性死亡、心肌梗死、卒中、支架血栓形成和严重复发性缺血事件的复合终点。次要终点为 TIMI 定义的大出血或小出血事件。研究结果显示，PCI 术后 1 年内基因分型组主要复合终点事件发生率减少 34%，但差异无统计学意义。PCI 术后 3 个月时基因分型组获益最大，多种缺血事件的发生率减少。在携带基因突变的患者中，基因分型组主要终点发生率为 4%，常规治疗组的发生率则为 5.9%。基因分型组的缺血事件减少 40%，有统计学意义。

TAILOR PCI 是目前进行的最大的基于基因型的心血管试验。研究假设采用基因检测来识别 *CYP2C19* 功能缺失的患者并采用替代方案治疗，可使主要终点事件减少 50%。该试验结果未能达到预期，但为基因检测指导治疗提供了证据支持。Pereira 等认为，基因检测指导治疗在高风险时期（PCI 术后 3 个月内）可能会带来更大获益。

五、脑血管疾病相关研究

脑卒中是目前我国单病种致残率最高的疾病，也是我国城乡居民的第一位死亡原因。我国脑卒中患者中大约 70%为缺血性脑卒中患者。多个大型临床试验已经证实氯吡格雷在缺血性脑卒中急性期预防早期复发、随后的二级预防及支架植入后预防支架内血栓形成等方面有重要作用，特别是对高危患者（如既往发生过脑卒中、外周动脉粥样硬化病、症状性冠状动脉疾病或糖尿病患者）的优势更为明显，已被写入多个国家的脑卒中防治指南。但在临床实践中发现，部分规律服用氯吡格雷的患者仍会出现卒中的复发。

（一）CHANCE 研究

2016 年北京天坛医院 Wang 等[100]通过对脑血管疾病 CHANCE 研究（NCT00979589）中 2933 例中国小卒中或短暂性脑缺血发作（transient ischemic attack，TIA）患者进行 *CYP2C19*2*、*3、*17 基因分型，评价携带 *CYP2C19* LOF 等位基因与氯吡格雷治疗临床疗效之间的关系。在 1815 例患者中，1210 例（66.7%）患 ACS，1794 例（98.8%）在行 PCI 过程中植入支架。多数患者植入了药物洗脱支架（83.6%），并在阿司匹林基础上使用 P2Y12 受体拮抗剂（98.2%）。从行 PCI 到可用基因型结果的中位时间为 1 天（1～3 天）。1726 例（58.8%）患者携带 LOF 等位基因（*2、*3），1207 例不携带（41.2%）。518 例（28.5%）为 IM，54 例（3%）为 PM。临床预后主要由医师诊断结果确定，并参考导管室实验报告、医院出院总结或死亡事件的临床记录。在发生临床事件时或随访期间对抗血小板治疗方案进行评估，记录 P2Y12 受体拮抗剂临床效果。

结果显示，与替代治疗组相比，PCI 术后携带 LOF 等位基因的患者采用氯吡格雷进行治疗的作用效果更差。仅分析 ACS 患者发现，LOF 携带者采用氯吡格雷治疗发生 MACE 的风险更高。该研究数据表明，在 PCI 术后早期识别 *CYP2C19* LOF 等位基因的患者，并进行替代抗血小板治疗可以降低发生血管事件的风险。

2019 年北京天坛医院 Xu 等[101]发表了 CHANCE 研究最新亚组结果，研究以 *CYP2C19* 和 ESSEN 卒中风险评分作为分层因素，比较氯吡格雷联合阿司匹林治疗发病 24 小时内的轻型卒中或高危 TIA 的有效性。研究结果表明，在携带 *CYP2C19* LOF 等位基因的人群中，如 ESSEN 评分≥3 分，氯吡格雷联合阿司匹林治疗相比阿司匹林单药可显著降低 90 天卒中复发及复合血管事件。对于不携带 *CYP2C19* LOF 等位基因的人群而言，无论 ESSEN 评分<3 分还是≥3 分，氯吡格雷联合阿司匹林治疗相比单药均有获益，且 ESSEN 评分≥3 分的人群获益更大。该研究提示 *CYP2C19* LOF 携带者在使用氯吡格雷时应结合高危因素（如 ESSEN 评分）进行综合评估。该研究结论为中国众多 *CYP2C19* LOF 携带人群的最佳氯吡格雷应用提供了新的思路。

该研究组还发现 *ABCB1* 基因多态性会影响轻型卒中或 TIA 患者氯吡格雷的疗效[120]。研究纳入 CHANCE 研究队列中选取的 3010 例轻型卒中或 TIA 患者，结果显示，与阿司匹林单药治疗相比，氯吡格雷与阿司匹林联合治疗可显著降低 *ABCB1* -154TT 且 3435CC 基因型患者卒中复发的风险，但不能降低 *ABCB1* -154TC/CC 或 3435CT/TT 基因型患者卒中复发的风险，说明 *ABCB1* 基因多态性对氯吡格雷的疗效有影响。研究团队还发现，*ABCB1* 基因与 *CYP2C19* 基因多态性对氯吡格雷疗效具有联合影响，即同时携带 *CYP2C19* LOF 等位基因与 *ABCB1* -154TC/CC 或 3435CT/TT 的患者，氯吡格雷疗效进一步降低。研究提示，对于卒中或 TIA 患者，在临床应用氯吡格雷时，除了 *CYP2C19* 基因多态性，应同时考虑 *ABCB1* 基因多态性的影响。

（二）PRINCE 研究

2019 年北京天坛医院 Wang 等[121]发表了 PRINCE 研究结果，该研究是一项前瞻性、多中心、盲法评价结局的 II 期临床 RCT 研究，纳入中国 26 个分中心 675 例轻型卒中或中高危 TIA 患者，两组双抗疗程均为 21 天，此后改为替格瑞洛或氯吡格雷单药治疗，持续至 3 个月。主要安全终点为 PLATO 定义的主要出血事件。结果显示，对于轻型卒中或中高危 TIA 患者，与氯吡格雷联合阿司匹林相比，替格瑞洛联合阿司匹林在治疗 90 天时降低了残余血小板高反应性（HRPR）患者的比例（12.5% vs. 29.7%，HR=0.34，95%CI：0.22～0.52，$P<0.001$）。在携带 *CYP2C19* LOF 等位基因的患者中，替格瑞洛联合阿司匹林组和氯吡格雷联合阿司匹林组的 HRPR 发生率分别是 10.8% 和 35.4%（HR=0.31，95%CI：0.18～0.49，$P<0.001$）。研究还发现在服用氯吡格雷组的患者中，携带 *CYP2C19* LOF 等位基因个数越多，残余血小板活性越高；而在替格瑞洛组患者中，未发现该相关性，表明 *CYP2C19* LOF 等位基因个数与氯吡格雷抗血小板聚集疗效存在量效关系。研究证实携带 *CYP2C19* LOF 等位基因比例越高的亚洲患者使用替格瑞洛后可能获益越大。该研究为轻型卒中/TIA 患者精准抗血小板策略的制定提供了新的研究线索和治疗思路，为临床治疗与分层管理提供了理论与实践支持。

（三）其他相关研究

2017 年北京天坛医院 Pan 等[122]发表了基因多态性与急性缺血性脑卒中或 TIA 患者应用氯吡格雷疗效的 meta 分析，其纳入 15 项研究的 4762 例接受氯吡格雷治疗的脑卒中或 TIA 患者，终点是脑卒中、复合血管事件和出血事件。研究发现，*CYP2C19* LOF 等位基因携带者［*2、*3 和（或）*8］发生脑卒中（12.0% vs. 5.8%，RR=1.92，95% CI：1.57～2.35，$P<0.001$）和复合血管事件（13.7% vs. 9.4%，RR=1.51，95% CI：1.10～2.06，$P=0.01$）的风险均高于非携带者，两组间的出血事件发生率无差异。除了在一项研究中观察到 *PON1*、*P2Y12* 和 *COX*-1 的遗传多态性与临床结局相关外，其余研究发现除 *CYP2C19* 外的遗传多态性均与临床结局无关。

脑血管疾病的循证医学证据见表 11-12。

表 11-12　脑血管疾病的循证医学证据

研究名称	类型	对象	研究目的	研究结果	参考文献
脑血管病 CHANCE 研究（NCT00979589）	RCT	2933 例中国小卒中或 TIA 患者	评价 *CYP2C19* LOF 等位基因与氯吡格雷临床疗效的关系	PCI 术后 LOF 等位基因携带者氯吡格雷治疗效果更差；携带 LOF 的 ACS 患者发生 MACE 的风险更高	[100]

续表

研究名称	类型	对象	研究目的	研究结果	参考文献
—	meta 分析	15 项研究 4762 例接受氯吡格雷治疗的脑卒中或 TIA 患者	分析基因多态性与急性缺血性脑卒中或 TIA 患者应用氯吡格雷疗效的相关性	CYP2C19 LOF 等位基因携带者发生脑卒中和复合血管事件的风险高于非携带者,出血事件发生率无差异	[122]
脑血管病 CHANCE 研究亚组分析(NCT00979589)	RCT	2933 例中国小卒中或 TIA 患者	评估 CYP2C19 和 ESSEN 评分指导氯吡格雷联合阿司匹林治疗小卒中和 TIA 的有效性	CYP2C19 LOF 携带者在使用氯吡格雷时应结合 ESSEN 评分进行综合评估,能有效减少卒中复发及复合血管事件	[101]
脑血管病 CHANCE 研究亚组分析(NCT00979589)	RCT	3010 例轻型卒中或 TIA 患者	评估 ABCB1 基因多态性是否影响氯吡格雷对轻型卒中或 TIA 患者的疗效	ABCB1 基因多态性对小卒中和 TIA 患者应用氯吡格雷的疗效有影响,且与 CYP2C19 基因多态性具有联合影响	[120]
PRINCE 研究	RCT	中国 26 个分中心 675 例轻型卒中或中高危 TIA 患者	评价 CYP2C19 LOF 等位基因与氯吡格雷抗血小板聚集疗效的关系	CYP2C19 LOF 等位基因个数与氯吡格雷抗血小板聚集疗效存在量效关系,携带 LOF 比例越高的亚洲患者使用替格瑞洛后获益越大	[121]

六、循证医学证据小结

由于强效 P2Y12 受体拮抗剂（替格瑞洛或普拉格雷）预防血栓事件的效能强于弱效药（氯吡格雷），目前临床指南更推荐替格瑞洛或普拉格雷用于 PCI 术后早期的抗血小板治疗。然而，PCI 术后中晚期，随着病理生理学演变，患者出血风险相对升高而缺血风险逐渐降低，长期强效抗血小板会伴随潜在出血风险的增加，因此，该阶段需要进行抗血小板药物的降阶治疗。在临床实践中，也时常出现患者因出血和（或）经济负担等原因，从强效抗血小板药物换为弱效抗血小板药物降阶治疗的情况。个体化降阶治疗的选择在综合考虑患者病情种类、演变阶段，以及缺血和出血风险的同时，还要考虑个体间抗血小板药物反应性的差异。

由于氯吡格雷疗效主要受 CYP2C19 基因变异影响，LOF 等位基因携带者对氯吡格雷抗栓反应性不足，多项研究证实，CYP2C19 基因检测有助于 PCI 术后 P2Y12 受体拮抗剂的选择和剂量指导（表 11-13）。例如，在 PCI 术后的 STEMI 患者中，基因检测指导抗血小板降阶治疗带来的获益与强效抗栓标准治疗的获益相当，基因检测在指导患者 PCI 术后用药决策上具有重要意义，可指导心脏支架手术后药物治疗决策，并降低出血发生率。

然而，也有研究不支持常规进行 CYP2C19 基因检测（表 11-14）。例如，CYP2C19 代谢状态对于研究者转换 P2Y12 受体拮抗剂方案影响较小，主要原因如下：第一，慢代谢型患者所占比例极低；第二，多个因素与 P2Y12 受体拮抗剂转换方案相关，除基因型外还包括 GRACE 危险评分、地区差异、起始 P2Y12 受体拮抗剂选择等；第三，慢代谢型患者相对其他代谢型患者的缺血或出血结局风险并未见增加。因此，对于接受 P2Y12 受体拮抗剂治疗的 ACS 患者常规进行基于 P2Y12 受体拮抗剂的基因检测的临床意义并不明确，且对 P2Y12 受体拮抗剂方案转换没有影响。

表 11-13 基因检测指导氯吡格雷个体化用药的循证医学证据（支持）

研究名称	类型	对象	研究目的	研究结果	参考文献
TRITON-TIMI 38 遗传学亚组分析（NCT00097591）	RCT	1477 例 ACS 患者	评估 CYP2C19 基因多态性与氯吡格雷治疗后不良临床结局的相关性	CYP2C19 LOF 等位基因携带者的严重不良心血管事件发生率和支架内血栓形成风险显著增加	[78]
TRITON-TIMI 38 遗传学亚组分析（NCT00097591）	RCT	2932 例 ACS 患者	评估 ABCB1 和 CYP2C19 基因变异与氯吡格雷及普拉格雷治疗后心血管事件的相关性	ABCB1 3435TT 和（或）CYP2C19 LOF 等位基因携带者接受氯吡格雷治疗后发生主要终点事件的风险增加，二者是主要终点事件重要且独立的预测指标	[78]
法国 Fast-MI 注册数据研究（NCT00673036）	RCT	2208 例急性心肌梗死患者	评估 CYP2C19 基因多态性与氯吡格雷治疗后不良临床结局的相关性	携带任意两个 CYP2C19 LOF 等位基因的患者心血管不良事件发生率显著增加，该效应在接受支架植入治疗的患者中更显著	[68]
PLATO 遗传学亚组分析（NCT00391872）	RCT	10 285 例 ACS 患者	评估 ABCB1 & CYP2C19 基因变异与氯吡格雷及普拉格雷治疗后心血管事件的相关性	CYP2C19 LOF 等位基因携带者氯吡格雷治疗后的 30 天事件发生率升高；CYP2C19 GOF 等位基因携带者的大出血事件发生率增加	[48]
—	meta 分析	9 项研究 9685 例 PCI 术后患者	评估 CYP2C19 基因多态性与氯吡格雷治疗后不良临床结局的相关性	携带一个或两个 CYP2C19 LOF 等位基因的患者发生复合终点事件和支架内血栓形成的风险显著升高	[84]
ELEVATE-TIMI 56 试验（NCT01235351）	RCT	333 例稳定性心血管疾病患者	评价大剂量氯吡格雷能否改善其对 CYP2C9*2 携带者的药物反应性	对于 CYP2C19*2*1/*2 患者，氯吡格雷加量可使其血小板反应性达到正常水平；CYP2C19*2/*2 患者应换用普拉格雷或替格瑞洛	[113]
RAPID GENE 试验（NCT01184300）	RCT	200 例行 PCI 术的 ACS 或稳定型心绞痛患者	评估 CYP2C19 即时基因检测的临床应用价值	CYP2C19*2 携带者使用普拉格雷治疗可降低 HTPR 的发生率；即时基因检测的灵敏度和特异度好，可快速推进临床个体化抗血小板治疗的实施	[114]
—	meta 分析	21 项研究 23 035 例患者	评估 CYP2C19 基因多态性与氯吡格雷治疗后不良临床结局的相关性	携带 CYP2C19 LOF 等位基因的患者发生不良血管事件的风险增加	[107]
多中心研究	RCT	美国 7 个中心 1815 例 PCI 术后患者	评估 PCI 术后采用基因型指导抗血小板治疗的可行性	PCI 术后 CYP2C19 LOF 等位基因携带者采用氯吡格雷治疗发生 MACE 的风险更高，ACS 患者亚组分析结果一致	[109]
PHARMCLO 研究（NCT03347435）	RCT	意大利多中心 888 例 ACS 患者	评估 CYP2C19 和 ABCB1 基因检测指导 ACS 患者抗血小板治疗的有效性	基于基因分型和临床特征的个体化抗血小板治疗方案可减少 ACS 患者缺血与出血事件	[115]

• 164 • 临床心血管药物基因组学

研究名称	类型	对象	研究目的	研究结果	参考文献
GEMINI-ACS-1 试验（NCT02293395）	RCT	21 个国家 3037 例 ACS 患者（氯吡格雷组 1333 例）	评估药物基因检测对 ACS 患者抗血小板治疗决策的影响	药物基因检测对 ACS 患者抗血小板治疗的临床意义并不明确，且对 P2Y12 受体拮抗剂方案转换没有影响	[117]
POPular Genetics 研究（NCT01761786）		2488 例 PCI 术后的 STEMI 患者	验证 CYP2C19 基因检测指导个体化抗血小板降阶治疗的科学性	CYP2C19 基因型指导的抗血小板降阶治疗，对预防 1 年内血栓事件的疗效不劣于替格瑞洛/普拉格雷的强效治疗，且出血发生率更低	[118]
ADAPT-PCI 试验（NCT02508116）	RCT	美国单中心 504 名接受支架植入 PCI 的患者	评估药物基因检测是否影响 PCI 术后抗血小板治疗决策	PCI 术后药物基因检测会影响处方抗血小板药物，仍有近 1/2 的 CYP2C19 LOF 患者继续接受氯吡格雷治疗	[116]
GIANT 研究（NCT01134380）	RCT	法国 57 个中心 1445 名 PCI 术后 STEMI 患者	评估药物基因检测对 ACS 患者抗血小板治疗的临床意义	CYP2C19 基因检测指导的抗血小板药物治疗可改善大多数 LOF 等位基因携带者的临床结局	[119]
TAILOR PCI 试验（NCT01742117）	RCT	多中心 5276 名 PCI 术后 ACS 或稳定性冠状动脉疾病患者	验证 CYP2C19 LOF 患者采用替代方案治疗的临床获益	PCI 术后 1 年内基因分型组主要复合终点事件发生率减少 34%，无统计学意义。PCI 术后 3 个月时基因分型组获益最大，多种缺血事件的发生率减少	[12]
阜外医院单中心研究	回顾性研究	3295 例行 PCI 的 ACS 患者	分析 CYP2C19 变异和代谢类型与氯吡格雷治疗后血小板反应性的关系	CYP2C19 LOF 等位基因携带者和风险单倍型显著减弱氯吡格雷疗效（PR 值较高），导致血小板聚集	[89]
安贞医院单中心研究（ChiCTR1900022547）	回顾性研究	1518 例携带 2 个 CYP2C19 LOF 等位基因的 PCI 术后患者	评估 CYP2C19 LOF 等位基因与氯吡格雷不良临床结局的相关性	PCI 术后 2 个 CYP2C19 LOF 等位基因携带者，替格瑞洛在预防心血管事件方面显著优于氯吡格雷，两者出血事件的发生率相似	[111]
—	meta 分析	12 项研究 5829 例携带 CYP2C19 LOF 等位基因的心血管病患者	评估 CYP2C19 LOF 等位基因与氯吡格雷疗效/安全性的相关性	CYP2C19 LOF 等位基因携带者使用替格瑞洛或普拉格雷的 MACE 风险较氯吡格雷组显著降低	[112]

表 11-14 基因检测指导氯吡格雷个体化用药的循证医学证据（不支持）

研究名称	类型	对象	研究目的	研究结果	参考文献
CRUE 试验和 ACTIVE 试验的遗传亚组分析（NCT00249873）	RCT	5059 例 ACS 患者，1156 例 AF 患者	评估 CYP2C19 基因多态性与氯吡格雷治疗临床结局的相关性	CYP2C19 LOF 等位基因携带者与 ACS 患者的临床预后不相关；CYP2C19 LOF 或 GOF 等位基因均与疗效和出血事件不相关	[108]
TRILOGY ACS 亚组分析（NCT00699998）		52 个国家 996 个中心 9326 例未行 PCI 的 ACS 患者		CYP2C19 基因型与氯吡格雷治疗后心血管事件的发生不相关	[110]

第七节　药物基因检测指导氯吡格雷个体化
用药的临床实施建议

　　氯吡格雷是目前世界范围内使用最广泛的噻吩吡啶类抗血小板药物，用于心肌梗死、缺血性卒中、外周动脉疾病和急性冠脉综合征患者动脉粥样硬化血栓形成的预防。由于遗传变异，不同心血管药物的代谢和药效普遍存在个体差异，药效差异引起患者抗血小板不足并最终导致心血管事件再发风险升高，给患者和社会造成极大经济负担。

　　药物基因组学不仅可以指导心血管药物的发展和选择，同时也为临床达到理想治疗效果、减少不良反应提供参考[123]。多项研究表明遗传因素在氯吡格雷药物反应的个体差异中起重要作用，引发临床极度关注药物基因组学在其抗血小板治疗中的作用[69]。研究氯吡格雷抗血小板机制和体内生物学代谢具有重要的理论价值和临床意义，有助于揭示氯吡格雷个体化差异的发生原因和发生机制[124]。此外，深入分析目前氯吡格雷药物基因的临床应用导则及应用现状，可为开展氯吡格雷药物基因检测的国内应用提供循证医学证据支持。

一、影响氯吡格雷疗效的基因多态性

　　氯吡格雷是 ADP 受体抑制剂，能不可逆地拮抗血小板膜上的 ADP 受体 P2Y12，使纤维蛋白原无法与其受体糖蛋白结合，抑制血小板稳定聚集。氯吡格雷是不具有生物学活性的药物前体，口服经小肠吸收后由肝脏代谢。氯吡格雷在小肠的吸收受到编码外排功能的 *ABCB1* 基因的调控。*ABCB1* 基因影响了氯吡格雷在肠道中的吸收率，85%药物前体通过酯酶代谢为无活性形式，只有 15%通过肝脏内 CYP450 系统代谢。氯吡格雷在肝脏先由 *CYP1A2*、*CYP2B6* 和 *CYP2C19* 转化为 2-氧代-氯吡格雷，再经过 *CYP2C19*、*CYP3A4* 和 *CYP2B6* 最终代谢成具有药物活性的含巯基氯吡格雷。*CYP2C19* 在氯吡格雷体内代谢中发挥重要作用[125]。

（一）CYP2C19 基因多态性

　　CYP2C19 是 CYP450 超家族成员之一，参与临床多种药物如氯吡格雷、抗抑郁药、美芬妥因、质子泵抑制剂和苯二氮䓬类药物等的代谢[126]。*CYP2C19* 基因具有高度多态性，已知其有超过 25 个等位基因。最常见的 *CYP2C19* 失功能等位基因*2 G681A 在高加索和非洲人群中基因频率大约为 15%，而在亚洲人群中高达 29%～35%，*CYP2C19*3 G636A 在亚洲人群中的出现频率为 2%～9%。根据 *CYP2C19* 基因型将患者对氯吡格雷的不同反应分为快代谢型（如*1/*1）、中间代谢型（如*1/*2、*1/*3）和慢代谢型（如*2/*2、*2/*3、*3/*3）。*CYP2C19*2 和（或）*3 携带者占慢代谢型总人群的 90%以上[127]，其他失功能等位基因也相继被发现（如*4～*8），但其发生频率<1%。*CYP2C19*17 等位基因能增强转录活性，携带 *CYP2C19*17 等位基因的个体被定义为超快代谢型。*CYP2C19* 慢代谢型患者在高加索和非洲人种的出现频率为 2%～5%，在亚洲人中的出现频率约为 15%，而超快代谢型的全球发生频率为 3%～21%。

　　服用氯吡格雷的 PCI 术后患者中，*CYP2C19* LOF 等位基因携带者发生不良心血管事件的风险显著升高。TRITON-TIMI 38 研究[78]显示 PCI 术后 1 周，CYP2C19 LOF 等位基因携带者较野生型患者发生缺血事件的风险升高 53%，支架内血栓形成的风险升高 3 倍。PLATO 临床试验[48]对氯吡格雷治疗的 PCI 术后 ACS 患者观察 30 天发现，CYP2C19 LOF 等位基因携带者活性氯吡格雷代谢物形成减少，患者的血小板反应性高，不良心血管事件风险增加。该研究提示 CYP2C19*17 等位基因可增强氯吡格雷的血小板抑制反应，导致出血风险，但尚没有足够证据表明 CYP2C19*17 等位基因是临床结果的独立影响因子。然而，针对不稳定型心绞痛和心房颤动患者的 CURE 和 ACTIVE 研究[108]显示，不同基因型患者服用氯吡格雷后发生不良心血管事件风险无显著性差异，该研究中 PCI 患者人数比例偏低，仅占入组总人数的 14.5%。3 项大型 meta 分析显示，接受氯吡格雷治疗的 PCI 术后患者中，CYP2C19*2 携带者比野生型患者发生主要不良心血管事件的风险显著增高，支架内血栓形成的风险也升高。根据美国国立卫生研究院卒中量表及 mRS 评分显示 CYP2C19 LOF 等位基因携带者 3～6 个月预后差[128]，且 CYP2C19 基因型是氯吡格雷抵抗的独立风险因素。

　　Guo 等[129]针对外周动脉疾病（peripheral arterial disease，PAD）的氯吡格雷药物基因研究发现 CYP2C19 基因型与血小板高反应性发生具有显著相关性；腔内支架植入术后下肢动脉闭塞症患者中 CYP2C19 LOF 等位基因携带者氯吡格雷抗血小板能力下降，中期预后不良缺血事件风险上升；CYP2C19 LOF 等位基因携带者可能不会在氯吡格雷联合阿司匹林的 DAPT 方案中获益。此外，CYP2C19 基因型和吸烟同时是腔内支架植入术后支架内再栓塞的高危风险因素。因此，服用氯吡格雷前进行 CYP2C19 基因型检测能辅助临床识别缺血事件高危人群。

（二）其他 CYP450 基因

　　CYP3A4、CYP3A5、CYP1A2、CYP2B6 也参与氯吡格雷的体内代谢。Clarke 等[130]报道 CYP3A4 影响氯吡格雷的抗血小板作用。Suh 等[131]报道 CYP3A5*3 型患者联用伊曲康唑后氯吡格雷药效较 CYP3A5 野生型患者显著降低。TRITON-TIMI 38 对健康志愿者的调查发现，CYP2C9、CYP3A5 和 CYP1A2 与氯吡格雷药代动力学及药效动力学均不相关。CYP2B6 LOF 等位基因携带者氯吡格雷活性物质血药浓度降低且血小板反应性高。对于 CYP450 系统 CYP3A4、CYP3A5、CYP1A2、CYP2B6 基因多态性与氯吡格雷药效相关性的研究尚存在较大争议，有待临床研究的进一步验证。

（三）PON1

　　对氧磷酶-1（paraoxonase-1，PON1）是一种高密度脂蛋白的肝酯酶，可防止低密度脂蛋白氧化修饰。研究发现 PON1 与氯吡格雷代谢相关，但 EXCELSIOR 研究显示服用氯吡格雷的患者中，PON1 基因型与支架内血栓形成无显著相关性[132]。同时 GRAVITAS 研究结果也未显示 PON1 基因型与氯吡格雷药效间存在关联[133]。Wu 等[54]报道在服用氯吡格雷的中国患者中，仅在 CYP2C19 为野生型时 PON1 Q192R 才具有意义。

（四）P2RY12

　　P2RY12 受体是氯吡格雷活性代谢产物的作用靶点。Fontana 等[134]对 98 例志愿者进行 P2RY12 基因多态性研究，突变型携带者更易患动脉粥样硬化，且氯吡格雷药效下降。然而

FAST-MI 等多项临床试验研究均显示 *P2RY12* 基因多态性与氯吡格雷药效无显著相关性。

二、药物基因组学对氯吡格雷临床应用建议的进展

多项研究表明，遗传因素尤其是 *CYP2C19* 在氯吡格雷药物反应的个体差异中起重要作用，引发了制定政策法规机构、临床学术团体及个体化医疗研究机构的广泛关注，关于药物基因组学在氯吡格雷临床应用方面的建议也随之先后发表。

（一）FDA 建议

氯吡格雷于 1997 年 11 月 17 日经美国食品药品监督管理局（Food and Drug Administration，FDA）批准上市。2009 年 11 月 FDA 发布警告，指出使用质子泵抑制剂的患者应慎用氯吡格雷。2010 年 3 月 12 日 FDA 对氯吡格雷添加了"黑框"警告，提示 *CYP2C19* 药物基因组学和氯吡格雷药效具有相关性，慢代谢型患者药效降低；告知临床医师目前已存在 *CYP2C19* 基因型检测，建议无法将氯吡格雷转化为活性形式的慢代谢型患者改用其他抗血小板药物。然而，FDA 警告中并未强制要求在使用氯吡格雷前必须进行 *CYP2C19* 基因检测，是否在开具处方前检测 *CYP2C19* 基因型取决于临床医师和患者本人意愿。

（二）ACCF/AHA 建议

美国心脏病学基金会/美国心脏协会（American College of Cardiology Foundation/American Heart Association，ACCF/AHA）提出临床医师应依据 FDA "黑框"警告采取行动。但由于尚缺乏基于基因型指导的抗血小板治疗的前瞻性随机临床试验结果，目前对氯吡格雷的临床应用大致有以下四方面考虑：①由于缺乏临床试验数据支持和明确的应对措施，在缺乏基因信息和检测方法的情况下不强制检测药物基因；②联合血小板功能试验作为补充监测药效指标；③如果完全按照 FDA "黑框"警告给予患者药物基因检测，在实际临床工作中会面临一些困难，如何快速得到基因检测结果是一个技术难题，而完全根据基因型调整氯吡格雷剂量或选择其他替代药物尚没有明确的标准化操作指南可以遵循；④如果所有患者均改用其他 P2Y12 受体拮抗剂（普拉格雷、替格瑞洛），目前尚缺乏这些药物的研究依据和明确的标准化操作指南。因此 ACCF/AHA 对于 *CYP2C19* 基因在氯吡格雷的临床应用暂未给出明确的建议，而是要求临床医师根据患者具体情况选择是否进行 *CYP2C19* 基因检测。

（三）CPIC 建议

临床药物基因组学实施联盟（Clinica Pharmacogenetics Implementation Consortium，CPIC）2013 年更新了其旧版导则，提出了基于 *CYP2C19* 基因型进行氯吡格雷抗血小板治疗的建议。CPIC 建议对 CLIA 认证实验室基因检测的 *CYP2C19* 超快代谢型和快代谢型的 ACS/PCI（如*1/*1、*1/*17 和*17/*17）患者使用标准剂量氯吡格雷，而 *CYP2C19* 慢代谢型（如*2/*2）患者，若没有临床禁忌证，则使用其他替代抗血小板药物（如普拉格雷、替格瑞洛）。对于中间代谢型（如*1/*2）患者，目前尚缺乏根据 *CYP2C19* 基因检测结果调整氯吡格雷剂量的临床研究，因此根据 *CYP2C19* 基因型增加剂量的治疗方案尚不成熟。CPIC 指南根据目前的临床试验结果和专家意见，尚无法解释所有可能出现的药物个体变异，建

议临床医师充分重视并最大限度地利用药物基因资源。

三、药物基因组学临床应用展望

综上所述,目前氯吡格雷药物基因组学研究取得了巨大进步,但其临床应用还有一定的不确定性[12]。首先缺乏基于药物基因组学的氯吡格雷前瞻性随机临床试验;其次尽管有临床应用指南/总则,但缺少临床具体操作细则。

对于氯吡格雷药物基因组学,立场不同则看法和应对措施均不同。政策法规管理者认为应该为临床医师提供最新的药物基因组学信息并明确其应用;临床药物遗传学家从专业角度认为一种或几种基因型即可以明确鉴别应答者和无效者,而临床医师应该最大限度地利用现有的药物基因信息使患者获益;临床学术团体则代表了实施治疗的临床医师的立场,认为医学是实践和循证的学科,必须等待更确凿的临床试验依据和更细致的临床操作指南。专家和学术团体一致认为 CYP2C19 LOF 等位基因携带者在 ACS 尤其是 PCI 术后应借助药物基因检测进行个体化抗血小板治疗。对基因型已知的患者在接受抗血小板治疗前,应充分重视并积极运用现有的药物基因组学信息决定哪些患者可以服用标准剂量的氯吡格雷,哪些患者需要考虑其他替代药物,患者发生不良事件的概率大致会有多少。

总之,抗血小板个体化治疗的理念应该是利用现有药物基因信息最大限度地减少血栓事件发生,同时将出血等不良反应发生率降到最低。基于药物基因组学指导的氯吡格雷个体化抗血小板治疗还需要更多的循证医学证据,应持积极探索和勇于实践的科学态度,多方协作细化标准化临床应用指南。

第八节 药物基因检测指导氯吡格雷个体化用药的临床指南

一、氯吡格雷临床使用现状

急性冠脉综合征(ACS)是一组冠心病急症的统称,包括不稳定型心绞痛、急性非 ST 段抬高心肌梗死、急性 ST 段抬高心肌梗死及心源性猝死。血小板会参与血管内血栓形成、动脉粥样硬化病变,由动脉粥样斑块破裂或侵蚀引起的动脉血栓形成是造成 ACS 的主要病因[135, 136]。血小板活性在 ACS 及 PCI 术后支架内血栓再发生机制中起重要作用。正因如此,抗血小板和抗凝治疗是 ACS 治疗策略的重中之重。氯吡格雷的抗血小板作用广泛应用于 ACS 治疗,氯吡格雷能明显降低 PCI 术后不良心血管事件的发生率,阿司匹林联合氯吡格雷的双联疗法也成为 PCI 术后抗血小板治疗的基础用药方法。

脑卒中是由各种诱发因素引起的急性脑血液循环障碍,具有高发病率、高致残率、高复发率和高致死率的特点。脑内动脉血栓形成及脑外形成的栓子栓塞脑内动脉是其主要致病因素,抗血小板药物通过减少血小板的黏附与聚集抑制血栓形成,从而达到预防脑卒中的作用。不同于阿司匹林联合氯吡格雷在 ACS 中的显著治疗优势,双联疗法对脑卒中的治疗并不比氯吡格雷单药治疗效果更佳,阿司匹林或氯吡格雷单药治疗是其首选的治疗方案。

氯吡格雷相比于第一代 P2Y12 受体拮抗剂有着疗效更好、起效更快、出血风险小、毒副作用少的显著优势。氯吡格雷治疗可显著改善 ACS、脑卒中等心血管疾病的预后，但仍有部分患者常规使用氯吡格雷后血小板活性未得到有效控制，进而发生严重的支架内血栓形成、再发心肌梗死等不良事件。这种抗血小板治疗不达标的表现被称为氯吡格雷抵抗。据报道，氯吡格雷抵抗的患者中高达 40% 的人可能会出现再发血栓事件。2010 年 3 月美国 FDA 提出"黑框"警告，需服用氯吡格雷者建议进行 CYP2C19 基因型检测，使医师能够根据患者对氯吡格雷的代谢能力来调整患者的给药剂量。因此，临床药师在参与抗血小板药物治疗时，应建议对患者个体基因型进行分型检测，综合考虑影响氯吡格雷使用剂量的相关因素，为患者定制个体化的治疗方案。

多项研究表明遗传因素尤其是 CYP2C19 在氯吡格雷药物反应的个体差异中起到了重要作用，引发政策法规机构、临床学术团体及个体化医疗研究机构的关注并先后发表了药物基因组学在氯吡格雷临床应用中的建议。

二、氯吡格雷个体化用药标签

（一）美国 FDA 用药标签

1997 年 11 月 17 日 FDA 批准氯吡格雷上市，2009 年 11 月 FDA 发布警告，指出使用质子泵抑制剂的患者应慎用氯吡格雷。

基于 4520 名受试者的 21 项研究表明，CYP2C19*2、CYP2C19*3 和其他 CYP2C19 功能丧失等位基因降低了氯吡格雷的抗血小板反应性。CYP2C19 参与氯吡格雷的活性代谢产物和 2-氧代-氯吡格雷中间代谢产物的形成。具有 CYP2C19 功能丧失等位基因的个体氯吡格雷活性代谢物的生成减少，从而导致血小板抑制作用降低或残余血小板反应性升高[68, 78, 137, 138]。

因此，2010 年 3 月 12 日 FDA 又对氯吡格雷添加了"黑框"警告，应用氯吡格雷后出现主要不良心血管事件与 CYP2C19 无功能的等位基因有关，提示 CYP2C19 药物基因组学和氯吡格雷的药效具有相关性，CYP2C19 慢代谢型（PM）人群较 CYP2C19 酶功能正常的人群应用氯吡格雷的疗效降低，建议慢代谢型人群选择其他的 P2Y12 抑制剂进行抗血小板治疗。

（二）欧洲药品管理局用药标签

EMA 欧洲公共评估报告（EMA European Public Assessment Report，EPAR）是指欧盟组织批准药品上市后，欧洲药品管理局（European Medicines Agency，EMA）发布的药品风险评估报告。

EPAR 显示，CYP2C19 慢代谢型人群服用常规剂量的氯吡格雷时，活性代谢产物的浓度较低，血小板的抑制功能较小。EPAR 关于 CYP2C19 的代谢类型对氯吡格雷药代动力学和抗血小板反应的影响有更详细的讨论。CYP2C19*2、CYP2C19*3 是无功能性等位基因，CYP2C19*1 是酶活性完整的功能性等位基因。CYP2C19*2 和 CYP2C19*3 等位基因占白种人（85%）和亚洲人（99%）慢代谢型者中功能降低等位基因的大部分。其他与代谢缺乏或减少相关的等位基因（包括 CYP2C19*4、*5、*6、*7 和*8）频率较低。

（三）日本药品和医疗器械机构用药标签

日本药品和医疗器械机构（Pharmaceuticals and Medical Devices Agency，Japan，PMDA）关于氯吡格雷的药品包装说明书中指出，在临床药理学研究中，在 CYP2C19 慢代谢型人群中氯吡格雷对血小板聚集的抑制作用降低。

一项对健康成年人进行的临床药理学研究显示，初始剂量 300mg，服药 24 小时后，由 5μmol/L ADP 诱导的血小板聚集抑制水平所占百分比分别为超快代谢型（UM）40%±21%，快代谢型（EM）39%±28%，中间代谢型（IM）37%±21%，慢代谢型（PM）24%±26%，初始剂量之后每天 75mg，持续 4 天，血小板聚集抑制水平所占百分比分别为超快代谢型（UM）56%±13%，快代谢型（EM）58%±19%，中间代谢型（IM）60%±18%和慢代谢型（PM）37%±23%，这表明对血小板聚集抑制作用的减弱主要发生在慢代谢型人群中。

（四）加拿大卫生部用药标签

加拿大卫生部 [Health Canada（Santé Canada），HCSC] 是加拿大联邦政府中掌管公共卫生的部门。加拿大卫生部在尊重个人选择的情况下负责帮助加拿大人保持和改善他们的健康。

加拿大卫生部关于氯吡格雷的产品说明书中指出，与 CYP2C19 的 EM 相比，CYP2C19 PM 人群以推荐剂量服用该药物时，发生心血管事件的风险可能会增加，建议这些患者可以考虑其他的治疗方法。

加拿大卫生部对氯吡格雷的详细论述如下：氯吡格雷可用于动脉粥样硬化患者的动脉粥样硬化血栓形成事件的二级预防。氯吡格雷是一种前药，需要通过肝细胞 CYP2C19 代谢才能形成活性硫醇代谢物。CYP2C19*1 是酶活性完整的功能性等位基因，而 CYP2C19*2 和 CYP2C19*3 等位基因则无功能。PM 人群中功能降低等位基因的大部分是 CYP2C19*2 和 CYP2C19*3，在白种人中占 85%，在亚洲人中占 99%。CYP2C19 酶功能降低或缺失的其他等位基因频率较低，包括但不限于 CYP2C19*4、*5、*6、*7 和*8。而 PM 人群主要指携带 2 个功能丧失等位基因。在 CYP2C19 代谢不良的患者中，推荐剂量的氯吡格雷形成的活性代谢物较少，对血小板功能的影响较小。与 CYP2C19 功能正常的患者相比，患有 ACS 的代谢不良的患者或接受氯吡格雷推荐剂量的 PCI 治疗的患者可能显示出更高的心血管事件发生率。建议 CYP2C19 PM 患者考虑替代药物。

（五）瑞士医药管理局用药标签

瑞士医药管理局（Swissmedic）是瑞士的药品管理机构，其关于氯吡格雷的药物标签指出，氯吡格雷在 CYP2C19 PM 人群中的药效降低，因此该类人群应考虑增加使用剂量。

CYP2C19 参与活性代谢物和 2-氧代-氯吡格雷中间体的形成。活性代谢物的药代动力学和抗血小板作用（用离体血小板聚集试验测定）取决于 CYP2C19 基因型。CYP2C19*1 是酶活性完整的功能性等位基因，而 CYP2C19*2 和 CYP2C19*3 是无功能性等位基因。CYP2C19 PM 人群产生的活性代谢产物比 EM 人群减少了 70%，此外，PM 人群对血小板聚集的抑制性降低，心血管事件（包括心肌梗死和支架内血栓形成）的发生率增加。药物遗传学研究显示，CYP2C19 的慢代谢与氯吡格雷的抗血小板作用降低有关。在 PM 人群中较高的剂量可提高抗血小板的作用，如初始剂量为 600mg，随后每天服用剂量为 150mg。因此瑞士医药管理局建议在 PM 人群中可以增加氯吡格雷的使用剂量，但是在临床研究中尚未确定 PM 人群的合适剂量。

三、氯吡格雷个体化用药的临床指南

（一）临床药物基因组学实施联盟用药指南

1. 临床药物基因组学实施联盟（CPIC） 是由美国国立卫生研究院（NIH）的药物基因组学组织（http://www.pgrn.org）和药物基因组学知识库（http://www.pharmgkb.org）组成的促进基础研究向临床转化的组织。它基于临床证据制定指南，旨在帮助临床医生理解现有的基因检测如何能够用于优化药物治疗[37]。

2. CPIC 基于 *CYP2C19* 基因型对人群表型的分类 *CYP2C19* 基因编码 CYP2C19 代谢酶，肝脏中 CYP2C19 参与了许多临床药物的代谢，氯吡格雷就是其中之一。与其他的 CYP450 亚家族成员一样，*CYP2C19* 基因也是高度多态性的。*CYP2C19*1 是 *CYP2C19* 功能正常的等位基因。最常见的 *CYP2C19* 功能丧失等位基因是 *CYP2C19*2（c.681G>A，rs4244285），高加索人和非洲人的等位基因频率为 15%，亚洲人为 29%～35%。其他 CYP2C19 酶活性降低或缺失的等位基因为 *CYP2C19*3～*8，然而除了 *CYP2C19*3（c.636G>A，rs4986893）在亚洲人群中的等位基因频率为 2%～9% 之外，其他等位基因的频率均低于 1%。

基因突变的多样性决定了其表型的多样性。等位基因突变导致酶活性降低，其药物代谢能力也随等位基因组合的不同而呈现出一定的规律性，表现出"正常基因纯合子＞正常基因与突变基因杂合子＞突变基因纯合子或杂合子"的变化趋势。关于氯吡格雷的药效动力学研究显示，*CYP2C19* 功能缺失等位基因（*CYP2C19*1/*2、*1/*3）遗传自常染色体显性特征，它的血小板反应性介于野生型（*CYP2C19*1/*1）和功能丧失等位基因纯合子或复合杂合子（*2/*2、*2/*3）之间。因此，根据 *CYP2C19* 基因型将患者对氯吡格雷的不同反应分为野生型即超快代谢型（UM）（如 *CYP2C19*1/*17、*17/*17）、快代谢型（EM）（如 *CYP2C19*1/*1）、中间代谢型（IM）（如 *CYP2C19*1/*2、*1/*3、*2/*17）、慢代谢型（PM）（如 *CYP2C19*2/*2、*2/*3、*3/*3）（表 11-15）。

3. 临床使用氯吡格雷药物基因组学的证据 氯吡格雷是经皮冠脉介入术治疗的急性冠脉综合征（ACS/PCI）患者的处方用药，然而，氯吡格雷抑制 ADP 诱导的血小板聚集的分布范围很广，药物应答的差异性很大。

大量研究表明，与 *CYP2C19*1 等位基因相比，*CYP2C19*2 等位基因的杂合子和纯合子减少了氯吡格雷的活性代谢产物，血小板的聚集性更高。

表 11-15 基于 *CYP2C19* 基因型对人群的表型分类

表型	酶的功能	基因特点	基因型
超快代谢型（ultrarapid metabolizer，UM）	酶活性正常或增高（占 5%～30%）	携带两个功能等位基因（*CYP2C19*17），或携带一个功能正常的等位基因（*CYP2C19*1）和一个功能增强的等位基因（*CYP2C19*17）	*CYP2C19*1/*17、*17/*17

续表

表型	酶的功能	基因特点	基因型
快代谢型（extensive metabolizer，EM）	酶活性正常（占35%~50%）	携带两个功能正常等位基因	*CYP2C19*1/*1*
中间代谢型（intermediate metabolizer，IM）	酶活性中等（占18%~45%）	携带一个功能正常等位基因和一个功能缺失位基因（*CYP2C19*2~*8*），或携带一个功能缺失等位基因（*CYP2C19*2~*8*）和一个功能增强等位基因（*CYP2C19*17*）	*CYP2C19*1/*2、*1/*3、*2/*17*
慢代谢型（poor metabolizer，PM）	酶活性降低或缺失（占2%~15%）	携带2个功能缺失等位基因（*CYP2C19*2~*8*）	*CYP2C19*2/*2、*2/*3、*3/*3*

资料来源：Scott SA，Sangkuhl K，Stein CM，et al. Clinical Pharmacogenetics Implementation Consortium guidelines for CYP2C19 genotype and clopidogrel therapy：2013 update. Clin Pharmacol Ther，2013，94（3）：317-323。

大量的荟萃分析研究显示，经氯吡格雷治疗的 ACS/PCI 患者，*CYP2C19*2* 等位基因的杂合子和纯合子发生重大不良心血管事件的风险增加，支架内血栓形成的风险增加。此外，也有研究显示，*CYP2C19*2* 等位基因的杂合子和纯合子与支架内血栓形成密切相关，OR 值为 1.75~3.82（表 11-16）。

表 11-16　氯吡格雷基于 *CYP2C19* 基因型对 ACS/PCI 患者的抗血小板治疗

表型（基因型）	抗血小板反应	治疗建议	推荐等级
超快代谢型（UM）（*CYP2C19*1/*17、*17/*17*）	血小板的抑制性增强；残余血小板聚集性降低	按照药物标签推荐的标准剂量服用氯吡格雷	强
快代谢型（EM）（*CYP2C19*1/*1*）	血小板的抑制性增强；残余血小板聚集性降低	按照药物标签推荐的标准剂量服用氯吡格雷	强
中间代谢型（IM）（*CYP2C19*1/*2、*1/*3、*2/*17*）	血小板的抑制性降低；残余血小板聚集性增强；不良心血管事件的风险增加；	普拉格雷或其他替代药物（如果没有禁忌证）	中等
慢代谢型（PM）（*CYP2C19*2/*2、*2/*3、*3/*3*）	血小板的抑制性显著降低；残余血小板聚集性增强；不良心血管事件的风险增加	普拉格雷或其他替代药物（如果没有禁忌证）	强

资料来源：Scott SA，Sangkuhl K，Stein CM，et al. Clinical Pharmacogenetics Implementation Consortium guidelines for CYP2C19 genotype and clopidogrel therapy：2013 update. Clin Pharmacol Ther，2013，94（3）：317-323。

4. CPIC 关于氯吡格雷指南的建议　CPIC 在 2011 年发布了关于氯吡格雷的临床用药指南，2013 年 CPIC 又对该指南进行了一次更新，与之前的指南相比，更新后的指南更加侧重于给出 ACS/PCI 患者的用药建议，其他更新涉及对 *CYP2C19*2* 以上等位基因及新发现的 *CYP2C19* 等位基因的改进建议。需要注意的是，制定该指南时，尚无关于 *CYP2C19* 在儿科患者人群中氯吡格雷反应的数据，然而没有理由怀疑 *CYP2C19* 变异等位基因对儿童的氯吡格雷代谢与成人不同。

CPIC 指南指出 CYP2C19 UM 和 EM 人群血小板的抑制性增强，残余血小板聚集性降低，建议按照药品说明书使用标准剂量的氯吡格雷。IM 和 PM 人群血小板的抑制性降低，残余血小板聚集性增强，不良心血管事件的风险增加，在没有其他禁忌证的情况下，建议换用其他抗血小板药物，如替格瑞洛（图 11-8）。

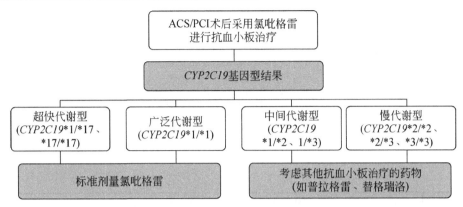

图 11-8 CPIC 基于 *CYP2C19* 基因型对氯吡格雷的用药建议

资料来源：Scott SA，Sangkuhl K，Stein CM，et al.Clinical Pharmacogenetics Implementation Consortium guidelines for CYP2C19 genotype and clopidogrel therapy：2013 update.Clin Pharmacol Ther，2013，94（3）：317-323

（二）荷兰药物基因组学工作组用药指南

1. 荷兰药物基因组学工作组 2005 年，荷兰皇家药剂师协会（Royal Dutch Pharmacists Association，KNMP）成立了荷兰药物基因组学工作组（Dutch Pharmacogenetics Working Group，DPWG），其目的是制定基于药物基因组学的治疗（剂量）建议。到目前为止，已经为 80 多种药物制定了治疗建议，并且每 3 个月更新一次。在荷兰，DPWG 指南可供所有医师和药剂师使用，并已整合到临床决策支持系统中。

2. DPWG 关于氯吡格雷指南的建议 DPWG 在 2018 年对氯吡格雷的指南进行了更新，该指南明确指出 CYP2C19 PM 人群，如果正在接受 PCI 治疗、脑卒中或短暂性脑缺血发作，建议避免使用氯吡格雷。CYP2C19 IM 人群如果正在接受 PCI 治疗、脑卒中或短暂性脑缺血发作，建议选择其他替代药物，如果必须使用该药物，建议将药物的剂量增加至每天 150mg（如果负荷剂量是 600mg）。建议 CYP2C19 UM 人群按照药品说明书中规定的标准剂量使用，暂时无须进行剂量调整（表 11-17）。

表 11-17 DPWG 基于 *CYP2C19* 基因型对氯吡格雷的用药建议

表型（基因型）	药物反应	用药建议
超快代谢型（UM）（*CYP2C19**1/*17、*17/17）	氯吡格雷活性代谢产物的血药浓度增加	氯吡格雷转化为具有药理活性的代谢产物增加，导致严重心血管和脑血管事件的风险降低，但是同时出血的风险增加
快代谢型（EM）（*CYP2C19**1/*1）	酶活性正常，氯吡格雷活性代谢产物的血药浓度较高	无药物剂量调整说明，按照药物说明书标准剂量使用
中间代谢型（IM）（*CYP2C19**1/*2、*1/*3、*2/*17）	PCI 治疗的球囊血管成形术或支架植入术、脑卒中或短暂性脑缺血发作的患者中，发生严重心血管和脑血管事件的风险增加，这是因为 CYP2C19 慢代谢人群中氯吡格雷活性代谢产物的血药浓度降低，在其他患者中目前暂无证据表明是否会发生其他临床的不良反应	PCI 治疗、脑卒中或短暂性脑缺血发作人群：考虑选择其他替代药物，如普拉格雷、替格瑞洛和阿司匹林/双嘧达莫等不被（或不是主要被）CYP2C19 代谢的药物，或者增加剂量至每天 150mg（负荷剂量是 600mg）

续表

表型（基因型）	药物反应	用药建议
慢代谢型（PM）（CYP2C19*2/*2、*2/*3、*3/*3）	PCI 治疗的球囊血管成形术或支架植入术、脑卒中或短暂性脑缺血发作的患者中，发生严重心血管和脑血管事件的风险增加，这是因为 CYP2C19 慢代谢型人群中氯吡格雷活性代谢产物的血药浓度降低，在其他患者中目前暂无证据表明是否会发生其他临床的不良反应	PCI 治疗、脑卒中或短暂性脑缺血发作人群：避免使用氯吡格雷，可以考虑替换为其他非（或不是主要由）CYP2C19 代谢的药物，如普拉格雷、替格瑞洛等 其他适应证人群：确定氯吡格雷对血小板聚集的抑制水平。建议替换为其他非（或不是主要由）CYP2C19 代谢的药物，如普拉格雷、替格瑞洛等

资料来源：Whirl-Carrillo M，McDonagh EM, Hebert JM，et al. Pharmacogenomics knowledge for personalized medicine. Clin Pharmacol Ther，2012，92（4）：414-417.

（三）药物代谢酶和药物作用靶点基因检测技术指南

2015 年 7 月 31 日，国家卫生和计划生育委员会个体化医学检测技术专家委员会发布《药物代谢酶和药物作用靶点基因检测技术指南（试行）》[139]，旨在为临床检验实验室进行药物代谢酶和药物靶点基因检测的质量保证提供全过程动态指导，从而实现个体化用药，提高药物治疗的有效性和安全性，防止严重药物不良反应的发生。

CYP2C19 代谢酶参与氯吡格雷在人体内的代谢，氯吡格雷经 CYP2C19 代谢活化后发挥抗血小板效应。CYP2C19 遗传变异可导致酶活性的个体差异，使人群出现 UM、EM、IM 和 PM 四种表型。CYP2C19*2（rs4244285，c.681G＞A）和 CYP2C19*3（rs4986893，c.636G＞A）是中国人群中存在的 2 种导致 CYP2C19 酶缺陷的主要等位基因。CYP2C19*2 导致剪接缺失，CYP2C19*3 为终止密码子突变。EM 个体只携带 CYP2C19*1 等位基因，IM 个体携带 CYP2C19*2 或 CYP2C19*3 杂合子基因型；PM 个体包括 CYP2C19*2/*2、CYP2C19*2/*3 和 CYP2C19*3/*3 基因型。东方人群中 75%～85%的 PM 由 CYP2C19*2 所致，20%～25% 的 PM 由 CYP2C19*3 所致。

CYP2C19 PM 患者应用常规剂量的氯吡格雷后体内活性代谢物生成减少，对血小板的抑制作用下降。药物代谢酶和药物作用靶点基因检测技术指南建议 CYP2C19 PM 人群增加氯吡格雷的使用剂量，或者选用其他不经 CYP2C19 代谢的抗血小板药物（如替格瑞洛等）。

（四）美国心脏病学基金会和美国心脏协会指南

2010 年 3 月，美国 FDA 在氯吡格雷的药物说明书中增加了关于其代谢不良的"黑框"警告，重点强调对氯吡格雷代谢基因（CYP2C19）检测的重要意义与可行性，以及相应抗血小板策略的调整。同年 6 月，ACCF/AHA 专家小组结合上述警告发表了相关报告。

报告强调了氯吡格雷对 ACS 患者的有效性，同时要重视不同 ACS 患者对氯吡格雷的反应性不同，需对具体患者判断和评估氯吡格雷无效时可能造成的风险，并积极给予相应的处理。建议对于心血管疾病风险不断增加且预后较差的中高危患者，包括对接受风险较高的 PCI 治疗患者，在开始应用氯吡格雷之前，可以考虑进行基因检测，以帮助确定患者是否存在氯吡格雷代谢不良。

报告中建议 CYP2C19 PM 人群可以考虑增加使用剂量或换用其他抗血小板药物，如普拉格雷。虽然增大剂量的方法是可行的，但是目前尚无明确的合适剂量。有研究表明，普拉格雷可以降低支架内血栓形成的发生率，但禁用于有脑卒中或短暂性脑缺血发作（TIA）病史的接受 PCI 的 ACS 患者。对于脑卒中患者，可以换用阿司匹林或阿司匹林联合双嘧达莫缓释剂。其他可能的方法还包括西洛他唑联合标准剂量的阿司匹林和氯吡格雷，或单独应用西洛他唑。

（五）东亚 ACS 或 PCI 患者抗血小板治疗共识

与美国和欧洲患者相比，东亚患者抗血小板治疗的获益和风险不同。2014 年，世界心脏联盟（World Heart Federation，WHF）与东亚心脏专家联合发表了《东亚 ACS 或 PCI 患者抗血小板治疗共识》，东亚患者和白种人在抗血小板治疗临床疗效和安全性方面的差异越来越受到重视。更新版的《2018 东亚 ACS 或 PCI 患者抗血小板治疗共识》发表在 *Science Bulletin* 期刊[140]。

东亚 ACS 或 PCI 患者抗血小板治疗共识指出，当东亚 ACS 患者因不耐受而必须停用强效 P2Y12 受体拮抗剂（替格瑞洛和普拉格雷）时，可考虑转换为氯吡格雷（包括负荷剂量）进行治疗。东亚患者在应用 DAPT 期间具有较高的胃肠道出血风险，建议胃肠道出血风险高的患者除应用抗血小板药物外，还需联用 PPI。但与氯吡格雷联合使用时，应避免使用奥美拉唑和埃索美拉唑。不推荐进行常规基因检测或血小板功能检测指导东亚患者的抗血小板治疗，但可以考虑在缺血或出血风险高的患者中进行检测。

（六）ACC/AHA 与 ESC 关于冠心病患者的 DAPT 指南

《美国心脏病学会杂志》于 2018 年发文对欧美两版权威指南——ACC/AHA 于 2016 年发布的《冠心病患者的 DAPT 治疗时间》指南[141]、欧洲心脏病协会（ESC）于 2017 年发布的《冠心病患者的 DAPT》[142] 指南进行了比较，目的在于规范 DAPT，选择最为合适的 P2Y12 受体拮抗剂，以及优化双抗时程，以期将缺血和出血风险降至最低[142]。

1. 风险分层指导 DAPT 疗程　缺血或出血并发症的风险特征是 ACC/AHA 和 ESC 指南更新中最重要的概念。两版指南均推荐 DAPT 评分来评估 PCI 术后延长 DAPT 至 12 个月以上的风险/获益，ESC 同时推荐 PRECISE-DAPT 评分作为补充以预测院外出血风险。

2. P2Y12 受体拮抗剂选择及使用时间　ACC/AHA、ESC 指南对 P2Y12 受体拮抗剂选择及启用时间的建议基本一致，主要取决于临床情况。

（1）非 ST 段抬高急性冠脉综合征（NSTE-ACS）、ST 段抬高心肌梗死（STEMI）无禁忌证患者，推荐替格瑞洛或普拉格雷优于氯吡格雷（ACC/AHA IIa 级；ESC I 级）。

（2）关于 P2Y12 受体拮抗剂预处理：ACC/AHA 指南建议 NSTE-ACS 患者行侵入性治疗前给予负荷剂量，STEMI 患者尽早或在直接 PCI 前给予负荷剂量（图 11-9）。

ESC 指南更为详细，普拉格雷一般推荐用于冠状动脉解剖已知且决定进行 PCI 的患者（III 级），对于 NSTE-ACS 患者（图 11-10），一旦确诊，无论保守治疗还是侵入性治疗，均应考虑给予替格瑞洛，如果无法应用替格瑞洛，可用氯吡格雷代替（IIa 级）。

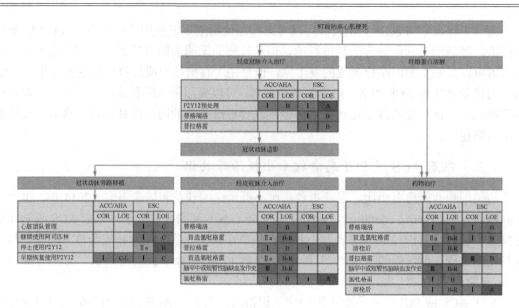

图 11-9　STEMI 患者 DAPT 中 P2Y12 受体拮抗剂选择[142]

资料来源：Capodanno D，Alfonso F，Levine GN，et al. ACC/AHA versus ESC guidelines on dual antiplatelet therapy：JACC guideline comparison. J Am Coll Cardiol，2018，72（23 Pt A）：2915-2931

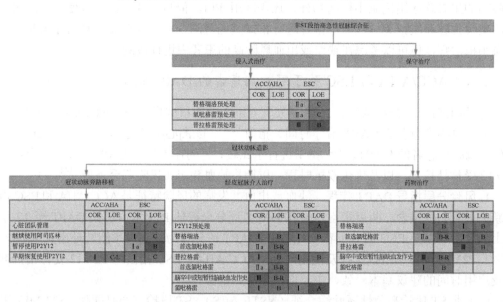

图 11-10　NSTE-ACS 患者 DAPT 中 P2Y12 受体拮抗剂选择[142]

资料来源：Capodanno D，Alfonso F，Levine GN，et al. ACC/AHA versus ESC guidelines on dual antiplatelet therapy：JACC guideline comparison. J Am Coll Cardiol，2018，72（23 Pt A）：2915-2931

（3）稳定性冠心病（SCAD）患者，如果行 PCI 治疗的概率高，也可给予氯吡格雷预处理，术后推荐氯吡格雷治疗（Ⅱb 级，图 11-11）。

（4）ACC/AHA 和 ESC 的两大指南均不推荐 DAPT 患者常规进行血小板功能检测及基因检测。

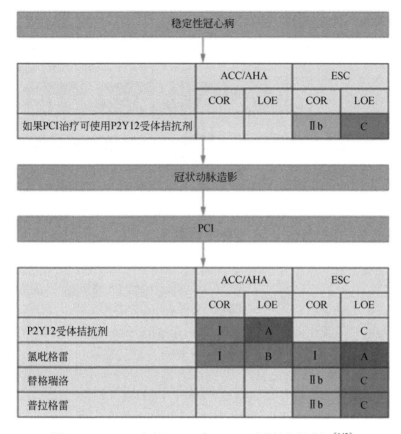

图 11-11 SCAD 患者 DAPT 中 P2Y12 受体拮抗剂选择[142]

资料来源：Capodanno D，Alfonso F，Levine GN，et al. ACC/AHA versus ESC guidelines on dual antiplatelet therapy：JACC guideline comparison. J Am Coll Cardiol，2018，72（23 Pt A）：2915-2931

3. DAPT 疗程

（1）SCAD 患者 PCI 术后 DAPT 时程推荐

1）ACC/AHA 指南：裸金属支架（bare metal stent，BMS）植入术后 1 个月；药物洗脱支架（drug eluting stent，DES）植入术后 6 个月，高出血风险（HBR）者 DAPT 疗程可缩短至术后 3 个月；治疗期间无出血并发症或低 HBR 者可适当延长 DAPT 疗程至 30 个月（图 11-12）。

2）ESC 指南：DES、DCB 植入术后 6 个月，无论支架类型，HBR 患者植入支架后 DAPT 疗程缩短至 3 个月甚至 1 个月。

（2）ACS 患者 PCI 术后 DAPT 时程推荐

1）ACC/AHA 指南：无论支架类型，阿司匹林+P2Y12 受体拮抗剂（替格瑞洛优于氯吡格雷）至少 12 个月，推荐低 HBR 患者延长治疗时间。

2）ESC 指南：推荐高 HBR 患者缩短 DAPT 持续时间（6 个月），既往心肌梗死患者延长治疗时间，倾向于使用替格瑞洛。

（3）CABG 患者术后 DAPT 时程推荐

1）ACC/AHA 指南：至 2016 年尚无随机对照试验证据来指导 CABG 后 DAPT 的持续时间，2016 年 ACC/AHA 指南推荐 ACS 或近期植入支架的 CABG 患者术后尽早恢复 DAPT 并连用至少 1 年。

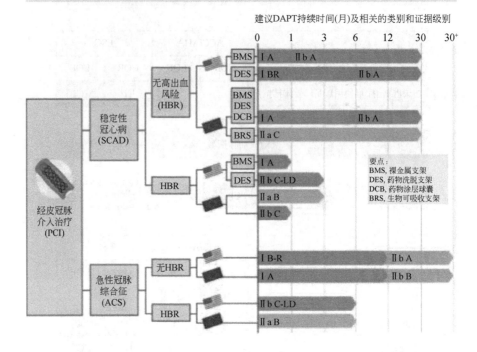

图 11-12　PCI 患者 DAPT 疗程推荐[142]

BR：证据 B 基于随机试验；C-LD：证据 C 基于有限的数据

资料来源：Capodanno D，Alfonso F，Levine GN，et al. ACC/AHA versus ESC guidelines on dual antiplatelet therapy：JACC guideline comparison. J Am Coll Cardiol，2018，72（23 Pt A）：2915-2931

　　2）ESC 指南：2017 年 ESC 明确提出了心脏团队管理在个体出血和缺血风险、指导 CABG 的时机及适当的抗血栓治疗方面的作用（Ⅰ级）。建议 ACS 或近期植入支架的 CABG 患者术后尽早恢复 DAPT 并连用至少 1 年；低 HBR 者可适当延长疗程，而既往有心肌梗死病史、HBR 患者应考虑 6 个月双联治疗。

　　两版指南指出在 CABG 术前氯吡格雷至少停用 3 天（AHA/ACC 指南为氯吡格雷至少停用 5 天），替格瑞洛至少停用 5 天，普拉格雷至少停用 7 天，阿司匹林无须停药（Ⅰ级）。

　　（4）ACS 患者使用药物保守治疗 DAPT 时程推荐

　　1）ACC/AHA 指南：ACS 患者药物保守治疗推荐阿司匹林联合氯吡格雷或替格瑞洛 12 个月，优先考虑替格瑞洛，低 HBR 患者可考虑延长治疗时间。

　　2）ESC 指南：ACS 患者药物保守治疗推荐阿司匹林联合氯吡格雷或替格瑞洛 12 个月，推荐既往有心肌梗死的患者延长治疗时间，优先考虑使用替格瑞洛（图 11-13）。

　　（5）PCI 患者非心脏外科手术的 DAPT 管理

　　1）ACC/AHA 指南：外科手术应在 BMS 植入术后至少 1 个月、DES 植入术后至少 6 个月进行（Ⅰ级）；围术期应继续服用阿司匹林，术后尽快恢复 P2Y12 受体拮抗剂治疗（Ⅰ级）。

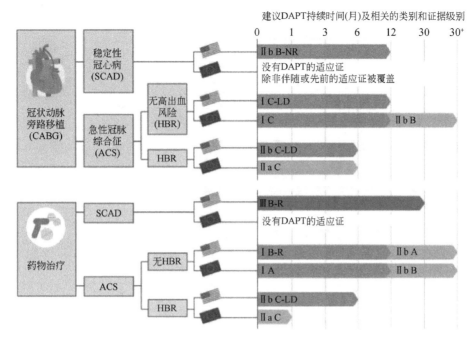

图 11-13　冠状动脉造影后 CABG 或药物治疗患者的 DAPT 疗程推荐[142]

2）ESC 指南：外科手术应在支架植入术（不论支架类型）后至少 1 个月进行（Ⅱa 级）；近期有心肌梗死或有其他高缺血风险的患者，外科手术应在术后至少 6 个月后进行（Ⅱb 级）；部分需要停用双抗的 HBR 患者可使用静脉抗血小板药物进行桥接治疗（Ⅱb 级）。

（6）应用口服抗凝药（OAC）患者的抗血小板治疗

1）ACC/AHA 指南：未进行更新。

2）ESC 指南：对植入支架的应用 OAC 患者，不论何种支架，考虑进行 1 个月的三联治疗（阿司匹林+氯吡格雷+OAC，考虑用新型 OAC 代替维生素 K 拮抗剂），高缺血风险者可延长为 6 个月三联疗法，随后考虑 OAC+阿司匹林/氯吡格雷双联治疗至 12 个月，最后单用 OAC 维持（Ⅱa 级）。

4. P2Y12 受体拮抗剂转换　ACC/AHA 指南对此简要提及，未更新；而 ESC 指南对两两之间如何转换给出了两条带推荐等级的具体建议，包括以下两种情况：①ACS 患者由氯吡格雷升级为替格瑞洛（Ⅰ级）；②由于药物不良反应、药物不耐受需要进行转换（Ⅱb 级）。

P2Y12 受体拮抗剂之间转换可分为急性期及慢性期两种情况。①急性期通常需要重新给予负荷剂量（LD），避免药物空档，急性期由氯吡格雷升级至替格瑞洛为唯一有证据支持的转换疗法。②慢性期根据药物的不同进行转换，并非都需要重新给予负荷剂量（图 11-14）。

四、氯吡格雷药物基因在临床使用中存在争议

尽管关于药物基因在氯吡格雷的临床应用有大量研究报道，政策法规机构及专家学者都提出各自的建议，但是在实际临床用药过程中还存在争议。

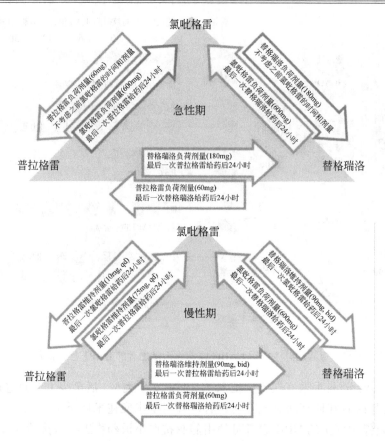

图 11-14　2017 年 ESC DAPT 指南：急性期和慢性期 P2Y12 抑制剂之间的转换流程[142]

资料来源：Valgimigli M，Bueno H，Byrne RA，et al. 2017 ESC focused update on dual antiplatelet therapy in coronary artery disease developed in collaboration with EACTS: the task force for dual antiplatelet therapy in coronary artery disease of the European Society of Cardiology（ESC）and of the European Association for Cardio-Thoracic Surgery（EACTS）. Eur Heart J，2018，39（3）：213-260

　　大量临床试验报道了 CYP2C19 功能丧失等位基因的携带者在 ACS 尤其是 PCI 术后发生不良心血管事件风险显著升高。专家一致认为 CYP2C19 基因型在氯吡格雷的临床应用研究主要针对植入药物洗脱支架或裸金属支架的 PCI 术后患者和 ACS 患者[48, 108]，而研究结果对于心房颤动、脑卒中、PAD、慢性稳定性冠心病等其他服用氯吡格雷的患者是否适用仍需要更多的证据。

　　与快代谢型患者相比，中间代谢型患者平均残余血小板活性更高[67]。接受氯吡格雷治疗的 ACS 患者中，CYP2C19*2 杂合子患者不良心血管事件的风险和支架内血栓形成风险较 CYP2C19 快代谢型患者高[84]。但中间代谢型残余血小板活性存在较大的个体差异，而且易受其他因素的影响。研究显示，增加氯吡格雷的维持剂量（75～150mg/d）在一些患者中能够增加氯吡格雷的血小板抑制作用，但是对于中间代谢型患者并没有同样的效果[143]。目前临床上对于 CYP2C19 中间代谢型是增加剂量还是改为其他药物暂无定论。

第九节 氯吡格雷药物基因组学临床应用的机遇和挑战

一、氯吡格雷药物基因组学在临床应用中面临的挑战

（一）氯吡格雷药物基因组学临床应用中的问题

氯吡格雷是目前临床上使用最广泛的抗血小板药物，在临床使用中，有部分患者会出现氯吡格雷抵抗现象，长期使用氯吡格雷也不能有效抑制血小板活性，并导致缺血事件发生。尽管目前针对氯吡格雷药物基因组学的临床使用，已有很多组织和机构给出了大量的研究报道、政策法规和专家指导建议，但是在实际的临床应用过程中还存在一些争议。

（二）氯吡格雷药物基因检测临床获益

根据目前的临床研究，携带 *CYP2C19* LOF 等位基因的 ACS 患者（尤其是 PCI 后）发生不良心血管事件风险显著升高。目前的研究和指南只针对 ACS/PCI 患者，此类患者可以从氯吡格雷临床药物基因检测中获益[144-146]。而针对其他需要服用氯吡格雷的患者，如脑卒中、心房颤动、慢性稳定性冠心病、PAD 是否能从氯吡格雷基因检测中获益，还没有足够的证据支持[147-149]。目前还没有基于药物基因指导抗血小板治疗的前瞻性随机临床试验。

（三）CYP2C19 中间代谢型患者氯吡格雷临床指导方案

在现有的氯吡格雷 *CYP2C19* 药物基因检测临床指导建议中，针对 *CYP2C19* 快代谢型、超快代谢型及慢代谢型人群都有相对明确的临床建议，但是针对 *CYP2C19* 中间代谢型患者，使用氯吡格雷时的临床指导并非十分明确。虽然目前研究表明，与快代谢型相比，中间代谢型患者服用氯吡格雷后平均残余血小板活性相对较高[67, 78]。也有研究表明，在服用氯吡格雷的 ACS 患者中，*CYP2C19*2* 杂合子患者发生不良心血管事件和支架内血栓形成的风险相较于 *CYP2C19* 快代谢型的患者更高[84]。但是 *CYP2C19* 中间代谢型患者氯吡格雷临床应用研究表明，*CYP2C19* 中间代谢型患者之间的残余血小板活性也存在较大的个体差异，并且其残余活性很容易受到其他因素的影响。因此，虽然研究数据表明中间代谢型人群使用氯吡格雷治疗时，出现严重心血管事件的风险较高，CPIC 也建议中间代谢型人群在无禁忌证的情况下，考虑换用普拉格雷或者替格瑞洛，但是更加应当考虑引起心血管事件风险增加的因素，综合考量，以获取最佳的治疗效果。

（四）使用替代药物治疗时的问题

在氯吡格雷药物基因检测的临床实施建议或者指南中，经常建议普拉格雷和替格瑞洛作为氯吡格雷的替代药物。普拉格雷是一种新型的抗血小板药物，用于预防已接受急诊和将进行延迟 PCI 的 ACS 患者的动脉粥样硬化性血栓形成事件（即不稳定型心绞痛、非 ST 段抬高心肌梗死/ST 段抬高心肌梗死），其抗血小板活性高于氯吡格雷，但是在导致出血风险上也显著高于氯吡格雷，从结构上看，普拉格雷同属经典的噻吩并吡啶类 P2Y12 受体拮抗剂，前有噻氯匹定、氯吡格雷；噻氯匹定作为早期的 P2Y12 受体拮抗剂，为该类结构的

先行者，随后，赛诺菲的氯吡格雷于 1997 年上市，成为为数不多的"百亿神药"；但由于氯吡格雷为前药，需要在体内代谢为活性产物才能发挥作用，且存在"氯吡格雷抵抗"问题，故更为有效的抗栓类药物仍为临床所需。

普拉格雷在活性更强的基础上，进一步克服了氯吡格雷体内代谢的不足之处，增加了临床用药的选择；但由于其出血风险相对较高，大大限制了其临床推广。此外，普拉格雷未在国内上市，作为替代方案，仍有很多问题需要解决。另一种药物替格瑞洛，目前已经在国内获批上市，且其不需要经过 CYP2C19 代谢。替格瑞洛起效快，而氯吡格雷起效相对较慢。替格瑞洛半衰期相对较短，所以每天服用 2 次，而氯吡格雷半衰期相对较长，每天只需服用 1 次。替格瑞洛可逆性地结合血小板，而氯吡格雷不可逆性地结合血小板。因此氯吡格雷减少血小板的数量后只能通过输注血小板进行恢复，而替格瑞洛停药后血小板的功能可以自行恢复。

在常见的不良反应方面，使用氯吡格雷和替格瑞洛都有出血的风险，目前研究发现这两种药引起大出血事件的概率较低，风险相近。替格瑞洛另一个常见的不良反应是呼吸困难，发生率约为 14.5%，此外，替格瑞洛引起高尿酸的风险高于氯吡格雷，因此，既往高尿酸血症或痛风的患者慎用替格瑞洛。研究表明，服用替格瑞洛的患者相较于服用氯吡格雷的患者，发生心脏病事件、脑卒中或死亡的风险降低 16%[150]。

2019 年 3 月，硫酸氢氯吡格雷片（75mg）的价格下调 63.53%，冠心病患者的日治疗费用大大降低。显然，氯吡格雷作为相对便宜的抗血小板药物将会长期存在并且在临床大量使用，其他药物尚不能完全替代氯吡格雷。

除此之外，在临床上也存在药物之间相互作用的情况，会影响药物的使用。例如，质子泵抑制剂（PPI）类药物（如泮托拉唑、奥美拉唑）会抑制 CYP2C19，导致氯吡格雷活性代谢产物减少，进而导致抗血小板功能减弱、缺血风险增加。部分他汀类药物与氯吡格雷都会通过 CYP3A4 代谢，存在竞争抑制的情况，这些他汀类药物与氯吡格雷联合使用时，也会减慢氯吡格雷在体内的生物转化速度，产生氯吡格雷个体化差异，在临床使用时也需要谨慎。

（五）药物基因检测方法时效性

在实验室和临床常用的氯吡格雷药物基因检测方法有芯片法、测序法、TaqMan 探针法及核酸质谱法。

无论是芯片法、测序法、TaqMan 探针法还是最新的核酸质谱法，都需要提前对 DNA 进行抽提，整个检测流程耗时较长，即使是核酸质谱法，也需要 8 小时才能完成检测流程。而在临床中，更加适合的是即时检测（point-of-care testing，POCT）[114]。为了更好地满足临床对检测周期的需求，需要更好更快的 POCT 方法[151]。

同时，由于药物基因组学检测的基因是胚系突变，也就是从出生就决定的基因型，因此，药物基因组学的检测是"一次检测，终身有效"，但是，也正是因为这样，如果检测有任何的错误，都会对患者临床治疗造成终身影响。鉴于检测结果的持续影响性，检测方法学的选择和检测实验室的能力尤为重要，而目前很多临床不具备这样的条件，只能外送第三方检测，这也影响了样本检测的时效性。

（六）环境及表型因素对氯吡格雷的影响

除了基因检测之外，还有一些个体的表型及环境因素也会影响氯吡格雷的临床疗效。有研究表明，是否患糖尿病、个体年龄、个体体重指数、是否有高血脂症状等表型，也会造成个体的氯吡格雷疗效有所差异[152]，如 2 型糖尿病可能导致氯吡格雷抵抗[153]。吸烟对氯吡格雷疗效有何影响，目前还没有一致的结论，PARADOX 试验发现，不吸烟患者使用氯吡格雷的疗效低于每天吸烟≥0.5 包的患者，吸烟可以使服用氯吡格雷的患者发生血小板高反应性的风险降低约 2 倍。研究者认为吸烟可以激活 CYP450 酶系统，从而增加氯吡格雷的生物转化，增加体内活性物质的含量，降低非活性物质比率。该理论可以部分解释不吸烟患者临床中服用氯吡格雷获益较小的现象[154]。而徐鹏等[155]的研究则没有证实这一结论，他们对 42 例 PCI 患者（其中吸烟患者 22 例，戒烟患者 20 例）进行了比对，未发现两组之间的统计学差异。Guo 等[129]的研究则证明吸烟是下肢 PAD 患者缺血事件再发的独立危险因素。吸烟者相对不吸烟者 PAD 发生率高 2～5 倍，吸烟是 PAD 发展的重要危险因素。

（七）其他问题

目前尚没有针对儿童患者氯吡格雷药物基因组学方面的研究，儿童患者在使用氯吡格雷时，基因检测是否有指导意义还没有定论，但部分专家认为，可以参考成人的应用建议[156]。

综上所述，虽有大量的研究和指南建议论证氯吡格雷和药物基因相关，但 CYP2C19 基因检测结果并不能完全等同于氯吡格雷临床疗效。临床需要对患者的其他药物基因、表型因素、合并用药及患者依从性等情况进行综合考量，制订氯吡格雷个体化用药方案。

二、氯吡格雷药物基因组学临床应用的机遇

（一）政策法规及市场规范

药物基因组学起源于 20 世纪 90 年代，是研究基因多态性和药物效应多样性之间关系，提高合理用药水平的一种重要方法。药物基因组学的临床和经济学意义可以概括为优化剂量、增强疗效、降低不良反应、指导药物研发。最终目标是能够实现个体化用药，同时减少不合理的医疗支出。美国一项综合性研究对 2000～2015 年进行的一系列抗凝药的临床试验结果进行"成本效益分析"，结果显示代谢基因检测指导抗血小板治疗的人均费用最低，且综合疗效最好，是首选策略。

2007 年，国家卫生部将个体化用药基因检测项目列入临床检测目录，并明确其为Ⅲ类诊断试剂。2015 年 7 月，国家卫生和计划生育委员会发布了《药物代谢酶和药物作用靶点基因检测技术指南（试行）》和《肿瘤个体化治疗检测技术指南（试行）》，要求实现用药基因检测标准化和规范化。

美国 FDA 分别于 2010 年和 2012 年将 CYP2C19 基因检测的重要性说明纳入氯吡格雷的药物说明书。在国内，中国医学科学院阜外医院已完成氯吡格雷用药基因检测超过 20 000例，居全国单中心检测量之首。

目前国内药物基因组学检测商业化方式和美国类似，NMPA 医疗器械审批与 LDT 服务

并存。

随着国家对精准医学的科研及产业方面的支持力度不断加大，在临床医学中创新性地使用基因组学正成为重要发展方向。国家重点研发计划"精准医学研究"专项2016年度批准立项的与药物基因组学相关的项目有3项，其中由北京大学第一医院崔一民教授团队牵头的国家重点研发计划精准医学研究——药物基因组学与国人精准用药综合评价体系项目的主要研究内容为循证医学指南制定体系建设、传统药物国人精准用药方案建设、新生物标志物的发现、规范化和系统化的数据支撑体系建设、大数据技术数据挖掘研究和精准用药配套产品的研发6个部分。该项目的参与单位除了医院，还包括高校、企业等，产学研协同合作共同推进精准医学细分领域发展已经成为未来趋势。

（二）医护人员临床药物基因组学认知

目前氯吡格雷药物基因检测研究和临床应用取得了巨大的进步，但是其临床应用还有一定的不确定性。首先，缺乏基于药物基因组学的氯吡格雷前瞻性随机临床试验；其次，尽管有指南/共识，但是缺少临床具体操作细节，导致目前一线临床医生没有一个准确的用药参考。

尽管关于药物基因组学（PGx）的基础研究取得了较大突破，但是将相关数据应用于临床实践的过程却相对缓慢。不管是在欧美发达国家，还是在像我国这类发展中国家，药物基因组学的临床应用都遇到了不少的困难和挑战，如缺乏药物基因组的基础大数据；药物代谢相关的知识结构是动态的，需要长期跟踪；患者的检测数据能否有效保留在医院的电子病历系统中；诊疗中患者对相关检测的不解和抵触；对于相关检测产生的医疗费用存在顾虑，等等。

在目前的临床药物治疗实践中，传统的"碰运气"（hit-or-miss）给药方式仍为主要方式。采用这种给药方式，医师需经过多次调整，才能找到适合每名患者的最佳给药方案。而通过药物相关基因检测，临床药师能利用药物基因组学知识给出安全有效的药物治疗方案，从而显著提高医疗效率。作为实施个体化医疗的重要一环，药物基因组学是临床用药实践中必不可少的内容。根据药物基因组学来实施个体化用药，应逐渐成为临床药师和医师所追求的用药目标。

药物基因组学技术突飞猛进、新的生物标志物不断被发现，基因-疾病-药物的关系逐渐得到阐明，使得药物基因组学检测在疾病的预防、诊断和治疗中的地位不断提升，也为临床药师提供了更多的机遇和挑战。国外很早就认识到了药物基因组学在临床实践中的作用及药师在这个过程中的地位，并且制定了相应政策及培训计划。国内由于临床上药物基因组学应用的主要角色是医师，临床药师的优势并没有显现出来。造成这种现象的原因除了与我国临床上相关药物基因组学检测刚起步有关外，还与国内临床药师专业人才匮乏有关。国内很多临床药师要负责一个科室甚至几个科室的合理用药、医生用药咨询、患者用药教育、药品不良反应（ADR）监控等工作，并没有更多的精力去学习药物基因组学相关理论知识。加之相关培训及继续教育课程不多，极大地阻碍了临床药师参与药物基因组学的临床实践活动。

临床药师发挥自身药学专业知识优势，尤其是药效动力学、药代动力学理论，并结合药物基因组学知识，可以更好地在药物治疗过程中发挥作用。临床药师不仅要了解疾病相关的基因多态性，而且要能够解读药物基因组学检测报告，还要有能力提供高水平的遗传咨询，以便评估发病风险，以此来设计针对患者的个体化用药方案。但由于缺少规范化的模式和评价机制，如何保证临床药师合理有效地利用药物基因组信息、提高临床药物治疗效果都是未来需要解决的问题。

（三）规范化的实验室检测体系

国内主流平台是采用低通量的荧光探针、荧光 PCR、PCR+毛细管电泳等方法，一般仅检测亚洲裔占比较高的少量常见突变位点。我国的药物基因组研究从早期采用单基因检测（PCR 等低通量方法），发展到多基因多位点的中通量检测（核酸质谱、基因芯片），目前为了满足更高的研究需求，普遍开始使用高通量的第二代测序技术或基因芯片：研究导致罕见药物反应的基因变异；研究由多种基因交叉作用导致的药物反应；从候选基因检测进阶为事前全基因组画像（from reactive to preemptive），包括未知基因或区域。最终目的是建立电子病历与基因组数据整合的信息共享平台，用于构建临床决策支持体系。

实际应用到临床检测时，目前的首选策略是对已知的药物相关基因进行靶向分型检测，而全基因组检测仅用于回顾性分析患者表现出的意外药物反应。因此，性价比较高的中通量平台将成为药物基因组学临床检测的首选。

由于目前国内大部分医院不具备良好的实验室检测条件，因此，第三方检测诊断服务就成为重要的补充部分。近两年检测市场规模呈现高速增长，目前第三方检测机构的主要业务大致可分为以下几方面：肿瘤基因检测、生育生殖（产前筛查）、遗传基因检测及其他（如药物基因学、感染性疾病等），前三方面无疑是热门领域。前文提到，药物基因组学是目前可用于临床实践并提供决策支持的首选领域，加上国家层面相关政策的支持、基础研究的进展，使得越来越多的第三方检验机构开始在药物基因组学相关检测业务上发力。

（四）多方协作和标准化的临床应用指南

近年来，国内药物基因组学的发展迅猛，研究主要围绕国际指南推荐的相关基因进行检测方法开发、实验室建设、临床病例收集等。各个研究单元和机构的研究方法和标准不统一，使得数据难以比较及整合，这种"碎片化"现状造成资源的极大浪费。急需从国家层面建立一个从临床研究到大数据分析和质量控制的标准化评价体系，并逐步建立针对中国人药物基因检测目录和精准用药方案。另外，目前缺乏针对中国人群数据的药物基因组学知识库，当下可以解决的办法是国家重点扶持以加快针对中国人群药物基因组学的基础研究，将研究结果转化为临床干预方案。同时通过商业化的市场运作，产学研三方合作不断累积样本和数据，最终建立起中国人不同疾病的知识库，发挥大数据最大的社会意义和商业价值。

（五）医学大数据在药物基因组学中的应用

随着药物基因组学研究的飞速发展及研究结果的不断更新，传统期刊发表的结果形式已经不利于研究结果及时广泛的应用。如何建造面向所有用户的公共知识库，并将最新研究成果及时推送给有需要的用户成为新的挑战。2014 年，电子医疗档案与基因组网络和药物基因组学科研网络联合开展 eMERGE-PGx 项目，其目标如下。

（1）开展多中心研究，通过基因测序方法探索遗传多态性与药物之间的关联。

（2）将已知的药物基因组学研究结果整合入电子健康档案中，为临床用药提供决策支持。

（3）创建大型基因数据库，并将其与从电子健康档案中获得的表型数据库相连接，为开展药物基因组学研究奠定基础。

医学大数据为药物基因组学的发展提供了前所未有的机遇，可以预见，未来类似的研究项目将会不断出现，医学大数据在药物基因组学领域中的应用将会越来越丰富。

（刘朝晖　周　洲）

第十节　替格瑞洛和普拉格雷的药物基因组学研究进展

一、替格瑞洛概述

替格瑞洛（ticagrelor）是一种 P2Y12 受体拮抗剂，可逆性地抑制 ADP 介导的血小板活化和聚集[157]。替格瑞洛于 2011 年 7 月获美国 FDA 批准上市，2013 年获批进入中国市场，主要用于 ACS 患者 PCI 和 CABG 治疗期间血栓事件的二级预防。与氯吡格雷相比，替格瑞洛具有如下特点：①本身是活性产物，不需要通过 CYP2C19 代谢酶活化，可直接与 P2Y12 受体结合，因此起效更快；②抑制 P2Y12 受体的作用更强、更稳定；③与受体可逆性结合，故受体抑制程度与药物血浆浓度相关，停药后 1～3 天血小板功能就可恢复；④半衰期较短，一天需服用 2 次，对患者的依从性要求较高。

替格瑞洛口服后吸收快，约 1.5 小时后血药浓度达到峰值，主要经 CYP3A4 分解产生活性代谢物，少量通过 CYP3A5 代谢[158]。其活性代谢产物 AR-C124910XX 与原药结构相似，与母药具有几乎相同的抗血小板聚集功能[159, 160]。替格瑞洛半衰期为 7 小时，AR-C124910XX 半衰期为 9 小时，替格瑞洛及其活性代谢物主要经胆汁排出体外。

替格瑞洛的临床疗效与安全性得到了一系列临床试验的证实，如 2006 年的 DISPERSE 试验[159]、2007 年的 DISPERSE2 试验[161]、2010 年的 RESPOND 试验[162]、2010 年的 ONSET/OFFSET Ⅱ期临床试验[163]、2014 年的 TIME 试验[164]、2015 年的 PEGASUS-TIMI 54 试验[165]、2016 年的 SOCRATES 试验[166]、2017 年的 EUCLID 试验[167]等。这些研究的结果表明，与氯吡格雷相比，替格瑞洛显著降低了 ACS 患者的血小板反应性，减少了患者缺血性事件（包括死亡率、心肌梗死和脑卒中），且不显著增加严重出血的发生风险。

总体而言，替格瑞洛耐受性良好，最常见的不良反应为呼吸困难和出血[30]。有脑出血病史及活动性出血、严重肝损害的患者禁用替格瑞洛。此外，由于替格瑞洛引起高尿酸的风险高于氯吡格雷[168]，既往高尿酸血症或痛风的患者慎用替格瑞洛。替格瑞洛主要由 CYP3A4 代谢，因此 CYP3A4 抑制剂如酮康唑、伊曲康唑等和 CYP3A 诱导剂如利福平、地塞米松等能大幅增加或降低替格瑞洛的血药浓度[169]，故服用替格瑞洛过程中，应避免使用以上药物。

二、替格瑞洛药物基因组学研究进展

替格瑞洛在人体内的代谢过程不需要 CYP2C19 的参与，因此 *CYP2C19* LOF 等位基因

并不对其体内浓度和疗效造成影响。替格瑞洛代谢为 AR-C124910XX 的过程主要涉及
CYP3A4 和 CYP3A5，*CYP3A4* 和 *CYP3A5* 基因多态性可能影响替格瑞洛的体内代谢。然而
由于替格瑞洛母药及其主要活性代谢产物 AR-C124910XX 具有相近的抗血小板聚集功能，
上述基因造成的药代动力学改变并不会显著影响替格瑞洛的临床疗效。目前，已有许多临
床试验研究了 *CYP3A4*、*CYP3A5*、*CYP2C19*、*ABCB1*、*UGT1*、*PEAR1* 等基因多态性对替
格瑞洛药代动力学和药效动力学的影响，但目前尚无证据级别在 2 级以上的替格瑞洛疗效
或不良反应的相关基因，因此临床上尚无对替格瑞洛基因检测的要求。

2009 年 Storey 等[170]在 DISPERSE 和 DISPERSE2 试验的 151 名患者中，检测了 *P2RY12*、
P2RY1 及 *ITGB3* 基因多态性对替格瑞洛药效的影响。研究发现这三个基因上的 74 个 SNP
均未影响替格瑞洛抑制血小板聚集的作用。

2009 年 PLATO 遗传学亚组分析中，Wallentin 等[48]评估了 *CYP2C19**1、*2、*3、*4、
*5、*6、*7、*8、*17 和 *ABCB1* C3435T 基因型对替格瑞洛治疗结局的影响。对于 *CYP2C19*
基因型，研究者根据是否存在任何 LOF 等位基因（*CYP2C19**1、*2、*3、*4、*5、*6、*7、
*8）对患者进行分层；对于 *ABCB1* 基因型，研究者通过预测的基因表达水平高低进行分层。
主要终点是经替格瑞洛或氯吡格雷治疗 12 个月后心血管性死亡、心肌梗死或脑卒中。结果
显示，在携带任何 *CYP2C19* LOF 等位基因的患者（n=1384）中，使用替格瑞洛与氯吡格
雷的主要终点事件发生率有显著性差异（8.6% vs. 11.2%，HR=0.77，95%CI：0.60~0.99，
P=0.0380）；在没有携带 *CYP2C19* LOF 等位基因的患者（n=3554）中，两组的事件发生率
无显著性差异（8.8% vs.10.0%，HR=0.86，95%CI：0.74~1.01，P=0.060 8）（交互作用 P=0.46）。
对于 *ABCB1* 基因型，在所有基因型组中，替格瑞洛治疗患者的主要事件发生率均低于氯吡格
雷治疗患者（交互作用 P=0.39；在高表达组中，8.8% vs.11.9%，HR=0.71，95%CI：0.55~0.92）。

2015 年 Varenhorst 等[171]对 PLATO 试验中的受试者进行了全基因组关联分析（GWAS）
研究。在 1812 名发现样本和 1941 名验证样本中，发现 *SLCO1B1* 基因上的 rs113681054 与
替格瑞洛血药水平相关（P=1.1×10^{-6}），并与活性代谢产物 AR-C124910XX 的水平相关
（P=4.6×10^{-13}）。此外，*CYP3A4* 上的两个 SNP（rs62471956 和 rs56324128）也与替格瑞洛
水平相关；而 AR-C124910XX 水平还与 *UGT2B7* 的 rs61361928 相关。研究者随后在 4990
名患者中验证这些 SNP 是否影响替格瑞洛的临床疗效和不良反应，结果发现，这些 SNP
均影响主要复合终点（心血管引起死亡、心肌梗死和脑卒中）、非 CABG 相关出血和呼吸
困难。2017 年，Li 等[172]在 18 名中国健康志愿者中，对上述基因的 SNP 进行了验证，研
究结果显示这些 SNP 不影响替格瑞洛的药代动力学和药效动力学。

2017 年 Liu 等[173]在 14 名中国健康志愿者中比较了 *CYP3A4**1G 和 *CYP3A5**3 多态性
对替格瑞洛体内药代动力学和药效动力学的影响。其中 *CYP3A4**1G（g.20230G＞A，
rs2242480）和 *CYP3A5**3（g.6986A＞G，rs776746）是中国人群最常见的基因突变，这些
基因多态性可通过改变 CYP3A4 和 CYP3A5 的表达水平影响多种药物的体内代谢。结果表
明，*CYP3A4**1G 携带者具有更高的 AR-C124910XX 血浆水平，但对血小板聚集的抑制作
用与 *CYP3A4**1*1 携带者没有显著差别。*CYP3A5**3 多态性对替格瑞洛的药代动力学和药效
动力学没有显著影响。

由于替格瑞洛抑制血小板聚集和改善缺血性事件的作用不受 *CYP2C19* 等位基因的影
响，在 *CYP2C19* LOF 等位基因携带者中，替格瑞洛被推荐为氯吡格雷治疗的重要替代品。

在 2018 年 PHARMCLO 试验、ADAPT 试验，2019 年 POPular Genetics 试验中，研究者将患者按照 *CYP2C19* 等基因分型，在基因分型组和对照组中比较了替格瑞洛等抗血小板药物的临床疗效和不良反应。详细结果可见本章第六节，此处不再赘述。

三、普拉格雷概述

普拉格雷（prasugrel）是第三代噻吩并吡啶药物，于 2009 年 2 月在欧洲上市，同年 7 月获美国 FDA 批准上市。普拉格雷在减少心血管事件方面优于氯吡格雷，但普拉格雷的出血风险更高[174]。

普拉格雷与氯吡格雷一样，为无活性的母药，口服后大于 79% 的药物被吸收，经小肠与血浆中人羧酸酯酶 1（human carboxylesterase 1，hCE1）迅速转化为 R-95913，然后经肝脏的 CYP450 酶分解为活性代谢产物 R-138727。CYP3A4 和 CYP2B6 是参与该过程最主要的酶，其次为 CYP2C9 和 CYP2C19[175]。其活性代谢产物不可逆地作用于 P2Y12 受体，抑制 ADP 介导的血小板活化及聚集。活性代谢产物口服 30 分钟后血药浓度达峰值，给药 2~4 小时后达最大抗血小板作用，此时 60%～70% 血小板受抑制；如果未与受体结合，活性代谢产物半衰期约为 7 小时；68% 经尿液排泄，27% 随粪便排泄。

普拉格雷与氯吡格雷在代谢过程中存在差异：①氯吡格雷经过最初的水解后，大部分（85%）形成无活性的产物，而普拉格雷绝大部分形成活性代谢产物；②氯吡格雷的活化需要两个 CYP450 依赖的连续反应，而普拉格雷的活化仅需一个 CYP450 依赖的反应步骤，因此普拉格雷的活化更快速；③CYP450 基因多态性对普拉格雷活性产物和临床效应等无明显影响。综上，普拉格雷较氯吡格雷起效更快、更有效、作用更持久，但是会增加出血风险[24]。

普拉格雷的疗效被 TRITON-TIMI 38[25] 和 PRINCIPLE-TIMI 44 等试验[26] 证实。TRITON-TIMI 38 纳入了 13 608 例拟行 PCI 的中高危 ACS 患者，普拉格雷组的主要终点事件发生率（心血管性死亡、心肌梗死或卒中）显著低于氯吡格雷组[9.9% vs.12.1%，HR=0.81（0.73～0.90），$P=0.0004$]，但普拉格雷组的严重出血事件显著多于氯吡格雷组 [2.4% vs.1.8%，HR=1.32（1.03～1.68），$P=0.03$]。PRINCIPLE-TIMI 44 试验显示，即使给予患者更高的氯吡格雷剂量（负荷剂量 600mg，维持剂量 150mg/d），普拉格雷与之相比仍然有较高的 IPA 水平。因此，与氯吡格雷相比，普拉格雷具有更强的抗血小板作用，但也伴随着更高的出血风险。

四、普拉格雷药物基因组学研究进展

目前已有一系列针对普拉格雷药物基因组学的研究，但尚无证据级别在 2 级以上的普拉格雷疗效或不良反应相关的基因，因此临床上尚无普拉格雷基因检测的要求。许多研究集中于 *CYP2C19* 基因多态性对普拉格雷药代动力学和药效动力学的影响。大部分研究结果显示，CYP2C19 作为普拉格雷代谢过程的非关键酶，其基因型不会显著影响普拉格雷的抗血小板活性。

TRITON-TIMI 38 试验相关遗传学分析显示，*CYP2C19* 基因位点对普拉格雷的临床预后无影响[47]。在 2932 名拟行 PCI 的 ACS 患者（1471 名患者使用氯吡格雷，1461 名患者使用普拉格雷）中，研究者比较了 *ABCB1* C3435T 基因突变与主要终点事件（心血管性死亡、心肌梗死或卒中）的相关性，同时还考察了 *ABCB1* C3435T 联合 *CYP2C19* 基因突变对药物疗效的影响。在氯吡格雷治疗的患者中，*ABCB1* C3435T 基因型与心血管性死亡、心肌梗死或脑卒中的风险显著相关（*P*=0.006 4）。与 CT/CC 个体相比，TT 纯合子的主要终点风险增加了 72%（12.9% vs.7.8%，HR=1.72，95%CI：1.22～2.44，*P*=0.002）。*ABCB1* C3435T 和 *CYP2C19* 基因型是主要终点的独立预测因子，在 1454 名服用氯吡格雷的患者中，681 名（47%）携带 *CYP2C19* 功能降低等位基因、*ABCB1* 3435 TT 纯合子，或同时携带两者的主要终点风险增加（HR=1.97，95%CI：1.38～2.82，*P*=0.000 2）。与之相反，*ABCB1* 基因型对普拉格雷的临床疗效并无显著影响。与 CT/CC 个体相比，TT 等位基因携带者的主要终点风险并未增加（11.0% vs. 8.7%，HR=1.25，95% CI：0.86～1.81，*P*=0.235）。CABG 相关的严重或轻微出血也不受 *ABCB1* C3435T 基因型影响。而将患者按照 *ABCB1* C3435T 基因型和 *CYP2C19* 基因型分组后，主要终点事件的发生率在组中也没有显著性差异（*P*=0.485 1）。

2012 年 Grosdidier 等[42]研究了 *CYP2C19*2* 和 *CYP2C19*17* 多态性对普拉格雷和氯吡格雷抗血小板反应的影响，共纳入 730 名患者（517 名患者接受 150mg/d 的氯吡格雷治疗，213 名患者出院时服用 10mg 普拉格雷）。研究表明氯吡格雷和普拉格雷都受到 *CYP2C19*2* 和 *CYP2C19*17* 等位基因的遗传调节，并且无论基因型如何，普拉格雷都能提供更强的血小板抑制作用。研究也显示，*CYP2C19*17* 多态性与出血风险的显著增加相关。同年 Kelly 等[176]对 90 例健康中国人的研究显示，*CYP2C19* 基因型对普拉格雷的反应性无显著影响。

2013 年 Xiang 等[177]在 36 名健康中国人中探讨了 *PEAR1* 基因多态性对普拉格雷药效的影响。结果显示 *PEAR1* 上 6 个基因突变（rs3737224、rs41273215、rs11264580、rs6671392、rs822441 和 rs822442）与普拉格雷反应性增加有关，然而该研究结果还需更多试验验证。

2014 年 Gurbel 等[178]对 GENERATIONS 和 FEATHER 两个临床试验的数据进行研究，发现与氯吡格雷相比，普拉格雷活性代谢物的代谢不受 *CYP2C19* 基因型的影响。

2016 年 Doll 等[110]评估了 *CYP2C19* 基因型对 ACS 患者缺血结局的影响。研究者根据 *CYP2C19* 基因型将患者分为快代谢型（EM）和慢代谢型（PM），并评估缺血转归和血小板反应性。结果显示 *CYP2C19* 代谢状态（EM vs. PM）与心血管性死亡、心肌梗死或脑卒中的主要复合终点事件无相关性（HR=0.86）。无论是使用普拉格雷（HR=0.82）还是氯吡格雷（HR=0.91；交互作用 *P*=0.495）治疗，EM 和 PM 患者的主要终点事件发生率均相似。

2018 年日本 Kitazono 等[179]在 129 名非心源性脑卒中患者中研究了 *CYP2C19* 基因多态性对普拉格雷抗血小板作用的影响，结果显示 *CYP2C19* 多态性不影响普拉格雷活性代谢物的血浆浓度及其抗血小板作用。

2019 年 Holmberg 等[158]在健康人群中研究了 *CYP3A* 遗传变异（*CYP3A4*22* rs35599367、*CYP3A5*3* rs776746）对普拉格雷、替格瑞洛和氯吡格雷药代动力学和药效动力学的影响，结果显示 *CYP3A4* 和 *CYP3A5* 基因突变并不显著影响普拉格雷。

2020 年 Gimbel 等[180]的研究显示，将 1002 名 70 岁以上 NSTE-ACS 患者随机分配至氯吡格雷组（*n*=500）或替格瑞洛/普拉格雷组（*n*=502），替格瑞洛/普拉格雷组的原发性出血风险比氯吡格雷组更高（24% vs. 18%；HR=0.71，95% CI：0.54～0.94，*P*=0.02）。在 502 名用替格瑞洛/普拉格雷的患者中，有 238 名患者（47%）提前停药，停药最重要的原因是出血（n=38）、呼吸困难（n=40）和需要口服抗凝药治疗（n=35）。该研究认为在 70 岁或以上的 NSTE-ACS 患者中，特别是对于出血风险较高的老年患者来说，氯吡格雷与替格瑞洛/普拉格雷相比，可以减少出血事件，而不会增加全因死亡、心肌梗死、脑卒中和出血的主要终点事件。

综上所述，普拉格雷起效快、作用强、个体差异小，受遗传变异的影响较小，是接受 PCI 患者的理想用药；但由于其对血小板抑制作用强，出血风险也相对增加，年龄＞75 岁、体重＜60kg 的患者应减量使用或慎用。

第十一节　阿司匹林的药物基因组学研究进展

一、阿司匹林概述

阿司匹林又名乙酰水杨酸，通过抑制环加氧酶 1（COX-1）阻滞血栓素 A_2（TXA_2）合成，进而发挥抑制血小板聚集的作用。目前，阿司匹林联合一种 P2Y12 受体拮抗剂（氯吡格雷、替格瑞洛、普拉格雷）的双联抗血小板治疗，是预防 PCI 术后支架内血栓形成等再次血栓事件的重要方法[181, 182]。

2013 年颁布的《抗血小板治疗中国专家共识》中指出，慢性稳定型心绞痛（CSA）患者，临床上如无用药禁忌证，应服用阿司匹林，最佳剂量为 75～150mg/d。对于不能耐受阿司匹林的患者，氯吡格雷可作为替代治疗。对于急性冠脉综合征（ACS）患者，应使其立即口服阿司匹林 300mg，75～100mg/d 长期维持，并在阿司匹林的基础上，尽早给予氯吡格雷负荷剂量 300mg（保守治疗患者）或 600mg（PCI 患者），然后给予 75mg/d 至少 12 个月。对于 PCI 术后患者，也应给予阿司匹林 75～150mg/d 长期治疗，并联合氯吡格雷等 P2Y12 受体拮抗剂进行双联抗血小板治疗。2016 年发表的《冠心病合理用药指南》也指出，CSA 患者长期低剂量服用阿司匹林可降低心肌梗死、脑卒中或心血管性死亡的发生风险。建议每天服用低剂量阿司匹林（75～150mg，常用剂量为每日 100mg），不能耐受阿司匹林的患者可改用氯吡格雷。

阿司匹林口服后，小部分被胃吸收，大部分被小肠吸收，0.5～2 小时血药浓度达到峰值。阿司匹林在肝脏进行首过消除，被水解为水杨酸，水解后以水杨酸盐的形式迅速分布至全身组织，也可进入关节腔及脑脊液，并可通过胎盘。阿司匹林的口服生物利用度约为 68%。水杨酸经肝药酶代谢，大部分代谢物与甘氨酸结合，少部分与葡萄糖醛酸结合后，自肾排泄。

阿司匹林主要不良反应是消化系统损害、血液系统损害、泌尿系统损害和皮肤损害等，表现为消化性溃疡及出血、血管性紫癜、血小板减少、肾损害、皮肤过敏等。

二、阿司匹林药物基因组学研究进展

临床上发现部分患者长期服用阿司匹林，但不能有效抑制血小板活性，即阿司匹林抵抗，其发生率为 5%～60%[183-185]。研究发现阿司匹林抵抗的遗传度较高。目前报道与阿司匹林药效或不良反应相关的基因有 CYP2C19、HLA-DPB1、PTGS1、GP1BA、LTC4S、GPIIIaP1A1/A2、PEAR1、PAI-1 4G/5G、GSTP1y 等。其中证据级别在 2 级以上的包含

CYP2C19、*HLA-DPB1*、*PTGS1*、*GP1BA*、*LTC4S*。

CYP2C19 基因型影响阿司匹林抗血小板疗效的证据级别是 2A 级，目前已有大量研究关注该基因型[85, 186]。然而值得注意的是，*CYP2C19* 基因多态性与阿司匹林药效相关的报道通常见于氯吡格雷和阿司匹林的双抗疗法，目前尚未见其多态性与阿司匹林单药药效直接相关的报道。2012 年 Marcucci 等[187]对 1187 名使用阿司匹林和氯吡格雷双抗疗法的 ACS 患者进行 *CYP2C19* 基因分型（*CYP2C19*1/*1* 基因型 892 名，**1/*2* 基因型 264 名，**2/*2* 基因型 31 名）后发现，在不携带 *CYP2C19*2* 的患者中出现了 76 例（8.5%）MACE，而 *CYP2C19*2* 携带者中出现了 39 例（13.2%）。随访 6 个月内 *CYP2C19*2* 与 MACE 显著相关（HR=2.3，95% CI：1.3～3.9，P=0.003）。2015 年 Kupstyte 等[188]研究了 31 例有支架内血栓形成的患者和 456 例无支架内血栓形成的双抗疗法患者，发现 *CYP2C19*2*2*（与**1*1*、**1*2* 基因型相比）与早期支架内血栓形成相关（OR=11.625，95% CI：3.498～38.633）。

人类白细胞抗原-DPB1（HLA-DPB1）证据级别为 2B 级。研究表明，携带 1 个或 2 个 *HLA-DPB1*03*：01：01 等位基因的患者与没有携带该等位基因或 *HLA-DPB1*03*：01：01 检测阴性的患者相比，应用阿司匹林治疗时哮喘的风险增加。1997 年 Dekker 等[189]发现在阿司匹林引发哮喘的患者中，*HLA-DPB1*03*：01：01 等位基因频率为 19.5%，显著高于正常对照组（5.2%）和哮喘对照组（4.4%）。随后 Choi 等[190]在韩国人群中发现类似结果，在阿司匹林诱导的哮喘患者中，*HLA-DPB1*03*：01 等位基因频率为 13.8%，而阿司匹林耐受性哮喘患者为 4.1%，正常对照组患者为 2.2%。目前尚未见中国人群研究报道。

阿司匹林抑制前列腺素内过氧化物合酶 1（PTGS1）活性，从而产生抗血小板效应，*PTGS1* rs10306114 基因型被报道与阿司匹林疗效相关，其证据级别为 2B 级。2013 年 Verschuren 等[191]研究了 1327 名服用阿司匹林联合氯吡格雷的 STEMI 患者，发现与基因型 AA 相比，*PTGS1* rs10306114 AG+GG 基因型与 STEMI 心血管事件的风险增加有关。Lepäntalo 等[192]研究了 101 名服用阿司匹林的稳定性冠心病患者后发现，*PTGS1* rs10306114GG 和 GA 型与 AA 型相比，阿司匹林应答率下降。

糖蛋白Ⅰb（GPⅠb）复合物是血管性血友病因子（vWF）的受体，介导剪切依赖性血小板功能。GPⅠbα 是这个复合物的最大亚单位，包含 vWF 结合位点。vWF 与 GPⅠbα 的结合在血管损伤部位的血栓形成中起关键作用。编码基因 *GP1BA* rs6065 基因多态性被报道与患者对阿司匹林敏感性有关，证据级别为 2B 级。2008 年 Matsubara 等[193]报道，与 CT 或 TT 基因型患者相比，CC 基因型患者对阿司匹林抵抗的风险可能增加。2007 年 Fujiwara 等[194]对 110 名日本健康男性的研究中，报道了类似发现。

白三烯 C4 合酶（LTC4S）与阿司匹林不良风险具有相关性，该证据级别为 2B 级。*LTC4S* rs730012 AA 基因型携带者服用阿司匹林后，发生荨麻疹的风险较 AC、CC 型携带者低。Mastalerz 等[195]对 74 名具有慢性荨麻疹且对阿司匹林敏感的患者进行阿司匹林激发试验（aspirin challenge test），其中有 30 例激发呈阳性，导致荨麻疹/血管性水肿。这部分患者的 *LTC4S* rs730012C 等位基因频率明显高于没有反应的患者。Sánchez-Borges 等[196]在一项委内瑞拉人的对照试验中，比较了 110 名阿司匹林导致荨麻疹（AIU）患者和 165 名对照者，也发现 C 等位基因在 AIU 患者中的频率更高，表明该等位基因是 AIU 的风险因子。

    此外还有大量证据级别为 3 级的基因位点，通常具有争议，不作为临床检测推荐。例如，血小板膜糖蛋白 IIIa（GPIIIa）由 *ITGB3* 基因编码，其 *P1A2* 基因突变可使 GPⅡb/IIIa 受体结构发生改变，使血小板之间发生交叉连接，导致血小板聚集。研究发现阿司匹林抵抗患者携带 *P1A2* 等位基因的频率明显高于阿司匹林敏感者，且 *P1A2/A2* 纯合突变型患者服用阿司匹林后疗效不良。携带 *P1A2* 等位基因患者行支架植入术后，其亚急性血栓事件发生率是 *P1A1* 纯合野生型患者的 5 倍，一般需要更高剂量的阿司匹林才能达到抗凝效果[197]。

    血小板内皮聚集受体 1（PEAR1）在非 COX-1 通路的血小板聚集中发挥重要作用，且可影响抗血小板药物的临床疗效[198, 199]。Lewis 等[200]通过检查两个独立队列和全基因组关联研究，发现 *PEAR1* 内含子突变 rs12041331 与双联抗血小板治疗反应密切相关（$P=7.66 \times 10^{-9}$）。在接受 PCI 治疗的白种人和黑种人患者中，与 GG 纯合子相比，rs12041331 A 等位基因携带者更容易发生心血管事件或死亡（HR=2.62，95% CI：0.96～7.10，$P=0.059$；HR=3.97，95% CI：1.10～14.31，$P=0.035$）。在阿司匹林治疗的 INVEST-GENES 患者中，与 GG 纯合子相比，rs12041331 A 等位基因携带者心肌梗死风险显著增加（OR=2.03，95%CI：1.01～4.09，$P=0.048$）。rs12041331 GG 等位基因携带者对阿司匹林应答更好，AA 或 AG 基因型患者支架植入术后服用阿司匹林（或结合氯吡格雷），其心肌梗死和死亡率更高。另一个包含 1486 例患者的研究发现，*PEAR1* 启动区的 SNP（rs2768759）与血小板聚集活性和阿司匹林抗血栓疗效显著相关，该 SNP 可部分解释阿司匹林治疗后血小板残余聚集能力（1.3%～6.9%）[201]。而 Nie 等[202]报道在中国 ACS 患者中，*PEAR1* rs12041131A 等位基因的携带者缺血事件风险增加。

    2015 年，山东省千佛山医院、中日友好医院和首都医科大附属北京妇产医院联合发布的阿司匹林精准治疗指南中，发表了以 *GPIIIaPLA*（TT 型 2 分、CT 型 0.5 分和 CC 型 0 分）、*PEAR1*（GG 型 2 分、GA 型 1 分和 AA 型 0 分）、*PTGS1*（AA 型 2 分、GA 型 1 分和 GG 型 0 分）和 *GP1BA*（TT 型 2 分、CT 型 1 分和 CC 型 0 分）4 个基因多态性为基础的阿司匹林抗血小板治疗药效动力学遗传评估表，该指南认为得分在 1～2.5 分者为低应答者，3～5 分者为中间应答者，5～7 分为高应答者，分别建议换用其他抗血小板药物、按指南推荐剂量使用但密切随访和按指南推荐剂量使用。而中山大学附属第五医院基于临床试验结果修正了评分表，将 *GPIIIaPLA* 默认为 TT 型、*PTGS1* 默认为 AA 型。该表只考察 *PEAR1*（GG 型 2 分、GA 型 1 分和 AA 型 0 分）和 *GP1BA*（TT 型 2 分、CT 型 1 分和 CC 型 0 分）基因型，该表认为得分在 0 分为低应答者，1 分为中间应答者，2～4 分为高应答者，分别给予换药或单用 200mg 以上剂量、单用 150mg 剂量和单用 75～100mg 剂量的建议。

    广东省药学会 2020 年颁布的《基于药物基因组学的抗血小板药物个体化药学服务指引（2020 年版）》中，对阿司匹林相关基因检测内容建议为 *PEAR1*、*GP1BA*、*LTC4S*；在条件允许情况下，可增加检测 *PTGS1* 的基因多态性。

（唐 洁）

第十二节　抗血小板药物基因组学的临床经典实例

一、临床经典病例 1~5

（一）病例介绍

病例 1

患者，女，74 岁。2016 年 10 月 15 日因急性冠脉综合征行冠状动脉造影，于前降支（LAD）近中段植入 2.5mm×36mm 支架一枚。出院后规律服用阿司匹林肠溶片 100mg 和氯吡格雷 75mg，1 次/日，双联抗血小板治疗。同年 11 月 2 日 8 时，患者无明显诱因出现心前区疼痛，伴大汗及背痛，持续且不缓解，紧急入院后诊断为急性心肌梗死，急行 PCI，结果显示：左主干（LM）见明显狭窄；LAD 近端开口处起完全闭塞，近端可见支架影，前向血流 TIMI 0 级；回旋支（LCX）中段多处斑块，近端 60%狭窄，前向血流 TIMI 3 级；右冠状动脉（RCA）细小，近中段 60%~70%狭窄，前向血流 TIMI 3 级，于 LAD 近中段行血栓抽吸术，将 2.5mm×15mm 球囊送至原支架内，由支架远端至近端球囊扩张。术后给予阿司匹林 100mg 和氯吡格雷 75mg，1 次/日，双联抗血小板治疗。血小板抑制率（IPA）为 15%。进行 CYP2C19 基因型检测结果为 CYP2C19*2/*2，为慢代谢型者，结合患者冠脉情况，将氯吡格雷调整为替格瑞洛 90mg，2 次/日。出院后 1 个月血栓弹力图示 ADP 抑制率为 98.4%，随访 6 个月，患者无胸闷胸痛及呼吸困难、出血等不良反应[203]。

病例 2

患者，男，54 岁。2016 年 12 月因突发左侧心前区压榨性疼痛于外院行冠脉造影显示：LAD 近中段 99%狭窄，LCX 中段 30%狭窄，RCA 中段 30%狭窄，于 LAD 放入支架一枚，术后规律服用阿司匹林肠溶片和氯吡格雷。患者于 2017 年 4 月 12 日又出现左侧心前区压榨性疼痛。患者既往有高血压病史十余年，最高血压 160/100mmHg，服用氨氯地平 5mg，1 次/日，自述血压控制尚可；2 型糖尿病病史 5 年，未服药，血糖控制情况不详。入院进行 PCI 显示：LAD 近端支架内 45%狭窄，LCX 近端 85%狭窄，RCA 近端 70%狭窄。根据病情，建议行支架植入术，但是患者家属要求进行药物治疗。氯吡格雷基因型检测结果显示：CYP2C19*1/*2，即中间代谢型。反复询问患者获知，患者入院前 2 个月因胃部不适自行服用奥美拉唑肠溶片 20mg，2 次/日。结合药物基因检测结果及用药史，换为替格瑞洛 90mg，2 次/日，停用质子泵抑制剂，患者状况好转后出院。出院 2 个月随访，患者未诉明显胸闷、胸痛症状[203]。

两例患者 PCI 后均行规律双联抗血小板治疗，病例 1 为支架植入 2 周后出现胸闷胸疼症状，血小板抑制率显示氯吡格雷低反应，CYP2C19 基因检测结果为慢代谢型。再次造影显示支架内血栓形成，血栓抽吸后调整抗血小板治疗方案为替格瑞洛 90mg，2 次/日。治疗 1 个月后血栓弹力图示 ADP 抑制率强，随访 6 个月，患者无不良反应。排除手术操作、患者服药依从性、药物相互作用原因后，考虑支架内血栓形成是对氯吡格雷低反应所致。病例 2 为氯吡格雷中间代谢型，发生于晚期支架内血栓形成前 2 个月，患者自行服用奥美拉唑肠溶片。研究表明接受氯吡格雷治疗的患者如果联用质子泵抑制剂，可增加心血管事件的发生率。奥美拉唑等质子泵抑制剂主要经过 CYP2C19 代谢,与氯吡格雷联用会竞争性抑制氯吡格雷代谢活化,减弱抗血小板作用[204]。PCI 后需要长期服用氯吡格雷的患者应避免联用 CYP2C19 抑制剂,如果必须使用,可以选择非 CYP2C19 代谢途径的泮托拉唑等,需要错开两药的服用时间。替格瑞洛是一种直接作用、可逆结合的新型口服 P2Y12 受体拮抗剂,其本身即为活性药物,不受 CYP2C19 基因型的影响,对于氯吡格雷慢代谢型者或疗效不佳人群可考虑换药[205]。2 例患者出现支架内血栓形成为 CYP2C19 基因多态性和药物相互作用引起氯吡格雷疗效降低所致。

病例 3

患者,女,63 岁。2016 年 3 月 19 日因突发胸闷 2 小时,持续不能缓解,以"冠状动脉粥样硬化性心脏病"收入武汉市某医院心血管内科。患者既往有高血压病史 8 年,高血压达 160/90mmHg(1mmHg=0.133kPa),慢性肾盂肾炎病史 20 年,哮喘、胃炎病史。否认糖尿病、心脏病等慢性疾病病史,否认肝炎、结核等传染病史,否认食物、药物及其他过敏史。2013 年因右冠后降支闭塞在笔者所在医院行 PCI,于后降支远段病变处植入 2.5mm×18mm 支架。术后给予单硝酸异山梨酯缓释片(30mg,po,bid)扩管改善循环,盐酸曲美他嗪片(20mg,po,tid)保护心肌细胞,阿托伐他汀钙片(10mg,po,qn)调节血脂,泮托拉唑钠肠溶胶囊(40mg,po,qd)抑制胃酸分泌,规律服用氯吡格雷(75mg,po,qd)和阿司匹林(0.1g,po,qd)抗血小板治疗。根据患者病情和用药方案特点,氯吡格雷和阿司匹林的疗效与其相关药物代谢酶和作用靶点相关,考虑到该患者 PCI 术后长期规律服用常规剂量氯吡格雷和阿司匹林双抗治疗,仍发生急性心肌梗死,可能与药物代谢酶活性个体差异导致抗血小板治疗不充分有关,临床药师建议患者检测氯吡格雷 CYP2C19 基因和阿司匹林药物相关基因,医嘱采纳。氯吡格雷 CYP2C19 基因检测结果:CYP2C19*2/*2 突变纯合型、慢代谢型,表现为氯吡格雷抵抗。阿司匹林基因检测结果:血小板膜糖蛋白 GPⅢa P1A2(T>C)基因 TT 型,血小板内皮素受体 1 PEAR1(G>A)基因 GG 型。PEAR1(G>A)基因 GG 型患者对阿司匹林抗血小板应答好,但 AA/AG 基因型、应用阿司匹林(或结合氯吡格雷)的 PCI 患者,心肌梗死发生率高[200]。患者氯吡格雷基因型 CYP2C19*2/*2,酶活性低,常规剂量氯吡格雷体内活性代谢产物生成减少,对血小板抑制作用下降,临床药师建议将氯吡格雷更换为不经 CYP2C19 酶代谢的新型抗血小板药物替格瑞洛(90mg,po,bid)[139]。患者阿司匹林基因型为野生纯合型,对阿司匹林应答较好,心肌梗死发生率低,PCI 术后亚急性血栓性风险低,故阿司匹林用法用量不变。持续治疗 6 天后,患者病情好转出院。后期随访 4 个月内患者各项指标在正常范围内,生活质量明显改善[206]。

病例 4

患者,男,60 岁。因"间断胸痛 7 年,加重 1 个月"就诊于首都医科大学附属某医院。患者 7 年前劳累后发作心绞痛就诊于该院,诊断为急性非 ST 抬高心肌梗死,冠脉造影显示三支病变,未植入支架,此后一直规律服用阿司匹林、瑞舒伐他汀进行冠心病二级预防治疗。2 个月前再发胸闷,冠脉造影显示三支病变,建议干预回旋支及右冠,家属拒绝。近 1 个月患者胸痛加剧,发作次数增加,为进一步诊治收入治疗。2 型糖尿病史 12 年,服用二甲双胍、瑞格列奈及甘精胰岛素治疗,未规律检测血糖。高血脂病史 10 年,服用瑞舒伐他汀钙治疗,近 2 个月发现血压升高,最高可达 150/90mmHg,口服硝苯地平缓释片治疗,规律检测血压。否认食物过敏史。入院体格检查:体温(T)36.1℃,脉搏(P)65 次/分,血压（BP）140/90mmHg。双肺呼吸音清，未闻及干湿啰音。心尖搏动正常，心界不达，心率 65 次/分，律齐，各瓣膜听诊区未闻及杂音，未闻及心包摩擦音。腹软，无压痛，双下肢无水肿。实验室检查：TNT＜0.05ng/ml（0～0.05ng/ml），心电图窦性心律，不稳定型心绞痛，陈旧性心肌梗死。心功能Ⅰ级，高血压 1 级，属于很高危组，高脂血症，2 型糖尿病，双下肢动脉粥样硬化伴血块。入院后给予药物治疗，包括阿司匹林（100mg，qd）、硫酸氢氯吡格雷片（75mg，qd）、瑞舒伐他汀钙片（10mg，qn）、氯沙坦钾片（0.1g，qd）、硝苯地平缓释片（30mg，qd）、富马酸比索洛尔片（25mg，qd）、单硝酸异山梨酯片（60mg，qd）、阿卡波糖（50mg，tid）、瑞格列奈片（2mg，tid）、甘精胰岛素注释液（20IU，qn，皮下注射）。冠脉造影显示冠状动脉粥样硬化性心脏病，三支病变（累及前降支、回旋支及右冠），术中于回旋支植入 2 枚药物支架，于右冠植入 2 枚药物支架，服用氯酸氢氯吡格雷 5 天后检测血小板功能，结果显示 ADP 诱导的血小板聚集率为 80.4%，氯吡格雷 *CYP2C19* 基因检测结果为中间代谢型，药师建议医生增加氯吡格雷的剂量至 140mg（qd）或更换为替格瑞洛（90mg，bid），医生同患者沟通后，换用替格瑞洛（90mg）。换药一天后，患者偶感呼吸困难，无其他不适，心电图较前无明显变化。3 天后肺功能显示通气及换气功能正常，心电图较前无明显改变。药师考虑呼吸困难可能与替格瑞洛相关，换药 5 天后检测 ADP 诱导血小板聚集率为 59.6%。换药 14 天后，患者就诊于门诊，述呼吸困难症状不能耐受，药师建议医生将替格瑞洛更换为硫酸氢氯吡格雷（150mg，qd）。电话随访，患者诉停用替格瑞洛 3 天后，呼吸困难症状消失，未有其他不适[207]。

病例 5

患者，男，53 岁。因"反复胸痛 4 年余，持续不缓解 1 小时"入院。既往高血压糖尿病史，患者一直未正规服药及检测血糖，间断服用二甲双胍、瑞格列奈及贝那普利片。吸烟史 30 余年，否认饮酒史、药物、食物及其他过敏史。入院检查：体温 36.8℃，脉搏 69 次/分，呼吸 20 次/分，血压 145/85mmHg。双肺呼吸音清。心率 69 次/分，律齐，未闻及病理性杂音。心电图：窦性心律，Ⅰ、aVL、V_1～V_6 导联 ST 段弓背向上抬高 0.1～0.8mV。实验室检查：白细胞（WBC）13.8×10^9/L，总胆固醇（TC）6.58mmol/L，三酰甘油（TG）2.20mmol/L，低密度脂蛋白（LDL-C）4.96mmol/L，丙氨酸转氨酶（ALT）125U/L，天冬氨酸转氨酶（AST）612U/L，空腹血糖（GLU）13.08mmol/L，糖化血红蛋白（HbA1c）8.7%，肌钙蛋白 cTnI（750ng/ml），肌酸激酶（CK）2869U/L，肌酸肌酶同工酶（CK-MB）357U/L，其余检查未见明显异常。入院诊断：①冠状动脉性心脏病、急性广泛前壁+高侧壁心肌梗死、心功能Ⅰ级（Killip）；②高血压 2 级（极高危）；③2 型糖尿病；④慢性胃炎。患者入院后急诊给予阿司匹林（300mg，qd）和氯吡格雷（600mg，qd）强化抗血小板治疗，并急诊行冠状动脉造影+PCI，造影示前降支近中段第一对角支发出前后节段病变，残余狭窄 95%，于前降支近中段植入 3.0mm×2.4mm EXCEL 药物支架 1 枚。术后给予低分子量肝素注射液（6000AxaIU，q12h，皮下注射）抗凝治疗，阿司匹林肠溶片（100mg，qd）、硫酸氢氯吡格雷片（75mg，qd）抗血小板治疗，贝那普利片（10mg，qd）降压，奥美拉唑注射液（40mg，qd，静脉滴注）抑酸护胃，氟伐他汀胶囊（40mg，qd）调脂、稳定斑块，二甲双胍肠溶胶囊（0.5g，tid）、瑞格列奈片（1mg，tid）降糖治疗。术后第 2 天，患者胸痛明显好转，AST 水平及 WBC 数异常升高考虑均为急性心肌梗死引起，其余无特殊。术后第 5 天，患者早餐后突发胸痛持续不缓解，疼痛呈闷痛，伴出汗。查体：血压 150/90mmHg，两肺（-），心率94次/分，律齐，无杂音，双下肢无水肿，复查心电图提示广泛前壁高侧壁心肌梗死，临床立即给予吗啡镇静、硝酸甘油等扩血管处理，但效果不佳。后再以尿激酶150万单位急诊溶栓处理，约0.5小时后患者胸痛基本消失，1小时后复查心电图可见抬高的ST段回落＞50%，提示溶栓成功。临床药师考虑患者住院期间在已经强化抗血小板治疗的情况下再发缺血事件，可能与患者血小板高反应性有关，建议患者行氯吡格雷基因组学检查并用血栓弹力图对患者抗血小板结果进行跟踪分析。同时，奥美拉唑和氟伐他汀胶囊均可影响氯吡格雷抗血小板效果，建议可将奥美拉唑更改为其他质子泵抑制剂或H$_2$受体拮抗剂，将氟伐他汀胶囊更改为瑞舒伐他汀。术后第6天，患者氯吡格雷基因检查提示该患者为CYP2C19慢代谢型，检测 ABCB1 提示氯吡格雷在患者肠道吸收较正常人无明显差异，但血清对氧磷酶-1（paraoxonase 1，PON1）活性表达明显减弱甚至缺失。建议临床换用新型抗血小板药物替格瑞洛（单次负荷剂量180mg后，90mg，bid）代替氯吡格雷，并注意观察患者有无呼吸困难、消化道不适及出血表现。第13天再次行冠状动脉造影，造影结论：冠状动脉性心脏病、单支病变（累及前降支），前降支近中段可见支架影，支架内未见狭窄病变。术后继续维持既定方案治疗，直至患者好转出院[208]。

（二）CYP2C19基因多态性检测的临床意义

冠心病患者PCI围术期的有效抗血小板治疗十分重要。患者虽然接受规范的氯吡格雷联合阿司匹林双联抗血小板治疗，但仍可发生支架内血栓形成事件。氯吡格雷治疗后血小板高反应性（HRPR）为PCI后支架内血栓形成和主要心血管不良事件的主要原因之一。个体遗传多态性是口服氯吡格雷效果欠佳的主要原因，因此对患者进行基因检测，尽早识别血小板高反应人群，更换治疗药物或者增加氯吡格雷剂量，可降低患者支架内血栓形成的风险。

Pinto Slottow 等[209] 的报道显示，药物洗脱支架内血栓形成的患者中约23%存在阿司匹林抵抗，40%有氯吡格雷抵抗，存在氯吡格雷抵抗的患者往往合并阿司匹林抵抗。阿司匹林主要与血小板内环氧酶发生不可逆乙酰化反应，抑制花生四烯酸生成，减少血栓素 A$_2$生成，抑制血小板聚集。然而阿司匹林并不适合所有血栓患者。服用常规剂量阿司匹林治疗心脑血管疾病或伴有心血管疾病高危患者中仍有 25%～40%出现治疗失败[210]。与阿司匹林抵抗相关的基因目前研究最多的主要是 GP IIb/IIIa 和 PEAR1 基因多态性。GP II b/IIIa 是一种血小板表面整合素，与纤维蛋白原及 vWF 结合促进血小板之间交叉连接，促进血小板聚集。GP IIb/IIIa 基因突变型人群较基因未突变型人群发生阿司匹林抵抗的风险显著增加，血栓事件风险增加[197]。临床研究发现，PEAR1 的 A 等位基因能够减少血小板聚集和增加血小板活化，影响双联抗血小板效果[211]。PCI 术后患者 PEAR1 等位基因突变型（GT 和 TT 型）不良心血管事件的发生风险是野生纯合型（GG 型）的 2.03倍（$P=0.048$）[212]。

（三）分析与讨论

阿司匹林联用氯吡格雷是PCI术后抗血小板治疗的金标准。相关指南推荐PCI术后应给予阿司匹林0.1g/d长期治疗并联合使用氯吡格雷75mg/d至少1年[213]。氯吡格雷75mg/d是基于正常人群的研究得出的剂量与疗效平衡值，亦是目前临床的常规维持剂量，然而临床发现，该剂量并不适用于所有人群，尤其是 ACS 和糖尿病患者。上述几例患者 PCI 术后均给予常规剂量阿司匹林和氯吡格雷双联抗血小板治疗后却出现不同的临床事件。

CYP2C19 和 *ABCB1* 基因多态性与氯吡格雷疗效存在明显关联性，尤其是 *CYP2C19* 基因多态性是导致氯吡格雷疗效差异的重要影响因素。*CYP2C19*2* 和 *CYP2C19*3* 是 LOF 等位基因，其在亚洲人群中突变频率分别为 30%～50% 和 5%～10%。携带 *CYP2C19*2* 和 *CYP2C19*3* 等位基因者为 CYP2C19 慢代谢型，此类人群氯吡格雷体内活化速率降低、活性代谢产物减少、抗血小板活性降低，*CYP2C19*2* 突变型患者发生支架内血栓形成的风险是非携带者的 3 倍[214]。

2010 年 3 月，FDA 发出警告并在氯吡格雷药品说明书上添加黑框警告，强调 *CYP2C19*2* 和 *CYP2C19*3* 等位基因对氯吡格雷代谢有着重要影响，CYP2C19 慢代谢型者服用氯吡格雷具有潜在的因疗效减弱而增加心血管事件的风险。因此，对我国人群中服用氯吡格雷的患者检测 *CYP2C19*2* 和 *3* 基因型也具有临床指导意义。*CYP2C19*17* 是功能增强等位基因，其在我国人群中的突变频率为 1.2%～3%，*CYP2C19*17* 携带者与氯吡格雷反应增强及出血危险性有关[44]。此外，氯吡格雷在小肠的吸收受到 *ABCB* 基因编码的质子泵 P-糖蛋白调控，*ABCB1* 基因发生突变可导致氯吡格雷肠道吸收减少，进而影响氯吡格雷临床疗效，引起氯吡格雷抵抗。携带 *ABCB1* −3435TT 型个体较携带 CT/CC 型个体发生死亡、心肌梗死和卒中的风险增加了 72%[47]；而携带 2 个 CYP2C19 LOF 等位基因和 1 个 *ABCB1* 突变型等位基因的患者心血管事件危险性是非携带者的 5 倍[68]。

尽管目前对基因型检测尚存在争议，但对高危患者进行基因型检测仍有必要。国外也曾报道，PCI 术后服用氯吡格雷疗效不佳的患者通过基因型检测调整治疗方案后，未见不良心血管事件的发生。因此，基因型检测将有助于携带突变基因的患者选择适当的个体化抗血小板治疗方案，如增加或减少氯吡格雷的给药剂量或换用其他抗血小板药物，从而提高临床疗效，并减少患者不良心血管事件的发生，以确保临床药物治疗效果最大化、不良反应最小化，实现血栓性疾病的个体化治疗。

二、临床经典病例 6

（一）病史、临床表现

患者，男，53 岁。因"左侧肢体无力 5 小时余"于 2020 年 1 月 4 日就诊于急诊，NIHSS 评分 5 分，头颅 CT 提示"腔隙性脑梗死，脑白质脱髓鞘改变"，诊断"脑梗死（右侧大脑中动脉深穿支）；IgA 肾病；慢性肾功能不全；高血压 3 级，极高危"。入院时神志清，精神可，言语流利；双眼活动充分、灵活，示齿口角无偏斜，伸舌稍左偏，双侧面部针刺觉对称。左侧肢体肌力Ⅲ⁺级，右侧肢体肌力Ⅴ级，双侧肢体针刺觉对称，双侧指鼻试验稳准。患者既往高血压病史十余年，血压最高 250/130mmHg，现口服硝苯地平控释片 30mg、bid；坎地沙坦 4mg、qd；盐酸阿罗洛尔 5mg、bid 治疗。高血脂病史 2 年，曾口服阿托伐他汀治疗后自行停药。冠心病 12 年，口服单硝酸异山梨酯缓释片（30mg，qd）及氯吡格雷（75mg，qd）3 年。反流性食管炎 1 年，间断服用奥美拉唑（20mg，qd）治疗。在抗血小板治疗方面，患者 4 年前因服用阿司匹林出现消化道出血并行输血治疗，而改为氯吡格雷（75mg，qd）治疗，并在因脑梗死入神经内科住院治疗期间继续使用。考虑服用氯吡格雷效果不佳，服药期间发生脑梗死，康复医学科申请对患者进行氯吡格雷基因检测。

（二）检测的药物基因组学项目

第一次检测氯吡格雷代谢酶相关基因：CYP2C19*2（G>A）、CYP2C19*3（G>A）、CYP2C19*17（C>T）、ABCB1（3435T>C）、PON1（A>G）；第二次检测西洛他唑代谢酶相关基因：CYP3A5*3（G>A）。

（三）检测结果及解读

药物代谢基因检测结果见表11-18。

表 11-18　药物代谢基因检测结果

基因	编码蛋白	检测位点	正常基因型	检测结果
第一次				
CYP2C19*2	细胞色素氧化酶 2C19*2 型，代谢酶	rs4244285	GG	AA
CYP2C19*3	细胞色素氧化酶 2C19*3 型，代谢酶	rs4986893	GG	GG
CYP2C19*17	细胞色素氧化酶 2C19*17 型，代谢酶	rs12248560	CC	CC
ABCB1	多药耐药基因 1 的 3435 位点，药物转运体	rs1045642	CC	TT
PON1	对氧磷酶 1，代谢酶	rs662	GG	GA
第二次				
CYP3A5*3（G>A）	细胞色素氧化酶 3A5*3 型，代谢酶	rs776746	AA	GA

氯吡格雷代谢酶基因检测：该患者为 CYP2C19*2 突变纯合子，为慢代谢型；ABCB1 为 3435TT 型、突变型纯合子，可能会降低氯吡格雷胃肠道吸收效率，可能影响其血药浓度；PON1 为 GA 型、杂合子型，患者可能产生氯吡格雷抵抗风险。

综上，该患者为 CYP2C19*2 突变纯合子，为慢代谢型，应用氯吡格雷效果不佳，建议更换为其他抗血小板药物，如普拉格雷、替格瑞洛、阿司匹林、西洛他唑等。

西洛他唑代谢酶基因检测：该患者为 CYP3A5*3 杂合子，为中间代谢型，与 CYP3A5*3/*3（慢代谢型）相比西洛他唑血药浓度降低。

（四）根据结果解读调整的用药策略

患者为氯吡格雷慢代谢型，且存在氯吡格雷部分抵抗，根据基因检测结果，建议更换为其他抗血小板药物。由于患者既往出现阿司匹林所致的胃肠道出血，并考虑药物的可获得性，建议服用西洛他唑。

该患者肾功能不全，检查结果 2020 年 3 月 25 日：Scr 242.2μmol/L，肌酐清除率（CrCL）25.3ml/min。西洛他唑主要经肝脏代谢，61.7%以粪便形式排出体外，轻、中度肾功能不全时均不需调整剂量，为谨慎选择抗血小板药物的剂量，建议检测与西洛他唑代谢相关的 CYP3A5*3（G>A）基因型，检测结果为中间代谢型 CYP3A5*1/*3、GA 型。

综上，患者抗血小板治疗方案（2020 年 4 月 7 日）由氯吡格雷（75mg，qd，po）调整为西洛他唑（100mg，q12h，po）。

（五）调整后的患者治疗和转归情况

患者自 2020 年 4 月 7 日起开始服用西洛他唑抗血小板治疗，服药后未诉不适；4 月 10 日查房结果：患者精神可，稍乏力，未诉头晕，肢体活动同前；左侧肢体分离运动较充分，手部精细运动稍差，左下肢负重、膝关节控制稍差。患者于 4 月 10 日出院。出院时进行患者教育，建议定期随访，并警惕出血及血栓形成风险。4 月 17 日患者门诊随访，患者无牙龈出血、鼻出血、黑便等出血不良反应，未诉其他药物不良反应，肢体活动同前，嘱继续规律服用西洛他唑（100mg，q12h，po）。

（六）结合药物基因组学理论及相关研究对经典案例的讨论与分析

该病例是通过药物代谢酶基因检测结果指导抗血小板治疗的经典临床案例。该患者住院期间共行两次药物基因检测，第一次检测目的是评估患者服用氯吡格雷的有效性，指导抗血小板药物的调整；第二次检测目的是评估西洛他唑体内代谢情况，进一步优化西洛他唑用药剂量。

关于氯吡格雷基因检测，该患者行 5 个位点的检测，分别为 CYP2C19*2（G＞A）、CYP2C19*3（G＞A）、CYP2C19*17（C＞T）、ABCB1（3435T＞C）、PON1（A＞G）。CYP2C19 遗传变异可导致个体的酶活性差异，包含超快代谢、快代谢、中间代谢和慢代谢 4 种表型。氯吡格雷主要经肝药酶 CYP2C19 代谢活化后发挥抗血小板作用；美国 FDA 建议，CYP2C19*1/*1 基因型个体应用氯吡格雷有效，可常规使用；CYP2C19*2 或 CYP2C19*3 杂合突变个体应用氯吡格雷疗效降低，建议更换为普拉格雷或替格瑞洛；CYP2C19*2 或 CYP2C19*3 突变型纯合子使用氯吡格雷效果差，建议换用普拉格雷或替格瑞洛。该患者为 CYP2C19*2 突变纯合子，为慢代谢型；ABCB1 为 3435TT 型，氯吡格雷胃肠道吸收效率低，可能影响其血药浓度；PON1 为 GA 型，患者有部分氯吡格雷抵抗风险。综上，建议更换为其他抗血小板药物，如普拉格雷、替格瑞洛、阿司匹林、西洛他唑等。考虑患者既往因服用阿司匹林后曾出现胃肠道出血而进行了输血治疗，以及考虑药物的可获得性，建议患者选择西洛他唑。

关于西洛他唑基因检测，PharmGKB 数据库中数据显示西洛他唑代谢与肝药酶CYP3A5代谢相关，CYP3A5*1/*3 的健康个体较 CYP3A5*3/*3 的个体（慢代谢型）血药浓度低，需要较高剂量。在选择使用西洛他唑时，由于患者存在氯吡格雷抵抗，故行基因检测指导西洛他唑剂量选择更加有必要；此外，该患者存在肾功能不全，根据药品说明书中的药代动力学数据，轻中度肾功能不全不影响药物代谢，但重度肾功能不全患者的西洛他唑代谢物 C_{max} 和 AUC 值均明显升高。由于上述原因，临床医生邀请临床药学科医生会诊指导抗血小板药物治疗。Uptodate 循证医学数据库中的数据显示，西洛他唑应用于轻、中、重度肾功能不全患者时均不需调整剂量；为谨慎选择西洛他唑的药物剂量，临床药学科建议检测与西洛他唑代谢相关的 CYP3A5*3（G＞A）基因型，该患者为 CYP3A5*1/*3、GA 型，较 CYP3A5*3/*3 型患者血药浓度低，临床药学科医生建议患者使用西洛他唑剂量为100mg（q12h，po）。

该案例体现了药物代谢酶相关的基因检测在临床精准用药中的重要作用，通过基因检测指导存在抗血小板药物抵抗的患者进行药物选择，以及根据代谢酶的基因型优化给药剂量，以供临床参考。

三、临床经典病例 7

（一）研究对象和基线资料

患者，男，53 岁。因"右侧肢体无力伴言语不清、口角歪斜 8 小时"入院。

入院诊断：急性脑梗死；高血压（3 级，极高危组）。

现病史：患者于早晨 7：30 在家休息时无明显诱因出现右侧肢体活动不能，伴言语不清、口角歪斜，无头痛、视物旋转、恶心呕吐、意识障碍，急送至县人民医院，经完善头部 CT 考虑"急性脑梗死"，予以尿激酶静脉溶栓，溶栓数分钟后患者右侧肢体活动可，言语清晰，口角仍稍歪斜，但持续 10 余秒后再次出现右侧肢体活动不能、言语不清，间隔二三十分钟患者可再次出现好转，持续 10 余秒，如此反复进行，病情无加重或减轻。患者 3 年前发现并诊断高血压，最高 170/120mmHg。不规律服药，血压控制一般。

体格检查：T 36.5℃，P 94 次/分，呼吸（R）19 次/分，BP 129/84mmHg，右肢体肌力 3 级，肌张力低，左侧肢体肌力正常，肌张力正常。

辅助检查：头部 CT 未见出血。入院后颅脑 MRI+磁共振血管成像（MRA）+磁敏感加权成像（SWI），脑桥新鲜梗死，右侧半卵圆中心区缺血灶；颅脑 MRA，脑动脉硬化；SWI，脑实质未见异常信号。

（二）治疗方案

患者入院后给予替罗非班 3ml/h 静脉泵入抗血小板，阿托伐他汀钙片（立普妥）40mg（qd）调脂，患者症状有好转，右侧肢体肌力 4 级，肌张力低，左侧肢体肌力正常，肌张力正常，第二天下午给予阿司匹林肠溶片首剂量 300mg 之后调整剂量为 100mg（qd），以及氯吡格雷首剂量 300mg 之后调整剂量为 75mg（qd）抗血小板，停用替罗非班，患者第三天凌晨出现乏力加重，给予替罗非班静脉泵入后症状好转，不排除氯吡格雷抵抗可能，予以完善相关基因检查，暂给予氯吡格雷 150mg（qd）+阿司匹林 200mg（qd）抗血小板聚集。之后患者无再次肢体无力发作症状。

（三）基因检测结果

从患者的外周血全血中提取血液全基因组 DNA，通过荧光定量 PCR 扩增 *CYP2C19*，分别检测 *CYP2C19*2*、*CYP2C19*3* 和 *CYP2C19*17* 基因多态性。检验结果显示患者 *CYP2C19*1/*2* 等位基因突变。双抗疗法中改为常规剂量，患者症状好转后出院。

（四）氯吡格雷疗效预测

根据基因多态性检测结果，结合患者临床信息，不排除氯吡格雷抵抗可能。这与患者在停用替罗非班采用氯吡格雷常规剂量（75mg，qd）后，出现临床症状加重的情况相符。当后续暂予氯吡格雷剂量加倍即 150mg（qd），患者无再次症状发生。

（五）分析与总结

CYP2C19 基因变异与氯吡格雷疗效密切相关，尤其是脑卒中患者对氯吡格雷的反应和其预后有显著的影响。采用氯吡格雷治疗的急性缺血性脑卒中/TIA 患者中，携带 *CYP2C19* LOF 等位基因的患者比未携带的患者发生脑卒中和复合血管事件的风险更高。对于特定的氯吡格雷出血风险高的患者，可能要考虑血小板功能或基因检测。*CYP2C19* 基因型检测的结果，可作为医生调整治疗策略的参考标准。对于不同代谢型患者，建议考虑调整治疗方案或治疗策略。

四、临床经典病例 8

（一）病例介绍

患者，男，36 岁。主因突发胸痛 3 小时于 2014 年 10 月 26 日入院。既往吸烟病史。心电图提示 $V_2 \sim V_6$ ST 段抬高 0.3mV，诊断急性前壁心肌梗死，急诊冠脉造影提示前降支中段闭塞，可见血栓影（图 11-15A），于前降支闭塞处植入 3.5mm×36 mm EXCEL 药物洗脱支架 1 枚（图 11-15B），术后前降支 TIMI 血流 3 级，术后心电图提示 $V_2 \sim V_6$ 导联 ST 段回落，胸痛症状缓解。术后继续给予阿司匹林和氯吡格雷进行抗血小板治疗、他汀稳定斑块和抑制心脏重构治疗。考虑患者血栓负荷重，在上述治疗基础上，静脉泵入抗血小板药物替罗非班（GP IIb/IIIa 受体拮抗剂）。支架术后第 4 天，停用替罗非班 4 小时后患者胸痛再发。心电图示 $V_2 \sim V_6$ 导联 ST 段抬高 0.1～0.2mV，考虑支架内血栓形成不除外，再次急诊造影提示前降支开口处支架闭塞（图 11-15C），行光学相干断层成像检查提示支架内可见大量血栓、支架远端贴壁不良，进行血栓抽吸和球囊扩张，静脉泵入替罗非班后返回病房。

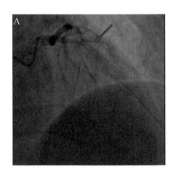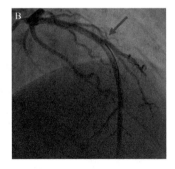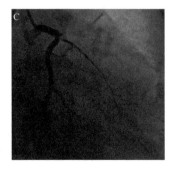

图 11-15　左冠状动脉造影（箭头所指为前降支）

A. 前降支中段 100%闭塞；B. 前降支支架植入，残余无狭窄，前降支中远段显影；C. 前降支自开口 100%闭塞，支架内血栓形成，前降支自开口不显影

患者急性前壁心肌梗死诊断明确，症状发作 3 小时即开通罪犯血管。入院后给予"标准化"抗血小板治疗，却发生更严重的支架内血栓形成，导致更大面积的心肌梗死。而且有数据表明支架内血栓形成的死亡率为急性心肌梗死的 5 倍，15%～20%的幸存者在 5 年内再次发生支架内血栓形成，因此非常有必要对支架内血栓形成的原因进行分析。

纤维蛋白原与血小板 GPⅡb/Ⅲa 受体结合是血小板聚集和血栓形成的最终通路。替罗非班竞争性抑制纤维蛋白原和血小板 GPⅡb/Ⅲa 受体的结合，从而抑制血小板聚集和血栓形成。替罗非班静脉给药 5 分钟后起效，作用维持 5 小时左右。患者停用替罗非班 4 小时后出现支架内血栓形成，提示患者对阿司匹林和氯吡格雷的双联抗血小板治疗反应差。遂对该患者进行药物代谢酶 CYP2C19 基因检测，检测结果为 CYP2C19*3/*3（慢代谢型），即氯吡格雷不能发挥抗血小板作用。

（二）CYP2C19 基因多态性检测

氯吡格雷为无活性的前体药，需要经过肝脏 CYP450（主要是 CYP2C19）代谢发挥抗血小板疗效。目前发现 CYP2C19 至少有 10 个位点可以发生碱基改变，从而造成酶活性的改变。CYP2C19*1/*1 表示快代谢型，酶活性正常；CYP2C19*1/*2、CYP2C19*1/*3 表示中间代谢型，酶活性下降；CYP2C19*2/*2、CYP2C19*2/*3、CYP2C19*3/*3 表示慢代谢型，酶活性明显下降。氯吡格雷在中间代谢型和慢代谢型患者中不能充分发挥抗血小板作用。

（三）CYP2C19 基因多态性检测的临床意义

国内外均有针对 CYP2C19 基因多态性与临床事件的研究。针对我国人群的多个研究表明 CYP2C19 基因突变与临床事件密切相关。新疆医科大学马依彤教授团队对 1068 例接受冠脉介入治疗的患者进行研究，发现慢代谢型（即携带 CYP2C19*2/*2、CYP2C19*2/*3、CYP2C19*3/*3）患者 1 年支架内血栓形成发生率 10%，死亡率 8%，再梗死发生率 15%，远远高于非基因突变者[215]。沈阳军区总医院韩雅玲院士团队对接受冠脉支架植入的 1016 例急性冠脉综合征患者进行研究，发现 20%慢代谢型者 1 年后发生心脏缺血性事件[216]。国外的研究也发现 CYP2C19 基因突变与不良心血管事件密切相关。法国一项针对 2208 例急性心肌梗死患者的研究发现，携带 CYP2C19 基因突变的患者口服氯吡格雷比非携带者有更高的心血管不良事件发生风险，这种风险在植入支架患者中尤为明显[68]。

（四）分析与讨论

中国冠心病介入例数逐年上升，其中 2018 年中国大陆地区冠心病介入例数为 915 256，尽管支架内血栓形成的总发生率在 1%～2%，预测仍有 1 万～2 万例将出现支架内血栓形成。鉴于支架内血栓形成的高死亡率，预防支架内血栓形成的意义远远大于治疗。这要求抗血小板治疗在遵循"标准化"的同时，也需要考虑"个体化"。药物基因组学就是"个体化"用药的体现。

（刘朝晖　周　洲　孟慧杰　胡永芳　肖昌琼　陈艳明　尹　彤）

参 考 文 献

[1] Zhou M, Wang H, Zeng X, et al. Mortality, morbidity, and risk factors in China and its provinces, 1990-2017: a systematic analysis for the Global Burden of Disease Study 2017 [J]. Lancet（London, England）, 2019, 394（10204）: 1145-1158.

[2] Yasmina A, de Boer A, Klungel O H, et al. Pharmacogenomics of oral antiplatelet drugs [J]. Pharmacogenomics, 2014, 15（4）: 509-528.

[3] Perk J, De Backer G, Gohlke H, et al. European Guidelines on Cardiovascular Disease Prevention in Clinical Practice（version 2012）.

The Fifth Joint Task Force of the European Society of Cardiology and other societies on cardiovascular disease prevention in clinical practice（constituted by representatives of nine societies and by invited experts）[J]. Giornale italiano di cardiologia（2006），2013，14（5）：328-392.

[4] Lanham K J，Oestreich J H，Dunn S P，et al. Impact of genetic polymorphisms on clinical response to antithrombotics [J]. Pharmacogenomics and Personalized Medicine，2010，3：87-99.

[5] Deharo P，Quilici J，Bonnet G，et al. Is platelet inhibition correlated with time from last intake on P2Y12 blockers after an acute coronary syndrome? A pilot study [J]. Platelets，2016，27（8）：791-795.

[6] Angiolillo D J，Rollini F，Storey R F，et al. International expert consensus on switching platelet P2Y12 receptor-inhibiting therapies [J]. Circulation，2017，136（20）：1955-1975.

[7] 刘治军，韩红蕾，2019. 药物相互作用基础与临床 [M]. 3 版. 北京：人民卫生出版社.

[8] Amin A M，Sheau Chin L，Azri Mohamed Noor D，et al. The personalization of clopidogrel antiplatelet therapy：the role of integrative pharmacogenetics and pharmacometabolomics [J]. Cardiology Research and Practice，2017，2017：8062796.

[9] Järemo P，Lindahl T L，Fransson S G，et al. Individual variations of platelet inhibition after loading doses of clopidogrel [J]. Journal of Internal Medicine，2002，252（3）：233-238.

[10] Matetzky S，Shenkman B，Guetta V，et al. Clopidogrel resistance is associated with increased risk of recurrent atherothrombotic events in patients with acute myocardial infarction [J]. Circulation，2004，109（25）：3171-3175.

[11] Yi X Y，Lin J，Zhou J，et al. The secondary prevention of stroke according to cytochrome P450 2C19 genotype in patients with acute large-artery atherosclerosis stroke [J]. Oncotarget，2018，9（25）：17725-17734.

[12] Pereira N L，Rihal C S，So D Y F，et al. Clopidogrel Pharmacogenetics [J]. Circulation. Cardiovascular Interventions，2019，12（4）：e007811.

[13] Zhong W P，Wu H，Chen J Y，et al. Genomewide association study identifies novel genetic loci that modify antiplatelet effects and pharmacokinetics of clopidogrel [J]. Clinical Pharmacology and Therapeutics，2017，101（6）：791-802.

[14] Frelinger A L，Bhatt D L，Lee R D，et al. Clopidogrel pharmacokinetics and pharmacodynamics vary widely despite exclusion or control of polymorphisms（CYP2C19，ABCB1，PON1），noncompliance，diet，smoking，co-medications（including proton pump inhibitors），and pre-existent variability in platelet function [J]. Journal of the American College of Cardiology，2013，61（8）：872-879.

[15] Mangels D R，Nathan A，Tuteja S，et al. Contemporary antiplatelet pharmacotherapy in the management of acute coronary syndromes [J]. Current Treatment Options in Cardiovascular Medicine，2018，20（2）：1-17.

[16] Cattaneo M. P2Y12 receptors：structure and function[J]. Journal of Thrombosis and Haemostasis，2015，13（Suppl 1）：S10-S16.

[17] Neuvonen M，Tarkiainen E K，Tornio A，et al. Effects of genetic variants on carboxylesterase 1 gene expression，and clopidogrel pharmacokinetics and antiplatelet effects [J]. Basic & Clinical Pharmacology & Toxicology，2018，122（3）：341-345.

[18] Danielak D，Karaźniewicz-Łada M，Wiśniewska K，et al. Impact of CYP3A4*1G allele on clinical pharmacokinetics and pharmacodynamics of clopidogrel [J]. European Journal of Drug Metabolism and Pharmacokinetics，2017，42（1）：99-107.

[19] Zhang Y J，Li M P，Tang J，et al. Pharmacokinetic and pharmacodynamic responses to clopidogrel：evidences and perspectives [J]. International Journal of Environmental Research and Public Health，2017，14（3）：301.

[20] Kourlaba G，Fragoulakis V，Maniadakis N. Economic evaluation of clopidogrel in acute coronary syndrome patients without ST-segment elevation in Greece [J]. Applied Health Economics and Health Policy，2012，10（4）：261-271.

[21] Kim K，Lee T A，Touchette D R，et al. Contemporary trends in oral antiplatelet agent use in patients treated with percutaneous coronary intervention for acute coronary syndrome [J]. Journal of Managed care & Specialty Pharmacy，2017，23（1）：57-63.

[22] Park M W，Her S H，Kim C J，et al. Evaluation of the incremental prognostic value of the combination of CYP2C19 poor metabolizer status and ABCB1 3435 TT polymorphism over conventional risk factors for cardiovascular events after drug-eluting stent implantation in East Asians [J]. Genetics in Medicine，2016，18（8）：833-841.

[23] Stokanovic D，Nikolic V N，Konstantinovic S S，et al. P-glycoprotein polymorphism c3435t is associated with dose-adjusted clopidogrel and 2-oxo-clopidogrel concentration [J]. Pharmacology，2016，97（3-4）：101-106.

[24] Zhang L，Lu J，Dong W，et al. Meta-analysis of comparison of the newer P2Y12 inhibitors（oral preparation or intravenous）to clopidogrel in patients with acute coronary syndrome [J]. Journal of Cardiovascular Pharmacology，2017，69（3）：147-155.

[25] Wiviott S D，Braunwald E，McCabe C H，et al. Prasugrel versus clopidogrel in patients with acute coronary syndromes [J]. The New England Journal of Medicine，2007，357（20）：2001-2015.

[26] Wiviott S D，Trenk D，Frelinger A L，et al. Prasugrel compared with high loading-and maintenance-dose clopidogrel in patients with planned percutaneous coronary intervention：the prasugrel in comparison to clopidogrel for inhibition of platelet activation and aggregation-thrombolysis in myocardial infarction 44 trial [J]. Circulation，2007，116（25）：2923-2932.

［27］Wallentin L，Becker R C，Budaj A，et al. Ticagrelor versus clopidogrel in patients with acute coronary syndromes ［J］. The New England Journal of Medicine，2009，361（11）：1045-1057.

［28］Basra S S，Wang T Y，Simon D N，et al. Ticagrelor use in acute myocardial infarction：insights from the national cardiovascular data registry ［J］. Journal of the American Heart Association，2018，7（12）：e008125.

［29］Esteve-Pastor M A，Ruíz-Nodar J M，Orenes-Piñero E，et al. Temporal trends in the use of antiplatelet therapy in patients with acute coronary syndromes ［J］. Journal of Cardiovascular Pharmacology and Therapeutics，2018，23（1）：57-65.

［30］Park K，Cho Y R，Park J S，et al. Design and Rationale for comParison Between ticagreLor and clopidogrEl on mIcrocirculation in Patients with Acute cOronary Syndrome Undergoing Percutaneous Coronary Intervention（PLEIO）Trial ［J］. Journal of Cardiovascular Translational Research，2018，11（1）：42-49.

［31］Tang Y D，Wang W Y，Yang M，et al. Randomized comparisons of double-dose clopidogrel or adjunctive cilostazol versus standard dual antiplatelet in patients with high posttreatment platelet reactivity：results of the CREATIVE trial ［J］. Circulation，2018，137（21）：2231-2245.

［32］Miao J，Liu R，Li Z. Cytochrome P-450 polymorphisms and response to clopidogrel ［J］. The New England Journal of Medicine，2009，360（21）：2250-2251.

［33］Verstuyft C，Simon T，Kim R B. Personalized medicine and antiplatelet therapy：ready for prime time ［J］. European Heart Journal，2009，30（16）：1943-1963.

［34］Anderson C D，Biffi A，Greenberg S M，et al. Personalized approaches to clopidogrel therapy：are we there yet ［J］. Stroke，2010，41（12）：2997-3002.

［35］Taubert D，von Beckerath N，Grimberg G，et al. Impact of P-glycoprotein on clopidogrel absorption ［J］. Clinical Pharmacology and Therapeutics，2006，80（5）：486-501.

［36］Jiang X L，Samant S，Lesko L J，et al. Clinical pharmacokinetics and pharmacodynamics of clopidogrel ［J］. Clinical Pharmacokinetics，2015，54（2）：147-166.

［37］Scott S A，Sangkuhl K，Stein C M，et al. Clinical Pharmacogenetics Implementation Consortium guidelines for CYP2C19 genotype and clopidogrel therapy：2013 update ［J］. Clinical Pharmacology and Therapeutics，2013，94（3）：317-323.

［38］Hulot J S，Bura A，Villard E，et al. Cytochrome P450 2C19 loss-of-function polymorphism is a major determinant of clopidogrel responsiveness in healthy subjects ［J］. Blood，2006，108（7）：2244-2247.

［39］Frere C，Cuisset T，Morange P E，et al. Effect of cytochrome p450 polymorphisms on platelet reactivity after treatment with clopidogrel in acute coronary syndrome ［J］. The American Journal of Cardiology，2008，101（8）：1088-1093.

［40］Sawada T，Shinke T，Shite J，et al. Impact of cytochrome P450 2C19*2 polymorphism on intra-stent thrombus after drug-eluting stent implantation in Japanese patients receiving clopidogrel［J］. Circulation Journal：Official Journal of the Japanese Circulation Society，2011，75（1）：99-105.

［41］Lee J M，Park S，Shin D J，et al. Relation of genetic polymorphisms in the cytochrome P450 gene with clopidogrel resistance after drug-eluting stent implantation in Koreans ［J］. The American Journal of Cardiology，2009，104（1）：46-51.

［42］Grosdidier C，Quilici J，Loosveld M，et al. Effect of CYP2C19*2 and*17 genetic variants on platelet response to clopidogrel and prasugrel maintenance dose and relation to bleeding complications ［J］. The American Journal of Cardiology，2013，111（7）：985-990.

［43］Li Y，Tang H L，Hu Y F，et al. The gain-of-function variant allele CYP2C19*17：a double-edged sword between thrombosis and bleeding in clopidogrel-treated patients ［J］. Journal of Thrombosis and Haemostasis，2012，10（2）：199-206.

［44］Sibbing D，Koch W，Gebhard D，et al. Cytochrome 2C19*17 allelic variant，platelet aggregation，bleeding events，and stent thrombosis in clopidogrel-treated patients with coronary stent placement ［J］. Circulation，2010，121（4）：512-518.

［45］Tang K，Ngoi S M，Gwee P C，et al. Distinct haplotype profiles and strong linkage disequilibrium at the MDR1 multidrug transporter gene locus in three ethnic Asian populations ［J］. Pharmacogenetics，2002，12（6）：437-450.

［46］Hoffmeyer S，Burk O，von Richter O，et al. Functional polymorphisms of the human multidrug-resistance gene：multiple sequence variations and correlation of one allele with P-glycoprotein expression and activity *in vivo* ［J］. Proceedings of the National Academy of Sciences of the United States of America，2000，97（7）：3473-3478.

［47］Mega J L，Close S L，Wiviott S D，et al. Genetic variants in ABCB1 and CYP2C19 and cardiovascular outcomes after treatment with clopidogrel and prasugrel in the TRITON-TIMI 38 trial：a pharmacogenetic analysis［J］. Lancet（London，England），2010，376（9749）：1312-1319.

［48］Wallentin L，James S，Storey R F，et al. Effect of CYP2C19 and ABCB1 single nucleotide polymorphisms on outcomes of treatment with ticagrelor versus clopidogrel for acute coronary syndromes：a genetic substudy of the PLATO trial ［J］. Lancet（London，England），2010，376（9749）：1320-1328.

[49] Su J，Xu J，Li X，et al. ABCB1 C3435T polymorphism and response to clopidogrel treatment in coronary artery disease（CAD）patients：a meta-analysis [J]. PLoS One，2012，7（10）：e46366.

[50] Blatter M C，James R W，Messmer S，et al. Identification of a distinct human high-density lipoprotein subspecies defined by a lipoprotein-associated protein, K-45. Identity of K-45 with paraoxonase [J]. European Journal of Biochemistry，1993，211（3）：871-879.

[51] Bouman H J，Schömig E，van Werkum J W，et al. Paraoxonase-1 is a major determinant of clopidogrel efficacy [J]. Nature Medicine，2011，17（1）：110-116.

[52] Li X，Zhang L，Chen X，et al. PON1 Q192R genotype influences clopidogrel responsiveness by relative platelet inhibition instead of on-treatment platelet reactivity [J]. Thrombosis Research，2013，132（4）：444-449.

[53] Tresukosol D，Suktitipat B，Hunnangkul S，et al. Effects of cytochrome P450 2C19 and paraoxonase 1 polymorphisms on antiplatelet response to clopidogrel therapy in patients with coronary artery disease [J]. PLoS One，2014，9（10）：e110188.

[54] Wu H，Qian J，Xu J，et al. Besides CYP2C19，PON1 genetic variant influences post-clopidogrel platelet reactivity in Chinese patients [J]. International Journal of Cardiology，2013，165（1）：204-206.

[55] Zhang L，Chen Y，Jin Y，et al. Genetic determinants of high on-treatment platelet reactivity in clopidogrel treated Chinese patients [J]. Thrombosis Research，2013，132（1）：81-87.

[56] Price M J，Murray S S，Angiolillo D J，et al. Influence of genetic polymorphisms on the effect of high-and standard-dose clopidogrel after percutaneous coronary intervention：the GIFT（Genotype Information and Functional Testing）study [J]. Journal of the American College of Cardiology，2012，59（22）：1928-1937.

[57] Peng W，Shi X，Xu X，et al. Both CYP2C19 and PON1 Q192R genotypes influence platelet response to clopidogrel by thrombelastography in patients with acute coronary syndrome [J]. Cardiovascular Therapeutics，2019，2019：3470145.

[58] Tselepis A D，Tsoumani M E，Kalantzi K I，et al. Influence of high-density lipoprotein and paraoxonase-1 on platelet reactivity in patients with acute coronary syndromes receiving clopidogrel therapy [J]. Journal of thrombosis and haemostasis：JTH，2011，9（12）：2371-2378.

[59] Ferretti G，Bacchetti T，Sahebkar A. Effect of statin therapy on paraoxonase-1 status：a systematic review and meta-analysis of 25 clinical trials [J]. Progress in Lipid Research，2015，60：50-73.

[60] Paré G，Ross S，Mehta S R，et al. Effect of PON1 Q192R genetic polymorphism on clopidogrel efficacy and cardiovascular events in the clopidogrel in the unstable angina to prevent recurrent events trial and the atrial fibrillation clopidogrel trial with irbesartan for prevention of vascular events [J]. Circulation Cardiovascular Genetics，2012，5（2）：250-256.

[61] Wihlborg A K，Wang L，Braun O O，et al. ADP receptor P2Y12 is expressed in vascular smooth muscle cells and stimulates contraction in human blood vessels [J]. Arteriosclerosis，Thrombosis，and Vascular Biology，2004，24（10）：1810-1815.

[62] Rudez G，Bouman H J，van Werkum J W，et al. Common variation in the platelet receptor P2RY12 gene is associated with residual on-clopidogrel platelet reactivity in patients undergoing elective percutaneous coronary interventions [J]. Circulation Cardiovascular Genetics，2009，2（5）：515-521.

[63] Li M，Wang H，Xuan L，et al. Associations between P2RY12 gene polymorphisms and risks of clopidogrel resistance and adverse cardiovascular events after PCI in patients with acute coronary syndrome [J]. Medicine，2017，96（14）：e6553.

[64] Savi P，Pereillo J M，Uzabiaga M F，et al. Identification and biological activity of the active metabolite of clopidogrel [J]. Thrombosis and Haemostasis，2000，84（5）：891-896.

[65] Lewis J P，Horenstein R B，Ryan K，et al. The functional G143E variant of carboxylesterase 1 is associated with increased clopidogrel active metabolite levels and greater clopidogrel response [J]. Pharmacogenetics and Genomics，2013，23（1）：1-8.

[66] Zhu H J，Patrick K S，Yuan H J，et al. Two CES1 gene mutations lead to dysfunctional carboxylesterase 1 activity in man：clinical significance and molecular basis [J]. American Journal of Human Genetics，2008，82（6）：1241-1248.

[67] Shuldiner A R，O'Connell J R，Bliden K P，et al. Association of cytochrome P450 2C19 genotype with the antiplatelet effect and clinical efficacy of clopidogrel therapy [J]. JAMA，2009，302（8）：849-857.

[68] Simon T，Verstuyft C，Mary-Krause M，et al. Genetic determinants of response to clopidogrel and cardiovascular events [J]. The New England Journal of Medicine，2009，360（4）：363-375.

[69] Bergmeijer T O，Reny J L，Pakyz R E，et al. Genome-wide and candidate gene approaches of clopidogrel efficacy using pharmacodynamic and clinical end points-Rationale and design of the International Clopidogrel Pharmacogenomics Consortium（ICPC）[J]. American Heart Journal，2018，198：152-159.

[70] Luo H R，Poland R E，Lin K M，et al. Genetic polymorphism of cytochrome P450 2C19 in Mexican Americans：a cross-ethnic comparative study [J]. Clinical Pharmacology and Therapeutics，2006，80（1）：33-40.

[71] Scott S A，Collet J P，Baber U，et al. Exome sequencing of extreme clopidogrel response phenotypes identifies B4GALT2 as a

determinant of on-treatment platelet reactivity [J]. Clinical Pharmacology and Therapeutics, 2016, 100 (3): 287-294.

[72] Fontana P, Ibberson M, Stevenson B, et al. Contribution of exome sequencing to the identification of genes involved in the response to clopidogrel in cardiovascular patients [J]. Journal of Thrombosis and Haemostasis, 2020, 18 (6): 1425-1434.

[73] Backman J D, O'Connell J R, Tanner K, et al. Genome-wide analysis of clopidogrel active metabolite levels identifies novel variants that influence antiplatelet response [J]. Pharmacogenetics and Genomics, 2017, 27 (4): 159-163.

[74] Rao P S, Mallya K B, Srivenugopal K S, et al. RNF2 interacts with the linker region of the human P-glycoprotein [J]. International Journal of Oncology, 2006, 29 (6): 1413-1419.

[75] Bouman H J, Harmsze A M, van Werkum J W, et al. Variability in on-treatment platelet reactivity explained by CYP2C19*2 genotype is modest in clopidogrel pretreated patients undergoing coronary stenting [J]. Heart (British Cardiac Society), 2011, 97 (15): 1239-1244.

[76] Goswami S, Yee S W, Stocker S, et al. Genetic variants in transcription factors are associated with the pharmacokinetics and pharmacodynamics of metformin [J]. Clinical Pharmacology and Therapeutics, 2014, 96 (3): 370-379.

[77] Karaźniewicz-Łada M, Danielak D, Rubiś B, et al. The influence of genetic polymorphism of Cyp2c19 isoenzyme on the pharmacokinetics of clopidogrel and its metabolites in patients with cardiovascular diseases [J]. Journal of Clinical Pharmacology, 2014, 54 (8): 874-880.

[78] Mega J L, Close S L, Wiviott S D, et al. Cytochrome p-450 polymorphisms and response to clopidogrel [J]. The New England Journal of Medicine, 2009, 360 (4): 354-362.

[79] Gurbel P A, Bliden K P, Hiatt B L, et al. Clopidogrel for coronary stenting: response variability, drug resistance, and the effect of pretreatment platelet reactivity [J]. Circulation, 2003, 107 (23): 2908-2913.

[80] Müller I, Besta F, Schulz C, et al. Prevalence of clopidogrel non-responders among patients with stable angina pectoris scheduled for elective coronary stent placement [J]. Thrombosis and Haemostasis, 2003, 89 (5): 783-787.

[81] Angiolillo D J, Fernandez-Ortiz A, Bernardo E, et al. Variability in individual responsiveness to clopidogrel: clinical implications, management, and future perspectives [J]. Journal of the American College of Cardiology, 2007, 49 (14): 1505-1516.

[82] Fiolaki A, Katsanos A H, Kyritsis A P, et al. High on treatment platelet reactivity to aspirin and clopidogrel in ischemic stroke: a systematic review and meta-analysis [J]. Journal of the Neurological Sciences, 2017, 376: 112-116.

[83] Tantry U S, Bonello L, Aradi D, et al. Consensus and update on the definition of on-treatment platelet reactivity to adenosine diphosphate associated with ischemia and bleeding[J]. Journal of the American College of Cardiology, 2013, 62(24): 2261-2273.

[84] Mega J L, Simon T, Collet J P, et al. Reduced-function CYP2C19 genotype and risk of adverse clinical outcomes among patients treated with clopidogrel predominantly for PCI: a meta-analysis [J]. JAMA, 2010, 304 (16): 1821-1830.

[85] Jeong Y H, Tantry U S, Kim I S, et al. Effect of CYP2C19*2 and*3 loss-of-function alleles on platelet reactivity and adverse clinical events in East Asian acute myocardial infarction survivors treated with clopidogrel and aspirin [J]. Circulation. Cardiovascular Interventions, 2011, 4 (6): 585-594.

[86] Tang X F, Wang J, Zhang J H, et al. Effect of the CYP2C19*2 and*3 genotypes, ABCB1 C3435T and PON1 Q192R alleles on the pharmacodynamics and adverse clinical events of clopidogrel in Chinese people after percutaneous coronary intervention [J]. European Journal of Clinical Pharmacology, 2013, 69 (5): 1103-1112.

[87] Jia D M, Chen Z B, Zhang M J, et al. CYP2C19 polymorphisms and antiplatelet effects of clopidogrel in acute ischemic stroke in China [J]. Stroke, 2013, 44 (6): 1717-1719.

[88] Siasos G, Oikonomou E, Vavuranakis M, et al. Genotyping, platelet activation, and cardiovascular outcome in patients after percutaneous coronary intervention: two pieces of the puzzle of clopidogrel resistance[J]. Cardiology, 2017, 137 (2): 104-113.

[89] Wang Z, Liu Z, Wang W, et al. Two common mutations within CYP2C19 affected platelet aggregation in Chinese patients undergoing PCI: a one-year follow-up study [J]. The Pharmacogenomics Journal, 2019, 19 (2): 157-163.

[90] Fu H, Hu P, Ma C, et al. Association of clopidogrel high on-treatment reactivity with clinical outcomes and gene polymorphism in acute ischemic stroke patients: an observational study [J]. Medicine, 2020, 99 (15): e19472.

[91] Joo H J, Ahn S G, Park J H, et al. Effects of genetic variants on platelet reactivity and one-year clinical outcomes after percutaneous coronary intervention: a prospective multicentre registry study [J]. Scientific Reports, 2018, 8 (1): 1229.

[92] Lewis J P, Backman J D, Reny J L, et al. Pharmacogenomic polygenic response score predicts ischaemic events and cardiovascular mortality in clopidogrel-treated patients [J]. European Heart Journal- Cardiovascular Pharmacotherapy, 2020, 6 (4): 203-210.

[93] Amin A M, Sheau Chin L, Teh C H, et al. Pharmacometabolomics analysis of plasma to phenotype clopidogrel high on treatment platelets reactivity in coronary artery disease patients [J]. European Journal of Pharmaceutical Sciences, 2018, 117: 351-361.

[94] Geisler T, Grass D, Bigalke B, et al. The residual platelet aggregation after deployment of intracoronary stent (PREDICT) score [J]. Journal of Thrombosis and Haemostasis, 2008, 6 (1): 54-61.

[95] Droppa M，Tschernow D，Müller K A，et al. Evaluation of clinical risk factors to predict high on-treatment platelet reactivity and outcome in patients with stable coronary artery disease（PREDICT-STABLE）[J]. PLoS One，2015，10（3）：e0121620.

[96] Kim Y G，Suh J W，Kang S H，et al. Cigarette smoking does not enhance clopidogrel responsiveness after adjusting VerifyNow P2Y12 reaction unit for the influence of hemoglobin level [J]. JACC Cardiovascular Interventions，2016，9（16）：1680-1690.

[97] Ma Q，Chen G Z，Zhang Y H，et al. Clinical outcomes and predictive model of platelet reactivity to clopidogrel after acute ischemic vascular events [J]. Chinese Medical Journal，2019，132（9）：1053-1062.

[98] Xin Y，Zhao Y，Chen X，et al. Derivation and evaluation of the ischemic risk model in high-risk Chinese patients undergoing percutaneous coronary intervention for acute coronary syndrome [J]. Clinical Therapeutics，2019，41（4）：754-765.

[99] Kakkos S K，Tsolakis I A. Clopidogrel with aspirin in minor stroke or transient ischemic attack [J]. The New England Journal of Medicine，2013，369（14）：1375.

[100] Wang Y，Zhao X，Lin J，et al. Association between CYP2C19 loss-of-function allele status and efficacy of clopidogrel for risk reduction among patients with minor stroke or transient ischemic attack [J]. JAMA，2016，316（1）：70-78.

[101] Xu J，Wang A，Wangqin R，et al. Efficacy of clopidogrel for stroke depends on CYP2C19 genotype and risk profile [J]. Annals of Neurology，2019，86（3）：419-426.

[102] Diener H C，Ringleb P A，Savi P. Clopidogrel for the secondary prevention of stroke [J]. Expert Opinion on Pharmacotherapy，2005，6（5）：755-764.

[103] Weimar C，Diener H C，Alberts M J，et al. The Essen stroke risk score predicts recurrent cardiovascular events：a validation within the REduction of Atherothrombosis for Continued Health（REACH）registry [J]. Stroke，2009，40（2）：350-354.

[104] Angiolillo D J，Capodanno D，Danchin N，et al. Derivation，validation，and prognostic utility of a prediction rule for nonresponse to clopidogrel：the ABCD-GENE score [J]. JACC. Cardiovascular Interventions，2020，13（5）：606-617.

[105] Snoep J D，Hovens M M，Eikenboom J C，et al. Clopidogrel nonresponsiveness in patients undergoing percutaneous coronary intervention with stenting：a systematic review and meta-analysis [J]. American Heart Journal，2007，154（2）：221-231.

[106] Wiviott S D，Antman E M，Gibson C M，et al. Evaluation of prasugrel compared with clopidogrel in patients with acute coronary syndromes：design and rationale for the TRial to assess Improvement in Therapeutic Outcomes by optimizing platelet inhibitioN with prasugrel Thrombolysis In Myocardial Infarction 38（TRITON-TIMI 38）[J]. American Heart Journal，2006，152（4）：627-635.

[107] Mao L，Jian C，Changzhi L，et al. Cytochrome CYP2C19 polymorphism and risk of adverse clinical events in clopidogrel-treated patients：a meta-analysis based on 23，035 subjects [J]. Archives of Cardiovascular Diseases，2013，106（10）：517-527.

[108] Paré G，Mehta S R，Yusuf S，et al. Effects of CYP2C19 genotype on outcomes of clopidogrel treatment [J]. The New England Journal of Medicine，2010，363（18）：1704-1714.

[109] Cavallari L H，Lee C R，Beitelshees A L，et al. Multisite investigation of outcomes with implementation of CYP2C19 genotype-guided antiplatelet therapy after percutaneous coronary intervention [J]. JACC Cardiovascular Interventions，2018，11（2）：181-191.

[110] Doll J A，Neely M L，Roe M T，et al. Impact of CYP2C19 metabolizer status on patients with ACS treated with prasugrel versus clopidogrel [J]. Journal of the American College of Cardiology，2016，67（8）：936-947.

[111] Xi Z W，Zhou Y J，Zhao Y X，et al. Ticagrelor versus clopidogrel in patients with two CYP2C19 loss-of-function alleles undergoing percutaneous coronary intervention [J]. Cardiovascular Drugs and Therapy，2020，34（2）：179-188.

[112] Yoon H Y，Lee N，Seong J M，et al. Efficacy and safety of clopidogrel versus prasugrel and ticagrelor for coronary artery disease treatment in patients with CYP2C19 LoF alleles：a systemic review and meta-analysis [J]. British Journal of Clinical Pharmacology，2020，86（8）：1489-1498.

[113] Mega J L，Hochholzer W，Frelinger A L，et al. Dosing clopidogrel based on CYP2C19 genotype and the effect on platelet reactivity in patients with stable cardiovascular disease [J]. JAMA，2011，306（20）：2221-2228.

[114] Roberts J D，Wells G A，Le May M R，et al. Point-of-care genetic testing for personalisation of antiplatelet treatment（RAPID GENE）：a prospective，randomised，proof-of-concept trial [J]. Lancet（London，England），2012，379（9827）：1705-1711.

[115] Notarangelo F M，Maglietta G，Bevilacqua P，et al. Pharmacogenomic approach to selecting antiplatelet therapy in patients with acute coronary syndromes：the PHARMCLO trial [J]. Journal of the American College of Cardiology，2018，71（17）：1869-1877.

[116] Tuteja S，Glick H，Matthai W，et al. Prospective CYP2C19 genotyping to guide antiplatelet therapy following percutaneous coronary intervention：a pragmatic randomized clinical trial [J]. Circulation Genomic and Precision Medicine，2020，13（1）：e002640.

[117] Povsic T J，Ohman E M，Roe M T，et al. P2Y12 inhibitor switching in response to routine notification of CYP2C19 clopidogrel metabolizer status following acute coronary syndromes [J]. JAMA Cardiology，2019，4（7）：680-684.

［118］Claassens D M F，Vos G J A，Bergmeijer T O，et al. A genotype-guided strategy for oral P2Y12 inhibitors in primary PCI［J］. The New England Journal of Medicine，2019，381（17）：1621-1631.

［119］Hulot J S，Chevalier B，Belle L，et al. Routine CYP2C19 genotyping to adjust thienopyridine treatment after primary PCI for STEMI：results of the GIANT study［J］. JACC Cardiovascular Interventions，2020，13（5）：621-630.

［120］Pan Y，Chen W，Wang Y，et al. Association between ABCB1 polymorphisms and outcomes of clopidogrel treatment in patients with minor stroke or transient ischemic attack：secondary analysis of a randomized clinical trial［J］. JAMA Neurology，2019，76（5）：552-560.

［121］Wang Y，Chen W，Lin Y，et al. Ticagrelor plus aspirin versus clopidogrel plus aspirin for platelet reactivity in patients with minor stroke or transient ischaemic attack：open label，blinded endpoint，randomised controlled phase Ⅱ trial［J］. BMJ（Clinical Research Ed），2019，365：l2211.

［122］Pan Y S，Chen W Q，Xu Y，et al. Genetic polymorphisms and clopidogrel efficacy for acute ischemic stroke or transient ischemic attack：a systematic review and meta-analysis［J］. Circulation，2017，135（1）：21-33.

［123］Turner R M，Pirmohamed S M. Pharmacogenetics and Pharmacogenomics in Cardiovascular Medicine and Surgery［M］//Kumar D，Elliott P. Cardiovascular Genetics and Genomics. Springer，Cham，2018.

［124］Bergmeijer T O，Vos G J，Claassens D M，et al. Feasibility and implementation of CYP2C19 genotyping in patients using antiplatelet therapy［J］. Pharmacogenomics，2018，19（7）：621-628.

［125］Jarrar M，Behl S，Manyam G，et al. Cytochrome allelic variants and clopidogrel metabolism in cardiovascular diseases therapy［J］. Molecular Biology Reports，2016，43（6）：473-484.

［126］El Rouby N，Lima J J，Johnson J A. Proton pump inhibitors：from CYP2C19 pharmacogenetics to precision medicine［J］. Expert Opinion on Drug Metabolism & Toxicology，2018，14（4）：447-460.

［127］Zhang Y Y，Zhou X，Ji W J，et al. Association between CYP2C19*2/*3 polymorphisms and coronary heart disease［J］. Current Medical Science，2019，39（1）：44-51.

［128］Wang Y，Cai H，Zhou G，et al. Effect of CYP2C19*2 and*3 on clinical outcome in ischemic stroke patients treated with clopidogrel［J］. Journal of the Neurological Sciences，2016，369：216-219.

［129］Guo B，Tan Q，Guo D，et al. Patients carrying CYP2C19 loss of function alleles have a reduced response to clopidogrel therapy and a greater risk of in-stent restenosis after endovascular treatment of lower extremity peripheral arterial disease［J］. Journal of Vascular Surgery，2014，60（4）：993-1001.

［130］Clarke T A，Waskell L A. The metabolism of clopidogrel is catalyzed by human cytochrome P450 3A and is inhibited by atorvastatin［J］. Drug Metabolism and Disposition：the Biological Fate of Chemicals，2003，31（1）：53-59.

［131］Suh J W，Koo B K，Zhang S Y，et al. Increased risk of atherothrombotic events associated with cytochrome P450 3A5 polymorphism in patients taking clopidogrel［J］. CMAJ：Canadian Medical Association Journal，2006，174（12）：1715-1722.

［132］Trenk D，Hochholzer W，FrommM F. Paraoxonase-1 Q192R polymorphism and antiplatelet effects of clopidogrel in patients undergoing elective coronary stent placement［J］. Circulation Cardiovascular Genetics，4（4）：429-436.

［133］Sibbing D，Koch W，Massberg S，et al. No association of paraoxonase-1 Q192R genotypes with platelet response to clopidogrel and risk of stent thrombosis after coronary stenting［J］. European Heart Journal，2011，32（13）：1605-1613.

［134］Fontana P，Dupont A，Gandrille S，et al. Adenosine diphosphate-induced platelet aggregation is associated with P2Y12 gene sequence variations in healthy subjects［J］. Circulation，2003，108（8）：989-995.

［135］Gorlin R，Fuster V，Ambrose J A. Anatomic-physiologic links between acute coronary syndromes［J］. Circulation，1986，74（1）：6-9.

［136］Santos-Gallego C G，Picatoste B，Badimón J J. Pathophysiology of acute coronary syndrome［J］. Current Atherosclerosis Reports，2014，16（4）：401.

［137］Collet J P，Hulot J S，Pena A，et al. Cytochrome P450 2C19 polymorphism in young patients treated with clopidogrel after myocardial infarction：a cohort study［J］. Lancet（London，England），2009，373（9660）：309-317.

［138］Sibbing D，Stegherr J，Latz W，et al. Cytochrome P450 2C19 loss-of-function polymorphism and stent thrombosis following percutaneous coronary intervention［J］. European Heart Journal，2009，30（8）：916-922.

［139］中华人民共和国国家卫生和计划生育委员会，2015. 药物代谢酶和药物作用靶点基因检测技术指南（试行）概要［J］. 实用器官移植电子杂志，3（5）：257-267.

［140］Huo Y，Jeong Y-H，Gong Y，et al. 2018 update of expert consensus statement on antiplatelet therapy in East Asian patients with ACS or undergoing PCI［J］. Science Bulletin，2019，64（3）：166-179.

［141］Levine G N，Bates E R，Bittl J A，et al. 2016 ACC/AHA guideline focused update on duration of dual antiplatelet therapy in patients with coronary artery disease：a report of the American college of cardiology/American heart association task force on clinical practice guidelines：an update of the 2011 ACCF/AHA/SCAI guideline for percutaneous coronary intervention，2011 ACCF/AHA guideline for coronary artery bypass graft surgery，2012 ACC/AHA/ACP/AATS/PCNA/SCAI/STS guideline for the diagnosis and management of patients with stable ischemic heart disease，2013 ACCF/AHA guideline for the management of ST-elevation myocardial infarction，2014 AHA/ACC guideline for the management of patients with non-ST-elevation acute coronary syndromes，and 2014 ACC/AHA guideline on perioperative cardiovascular evaluation and management of patients undergoing noncardiac surgery［J］. Circulation，2016，134（10）：e123-e155.

［142］Capodanno D，Alfonso F，Levine G N，et al. ACC/AHA versus ESC guidelines on dual antiplatelet therapy：JACC guideline comparison［J］. Journal of the American College of Cardiology，2018，72（23 Pt A）：2915-2931.

［143］Holmes M V，Perel P，Shah T，et al. CYP2C19 genotype, clopidogrel metabolism, platelet function, and cardiovascular events：a systematic review and meta-analysis［J］. JAMA，2011，306（24）：2704-2714.

［144］易杰灵，李丹滢，杨贤，等. CYP2C19 代谢型对 ACS 患者 PCI 术后氯吡格雷临床应用的疗效分析［J］. 药学与临床研究，2018，26（6）：422-426.

［145］Martin J，Williams A K，Klein M D，et al. Frequency and clinical outcomes of CYP2C19 genotype-guided escalation and de-escalation of antiplatelet therapy in a real-world clinical setting［J］. Genetics in Medicine：Official Journal of the American College of Medical Genetics，2020，22（1）：160-169.

［146］Hassani Idrissi H，Hmimech W，Khorb N E，et al. A synergic effect between CYP2C19*2，CYP2C19*3 loss-of-function and CYP2C19*17 gain-of-function alleles is associated with clopidogrel resistance among moroccan acute coronary syndromes patients［J］. BMC Research Notes，2018，11（1）：46.

［147］Zeb I，Krim N，Bella J. Role of CYP2C19 genotype testing in clinical use of clopidogrel：is it really useful［J］. Expert Review of Cardiovascular Therapy，2018，16（5）：369-377.

［148］Lyerly M J，Bartlett K，Albright K C. Role of CYP2C19 alleles in the management of recurrent ischemic stroke［J］. Neurology Clinical Practice，2019，9（2）：140-144.

［149］Tanaka T，Yamagami H，Ihara M，et al. Association of CYP2C19 polymorphisms with clopidogrel reactivity and clinical outcomes in chronic ischemic stroke［J］. Circulation Journal，2019，83（6）：1385-1393.

［150］Cannon C P，Harrington R A，James S，et al. Comparison of ticagrelor with clopidogrel in patients with a planned invasive strategy for acute coronary syndromes（PLATO）：a randomised double-blind study［J］. Lancet（London，England），2010，375（9711）：283-293.

［151］Annes J P，Giovanni M A，Murray M F. Risks of presymptomatic direct-to-consumer genetic testing［J］. The New England Journal of Medicine，2010，363（12）：1100-1101.

［152］Fuster V，Sweeny J M. Clopidogrel and the reduced-function CYP2C19 genetic variant：a limited piece of the overall therapeutic puzzle［J］. JAMA，2010，304（16）：1839-1840.

［153］Carreras E T，Hochholzer W，Frelinger A L，et al. Diabetes mellitus，CYP2C19 genotype，and response to escalating doses of clopidogrel. Insights from the ELEVATE-TIMI 56 Trial［J］. Thrombosis and Haemostasis，2016，116（1）：69-77.

［154］Gurbel P A，Bliden K P，Logan D K，et al. The influence of smoking status on the pharmacokinetics and pharmacodynamics of clopidogrel and prasugrel：the PARADOX study［J］. Journal of the American College of Cardiology，2013，62（6）：505-512.

［155］徐鹏，王宁夫，周亮，等. 吸烟对氯吡格雷抗血小板活化作用的影响［J］. 医学研究杂志，2012，41（3）：127-130.

［156］Li J S，Yow E，Berezny K Y，et al. Dosing of clopidogrel for platelet inhibition in infants and young children：primary results of the Platelet Inhibition in Children On cLOpidogrel（PICOLO）trial［J］. Circulation，2008，117（4）：553-559.

［157］Goel D. Ticagrelor：The first approved reversible oral antiplatelet agent［J］. International Journal of Applied & Basic Medical Research，2013，3（1）：19-21.

［158］Holmberg M T，Tornio A，Paile-Hyvärinen M，et al. CYP3A4*22 impairs the elimination of ticagrelor，but has no significant effect on the bioactivation of clopidogrel or prasugrel［J］. Clinical Pharmacology and Therapeutics，2019，105（2）：448-457.

［159］Husted S，Emanuelsson H，Heptinstall S，et al. Pharmacodynamics，pharmacokinetics，and safety of the oral reversible P2Y12 antagonist AZD6140 with aspirin in patients with atherosclerosis：a double-blind comparison to clopidogrel with aspirin［J］. European Heart Journal，2006，27（9）：1038-1047.

［160］Butler K，Teng R. Pharmacokinetics，pharmacodynamics，safety and tolerability of multiple ascending doses of ticagrelor in healthy volunteers［J］. British Journal of Clinical Pharmacology，2010，70（1）：65-77.

［161］Cannon C P，Husted S，Harrington R A，et al. Safety，tolerability，and initial efficacy of AZD6140，the first reversible oral adenosine diphosphate receptor antagonist，compared with clopidogrel，in patients with non-ST-segment elevation acute coronary syndrome：primary results of the DISPERSE-2 trial［J］. Journal of the American College of Cardiology，2007，50（19）：1844-1851.

[162] Gurbel P A，Bliden K P，Butler K，et al. Response to ticagrelor in clopidogrel nonresponders and responders and effect of switching therapies: the RESPOND study [J]. Circulation，2010，121（10）：1188-1199.

[163] Gurbel P A，Bliden K P，Butler K，et al. Randomized double-blind assessment of the ONSET and OFFSET of the antiplatelet effects of ticagrelor versus clopidogrel in patients with stable coronary artery disease: the ONSET/OFFSET study [J]. Circulation，2009，120（25）：2577-2585.

[164] Park S D，Baek Y S，Woo S I，et al. Comparing the effect of clopidogrel versus ticagrelor on coronary microvascular dysfunction in acute coronary syndrome patients（TIME trial）: study protocol for a randomized controlled trial [J]. Trials，2014，15：151.

[165] Bonaca M P，Bhatt D L，Cohen M，et al. Long-term use of ticagrelor in patients with prior myocardial infarction [J]. The New England Journal of Medicine，2015，372（19）：1791-1800.

[166] Johnston S C，Amarenco P，Albers G W，et al. Ticagrelor versus aspirin in acute stroke or transient ischemic attack [J]. The New England Journal of Medicine，2016，375（1）：35-43.

[167] Hiatt W R，Fowkes F G，Heizer G，et al. Ticagrelor versus clopidogrel in symptomatic peripheral artery disease [J]. The New England Journal of Medicine，2017，376（1）：32-40.

[168] Butler K，Teng R. Evaluation and characterization of the effects of ticagrelor on serum and urinary uric acid in healthy volunteers [J]. Clinical Pharmacology and Therapeutics，2012，91（2）：264-271.

[169] Azran M，Tanaka K A. Interaction between ticagrelor and CYP3A4 inhibitor: importance of P2Y12 function testing to assess platelet recovery before surgery [J]. Journal of Cardiothoracic and Vascular Anesthesia，2019，33（11）：3221-3222.

[170] Storey R F，Melissa Thornton S，Lawrance R，et al. Ticagrelor yields consistent dose-dependent inhibition of ADP-induced platelet aggregation in patients with atherosclerotic disease regardless of genotypic variations in P2RY12，P2RY1，and ITGB3 [J]. Platelets，2009，20（5）：341-348.

[171] Varenhorst C，on behalf of the PLATO Investigators，Eriksson N，et al. Effect of genetic variations on ticagrelor plasma levels and clinical outcomes [J]. European Heart Journal，2015，36（29）：1901-1912.

[172] Li M，Hu Y，Li H，et al. No effect of SLCO1B1 and CYP3A4/5 polymorphisms on the pharmacokinetics and pharmacodynamics of ticagrelor in healthy Chinese male subjects [J]. Biological & Pharmaceutical Bulletin，2017，40（1）：88-96.

[173] Liu S，Shi X，Tian X，et al. Effect of CYP3A4 1G and CYP3A5 3 polymorphisms on pharmacokinetics and pharmacodynamics of ticagrelor in healthy Chinese subjects [J]. Frontiers in Pharmacology，2017，8：176.

[174] Wiviott S D，White H D，Ohman E M，et al. Prasugrel versus clopidogrel for patients with unstable angina or non-ST-segment elevation myocardial infarction with or without angiography: a secondary，prespecified analysis of the TRILOGY ACS trial [J]. Lancet（London，England），2013，382（9892）：605-613.

[175] Wiviott S D，Antman E M，Braunwald E. Prasugrel [J]. Circulation，2010，122（4）：394-403.

[176] Kelly R P，Close S L，Farid N A，et al. Pharmacokinetics and pharmacodynamics following maintenance doses of prasugrel and clopidogrel in Chinese carriers of CYP2C19 variants [J]. British Journal of Clinical Pharmacology，2012，73（1）：93-105.

[177] Xiang Q，Cui Y M，Zhao X，et al. Identification of PEAR1 SNPs and their influences on the variation in prasugrel pharmacodynamics [J]. Pharmacogenomics，2013，14（10）：1179-1189.

[178] Gurbel P A，Bergmeijer T O，Tantry U S，et al. The effect of CYP2C19 gene polymorphisms on the pharmacokinetics and pharmacodynamics of prasugrel 5-mg，prasugrel 10-mg and clopidogrel 75-mg in patients with coronary artery disease [J]. Thrombosis and Haemostasis，2014，112（3）：589-597.

[179] Kitazono T，Ikeda Y，Nishikawa M，et al. Influence of cytochrome P450 polymorphisms on the antiplatelet effects of prasugrel in patients with non-cardioembolic stroke previously treated with clopidogrel [J]. Journal of Thrombosis and Thrombolysis，2018，46（4）：488-495.

[180] Gimbel M，Qaderdan K，Willemsen L，et al. Clopidogrel versus ticagrelor or prasugrel in patients aged 70 years or older with non-ST-elevation acute coronary syndrome（POPular AGE）: the randomised，open-label，non-inferiority trial [J]. Lancet（London，England），2020，395（10233）：1374-1381.

[181] Bhatt D L，Fox K A，Hacke W，et al. Clopidogrel and aspirin versus aspirin alone for the prevention of atherothrombotic events [J]. The New England Journal of Medicine，2006. 354（16）：1706-1717.

[182] Schrör K，1997. Aspirin and platelets: the antiplatelet action of aspirin and its role in thrombosis treatment and prophylaxis [J]. Seminars in Thrombosis and Hemostasis，23（4）：349-356.

[183] Hankey G J，Eikelboom J W. Aspirin resistance [J]. Lancet（London，England），2006，367（9510）：606-617.

[184] Ben-Dor I，Kleiman N S，Lev E. Assessment，mechanisms，and clinical implication of variability in platelet response to aspirin and clopidogrel therapy [J]. The American journal of cardiology，2009，104（2）：227-233.

[185] Floyd C N, Ferro A. Mechanisms of aspirin resistance [J]. Pharmacology & therapeutics, 2014, 141 (1): 69-78.

[186] Varenhorst C, James S, Erlinge D, et al. Genetic variation of CYP2C19 affects both pharmacokinetic and pharmacodynamic responses to clopidogrel but not prasugrel in aspirin-treated patients with coronary artery disease [J]. European Heart Journal, 2009, 30 (14): 1744-1752.

[187] Marcucci R, Giusti B, Paniccia R, et al. High on-treatment platelet reactivity by ADP and increased risk of MACE in good clopidogrel metabolizers [J]. Platelets, 2012, 23 (8): 586-593.

[188] Kupstyte N, Zaliunas R, Tatarunas V, et al. Effect of clinical factors and gene polymorphism of CYP2C19*2, *17 and CYP4F2*3 on early stent thrombosis [J]. Pharmacogenomics, 2015, 16 (3): 181-189.

[189] Dekker J W, Nizankowska E, Schmitz-Schumann M, et al. Aspirin-induced asthma and HLA-DRB1 and HLA-DPB1 genotypes [J]. Clinical and Experimental Allergy, 1997, 27 (5): 574-577.

[190] Choi J H, Lee K W, Oh H B, et al. HLA association in aspirin-intolerant asthma: DPB1*0301 as a strong marker in a Korean population [J]. The Journal of Allergy and Clinical Immunology, 2004, 113 (3): 562-564.

[191] Verschuren J J, Boden H, Wessels J A, et al. Value of platelet pharmacogenetics in common clinical practice of patients with ST-segment elevation myocardial infarction [J]. International journal of cardiology, 2013, 167 (6): 2882-2888.

[192] Lepäntalo A, Mikkelsson J, Reséndiz J C, et al. Polymorphisms of COX-1 and GPVI associate with the antiplatelet effect of aspirin in coronary artery disease patients [J]. Thrombosis and Haemostasis, 2006, 95 (2): 253-259.

[193] Matsubara Y, Murata M, Watanabe G, et al. Enhancing effect of the (145) Met-allele of GP I b alpha on platelet sensitivity to aspirin under high-shear conditions [J]. Thrombosis research, 2008, 123 (2): 331-335.

[194] Fujiwara T, Ikeda M, Esumi K, et al. Exploratory aspirin resistance trial in healthy Japanese volunteers (J-ART) using platelet aggregation as a measure of thrombogenicity [J]. The pharmacogenomics journal, 2007, 7 (6): 395-403.

[195] Mastalerz L, Setkowicz M, Sanak M, et al. Hypersensitivity to aspirin: common eicosanoid alterations in urticaria and asthma [J]. The Journal of allergy and clinical immunology, 2004, 113 (4): 771-775.

[196] Sánchez-Borges M, Acevedo N, Vergara C, et al. The A-444C polymorphism in the leukotriene C4 synthase gene is associated with aspirin-induced urticaria [J]. Journal of Investigational Allergology & Clinical Immunology, 2009, 19 (5): 375-382.

[197] KKucharska-Newton A M, Monda K L, Campbell S, et al. Association of the platelet GP II b/IIIa polymorphism with atherosclerotic plaque morphology: the Atherosclerosis Risk in Communities (ARIC) Study [J]. Atherosclerosis, 2011, 216 (1): 151-156.

[198] Nanda N, Phillips D R. Novel targets for antithrombotic drug discovery [J]. Blood Cells, Molecules & Diseases, 2006, 36 (2): 228-231.

[199] Faraday N, Yanek L R, Yang X P, et al. Identification of a specific intronic PEAR1 gene variant associated with greater platelet aggregability and protein expression [J]. Blood, 2011, 118 (12): 3367-3375.

[200] Lewis J P, Ryan K, O'Connell J R, et al. Genetic variation in PEAR1 is associated with platelet aggregation and cardiovascular outcomes [J]. Circulation Cardiovascular Genetics, 2013, 6 (2): 184-192.

[201] Herrera-Galeano J E, Becker D M, Wilson A F, et al. A novel variant in the platelet endothelial aggregation receptor-1 gene is associated with increased platelet aggregability [J]. Arteriosclerosis, Thrombosis, and Vascular Biology, 2008, 28 (8): 1484-1490.

[202] Nie X Y, Li J L, Qin S B, et al. Genetic mutations in PEAR1 associated with cardiovascular outcomes in Chinese patients with acute coronary syndrome [J]. Thrombosis Research, 2018, 163: 77-82.

[203] 张晶, 何胜虎, 王大新, 等. 药物基因检测指导的氯吡格雷个体化用药2例 [J]. 中国循证心血管医学杂志, 2018, 10 (12): 1581-1582.

[204] Awaisu A, Hamou F, Mekideche L, et al. Proton pump inhibitor co-prescription with dual antiplatelet therapy among patients with acute coronary syndrome in Qatar [J]. International Journal of Clinical Pharmacy, 2016, 38 (2): 353-361.

[205] 中国医师协会心血管内科医师分会血栓防治专业委员会, 中华医学会心血管病分会介入学组, 中华心血管病杂志编辑委员会. 替格瑞洛临床应用中国专家共识 [J]. 临床军医杂志, 2016, 44 (5): 444-453.

[206] 唐静宜, 刘剑敏, 张耕. CYP2C19 和阿司匹林药物基因分型指导 PCI 术后急性心肌梗死1例 [J]. 中国医药导报, 2016, 13 (29): 175-177.

[207] 余雄杰, 陈锦华, 刘生友. 替格瑞洛致呼吸困难一例 [J]. 中国处方药, 2014, (9): 31-32.

[208] 蒋俊杰, 俞吉, 王法财, 等. 临床药师参与1例经皮冠状动脉介入术后血小板高反应患者的抗血小板治疗 [J]. 临床药物治疗杂志, 2017, 15 (4): 80-84.

[209] Pinto Slottow T L, Bonello L, Gavini R, et al. Prevalence of aspirin and clopidogrel resistance among patients with and without drug-eluting stent thrombosis [J]. The American Journal of Cardiology, 2009, 104 (4): 525-530.

［210］Antithrombotic Trialists（ATT）Collaboration，Baigent C，Blackwell L，et al. Aspirin in the primary and secondary prevention of vascular disease：collaborative meta-analysis of individual participant data from randomised trials［J］. Lancet（London，England），2009，373（9678）：1849-1860.

［211］Würtz M，Nissen P H，Grove E L，et al. Genetic determinants of on-aspirin platelet reactivity：focus on the influence of PEAR1［J］. PLoS One，2014，9（10）：e111816.

［212］曹艮元，闫国强. 细胞色素 P4502C19 基因多态性检测与氯吡格雷临床应用的相关性研究［J］. 中西医结合心脑血管病杂志，2014，（4）：433-435.

［213］布伦，张闯，华宁，等. 氯吡格雷双倍剂量对冠脉介入术后氯吡格雷抵抗患者缺血及出血事件的影响［J］. 中国误诊学杂志，2012，12（8）：1770-1772.

［214］Jang J S，Cho K I，Jin H Y，et al. Meta-analysis of cytochrome P450 2C19 polymorphism and risk of adverse clinical outcomes among coronary artery disease patients of different ethnic groups treated with clopidogrel［J］. The American Journal of Cardiology，2012，110（4）：502-508.

［215］Xie X，Ma Y T，Yang Y N，et al. CYP2C19 phenotype，stent thrombosis，myocardial infarction，and mortality in patients with coronary stent placement in a Chinese population［J］. PLoS One，2013，8（3）：e59344.

［216］Liang Z Y，Han Y L，Zhang X L，et al. The impact of gene polymorphism and high on-treatment platelet reactivity on clinical follow-up：outcomes in patients with acute coronary syndrome after drug-eluting stent implantation［J］. EuroIntervention：Journal of EuroPCR in Collaboration with the Working Group on Interventional Cardiology of the European Society of Cardiology，2013，9（3）：316-327.

第十二章　抗凝药物基因组学的临床应用

第一节　概　　述

华法林（warfarin）作为香豆素的衍生物，广泛应用于慢性心房颤动、静脉血栓、肺栓塞及心脏瓣膜置换术后等的抗凝治疗中。尽管口服抗凝药已经问世，但是华法林仍然处于一线口服抗凝药的地位。由于华法林有效治疗窗窄，且不同个体间稳定治疗剂量差异显著，剂量不足将无法预防血栓栓塞，剂量过高则会导致严重出血的风险。据统计，华法林严重出血不良事件的发生率为 1.3%～4.2%，并与华法林的抗凝强度密切相关[1, 2]。

临床应用华法林的挑战在于，在治疗早期需要明确患者的安全与有效维持（稳定）剂量，并且需要通过结合患者的身高、体重、饮食、病情、合并用药及基因因素对稳态剂量进行调整。传统华法林的应用主要依靠给予初次用量后，通过反复监测国际标准化比值（INR）进行剂量调整，由于没有考虑到个体基因因素和临床因素对华法林剂量的影响，有时需要数周才能达到华法林的稳定治疗。华法林药物基因组学作为临床应用最经典的药物基因组学之一，通过整合基因、种族和临床等因素，能够更精确地预测华法林治疗剂量，降低剂量过高或者过低所致严重出血和缺血风险，缩短华法林达到稳定治疗剂量的时间。

第二节　华法林的药代动力学和药效动力学

一、华法林的药代动力学

华法林是 R-和 S-对映异构体外消旋混合物，其中 S-华法林拮抗维生素 K 的能力是 R-华法林的 5 倍；在稳定状态下，S-华法林能够发挥 60%～70% 的抗凝作用，并主要经由 CYP2C9 代谢。CYP2C9 能够将 S-华法林代谢成无活性的 6-羟基华法林或 7-羟基华法林；R-华法林则主要经由 CYP1A1、CYP1A2 和 CYP3A4 代谢（图 12-1）。$CYP2C9$ 基因具有高度遗传多态性，目前大约有 61 个 $CYP2C9$ 的非同义变异型已经被识别（https://www.pharmvar.org/gene/CYP2C9），其中对 $CYP2C9*2$（Arg144Cys）和 $CYP2C9*3$（Ile359Leu）变异蛋白的药代动力学功能研究最为深入。CYP2C9*2 蛋白的最大代谢率大约是野生型蛋白的 50%，该变异蛋白对华法林的转换率下降 30%～50%。CYP2C9*3 蛋白具有明显升高的 K_m 值和较低的内在清除率，可使 S-华法林代谢率降低大约 90%[3-5]。

二、华法林的药效动力学

华法林是维生素 K 循环中的维生素 K 环氧化物还原酶（VKOR）的特异性抑制剂，VKOR 由维生素 K 环氧化物还原酶复合物亚单位 1（$VKORC1$）基因所编码。$VKORC1$ 错义突变

Arg98Trp 可导致 VKORC1 先天性缺陷所致的维生素 K 依赖性凝血因子 II 缺乏症，*VKORC1* 其他罕见错义突变（如 Va145Ala、Arg58Gly、Leu128Arg、Asp36Tyr 和 Va166Met）可导致华法林抵抗[6-8]。

　　VKORC1 的常见遗传多态性［位于启动子区 1 的 1639G＞A（rs9923231），内含子 1 的 1173C＞T（rs9934438）和 3′非翻译区的 3730G＞A（rs7294）］已被证实与华法林的治疗剂量密切相关（详见后续章节）。在维生素 K 循环中，还原型维生素 K 是 γ-谷氨酰羧化酶（GGCX）的辅助因子，能够催化维生素 K 依赖的凝血因子 II、VII、IX、X 和蛋白 C、S、Z 的翻译后 γ-谷氨酰基羧化作用（图 12-1）。华法林通过抑制 VKOR 阻断氧化型维生素 K 向还原型维生素 K 的转化，导致维生素 K 依赖的凝血因子翻译后 γ-谷氨酰基羧化作用丧失，从而实现抗凝。CYP4F2 能够将维生素 K_1 代谢成羟基维生素 K_1，该过程导致维生素 K 循环中维生素 K_1 向还原型维生素 K 的转化减少；由于还原型维生素 K 是凝血因子活化所必需的，因此，CYP4F2 活性的增加会导致凝血因子活化水平降低。由于 *CYP4F2*3* 编码的变异蛋白对维生素 K_1 羟基化的能力降低，还原型维生素 K 水平相应增加，凝血因子活化水平增加，进而导致华法林抗凝剂量增加（详见后续章节）[9]。钙腔蛋白（CALU）能够阻断 GGCX 对凝血因子的 γ-谷氨酰基羧化反应，进而影响凝血因子的活化，目前关于 *CALU* 和 *GGCX* 基因变异对凝血因子活化和华法林药代动力学的影响尚存在争议。

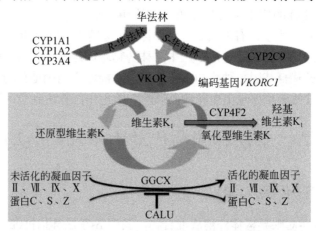

图 12-1　华法林的药代动力学和药效动力学通路

（邹宇婷　尹　彤）

第三节　华法林剂量相关的药物基因组学决定因素

　　华法林是心脏瓣膜置换术后推荐的一线口服抗凝药，也是目前临床上最广泛使用的抗凝药物之一。华法林主要通过抑制维生素 K 参与的凝血因子 II、VII、IX、X 在肝脏的合成而起到抗凝作用。虽然华法林抗凝效果好、价格低，但是其治疗窗窄，不良反应发生风险高。华法林剂量过大容易发生出血，剂量不足则会导致栓塞。当前，临床上主要通过监测患者 INR 来确保华法林的用药安全。服用华法林的患者需定期到医院监测 INR，当 INR 处于特定范围内（一般目标范围为 2.0～3.0）时，即认为抗凝安全有效。尽管如此，华法林仍是目前由药物不良反应导致急诊入院最多的药物[10]。

华法林的剂量存在较大的种族差异和个体差异。在中国汉族人群中华法林的平均稳态剂量约为 3mg/d，在欧美白种人群中平均稳态剂量约为 5mg/d，而在非洲黑种人群中平均稳态剂量可达 7mg/d。此外，在同一种族中，相同疾病患者的华法林稳态剂量差异可达 20 倍以上[11]。影响华法林稳态剂量变异的因素有很多，包括遗传因素、环境因素、生活习惯等。本节将从遗传因素和非遗传因素两方面介绍华法林剂量相关的决定因素。

一、华法林剂量相关的遗传因素

华法林在体内最主要的作用靶点是 VKOR，该酶的编码基因为 VKORC1。此外，华法林主要活性成分（S-华法林）在体内主要由 CYP2C9 代谢。因此，早期针对华法林的遗传药理学研究主要聚焦于这两个基因。

CYP2C9 基因具有高度的基因多态性，据 PharmVar 数据库（https://www.pharmvar.org/gene/CYP2C9）统计，截至 2020 年 6 月已发现 62 种突变等位基因。其中最常见的具有临床意义的两个等位基因为 CYP2C9*2（rs1799853）和 CYP2C9*3（rs1057910）。研究显示，与野生型携带者相比，CYP2C9*2 和 CYP2C9*3 等位基因携带者 CYP2C9 的代谢活性分别下降 30%~40% 和 80%~90%[12]。因此，当这两个等位基因携带者使用常规剂量的华法林时，可能出现华法林代谢减慢、出血风险增加的问题。回顾性研究显示，CYP2C9 基因多态性可解释约 15% 的华法林稳态剂量变异[13]。CYP2C9 基因多态性存在较大的种族差异，如在欧美白种人群中 CYP2C9*2 的发生频率可达 12%，在非洲黑种人群中发生频率仅为 1%，而在中国汉族人群中发生频率几乎为 0。在中国汉族人群中 CYP2C9*3 是常见的突变等位基因，频率为 3%，而在白种人群和黑种人群中 CYP2C9*3 的频率分别为 7% 和 0。

与 CYP2C9 类似，VKORC1 同样具有高度的基因多态性。在众多多态性位点中，rs9923231 是与华法林稳态剂量最相关的位点。rs9923231 位于 VKORC1 启动子-1639 位，是一个 G>A 的多态性位点。荧光素酶报告基因实验显示，当 VKORC1 启动子序列-1639 位由 G 变为 A 时，启动子活性显著下调，VKORC1 表达下降[14]。因此，相对于 G 等位基因携带者，携带 A 等位基因的患者需要更少的华法林剂量来抑制 VKOR 的活性。rs9923231 是目前已知对华法林稳态剂量变异贡献最大的因素，可解释约 25% 的华法林稳态剂量变异[13]。rs9923231 在人群中的发生频率较高且存在较大的种族差异。在中国汉族人群中，A 等位基因的频率可达 90%，在白种人群中频率为 35%，而在黑种人群中频率仅为 5%。VKORC1 基因多态性发生频率的种族差异可能是导致华法林稳态剂量种族差异发生的主要原因之一。

除了 CYP2C9 和 VKORC1 的基因多态性以外，还有一些基因多态性也被发现与华法林稳态剂量变异显著相关，但它们对华法林稳态剂量变异的解释度都较低。目前这些位点中公认的华法林稳态剂量相关位点是 CYP4F2*3（rs2108622）。CYP4F2 影响华法林的主要途径是对还原型维生素 K 进行代谢。当体内维生素 K 水平降低时，维生素 K 依赖的凝血因子活化减少，抗凝所需的华法林剂量下降。CYP4F2*3 突变可减少 CYP4F2 表达，使其活性下降、维生素 K 代谢能力减弱，从而导致华法林剂量需求增加[15]。回顾性研究显示，CYP4F2*3 可解释约 1% 的华法林稳态剂量变异[13]。此外，近年一些基于高通量分析策略的研究也发现了一些新的华法林剂量相关遗传位点。例如，一个基于群体研究策略的全基因组关联分析（GWAS）发现位于 *CYP2C* 基因簇的 rs12777823 与华法林稳态剂量显著相关[16]。一个针对极端剂量的靶向第二代测序研究发现了 *DNMT3A* rs2304429、*CYP1A1* rs3826041、*STX1B* rs72800847 和 *NQO1* rs10517 可显著影响华法林稳态剂量，这 4 个位点可解释约 2.2%的华法林稳态剂量变异[17]。

二、华法林剂量相关的非遗传因素

临床因素和环境因素是另外两个公认的能够影响华法林稳态剂量变异的因素，包括年龄、身高、体重、合并用药、饮食、饮酒和吸烟等（图 12-2），这些因素可解释约 10%的华法林稳态剂量变异[13]。年龄大的人需要更低的华法林剂量，体重指数大的人则需要更高的华法林剂量。这可能是因为年龄和体重指数等因素对酶活性或酶表达量的影响。一些酶诱导剂或酶抑制剂能够影响华法林药代动力学或者药效动力学相关酶的活性，使华法林剂量需求发生改变。例如，胺碘酮是一种抗心律失常药，常与华法林合用。胺碘酮可抑制 CYP2C9 活性，导致华法林代谢减慢。因此，合并使用胺碘酮的患者，使用华法林时剂量需求降低。服用华法林的患者通常被要求控制饮食，最主要的原因之一是华法林是维生素 K 的拮抗剂，而饮食是人体中维生素 K 的主要来源之一。食用高维生素 K 含量的食物，如菠菜、动物肝脏等，会导致华法林抗凝作用减弱、剂量需求增加。

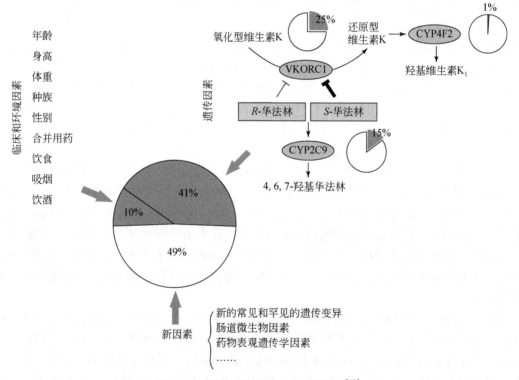

图 12-2　华法林剂量相关因素示意图[13]

资料来源: Li X, Li D, Wu JC, et al. Precision dosing of warfarin: open questions and strategies. Pharmacogenomics J, 2019, 19（3）: 219-229

除了上述因素外，还有一些其他层面的因素可能影响华法林的剂量，包括肠道微生物、DNA 甲基化等。肠道微生物合成是人体中维生素 K 的另一个重要来源，维生素 K 也主要从肠道吸收，因此肠道微生物可能通过影响维生素 K 的吸收和合成影响华法林稳态剂量。前期研究发现，服用广谱抗生素的患者华法林出血风险增加[18]，小肠细菌过度生长（小肠淤积综合征）患者华法林剂量需求增加[19]。还有研究报道，志贺菌在华法林抵抗的患者中显著富集，肠球菌则在华法林敏感的患者中显著富集[20]。这些研究均提示肠道微生物组成和丰度可能与华法林剂量变异存在密切联系。DNA 甲基化是基因组表观遗传修饰的一种，DNA 甲基化对基因表达和功能具有重要影响。有研究发现，极高和极低华法林剂量需求的患者血浆 DNA 全基因组甲基化存在显著差异，利用全基因组甲基化信息可以将极高和极低剂量患者进行聚类区分，这提示 DNA 甲基化可能影响华法林稳态剂量[21]。

三、展望

目前已知的华法林剂量相关因素可解释约 50% 的剂量变异，这对于真正实现华法林的精准用药仍是不够的。因此，未来还需要开展更多的研究以鉴定新的华法林稳态剂量相关影响因子。目前，传统的药物基因组学研究策略已经很难发现有临床意义的新的华法林剂量变异相关因素。在将来的研究中，研究人员可以从高通量检测方法着手，针对稀有突变、肠道微生物和 DNA 甲基化等多个层面开展多组学整合研究。相信随着多组学研究的深入，将会有越来越多的新的华法林剂量相关影响因子被发现，这将为临床实施华法林的个体化用药提供更多的科学依据。

（李　曦）

第四节　华法林出血并发症相关的药物基因组学决定因素

华法林作为临床一线口服抗凝药物，广泛应用于非瓣膜性心房颤动、静脉血栓、肺栓塞及心脏瓣膜置换术后等血栓栓塞性疾病的预防与治疗，但由于安全治疗范围狭窄、需要长期监测凝血指标，尤其是存在严重和致命性出血并发症的风险，其临床应用受到限制[22]。尽管新一代口服抗凝药（凝血酶抑制剂和 X a 因子抑制剂）具有见效快、出血风险低和无须监测等优点，但尚缺乏可靠的拮抗剂且价格相对高昂，另外在人工心脏瓣膜置换术后及严重肾功能不全患者中的应用尚缺乏足够证据[23]。因此，华法林在临床中仍然处于一线口服抗凝药的地位[22, 24]。出血并发症是华法林最常见和最致命的并发症，一直是人们关注的焦点，严重影响患者预后，是导致患者治疗中断、永久性致残甚至死亡的主要原因之一[25]。研究显示，在华法林抗凝治疗过程中，主要出血事件的发生率高达 3.36%[26]。影响华法林出血并发症的主要临床和环境因素包括年龄、性别、抗凝强度、凝血指标监测情况、合并疾病及合并用药等。近年来对华法林的药物基因组学研究发现，华法林代谢和作用相关基因的变异在很大程度上影响华法林的治疗剂量，并且能够解释近 50% 的华法林剂量个体间差异[27]。与此同时，研究发现，华法林药物基因组学相关基因变异与华法林的出血并发症密切相关[28]。本节将侧重介绍与华法林出血并发症相关的药物基因组学因素。

一、华法林代谢和作用通路及候选基因

华法林是两种不同活性的消旋异构体混合物，发挥主要抗凝作用的 S-华法林由

CYP2C9（编码基因 *CYP2C9*）代谢[29]。华法林通过阻断肝脏维生素 K 循环中的 VKOR（编码基因 *VKORC1*），减少还原型维生素 K 的生成，继而抑制γ-谷氨酰基羧化酶（γ-glutamyl carboxylase, GGCX）介导的γ-谷氨酰基羧化反应，导致维生素 K 依赖性凝血因子（Ⅱ、Ⅶ、Ⅸ、Ⅹ）的活化减少，从而发挥抗凝作用。在维生素 K 循环中，环氧型维生素 K 首先经 VKOR 转变为维生素 K，然后在 VKOR 的作用下，转化为还原型维生素 K，参与维生素 K 依赖性凝血因子的羧化反应[30]。其中维生素 K 还可经 CYP4F2（编码基因 *CYP4F2*）氧化水解[31]。近年来，针对华法林的药物基因组学研究发现，华法林作用和代谢通路上的基因多态性与华法林的稳定治疗剂量密切相关，经整合临床环境因素和基因变异因素建立的华法林药物基因组学剂量预测模型，能够解释 50%～60%剂量个体间差异[32]。与大量的华法林剂量相关研究相比，华法林出血终点事件的相关研究相对少见。尽管如此，一系列研究证实华法林代谢和作用通路上的相关基因多态性与华法林导致的过度抗凝和出血并发症密切相关。

（一）*CYP2C9* 基因多态性

CYP2C9 是华法林的关键代谢酶，编码 CYP2C9 蛋白的基因位于 10 号染色体长臂（10q24.2），全长约为 55kb。*CYP2C9* 基因具有高度多态性，迄今为止，人类 CYP450 等位基因命名委员会已经命名 58 种 SNP（*CYP2C9*1*～*CYP2C9*58*），其中野生型 *CYP2C9*1*、突变型 *CYP2C9*2*（Arg144Cys，C430T）和突变型 *CYP2C9*3*（Ile359Leu，A1075C）是最常见的三种基因型。*CYP2C9*2* 和 *CYP2C9*3* 等位基因频率在不同种族间的分布存在显著差异，在高加索人中，*CYP2C9*2* 和 *CYP2C9*3* 等位基因频率分别为 8%～20%和 6%～10%[33]。亚洲人群中最主要的突变型为 *CYP2C9*3*，中国人群中 *CYP2C9*3* 基因型占 4%，*CYP2C9*2* 基因型携带者在亚洲人群中较罕见[33-36]。研究表明 *CYP2C9*2* 携带者对华法林的最大代谢速率仅为 *CYP2C9*1* 携带者的 50%，而 *CYP2C9*3* 蛋白较高的 K_m 值和较低的固有清除率导致其 S-华法林羟基化下降约 90%[32]。由于携带这两种基因型的患者对华法林的代谢能力降低，华法林在体内的大量蓄积导致抗凝作用显著增强，继而可能引起出血事件的发生。

（二）*CYP2C9* 基因多态性与华法林过度抗凝的关联性研究

通过 INR 界定的过度抗凝被证实是华法林出血事件重要且独立的危险因素之一。尽管过度抗凝并不总是与出血事件密切相关（患者 INR＜2.0 时仍然可能发生出血事件），但其依然是抗凝相关出血的主要影响因素[37]。相对于 INR 在 2～3 的患者，INR＞4.5 的患者出血事件发生率显著增加。另外，有研究发现，华法林抗凝治疗的患者 INR 控制在 2.2 时，发生死亡的风险最低。当 INR＞2.5 时，INR 每增加一个单位，出血风险增加两倍[38]。

针对西方人群的一项小规模研究在分析了 *CYP2C9* 基因型与过度抗凝（INR＞4）之间的相关性后，首先发现了与 *CYP2C9* 野生型携带者相比，*CYP2C9*2* 及 *CYP2C9*3* LOF 等位基因突变型携带者更易发生过度抗凝，其原因是 *CYP2C9* LOF 基因突变携带者代谢华法林的能力降低，进而导致华法林在体内蓄积，抗凝作用增强[39]。随后 Voora 等[40]的研究进一步证实了这一发现，但是 Taube 等[41]的研究得出了不同的结论，他们未发现该基因变异型与华法林过度抗凝之间有明显的相关性。出现上述研究结果差异的原因可能与不同研究纳入人群的差异，以及过度抗凝的判断标准不同有关，且各研究纳入的病例数差距也较大。前期对以上研究进行的荟萃分析发现，相对于 *CYP2C9* 野生型携带者，*CYP2C9*2* 和 *CYP2C9*3* 变异型携带者发生过度抗凝的风险均明显增高，其中 *CYP2C9*3* 变异型携带者发生过度抗凝的风险更高（*CYP2C9*2*：HR=1.52，95%CI：1.11～2.09，*P*=0.01；*CYP2C9*3*：HR=2.37，95%CI：1.46～3.83，*P*=0.001）[28]。

（三）*CYP2C9* 基因多态性与华法林出血并发症的关联性研究

早在 1999 年，Ogg 等[42]就对 *CYP2C9* 基因型与华法林出血并发症的相关性进行了研究，遗憾的是未发现明显相关性。随后 Higashi 等[39]在对 185 名高加索患者的研究中证实，与野生型 *CYP2C9*1* 相比，*CYP2C9*2* 及 *CYP2C9*3* 突变型携带者发生出血事件的风险明显升高。经过前期对 13 项相关研究进行荟萃分析后发现[28]，华法林总出血事件的发生率高达 23.0%，*CYP2C9*2* 及 *CYP2C9*3* 基因型均与总出血事件的发生有关。与野生型 *CYP2C9*1/*1* 携带者相比，*CYP2C9*3/*3* 突变型携带者与华法林总出血事件的相关性最强（*CYP2C9*3/*3*：HR=4.87，95%CI：1.38～17.14，*P*=0.01），然而该荟萃分析并未发现 *CYP2C9*1/*2*、*CYP2C9*2/*2*、*CYP2C9*2/*3* 突变型携带者与总出血事件的相关性。

此外，该研究还对 *CYP2C9* 基因型与华法林主要出血事件的相关性进行了荟萃分析，结果发现，主要出血事件的发生率为 9.9%，*CYP2C9*2* 及 *CYP2C9*3* 突变型携带者较野生型 *CYP2C9*1* 携带者发生主要出血事件的风险均显著升高（*CYP2C9*2*：HR=1.80，95%CI：1.09～2.97，*P*=0.01；*CYP2C9*3*：HR=1.95，95% CI：1.38～2.78，*P*=0.001）[28]。

二、*VKORC1* 基因变异

VKORC1 是编码 VKOR 蛋白的基因，位于 16 号染色体短臂（16p11.2），全长约 4100bp。华法林通过抑制 VKOR 酶的活性，减少还原型维生素 K 的生成，继而抑制 γ-谷氨酰基羧化反应，导致维生素 K 依赖性凝血因子（II、VII、IX、X）的活化减少。

VKORC1 –1639G＞A（rs9923231）是 *VKORC1* 基因目前研究最多的位点，位于 *VKORC1* 基因的启动子区，与处在第一个内含子区的 *VKORC1* –1173C＞T 呈连锁不平衡。发生在该位点的突变影响了 *VKORC1* 的转录水平，继而影响 VKOR 的生成及华法林的药效动力学过程。*VKORC1* –1639G＞A 突变基因分布频率存在明显的种族差异，在亚洲人、高加索人和黑种人中突变频率分别为 91.17%、38.79% 和 10.81%[43]。*VKORC1* –1639A 等位基因频率在中国人中高达 90%，大量研究表明，这一高突变频率是导致中国人华法林平均稳态剂量低于高加索人的主要原因[35,36]。

（一）*VKORC1* 基因变异与过度抗凝相关研究

Limdi 等[44]分析了 *VKORC1* –1639G＞A 基因型与华法林出血事件的相关性，发现与 *VKORC1* –1639 野生型相比，*VKORC1* –1639AA 和 GA 携带者更易发生过度抗凝（HR=3.63，95% CI：2.45～5.36，*P*＜0.001）。Lund 等[45]进一步研究发现，在华法林治疗起始 30 天内，AA 型较 GA 型携带者与过度抗凝的相关性更显著（*VKORC1* –1639AA，HR=7.80，95% CI：3.70～16.45，*P*＜0.001；*VKORC1* –1639GA，HR=2.34，95% CI：1.18～4.65，*P*=0.013）。此后陆续有研究证实这一相关性，但是也有研究得出相反的结论[46]。经过对以上研究荟萃

分析后发现，*VKORC1* –1639AA 和 GA 携带者较 *VKORC1* –1639 野生型更容易发生过度抗凝（HR=1.93，95% CI：1.24～2.99，$P = 0.003$）[28]。分层分析后发现，此相关性在华法林治疗起始 30 天内尤为显著（$P < 0.001$），但是在治疗 30 天后的研究中未发现明显相关性。这表明，虽然在华法林治疗早期，*VKORC1* –1639G＞A 基因型与 *CYP2C9* 基因型相比更容易发生过度抗凝，但是在治疗 30 天以后 *CYP2C9* 基因型与过度抗凝的相关性更强[28]。这可能由于 *VKORC1* 编码的是华法林作用的靶蛋白，患者根据 INR 值及时做出剂量调整以后消除了 *VKORC1* 基因影响，而 *CYP2C9* 基因编码的蛋白与华法林代谢有关，剂量的调整对其影响较小。

（二）*VKORC1* 基因变异与出血相关研究

在针对 *VKORC1* 基因型与华法林出血事件的相关性研究中，大部分研究并未发现基因型与出血事件的明显相关性，仅 1 项针对长期服用华法林抗凝治疗的小规模高加索人群患者研究发现，*VKORC1* –1639G＞A 突变型携带者与总出血事件仅呈微弱相关性[47]。另外有研究还分析了 *VKORC1* –1639G＞A 基因型与主要出血事件的相关性，但是并未发现明确的相关性[47-49]。这可能是由于 *VKORC1* –1639G＞A 是华法林剂量敏感相关基因型，携带该基因型的患者早期可能已经通过 INR 值做出了剂量调整，降低了 *VKORC1* 基因型对出血事件的影响。

三、*CYP4F2* 基因变异与出血相关研究

近年研究发现，CYP450 家族的成员 CYP4F2 通过羟基化维生素 K 苯基侧链导致体内还原型维生素 K 浓度下降。*CYP4F2* 基因位于 19 号染色体短臂（19p13.12），全长约 20kb。*CYP4F2* 基因突变以后对维生素 K 的代谢能力发生改变，造成维生素 K 的蓄积或减少。由于肝脏维生素 K 水平和经由维生素 K 循环进行的凝血因子γ-羧化反应的改变是导致华法林出血并发症的直接影响因素，因此认为 *CYP4F2* 的基因变异型可能与华法林出血并发症相关。Roth 等[50]研究发现，与华法林剂量仅有微弱相关性的 *CYP4F2* rs2108622 变异型携带者发生华法林出血并发症的风险较非携带者降低 38%（OR=7.61，95% CI：0.43～0.91）。*CYP4F2* rs2108622 分布频率有明显的种族差异，*CYP4F2* rs2108622CC 基因型在亚洲人、非洲裔美国人和高加索人中分布频率分别为 66.9%、84%和 46%；CT 基因型分布频率分别为 31.5%、16%和 42%；TT 基因型分布频率分别为 1.6%、0 和 12%。中国人中 *CYP4F2* rs2108622 突变频率为 32.9%～48%[35, 36, 43]。*CYP4F2* rs2108622 C＞T 突变导致该酶活性下降，氧化还原型维生素 K 能力降低，使体内还原型维生素 K 浓度升高，凝血作用增强，这可能是导致出血事件降低的主要原因。但是 Kawai 等[51]的研究（n=509）未发现该位点基因突变与出血事件有明显相关性。上述两个研究纳入病例较少，且没有涵盖所有人群，结论还需要通过大规模临床试验进一步验证。

另一个与华法林出血相关的位点 *CYP4F2* rs3093168 位于 *CYP4F2* 基因第 9 个内含子区，野生型 CC 基因型在中国汉族、日本、高加索和非洲人群中的分布频率分别为 30%、13%、47%和 43%。在对 312 名使用华法林抗凝治疗的中国汉族患者进行研究后发现，*CYP4F2* rs3093168 CT 和 TT 基因型携带者较未携带者更容易发生主要出血事件（HR=7.61，95% CI：1.26～45.83，P=0.03）[52]。但是造成此差异的具体机制尚不清楚，可能与突变后对维生

K 的代谢能力增加有关。

四、小结

CYP2C9 与 VKORC1 基因变异型均与华法林治疗期间过度抗凝相关,并且在治疗早期,VKORC1–1639G>A 与过度抗凝的相关性更显著。CYP2C9*2 和 CYP2C9*3 基因型携带者服用华法林时更容易发生出血事件,其中 CYP2C9*3 较 CYP2C9*2 与出血事件的相关性更强。尽管 VKORC1–1639A 等位基因携带者更易发生过度抗凝,但是并未导致出血事件的显著增加。关于 CYP4F2 基因变异与华法林过度抗凝和出血并发症的相关性尚有待更多的研究证实。

(刘　佳　王观筠　尹　彤)

第五节　华法林药物基因组学的全基因组关联分析

随着人类基因组计划的完成,科学家发现人体内基因组序列有 99% 是相同的,仅有 1% 的序列存在变异(约 300 万个),这些变异是药物反应个体差异发生的主因之一。华法林药物基因组学研究的主要目的是从这些变异中筛选出与华法林药物反应相关的位点,以指导华法林的个体化用药。在传统的华法林遗传药理学研究中,研究人员主要使用候选基因研究策略,对一个或几个与华法林有潜在联系的基因进行分型,然后分析它们与华法林药物反应个体差异的关系。这种策略研究效率低,不能完整地在基因组范围内搜寻与华法林药物反应有关的遗传位点。近年来,随着高通量检测技术(如基因芯片、第二代测序技术等)的迅速发展。一种基于"零假设"的全基因组关联分析(genome-wide association study,GWAS)策略逐渐普及。与候选基因关联研究策略相比,GWAS 可在整个基因组范围内搜寻与华法林药物反应相关的位点,研究效率更高,成本也更高。本节将介绍 GWAS 的策略及针对华法林的 GWAS。

一、GWAS 的发展现状

GWAS 指采用高通量检测技术对受试者进行全基因组基因分型,而后通过关联分析方法在全基因组范围内搜寻与研究表型相关的遗传位点。2005 年 Klein 等在《科学》上发表了第一个针对人类疾病的 GWAS,他们通过高通量基因芯片分析了 10 万个 SNP 与黄斑变性之间的关系,由此开启了人类复杂性状的 GWAS 时代[53]。

早期的 GWAS 主要基于全基因组分型芯片,它是一种基于寡核苷酸杂交的微阵列芯片。这类芯片可以同时检测一个标本数十万个甚至数百万个 SNP 和 CNV 位点的信息。全基因组分型芯片具有一定的局限性:首先,基因芯片只能检测基因组上已知的多态性位点,不能用于罕见变异的研究;其次,基因芯片无法覆盖基因组上的所有变异位点,因此基于基因芯片筛选的位点无法确认是否为功能性位点,仍需通过精细定位分析进一步确定。近年来高通量测序技术迅速发展,基因组测序成本不断下降,这使得基于基因组测序技术的 GWAS 变得可行。与基因芯片相比,基因组测序能够发现新的突变,适用于罕见变异的研究。另外,由于可以一次性将所有基因组突变检测出来,测序分析得到的位点无须再采用其他平台技术进行精细定位。不过由于测序成本仍较高，并且产生的数据量大、分析难度高，普及基于全基因组测序的 GWAS 仍需要一定的时间。

GWAS 极大地推动了人类复杂性状的遗传学研究的发展，但它仍然存在一些问题：首先，由于纳入统计分析的位点太多，GWAS 面临非常严重的多重检验问题，一类错误发生率高。其次，GWAS 对群体分层极为敏感，容易由人群混杂造成假阳性结果。再次，很多 GWAS 研究发现的位点位于内含子或基因沙漠区域，难以解释其为何与研究表型相关。最后，由于数据量大，数据维度高，目前难以完全利用 GWAS 数据，仍需开发更多新的算法以更好地解读数据。

当前，研究人员通常采取以下策略减轻上述缺点对 GWAS 结果的影响。第一，实行多人群多阶段验证策略，即先在一个人群中通过 GWAS 筛选出一些最显著与研究表型相关的候选位点，然后在另外的一个或多个独立人群中对这些候选位点进行基因分型和验证分析，只有得到验证的位点才被认为是可靠的。第二，通过多重检验校正算法降低假阳性结果发生率。在 GWAS 中，P 小于 0.05 并不代表位点有意义，只有通过多重检验校正后 P 值仍小于显著水平阈值才认为有意义。第三，通过 meta 分析方法合并不同队列研究的样本数据，提高研究的样本量，从而降低混杂因素的影响、提升风险位点的显著性水平，以获取最可靠的研究结果。第四，通过多种统计分析方法挖掘数据信息，如单体型分析、通路分析、基因交互作用分析、基于基因的关联分析等。

二、华法林的 GWAS

相对于疾病遗传学研究，药物基因组学中的 GWAS 起步相对较晚，研究数量较少，研究难度更大。药物基因组学研究队列中纳入的样本通常需要随访，收集时间长、难度高。因此，相对于疾病遗传学研究队列，药物基因组学研究队列普遍样本量较少，这导致 GWAS 结果可靠性相对较低。此外，药物基因组学研究的表型通常更为复杂，混杂因素更多，导致结果的可验证性低。尽管如此，GWAS 在药物基因组学领域仍表现出不错的效果。其中针对华法林稳态剂量的 GWAS 是药物基因组学研究中具代表性的例子。

第一个针对华法林的 GWAS 于 2008 年发表在心血管疾病顶级期刊《血液》上[54]。该研究首先在 181 例采用华法林进行抗凝治疗且获得稳态剂量的患者中开展 GWAS，分析了约 55 万个 SNP 与华法林稳态剂量的关联关系，挑选出了 384 个候选 SNP。然后，研究人员在包含 379 例患者的独立人群中对这 384 个 SNP 进行验证分析。结果显示 VKORC1 rs9923231 和 CYP2C9*3 是与华法林稳态剂量最显著关联的位点。随后 10 多年时间，各国研究人员针对华法林又发表了 8 篇 GWAS。这些研究大多数针对的表型为华法林稳态剂量，也有少数研究关注了出血、INR 在治疗范围内时间百分比（PTTR）等指标，并新发现了 CYP4F2、CYP2C 基因簇等华法林药物反应相关基因。表 12-1 展示了目前所发表的针对华法林的 GWAS 基本情况。

表 12-1　华法林相关 GWAS 基本情况

序号	研究表型	研究人群	样本量	发现基因	发表年份	研究平台	参考文献
1	华法林稳态剂量	混合人群	初始人群：181 人 验证人群：379 人	VKORC1 CYP2C9	2008	基因芯片	[54]

续表

序号	研究表型	研究人群	样本量	发现基因	发表年份	研究平台	参考文献
2	华法林稳态剂量	欧洲白种人	初始人群：1053 人	*VKORC1* *CYP2C9* *CYP4F2*	2009	基因芯片	[55]
3	华法林稳态剂量	日本人	初始人群：1515 人 验证人群：444 人	*VKORC1* *CYP2C9* *CYP4F2*	2010	基因芯片	[56]
4	华法林稳态剂量	美国黑种人	初始人群：553 人 验证人群：432 人	*CYP2C* 基因簇	2013	基因芯片	[16]
5	华法林稳态剂量	美国黑种人	初始人群：103 人 验证人群：372 人	*FPGS*	2014	外显子测序	[57]
6	华法林稳态剂量	巴西人	初始人群：367 人	*VKORC1* *CYP2C9*	2015	基因芯片	[58]
7	PTTR	混合人群	初始人群：982 人	*ASPH*	2016	基因芯片	[59]
8	华法林稳态剂量	美国黑种人 和白种人	初始人群：1680 人	*CYP2C* 基因簇 *COX15*、*FGF5*	2017	基因芯片	[60]
9	出血	美国黑种人	初始人群：215 人 验证人群：188 人	*EPHA7*	2018	基因芯片	[60]

从已发表的 GWAS 结果来看，由于 *VKORC1* 和 *CYP2C9* 对华法林稳态剂量变异的贡献度太大，很多研究在单变量分析中只发现这两个基因的位点达到了 GWAS 显著水平（图 12-3）[55]。然而实际上，还有一些华法林剂量相关位点也可以通过 GWAS 找到，只不过它们的效应被 *VKORC1* 和 *CYP2C9* 的多态性位点所掩盖。例如，Perera 等[16] 通过条件回归分析方法去除 *VKORC1* 和 *CYP2C9* 多态性的影响后，新发现了一个在美国黑种人群中特异性地与华法林稳态剂量显著关联的位点 rs12777823。该位点位于 *CYP2C* 基因簇，P 为 5×10^{-12}。由此可见，在今后针对华法林稳态剂量的 GWAS 研究中应当充分考虑 *VKORC1* 和 *CYP2C9* 的影响，采用更多新的研究策略和方法搜寻新的剂量相关遗传位点。

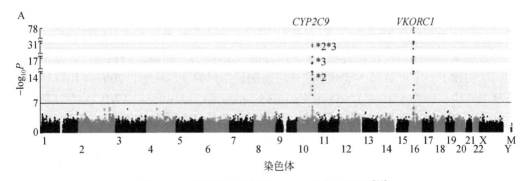

图 12-3　华法林稳态剂量 GWAS 的曼哈顿图[55]

横坐标数字代表染色体编号，纵坐标为 P 的负对数值，数值越大代表越显著，图上的每一个点代表一个 SNP 位点，黑色的横线代表 GWAS 显著水平阈值

资料来源：Takeuchi F，McGinnis R，Bourgeois S，et al. A genomewide association study confirms VKORC1，CYP2C9，and CYP4F2 as principal genetic determinants of warfarin dose. PLoS Genet，2009；5（3）：e1000433

三、小结

总体来说，目前华法林药物基因组学的 GWAS 开展得仍不够。已开展的研究大多基于基因芯片平台，样本量较小，研究表型单一。今后研究中应注意扩大样本量，提高统计功效以鉴定更多的新位点。同时，也可采用全基因组测序等新的技术平台开展研究以更全面地搜寻华法林药物反应相关位点，尤其是罕见变异位点。研究的表型也应该更多元化，除了关注剂量外，还应当关注不良反应、INR 变化等指标。相信随着华法林药物基因组学的 GWAS 不断推进，越来越多的华法林相关遗传位点将会被发现，这将为实现华法林的个体化用药提供更多的科学依据。

第六节　华法林药物基因组学剂量和出血风险预测模型

华法林的药物反应受多种因素影响，不能简单地以单个因素进行预测。基于此，研究人员采用线性回归等数学模型将各种影响因素整合，以构建华法林药物反应预测模型。纳入模型的因素将被给予一定的权重，然后模型根据累积的权重大小对患者的华法林药物反应进行预测。目前已有两种预测模型应用于临床，分别是基因导向型华法林个体化用药剂量预测模型和华法林出血风险预测模型。本节将从华法林药物反应预测模型的现状、构建和使用方法及临床意义等方面进行介绍。

基因导向型华法林个体化用药剂量预测模型

（一）初始剂量预测模型

个体剂量差异被认为是导致华法林药物不良反应发生的主因之一。如果能在患者首次服用华法林前准确地预测出其稳态剂量并将其作为患者的初始剂量，就有可能降低由剂量使用不当导致的华法林不良反应发生风险。通过多种临床研究，研究人员已发现了可解释约 50%华法林稳态剂量变异的影响因素，这使得构建华法林个体化用药剂量预测模型变得可行。由于已发现的影响因素以遗传因素为主，因此这一类预测模型又被称为基因导向型华法林个体化用药剂量预测模型。Sconce 等[61]于 2005 年报道了首个基因导向型华法林个体化用药剂量预测模型，他们将华法林剂量相关的遗传因素和临床因素整合，基于多元线性回归法构建了一个可解释 54.2%华法林稳态剂量变异的预测模型。2009 年国际华法林遗传药理学联盟（International Warfarin Pharmacogenetics Consortium，IWPC）在《新英格兰医学杂志》上发表了迄今为止规模最大的基因导向型华法林个体化用药剂量预测模型建模研究，该研究首次提出了回顾性研究中如何判定模型预测准确度的方法，即当预测剂量在实际剂量上下 20%范围内则认为预测准确[62]。基于此判定方法，IWPC 发现基因导向型华法林个体化用药剂量预测模型可使超过 60%的患者在首次用药时即可服用正确的剂量。此后，采用相似的建模策略，又有 10 多个基于不同种族数据的模型被报道。目前，IWPC 发布的华法林个体化用药剂量预测模型是最广泛应用于临床的剂量预测模型，其具体参数见表 12-2。该模型主要基于线性回归算法，每一个纳入模型的因素均被赋予了固定的权重。在患者服药前，只需将其相应表型数据代入模型中即可预测华法林初始用药剂量。

表 12-2　基因导向的华法林个体化用药预测公式[62]

符号	回归系数	变量
	5.604 4	
−	0.261 4×	年龄分级
+	0.008 7×	身高（cm）
+	0.012 8×	体重（kg）
−	0.867 7×	*VKORC1* A/G
−	1.697 4×	*VKORC1* A/A
−	0.485 4×	*VKORC1* 基因型未知
−	0.521 1×	*CYP2C9* *1/*2
−	0.935 7×	*CYP2C9* *1/*3
−	1.061 6×	*CYP2C9* *2/*2
−	1.920 6×	*CYP2C9* *2/*3
−	2.331 2 ×	*CYP2C9* *3/*3
−	0.218 8 ×	*CYP2C9* 基因型未知
−	0.109 2 ×	亚洲人
−	0.276 0 ×	非洲人或非洲裔美国人
−	0.103 2 ×	种族未知或混血
+	1.181 6 ×	使用酶诱导剂
−	0.550 3 ×	使用胺碘酮
=		剂量（毫克/周）的开方

注：年龄分级 0~9 为 0，10~19 为 1，20~29 为 2，以此类推；*VKORC1* 基因型、*CYP2C9* 基因型和种族类型如果为该项则为 1，否则为 0；使用酶诱导剂或胺碘酮为 1，不使用为 0。

资料来源：International Warfarin Pharmacogenetics Consortium，Klein TE，Altman RB，et al. Estimation of the warfarin dose with clinical and pharmacogenetic data. N Engl J Med，2009，360（8）：753-764。

由于华法林的剂量存在明显的种族差异，IWPC 模型虽然纳入了部分亚洲人，但大部分并非中国汉族人。因此，为了构建适用于中国人群的华法林个体化用药剂量预测模型，国内的一些研究人员也开展了类似的建模研究。2011 年香港中文大学姚凯诗教授团队基于中国香港的汉族人群数据构建了中国人群中第一个基因导向型华法林个体化用药剂量预测模型，随后中国人民解放军总医院尹彤教授和中南大学湘雅医院周宏灏教授团队又分别基于北方和南方汉族人群构建了华法林个体化用药剂量预测模型[63-65]，这标志着我国的华法林用药也进入了个体化用药时代。

（二）调整剂量预测模型

上文主要介绍了华法林的初始剂量预测模型，但由于目前纳入模型的因素对华法林剂量个体差异解释度还不够高，模型的预测准确度还不尽如人意。在实际用药过程中，初始剂量预测不准的患者仍需要对剂量进行调整以达到目标 INR，而不同基因型的患者剂量调整的需求也可能不同。因此，一些研究人员为了满足临床需求又构建了调整剂量预测模型。与初始剂量预测模型相比，调整剂量预测模型中新纳入了患者的初始剂量、INR 及服药时间等因素。目前最常用的调整剂量预测模型由华盛顿大学构建并免费发布在 Warfarindosing 网站上（http://www.warfarindosing.org/）供医生和患者使用。该模型在预测时除了要求提供患者基本的临床和基因型信息外，还要求提供 INR 和用药剂量信息。图 12-4 展示了 Warfarindosing 网站进行剂量预测的界面。它首先要求填写患者的服药时间，明确是预测初始剂量还是调整剂量，如图 12-4A 所示。如果选择 0 则预测初始剂量，选择其他则预测调整剂量。这里以预测服药 5 天后的调整剂量为例。图 12-4B 则要求输入患者的基本临床表型和基因型信息。图 12-4C 要求输入患者前 4 天实际用药剂量及第三天和第四天 INR 的信息。图 12-4D 则展示了最后预测得到的调整剂量信息。

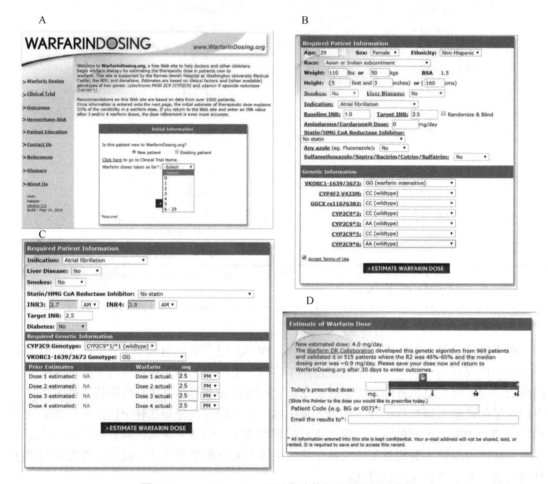

图 12-4　Warfarindosing 网站华法林剂量预测界面截图

（三）华法林剂量预测模型的现状与展望

要判断华法林剂量预测模型是否有临床意义，首选的研究策略是前瞻性研究。前瞻性研究通常采取随机对照试验，即将入组的患者随机分入个体化用药组和常规治疗组。个体化用药组按照初始剂量预测模型和调整剂量预测模型预测的华法林剂量给患者用药，而常规治疗组的患者则采用常规方式用药。最后，通过对比两组患者达到目标 INR 时间、目标

INR 时间百分比、不良反应发生率等指标判断剂量预测模型是否有临床意义。最近几年，已有近 20 个针对基因导向型华法林个体化用药预测模型的前瞻性研究被报道，其中最具代表性的三个研究为 GIFT、EU-PACT 和 COAG[66-68]。GIFT 于 2017 年发表在《美国医学会杂志》上，而 EU-PACT 和 COAG 则于 2013 年发表于同期的《新英格兰医学杂志》上。这 3 个前瞻性研究中除了 COAG 外都取得了阳性结果，提示华法林个体化用药剂量预测模型能够改善华法林的临床用药安全性。然而，从具体研究结果看，当前的模型对华法林安全性相关指标的提升十分有限，这表明模型仍需进一步优化[69]。

导致目前模型临床效果欠佳的主因是纳入模型的因素对华法林稳态剂量的解释度还不够高，这使得模型预测准确度不尽如人意，尤其是对极高和极低剂量患者，模型预测效果不佳。有研究报道当前的剂量预测模型对小于 13.66 毫克/周的患者的预测成功率仅在 10% 左右，而另一个荟萃分析则发现当前模型对大于 49 毫克/周的患者预测成功率为 0[70, 71]。值得注意的是，极端剂量患者恰好是在用药初期最容易发生不良反应的人群。在今后的研究中可以从以下两方面对模型进行优化。第一，开展更多针对华法林剂量的临床研究，搜寻更多可纳入模型因素以提升模型的预测准确度。研究不能只局限在遗传层面，还可以从表观基因组、肠道微生物组、代谢组等层面入手，进行多组学的筛查。第二，对建模算法进行优化。当前主流的建模方法是线性回归，但线性回归并不一定是最合适的建模方法。随着更多多组学影响因素的纳入，机器学习算法可能更有发挥空间，将来的研究可以尝试用多种算法建模，以获取最优的建模算法。

总之，当前的基因导向型华法林个体化用药剂量预测模型临床效果欠佳，仍需优化，这极大地限制了其在临床上的推广和应用。要真正实现华法林的个体化用药仍有很长的路。

（李　曦）

第七节　药物基因检测指导华法林个体化用药的临床实施建议

华法林作为最广泛应用的香豆素类口服抗凝药，具有治疗窗窄、出血风险高、达到抗凝目标所需治疗剂量个体间差异大的特点。近十余年来，大量强有力的药物基因组学临床研究证据表明，华法林代谢和作用通路上的基因多态性与华法林治疗剂量密切相关，结合临床因素建立的华法林药物基因组学模型能够很大程度上（约 50%）合理解释并预测华法林个体治疗剂量的差异。鉴于此，在 2011 年国际临床药物基因组学实施联盟（Clinical Pharmacogenetics Implementation Consortium，CPIC）首次发布了关于应用 CYP2C9 和 VKORC1 基因型指导华法林治疗剂量的实施指南[72]。随后，在 2017 年 CPIC 结合国际上不同种族人群最新的华法林药物基因研究证据，对 2011 年的指南进行了更新，不仅增加了与华法林治疗剂量相关的基因多态性，还强调有必要针对不同种族（如非洲人群）进行选择性基因位点的检测和药物基因组学模型的应用[72]。本节将重点介绍 2017 年 CPIC 发布的药物基因组学指导华法林治疗的实施指南中，药物基因组学指导各类患者华法林剂量应用的临床实施推荐意见、患者的获益和风险，以及应用过程中的注意事项。根据研究证据的质量分级（高级别：证据来自设计良好且积极开展的研究获得的一致性结果。中级别：

证据充分，但受限于研究例数、质量、一致性、普遍性或证据的间接性。低级别：研究数量或力度有限，研究设计或方法存在缺陷，证据链空白或缺失，导致证据不足以评估效果）和临床预期应用效果，指南对推荐意见采用了三级评价系统，分为强烈推荐（证据质量高，预期效果明确超出非预期效果）；中度推荐（证据质量中等，预期效果超出非预期效果存在不确定性）和选择性推荐（证据不充分或基于推断，预期效果和非预期效果彼此平衡，是否采取推荐意见可存在分歧）。

一、药物基因组学指导成年患者华法林用药剂量的治疗建议

（一）药物基因组学指导成年患者华法林维持（慢性）剂量的建议

药物基因组学指导华法林治疗的实施指南所包含的药物基因组学基因型指导华法林用药剂量的建议，主要来自大量已经证实的结合遗传和临床信息能够更准确预测华法林稳定治疗剂量的观察性或前瞻性研究，以及临床随机对照试验（RCT）。指南所依据的大多数文献来源于欧洲裔、非洲裔美国人群和东亚人群，其他人群的相对有限的文献同样支持该指南。

1. 华法林药物基因组学剂量模型的应用　通过整合基因变异和临床环境因素，前期已经建立了多个华法林药物基因组学的剂量预测模型，其中 Gage 模型[73]和 IWPC 模型[62]的建立是基于 5000 例以上的受试者。因此，这两个模型被认为能够更准确地预测华法林的稳态剂量，在国际上得到普遍接受。尽管如此，上述模型不适合于非洲人群。其原因在于，模型中所包含的 CYP2C9 等位基因变异 CYP2C9*2、CYP2C9*3 罕见于非洲人群，而非洲人群中常见的与华法林剂量有关的 CYP2C9 等位基因变异（CYP2C9*5、CYP2C9*6、CYP2C9*8或 CYP2C9*11）并未出现在上述模型中[74]。指南强调，药物基因组学模型在剂量预测方面优于临床算法和固定剂量方法，但存在种族差异。同时强调，药物基因组学模型比 FDA 批准的华法林标签表能够更好地预测华法林剂量[75]。

2. 药物基因组学模型指导华法林用药剂量　本指南建议应用药物基因组学模型指导华法林临床用药剂量的计算，推荐流程如图 12-5 所示。CPIC 推荐的 Gage 模型[73]和 IWPC 模型[76]均应用了临床和药物基因组学信息（CYP2C9*2、CYP2C9*3、VKORC1 -1639G＞A 基因型）作为剂量计算依据，并提供了非常相似的剂量推荐意见。通过模型预测的每日稳态剂量保留到小数点后一位，临床医生可以据此开具处方（例如，如果模型预测剂量为4.3mg/d，可以按照每周 7 天，其中 5 天按照 4mg/d 给药，2 天按照 5mg/d 给药）。

需要注意的是，上述推荐模型中未包括 CYP4F2、CYP2C9*5、CYP2C9*6、CYP2C9*8或 CYP2C9*11 或 rs12777823 基因型，如果能够获知上述基因分型结果，在应用模型计算时需要考虑到这些基因型对预测剂量的影响，并进行相应的剂量调整。指南建议，对于 CYP4F2 rs2108622T 等位基因携带者，华法林预测剂量需要增加 5%～10%；对于 CYP2C9*5、CYP2C9*6、CYP2C9*8 或 CYP2C9*11（如 CYP2C9*1/*8、CYP2C9*1/*11、CYP2C9*8/*11）等位基因携带者，华法林预测剂量需要降低 15%～30%。在指南推荐的 Warfarindosing 网站中，分别包含了 Gage 模型[73]和 IWPC 模型[77]，两个模型均可以针对 CYP4F2、CYP2C9*5 和 CYP2C9*6 基因型进行剂量调整。

（二）药物基因组学指导华法林负荷（或初始）剂量计算

临床对于如何使用华法林负荷剂量一直存在争议，国际上不同地区的意见也都不一致，主要依据经验和当地的标准给药。来自美国多个队列研究的最新数据表明，在不携带或者仅有 1 个 *VKORC1* 或 *CYP2C9* 变异等位基因的患者中，不提供负荷剂量可能会延迟 INR 达标时间，并导致治疗起始 1 个月内目标治疗范围内的时间缩短[76]。Avery 等开发了一种基因指导负荷剂量预测的方法[77]，稍加修改后成功用于 EU-PACT 研究[67, 78]。COAG 研究中，华法林起始剂量的计算并未考虑 *CYP2C9* 变异等位基因的影响[79]。目前尚不清楚上述两个临床试验负荷剂量策略的差异是否会影响华法林抗凝效果和临床结局。指南认为，如果需要使用华法林负荷剂量，则采用药物基因组学方法计算负荷剂量可能会有所帮助。目前应用药物基因组学指导华法林负荷剂量的大部分经验来自欧洲人群，尚缺乏在其他人群中的报道和应用。

（三）不同种族的华法林剂量治疗建议

1. 指南对于非非洲裔患者的推荐意见（图 12-5）

（1）使用已发表的药物基因组学模型[62, 73]计算华法林剂量，包括 *VKORC1* -1639G＞A、*CYP2C9*2*、*CYP2C9*3* 的基因型信息，对于携带 *CYP2C9* 代谢不良基因型（如 *CYP2C9 *2/*3*、*CYP2C9*3/*3*）或同时携带华法林敏感基因型（*VKORC1* -1639A/A）和 *CYP2C9* 代谢不良基因型的患者，可以考虑使用其他口服抗凝药。该建议的等级为强烈推荐。

（2）如果要使用负荷剂量，则可以使用结合了遗传信息的 EU-PACT 负荷剂量算法[67]，该建议的等级为选择性推荐。

（3）虽然 *CYP2C9*5*、*CYP2C9*6*、*CYP2C9*8* 或 *CYP2C9*11* 变异等位基因通常被称为非洲特定等位基因，但它们也可能出现在未知的或者非非洲裔个体中。如果检测到上述变异等位基因，则需要将计算剂量减少，每一个变异等位基因对应的剂量减少 15%～30%，或考虑使用其他口服抗凝药。对于携带变异等位基因纯合体的患者，剂量可能需要降得更低（如 *CYP2C9*2/*5* 携带者的计算剂量需要降低 20%～40%）。该建议的等级为选择性推荐。

（4）如果检测到 *CYP4F2*3*（即 c.1297A、p.433Met、rs2108622）等位基因，则将计算剂量增加 5%～10%，该建议的等级为选择性推荐。

（5）在非非洲裔患者中，不推荐 rs12777823 基因型用于华法林剂量的计算。

2. 指南对于非洲裔患者的推荐意见（图 12-5）

（1）使用经过验证的药物基因组学模型计算华法林剂量，包括 *VKORC1* -1639G＞A 和 *CYP2C9*2* 和 *CYP2C9*3* [2,3]的基因型信息，对于仅携带单个 *CYP2C9*5*、*CYP2C9*6*、*CYP2C9*8* 或 *CYP2C9*11* 变异等位基因的患者，可以将华法林计算剂量减少 15%～30%。对于携带两个变异等位基因（如 *CYP2C9*5/*6*）的患者，可能需要减少更多剂量（如剂量减少 20%～40%）。该建议的等级为中度推荐。

（2）由于 rs12777823 与非洲裔美国人（主要来自西非）的华法林剂量相关[80]。因此，在具有 rs12777823A/G 或 A/A 基因型的非洲裔美国人中，建议将剂量减少 10%～25%。该建议的等级为中度推荐。

（3）对于携带 *CYP2C9* 代谢不良基因型（如 *CYP2C9*2/*3*、*CYP2C9*3/*3*）或同时携带华法林敏感基因型（*VKORC1* -1639A/A）和 *CYP2C9* 代谢不良基因型的患者，应该考虑使用其他口服抗凝药。该建议的等级为强烈推荐。

（4）对于非洲裔的患者，如果要使用负荷剂量，则可以使用结合了遗传信息的 EU-PACT 负荷剂量算法[67]，该建议的等级为选择性推荐。

（5）目前数据不支持非洲裔患者服用华法林会受到 *CYP4F2* 变异型的影响，因此不建议在非洲裔患者（黑种人）中使用 *CYP4F2* 基因型指导华法林用药。

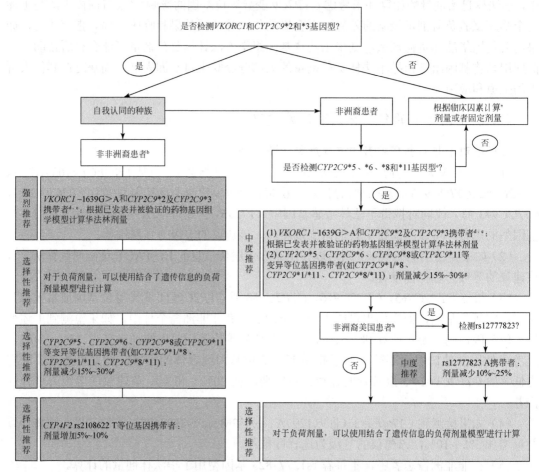

图 12-5　基于基因型的华法林成年人剂量推荐意见

a "临床剂量"是指不需要用到遗传信息计算的剂量，包括使用临床因素计算剂量或者固定剂量。b 在欧洲裔和东亚裔人群中的证据最强，在其他人群中的证据一致。c 非洲裔患者中有 45%～50% 的患者携带 *CYP2C9*5*、*CYP2C9*6*、*CYP2C9*8*、*CYP2C9*11* 或 rs12777823。如果未测试 *CYP2C9*5*、*CYP2C9*6*、*CYP2C9*8* 和 *CYP2C9*11*，则根据临床因素计算剂量或者固定剂量。d 大多数模型针对的目标 INR 值为 2～3。e 在携带 *CYP2C9* 代谢不良相关基因型（如 *CYP2C9*3/*3*、*CYP2C9*2/*3*、*CYP2C9*3/*3*）的个体中，或同时携带敏感性增强（*VKORC1* A/G 或 A/A）和 *CYP2C9* 代谢不良基因型的个体中，考虑使用其他口服抗凝药物替代华法林。f 参见 EU-PACT 研究中药物基因组学指导华法林负荷（或初始）剂量模型[67]。g 对于携带变异等位基因纯合体的患者，剂量可能需要降得更低（降低 20%～40%）。h 非洲裔美国患者是指主要来自西非的美国患者

资料来源：Johnson JA，Caudle KE，Gong L，et al. Clinical Pharmacogenetics Implementation Consortium（CPIC）guideline for pharmacogenetics-guided warfarin dosing：2017 update. Clin Pharmacol Ther，2017，102（3）：397-404

二、药物基因组学指导儿童患者华法林用药剂量的治疗建议

目前已经有强有力的证据表明，使用 *CYP2C9*2* 和 *CYP2C9*3* 及 *VKORC1* -1639G＞A 基因型可以指导欧洲裔儿童服用华法林。在日本儿童患者中的研究仍存在争议，原因在于 *VKORC1* 和 *CYP2C9* 基因型的作用未得到充分评估，尤其是 *CYP2C9* 变异携带者的数量太少。目前尚没有证据针对 *VKORC1* 和 *CYP2C9* 对其他种族的儿童华法林剂量的影响。此外，在儿童中尚缺乏对 *CYP2C9*5*、*CYP2C9*6*、*CYP2C9*8* 或 *CYP2C9*11* 基因分型的数据。根据目前的证据，在欧洲裔儿童中，如果可以获得 *CYP2C9*2* 和 *CYP2C9*3* 及 *VKORC1* -1639G ＞A 的基因型，则可以根据已验证并发布的儿科药物基因组学模型（http://www.warfarindoserevision.com）计算华法林剂量[81, 82]。

三、患者的潜在利益和风险

利用药物基因组学指导华法林治疗剂量的预测，有可能缩短达到目标 INR 的时间，增加治疗 INR 目标范围内的时间，并减少初始治疗期间的剂量不足或过量带来的出血和血栓栓塞事件的风险。但是应用药物基因组学指导华法林用药仍然存在其他潜在风险。例如，利用基因信息指导华法林用药后，可能导致患者错误的安全感和不充分的 INR 监测。另外，药物基因组学模型的适用性具有种族差异，药物基因组学模型指导用药可能存在剂量过高或不足的风险，特别是在携带罕见或未经测试的与华法林剂量有关的变异型个体中，在被默认或指定为野生型的情况下[62, 68]，更易发生上述风险。

在成本−效益比方面，药物基因组学模型指导治疗的成本效益取决于基因分型的成本和不良事件的减少，而目前很多医疗保险并不支付华法林药物基因组学测试的费用[83-84]。除此之外，尽管有大量证据表明 *CYP2C9* 和 *VKORC1* 变异体与华法林剂量相关联，但应用药物基因组学模型指导带来的临床转归的获益还需要更多循证医学证据的积累。虽然在规范化实验室中进行的基因分型结果是可靠的，但仍存在基因分型或基因分型报告中的错误。基因型是患者终身的测试结果，因此这种错误可能会对患者健康带来长期的不利影响。

四、注意事项：基因测试的适当使用及潜在的误用

由于大部分华法林药物基因组学模型的建立是基于目标 INR 值为 2～3 而开发，很难准确预测其他目标 INR 范围内的华法林治疗剂量；有必要在模型中明确地整合目标 INR[73, 81, 85]，且在应用药物基因组学模型指导华法林剂量时，不应改变常规 INR 的监测。对于已经接受华法林稳态剂量长期治疗的患者，或者因依从性而无法获得稳态剂量治疗的患者，基因检测并无帮助。基因检测的获益主要体现在华法林治疗早期（开始治疗前或治疗初期）[79]，而对于经过密切 INR 监测的华法林治疗数周甚至数月的患者，后续从药物基因检测中获益甚微[86]。

（邹宇婷 尹 彤）

第八节 新型口服抗凝药的药代动力学和药效动力学

一、概述

自 1954 年由威斯康星州 Alumini 研究基金会发现华法林以来，华法林一直是临床上主要的口服抗凝药。华法林疗效确切，但药物有效治疗窗窄，临床应用受限。故而，学者们一直致力于寻找可以替代华法林的安全有效的口服抗凝药。经过多年不懈努力，已研发出以直接凝血酶Ⅹa 因子抑制剂与直接凝血酶Ⅱa 因子抑制剂为代表的新型口服抗凝药（NOAC）。经过多年实践验证，NOAC 抗凝疗效可与华法林媲美，且安全性优于华法林。NOAC 对凝血酶和凝血因子Ⅹa 的特异性靶向作用为我们提供了可预测的、一致的药代动力学和药效动力学效应，并具备以下优势：量效关系明确，抗凝效果稳定，起效迅速，停药后快速衰减，治疗窗宽，剂量固定，服用方便，药代动力学和药效动力学效应不受体重、年龄、性别、种族等因素影响，不易与药物和食物相互作用，药代动力学确切，不需定期监测凝血指标。另外，因为 NOAC 的起效相对较快，在开始用药时不需要与肠外药物重叠，可以避免肝素诱导的血小板抗体产生[87]。多个研究得出结论：应用 NOAC 总体出血风险低，尤其是致命性出血风险较低[87-98]。RE-LY、RE-COVER、RE-COVERⅡ、ROCKET-AF、ARISTOTLE、ENGAGEAF-TIMI 48 等研究[97, 99, 100]均支持上述结论。2016 年 ESC 心房颤动指南[101]和 2018 年中国心房颤动专家共识[102]均建议，在抗凝药物选择中，如无 NOAC 的禁忌，可首选 NOAC。目前，NOAC 可用于心房颤动、脑卒中、全身静脉血栓的防治及肺栓塞、冠心病 PCI 术后[103]与外周动脉疾病等的抗凝治疗。

二、新型口服抗凝药的药代动力学和药效动力学特征

NOAC 均为非肽类小分子结构，与传统抗凝药华法林相比，NOAC 口服后起效迅速，呈线性药效动力学，以浓度依赖方式特异性、竞争性阻断凝血酶Ⅱa 因子或Ⅹa 因子的活性，强效、安全，具有靶向特异性、竞争性和可逆性，克服了华法林的主要缺点。达比加群通过疏水作用与凝血酶Ⅱa 因子（包括游离型及血栓结合型Ⅱa 因子）的活性位点结合，阻止纤维蛋白原裂解为纤维蛋白[104-106]及凝血酶介导的血小板聚集[107]，以发挥抗凝作用。达比加群除直接阻断凝血酶生理功能外，也阻断了凝血酶的自身激活，减少了凝血酶生成[108]。凝血因子Ⅹa 处于凝血瀑布中内源性与外源性凝血途径共同通路的上游交点，即凝血瀑布共同通路的起始环节，能将凝血酶原转化为凝血酶，最终导致纤维蛋白凝块的形成[109]。新型口服凝血酶Ⅹa 因子抑制剂可直接抑制活性凝血因子Ⅹa，对血小板聚集无直接影响，却可通过抑制凝血酶的生成来间接有效地抑制组织因子诱导的血小板聚集[110-111]。第一个特异性的口服直接凝血酶抑制剂西美加群（ximelagatran）因肝脏毒性而退出开发和临床使用，目前应用于临床的唯一的凝血酶Ⅱa 因子抑制剂为达比加群酯（dabigatran etexilate），凝血酶Ⅹa 因子抑制剂利伐沙班（rivaroxaban）、阿哌沙班（apixaban）、依度沙班（edoxaban）和贝曲沙班（betrixaban）。

NOAC 具有许多共同的药代动力学（PK）特性和相似的药效动力学（PD）效应，相似点如下：①所有 NOAC 在口服后起效快，达峰时间短，为 1～4 小时；②除贝曲沙班外，

其他药物的半衰期都较短，为 5～17 小时；③除贝曲沙班外，其他药物几乎不受食物相互作用的影响；④与华法林相比，药物的相互作用总体上较小。同时 NOAC 各有不同，如生物利用度差异很大。所有的凝血酶 Xa 因子抑制剂都是脂溶性药物，口服后具有很高的生物利用度（34%～80%），而凝血酶Ⅱa 因子抑制剂达比加群因系亲水性物质，口服生物利用度最低（6.5%）（表 12-3）[112]。

表 12-3　新型口服抗凝药的药代动力学和药效动力学参数

	达比加群	利伐沙班	阿哌沙班	依度沙班	贝曲沙班
作用靶点	Ⅱa 因子	Xa 因子	Xa 因子	Xa 因子	Xa 因子
绝对生物利用度（%）	6.5	80	50	62	34
T_{max}（h）	1.0～3.0	3.0～4.0	3	1～2	3～4
半衰期（h）	12～17	5～13	9～14	10～14	19～27
表观分布容积（V_d）	60～70L	50～55L	21L	107L	32L/kg
蛋白结合率（%）	35	95	87	55	60
肾排泄率（%）	80	33	25	50	11
粪便排泄率（%）	20	28	50～70		85
食物影响	延迟吸收，不影响生物利用度	延迟吸收，增加生物利用度	无	无	高脂饮食可降低其生物利用度
药物转运体	P-gp	P-gp、BCRP	P-gp、BCRP	P-gp	P-gp
是否经肝药酶代谢	否	是，CYP3A4/5、CYP2J2	是，CYP3A4/5（主）、CYP2J2、CYP1A2	是，CYP3A4 <10%	否

第九节　新型口服抗凝药的药物基因组学相关因素

NOAC 以安全、有效及方便等多个优点越来越受到医患的认可，不断更新的指南也体现出其地位的日趋重要。NOAC 尽管治疗窗宽，但目前缺乏特异性观察其抗凝疗效的实验室指标。为避免严重出血事件，通过临床筛选、评估，进行精准个体化抗凝治疗有重要的临床意义。目前预测血栓栓塞脑卒中和出血风险的可用工具（如 CHA_2DS_2-VASc 评分和 HASBled 评分）辨别能力有限，限制了患者个体化抗凝决策的制定，而药物基因组学检测为临床医生提供了一个新的可用工具，在药物基因组学指导下进行个体化抗凝治疗可能改变患者的不良结局。目前批准用于临床的 NOAC 主要包括达比加群、利伐沙班、阿哌沙班和依度沙班。由于尚缺乏依度沙班的药物基因组学研究报道，本节主要总结了达比加群、利伐沙班和阿哌沙班的药物基因组学研究现状，并描述了未来 NOAC 个体化治疗的方向。

一、达比加群的药物基因组学相关因素

尽管与传统口服抗凝药相比，NOAC 具备血药浓度稳定和药物之间及药物与食品之间的相互作用较少的特点；研究发现，达比加群及其活性代谢物的血药浓度存在显著的个体间差异[113-116]，其中达比加群血药浓度的个体变异系数高达 30%，同时活化部分凝血酶原

时间（APTT）个体间差异亦很明显[113]。上述差异可能部分归因于达比加群代谢相关基因位点的遗传变异[105, 117]。影响达比加群药代动力学的主要候选基因包括 CES1 和 ABCB1 基因，其中 CES1 可将达比加群酯水解成活性达比加群，是达比加群酯生物转化的关键酶[118, 119]。ABCB1 基因编码 P-糖蛋白（P-gp），该酶以达比加群酯为底物参与其代谢。由于达比加群是经前药酯酶代谢后生成，并经由非 CYP450 代谢，因此，CYP450 基因与达比加群的药代动力学无关[120]。研究发现，ABCB1 和 CES1 基因中的 4 个 SNP（包括 ABCB1 基因的 rs4148738 和 rs1045642，CES1 基因的 rs8192935 和 rs2244613）被证实与达比加群的生物利用度及清除相关，进而影响达比加群的血药浓度甚至用药安全和药物疗效[119]。

（一）达比加群药物基因组学的 GWAS 研究

2013 年发布的基于 RE-LY 研究（$n=1490$，欧洲裔）的全基因组关联分析（GWAS）表明，CES1 基因的 rs2244613 与达比加群的较低谷浓度（一个次要等位基因 C 可使谷浓度降低 15%，2 个次要等位基因可使谷浓度降低 28%）和较低出血风险（降低 27%）相关[121]；ABCB1 rs4148738［每个次要等位基因（G）可使药物峰浓度升高 12%］和 CES1 rs8192935［每个次要等位基因（A）可引起药物峰浓度下降 12%］与达比加群的峰浓度相关，但与出血或缺血风险无关[121]。该研究明确了酯酶和 P-gp 转运体在确定达比加群药物浓度中的重要作用，并表明 CES1 rs2244613 是临床结局的决定因素。尽管上述 3 个 SNP 位于各自基因的内含子区域，但是均可影响达比加群的生物利用度，这可能是由于它们与来自编码区的 SNP 呈连锁不平衡，或者位于其他尚未发现的外显子 SNP 附近，从而间接影响并导致了达比加群个体间反应的差异。随后，有研究对上述 GWAS 结果进行了验证，但是研究结果存在争议。2016 年 Dimatteo 等[122]对 92 名心房颤动患者的上述 3 个 SNP 与达比加群血浆谷浓度和峰浓度的关联性进行分析发现，与达比加群谷浓度降低显著相关的 SNP 仅有 rs8192935，其余两个 SNP 与药物的峰浓度或谷浓度均无关[122]。最近一项针对 96 名应用达比加群的心房颤动合并慢性肾脏病 3 期患者进行的 ABCB1 和 CES1 与药物浓度/剂量的关联分析发现，CES1 rs2244613 与药物谷浓度降低及出血风险下降相关，但进一步逐步线性回归模型分析显示仅肾脏功能影响药物浓度[123]。

（二）达比加群药物基因组学的候选基因研究

1. CES1 基因　编码的酯酶可将达比加群酯水解成活性达比加群，因此，CES1 是达比加群酯生物转化的关键酶[118, 119]。2016 年 Shi 等[119]学者检测了 104 份正常人肝脏标本中 CES1 rs71647871（或 G428A，也称为 G143E，是 CES1 功能丧失的变异型）、rs2244613 和 rs8192935 的基因型，以及 CES1 在达比加群酯、中间代谢物（M1 和 M2）激活上的表达和活性。研究显示，G143E 编码功能缺失的 CES1 变体，该等位基因变异与体外肝细胞达比加群酯、M1 和 M2 的活化水平降低有关，然而目前尚无 G143E 变异株与 CES1 功能、达比加群酯激活之间相关性的体内研究。G143E（rs71647871）基因突变频率极低，欧洲裔美国人、非洲裔美国人、西班牙人和亚洲人的突变频率分别为 3.7%、4.3%、2.0%和 0[124]，该变异体应被视为在亚洲人群中罕见，因此该基因突变对于中国人达比加群酯药物遗传学研究意义不大。同时该研究未能发现 rs2244613 和 rs8192935 与达比加群酯激活、CES1 表达之间存在相关性。到目前为止已经发现了 2000 多个 CES1 基因的变异，它们对达比加群的潜在影响仍有待详细研究[119]。

2. ABCB1 基因 编码的 P-糖蛋白以达比加群酯为底物参与其代谢过程。ABCB1 基因上的 rs2032582（也称 G2677T/A 或 Ala893Thr，位于外显子 21）[125] 和 rs1045642（外显子26 的 C3435T 改变）[125, 126] 在高加索人中普遍存在，它们与 P-gp 在体外的差异表达和活性有关。由于存在连锁不平衡，这两种 SNP 被作为一个单倍型进行研究。一项针对 60 名健康法国男性的研究发现，尽管这两种 SNP 在体内和体外都与 P-gp 活性降低有关，但并未发现该遗传变异对达比加群的药代动力学具有重要的临床意义[127]。一项在 98 名心房颤动患者中进行的达比加群血药浓度与 ABCB1 中 3 个呈连锁不平衡的 SNP［rs2032582（c.2677G＞A/T）、rs1045642（c.3435C＞T）和 rs1128503（1235C＞T）］之间的关联性分析发现，这 3个 SNP 构成的单倍体型对达比加群的峰浓度（用药后 90 分钟）及谷浓度均无显著影响[128]。最近在一项 60 名膝关节手术后患者使用达比加群预防血栓形成的研究中发现，ABCB1rs1045642 可能对膝关节手术后患者使用达比加群的安全性有显著贡献，该位点 TT 基因型携带者的药物峰浓度和出血风险均显著高于 CC 基因型携带者，并可能与高出血风险相关。对其中 60 岁以下患者进行的亚组分析发现，CES1 rs2244613CC 基因型携带者较 CA 及 AA基因型携带者的达比加群峰浓度显著升高[129]。

（三）达比加群药物基因组学相关因素的种族差异

研究发现，亚洲患者人群应用口服抗凝药的严重出血发生率明显高于高加索患者（2.7% vs.1.6%，HR=2.15；95%CI：1.2～3.9)[130]。与达比加群出血事件相关的药物基因组学相关基因位点 CES1 rs2244613 的 T 等位基因在所有人群中的频率为 33%，但在亚洲人中频率高达60% 以上；CES1 rs8192935 的 A 等位基因在亚洲人中携带率高达 76%，而在整个人群中这一比例为 42%[131]。因此推测应用达比加群酯的患者出血事件的发生率可能会随种族变化有明显差别，若能根据上述相关基因位点调整达比加群的治疗，则亚洲人获益相对较大[132]。

（四）达比加群药物基因组学相关研究存在差异的原因

在目前已有的达比加群药物基因组学研究中，基因变异与达比加群药物浓度及终点事件的相关性结果并不一致，分析可能原因如下。

1. 研究样本量偏小 即使在大型 RE-LY 研究中针对 1490 名受试对象进行的 GWAS 研究里，也仅有 66 例患者发生缺血事件，其他研究的样本量更小，终点事件偏少导致大多研究检测遗传效应的能力有限。

2. 药物浓度检测时间固定 除 RE-LY 研究检测药物浓度的时间点较多外，其他研究中药物浓度检测时间相对固定，不一定能真正反映药物峰浓度或谷浓度。

3. 与其他干扰因素有关 患者的肾功能、性别、年龄、体重等与达比加群药代动力学和药效动力学有关的因素均会影响达比加群药物浓度，进而影响患者缺血和出血风险。由于肾功能是达比加群血药浓度的强预测因子，在样本量不足时，很可能掩盖基因变异因素对达比加群药物浓度及终点事件的影响。

综上所述，目前研究已经发现 CES1 和 ABCB1 的基因变异与达比加群的药物浓度、出血和缺血事件相关，但其影响未得到统一结论，尚有待进一步大规模研究来验证。

二、利伐沙班的药物基因组学相关因素

与利伐沙班体内活性调节有关的基因主要涉及 CYP3A4/5、CYP2J2 和 P-gp 系统[120,133]。目前针对利伐沙班药物基因组学的相关研究比较少见，前期分别有个例报道了影响利伐沙班的基因因素。一项个例研究报道了 ABCB1 基因的两种 SNP 对利伐沙班治疗的影响，该病例是一名 79 岁男性，服用利伐沙班预防心源性卒中和心房颤动，患者基础疾病为 2 型糖尿病和部分肾损害，伴消化道出血及贫血。该患者 ABCB1 两个 SNP（rs2032582 和 rs1045642）基因分型均为 TT 型，即二者均为突变等位基因纯合子（c.2677G＞T 和 c.3435C＞T），CYP3A4/5 的表型提示酶活性中度降低。实验室检查结果提示，患者利伐沙班清除率降低，原因之一可能是在院期间发生中度肾损害。由于利伐沙班只有 1/3 通过肾途径排泄，且肾损害最快 4 天内消失，提示 ABCB1 基因的两个 SNP（rs2032582 和 rs1045642）上的基因型可能阻碍了利伐沙班的清除。研究发现，rs2032582 和 rs1045642 与利伐沙班代谢相关，变异等位基因杂合型和纯合型携带者的药物血浆峰值水平与野生单倍型携带者相比分别高出 18%和 10%[127,134]。这两个 SNP 在利伐沙班治疗过程中的临床意义有待进一步探讨。

另一个与利伐沙班药物基因组学相关的病例报告显示，一名纯合型蛋白 S 缺乏症的 6 岁女孩每日服用的利伐沙班剂量相当于成年患者常用剂量的两倍，但并未发生出血事件。对添加了血栓调节蛋白后的血浆进行分析显示，该患儿的凝血酶生成减少，而凝血酶生成峰值及速度却意外升高。在蛋白 S 缺乏症杂合型患者的血浆中，也观察到了类似但不明显的效应。该结果提示，蛋白 S 缺乏症杂合型或纯合型的患者可作为大剂量利伐沙班达到理想抗凝效果却不发生出血事件的候选研究对象[135]。

三、阿哌沙班的药物基因组学相关因素

阿哌沙班主要通过 CYP3A4、CYP450 非依赖途径和肾脏进行代谢[133]。在对 80 名高加索患者的研究中发现，ABCB1 rs4148738（G＞A）与阿哌沙班的峰值血药浓度具有显著的相关性，在杂合突变基因型（GA）及纯合突变基因型（AA）中，阿哌沙班峰浓度分别降低了 26%和 32%；但是该基因型并不影响血药浓度的谷值。总体而言，阿哌沙班药物反应性差异的 6%与 rs4148738 变异有关，8.7%与性别有关[136]。

药物基因组学是现代临床实践中的一种新手段，旨在根据患者的基因型来制订个体化治疗方案。NOAC 虽然具有可预测的药效动力学和药代动力学，以及稳定的血药浓度和相对较短的半衰期，但仍表现出一定的个体差异。因此，应设计并实施针对 NOAC 的 GWAS 研究，以识别全基因组水平可能与 NOAC 相关的基因变异。由于凝血酶Ⅱa 因子抑制剂达比加群酯是 CES1、CES2 和 ABCB1 的底物，因此候选基因可能与这三者有关。而涉及凝血酶Ⅹa 因子抑制剂利伐沙班、阿哌沙班和依度沙班时，因编码的 P-gp 将上述 NOAC 作为其代谢底物，ABCB1 又再次成为主要候选基因之一。此外，CYP3A4 和 CYP2J2 等 CYP450 相关酶也可能作为抗Ⅹa 因子个体化治疗的合适候选基因。

（靳 英 吴阳勋 尹 彤）

第十节　抗凝药肝素致血小板减少症的药物基因组学研究进展

肝素是一种常见的临床抗凝药物，于 1916 年被发现，20 世纪 40 年代开始应用，并因其具有生产过程简单、价格低廉、使用方便、易于拮抗剂等诸多优点，而成为临床工作中最常见的抗凝剂。1957 年 6 月 1 日，在纽约国际血管学学会第五次科学会议上，Rodger E. Weismann 和 Richard W. Tobin 博士首次报道了与抗凝药效果相悖的并发症：肝素引起栓塞的临床症状[137]。随后，临床工作者不断观察到这种症状，并继续进行了报道。1969 年，Natelson 等[138] 使用了术语"肝素诱导的血小板减少症"（HIT）来描述这样的患者，并从临床观察中发现了 HIT 的本质：肝素防止血栓形成的同时也会促使血栓形成。

随着研究深入，HIT 被分为 I 型和 II 型，这两种类型在形成机制、发生时间、临床处理和预后等方面均存在显著差异。HIT I 型为非免疫相关过程，无血栓或出血事件，在此不多做讨论。HIT II 型为免疫相关性（除非特别说明，本节所指 HIT 均为 HIT II 型），其主要特征是血小板计数显著降低、伴或不伴严重血栓栓塞风险，其中血栓形成及栓塞并发症是导致 HIT 患者死亡和病残的主要原因。虽然现有治疗中应用非肝素类抗凝药物已经使临床预后得到了明显改善，但 HIT 患者血栓形成导致的破坏性临床后果仍然令人无法接受，患者截肢及死亡的比例高达 20%～30%[139]，因此，了解其发生根源对于未来的预防及治疗至关重要。

HIT 作为一种药物的免疫反应，其发生率高于其他药物诱导的免疫性血小板减少症，发生机制在这类疾病中也是独一无二的。它涉及血小板、单核细胞及内皮细胞的激活并导致血栓形成，而非出血。敏感人群一旦暴露于肝素就会对 PF4-肝素复合物产生抗体反应，PF4 是一种储存在血小板α颗粒中带正电的趋化因子。这种抗体反应的抗原靶点是 PF4 上的表位[140]（图 12-6），通常这些表位对免疫系统是隐匿的，但当与肝素结合时，分子构象发生变化后暴露于免疫系统，在四聚体 PF4 与肝素的摩尔比接近 1∶1 的情况下，PF-H 结合形成的大分子复合物具有最大血小板活化能力[141-143]。带有抗原性的复合物进入脾脏边缘区，B 细胞被激活，产生 HIT 抗体 IgG。IgG 与复合物的高亲和力和稳定性可能是血栓形成危险因素[144, 145]，其 Fc 部分与 Fcγ受体（FcγR）结合，引起血小板活化颗粒释放。抗体可由非血小板依赖途径直接激活中性粒细胞，导致组织因子释放及凝血酶生成，引起 HIT 相关的血栓并发症[146, 147]；且能激活内皮细胞，促进黏附，使血栓前分子标志物增多[148]；还可活化巨噬细胞使血小板聚合物从循环中清除，导致可与血栓形成事件分离的血小板减少[149]。

由于几乎所有接受体外循环（CPB）心脏手术的患者都暴露于肝素，并经历了术后血小板计数下降的过程，因此临床工作者会有种 HIT 可能在这一人群中普遍存在的感受，然而，实际上在术中及术后应用普通肝素的心脏手术患者 HIT 发生率远低于预想，虽然25%～50%的心脏手术患者会形成抗体，但只有不到 2.0%的患者会出现 HIT 的临床症状[150]，许多患者产生的抗 PF4/肝素 IgG 分子并不具有激活血小板或导致临床疾病的能力。HIT 的发生与 HIT 抗体血清转换率并不成正比。药物的个体间反应差异似乎很难确定，这些情况，

PF4: EAEED GDLQ CLCVKTTSQVRPRHITSLEVIKAGPHCPTA QLIATLKNGRKICLDLQAPLYKKIIKKLLES

域2 ——————→ ↑域1

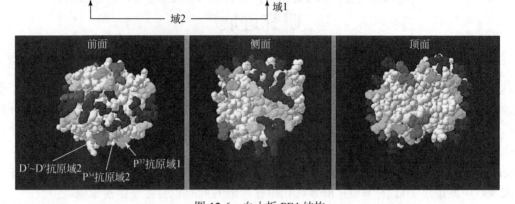

图 12-6　血小板 PF4 结构

图上部为 PF4 与肝素结合后表现出的抗原域，图下部为 PF4 立体结构

资料来源：Kaushansky K，Lichtman MA，Prchal JT，et al. 威廉姆斯血液学. 第 9 版. 陈竺，陈赛娟，译. 北京：人民卫生出版社，2018

进一步识别基因多态性有助于识别哪些患者可以从额外的监测和早期预防措施中受益，使当前的临床实践范式从早发现早治疗转变为预防模式。基因组研究还可能有助于确定新的药物靶点，减少对肝素替代药物这种高成本抗凝药的使用需求，从而增加临床治疗 HIT 的手段。

目前，HIT 基因学研究也十分具有挑战性，尽管研究者对 HIT 的免疫病理学进行了数十年的研究，但 HIT 免疫原、抗原提呈细胞和 T 细胞的作用及产生 PF4/肝素抗体的 B 细胞亚型尚不清楚[151, 152]。非致病性 PF4/肝素抗体的临床意义及其与致病性 PF4/肝素抗体分子基础之间的差异也尚不清楚。虽然信息丰富，但 HIT 的机制仍然没有被确定，可能是 HIT 免疫反应复杂且不寻常的性质，以及当前关注点相对狭窄的原因造成的。由于 HIT 病例数过少，样本收集困难，使得基因研究中出现完全不同的关联并缺乏重复性，又因其发病具有诸多环境风险因素，有可能会出现错误分类。同时，在研究中往往还缺乏关键的研究因素，如通过功能分析确诊的 HIT 病例、严格定义的血栓栓塞、区分 PF4/肝素抗体阳性组与 HIT 的关联及与血清转换和抗体产生的关联。此外，现有证据几乎完全是基于欧洲血统的患者群体产生的，也可能会出现种族和民族差异。目前仍需要强有力的多种族研究、实验室确诊 HIT、详细的患者和药物特定数据，包括 PF4/肝素抗体测试结果和血栓栓塞结果，以完善 HIT 的基因组学研究。国内目前尚缺乏 HIT 发病的流行病学研究及基因学研究。

当前现有的研究中，血小板活化及单核细胞和内皮细胞活化机制是被普遍接受的观点。PF4-H-IgG 复合物的受体与复合物的亲和性及反应性的不同会导致不同的病理生理过程及临床症状。基因变异则会影响抗体受体之间的结合力或调节细胞信号转导蛋白质的作用，从而导致不同的受体依赖性事件，因此了解不同受体的基因多态性将有助于了解 HIT 的发生及发展，并为诊断及治疗提供相应的新思路。

现在已经被发现的人类免疫球蛋白抗体有 10 种，其中 6 种是"经典"的免疫球蛋白受体，即 FcγR Ⅰ（CD64）、FcγR ⅡA（CD32A）、FcγR ⅡB（CD32B）、FcγR ⅡC（CD32C）、

FcγRⅢA（CD16A）和 FcγRⅢB（CD16B）。另外 4 个是与 FcγRⅠ同源的 FcRL4/CD307d 和 FcRL5/CD307e，以及 FcRN 和 TRIM21[153, 154]。编码人 Fc 受体链的基因位于 1 号染色体，主要由造血细胞表达，FcγR 在不同细胞类型上的表达各异，它们在促进和调节免疫及炎症反应方面起着很重要的作用，根据其对免疫球蛋白的亲和力、信号活性和细胞表达情况将其分为活化性受体（FcγRⅠ、FcγRⅡA、FcγRⅠc 和 FcγRⅢA）和抑制性受体（FcγRⅡB），活化性 FcγR 基于免疫受体酪氨酸的激活基序（ITAM），而抑制性 FcγRⅡB 信号依赖于免疫受体酪氨酸的抑制基序（ITIM）。其中 *FcγRⅡA*、*FcγRⅡB*、*FcγRⅢA*、*FcγRⅢB* 有多态性，并以此调节 FcγR 和 IgG 的亲和力。人 1q23.3 含有 5 个编码 FcγRⅡR 和 FcγRⅢR 的基因（*FCGR2A*、*FCGR2B*、*FCGR2C*、*FCGR3A* 和 *FCGR3B*）。FcγRⅢB 是一种糖磷脂酰肌醇连接的受体，未显示任何已知的内在信号转导能力。

HIT IgG 抗体与单核细胞表达的 FcγRⅠ结合引起组织因子释放及巨噬细胞识别，与 FcγRⅡA 结合引起血小板及中性粒细胞活化，与 FcγRⅢA 结合使活化血小板从循环中清除；这些在与 HIT 相关的血栓形成发病机制中起着至关重要的作用，这些机制与基因多态性之间的相互作用造成了 HIT 这种罕见又特殊的临床表现，导致了血小板减少及血栓形成既可独立存在又可同时出现的特殊病理生理。

（一）FcγRⅠ

FcγRⅠ是唯一与单价 IgG 具有高亲和力的 Fc 受体，可与 IgG1、IgG3 和 IgG4 结合且差异性很小，未检测到其与 IgG2 结合。该受体主要在单核细胞、巨噬细胞、淋巴细胞表面表达，中性粒细胞表面表达极少或不表达。与低亲和力 FcγRⅡ和 FcγRⅢ相比，FcγRⅠ不仅与抗原抗体复合物相结合，还可以结合 IgG 单体[155]。有研究表明，HIT 抗体复合物通过单核细胞表面 FcγRⅠ的激活及 MEK1-ERK1/2 细胞内信号转导途径介导，产生 TF 和 TF^+MP 的释放，单核细胞与 HIT 抗体复合物共同孵育可使 TF mRNA 水平增加 37 倍，而仅靠抗 PF-H 鼠抗人单克隆抗体（KKO）孵育并没有任何效果[156]。有研究显示，当单核细胞耗竭时，血小板数量减少并未受到很大影响，但血栓的发生却减少了[146]。由此可见单核细胞表面的 FcγRⅠ因可增加 TF 的合成及表面表达、增加凝血酶的产生，而在 HIT 的血栓形成中起着重要的作用。

FcγRⅠ蛋白为 72kDa，去除 N 端后的核心蛋白为 55kDa，具有 292 个氨基酸的 3 个细胞外（EC）Ig 样结构域、一个 21 个氨基酸的跨膜（TM）结构域和一个短的细胞内 61 个氨基酸高电荷胞内结构域。TM 结构域与 FcRγ链结合，FcRγ链是一种含有 ITAM 的衔接蛋白，可以诱导信号转导并维持稳定的表达[157]。编码人 FcγRⅠ的 3 个基因（*FCGR1A*、*FCGR1B* 和 *FCGR1C*）位于 1q21，并与低亲和力γ受体基因（*FCGR2A*、*FCGR2B*、*FCGR2C*、*FCGR3A* 和 *FCGR3B*）连锁于 1q23—q24（55—57）[158]。其中，*FCGR1B* 和 *FCGR1C* 可能是假基因，*FCGR1A* 具有多态性，在 EC 和 TM 结构域有 3 个非同义的 SNP，但没有确定的功能或临床相关性。因此在所有 FcγR 中，人 FcγRⅠ的多态性最低，目前没有已知的导致功能差异的多态性。这种表达的缺乏可能是由于在第一个胞外域编码区域内的 SNP 导致终止密码子过早出现。

（二）FcγRⅡA

FcγRⅡA 是 IgG2 抗体的唯一受体，广泛表达于血小板、单核细胞、巨噬细胞、树突状细胞、中性粒细胞、嗜碱性粒细胞和嗜酸性粒细胞[159]。FcγRⅡA 是人类血小板上唯一的 Fc 受体，通过与 HIT 免疫复合物交联使 Src 家族激酶（SFK）激活，磷酸化 ITAM 酪氨酸对接 Syk，活化细胞内的信号级联，引起磷脂酶 C（PLC）γ2 的磷酸化和激活，从而导致钙动员、颗粒分泌、整合素激活、血小板聚集和血栓形成[160, 161]，FcγRⅡA 还可通过一系列复杂的过程诱导血小板凋亡及非凋亡途径死亡[162]；同时，单核细胞活化可促使组织因子表达、凝血酶产生，导致血栓前状态形成；巨噬细胞被激活将识别与免疫复合物结合的血小板并予以清除；中性粒细胞活化将释放细胞外诱捕网（NET），产生高凝状态[163]。已有众多研究利用人 FcγRⅡA/PF4 转基因小鼠模型证实血小板 FcγRⅡA 是 HIT 发生的必要条件。

FcγRⅡA 是一个 40kDa 的 I 型跨膜蛋白，具有两个胞外 Ig 样结构域、跨膜区及带有 ITAM 域的细胞质尾部。FCGR2A 基因包含 8 个外显子，其中外显子 4（c.519G＞A；rs1801274）因与 131 位（R131H）的精氨酸到组氨酸的取代相关而受到广泛研究。该多态性位于膜近端的 Ig 样结构域，也就是 IgG 结合区。这两种亚型使得受体与 IgG 相关的免疫复合物（IC）或 IgG 二聚体的结合能力存在显著差异，131H 亚型与人类 IgG1、IgG2 和 IgG3 结合较好，而 131R 亚型与 IgG2 结合较差[164]。HIT 抗体的致病性主要依赖于 IgG 抗 PF4/肝素抗体与 FcγRⅡA 受体相互结合的稳定性及结合后引起的血小板活化。

1. FcγRⅡA H131R FcγRⅡA 基因 405 核酸位点存在 G/A 突变，导致氨基酸 131 位点存在 H/R 突变，从而出现 H/H（FcγRⅡA H/H131）、H/R（FcγRⅡA H/R131）及 R/R（FcγRⅡA R/R131）3 种基因型。这种多态性存在种族上的差异，在西方国家，正常人群的 74% 存在这种多态性，而在东方国家，为正常人群的 51%。据印度报道在医疗中心对该受体变异率进行研究后观察到其发生率与欧美相似、高于日本[165]。在中国尚且缺乏相关报道。

H/H 基因型与 IgG2 抗体亲和力高，而 R/R 基因型与 IgG2 亲和力弱，杂合子 H/R 基因型与 IgG2 抗体亲和力居于前两者之间[166]。因此，理论上 FcγRⅡA 基因型不同的个体对 HIT 的易感性不同，但在实际中尚未得到证实。2001 年，Trikalinos 等[166]的荟萃分析显示此二者之间尚不能建立相关性，2015 年 Rollin 等[167]的研究再次证实其缺乏相关性，因此 FcγRⅡA H131R 多态性目前似乎对于肝素的免疫应答及抗 H-PF4 抗体的合成并无影响。

然而，HIT 合并血栓栓塞并发症的患者中 R 等位基因和纯合子 RR 基因型的频率显著高于单纯血小板减少患者。一些学者专门研究了 FcγRⅡA H131R 多态性对 HIT 患者血栓栓塞并发症风险的影响，其中两项研究发现 131RR 基因型的频率在有血栓事件的患者中明显偏高[168, 169]，而 Scarparro 等在研究中发现 FcγRⅡA RR 基因型频率虽然在伴有血栓并发症的 HIT 患者中更高，但只有当 RR 基因型与其他一个或两个基因多态性[HPA-1a/b 和（或）PECAM1-V/V125]相结合时，这种关联才有统计学意义。2003 年的一项研究也表明单纯 FcγRⅡA 的 H131R 多态性并不影响血小板的固有功能，但当 RIBS（受体诱导的结合位点）抗体识别纤维蛋白原与整合素 αⅡbβ3 结合的情况下，R131 亚型能更有助于血小板活化[170]。在 Rollin 等的研究中，FcγRⅡA 131R 亚型纯合子个体经 HIT 抗体激活后，TF mRNA 水平升高，HIT 抗体刺激 TF 合成，促凝活性更高，磷脂促凝活性增强[168]，并且可能 FcγRⅡA

总量的 80%都存在于血小板中，虽然单核细胞可直接被抗体复合物激活而产生 TF 等促凝物质，但活化血小板对单核细胞的作用会表现得更明显。所以，当细胞在血浆环境中受到攻击时，HIT 抗体能更有效地激活纯合 R 等位基因的血小板；而正常的内源性 IgG2 可抑制 HIT 抗体诱导的血小板聚集，且与 HH 型能更好地结合，因此 HH 型的抑制作用更强。

2. CD148　　HIT 的免疫应答可能同时涉及 B 细胞和 T 细胞，蛋白酪氨酸激酶和蛋白酪氨酸磷酸酶（PTP）在调节受体诱导的淋巴细胞活化和 Fc 受体（包括 FcγRⅡa）中起关键作用。CD148 参与调节 Fc 受体介导的巨噬细胞和中性粒细胞中 SFK 的活化，SFK 是迄今为止在血小板中发现的唯一受体样 PTP（RPTP）[171]，作为 FcγRⅡa 活化血小板这一过程的调节元件，它的变化可能对 HIT 风险造成影响。最近有研究结果支持了这一假设，证明 CD148 的多态性能够影响 HIT 抗体诱导的血小板活化及抗 PF4-H 抗体高水平的患者发生 HIT 的风险，研究发现在 CD148 功能缺失的血小板中基础 SFK 活性显著降低，导致对通过 SFK 发出信号的激动剂（包括胶原蛋白和纤维蛋白原）的整体反应低下，此外，对凝血酶和其他激动剂的 G 蛋白偶联受体的反应也略有降低[172-174]。

CD148 是一种 R3 受体样蛋白酪氨酸磷酸酶，其胞外区有 8 个纤维连接蛋白Ⅲ型结构域，只有一个催化区，胞内区有一个可能的酪氨酸磷酸化位点。CD148 由 *PTPRJ* 基因编码，*PTPRJ* 基因位于 11 号染色体上，由 25 个外显子组成，含有多个 SNP。在英国人群中发现了位于编码区的 3 个非同义 SNP，即 Q276P（rs1566734）、R326Q（rs1503185）和 D872E（rs4752904）。*CD148* Q276P 和 R326Q 多态性之间存在很强的连锁不平衡。*CD148* Q276P 和 R326Q 多态性影响 PF4/H 抗体的致病性，但不影响对肝素的免疫应答。携带 *CD148* Q276P 和 R326Q 等位基因的患者尽管已经产生了高水平的 H/PF4 抗体，但似乎较少发生 HIT。*CD148* Q276P 或 R326Q 等位基因杂合子状态在 HIT 患者中出现频率较低，提示这些多态性可能具有保护作用；并且，用胶原、HIT 血浆和 FcγRⅡA 交联单克隆抗体进行的聚集试验表明，表达 276P/326Q 等位基因的血小板具有一致的低反应性。与 276QQ/326RR 细胞相比，表达 276P/326Q 等位基因的血小板对胶原或 ALB6 交联的 FcγRⅡA 受体有反应，对 SFK 抑制剂达沙替尼表现出更高的敏感性[175]。SFK 的活化磷酸化及激活 T 细胞的 Linker 和磷脂酶 Cγ2（FcγRⅡA 下游的两个主要信号蛋白）的磷酸化也明显延迟，表明 *CD148* 基因多态性影响血小板活化，并可能降低 PF4/HS 抗体阳性患者发生 HIT 的风险。

3. T 细胞泛素配体 2（TULA-2 或 STS-1）　　由 *UBASH3B* 基因编码，并通过使其他蛋白质上的酪氨酸残基去磷酸化而起作用。最近发现，通过 FcγRⅡA 活化血小板的差异至少部分可归因于 TULA-2 的表达差异，该蛋白酪氨酸磷酸酶使 Syk 失活，而 TULA-2 的水平增加与血栓形成的发生率降低相关，FcγRⅡA 活化低反应者比高反应者存在更多的 TULA-2 mRNA 表达[176]。另外，在 FcγRⅡA 转基因小鼠中，miR-148a 的抑制作用上调了 TULA-2 的表达，并降低了 FcγRⅡA 和糖蛋白Ⅵ介导的血小板 αⅡbβ₃ 激活和钙动员，因此抗 miR-148a 可以减少 FcγRⅡA 激活血小板后的血栓形成。敲除 *TULA-2* 增强 ITAM 特异性血小板交联蛋白激活、α颗粒分泌、磷脂酰丝氨酸暴露和血小板聚集[177]。这些结果表明，TULA-2 是 miR-148a-3p 的靶标，而 TULA-2 是 FcγRⅡA 介导的血小板活化的负向调节剂。

（三）FcγRⅢA

FcγRⅢA 与 FcγRⅠ具有相似的跨膜和胞内结构域，由 NK 细胞、单核细胞和巨噬细胞表达。这种中等亲和力的 FcγR 参与 NK 细胞介导的抗体依赖的细胞毒作用（ADCC），也被认为在清除免疫复合物方面起着关键作用[178]。与 FCGR2A 一样，它在 FCGR3A 的外显子 4（c.559T＞G；rs396991）中存在 SNP，导致第二 Ig 样结构域中第 158 位（F158V）的苯丙氨酸被缬氨酸取代。与 158F 亚型相比，*FcγRⅢA* 158V 亚型与 IgG1、IgG2、IgG3 亚类的亲和力增加，并且在临床观察中，*FcγRⅢA* 158VV 纯合子在 HIT 患者中的出现频率要高于在心脏手术术后产生了肝素抗体却未发生 HIT 的患者中出现的频率[179]。这可能是由于纯合子 VV 基因型与 NK 细胞 ADCC 的增加有关[180]，其有助于清除 IgG 抗体[181]。在 Gruel 等的报道中，表达 FcγRⅢV/V 基因型的巨噬细胞对 IgG1 和 IgG3 有很高的亲和力，能更有效地清除免疫复合物，导致更严重的血小板减少症，HIT 合并孤立性血小板减少患者的 *FcγRⅢA* 158V 纯合子频率（24.6%）高于 HIT 合并血栓形成患者（17%），但两组间差异无统计学意义（*P*=0.36），这也许和病例数少有关[182, 183]。

（四）血小板 GPⅢa

血小板 GPⅡb/Ⅲa 是一种纤维蛋白原的血小板膜受体。GPⅡb/Ⅲa（PLA2，又称 HPA1b）通过纤维蛋白原将活化的血小板连接在一起，从而介导血小板聚集。*PLA2* 多态性源于血小板 GPⅡb/Ⅲa 的 β₃ 亚单位（也称为 αⅡbβ₃）第 33 位的亮氨酸到脯氨酸的替换，这是由于 *GPⅢa* 基因外显子 2 第 1565 位胸苷被胞嘧啶替换。在美国，15%～20% 的健康人群中存在这种多态性。

在 Kenneth Harris 等[183]的研究中发现，66 例患者中，27 例（41%）出现血栓并发症。携带 *PLA2* 等位基因的患者比未携带 *PLA2* 等位基因的患者血栓形成的风险显著增加（69% vs. 32%，*P*=0.008 8，OR=4.68，95%CI: 1.39～15.72）。*GPⅢa* 基因 *PLA2* 多态性与 HIT 抗体患者血栓形成风险明显相关。此外，*PLA2* 基因型患者的动脉血栓发生率明显高于野生型，但两组间的静脉血栓发生率相似。虽然在这项研究之前的另一项研究并没有发现 *PLA2* 与 HIT 血栓形成之间的联系[184, 185]，但 Kenneth Harris 等认为这可能是由于在之前的研究中动脉血栓患者的比例更少，*PLA2* 的影响主要见于动脉血栓，而此前也没有将动脉血栓形成与静脉事件分开分析。

（五）IL-10

细胞因子是抗体介导的免疫反应中的关键调节元素，白细胞介素 10（IL-10）已被证明在预防炎症和自身免疫性疾病中起着关键作用[180]。IL-10 首先被描述为 2 型辅助性 T（Th2）细胞因子，可抑制 Th1 细胞合成细胞因子，而 IL-10 的产生与耐受性/调节性 T（Treg）细胞有关。另外，IL-10 也参与了 B 细胞功能的调节，这可解释其在自身免疫性疾病发生发展中的作用。

多种细胞类型（即 B 细胞和 T 细胞、单核细胞/巨噬细胞、中性粒细胞和树突状细胞）可合成 IL-10，并且调节 IL-10 产生的机制非常复杂。多项研究表明，IL-10 的合成受到强大的遗传影响，并且具有 3 个 SNP，即 rs1800896（−1082G/A）、rs1800871（−819C/T）和

rs1800872（−592C/A）。先前已被证明的两个串联重复的微卫星 IL-10G 和 IL-10R 对 IL-10 的产生至关重要。在一项研究中，Claire Pouplard 等[186] 观察了 *IL-10* 基因启动子上的 SNP 或 IL-10G 和 IL-10R 微卫星的变异，分析其是否与肝素修饰的 PF4 抗体合成和 HIT 发生有关。在 IL-10G 微卫星上共鉴定出 14 个不同的等位基因（G16～G29）和 IL-10R 的 3 个等位基因（R13、R14、R15）。其中一个短等位基因 G20 在心脏手术后 PF4 抗体阴性的患者中出现频率较高，而在对肝素或 HIT 产生显著免疫反应的患者中出现的频率较低。因此，利用 PASE 软件将这 3 个 SNP 的等位基因与 IL-10G 和 IL-10R 变异相结合进行单倍型重构，共鉴定出 39 种不同的单倍型（H1～H39）。除一种单倍型外，所有单倍型在 PF4/H 抗体阳性和阴性患者中的检出率相似。仅 C/C/G/G20/R13 在未免疫患者中的出现频率显著高于已产生明显 PF4 抗体的患者。

已有研究表明 IL-10 合成中近 75% 的变异是由遗传决定的[187]。其他研究还表明，*IL-10* 基因在转录水平上受到高度控制。Kube 等[188] 报道，该序列位于转录起始点上游 900～1100bp 处，调节 IL-10 的表达。该启动子区域包括微卫星 IL-10X78437.2：g.8134CA（14_29）或 IL-10G，其包含不同数量的串联重复序列，这些重复序列通过与转录因子的直接相互作用影响 IL-10 的转录速率。研究特别表明，携带最长 IL-10G 等位基因（重复超过 26 个 CA）的细胞在脂多糖（LPS）刺激后产生的 IL-10 量最大，而在携带最短 IL-10G 等位基因的细胞中观察到的合成水平较低。基于这些发现，可以假设 IL-10G 和 IL-10R 微卫星中 CA 重复数的变化是 IL-10 产生差异的原因，从而影响了接受肝素治疗的患者发生免疫应答和 HIT 风险。

（六）GWAS 及候选基因/候选 SNP 研究

尽管临床及科研工作者已经针对 HIT 进行了 70 余年的研究，但 HIT 发生发展机制的每一步都有未解决的问题。遗传研究，如 GWAS，有可能进一步回答这种药物不良反应的病理生理学，阐明疾病发病机制中涉及的遗传基础和途径（表 12-4）。

表 12-4　HIT 的全基因组关联分析及候选基因研究

研究者	位点	表型	变异	效应	P	描述及局限性	参考文献
Witten 等	5 号染色体近 AC106799.2	HIT	rs1433265	2.79（1.69～4.65；发现）	P=6.47×10⁻⁵（发现）	GWAS；96 例 HIT（发现）和 86 例 HIT（复制）及同等数量的肝素治疗对照组；HIPA 确诊病例子集	[189]
				2.77（1.64～4.68；复制）	P=1.5×10⁻⁴（复制）		
Karnes 等	TDAG8（GPR65）	HIT，抗体产生	rs1887289	16.83（5.90～48；发现）	P=1.01×10⁻⁸	GWAS；67 例 HIT 病例和 884 例匹配的肝素治疗对照组（发现）；没有功能试验；SNP 复制用于抗体产生，但不用于 HIT	[190]
			rs3742704	33.48（8.01～140；发现）	P=2.04×10⁻⁷		
Rollin 等	PTPRJ（CD148）	HIT，PLT 活化	rs1503185	0.37（0.20～0.68）	P=0.002	179 例抗体阴性、160 例抗体阳性、97 例 HIT 患者；SRA 确诊；无复制；SNP 对血小板活化的功能数据支持作用	[175]
			rs1566734	0.36（0.20～0.67）	P=0.001		

续表

研究者	位点	表型	变异	效应	P	描述及局限性	参考文献
Gruel 等	FCGR3A (CD16A)	HIT	rs396991	21.5%（HIT）vs. 9.5%（抗体阳性）	$P=0.02$	86 例抗体阴性、84 例抗体阳性和 102 例 HIT 患者；SRA 确诊；无复制	[182]
Burgess 等	FCGR2A (CD32A)	HIT	H131R (rs1801274)	0/19RR（HIT）7/22RR（健康）	$P<0.01$	20 例 HIT 患者和 24 例健康对照者；SRA 确诊；与先前关联方向相反；无复制	[191]
Carlsson 等	FCGR2A	HIT	H131R (rs1801274)	HIT vs. 抗体阴性（χ^2）	$P<0.001$	389 例 HIT 患者和 351 例抗体阴性患者；HIPA 确诊；无复制	[168]
Karnes 等	HLA-DR	HIT	DRB3*01:01	2.81（1.57～5.02）	$P=2.1\times10^{-4}$（$q=0.02$）	65 例 HIT 和 350 例肝素治疗的匹配对照；无功能分析；无复制	[192]
Paparella 等	HLA-DR	抗体产生	HLA-DR3 血清型	抗体阳性 vs. 抗体阴性，相对风险 5.3	$P=0.01$	接受 CPB 的 10 例抗体阳性和 59 例抗体阴性连续患者；无复制	[193]
Pouplard 等	IL-10	抗体产生	IL-10GG20 微卫星	0.29（0.12～0.70）	$P=0.006$	85 例抗体阴性、84 例抗体阳性和 82 例 HIT 患者；SRA 证实；无复制；无多重比较调整	[186]
Rollin 等	ACP1	抗体产生	Haplotype: rs11553742/rs11553746	1.8（1.2～2.6）	$P=0.005$	179 例抗体阴性、160 例抗体阳性和 89 例 HIT 患者；SRA 确认；无复制；无多重比较调整	[194]
Rollin 等	FCGR2A	HITT，IgG 结合	H131R (rs1801274)	5.9（1.7～20）	$P=0.008$	35 例 HITT、54 例 HIT、160 例抗体阳性和 174 抗体阴性患者；SRA 证实；无复制	[167]
Carlsson 等	FCGR2A	HITT	H131R (rs1801274)	37%（HITT）vs. 17%（HIT）	$P=0.036$	68 例 HITT 和 54 例 HIT 患者，HIPA 确诊；无复制	[184]
Harris 等	ITGB3 (GPIIIa)	HITT	PLA2	4.68（1.39～15.72）	$P=0.009$	39 例 HIT 和 27 例 HITT 患者；无复制；无抗体阴性或抗体阳性组；无功能测定	[183]
Pamela 等	FCGR2A，ITGB3 (GPIIIa)，PECAM1	HITT	3 个 SNP 风险评分（H131R，PLA2，L125V）	8.00（4.59～13.93）	$P=0.012$	50 例 HIT、53 例 HITT 和 51 例抗体阳性患者；HIPA 确诊；无单个 SNP 关联；无复制	[169]

　　注：抗体，PF4/肝素抗体；抗体阳性，PF4/肝素抗体检测阳性但功能检测阴性；CPB，体外循环；GWAS，全基因组关联分析；HIPA，heparin-induced platelet aggregation assay，肝素诱导的血小板聚集试验；HIT，heparin-induced thrombocytopenia，肝素诱导的血小板减少症；HITT，肝素诱导的血小板减少症合并血栓形成；RR，H131RR 等位基因的隐性基因型；SRA，5-羟色胺释放试验。

　　我们对 HIT 发病机制的许多见解都是基于体外研究和转基因小鼠模型研究，这些理论还需要在实际病例上得到证实。并且，在 HIT 过程中产生的大量促凝物质及凝血酶的生成极易导致血栓形成，以至于一些不太明显的危险因素（如基因多态性）被掩盖了。因此很难证明遗传风险因素在 HIT 临床结果中的重要作用，HIT 是多因素共同造成的，患者的潜在疾病和并发症的非遗传风险因素都能发挥重要作用。也许在未来的研究中，HIT 的药物基因组学会得到进一步深入，使现在"亡羊补牢"式治疗策略转变为预防模式，并因此大大提高患者 HIT 的发生率，避免严重栓塞并发症，改善预后。

（崔勇丽　吉冰洋）

第十一节　抗凝药物基因组学的临床应用经典实例

一、临床经典病例 1 和 2

（一）病例介绍

1. 研究对象和基线资料　两名患者于 2008 年入住中国人民解放军总医院老年心血管病研究所，入院均确诊为慢性非瓣膜性心房颤动，并接受华法林（华法林钠片 2.5mg/d）抗凝治疗预防血栓栓塞，INR 目标范围为 2～3。

病例 1

患者，女，68 岁。汉族，体重 70kg，身高 158cm，既往有高血压、糖尿病和高脂血症病史。基线 INR 为 1.09，随着华法林日平均剂量从 2.5mg/d 调整为 0.94mg/d，INR 在 3.29～6.11。当华法林剂量降至 1.25mg/d 时出现了不明原因的轻度咯血，咯血时 INR 为 4.51，停用华法林 1 天后咯血消失，次日重启华法林治疗。该患者 INR 始终高于目标范围（6 次 INR 均大于 4），直到 1 个月后才逐渐达到稳定，华法林稳定的剂量为 0.625mg/d（表 12-6）。在华法林治疗期间，未服用任何其他影响 INR 的药物，常规饮食，禁烟禁酒。

病例 2

患者，男，50 岁。汉族，体重 88kg，身高 180cm，无既往病史。基线 INR 为 1.13，华法林起始剂量为 2.5mg/d，治疗 3 天后，INR 为 1.15。将剂量增加到 3.125mg/d 持续治疗 5 天后，INR 升到 3.51。随后，即使剂量从 3.125mg/d 降至 2.5mg/d，INR 仍继续上升，高达 4.58～5.32。当华法林剂量降到 1.25mg/d 后，患者的 INR 才达标，达到稳定抗凝治疗的时间长达 1 个月以上（表 12-5）。

表 12-5　病例特征与华法林抗凝治疗

序号	年龄（岁）	性别	BMI (kg/m²)	抗凝适应证	基线INR	目标INR	达到目标INR时间	基因型 CYP2C9 *3	基因型 VKORC1 −1639G>A	实际稳定治疗剂量 (mg/d)	a 药物基因组学预测稳定治疗剂量 (mg/d)
1	68	女	28.04	慢性非瓣膜性心房颤动	1.09	2～3	>1 个月	*3/*3	A/A	0.625	0.672
2	50	男	27.16	慢性非瓣膜性心房颤动	1.13	2～3	>1 个月	*3/*3	A/A	1.25	1.16

a 依据 IWPC 模型。

资料来源：Klein TE，Altman RB，Eriksson N，et al. Estimation of the warfarin dose with clinical and pharmacogenetic data. N Engl J Med，2009，360（8）：753-764.

2. _CYP2C9_*3 和 _VKORC1_-1639G/A 基因多态性检测　由于当时笔者所在医院临床未常规开展药物基因检测项目，住院期间经患者签署知情同意书后，笔者小组从两位患者的外周血白细胞中提取基因组 DNA, PCR 扩增 *CYP2C9* 外显子 7 和 *VKORC1* 启动子的基因片段, 采用 Sanger 测序法, 分别检测 *CYP2C9*3* 和 *VKORC1*-1639 G/A 基因多态性。结果发现, 病例 1 和病例 2 患者的基因型均为 *CYP2C9*3/*3* 和 *VKORC1* -1639A/A。

3. 华法林稳定治疗剂量的预测 根据基因多态性检测结果, 结合患者临床信息, 依据 IWPC 开发的华法林药物基因组学剂量预测模型, 预测两例患者华法林稳态剂量分别为 0.672mg/d 和 1.16mg/d。

（二）分析与讨论

*CYP2C9*3/*3* 和 *VKORC1* -1639A/A 双基因型携带者在人群中极为罕见, 发生率不超过 3‰。此类患者所需华法林剂量最低, 且发生过度抗凝和出血事件的风险最高。与白种人和非洲人群相比, 亚洲人群倾向于低剂量华法林治疗, 平均剂量为 2.0～3.5mg/d。两个病例中的华法林治疗剂量（案例 1 为 0.625mg/d, 案例 2 为 1.25mg/d）均远低于亚洲人群平均剂量, 因此往往需要较长的抗凝周期才能达到目标 INR 范围, 且发生过度抗凝的风险更高。整合了临床因素和基因遗传多态性信息的药物基因组学模型对于预测华法林稳态剂量具有很高的参考价值, 对于本研究所报道的两例 *CYP2C9*3/*3* 和 *VKORC1* -1639A/A 基因型携带者, 应用 IWPC 模型预测的华法林有效抗凝稳态剂量与实际稳态剂量相差不超过 0.1mg/d。本研究的病例报道是在患者达到华法林实际稳定抗凝治疗后再进行的基因型检测, 因此并没有采用基因型指导华法林的抗凝治疗。后续有必要积累基因型指导华法林抗凝治疗的相关病例, 以进一步证实药物基因组学模型对华法林抗凝治疗的临床指导意义。

二、临床经典病例 3

（一）病史及临床表现

患者, 女, 87 岁。因"活动后气短 1 月余, 加重 10 余天"入院, 该患者既往高血压 20 余年, 脑梗死史 10 余年。入院相关检查: 血压 130/70mmHg; INR: 0.99; ALT 10U/L; AST 13U/L; ALB 40g/L。诊断: 肺栓塞; 结核性胸膜炎; 高血压 3 级（极高危）。该患者否认药物、食物过敏史, 无吸烟、饮酒史。患者住院期间进行了抗结核治疗与抗凝治疗。抗结核治疗为标准治疗方案, 使用利福平、异烟肼、乙胺丁醇三联治疗, 其中利福平在入院后第 11 天减少至 0.3g/d, 此后至出院, 抗结核治疗无变化; 抗凝治疗: 低分子量肝素使用 10 天后逐渐过渡到华法林, 华法林剂量由常规 3mg/d 起始, 逐渐增加, 出院时华法林剂量增加至 7.5mg/d, 但抗凝指标 INR 一直未能达到治疗范围, 故行华法林代谢酶基因检测。

（二）检测的药物基因组学项目及检测方法

基因芯片法检测 *CYP2C9*1*、*VKORC1*（G-1639A）、*VKORC1*（C-1173T）。

（三）检测结果及解读

*CYP2C9*1/*1*, *VKORC1*（G-1639A）GA、*VKORC1*（C-1173T）CT, 即该患者基因

型为 *CPY2C9* 野生型纯合子，为快代谢型者，*VKORC1* 两个位点均为杂合子型，华法林敏感性中等。

（四）根据结果解读调整的用药策略

该患者基因型为 *CPY2C9* 野生型纯合子，为快代谢型者，其 VKORC1（-1639G＞A）GA 和 *VKORC1*（-1173C＞T）CT 均为杂合型，华法林敏感性中等，与突变纯合型人群相比华法林剂量需要增加。结合患者基因检测结果、年龄、体重、合并用药、疾病情况，建议华法林起始用量为 4.5mg/d。由于患者同时服用利福平，而利福平为肝药酶诱导剂，故应监测 INR，根据 INR 来进行后续剂量的调整。

（五）调整后的患者治疗和转归情况

使用华法林期间应监测 INR 以评估华法林的抗凝强度，但是该患者 INR 一直不能达标，考虑患者同时服用的抗结核药物利福平为肝药酶诱导剂，可加快华法林的代谢，故增加华法林的剂量，但至患者出院时，华法林剂量调整至 7.5mg/d，患者 INR 仍在 1.0～1.2 波动。患者出院后 3 个月，华法林剂量调整至 9mg/d，INR 仍未达标，出院后 5 个月，将华法林剂量调整至 12mg/d，INR 为 2.18，达到治疗范围。

（六）讨论与分析

通常华法林经验性治疗初始剂量为 3mg/d，为达到 INR（2.0～3.0），维持剂量为 1～20mg/d。住院期间，患者 INR 一直未能达标，对该患者进行了基因检测，依据患者年龄、合并用药，以及 *VKORC1* 为杂合型和 *CYP2C9* 为野生型纯合子的遗传特点，推荐将华法林剂量调至 4.5mg/d。

华法林的药物基因检测是药物遗传学的经典案例，总体而言，*VKORC1* 多态性占华法林稳态剂量变异的 30%，*VKORC1* 和 *CYP2C9* 基因多态性可以解释约 40%的剂量变异，遗传因素加上年龄、身高、体重、药物相互作用等解释了 55%的华法林剂量变异，可在 http://www.warfarindosing.org/Source/Home.asp 网站进行华法林剂量的计算。CYP450 有多种亚型，其中华法林主要经过 CYP2C9 代谢。*CYP2C9*2 和 *CYP2C9*3 的突变型酶活性分别比野生型下降 20%和 80%。中国人群中 *CYP2C9*3 突变等位基因发生频率约为 4%，*CYP2C9*2 频率更低。本例患者为 *CYP2C9*（*1/*1），即 CYP2C9 快代谢型者，华法林代谢增强，仅从编码药物代谢酶基因变异角度考虑，该患者华法林剂量可能需要增加。

VKORC1 基因编码维生素 K 环氧化物还原酶，*VKORC1* -1639G＞A 和 1173C＞T 是目前研究较多的两个 SNP，其野生型 -1639G 和 1173C 携带者需要较高的华法林剂量。Yang 等一项荟萃分析显示，*VKORC1* 基因多态性与华法林剂量相关，与突变纯合子型患者相比，携带 1639G、1173C 等位基因患者日平均华法林剂量分别增加 61%和 63%。在中国人群中 *VKORC1* -1639A 或 1173T 突变等位基因发生频率均高达 90%。该患者 *VKORC1*（-1639G＞A）GA 和 *VKORC1*（-1173C＞T）CT 均为杂合型，华法林敏感性中等，较突变纯合子型人群华法林剂量需要增加。

综上，从药物代谢酶基因组学角度考虑，该患者华法林代谢快，且对华法林敏感性减低，故需要较高剂量，基因检测结果与临床效果相符，指导临床可尝试更高剂量。

抗凝药物在临床使用时，需要注意药物代谢酶相关的药物相互作用。华法林在体内主要通过酶 CYP2C9，以及 CYP1A2 和 CYP3A 代谢，所以，影响上述酶代谢的药物会影响华法林的代谢，进而影响华法林药效和不良反应发生。临床常用的 CYP2C9 抑制剂有胺碘酮、氟康唑、咪康唑，CYP1A2 抑制剂有环丙沙星、依诺沙星，CYP3A 抑制剂有伊曲康唑、酮康唑、泊沙康唑、伏立康唑、克拉霉素、地尔硫䓬、西咪替丁、克霉唑、环孢素、红霉素、伊马替尼、维拉帕米。因此，临床使用上述药品时，应考虑其可能抑制华法林的代谢，使得华法林血药浓度升高，抗凝作用增强，进而增加出血风险。临床常用的 CYP2C9 诱导剂有卡马西平、利福平，CYP1A2 诱导剂有苯妥英、利福平、利托那韦，CYP3A4 诱导剂有卡马西平、苯妥英、利福平、圣约翰草。所以，临床合并使用上述药物时，应考虑其对华法林代谢的影响，加速华法林代谢，降低其预防血栓的作用，如本案例中合并使用利福平后，为达到治疗范围，华法林的剂量需大幅度增加。上述的药物相互作用对华法林临床使用的影响程度，详见相关抗凝指南。此外，生活中，葡萄柚汁是 CYP3A 的强抑制剂，能抑制华法林代谢，升高其血药浓度，增加出血风险；烟草是 CYP1A2 的中等诱导剂，所以正在吸烟的患者，华法林的预防效果会降低，可能需要更大的剂量才能达到预期的抗凝目标。

（吴阳勋　尹　彤　孟慧杰　胡永芳）

参 考 文 献

[1] Anon. Bleeding during antithrombotic therapy in patients with atrial fibrillation. The Stroke Prevention in Atrial Fibrillation Investigators [J]. Archives of Internal Medicine, 1996, 156 (4): 409-416.

[2] Fihn S D, Callahan C M, Martin D C, et al. The risk for and severity of bleeding complications in elderly patients treated with warfarin. The National Consortium of Anticoagulation Clinics [J]. Annals of Internal Medicine, 1996, 124 (11): 970-979.

[3] Rettie A E, Wienkers L C, Gonzalez F J, et al. Impaired (S)-warfarin metabolism catalysed by the R144C allelic variant of CYP2C9 [J]. Pharmacogenetics, 1994, 4 (1): 39-42.

[4] Sullivan-Klose T H, Ghanayem B I, Bell D A, et al. The role of the CYP2C9-Leu359 allelic variant in the tolbutamide polymorphism [J]. Pharmacogenetics, 1996, 6 (4): 341-349.

[5] Yamazaki H, Inoue K, Chiba K, et al. Comparative studies on the catalytic roles of cytochrome P450 2C9 and its Cys-and Leu-variants in the oxidation of warfarin, flurbiprofen, and diclofenac by human liver microsomes [J]. Biochemical Pharmacology, 1998, 56 (2): 243-251.

[6] Rost S, Fregin A, Ivaskevicius V, et al. Mutations in VKORC1 cause warfarin resistance and multiple coagulation factor deficiency type 2 [J]. Nature, 2004, 427 (6974): 537-541.

[7] Harrington D J, Underwood S, Morse C, et al. Pharmacodynamic resistance to warfarin associated with a Val66Met substitution in vitamin K epoxide reductase complex subunit 1 [J]. Thrombosis and Haemostasis, 2005, 93 (1): 23-26.

[8] Bodin L, Horellou M H, Flaujac C, et al. A vitamin K epoxide reductase complex subunit-1 (VKORC1) mutation in a patient with vitamin K antagonist resistance [J]. Journal of Thrombosis and Haemostasis: JTH, 2005, 3 (7): 1533-1535.

[9] Caldwell M D, Awad T, Johnson J A, et al. CYP4F2 genetic variant alters required warfarin dose [J]. Blood, 2008, 111 (8): 4106-4112.

[10] Shehab N, Lovegrove M C, Geller A I, et al. US emergency department visits for outpatient adverse drug events, 2013-2014 [J]. JAMA, 2016, 316 (20): 2115-2125.

[11] Takahashi H, Echizen H. Pharmacogenetics of CYP2C9 and interindividual variability in anticoagulant response to warfarin [J]. The Pharmacogenomics Journal, 2003, 3 (4): 202-214.

[12] Lee C R, Goldstein J A, Pieper J A. Cytochrome P450 2C9 polymorphisms: a comprehensive review of the in-vitro and human data [J]. Pharmacogenetics, 2002, 12 (3): 251-263.

[13] Li X, Li D, Wu J C, et al. Precision dosing of warfarin: open questions and strategies [J]. The Pharmacogenomics Journal,

2019，19（3）：219-229.

［14］Yuan H Y，Chen J J，Lee M T M，et al. A novel functional VKORC1 promoter polymorphism is associated with inter-individual and inter-ethnic differences in warfarin sensitivity ［J］. Human Molecular Genetics，2005，14（13）：1745-1751.

［15］McDonald M G，Rieder M J，Nakano M，et al. CYP4F2 is a vitamin K1 oxidase：an explanation for altered warfarin dose in carriers of the V433M variant ［J］. Molecular Pharmacology，2009，75（6）：1337-1346.

［16］Perera M A，Cavallari L H，Limdi N A，et al. Genetic variants associated with warfarin dose in African-American individuals：a genome-wide association study ［J］. Lancet（London，England），2013，382（9894）：790-796.

［17］Luo Z，Li X，Zhu M，et al. Identification of novel variants associated with warfarin stable dosage by use of a two-stage extreme phenotype strategy ［J］. Journal of Thrombosis and Haemostasis：JTH，2017，15（1）：28-37.

［18］Conly J M，Stein K，Worobetz L，et al. The contribution of vitamin K2（menaquinones）produced by the intestinal microflora to human nutritional requirements for vitamin K ［J］. The American Journal of Gastroenterology，1994，89（6）：915-923.

［19］Scarpellini E，Gabrielli M，Za T，et al. The interaction between small intestinal bacterial overgrowth and warfarin treatment ［J］. The American Journal of Gastroenterology，2009，104（9）：2364-2365.

［20］Wang L，Liu L，Liu X，et al. The gut microbes，Enterococcus and Escherichia-Shigella，affect the responses of heart valve replacement patients to the anticoagulant warfarin ［J］. Pharmacological Research，2020，159：104979.

［21］Luo Z Y，Liu R，Sun B，et al. Identification of gene modules associated with warfarin dosage by a genome-wide DNA methylation study ［J］. Die Pharmazie，2018，73（5）：288-293.

［22］January C T，Wann L S，Calkins H，et al. 2019 AHA/ACC/HRS focused update of the 2014 AHA/ACC/HRS guideline for the management of patients with atrial fibrillation：a report of the American college of cardiology/American heart association task force on clinical practice guidelines and the heart rhythm society in collaboration with the society of thoracic surgeons ［J］. Circulation，2019，140（2）：e125-e151.

［23］De Caterina R，Husted S，Wallentin L，et al. New oral anticoagulants in atrial fibrillation and acute coronary syndromes：ESC Working Group on Thrombosis-Task Force on Anticoagulants in Heart Disease position paper ［J］. Journal of the American College of Cardiology，2012，59（16）：1413-1425.

［24］Chen C H，Chen M C，Gibbs H，et al. Antithrombotic treatment for stroke prevention in atrial fibrillation：The Asian agenda ［J］. International Journal of Cardiology，2015，191：244-253.

［25］Giugliano R P，Ruff C T，Wiviott S D，et al. Mortality in patients with atrial fibrillation randomized to edoxaban or warfarin：insights from the ENGAGE AF-TIMI 48 trial ［J］. The American Journal of Medicine，2016，129（8）：850-857. e2.

［26］Ziff O J，Camm A J. Individualized approaches to thromboprophylaxis in atrial fibrillation ［J］. American Heart Journal，2016，173：143-158.

［27］Johnson J A，Caudle K E，Gong L，et al. Clinical pharmacogenetics implementation consortium（CPIC）guideline for pharmacogenetics-guided warfarin dosing：2017 update ［J］. Clinical Pharmacology and Therapeutics，2017，102（3）：397-404.

［28］Yang J，Chen Y，Li X Q，et al. Influence of CYP2C9 and VKORC1 genotypes on the risk of hemorrhagic complications in warfarin-treated patients：a systematic review and meta-analysis ［J］. International Journal of Cardiology，2013，168（4）：4234-4243.

［29］Lewis B C，Nair P C，Heran S S，et al. Warfarin resistance associated with genetic polymorphism of VKORC1：linking clinical response to molecular mechanism using computational modeling ［J］. Pharmacogenetics and Genomics，2016，26（1）：44-50.

［30］Stafford D W. The vitamin K cycle ［J］. Journal of Thrombosis and Haemostasis：JTH，2005，3（8）：1873-1878.

［31］Park J W，Kim K A，Park J Y. Effects of Ketoconazole，a CYP4F2 Inhibitor，and CYP4F2*3 Genetic Polymorphism on Pharmacokinetics of Vitamin K1. J Clin Pharmacol，2109，59（11）：1453-1461.

［32］Yin T，Miyata T. Warfarin dose and the pharmacogenomics of CYP2C9 and VKORC1-rationale and perspectives ［J］. Thrombosis Research，2007，120（1）：1-10.

［33］Wadelius M，Chen L Y，Lindh J D，et al. The largest prospective warfarin-treated cohort supports genetic forecasting ［J］. Blood，2009，113（4）：784-792.

［34］Zhu Y S，Shennan M，Reynolds K K，et al. Estimation of warfarin maintenance dose based on VKORC1（−1639G＞A）and CYP2C9 genotypes ［J］. Clinical Chemistry，2007，53（7）：1199-1205.

［35］Cen H J，Zeng W T，Leng X Y，et al. CYP4F2 rs2108622：a minor significant genetic factor of warfarin dose in Han Chinese patients with mechanical heart valve replacement ［J］. British Journal of Clinical Pharmacology，2010，70（2）：234-240.

［36］Wei M，Ye F，Xie D，et al. A new algorithm to predict warfarin dose from polymorphisms of CYP4F2，CYP2C9 and VKORC1 and clinical variables：derivation in Han Chinese patients with non valvular atrial fibrillation ［J］. Thrombosis and Haemostasis，2012，107（6）：1083-1091.

［37］Palareti G，Cosmi B. Bleeding with anticoagulation therapy - who is at risk，and how best to identify such patients［J］. Thrombosis and Haemostasis，2009，102（2）：268-278.

［38］Odén A，Fahlén M. Oral anticoagulation and risk of death：a medical record linkage study［J］. BMJ（Clinical Research Ed），2002，325（7372）：1073-1075.

［39］Higashi M K，Veenstra D L，Kondo L M，et al. Association between CYP2C9 genetic variants and anticoagulation-related outcomes during warfarin therapy［J］. JAMA，2002，287（13）：1690-1698.

［40］Voora D，McLeod H L，Eby C，et al. The pharmacogenetics of coumarin therapy［J］. Pharmacogenomics，2005，6（5）：503-513.

［41］Taube J，Halsall D，Baglin T. Influence of cytochrome P-450 CYP2C9 polymorphisms on warfarin sensitivity and risk of over-anticoagulation in patients on long-term treatment［J］. Blood，2000，96（5）：1816-1819.

［42］Ogg M S，Brennan P，Meade T，et al. CYP2C9*3 allelic variant and bleeding complications［J］. Lancet（London，England），1999，354（9184）：1124.

［43］Limdi N A，Wadelius M，Cavallari L，et al. Warfarin pharmacogenetics：a single VKORC1 polymorphism is predictive of dose across 3 racial groups［J］. Blood，2010，115（18）：3827-3834.

［44］Limdi N A，Wiener H，Goldstein J A，et al. Influence of CYP2C9 and VKORC1 on warfarin response during initiation of therapy［J］. Blood Cells，Molecules & Diseases，2009，43（1）：119-128.

［45］Lund K，Gaffney D，Spooner R，et al. Polymorphisms in VKORC1 have more impact than CYP2C9 polymorphisms on early warfarin International Normalized Ratio control and bleeding rates［J］. British Journal of Haematology，2012，158（2）：256-261.

［46］Schwarz U I，Ritchie M D，Bradford Y，et al. Genetic determinants of response to warfarin during initial anticoagulation［J］. The New England Journal of Medicine，2008，358（10）：999-1008.

［47］Mandic D，Bozina N，Mandic S，et al. VKORC1 gene polymorphisms and adverse events in Croatian patients on warfarin therapy［J］. International Journal of Clinical Pharmacology and Therapeutics，2015，53（11）：905-913.

［48］Ma C，Zhang Y X，Xu Q，et al. Influence of warfarin dose-associated genotypes on the risk of hemorrhagic complications in Chinese patients on warfarin［J］. International Journal of Hematology，2012，96（6）：719-728.

［49］Limdi N A，Arnett D K，Goldstein J A，et al. Influence of CYP2C9 and VKORC1 on warfarin dose，anticoagulation attainment and maintenance among European-Americans and African-Americans［J］. Pharmacogenomics，2008，9（5）：511-526.

［50］Roth J A，Boudreau D，Fujii M M，et al. Genetic risk factors for major bleeding in patients treated with warfarin in a community setting［J］. Clinical Pharmacology and Therapeutics，2014，95（6）：636-643.

［51］Kawai V K，Cunningham A，Vear S I，et al. Genotype and risk of major bleeding during warfarin treatment［J］. Pharmacogenomics，2014，15（16）：1973-1983.

［52］Wang H J，Ma C，Yang J，et al. CYP4F2 polymorphism as a genetic risk factor for major hemorrhagic complications in Chinese patients on warfarin therapy［J］. Journal of Geriatric Cardiology，2012，9（2）：209-210.

［53］Narayanan R，Butani V，Boyer D S，et al. Complement factor H polymorphism in age-related macular degeneration［J］. Ophthalmology，2007，114（7）：1327-1331.

［54］Cooper G M，Johnson J A，Langaee T Y，et al. A genome-wide scan for common genetic variants with a large influence on warfarin maintenance dose［J］. Blood，2008，112（4）：1022-1027.

［55］Takeuchi F，McGinnis R，Bourgeois S，et al. A genome-wide association study confirms VKORC1，CYP2C9，and CYP4F2 as principal genetic determinants of warfarin dose［J］. PLoS Genetics，2009，5（3）：e1000433.

［56］Cha P C，Mushiroda T，Takahashi A，et al. Genome-wide association study identifies genetic determinants of warfarin responsiveness for Japanese［J］. Human Molecular Genetics，2010，19（23）：4735-4744.

［57］Daneshjou R，Gamazon E R，Burkley B，et al. Genetic variant in folate homeostasis is associated with lower warfarin dose in African Americans［J］. Blood，2014，124（14）：2298-2305.

［58］Parra E J，Botton M R，Perini J A，et al. Genome-wide association study of warfarin maintenance dose in a Brazilian sample［J］. Pharmacogenomics，2015，16（11）：1253-1263.

［59］Eriksson N，Wallentin L，Berglund L，et al. Genetic determinants of warfarin maintenance dose and time in therapeutic treatment range：a RE-LY genomics substudy［J］. Pharmacogenomics，2016，17（13）：1425-1439.

［60］Liu N，Irvin M R，Zhi D，et al. Influence of common and rare genetic variation on warfarin dose among African-Americans and European-Americans using the exome array［J］. Pharmacogenomics，2017，18（11）：1059-1073.

［61］Sconce E A，Khan T I，Wynne H A，et al. The impact of CYP2C9 and VKORC1 genetic polymorphism and patient characteristics upon warfarin dose requirements：proposal for a new dosing regimen［J］. Blood，2005，106（7）：2329-2333.

［62］International Warfarin Pharmacogenetics Consortium，Klein T E，Altman R B，et al. Estimation of the warfarin dose with clinical and pharmacogenetic data [J]. The New England Journal of Medicine, 2009, 360 (8): 753-764.

[63] You J H, Wong R S, Waye M M, et al. Warfarin dosing algorithm using clinical, demographic and pharmacogenetic data from Chinese patients [J]. Journal of Thrombosis and Thrombolysis, 2011, 31 (1): 113-118.

[64] Xu Q, Xu B, Zhang Y X, et al. Estimation of the warfarin dose with a pharmacogenetic refinement algorithm in Chinese patients mainly under low-intensity warfarin anticoagulation [J]. Thrombosis and Haemostasis, 2012, 108 (6): 1132-1140.

[65] Tan S L, Li Z, Song G B, et al. Development and comparison of a new personalized warfarin stable dose prediction algorithm in Chinese patients undergoing heart valve replacement [J]. Die Pharmazie, 2012, 67 (11): 930-937.

[66] Gage B F, Bass A R, Lin H, et al. Effect of genotype-guided warfarin dosing on clinical events and anticoagulation control among patients undergoing hip or knee arthroplasty: the GIFT randomized clinical trial [J]. JAMA, 2017, 318 (12): 1115-1124.

[67] Pirmohamed M, Burnside G, Eriksson N, et al. A randomized trial of genotype-guided dosing of warfarin [J]. The New England Journal of Medicine, 2013, 369 (24): 2294-2303.

[68] Kimmel S E, French B, Kasner S E, et al. A pharmacogenetic versus a clinical algorithm for warfarin dosing [J]. The New England Journal of Medicine, 2013, 369 (24): 2283-2293.

[69] Emery J D. Pharmacogenomic testing and warfarin: what evidence has the GIFT trial provided [J]. JAMA, 2017, 318 (12): 1110-1112.

[70] Saffian S M, Duffull S B, Wright D. Warfarin dosing algorithms underpredict dose requirements in patients requiring ≥7 mg daily: a systematic review and meta-analysis [J]. Clinical Pharmacology and Therapeutics, 2017, 102 (2): 297-304.

[71] Li X, Liu R, Luo Z Y, et al. Comparison of the predictive abilities of pharmacogenetics-based warfarin dosing algorithms using seven mathematical models in Chinese patients [J]. Pharmacogenomics, 2015, 16 (6): 583-590.

[72] Relling M V, Klein T E. CPIC: clinical pharmacogenetics implementation consortium of the pharmacogenomics research network [J]. Clinical Pharmacology and Therapeutics, 2011, 89 (3): 464-467.

[73] Gage B F, Eby C, Johnson J A, et al. Use of pharmacogenetic and clinical factors to predict the therapeutic dose of warfarin [J]. Clinical Pharmacology and Therapeutics, 2008, 84 (3): 326-331.

[74] Asiimwe I G, Zhang E J, Osanlou R, et al. Genetic factors influencing warfarin dose in black-African patients: a systematic review and meta-analysis [J]. Clinical Pharmacology and Therapeutics. 2020, 107(6): 1420-1433.

[75] Finkelman B S, Gage B F, Johnson J A, et al. Genetic warfarin dosing: tables versus algorithms [J]. Journal of the American College of Cardiology, 2011, 57 (5): 612-618.

[76] Arwood M J, Deng J, Drozda K, et al. Anticoagulation endpoints with clinical implementation of warfarin pharmacogenetic dosing in a real-world setting: a proposal for a new pharmacogenetic dosing approach [J]. Clinical Pharmacology and Therapeutics, 2017, 101 (5): 675-683.

[77] Avery P J, Jorgensen A, Hamberg A K, et al. A proposal for an individualized pharmacogenetics-based warfarin initiation dose regimen for patients commencing anticoagulation therapy [J]. Clinical Pharmacology and Therapeutics, 2011, 90 (5): 701-706.

[78] Van Schie R M, Wadelius M I, Kamali F, et al. Genotype-guided dosing of coumarin derivatives: the European pharmacogenetics of anticoagulant therapy (EU-PACT) trial design [J]. Pharmacogenomics, 2009, 10 (10): 1687-1695.

[79] Lenzini P, Wadelius M, Kimmel S, et al. Integration of genetic, clinical, and INR data to refine warfarin dosing [J]. Clinical Pharmacology and Therapeutics, 2010, 87 (5): 572-578.

[80] Do E J, Lenzini P, Eby C S, et al. Genetics informatics trial (GIFT) of warfarin to prevent deep vein thrombosis (DVT): rationale and study design [J]. The Pharmacogenomics Journal, 2012, 12 (5): 417-424.

[81] Hamberg A K, Wadelius M, Friberg L E, et al. Characterizing variability in warfarin dose requirements in children using modelling and simulation [J]. British Journal of Clinical Pharmacology, 2014, 78 (1): 158-169.

[82] Biss T T, Avery P J, Brandão L R, et al. VKORC1 and CYP2C9 genotype and patient characteristics explain a large proportion of the variability in warfarin dose requirement among children [J]. Blood, 2012, 119 (3): 868-873.

[83] Verbelen M, Weale M E, Lewis C M. Cost-effectiveness of pharmacogenetic-guided treatment: are we there yet [J]. Pharmacogenomics J, 2017, 17 (5): 395-402.

[84] Eckman M H, Rosand J, Greenberg S M, et al. Cost-effectiveness of using pharmacogenetic information in warfarin dosing for patients with nonvalvular atrial fibrillation [J]. Annals of Internal Medicine, 2009, 150 (2): 73-83.

[85] Liu Y, Yang J, Xu Q, et al. Comparative performance of warfarin pharmacogenetic algorithms in Chinese patients [J]. Thrombosis Research, 2012, 130 (3): 435-440.

[86] Ferder N S, Eby C S, Deych E, et al. Ability of VKORC1 and CYP2C9 to predict therapeutic warfarin dose during the initial weeks of therapy [J]. Journal of Thrombosis and Haemostasis: JTH, 2010, 8 (1): 95-100.

[87] Walenga J M, Prechel M, Jeske W P, et al. Rivaroxaban: an oral, direct Factor Ⅹa inhibitor: has potential for the management

of patients with heparin-induced thrombocytopenia [J]. British Journal of Haematology, 2008, 143 (1): 92-99.

[88] Fareed J, Thethi I, Hoppensteadt D. Old versus new oral anticoagulants: focus on pharmacology [J]. Annual Review of Pharmacology and Toxicology, 2012, 52: 79-99.

[89] Kubitza D, Becka M, Zuehlsdorf M, et al. Body weight has limited influence on the safety, tolerability, pharmacokinetics, or pharmacodynamics of rivaroxaban (BAY 59-7939) in healthy subjects [J]. Journal of Clinical Pharmacology, 2007, 47 (2): 218-226.

[90] Kubitza D, Becka M, Roth A, et al. The influence of age and gender on the pharmacokinetics and pharmacodynamics of rivaroxaban: an oral, direct Factor Ⅹa inhibitor [J]. Journal of Clinical Pharmacology, 2013, 53 (3): 249-255.

[91] Gnoth M J, Buetehorn U, Muenster U, et al. *In vitro* and *in vivo* P-glycoprotein transport characteristics of rivaroxaban [J]. The Journal of Pharmacology and Experimental Therapeutics, 2011, 338 (1): 372-380.

[92] Hoffman R, Brenner B. The promise of novel direct oral anticoagulants [J]. Best Practice & Research. Clinical Haematology, 2012, 25 (3): 351-360.

[93] Poller L, Jespersen J, Ibrahim S. Dabigatran versus warfarin in patients with atrial fibrillation [J]. The New England Journal of Medicine, 2009, 361 (27): 2673-2674.

[94] Abraham M E, Marcy T R. Warfarin versus dabigatran: comparing the old with the new [J]. The Consultant Pharmacist, 2012, 27 (2): 121-124.

[95] Granger C B, Alexander J H, McMurray J J, et al. Apixaban versus warfarin in patients with atrial fibrillation [J]. The New England Journal of Medicine, 2011, 365 (11): 981-992.

[96] Giugliano R P, Ruff C T, Braunwald E, et al. Edoxaban versus warfarin in patients with atrial fibrillation [J]. The New England Journal of Medicine, 2013, 369 (22): 2093-2104.

[97] Schulman S, Kakkar A K, Goldhaber S Z, et al. Treatment of acute venous thromboembolism with dabigatran or warfarin and pooled analysis [J]. Circulation, 2014, 129 (7): 764-772.

[98] Almutairi A R, Zhou L, Gellad W F, et al. Effectiveness and safety of non-vitamin K antagonist oral anticoagulants for atrial fibrillation and venous thromboembolism: a systematic review and meta-analyses [J]. Clinical Therapeutics, 2017, 39 (7): 1456-1478. e36.

[99] Dobesh P P, Fanikos J. Direct oral anticoagulants for the prevention of stroke in patients with nonvalvular atrial fibrillation: understanding differences and similarities [J]. Drugs, 2015, 75 (14): 1627-1644.

[100] Magnani G, Giugliano R P, Ruff C T, et al. Efficacy and safety of edoxaban compared with warfarin in patients with atrial fibrillation and heart failure: insights from ENGAGE AF-TIMI 48 [J]. European Journal of Heart Failure, 2016, 18 (9): 1153-1161.

[101] Kirchhof P, Benussi S, Kotecha D, et al. 2016 ESC Guidelines for the management of atrial fibrillation developed in collaboration with EACTS [J]. European Heart Journal, 2016, 37 (38): 2893-2962.

[102] 黄从新, 张澍, 黄德嘉, 等. 心房颤动: 目前的认识和治疗的建议—2018 [J]. 中国心脏起搏与心电生理杂志, 2018, 32 (4): 315-368.

[103] Cannon C P, Bhatt D L, Oldgren J, et al. Dual antithrombotic therapy with dabigatran after PCI in atrial fibrillation [J]. The New England Journal of Medicine, 2017, 377 (16): 1513-1524.

[104] Stangier J, Clemens A. Pharmacology, pharmacokinetics, and pharmacodynamics of dabigatran etexilate, an oral direct thrombin inhibitor [J]. Clinical and Applied Thrombosis/Hemostasis: Official Journal of the International Academy of Clinical and Applied Thrombosis/Hemostasis, 2009, 15: 9S-16S.

[105] Kanuri S H, Kreutz R P. Pharmacogenomics of novel direct oral anticoagulants: newly identified genes and genetic variants [J]. Journal of Personalized Medicine, 2019, 9 (1): 7.

[106] Stangier J, Stähle H, Rathgen K, et al. Pharmacokinetics and pharmacodynamics of dabigatran etexilate, an oral direct thrombin inhibitor, with coadministration of digoxin [J]. Journal of Clinical Pharmacology, 2012, 52 (2): 243-250.

[107] Eller T, Busse J, Dittrich M, et al. Dabigatran, rivaroxaban, apixaban, argatroban and fondaparinux and their effects on coagulation POC and platelet function tests [J]. Clinical Chemistry and Laboratory Medicine, 2014, 52 (6): 835-844.

[108] Wienen W, Stassen J M, Priepke H, et al. *In-vitro* profile and *ex-vivo* anticoagulant activity of the direct thrombin inhibitor dabigatran and its orally active prodrug, dabigatran etexilate [J]. Thrombosis and Haemostasis, 2007, 98 (1): 155-162.

[109] Perzborn E, Kubitza D, Bayer F M. Rivaroxaban. A novel, oral, direct factor Ⅹa inhibitor in clinical development for the preventionand treatmentofthromboembolic disorders [J]. Hamostaseologie, 2007, 27 (4): 282-289.

[110] Samama M M, Amiral J, Guinet C, et al. Monitoring plasma levels of factor Ⅹa inhibitors: how, why and when [J]. Expert Review of Hematology, 2013, 6 (2): 155-164.

[111] Fredenburgh J C，Weitz J I. New anticoagulants：moving beyond the direct oral anticoagulants [J]. Journal of Thrombosis and Haemostasis：JTH，2021，19（1）：20-29.

[112] Nuki Y，Umeno J，Washio E，et al. The influence of CYP2C19 polymorphisms on exacerbating effect of rabeprazole in celecoxib-induced small bowel injury [J]. Alimentary Pharmacology & Therapeutics，2017，46（3）：331-336.

[113] Liesenfeld K H，Lehr T，Dansirikul C，et al. Population pharmacokinetic analysis of the oral thrombin inhibitor dabigatran etexilate in patients with non-valvular atrial fibrillation from the RE-LY trial[J]. Journal of Thrombosis and Haemostasis，2011，9（11）：2168-2175.

[114] Dansirikul C，Lehr T，Liesenfeld K H，et al. A combined pharmacometric analysis of dabigatran etexilate in healthy volunteers and patients with atrial fibrillation or undergoing orthopaedic surgery[J]. Thrombosis and Haemostasis，2012，107（4）：775-785.

[115] Stangier J. Clinical pharmacokinetics and pharmacodynamics of the oral direct thrombin inhibitor dabigatran etexilate [J]. Clinical Pharmacokinetics，2008，47（5）：285-295.

[116] Reilly P A，Lehr T，Haertter S，et al. The effect of dabigatran plasma concentrations and patient characteristics on the frequency of ischemic stroke and major bleeding in atrial fibrillation patients：the RE-LY Trial（Randomized Evaluation of Long-Term Anticoagulation Therapy）[J]. Journal of the American College of Cardiology，2014，63（4）：321-328.

[117] Shnayder N A，Petrova M M，Shesternya P A，et al. Using pharmacogenetics of direct oral anticoagulants to predict changes in their pharmacokinetics and the risk of adverse drug reactions [J]. Biomedicines，2021，9（5）：451.

[118] Sychev D A，Abdullaev S P，Mirzaev K B，et al. Genetic determinants of dabigatran safety（CES1 gene rs2244613 polymorphism）in the Russian population：multi-ethnic analysis [J]. Molecular Biology Reports，2019，46（3）：2761-2769.

[119] Shi J，Wang X，Nguyen J H，et al. Dabigatran etexilate activation is affected by the CES1 genetic polymorphism G143E（rs71647871）and gender [J]. Biochemical Pharmacology，2016，119：76-84.

[120] Cavallari L H，Shin J，Perera M A. Role of pharmacogenomics in the management of traditional and novel oral anticoagulants [J]. Pharmacotherapy，2011，31（12）：1192-1207.

[121] Paré G，Eriksson N，Lehr T，et al. Genetic determinants of dabigatran plasma levels and their relation to bleeding [J]. Circulation，2013，127（13）：1404-1412.

[122] Dimatteo C，D'Andrea G，Vecchione G，et al. Pharmacogenetics of dabigatran etexilate interindividual variability [J]. Thrombosis Research，2016，144：1-5.

[123] Sychev D，Skripka A，Ryzhikova K，et al. Effect of CES1 and ABCB1 genotypes on the pharmacokinetics and clinical outcomes of dabigatran etexilate in patients with atrial fibrillation and chronic kidney disease [J]. Drug Metabolism and Personalized Therapy，2020，35（1）：/j/dmdi.

[124] Zhu H J，Patrick K S，Yuan H J，et al. Two CES1 gene mutations lead to dysfunctional carboxylesterase 1 activity in man：clinical significance and molecular basis [J]. American Journal of Human Genetics，2008，82（6）：1241-1248.

[125] Aken B L，Achuthan P，Akanni W，et al. Ensembl 2017 [J]. Nucleic acids research，2017，45（D1）：D635-D642.

[126] Soranzo N，Cavalleri G L，Weale M E，et al. Identifying candidate causal variants responsible for altered activity of the ABCB1 multidrug resistance gene [J]. Genome research，2004，14（7）：1333-1344.

[127] Gouin-Thibault I，Delavenne X，Blanchard A，et al. Interindividual variability in dabigatran and rivaroxaban exposure：contribution of ABCB1 genetic polymorphisms and interaction with clarithromycin [J]. Journal of Thrombosis and Haemostasis，2017，15（2）：273-283.

[128] Tomita H，Araki T，Kadokami T，et al. Factors influencing trough and 90-minute plasma dabigatran etexilate concentrations among patients with non-valvular atrial fibrillation [J]. Thrombosis Research，2016，145：100-106.

[129] Sychev D A，Levanov A N，Shelekhova T V，et al. The impact of ABCB1（rs1045642 and rs4148738）and CES1（rs2244613）gene polymorphisms on dabigatran equilibrium peak concentration in patients after total knee arthroplasty [J]. Pharmacogenomics and Personalized Medicine，2018，11：127-137.

[130] Majeed A，Goldhaber S Z，Kakkar A，et al. Bleeding events with dabigatran or warfarin in patients with venous thromboembolism[J]. Thrombosis and Haemostasis，2016，115（2）：291-298.

[131] Gu Z C，Ma X W，Zheng X Y，et al. Left atrial appendage thrombus formation in a patient on dabigatran therapy associated with ABCB1 and CES-1 genetic defect [J]. Frontiers in Pharmacology，2018，9：491.

[132] 高鑫，杨艳敏，朱俊，等. 达比加群与华法林在中国非瓣膜病心房颤动患者卒中预防中的对照研究：RE-LY 研究中国亚组分析 [J]. 中华心血管病杂志，2016，44（11）：929-934.

[133] Sweezy T，Mousa S A. Genotype-guided use of oral antithrombotic therapy：a pharmacoeconomic perspective [J]. Personalized Medicine，2014，11（2）：223-235.

[134] Ing Lorenzini K，Daali Y，Fontana P，et al. Rivaroxaban-induced hemorrhage associated with ABCB1 genetic defect [J]. Frontiers

in Pharmacology，2016，7：494.

［135］Tripodi A，Martinelli I，Chantarangkul V，et al. Thrombin generation and other coagulation parameters in a patient with homozygous congenital protein S deficiency on treatment with rivaroxaban ［J］. International Journal of Hematology，2016，103（2）：165-172.

［136］Dimatteo C，D'Andrea G，Vecchione G，et al. ABCB1 SNP rs4148738 modulation of apixaban interindividual variability ［J］. Thrombosis Research，2016，145：24-26.

［137］Weismann R E，Tobin R W. Arterial embolism occurring during systemic heparin therapy ［J］. A. M. A. Archives of Surgery，1958，76（2）：219-225.

［138］Natelson E A，Lynch E C，Alfrey C P，Jr.，et al. Heparin-induced thrombocytopenia. An unexpected response to treatment of consumption coagulopathy ［J］. Annals of Internal Medicine，1969，71（6）：1121-1125.

［139］Greinacher A，Farner B，Kroll H，et al. Clinical features of heparin-induced thrombocytopenia including risk factors for thrombosis. A retrospective analysis of 408 patients ［J］. Thrombosis and Haemostasis，2005，94（1）：132-135.

［140］Kaushansky. 威廉姆斯血液学 ［M］. 陈竺，译. 北京：人民卫生出版社，2011.

［141］Zucker M B，Katz I R. Platelet factor 4：production，structure，and physiologic and immunologic action［J］. Proceedings of the Society for Experimental Biology and Medicine Society for Experimental Biology and Medicine（New York，N Y），1991，198（2）：693-702.

［142］Rauova L，Poncz M，McKenzie S E，et al. Ultralarge complexes of PF4 and heparin are central to the pathogenesis of heparin-induced thrombocytopenia ［J］. Blood，2005，105（1）：131-138.

［143］Suvarna S，Espinasse B，Qi R，et al. Determinants of PF4/heparin immunogenicity ［J］. Blood，2007，110（13）：4253-4260.

［144］Litvinov R I，Yarovoi S V，Rauova L，et al. Distinct specificity and single-molecule kinetics characterize the interaction of pathogenic and non-pathogenic antibodies against platelet factor 4-heparin complexes with platelet factor 4 ［J］. The Journal of Biological Chemistry，2013，288（46）：33060-33070.

［145］Sachais B S，Litvinov R I，Yarovoi S V，et al. Dynamic antibody-binding properties in the pathogenesis of HIT ［J］. Blood，2012，120（5）：1137-1142.

［146］Rauova L，Hirsch J D，Greene T K，et al. Monocyte-bound PF4 in the pathogenesis of heparin-induced thrombocytopenia ［J］. Blood，2010，116（23）：5021-5031.

［147］Xiao Z，Visentin G P，Dayananda K M，et al. Immune complexes formed following the binding of anti-platelet factor 4（CXCL4）antibodies to CXCL4 stimulate human neutrophil activation and cell adhesion ［J］. Blood，2008，112（4）：1091-1100.

［148］De Ceunynck K，Peters C G，Jain A，et al. PAR1 agonists stimulate APC-like endothelial cytoprotection and confer resistance to thromboinflammatory injury［J］. Proceedings of the National Academy of Sciences of the United States of America，2018，115（5）：E982-E991.

［149］Rauova L，Arepally G，McKenzie S E，et al. Platelet and monocyte antigenic complexes in the pathogenesis of heparin-induced thrombocytopenia（HIT）［J］. Journal of Thrombosis and Haemostasis，2009，7（Suppl 1）：249-252.

［150］Selleng S，Malowsky B，Strobel U，et al. Early-onset and persisting thrombocytopenia in post-cardiac surgery patients is rarely due to heparin-induced thrombocytopenia，even when antibody tests are positive ［J］. Journal of Thrombosis and Haemostasi，2010s，8（1）：30-36.

［151］Arepally G M. Heparin-induced thrombocytopenia ［J］. Blood，2017，129（21）：2864-2872.

［152］Khandelwal S，Arepally G M. Immune pathogenesis of heparin-induced thrombocytopenia ［J］. Thrombosis and Haemostasis，2016，116（5）：792-798.

［153］Bruhns P，Jönsson F. Mouse and human FcR effector functions ［J］. Immunological Reviews，2015，268（1）：25-51.

［154］Brandsma A M，Jacobino S R，Meyer S，et al. Fc receptor inside-out signaling and possible impact on antibody therapy ［J］. Immunological Reviews，2015，268（1）：74-87.

［155］Kiyoshi M，Caaveiro J M，Kawai T，et al. Structural basis for binding of human IgG1 to its high-affinity human receptor FcγR I ［J］. Nature Communications，2015，6：6866.

［156］Kasthuri R S，Glover S L，Jonas W，et al. PF4/heparin-antibody complex induces monocyte tissue factor expression and release of tissue factor positive microparticles by activation of FcγR I ［J］. Blood，2012，119（22）：5285-5293.

［157］Lu J，Sun P D. Structural mechanism of high affinity FcγR I recognition of immunoglobulin G ［J］. Immunological Reviews，2015，268（1）：192-200.

［158］Hargreaves C E，Rose-Zerilli M J，Machado L R，et al. Fcγ receptors：genetic variation，function，and disease［J］. Immunological Reviews，2015，268（1）：6-24.

［159］Gratacap M P，Payrastre B，Viala C，et al. Phosphatidylinositol 3, 4, 5-trisphosphate-dependent stimulation of phospholipase

C-gamma2 is an early key event in FcgammaRⅡA-mediated activation of human platelets [J]. The Journal of Biological Chemistry, 1998, 273 (38): 24314-24321.

[160] Yanaga F, Poole A, Asselin J, et al. Syk interacts with tyrosine-phosphorylated proteins in human platelets activated by collagen and cross-linking of the Fc gamma-ⅡA receptor [J]. The Biochemical Journal, 1995, 311 (Pt 2): 471-478.

[161] Mordakhanova E R, Nevzorova T A, Synbulatova G E, et al. Platelet activation in heparin-induced thrombocytopenia is followed by platelet death via complex apoptotic and non-apoptotic pathways [J]. International Journal of Molecular Sciences, 2020, 21 (7): 2556

[162] Gollomp K, Kim M, Johnston I, et al. Neutrophil accumulation and NET release contribute to thrombosis in HIT [J]. JCI Insight, 2018, 3 (18): e99445

[163] Ramsland P A, Farrugia W, Bradford T M, et al. Structural basis for Fc gammaRⅡa recognition of human IgG and formation of inflammatory signaling complexes [J]. Journal of Immunology, 2011, 187 (6): 3208-3217.

[164] Kannan M, Firdos A, Ahmad S, et al. Heparin-PF4 antibodies in heparin induced thrombocytopenia: its relationship with FcgR Ⅱa polymorphism. [J]. American Journal of Immunology, 2005, 1 (1): 55-59.

[165] Warmerdam P A, van de Winkel J G, Vlug A, et al. A single amino acid in the second Ig-like domain of the human Fc gamma receptor Ⅱ is critical for human IgG2 binding [J]. Journal of Immunology, 1991, 147 (4): 1338-1343.

[166] Trikalinos T A, Karassa F B, Ioannidis J P. Meta-analysis of the association between low-affinity Fcgamma receptor gene polymorphisms and hematologic and autoimmune disease [J]. Blood, 2001, 98 (5): 1634-1635.

[167] Rollin J, Pouplard C, Sung H C, et al. Increased risk of thrombosis in FcγRⅡA 131RR patients with HIT due to defective control of platelet activation by plasma IgG2 [J]. Blood, 2015, 125 (15): 2397-2404.

[168] Carlsson L E, Santoso S, Baurichter G, et al. Heparin-induced thrombocytopenia: new insights into the impact of the FcgammaR Ⅱa-R-H131 polymorphism [J]. Blood, 1998, 92 (5): 1526-1531.

[169] Pamela S, Anna Maria L, Elena D, et al. Heparin-induced thrombocytopenia: the role of platelets genetic polymorphisms [J]. Platelets, 2013, 24 (5): 362-368.

[170] Chen J, Dong J F, Sun C, et al. Platelet FcgammaRⅡA His131Arg polymorphism and platelet function: antibodies to platelet-bound fibrinogen induce platelet activation [J]. Journal of Thrombosis and Haemostasis: JTH, 2003, 1 (2): 355-362.

[171] Senis Y A, Tomlinson M G, García A, et al. A comprehensive proteomics and genomics analysis reveals novel transmembrane proteins in human platelets and mouse megakaryocytes including G6b-B, a novel immunoreceptor tyrosine-based inhibitory motif protein [J]. Molecular & Cellular Proteomics, 2007, 6 (3): 548-564.

[172] Senis Y A, Tomlinson M G, Ellison S, et al. The tyrosine phosphatase CD148 is an essential positive regulator of platelet activation and thrombosis [J]. Blood, 2009, 113 (20): 4942-4954.

[173] Ellison S, Mori J, Barr A J, et al. CD148 enhances platelet responsiveness to collagen by maintaining a pool of active Src family kinases [J]. Journal of Thrombosis and Haemostasis: JTH, 2010, 8 (7): 1575-1583.

[174] Lesueur F, Pharoah P D, Laing S, et al. Allelic association of the human homologue of the mouse modifier Ptprj with breast cancer [J]. Human Molecular Genetics, 2005, 14 (16): 2349-2356.

[175] Rollin J, Pouplard C, Gratacap M P, et al. Polymorphisms of protein tyrosine phosphatase CD148 influence FcγRⅡA-dependent platelet activation and the risk of heparin-induced thrombocytopenia [J]. Blood, 2012, 120 (6): 1309-1316.

[176] Zhou Y, Abraham S, Andre P, et al. Anti-miR-148a regulates platelet FcγRⅡA signaling and decreases thrombosis *in vivo* in mice [J]. Blood, 2015, 126 (26): 2871-2881.

[177] Zhou Y, Abraham S, Renna S, et al. TULA-2 (T-cell ubiquitin ligand-2) inhibits the platelet Fc receptor for IgG ⅡA (FcγRⅡ A) signaling pathway and heparin-induced thrombocytopenia in mice [J]. Arteriosclerosis, Thrombosis, and Vascular Biology, 2016, 36 (12): 2315-2323.

[178] Bruhns P, Iannascoli B, England P, et al. Specificity and affinity of human Fcgamma receptors and their polymorphic variants for human IgG subclasses [J]. Blood, 2009, 113 (16): 3716-3725.

[179] Dall'Ozzo S, Tartas S, Paintaud G, et al. Rituximab-dependent cytotoxicity by natural killer cells: influence of FCGR3A polymorphism on the concentration-effect relationship [J]. Cancer Research, 2004, 64 (13): 4664-4669.

[180] O'Garra A, Barrat F J, Castro A G, et al. Strategies for use of IL-10 or its antagonists in human disease [J]. Immunological Reviews, 2008, 223: 114-131.

[181] Ternant D, Berkane Z, Picon L, et al. Assessment of the influence of inflammation and FCGR3A genotype on infliximab pharmacokinetics and time to relapse in patients with Crohn's disease [J]. Clinical Pharmacokinetics, 2015, 54 (5): 551-562.

[182] Gruel Y, Pouplard C, Lasne D, et al. The homozygous FcgammaRIIIa-158V genotype is a risk factor for heparin-induced thrombocytopenia in patients with antibodies to heparin-platelet factor 4 complexes [J]. Blood, 2004, 104 (9): 2791-2793.

［183］Harris K，Nguyen P，van Cott E M. Platelet PlA2 polymorphism and the risk for thrombosis in heparin-induced thrombocytopenia ［J］. American Journal of Clinical Pathology，2008，129（2）：282-286.

［184］Carlsson L E，Lubenow N，Blumentritt C，et al. Platelet receptor and clotting factor polymorphisms as genetic risk factors for thromboembolic complications in heparin-induced thrombocytopenia ［J］. Pharmacogenetics，2003，13（5）：253-258.

［185］Sanjabi S，Zenewicz L A，Kamanaka M，et al. Anti-inflammatory and pro-inflammatory roles of TGF-beta，IL-10，and IL-22 in immunity and autoimmunity ［J］. Current Opinion in Pharmacology，2009，9（4）：447-453.

［186］Pouplard C，Cornillet-Lefebvre P，Attaoua R，et al. Interleukin-10 promoter microsatellite polymorphisms influence the immune response to heparin and the risk of heparin-induced thrombocytopenia ［J］. Thrombosis Research，2012，129（4）：465-469.

［187］Eskdale J，Keijsers V，Huizinga T，et al. Microsatellite alleles and single nucleotide polymorphisms（SNP）combine to form four major haplotype families at the human interleukin-10（IL-10）locus ［J］. Genes and Immunity，1999，1（2）：151-155.

［188］Kube D，Platzer C，von Knethen A，et al. Isolation of the human interleukin 10 promoter. Characterization of the promoter activity in Burkitt's lymphoma cell lines ［J］. Cytokine，1995，7（1）：1-7.

［189］Witten A，Bolbrinker J，Barysenka A，et al. Targeted resequencing of a locus for heparin-induced thrombocytopenia on chromosome 5 identified in a genome-wide association study ［J］. Journal of Molecular Medicine，2018，96（8）：765-775.

［190］Karnes J H，Cronin R M，Rollin J，et al. A genome-wide association study of heparin-induced thrombocytopenia using an electronic medical record ［J］. Thrombosis and Haemostasis，2015，113（4）：772-781.

［191］Burgess J K，Lindeman R，Chesterman C N，et al. Single amino acid mutation of Fc gamma receptor is associated with the development of heparin-induced thrombocytopenia ［J］. British Journal of Haematology，1995，91（3）：761-766.

［192］Karnes J H，Shaffer C M，Cronin R，et al. Influence of human leukocyte antigen（HLA）alleles and killer cell immunoglobulin-like receptors（KIR）types on heparin-induced thrombocytopenia（HIT）［J］. Pharmacotherapy，2017，37（9）：1164-1171.

［193］Paparella D，Micelli M，Favoino B，et al. Anti-heparin-platelet factor 4 antibodies after cardiopulmonary bypass：role of HLA expression ［J］. Haematologica，2001，86（3）：326-327.

［194］Rollin J，Pouplard C，Leroux D，et al. Impact of polymorphisms affecting the ACP1 gene on levels of antibodies against platelet factor 4-heparin complexes ［J］. Journal of Thrombosis and Haemostasis，2013，11（8）：1609-1611.

第十三章　降脂药物基因组学的临床应用

第一节　概　　述

药物基因组学通过选择对包括药代动力学及药效动力学过程相关的候选基因进行研究，鉴定基因序列的变异，估计它们在药物作用中的意义，用统计学原理分析基因突变与药效的关系。目前的基础研究及大数据分析转化为临床需要回答的问题如下：①能否靠基因检测预测药物疗效及安全性；②基因检测能否解释临床中的药效反应；③临床指南建议的证据和推荐级别。而对于前 2 个问题的回答需要由问题 3 来把握。临床解读药物基因组学结果的最高标准是达到 1A 级或 1B 级临床注释水平。1A 级：国际临床药物基因组学实施联盟（CPIC）指南或医疗社会认可的药物基因组学的指南或药物基因组学研究网络（Pharmacogenomics Research Network，PGRN）推荐用药位点。1B 级：有确切的临床证据提示相关性，绝大多数证据、多研究、大样本支持和用药相关位点[1]。

目前能够达到 1A 或 1B 类药物基因组学临床注释水平的降脂药物只有辛伐他汀（SLCO1B1）。从降脂成分角度来看，降脂药物分为降胆固醇、降三酰甘油、降脂蛋白（a）药物等。降胆固醇的药物又分为抑制胆固醇合成的他汀类、胆固醇吸收抑制剂及增加胆固醇清除的 PCSK9 抑制剂等。这些药物中只有他汀类的应用比较广泛，并具有较多循证资料，但目前仅能回答辛伐他汀与肌病的基因组学关系。辛伐他汀的药物基因组学研究显示，参与辛伐他汀肝脏摄取的 *SLCO1B1* 基因多态性（rs4149056）与辛伐他汀的肌病风险和依从性均密切关联。尽管 *SLCO1B1* 还参与其他他汀类药物（如阿托伐他汀、普伐他汀等）的肝脏代谢，但是该基因型对这些他汀类药物肌病风险的影响一直存在争议。CPIC 相关指南建议，对于 TC 和 CC 携带者应该使用低剂量辛伐他汀或者换为其他他汀类药物，并应常规监测肌酸激酶[2]。

所以，降脂药物的基因组学能够解决临床问题还要走很长的路。本章会由药代动力学及药效动力学的相关基因开始阐述，分析哪些基因会影响药物的安全性与疗效，如何在临床试验中设计并回答这个问题，对现有的资料分析建立了哪些药物基因组学预测模型，再到临床实例应用。

第二节　他汀类药物的药代动力学和药效动力学

一、他汀类药物的药代动力学

药物代谢动力学简称药代动力学或药动学，是应用动力学的原理研究药物在体内的吸收（absorption）、分布（distribution）、代谢（metabolism）和排泄（elimination）过程及规律的科学。目前在全球市场上出售的不同他汀类药物在其理化性质和药代动力学行为方面存在很大差异，见表 13-1[3]。

他汀类药物均为口服给药，其吸收可受食物、胃肠道状态、合用的其他药物、首过效应等因素的影响。其体内分布受理化性质、机体状态和年龄等因素影响。这些药物转运过程分为被动转运和主动转运两种方式。脂溶（或亲脂）性的药物易于被动转运，按照亲脂性大小排序为辛伐他汀＞洛伐他汀＞匹伐他汀＞氟伐他汀＞阿托伐他汀＞瑞舒伐他汀＞普伐他汀。而水溶（亲水）性药物则不易于被动转运，更多的是依靠主动转运进入到肝脏与非肝组织如肌肉等，包括 *SLCO1B1*（编码摄取转运蛋白）；*ABCB1*、*ABCC2*、*ABCG2*（编码排出转运蛋白）；编码 CYP450 酶系统的基因已被证明会影响这些药物及其代谢产物的药代动力学行为，如图 13-1 所示。其中一些基因的遗传变异与药物动力学特性如全身暴露（AUC）和半衰期的显著变化有关。关于药物转运体，尽管不同他汀类药物对特定转运体的底物亲和力可能不同，但大多数他汀类药物都有共同的机制[4]。

表 13-1 他汀类药物与化学结构、理化性质有关的一些特点

药物	化学结构特点	亲脂性或亲水性	口服吸收特点	被肝摄取的特点	肝中被代谢特点	肝脏清除率（%）	肾脏清除率（%）
普伐他汀	内酯开环化合物	亲水性强	吸收剂量的34%	通过载体进入肝细胞，受NTCP（钠/牛磺胆酸协同转运肽）控制	硫酸化	53	47
瑞舒伐他汀	极性甲磺酰氨基	较低的亲脂性	绝对生物利用度约为20%	通过有机阴离子转运多肽（OATP）转运而进入肝细胞	经CYP2C9和CYP2C19发生了有限的代谢（约为10%）	90（原型）	10
洛伐他汀	含内酯	亲脂性强	吸收剂量的31%，有首过效应，代谢成有效的活性开环羟基酸形式	经被动扩散通过肝细胞膜；在门静脉血中被肝摄取和富集	CYP3A4	70	30
辛伐他汀	含内酯	亲脂性强	吸收更完全（80%～85%）	经被动扩散通过肝细胞膜；在门静脉血中被肝摄取和富集	CYP3A4	58～97	13
阿托伐他汀	无须代谢转化就具药理活性；含氯苯环和氮杂环	比辛伐他汀亲水性增加、亲脂性降低，脂水双溶	＞70%	通过OATP进入肝细胞	CYP3A4	＞70	2
氟伐他汀	无须代谢转化就具药理活性；含氯苯环和氮杂环	比辛伐他汀亲水性增加、亲脂性降低，脂水双溶	几乎完全被吸收（98%）：经首过代谢大部分转变成无活性代谢物	经被动扩散通过肝细胞膜	CYP2C9	＞68	6

续表

药物	化学结构特点	亲脂性或亲水性	口服吸收特点	被肝摄取的特点	肝中被代谢特点	肝脏清除率（%）	肾脏清除率（%）
西立伐他汀（2001年退市）	无须代谢转化就具药理活性；含有氯苯环和氨杂环	比辛伐他汀亲水性增加、亲脂性降低，脂水双溶	>60%	通过OATP进入肝胞	CYP2C8、CYP3A4	70	<30
匹伐他汀	独特的环丙基结构	亲脂性强	吸收剂量的80%	通过OATP从十二指肠转移进入肝脏	极少部分经CYP2C9代谢，主要通过UDP生成无活性的内酯体	63~90	10

资料来源：Gelissen IC，McLachlan AJ. The pharmacogenomics of statins. Pharmacol Res，2014，88：99-106。

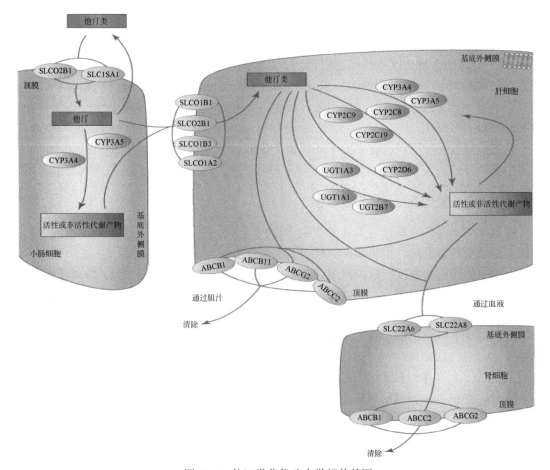

图 13-1　他汀类药代动力学相关基因

资料来源：http://www.pharmgkb.org

药物代谢过程中药物在体内酶系、肠道菌丛、体液 pH 等作用下会发生结构改变。药物代谢包括 I 相代谢，即经体内各种酶系进行的代谢，其中最重要的是肝微粒体 CYP450 混合功能酶系，氧化后经胆汁或肾脏排出；II 相代谢则进行乙酰化、硫酸化过程。

药物代谢后可有三种情况，一是失去药理活性，称为"失活"。大多数药物可被灭活而排出体外；二是药理作用增强，有些药物只有通过体内酶系代谢、分子结构发生改变以后才能发挥药理作用；三是药理活性不发生改变。

大多数药物都是在 CYP450 酶系的作用下进行代谢的，故药物之间的相互作用也与此酶相关。就药物代谢酶而言，他汀类药物之间存在着相当大的差异。

氟伐他汀在循环中主要为氟伐他汀原型和无药理学活性的代谢产物 *N*-去异丙基丙酸。羟化的代谢产物有药理学活性，但不进入全身血液循环。它是一系列 CYP450 的底物，其中 CYP2C9 被认为对它的肝脏清除有重要作用，其多态性影响降低低密度脂蛋白胆固醇（LDL-C）水平的效果，但临床中药物相互作用不明显。

辛伐他汀和阿托伐他汀、洛伐他汀主要经 CYP3A4/5 代谢，阿托伐他汀的羟基化活性代谢产物具有降低 LDL-C 活性和抗氧化、抗炎症的作用。这类他汀和其他经 CYP3A4/5 代谢的药物相互作用较常见。

普伐他汀主要发生硫酸化而不经 CYP450 代谢，药物相互作用少。

瑞舒伐他汀的 80% 以原型经肝脏排出，故很少 CYP450 相关药物与之发生相互作用。虽然瑞舒伐他汀被认为是 CYP2C9 和 CYP2C19 的底物，但试图证明这一观察的临床研究并没有显示出 *CYP2C* 基因突变和瑞舒伐他汀药代动力学、反应或耐受性的变化存在有意义的关联[5]。

匹伐他汀也几乎不经肝脏 CYP450 代谢，仅 CYP2C9 亚型负责匹伐他汀代谢中的一个次要组成部分[4]，但 CYP450 介导的代谢在药物消除方面无有临床意义的影响[6]。

二、他汀类药物的药效动力学

药效动力学是研究药物对机体的作用、作用原理、量效关系及相关影响因素的学科。他汀的药效受代谢影响，主要和脂类代谢的途径相关。

血清中的胆固醇主要有两种来源：一是从食物（如动物的内脏、蛋黄、奶油及肉类等）中摄取，称为外源性胆固醇；二是在人体内合成，称为内源性胆固醇，占体内总胆固醇的 2/3。其合成是乙酸盐经辅酶 A（CoA）转移酶形成乙酰辅酶 A（乙酰 CoA）；继而在 HMG-CoA 合成酶的催化下形成 HMG-CoA；HMG-CoA 在 HMG-CoA 还原酶的催化下，形成了甲羟戊酸（MVA）；MVA 再经过几个步骤合成为胆固醇。他汀类药物均含有的羟甲基戊二酸母核与 HMG-CoA 化学结构中的"羟甲基戊二酰"结构相似，使它在 MVA 的形成过程中与 HMG-CoA 竞争 HMG-CoA 还原酶，影响胆固醇的合成而发挥调脂效应，即选择性抑制肝脏中的 HMG-CoA 还原酶，使胆固醇合成明显减少。

除了 HMGCR，参与脂质代谢的其他基因如 *APOE*、*APOA5*、*LPA*、*LDLR*、*PCSK9*、*CETP*，以及 *KIF6*、*COQ2* 基因等被证实与他汀类药物的药效动力学有关，从而影响了他汀类药物的有效性和安全性。相关基因在脂质代谢途径中的分布如图 13-2 所示。

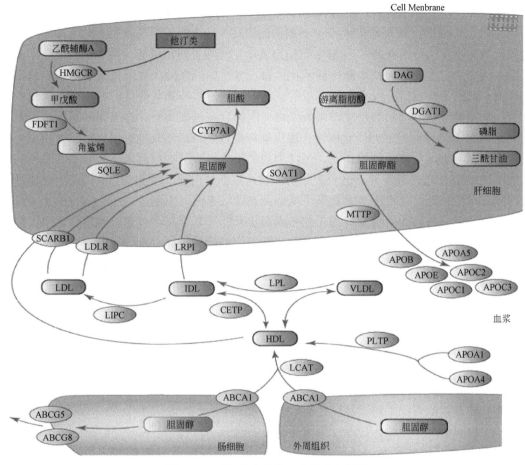

图 13-2 他汀类害药效动力学相关基因

药物可诱导低密度脂蛋白（LDL）受体 mRNA 的合成，使其数量增加，导致 LDL 受体密度增大，从而促进 LDL 的清除，使血浆 LDL-C 浓度及血浆总三酰甘油浓度降低。人们通过保留相同的含氮杂环（羟甲基戊二酸母核），改变功能基团来改善药物的性质，从而得到一系列他汀药物。由于其他修饰结构的不同，药物的性质、药效、与其他药物的相互作用等也各有特点

资料来源：http://www.pharmgkb.org

（张丽芳）

第三节 他汀类药物安全性相关的候选基因多态性

他汀类药物的安全性已经在临床上经过大规模循证研究证实，2019 年美国 AHA 发布了他汀类药物安全性与副作用的声明[7]。1/4 的 40 岁以上的美国人服用他汀类药物以降低心肌梗死、缺血性脑卒中和动脉粥样硬化疾病的其他并发症的风险。最有效的他汀类药物在最大剂量下可使 LDL-C 平均降低 55%~60%，7 种上市的他汀类药物中有 6 种是仿制药，这使得大多数患者都能负担得起。该综述涵盖了一般患者群体及人口亚群，包括老年人、儿童、孕妇，以及慢性肾脏和肝脏疾病、人类免疫缺陷病毒（HIV）感染和器官移植等患

者。他汀类药物引起包括横纹肌溶解症在内的严重肌肉损伤的风险小于 0.1%，严重肝毒性的风险约为 0.001%。根据研究人群中糖尿病的潜在风险，他汀类药物引起的新诊断糖尿病的风险约为每年治疗的 0.2%。在脑血管病患者中，他汀类药物可能会增加出血性脑卒中的风险；然而，它们明显会使动脉粥样硬化性血栓性卒中的风险大大降低，从而减少总卒中及其他心血管事件发生。没有令人信服的证据表明他汀类药物与癌症、白内障、认知功能障碍、周围神经病变、勃起功能障碍或肌腱炎之间存在因果关系。在美国的临床实践中，大约有 10% 的患者因为主诉症状而停止服用他汀类药物，最常见的是肌肉症状。相反，在随机临床试验中，与安慰剂组相比，他汀类药物治疗组中肌酸激酶未显著升高的肌肉症状发生率（<1%）无显著差异，这表明肌肉症状通常不是由他汀类药物引起的。因此他汀类药物的安全性较好，副作用（尤其是严重病例）发生率低，限制了可用于大规模基因组分析的人群数量，故关于其安全性的药物基因组学只能是基于药物代谢、脂质代谢途径相关基因的研究及 GWA 识别的可疑基因作为候选基因的研究，而且副作用分析主要针对他汀类相关肌病脊髓性肌萎缩（SMA），其临床应用证据力度还需更多的数据支持。用于描述他汀类药物对肌肉不良影响的术语因研究者、临床试验和共识群体而异。被 FDA 接受，并在目前所有他汀类药物的处方信息中明确规定的他汀类药物引起的肌病如下：一种无法解释的肌肉疼痛或无力，伴有肌酸激酶（CK）浓度＞正常上限（ULN）的 10 倍；他汀类药物诱导的横纹肌溶解症是一种严重的肌病，没有一致的定义，但 CK 通常是 ULN 的 40 倍，往往需要住院治疗，因为肌肉纤维坏死导致肌红蛋白尿，可导致急性肾衰竭。而临床中一些患者即使无 CK 明显增高，也因肌痛而停药或减量，早期对他汀肌肉毒性的研究就包括这一部分患者，故造成了药物基因组学研究中表型不均一、分类不准确。还有研究在无症状患者中也观察到他汀类药物毒性相关的组织学改变，是否需要与临床策略关联尚无定论。

根据现有数据，候选基因包括 SLCO1B1（编码摄取转运蛋白），ABCB1、ABCC2、ABCG2（编码排出转运蛋白），编码 CYP450 酶系统的基因 COQ2 等，与他汀类药物的药效动力学和药代动力学有关，影响其安全性。

一、药物代谢基因多态性

在针对他汀类药物安全性尤其是诱导肌肉毒性的相关遗传危险因素的研究中，主要是对已知影响药代动力学的候选基因进行分析。

（一）SLCO1B1

最有证据的药物代谢基因是影响他汀类药物动力学的 SLCO1B1，它编码导入蛋白 OATP1B1。有机阴离子转运多肽（OATP）是一种溶质载体，OATP1B1 是 OATP 家族成员之一，是介导多种内源性和外源性物质从血液摄取到肝细胞的跨膜受体，他汀类药物是其中的一种底物。OATP1B1 主要是在肝和血管窦基底外侧膜表达，有 2 个变异（rs4149056 和 rs2306283）被广泛研究，并作为 SLCO1B1 单倍型的一部分[8]。SLCO1B1 521T＞C 变体（rs4149056）存在于转运体的编码区，导致 V174A 蛋白质替换，影响蛋白质跨膜区功能。功能研究表明该变异使细胞表面蛋白的表达减少[9]，进而导致肝脏减少对他汀类药物的摄取。CC 变异的纯合子个体患者有较高的他汀类药物全身暴露量（AUC），包括辛伐他汀（40mg）[10]、阿托伐他汀（20mg）、瑞舒伐他汀（10mg）[11]和匹伐他汀（2mg）[12]。辛伐他汀脱靶（off-target）效应似乎最明显，这个 SNP 确实与大剂量辛伐他汀引起肌病的巨大风险有关。Link 等研究报道辛伐他汀 80mg/d 在表达 CC 患者中导致肌病概率为 18%，而 TT 患者中仅为 0.6%[13]。除了与不良反应相关外，521T＞C 变异也与药物依从性低有关[14]。据报道，欧洲血统中这种 SNP 频率为 14%～23%，东南亚血统中为 10%～15%[8]。CPIC 建议 521C 等位基因纯合子或杂合子患者中，辛伐他汀的剂量限制在 20mg/d 或选择替代他汀类[2]。阿托伐他汀相关肌病往往发生在起始剂量高于 20mg 的患者身上[15]。SLCO1B1 中 521C 等位基因只与辛伐他汀治疗患者肌病风险增加相关，而与阿托伐他汀不相关。521C 等位基因对瑞舒伐他汀治疗的患者是否有这种影响仍然存在争议。一般来讲黄种人比白种人有更高的药物暴露量和更低的首过清除率。但 SLCO1B1 521C 增加了白种人瑞舒伐他汀的暴露，对黄种人却无影响[16]。而另一项针对中国患者的研究表明，SLCO1B1 521T＞C 与瑞舒伐他汀的肌肉毒性有关[17]。

另一种基因多态性 SLCO1B1 388A＞G 有降低阿托伐他汀血药浓度的趋势，与阿托伐他汀、瑞舒伐他汀和辛伐他汀的生物利用度降低及他汀类药物引起肌病的风险降低有关[18, 19]。

（二）ABC 系列

ATP 结合盒（ABC）转运蛋白是一种 ATP 驱动的膜转运蛋白，它利用 ATP 水解释放的能量在膜上转运多肽和各种小分子物质。ABC 基因包括 7 个不同的亚家族：*ABC1*、*MDR/TAP*、*MRP*、*ALD*、*OABP*、*GCN20* 和 *White*。ABC1 是唯一在多细胞真核生物中发现的主要 ABC 亚家族。该家族蛋白以胆固醇为底物，在细胞除脂途径中起着胆固醇外排泵的作用。同时他汀类药物也是转运体 ABCB1、ABCC2 和 ABCG2 的底物之一[20]。

1. *ABCB1* P-糖蛋白（P-gp）也被称为多药耐药蛋白 1（MRP1），是 *ABCB1* 基因编码的细胞膜上的转运糖蛋白，作为特定药物的外排泵。该基因的两个等位基因突变导致丹吉尔病和家族性高密度脂蛋白（HDL）缺乏症。最重要的变异位点是核苷酸 1236C＞T（rs1128503）、2677G＞T/A（rs2032582）和 3435C＞T（rs1045642）[21]。

早期研究认为 3435C＞T（rs1045642）是位于 *ABCB1* 基因外显子 26 的同义 SNP。Wang 等[21] 发现由于二级结构的改变，T-变异体的 mRNA 稳定性降低。Kimchi-Sarfaty 等分析尽管这种 SNP 没有改变 mRNA 和蛋白质的表达总量，但可能导致 P-gp 蛋白折叠的改变[21]。后期的研究发现 *ABCB1* 3435C＞T 与 P-gp 的表达水平有关。P-gp 在 3435CC 基因型携带者中的表达水平高于 CT/TT 基因型携带者[22]。有研究证明，在 3435CC 基因型患者中，阿托伐他汀降低 LDL-C 水平的效果下降，而在肌病患者中，3435C 等位基因的频率降低[23]。Ferrari 等[24] 采用 SLCO1B1（A388G 和 T521C）、*ABCB1*（C1236T 和 C3435T）和 *ABCG2*（C421A）基因多态性对他汀类药物引起和未引起血清 CK 升高的患者进行基因分型，SLCO1B1 T521C 和 *ABCB1* C1236T 患者他汀类药物引起的血清 CK 升高的比值比（OR）分别为 8.86（P＜0.01）和 4.67（P＜0.05）。以基因型组合为基础的评分来区分有 CK 升高和无 CK 升高的患者，特异度为 97%，敏感度为 39%。

ABCB1 2677G＞T/A 影响 P-gp 的药物转运效率[22]。一项研究表明，*ABCB1* 2677G 与阿托伐他汀诱导的日本人群肝损伤风险增加有关。与 2677T/A 等位基因患者相比，2677G 等位基因患者药物由肝细胞到胆汁排出的活性较低，肝细胞浓度较高，导致阿托伐他汀的蓄积和肝毒性[25]。

2. ABCC2　ABCC2 转运蛋白, 又称多药耐药相关蛋白 2 (MRP2), 在跨膜转运中起重要作用。*ABCC2* -24C>T (rs717620) 位于 5′非翻译区 (UTR), 亚洲人突变频率高, 可能与 ABCC2 蛋白表达水平和转运活性降低有关[22]。辛伐他汀或阿托伐他汀使用者中, -24C>T 多态性、*ABCC2* 中的 H12 (TGT) 和 H2 (CAC) 单倍型与剂量减少或改用另一种降胆固醇药物显著相关。这些事件可能是由不良反应或胆固醇水平过度降低引起的[23]。

3. ABCG2　ABCG2 转运体也称为乳腺癌耐药蛋白 (BCRP), 是肝细胞对瑞舒伐他汀的主要转运体。*ABCG2* 421C>A 与运输底物功能下降有关[22]。*ABCG2* 421A 基因型的受试者应用阿托伐他汀更可能产生剂量依赖性的不良反应[26]。在一项肾功能不全患者队列研究中, *ABCG2* 变异与服用氟伐他汀后发生不良反应的风险显著增加有关[27]。

(三) CYP450

CYP450 为机体重要的药物代谢酶, 其基因多态性影响 CYP450 酶系蛋白在肝脏和小肠中的表达, 影响药物的吸收和肝脏选择性。

阿托伐他汀、辛伐他汀和氟伐他汀均可经 CYP3A4 代谢, *CYP3A4*22* (15398C>T rs35599367) 基因型在肝脏中表达很少, 但不同基因型的患者其 CYP3A4 活性可相差 10 倍左右, 进而影响他汀浓度[6], 目前尚无研究明确该基因多态性与他汀类药物副作用的关联。曾有研究发现辛伐他汀和阿托伐他汀使用者中 *CYP3A4*1B* (290A>G rs2740574) 等位基因携带者发生换药或药物减量事件的风险 (HR=0.46, 95%CI: 0.24~0.90) 低于野生型 AA 基因型患者[28]。该研究中的副作用不符合通常的肌肉毒性, 结论供参考。

CYP3A5 基因型可在人肝脏中高度表达, 约占肝脏 CYP3A 含量的 50%。研究发现, 有 10%~30%的亚洲人携带 *CYP3A5*3* (6986A>G) 等位基因。2005 年的一项研究探讨了联合用药条件下 *CYP3A* 基因多态性与阿托伐他汀所致肌肉损伤的关系。该研究中采用回顾性病例对照 (n=137) 设计, 病例分配基于主观 (肌痛) 和客观纳入标准 [血清肌酸激酶 (CK) 水平升高]。病例组 (n=68) 和对照组 (n=69) 的 *CYP3A4*1B* 和 *CYP3A5*3* 等位基因频率相似。*CYP3A* 基因型与阿托伐他汀引起肌损伤的风险增加无关。在肌痛患者中, *CYP3A* 基因型与阿托伐他汀诱导的肌损伤程度增加相关。*CYP3A5*3* 等位基因与血清 CK 水平升高程度之间存在相关性。当从分析中去除联合降脂剂时, *CYP3A5*3* 纯合的患者比 *CYP3A5*3* 杂合的患者表现出更高的血清 CK 水平 (P=0.025, 不含吉非贝齐; P=0.010, 不含吉非贝齐和烟酸), 有可能出现更大程度的肌损伤[29]。

CYP2D6 可能与他汀药物的水解程度和体内耐受性相关[30]。在 2007 年的一项病例对照研究中, 阿托伐他汀诱导的肌痛症状患者 (N=51) 中, *CYP2D6*4* 等位基因的频率约为 50%, 而对照组 (N=55) 仅为 28%, 与其他患者 (28.5%) 类型相似。*CYP2D6*4* 等位基因在辛伐他汀诱导肌痛事件患者中的分布相似 (n=169, 病例组的频率为 49.2%, P=0.067, OR=1.7)[31]。

CYP2C8 参与了西立伐他汀体内代谢过程, 2011 年一项研究以横纹肌溶解为肌肉毒性的表型, 提示 SLCO1B1 与横纹肌溶解症相关 (P=0.002), 而不是 CYP2C8 (P=0.073) 或 UGT (P=0.523)[32]。

其他 CYP450 参与了他汀类药物的代谢, 如 *CYP2C9*3/*3* (rs1057910) 等位基因、*CYP7A1* 204A>C (rs3808607) 基因多态性, 但未证实与肌肉毒性存在关联。

二、脂质代谢基因多态性

脂质代谢基因多态性研究主要用于观察他汀的疗效，在安全性方面无可用数据。

三、其他基因多态性

辅酶 Q2（COQ2）基因与辅酶 Q10 的生物合成有关，COQ2 基因变异致辅酶 Q10 轻度无症状缺乏，并影响骨骼肌药物转运蛋白表达，这与他汀类药物的肌肉不耐受有关。辅酶 Q10 的缺乏将加重他汀类药物引起的肌病。在用阿托伐他汀或瑞舒伐他汀治疗的 II 型高脂血症患者中，rs4693075G 等位基因与肌病风险增加有关[33]。

四、SLCO1B1 基因检测与辛伐他汀致肌病风险的实施指南

他汀类药物最常见不良反应是骨骼肌毒性[34]，临床表现为肌痛、肌病和横纹肌溶解。尽管他汀类药物严重不良反应如肌病和横纹肌溶解罕见，但是他汀类药物治疗患者基数大，不良反应的绝对数量仍不容忽视。此外，他汀类药物所致肌痛（1%~5%）[35]还会降低用药依从性，进而增加心血管疾病发生风险。大量强有力的证据表明，辛伐他汀（舒降之）的肌肉毒性与 SLCO1B1 rs4149056T＞C 密切相关[36]。2012 年，CPIC 首次提出 SLCO1B1 基因型检测与辛伐他汀肌病风险的药物基因组学临床实施指南[2]，并于 2014 年进行了更新[37]。指南提出，SLCO1B1 基因型检测可用于指导临床辛伐他汀治疗剂量的调整，以及优化他汀类药物的选择和依从性。

（一）SLCO1B1 基因变异特征和功能

SLCO1B1 基因位于 12 号染色体（12p12.2），长度为 109kb。SLCO1B1（也称 OATP1B1 或 OATP-C）是 SLCO1B1 基因的蛋白质产物，可促进肝脏对他汀类药物及多种内源性物质的摄取[38, 39]。该转运蛋白的功能变化会明显增加他汀类药物相关肌损伤的严重程度[38]。SLCO1B1 功能性变异型 rs4149056（c.521T＞C，p.V174A）可见于 SLCO1B1*5（仅包含 rs4149056）、SLCO1B1*15 和 SLCO1B1*17 三个单体型中（表 13-2），在不同种族人群中的最小等位基因频率为 5%~20%。C 等位基因与 SLCO1B1 体外转运功能降低[9, 40]和体内多种药物的清除率降低有关[10, 11, 41]，该效应在上述三个单体型中程度相似[10]。

表 13-2　SLCO1B1 基因型对应的代谢表型

代谢表型	基因型定义	双倍体型举例	rs4149056 的基因型
正常功能	携带两个正常功能等位基因的个体	*1a/*1a，*1a/*1b，*1b/*1b	TT
中间功能	携带一个正常功能等位基因和一个功能降低等位基因的个体	*1a/*5，*1a/*15，*1a/*17，*1b/*5，*1b/*15，*1b/*17	TC
低功能	携带两个功能降低等位基因的个体	*5/*5，*5/*15，*5/*17，*15/*15，*15/*17，*17/*17	CC

资料来源：RamseyLB，Johnso SG，Caudle KE，et al. The Clinical Pharmacogenetics Implementation Consortium guideline for SLCO1B1 and simvastatin-induced myopathy：2014 update. Clin Pharmacol Ther，2014，96（4）：423-428.

（二）SLCO1B1 基因变异与辛伐他汀代谢和肌肉毒性表型的关联性

SLCO1B1 基因型（SLCO1B1*5、SLCO1B1*15 和 SLCO1B1*17）与辛伐他汀的较低血浆清除率和肌病风险密切相关[10]。与 T 等位基因纯合子携带者（TT 基因型）相比，rs4149056C 等位基因纯合子（CC 基因型）携带者的活性辛伐他汀酸（$AUC_{0~12}$）暴露水平更高[10]。与 rs4149056TT 携带者相比，rs4149056CC 携带者的活性辛伐他汀酸、匹伐他汀、阿托伐他汀、普伐他汀和瑞舒伐他汀的血浆 AUC 值分别高出 221%、162%~191%、144%、57%~130%和 62%~117%[37]。

SLCO1B1 rs4149056 与辛伐他汀肌病的关联性证据级别最高，该关联性已经在临床随机对照试验和基于临床实践的队列研究中得以证实。2008 年，SEARCH 研究合作组开展了辛伐他汀肌病的病例对照研究，在辛伐他汀治疗的心肌梗死后患者 [n=12 000，随机接受低剂量辛伐他汀（20mg/d）或高剂量辛伐他汀（80mg/d）治疗][42] 中，高剂量辛伐他汀组中有 49 名受试者发生了肌病（CK>10 倍正常上限，并伴随疼痛），另外 49 名受试者出现了"早期"肌病（CK>3 倍正常上限，是基线水平的 5 倍）；低剂量组仅有 2 名受试者发生肌病。对高剂量组 85 例早发和确诊肌病患者进行了 GWAS（包含 317 000 个 SNP），并将结果与 90 个非肌病对照病例的 GWAS 数据进行比较。结果发现，SLCO1B1 rs4149056 通过了 GWAS 多重统计学验证；经再测序分析证实，rs4149056 的一个 C 等位基因携带者发生辛伐他汀肌病的风险是 TT 纯合子基因型患者的 4.5 倍（OR=4.5）[42]。

rs4149056 与辛伐他汀肌肉毒性的关联性还在另一项独立试验和真实世界的队列研究中得到证实。HPS（Heart Protection Study）招募了 20 000 多例患血管疾病或有血管疾病危险因素的受试者，受试者被随机分配接受 40mg/d 辛伐他汀或安慰剂治疗[43, 44]。在 40mg/d 辛伐他汀组的 10 269 名受试者中，24 例患者发生肌病（10 例确诊+14 例早期），其中 21 例接受了 rs4149056 基因检测[42]。在该验证队列中，每个 C 等位基因的辛伐他汀肌病相对风险值为 2.6[42]。尽管 SEARCH 和研究均是随机对照试验，但 HPS（剂量为 40mg/d）中的 rs4149056 肌病风险效应值要低于 SEARCH（剂量为 80mg/d），提示了辛伐他汀剂量的重要性。

（三）SLCO1B1 基因变异与其他他汀类药物代谢和肌肉毒性表型的关联性

SLCO1B1 rs4149056 明确影响辛伐他汀的药代动力学，但对其他他汀类药物影响较小[45]。临床实践数据表明，rs4149056 与辛伐他汀肌肉毒性的关联性高于其他他汀类药物。在 STRENGTH 研究[14]中，509 名高胆固醇血症的患者被随机分配到辛伐他汀、阿托伐他汀或普伐他汀治疗组，随访 16 周。研究的主要终点如下：因不良反应停药，肌痛或肌肉痉挛和（或）血清肌酸激酶水平升高>正常上限的 3 倍。结果发现，rs4149056 的总体效应在辛伐他汀组最高（OR=2.8，95%CI：1.3~6.0），阿托伐他汀中等（OR=1.6，95%CI：0.7~3.7），而与普伐他汀无显著相关性（OR=1.0，95%CI：0.4~2.6）。与 STRENGTH 研究类似，其他研究也报道了 rs4149056 和阿托伐他汀耐受性之间的中等关联性，该关联性是基于肌肉不良反应的症状[33]，rs4149056 与阿托伐他汀实验室确诊肌病之间的关联性较弱[46]。

在一项近 9000 名患者的临床随访研究中，对 25 例实验室确诊为他汀肌病的患者（发生率为 0.26%）[46] 及对照组进行基因分型后发现，rs4149056 的每个 C 等位基因携带者肌病风险的 OR 为 2.3，其中接受辛伐他汀治疗的 CC 携带者 OR 值最高（OR=3.2，95%CI：0.83～11.96）。上述关联性未见于阿托伐他汀治疗的病例（OR=1.06，95%CI：0.22～4.80）[46]。目前尚缺乏证据表明，rs4149056 基因型与普伐他汀[14] 或瑞舒伐他汀的耐受性或肌病发生风险有关[33]。

（四）基于 *SLCO1B1* 基因型的辛伐他汀治疗建议

2011 年（2013 年更新）美国 FDA 对辛伐他汀说明书增加了不能以 80mg/d 作为起始剂量的警告。CPIC 建议对接受较低剂量辛伐他汀（40mg/d）治疗的患者进行 *SLCO1B1* 基因型检测，由于携带 rs4149056C 等位基因的患者肌病发生风险增加，建议携带者使用更低剂量的辛伐他汀或改为其他他汀类药物（如普伐他汀或瑞舒伐他汀），并强调常规行 CK 监测的作用（表 13-3）。如果携带 rs4149056C 等位基因的患者接受更低剂量辛伐他汀（20mg/d）治疗时难以达到理想降脂效果，建议在考虑以下三种因素的前提下替换他汀药物种类：①药物疗效差异（应用低剂量强效他汀类药物，如阿托伐他汀、瑞舒伐他汀或匹伐他汀）；②药物间相互作用（如博赛泼维、克拉霉素、环孢素、强 CYP3A4 抑制剂）；③合并疾病或术后（如创伤、严重肾功能不全、实体器官移植术后、甲状腺疾病）。

目前尚缺乏 *SLCO1B1* 基因型对小儿服用辛伐他汀的疗效或肌病风险影响的数据，尚缺乏数据显示 *SLCO1B1* 中的 rs4149056S 对儿童服用辛伐他汀的影响，以及与成人的差异。

表 13-3　基于 *SLCO1B1* 表型的辛伐他汀推荐剂量和治疗建议

代谢表型	对辛伐他汀的影响	辛伐他汀的剂量建议 a、b	建议级别
正常功能	正常肌病风险	根据特定疾病指南给予起始剂量 b 和调整辛伐他汀的剂量	强
中间功能	中度肌病风险	应用较低剂量或考虑使用其他他汀类药物（如普伐他汀或瑞舒伐他汀）；常规监测 CK	强
低功能	高度肌病风险	应用较低剂量或考虑使用其他他汀类药物（如普伐他汀或瑞舒伐他汀）；常规监测 CK	强

a 处方之前需要评估药物与药物之间可能存在的相互作用。

b 美国 FDA 不建议使用 80mg/d 作为起始剂量（除非已经耐受 12 个月）。

资料来源：Ramsey LB, Johnson SG, Caudle KE, et al. The Clinical Pharmacogenetics Implementation Consortium guideline for SLCO1B1 and simvastatin-induced myopathy: 2004 update. Clin Pharmacol Ther, 2014, 96（4）：423-428.

（五）患者进行 *SLCO1B1* 基因检测的潜在获益和风险

由于辛伐他汀在临床广泛应用，患者提前进行 *SLCO1B1* 基因检测的潜在获益在于，能够识别肌病高风险的患者，并推荐安全剂量的辛伐他汀或替换为其他他汀类药物，降低辛伐他汀所致肌病及横纹肌溶解的发生率。此外，基因检测可以提高患者应用他汀类药物的依从性，并降低 LDL-C 水平。可能存在的风险是，由于基因型是终身检测结果，任何分型错误都可能终身保留在患者病历中。基因分型错误可能导致不必要的辛伐他汀治疗剂量的降低，并且可能导致降脂疗效降低。另外，由于患者提前获知他汀肌病高风险相关遗传特征，可能会将无关的不良事件(即非特异性肌痛/关节痛)与他汀类药物治疗相联系，而过早停用和(或)

降低他汀类药物剂量，进而导致降脂疗效不理想和增加心血管疾病的发生风险。

（六）*SLCO1B1* 基因检测结果的适度应用

当辛伐他汀剂量为 40mg/d 时，rs4149056 每个 C 等位基因的肌病相对风险为 2.6；当辛伐他汀剂量为 80mg/d 时，C 等位基因的肌病风险更高（TC 基因型 OR 值为 4.5，CC 基因型约为 20.0）。尽管如此，在不携带 rs4149056 变异型的患者中，辛伐他汀的肌肉毒性风险仍不能排除，因为在 *SLCO1B1* 或其他基因中，还可能存在与他汀肌病风险有关的变异型。此外，由于 rs4149056C 能够与具有保护作用的其他 *SLCO1B1* 基因变异型共同遗传，因此并非所有 rs4149056C 等位基因携带者均具有肌病风险。

（张丽芳　吴阳勋　尹　彤）

第四节　他汀类药物疗效相关的候选基因多态性

一、药物代谢基因多态性

（一）*SLCO1B1*

SLCO1B1 521CC 基因型的患者血浆和肌肉组织中辛伐他汀的暴露量显著高于其他基因型的患者，这种影响在儿童中更为显著[47]，然而 *SLCO1B1* 基因多态性并不影响肝脏中活性辛伐他汀酸的浓度，因此，无论对于白种人[48]、泰国人[49] 还是中国人[50]，辛伐他汀在 *SLCO1B1* 521T＞C 患者中并没有显示更强的降胆固醇作用。

一项研究表明，*SLCO1B1* c.521T＞C 和 *ABCG2* c.421C＞A 组合与瑞舒伐他汀的浓度有关。服用相同剂量他汀类药物的患者中可以看到 45 倍血药浓度的差异。调整性别、年龄、体重指数、种族、剂量和末次给药时间后，*SLCO1B1* c.521T＞c（$P<0.001$）和 *ABCG2* c.421C＞A（$P<0.01$）对瑞舒伐他汀浓度有重要影响（最终模型的调整 $R^2=0.56$）。阿托伐他汀浓度与 *SLCO1B1* c.388A＞G（$P<0.01$）、c.521T＞c（$P<0.05$）和 CYP3A 活性标志物 4β-羟基胆固醇（$R^2=0.47$）相关，所以多个 SNP 联合检测正应用到模型预测中[51]。但在中国的一项研究中未证实 *SLCO1B1* 521T＞C 与瑞舒伐他汀疗效的相关性[5]。

普伐他汀不受 CYP450 代谢的影响，但它通过 NTCP（钠/牛磺胆酸协同转运肽）及由 *SLCO1B1* 编码的 OATP1B1 从血液主动转运到靶组织（如肝细胞）中，故理论上 *SLCO1B1* 多态性可能会对其药物代谢及药效影响较大，对其的研究也最多，但 *SLCO1B1* 521T＞C 多态性与普伐他汀疗效之间的相关性数据是矛盾的。中国一项 45 例患者的研究发现，521TC 杂合子基因型与 521TT 纯合子基因型相比，普伐他汀对总胆固醇的药效作用减弱 [变化率为 $-14.5\%\pm6.6\%$（$n=9$）vs. $-22.4\%\pm0.3\%$（$n=36$），$P=0.03$][52]。英国学者对 WOSCOPS 中 626 例普伐他汀治疗的患者进行 rs4149056 基因分型，比较不同基因分型治疗 1 年后的疗效。结果发现，普伐他汀能使 TT 纯合子血清 LDL-C 水平降低 22.2%，使 TC 杂合子血清 LDL-C 水平降低 22.2%，使 CC 纯合子血清 LDL-C 水平降低 17.7% [（TT+TC）/CCP 为 0.33]。研究表明，SNP rs4149056 对普伐他汀的药效动力学无明显影响[53]。而另一个同样基于 PROSPER 研究的美国团队几乎在同一时间报告了阳性结果。他们分析了 5411 名参与者，没有发现 rs2306283 多态性对任何变量的影响，而 rs4149056 多态性与普伐他汀降低 LDL-C 效果减弱有关（野生型，71.5%的人群，–37.0%；杂合子，25.8%的人群，–36.0%；纯合子，2.7%的人群，–31.8%；6 个月时 P=0.003，12 个月时 P=0.022）[54]。2019 年一项研究观察了 SLCO1B1 基因型对高胆固醇血症儿童青少年普伐他汀全身暴露的影响[55]。进一步的 meta 分析可能会给出一个较明确的结论。

（二）ABC 系列

1. ABCB1　此基因变异后如果 P-gp 表达水平降低，对他汀类药物的转出减少，则增加肝内他汀类药物浓度，从而增加他汀类药物疗效。与野生型 ABCB1 1236/2677/3435CGC 单倍型相比，在接受辛伐他汀治疗的患者中，TTT 和 CGT 单倍型显示总胆固醇（TC）和 LDL-C 的降低幅度更大，且其在男性中的影响大于女性[56]。P-gp 在男性肝脏的表达是女性的 2.4 倍，因此 ABCB1 基因多态性对男性的影响将大于女性。与辛伐他汀一样，在阿托伐他汀、瑞舒伐他汀治疗的患者中，ABCB1 1236C＞T 和 3435C＞T 与 LDL-C 和 TC 水平降低有关[23, 57]。

2677G＞T/A（rs2032582）与肝脏毒性相关，但此 SNP 对他汀疗效影响的观察结果有些不一致。Mega 等[58]在一个大的队列中调查了普伐他汀（40mg/d）和阿托伐他汀（80mg/d）的疗效，发现 rs2032582 变异对普伐他汀而不是阿托伐他汀的疗效有显著影响。普伐他汀治疗后 LDL-C 水平的降低从 GG 携带者的 23%到 T/A 纯合子的 17%不等。Thompson 等[59]报道了 rs2032582 纯合携带者之间 LDL 水平降低的差异，但仅限于低剂量阿托伐他汀治疗，而非一系列其他他汀类药物。这种 SNP 对 ABCB1 转运体功能的影响还没有定论。

2. ABCC2　此基因 SNP 多与他汀类药物副作用有关。疗效研究未有定论，可能有性别差异，但结论也是矛盾的。

3. ABCG2　421C＞A 变异株位于 ABCG2 基因（rs2231142）的编码区，对他汀类药物动力学的影响最为显著。这种非同义 SNP 使蛋白的细胞内结构域发生 Q141K 替换，导致其在肠细胞和肠肝循环中的输出能力降低[60]，从而引起血浆他汀浓度升高和全身暴露。除了普伐他汀和匹伐他汀外，目前大多数他汀类药物的纯合子 421AA 等位基因与 AUC 和 C_{max} 增加有关[61]。这种变异的流行率在东南亚血统的人中最高，大约 1/3 的人表达了至少一个拷贝[62]。这种变异对降低 LDL-C 疗效的影响是相当大的，如一项包括 305 名患者的瑞舒伐他汀治疗研究表明，与 421C 等位基因（n=158）的纯合患者相比，421A 等位基因（n=39）患者的平均 LDL-C 水平降低了 7%[63]。总之，这一单一变异解释了 5.4%的个体间变异对他汀类药物治疗的反应。

（三）CYP450 药物代谢酶

洛伐他汀、辛伐他汀和阿托伐他汀主要由 CYP3A4 代谢，而氟伐他汀主要由 CYP2C9 代谢，匹伐他汀及瑞舒伐他汀极少部分经 CYP2C9 代谢，而普伐他汀几乎不被 CYP450 酶系统代谢[64]。因此，CYP450 基因的遗传多态性可影响他汀类药物的代谢，并导致其降 LDL-C 反应的个体间差异。

研究证明 CYP3A4*22（15389C＞T）与各种他汀类药物疗效的提高有关，但并不降低临床心肌梗死的风险[65]。Kitzmiller 等[66] 研究 *CYP3A4**22（功能下降）和 *CYP3A5**3（功能丧失）等位基因是否与血浆辛伐他汀内酯（SV）和辛伐他汀酸（SVA）浓度升高有关；结果显示 *CYP3A4* 的遗传变异与白种人血浆辛伐他汀浓度有关，非洲裔美国人血浆辛伐他汀浓度与 *CYP3A4* 和 *CYP3A5* 的遗传变异有关，可惜没有对应到 LDL-C 水平降低的效果[66]。智利一项研究证实 *CYP3A4**1B（290A＞G）与阿托伐他汀更好的反应有关，因为其具有更高的生物利用度[67]。一项 20 例中国汉族男性的研究提示 *CYP3A4**1G（20230G＞A）与口服阿托伐他汀的生物利用度显著降低有关[68]。

捷克一项研究表明，*CYP2C9**1/*3 比其他基因型更显著地提高了氟伐他汀降低 LDL-C 水平的作用[69]。

CYP2C9 亚型负责匹伐他汀代谢的微小部分，在药物消除方面无有临床意义的作用[3]。虽然瑞舒伐他汀被认为是 CYP2C9 和 CYP2C19 的底物，但试图证明这一观察的临床影响的研究结果并没有显示出其与 *CYP2C* 基因突变和瑞舒伐他汀药代动力学、反应或耐受性的变化存在有意义的关联[3]。

二、脂质代谢基因多态性

脂质代谢基因多态性的数据多挖掘自 GWAS 研究，后面会有专题介绍。有 20 多个候选基因被反复验证，目前集中于 *APOE*、*APOA5*、*LPA*、*LDLR*、*PCSK9*、*HMGCR* 和 *CETP*。

（一）载脂蛋白基因

1. *APOE*、*APOEC1*、*APOEC2* APOE 是一种主要由肝脏合成和分泌的糖基化蛋白。研究发现，APOE 的生理功能是参与脂质再分配，介导某些脂蛋白（如乳糜微粒、极低密度脂蛋白和某些高密度脂蛋白）与 LDL 受体（LDL-R）的高亲和力结合，导致脂蛋白的吸收和降解。此外，APOE 的富集降低了三酰甘油的脂解速率。*APOE* 基因与 *APOC1* 和 *APOC2* 基因簇定位于 19 号染色体。APOE 多态性有三个亚型：ε2（rs7412，388T-526T）、ε3（388T-526C）和 ε4（rs429358，388C-526C）。阿托伐他汀治疗急性冠脉综合征患者时，*APOE* ε2 与降低 LDL-C 水平有关[58, 70]。在 CARDS 和 ASCOT 研究中，*APOC1* rs445925C/G/T 单核苷酸多态性与阿托伐他汀治疗的 LDL-C 浓度降低有关[71]，它代表了 *APOE* ε2 蛋白变体。相反，与 ε2 或 ε3 携带者相比，ε4 等位基因携带者与高胆固醇吸收、冠心病发病率增加或对他汀治疗反应较差有关[72, 73]。此外，*APOE* 的 p（Leu167del）突变（一个 3bp 的亚基缺失）导致 APOE 受体结合区 167 位的亮氨酸丢失，研究发现这与他汀类药物的高降脂反应有关[74]。

2. *APOA5* 基因位于 11q23，由 4 个外显子和 3 个内含子组成。目前已发现多个突变位点，其中 –1131T＞C（rs662799）被认为与高三酰甘油血症有关。–1131T＞C 可能影响基因转录和降低血清 APOA5 水平。东亚人 *APOA5* –1131C 等位基因的频率高于西方人（9%～16%）。*APOA5* –1131T＞C 也被证明与他汀类药物（辛伐他汀、阿托伐他汀或瑞舒伐他汀）降低 LDL-C 水平的疗效有关（具有中国人群证据）[75, 76]。

APOE 和 *APOA5* 的多态性没有直接影响他汀类药物的药代动力学过程，但对载脂蛋白的表达有影响。这种作用改变了血脂水平，从而从药效动力学方面影响了对他汀类药物的反应或敏感性。

3. LPA 脂蛋白（a）是一类血浆脂蛋白，由 APOB-100 分子和 APOA 分子通过二硫键共价连接。其主要在肝脏合成，主要功能是防止血管内血栓溶解，促进动脉粥样硬化的形成，是冠心病的独立危险因素[77]。编码 APOA 的 LPA 基因位于 6q22—q23.92。多个 GWAS 研究证明 LPA rs10455872 G 等位基因患者冠心病风险增加，且对他汀类药物的反应好[71,78]。JUPITER 研究显示瑞舒伐他汀对 rs10455872 G 等位基因患者的降 LDL-C 作用更明显[79]。

（二）LDLR 和相关基因

1. LDLR 受选择性剪接的影响，与基础 LDL-C 浓度的变化和对他汀类药物的反应有关[79]。rs688（C>T）是位于外显子 12 的同义 SNP，影响外显子 12 的剪接效率。T 等位基因型致外显子 12 的表达缺乏似乎有两个后果。第一，LDLR12（-）LDLR mRNA 的降解速度快于 LDLR12（+）亚型。第二，外显子 12 表达 LDLR β-螺旋桨区的一个区域，以其在 LDL 结合和受体循环中的重要性而闻名。该区域靠近与前蛋白转化酶枯草杆菌素/kexin9 型（PCSK9）相互作用的位点，该酶参与 LDLR 蛋白的翻译后降解。与 LDLR12（+）亚型相比，LDLR12（-）减少了细胞膜 LDLR 蛋白分布，降低了 PCSK9 单克隆抗体 1B20 引起的 LDL 摄取[80]。这些研究再次强调了胆固醇代谢在转录水平和翻译后水平上巨大的多层次复杂性。

2. PCSK9 PCSK9 是前蛋白转化酶家族蛋白酶 K 亚家族的第 9 个成员，主要在人肝细胞中表达。PCSK9 和 LDL-C 与 LDLR 竞争性结合，PCSK9 介导 LDLR 加速降解，从而导致血浆 LDL-C 水平升高。JUPITER 研究显示在瑞舒伐他汀治疗中，PCSK9 rs17111584 C 等位基因与降脂作用降低有关[79]。

（三）HMGCR

3-羟基-3-甲基戊二酰辅酶 A 还原酶（HMGCR）是胆固醇合成的限速酶，也是他汀类药物的靶点。HMGCR 基因位于 5q13.3，包含 20 个外显子和 19 个内含子[81]，被发现的 SNP 较多。HMGCR c.1564-106A>G（rs3846662）A 等位基因携带者显示他汀低反应[82]。这种变异与涉及外显子 13 的选择性剪接有关。一项针对家族性高胆固醇血症患者的研究中 SNP rs3846662A 等位基因导致 HMGCR 活性降低和女性对他汀类药物的反应降低[83]。HMGCR rs17671591 多态性可作为阿托伐他汀治疗后智利人群血浆 LDL-C 水平降低和高密度脂蛋白胆固醇（HDL-C）水平升高的遗传标记，T 等位基因型具有较好的疗效[84]。

rs17244841 g.331648A>T 和 rs17238540 g.27506T>G 分别与他汀类药物的疗效有关。H2 或 H7 单倍型与他汀类药物降低 LDL-C 疗效减弱相关，H2+H7 表现更显著，这种差异在黑种人中更明显[85]。同样在黑种人中，LDLR 基因 L5 型+HMGCR H2/H7 携带者的降 LDL-C 效果显著降低[86]。

（四）CETP

CETP 的主要功能是介导脂蛋白之间的脂质交换，从而将 HDL-C 中的胆固醇转移到非高密度脂蛋白中，而非高密度脂蛋白中的三酰甘油则反向转移。根据鹿特丹研究队列中 554 名新使用他汀类药物的患者治疗后的基因型数据和总胆固醇浓度，两个 SNP 与他汀类药物治疗后胆固醇浓度显著升高相关：*CETP* rs1532624 和 *APOA1* rs533556。在复制样本中，只有 *CETP* rs1532624 再次显示出显著的相关性[87]。

三、其他基因多态性

类驱动蛋白 6（KIF6）是运动蛋白超家族中的一种分子马达。*KIF6* 基因编码这种细胞内运动蛋白，其以 ATP 依赖的方式沿微管运输细胞器、蛋白复合物、mRNA 和其他物质。*KIF6* 基因位于 6p22.1 处，包含 23 个外显子。一些研究表明，rs20455 2155CC 基因型削弱了 KIF6 与底物分子之间的结合力，导致他汀类药物（包括普伐他汀、辛伐他汀、阿托伐他汀和瑞舒伐他汀）治疗反应减弱[88-90]。

2019 年 Guan 等[90]的一篇描述性综述总结了基因多态性及其对他汀类药物效果/安全性的影响，具体见表 13-4。

目前各研究者达成了一个共识，即编码摄取和排出转运体的基因对他汀类药物的效果/安全性影响最大。药代动力学变化导致循环或肝脏中浓度升高，这可能增强他汀类药物的疗效，但也可能增加肌病或其他不良反应的发生率。在患者使用他汀类药物之前，尤其是在高危等位基因频率较高的地区，对这些转运体基因进行检测，以降低肌病的发生率或获得更好的结果是可取的。血脂代谢相关基因对他汀类药物药效的影响如何"剥离"于对血脂本身的影响，还需要更严密的统计分析方案。

表 13-4　基因多态性及其对他汀类药物疗效和安全性的影响

基因	变异	等位基因型	他汀类药物	效果/安全性	作用
SCLO1B1	rs4149056	521T>C	SIV、RSV	毒性	PK 参数↑和肌病
	rs2306283	388A>G	SIV、RSV、ATV	药效	生物利用度↓
ABCB1	rs1128503	1236C>T	SIV、RSV、ATV	药效	更多 TC↓和 LDL↓
	rs2032582	2677G>T/A	SIV、RSV、ATV	药效	更多 TC↓和 LDL↓
			ATV	毒性	PK 参数↑和肝毒性
	rs1045642	3435C>T	SIV、RSV、ATV	药效	更多 TC↓和 LDL↓
ABCC2	rs717620	−24C>T	SIV、ATV	毒性	减量或换药
ABCG2	rs2231142	421C>A	RSV	药效	降脂更强
			ATV	毒性	ADR↑
APOE	rs429358	388T>C（E4）	ATV、RSV	药效	降脂减弱
	rs7412	526C>T（E2）	SIV、ATV、PRV	药效	降脂更强
APOA5	rs662799	−1131T>C	SIV、ATV、LOV	药效	降脂减弱
CYP3A4	rs35599367	15389C>T（*22）	SIV、ATV、LOV	药效	降脂更强
			SIV	毒性	PK 参数↑
	rs2740574	290A>G（*1B）	ATV	药效	降脂更强
	—	*1G	ATV	药效	生物利用度↓
CYP2C9	rs1057910	1075A>C（*3）	FLV	药效	更多 LDL↓
CYP2D6		*5、*10	LOV	药效	PK 参数↑
KIF6	rs20455	2155T>C	SIV、RSV、ATV	药效	较少 LDL↓

续表

基因	变异	等位基因型	他汀类药物	效果/安全性	作用
HMGCR	rs17671591	C>T	ATV	药效	更多 LDL↓和 HDL↑
	rs17244841、rs17238540	g.331648A > T+g.27506T >G（H7）	PRV	药效	降脂减弱
LPA	rs10455872	A>G	ATV、RSV	药效	降脂减弱
LDLR	—	LDLRL5	SIV	药效	LDL、TC 和 APOB↓
PCSK9	rs17111584	T>C	RSV	药效	降脂减弱
COQ2	rs4693075	C>G	ATV、RSV	毒性	肌病
CETP	rs1532624	C>A	SIV、PRV、ATV、FLV	药效	降脂减弱

注：ATV，阿托伐他汀；FLV，氟伐他汀；LOV，洛伐他汀；PRV，普伐他汀；RSV，瑞舒伐他汀；SIV，辛伐他汀。

资料来源：Guan ZW，Wu KR，Li R，et al. Pharmacogenetics of statins treatment：efficacy and safety. J Clin Pharm Ther，2019，44（6）：858-867.

（张丽芳）

第五节　他汀类药物疗效和安全性的全基因组关联分析

他汀类药物能够通过降低 LDL-C 水平降低心血管疾病的发生风险，并由于具有良好的耐受性而被广泛应用。不同个体对他汀治疗的反应性不同，有证据表明，遗传因素能够影响他汀的疗效和不良反应的发生[91]。早期研究主要关注单个候选基因与药物反应性或临床转归等表型的关联性，其结论往往难以被验证。随着人类基因组计划完成和新的基因分型技术的出现，目前已经能够实现对多个基因和全基因组水平的基因变异进行关联性分析。迄今为止，与他汀药物基因组学的 GWAS 有关的报道总计 20 余篇，本节将根据他汀疗效和不良反应两大主要效应介绍他汀类药物基因组学的 GWAS 研究进展。

一、与他汀类药物疗效相关的全基因组关联分析

他汀类药物在改善患者血脂水平及心血管疾病临床转归方面存在较大的个体间差异性，前期针对他汀类药物降脂疗效相关指标进行了多项 GWAS 研究，先后报道了来自 18 个基因约 30 个与他汀类药物不同疗效指标相关的单核苷酸多态性（single nucleotide polymorphism，SNP）位点[71, 79, 92-97]。

（一）APOE 基因型与他汀类药物疗效的关联性

APOE 基因位于 19 号染色体，其编码产物 APOE 是一种糖蛋白，主要参与脂质再分布，尤其介导与 LDL 受体（LDLR）的结合，导致脂蛋白的吸收和降解。因此，由 APOE 介导的他汀类药物治疗后表型变化的差异主要体现在 LDL-C 上。

1. rs7412　是 *APOE* 外显子 4 中定义 ε1/ε2/ε3 单倍型系统的两个非同义 SNP 之一[98]，是他汀类药物 GWAS 研究中报道最多且相关性最强的 SNP。在针对 JUPITER 研究的 6989

名欧洲人的 GWAS 发现, rs7412 与瑞舒伐他汀降 LDL-C 的反应性有关[79]; 随后的 HPS 研究 (n=3895, 高加索人) 和 GERA 研究 (n=34 874, 混合人群) 的 GWAS 同样显示了上述强关联性[92, 93]。此外, 该 SNP 还与他汀类药物治疗后的载脂蛋白 (APOB) 变化及 Lp-PLA2 的活性变化具有强相关性[92, 94]。

2. rs445925 是定义 *APOE* ε2 蛋白变异体的 SNP, 该蛋白变异体介导他汀类药物对胆固醇合成抑制的增强, 从而上调胆固醇调节元件结合蛋白 (SREBP) 及 LDLR 活性[71]。在以 CARDS 和 ASCOT 为队列的 GWAS 研究中, rs445925 位点与阿托伐他汀降 LDL-C 的反应性有关[95]。之后, 包含 6 个随机对照试验和 10 个观察性研究的荟萃分析进一步证实了该 SNP 与他汀类药物降 LDL-C 反应性之间更强的关联性[71]。此外, JUPITER 研究 (n=6851, 欧洲人) 和 CHARGE 研究 (n=13 664, 欧洲人) 的 GWAS 还进一步验证了 rs445925 与他汀类药物治疗前 Lp-PLA2 活性的相关性[94]。

3. *APOE* 上其他 SNP 位点 *APOE* 基因中具有全基因组意义上相关性的 SNP 位点还包含 rs4420638、rs405509 和 rs71352238, 这三个位点均与他汀类药物降低 LDL-C 的反应性有关[79, 95, 96]。

(二) *LPA* 基因型与他汀类药物疗效的关联性

LPA 基因位于 6 号染色体上, 其编码的脂蛋白 (a) 主要存在于血浆中, 其功能包括防止血管内血栓溶解, 促进动脉粥样硬化形成, 是冠心病的独立危险因素。

1. rs10455872 位于 *LPA/PLG* 的内含子中[99], 基于 JUPITER、HPS、GERA 等大型队列的 GWAS 研究均证实, rs10455872G 等位基因携带者应用他汀类药物时 LDL-C 水平降低更加明显[71, 79, 92, 93, 95]。一项以高加索人为主的 GWAS 荟萃分析得出, rs10455872G 等位基因还可增加冠心病风险[99]。该位点还被证实与 Lp-PLA2 活性有显著关联[94]。

2. *LPA* 上其他 SNP 位点 以高加索人为主的 GWAS 荟萃分析发现, *LPA* 基因上的 rs55730499 和 rs74617384 与他汀类药物治疗期间冠心病患者不良心血管事件的发生有关[99], 其中, rs55730499 与 rs10455872 呈高度连锁不平衡 (r^2=0.9)[98]。

(三) *CETP* 基因型与他汀类药物疗效的关联性

CETP 基因位于 16 号染色体上, 其蛋白 CETP 介导 HDL-C 中胆固醇与 APOB 中三酰甘油的交换, 增加 HDL 的分解, 在 HDL-C 代谢中发挥重要作用。经他汀类药物治疗后, HDL-C 水平的增加部分归结为 CETP 介导的脂质转移减少[100], 因而该基因与 HDL-C 对他汀的反应性相关。2016 年的一项迄今为止规模最大的关于欧洲人群中 HDL-C 他汀类药物治疗反应性的 GWAS 荟萃分析, 涉及 7 个随机对照试验和 11 个基于人群的前瞻性研究 (n=27 720), 研究发现该基因上的两个位点 rs3764261 和 rs247616 与他汀类药物治疗后的 HDL-C 反应性呈高度相关[101]。既往有研究证实这两个 SNP 位于 *CETP* 基因上游 2.5～7kb, 且呈高度连锁不平衡[102]。除此之外, rs3764261 和 rs247616 还与 Lp-PLA2 质量、对瑞舒伐他汀的反应性具有全基因组意义上的关联[94]。

(四) *SLCO1B1* 基因型与他汀类药物疗效的关联性

SLCO1B1 基因位于 12 号染色体, 其蛋白产物为 SLCO1B1 (也称 OATP1B1 或 OATP-C),

可促进肝脏对他汀类药物及多种内源性化合物的摄取。尽管关于 SLCO1B1 的报道大多与肌病相关,但不乏有大样本研究证实它与他汀类药物疗效存在全基因组意义上的关联。2014年他汀类药物治疗基因组研究(Genomic Investigation of Statin Therapy,GIST)联盟的包含多项随机对照和观察性研究的大型 GWAS 荟萃分析(n=18 596)得出 rs2900478 与他汀降低 LDL-C 的反应性有关,并在独立的以高加索人群为主的混合人群(n=22 318)中得到验证[71],由于其庞大的样本量,该研究成为支持 SLCO1B1 与 LDL-C 有关的最具说服力的证据。最近一项基于 GERA 研究(n=34 874)的 GWAS 又发现了与 LDL-C 变化相关的两个新位点:rs583104 和 rs73079476[93],但其相关性尚待其他研究进一步验证。

(五)其他基因型与他汀类药物疗效的关联性

除前述 4 个基因包含的与疗效相关性较强的 SNP 位点外,还有多达 14 个基因中的 16 个 SNP 位点被 GWAS 证实与他汀类药物疗效具有全基因组意义上的关联性,这些基因包括 GCKR、ABCG2、DNAJC5B、APOB、CLMN、CRP、MS4A4E、PLA2G7、PTPN2、SMARCA4/LDLR、SORT1、SORT1/CELSR2/PSRC1、TMEM49 和 WDR52。上述 GWAS 研究中除了采用 LDL-C 降低水平作为他汀类药物疗效表型之外,还涉及三酰甘油、CRP、Lp-PLA2 及 PCSK9 水平的变化,以及心血管事件率的下降等[71, 79, 93, 94, 96, 103-106]。表 13-5 列出了已发表的与他汀类药物疗效相关的 GWAS 研究。

二、与他汀类药物安全性相关的全基因组关联分析

他汀类药物用药的安全性已在临床上经过大规模循证医学证实,2019 年美国 AHA 发布了他汀类药物安全性与副作用的科学声明[7]。他汀类药物引起包括横纹肌溶解症在内的严重肌损伤的风险小于 0.1%,严重肝毒性的风险约为 0.001%。目前 GWAS 研究中涉及的他汀类药物不良反应的类型包括他汀致肌病和药物性肝损伤(drug-induced liver injury,DILI);其中他汀致肌病包括肌痛、横纹肌溶解及血清肌酸激酶(creatine kinase,CK)水平升高。

(一)与他汀肌病风险相关的基因位点

1. SLCO1B1 基因型　SEARCH 研究对 175 名英国受试者(85 名肌病患者和 90 名对照)进行 GWAS 发现,SLCO1B1 基因型与他汀类药物相关肌病风险之间存在关联,相关位点包括 rs4363657(每个 C 等位基因携带者 OR=4.3,95%CI:2.5~7.2,P=4.0×10^{-9};CC 携带者 OR=17.4,95%CI:4.8~62.9,P=4.0×10^{-9})和 rs4149056(每个 C 等位基因携带者 OR=4.5,95%CI:2.6~7.7,P=3.0×10^{-9};CC 携带者 OR=16.9,95%CI:4.7~61.1,P=3.0×10^{-9})[13],其中 rs4149056 与他汀类药物所致肌病的相关性还在 HPS 研究队列的患者中得以验证(每个 C 等位基因携带者 OR=2.6,95%CI:1.3~5.0,P=4×10^{-3})[44]。rs4363657 与非同义变异型 rs4149056(c.521T>C,p.V174A)几乎呈完全连锁不平衡(r^2=0.97)。

最近的一项探究真实世界中他汀所致肌病的遗传危险因素的 GWAS 发现,在严重肌病(CK>10 倍正常或横纹肌溶解上限)群体中,仅 rs4149056/c.521C>T 具有全基因组水平上的显著意义(P=2.55×10^{-9})[107]。

表 13-5 与他汀类药物疗效相关的 GWAS 位点

研究名称（验证队列或来源）	基因	染色体	SNP	种族	他汀类药物	观察终点	P	*最小等位基因频率（东亚人群）	样本量	参考文献
JUPITER	APOE	19	rs7412	高加索人	瑞舒伐他汀	LDL-C	5.80×10^{-19}	T=0.1	6 989	[79]
HPS	APOE	19	rs7412	高加索人	辛伐他汀	LDL-C	4.80×10^{-18}	T=0.1	3 895	[92]
HPS	APOE	19	rs7412	高加索人	辛伐他汀	APOB	4.90×10^{-29}	T=0.1	3 895	[92]
JUPITER (CHARGE)	APOE	19	rs7412	高加索人	瑞舒伐他汀	Lp-PLA2活性	1.60×10^{-71}	T=0.1	20 515	[94]
GERA	APOE	19	rs7412	混合（高加索人/非洲人/亚洲人）	阿托伐他汀/洛伐他汀/普伐他汀/辛伐他汀	LDL-C	1.08×10^{-78}	T=0.1	34 874	[93]
CARDS/ASCOT	APOE	19	rs445925	高加索人	阿托伐他汀	LDL-C	2.22×10^{-16}	A=0.114	2 702	[95]
荟萃分析	APOE	19	rs445925	混合（高加索人为主）	普伐他汀/辛伐他汀/瑞舒伐他汀/阿托伐他汀	LDL-C	8.52×10^{-29}	A=0.114	40 914	[71]
JUPITER (CHARGE)	APOE	19	rs445925	高加索人	瑞舒伐他汀	Lp-PLA2活性	1.70×10^{-53}	A=0.114	20 515	[94]
CAP/PRINCE/TNT	APOE	19	rs4420638	高加索人	辛伐他汀/普伐他汀/阿托伐他汀	LDL-C	6.3×10^{-7}	G=0.099	3 932	[96]
CARDS/ASCOT	APOE	19	rs4420638	高加索人	阿托伐他汀	LDL-C	1.01×10^{-11}	G=0.099	2 702	[95]
CARDS/ASCOT	APOE	19	rs405509	高加索人	阿托伐他汀	LDL-C	3.46×10^{-9}	G=0.333	2 702	[95]
JUPITER	APOE	19	rs71352238	高加索人	瑞舒伐他汀	LDL-C	2.90×10^{-4}	C=0.097	6 989	[79]
JUPITER	LPA	6	rs10455872	高加索人	瑞舒伐他汀	LDL-C	3.50×10^{-9}	G=0.005	6 989	[79]
CARDS/ASCOT	LPA	6	rs10455872	高加索人	阿托伐他汀	LDL-C	6.13×10^{-9}	G=0.005	2 702	[95]
荟萃分析	LPA	6	rs10455872	混合（高加索人为主）	普伐他汀/辛伐他汀/瑞舒伐他汀/阿托伐他汀	LDL-C	7.41×10^{-44}	G=0.005	40 914	[71]

研究名称（验证队列或来源）	基因	SNP	染色体	种族	他汀类药物	观察终点	P	*最小等位基因频率（东亚人群）	样本量	参考文献
HPS	LPA	rs10455872	6	高加索人	辛伐他汀	LDL-C	8.10×10^{-28}	G=0.005	3 895	[92]
HPS	LPA	rs10455872	6	高加索人	辛伐他汀	APOB	6.50×10^{-31}	G=0.005	3 895	[92]
JUPITER	LPA	rs10455872	6	高加索人	瑞舒伐他汀	Lp-PLA2活性	1.80×10^{-16}	G=0.005	2 673	[94]
荟萃分析	LPA	rs10455872	6	混合（高加索人为主）	洛伐他汀/辛伐他汀/普伐他汀/阿托伐他汀/瑞舒伐他汀/其他不详种类	冠心病事件[a]	2.60×10^{-10}	G=0.005	12 052	[99]
GERA	LPA	rs10455872	6	混合（高加索人/非洲人/亚洲人）	阿托伐他汀/洛伐他汀/普伐他汀/辛伐他汀	LDL-C	1.01×10^{-33}	G=0.005	34 874	[93]
荟萃分析	LPA	rs55730499	6	混合（高加索人为主）	洛伐他汀/辛伐他汀/普伐他汀/阿托伐他汀/瑞舒伐他汀/其他不详种类	冠心病事件[a]	6.70×10^{-10}	T=0.001	12 052	[99]
荟萃分析	LPA	rs74617384	6	混合（高加索人为主）	洛伐他汀/辛伐他汀/普伐他汀/阿托伐他汀/瑞舒伐他汀/其他不详种类	冠心病事件[a]	3.20×10^{-10}	T=0	12 052	[99]
荟萃分析	CETP	rs247616	16	高加索人	阿托伐他汀/西立伐他汀/氟伐他汀/洛伐他汀/普伐他汀/辛伐他汀/瑞舒伐他汀/匹伐他汀	HDL-C	8.52×10^{-13}	T=0.175	27 720	[101]
荟萃分析	CETP	rs247616	16	高加索人	瑞舒伐他汀	Lp-PLA2质量	2.50×10^{-8}	T=0.175	13 664	[94]
荟萃分析	CETP	rs3764261	16	高加索人	阿托伐他汀/西立伐他汀/氟伐他汀/洛伐他汀/普伐他汀/辛伐他汀/瑞舒伐他汀/匹伐他汀	HDL-C	8.82×10^{-13}	A=0.175	27 720	[101]

研究名称（验证队列或来源）	基因	SNP	染色体	种族	他汀类药物	观察终点	P	*最小等位基因频率（东亚人群）	样本量	参考文献
JUPITER（CHARGE）	CETP	rs3764261	16	高加索人	瑞舒伐他汀	Lp-PLA2质量	7.20×10^{-21}	A=0.175	20 515	[94]
荟萃分析	SLCO1B1	rs2900478	12	混合（高加索人为主）	普伐他汀/辛伐他汀/瑞舒伐他汀/阿托伐他汀	LDL-C	1.22×10^{-9}	A=0.114	40 914	[71]
GERA	SLCO1B1	rs58310495	12	混合（高加索人/非洲人/亚洲人）	阿托伐他汀/洛伐他汀/普伐他汀/辛伐他汀	LDL-C	4.58×10^{-11}	T=0.445	34 874	[93]
GERA	SLCO1B1	rs73079476	12	混合（高加索人/非洲人/亚洲人）	阿托伐他汀/洛伐他汀/普伐他汀/辛伐他汀	LDL-C	4.49×10^{-7}	C=0.13	34 874	[93]
CAP/PRINCE/TNT	GCKR	rs1260326	2	高加索人	辛伐他汀/普伐他汀/阿托伐他汀	三酰甘油	5.00×10^{-15}	T=0.481	3 932	[96]
JUPITER（CHARGE）	GCKR	rs1260326	2	高加索人	瑞舒伐他汀	Lp-PLA2质量	1.10×10^{-8}	T=0.482	20 515	[94]
JUPITER	ABCG2	rs1481012	4	高加索人	瑞舒伐他汀	LDL-C	1.70×10^{-15}	G=0.291	69 89	[79]
JUPITER	ABCG2	rs2199936	4	高加索人	瑞舒伐他汀	Lp-PLA2活性	1.60×10^{-10}	G=0.292	2 673	[94]
CARE/WOSCOPS（PROSPER/PHASE）	DNAJC5B	rs13279522	8	混合（高加索人为主，少数为非洲裔美国人和亚洲人）	普伐他汀	冠心病事件[b]	4.86×10^{-7}	C=0.347	13 784	[103]
PROSPER/PHASE（CARE/WOSCOPS）	DNAJC5B	rs13279522	8	混合（高加索人为主，少数为非洲裔美国人和亚洲人）	普伐他汀	心血管缺血事件[c]	2.00×10^{-3}	C=0.347	6 477	[104]
GERA	APOB	rs1713222	2	混合（高加索人/非洲人/亚洲人）	阿托伐他汀/洛伐他汀/普伐他汀/辛伐他汀	LDL-C	4.68×10^{-8}	A=0.004	34 874	[93]

研究名称（验证队列或来源）	基因	SNP	染色体	种族	他汀类药物	观察终点	P	*最小等位基因频率（东亚人群）	样本量	参考文献
CAP/PRINCE/TNT	CLMN	rs8014194	14	高加索人	辛伐他汀/普伐他汀/阿托伐他汀	总胆固醇	1.8×10^{-8}	A=0.132	3 932	[96]
JUPITER	CRP	rs2794520	1	高加索人	瑞舒伐他汀	CRP	6.40×10^{-4}	C=0.435	6 766	[105]
JUPITER（CHARGE）	MS4A4E	rs600550	11	高加索人	瑞舒伐他汀	Lp-PLA2活性	2.00×10^{-11}	T=0.415	20 515	[94]
JUPITER（CHARGE）	PLA2G7	rs1362931	6	高加索人	瑞舒伐他汀	Lp-PLA2活性	3.10×10^{-7}	A=0.09	20 515	[94]
JUPITER	PTPN2	rs2847281	18	高加索人	瑞舒伐他汀	CRP	7.40×10^{-4}	G=0.133	6 766	[105]
GERA	SMARCA4/LDLR	rs67337506	19	混合（高加索人/非洲人/亚洲人）	阿托伐他汀/洛伐他汀/普伐他汀/辛伐他汀	LDL-C	3.08×10^{-8}	C=0.468	34 874	[93]
GERA	SORT1	rs7528419	1	混合（高加索人/非洲人/亚洲人）	阿托伐他汀/洛伐他汀/普伐他汀/辛伐他汀	LDL-C	9.55×10^{-18}	G=0.044	34 874	[93]
荟萃分析	SORT1/CELSR2/PSRC1	rs646776	1	混合（高加索人为主）	普伐他汀/辛伐他汀/瑞舒伐他汀/阿托伐他汀	LDL-C	1.05×10^{-9}	C=0.046	40 914	[71]
JUPITER（CHARGE）	TMEM49	rs11650106	17	高加索人	瑞舒伐他汀	Lp-PLA2活性	2.90×10^{-9}	T=0.387	20 515	[94]
CAP	WDR52	rs13064411	3	混合（非洲裔美国人和高加索人）	辛伐他汀	PCSK9	8.20×10^{-8}	G=0.119	901	[106]
CAP	WDR52	rs66866534	3	混合（非洲裔美国人和高加索人）	辛伐他汀	PCSK9	7.60×10^{-8}	C=0.118	901	[106]

冠心病事件 a: 定义为急性心肌梗死或需要血运重建。

冠心病事件 b: 定义为致死性冠脉事件、非致死性心肌梗死或死亡重建的复合终点事件。

心血管缺血事件 c: 定义为心源性死亡、非致死性心肌梗死、致死或非致死性缺血脑卒中发生的复合终点事件。

*资料来源: dbSNP (https://www.ncbi.nlm.nih.gov/variation/tools/1000genomes/)。

2. *EYS* 基因型 位于 6 号染色体的 *EYS*（eye shut homolog）基因是一种眼特异性基因，其作用与保护运动神经元和（或）骨骼肌细胞免受高渗性休克介导的损伤有关，而高渗性休克是他汀肌病的可能病理机制之一[108]。一项针对他汀类药物严重肌病（不同程度的横纹肌溶解，或者严重肌病/衰弱症状）患者的 GWAS 筛查和验证（$n=190$，高加索人）研究发现，*EYS* 基因上的三个 SNP——rs9342288、rs1337512 和 rs3857532，与他汀类药物所致严重肌病风险密切相关，并且携带单个拷贝的变异型就可能增加肌病风险[109]。*EYS* 基因产物的结构与 Notch 信号通路成员和蛋白聚糖的结构具有相似性，提示该基因在骨骼肌结构完整性的维持和再生方面具备潜在功能。因此，*EYS* 基因参与他汀类药物严重肌病风险的机制可能是基因变异导致的功能缺失引起受损肌肉再生能力降低。*EYS* 基因作为他汀肌病风险的候选基因尚有待更多的研究进行验证和功能分析。

3. *RYR2* 基因型 位于 1 号染色体上的 *RYR2*（雷诺丁受体 2 型）基因编码同名受体，为细胞内钙释放通道[110]，主要在心肌中表达，参与 Ca^{2+} 信号转导和肌肉收缩。西立伐他汀可导致罕见且严重的横纹肌溶解症，Marciante 等[32] 对来自 CHS 研究（$n=374$）和 HVHS 研究（$n=358$）的 185 例横纹肌溶解症患者进行了他汀药物使用频率的对照匹配，其中横纹肌溶解为与 CK 水平升高相关的肌肉疼痛或无力，CK 水平超过实验室正常上限的 10 倍，结果提示西立伐他汀相关的横纹肌溶解与 *RYR2* 基因中的内含子 SNP rs2819742 存在相关性。西立伐他汀通过钙释放[111, 112] 介导骨骼肌的凋亡效应，提示 *RYR2* 基因上的变异可能参与西立伐他汀相关的横纹肌溶解机制。

（二）与他汀类药物治疗后肌酸激酶相关的基因位点

CKM 和 *LILRB5* 基因型 *CKM*（the muscle CK）基因与 *LILRB5*（白细胞免疫球蛋白样受体 B 亚家族成员 5）基因均位于 19 号染色体上，其中 *CKM* 基因编码 CK，不但可以作为心肌梗死、横纹肌溶解症等疾病的可靠生物标志物，还在能量转移和代谢控制等方面发挥重要作用；*LILRB5* 基因编码的蛋白位于免疫细胞表面，与抗原呈递细胞上的 MHC I 类分子结合，抑制免疫反应。2014 年的一项 GWAS 首次报道了应用他汀类药物人群中 CK 水平变异的潜在遗传决定因素[113]，其中 CK 水平的升高被定义为超过正常上限的 3 倍以上。研究发现，血清 CK 水平与 *CKM* 基因中的 rs11559024 位点，*LILRB5* 基因中的 rs2361797 及 rs12975366 位点之间存在强关联信号，提示这两个基因上的位点可能分别介导了他汀对血清 CK 浓度的调节。

（三）与他汀类药物肝损伤相关的基因位点

18 号染色体上的 rs116561224 遗传因素已被证实可能与他汀诱导的 DILI 有关[114]，一项旨在发掘 DILI 遗传相关因素的针对欧洲裔（$n=862$）大规模 GWAS 发现[115]，位于 18 号染色体上的 rs116561224 与他汀类药物导致的 DILI 具有全基因组意义上的相关性，但是该位点所在的基因和功能尚不清楚，且相关性有待验证。

表 13-6 展示了与他汀类药物安全性相关的全基因组关联性位点。

表 13-6 与他汀类药物安全性相关的全基因组关联性位点

研究名称（验证队列或列或来源）	基因	SNP	染色体	种族	他汀类药物	观察终点	P	*最小等位基因频率（东亚人群）	参考文献
SEARCH（HPS）	SLCO1B1	rs4149056	12	高加索人	辛伐他汀	肌病	3.00×10^{-9}	C=0.123	[13]
CHS/HVHS	SLCO1B1	rs4149056	12	高加索人	洛伐他汀/辛伐他汀/阿托伐他汀/普伐他汀/氟伐他汀/西立伐他汀	横纹肌溶解	3.62×10^{-5}	C=0.123	[32]
荟萃分析	SLCO1B1	rs4149056	12	高加索人	辛伐他汀/瑞舒伐他汀/阿托伐他汀/氟伐他汀/西立伐他汀	肌病	2.55×10^{-9}	C=0.123	[107]
SEARCH（HPS）	SLCO1B1	rs4363657	12	高加索人	辛伐他汀	肌病	4.00×10^{-9}	C=0.454	[13]
Pooled GWAS	EYS	rs3857532	6	高加索人	阿托伐他汀/西立伐他汀/洛伐他汀/普伐他汀/辛伐他汀	肌病	3.00×10^{-4}	A=0.492	[109]
Pooled GWAS	EYS	rs9342288	6	高加索人	阿托伐他汀/西立伐他汀/洛伐他汀/普伐他汀/辛伐他汀	肌病	0.001	A=0.493	[109]
他汀类药物病例对照研究（在 MHIBiobank 中验证）	CKM	rs115590	19	高加索人	普伐他汀/辛伐他汀/瑞舒伐他汀/阿托伐他汀	血清 CK 水平	4.32×10^{-16}	C=0.001	[113]
他汀类药物病例对照研究（在 MHIBiobank 中验证）	LILRB5	rs129753	19	高加索人	普伐他汀/辛伐他汀/瑞舒伐他汀/阿托伐他汀	血清 CK 水平	4.45×10^{-10}	C=0.125	[113]
他汀类药物病例对照研究（在 MHIBiobank 中验证）	LILRB5	rs2361797	19	高加索人	普伐他汀/辛伐他汀/瑞舒伐他汀/阿托伐他汀	血清 CK 水平	1.96×10^{-10}	G=0.277	[113]
	未知	rs116561224	18	高加索人	不详	药物性肝损伤	7.1×10^{-9}	T=0.001	[115]

*资料来源：dbSNP（https://www.ncbi.nlm.nih.gov/variation/tools/1000genomes/）。

三、总结

一系列针对他汀药物基因组学的 GWAS 表明，基因变异能够影响他汀降脂疗效和安全性。其中，除了进一步证实他汀代谢和作用通路上的关键基因（*SLOC1B1* 和 *APOE*）及脂蛋白编码和代谢相关基因（*LPA* 和 *CETP*）多态性与他汀类药物降脂疗效密切相关，还发现了大量新的与他汀类药物疗效相关的具有全基因组水平相关性意义的基因位点。针对他汀类药物不良反应性的 GWAS 除了发现他汀类药物代谢相关 *SLCO1B1* 基因型与肌病风险的相关性，还发现了新的与他汀类药物严重肌病和肝损伤相关的基因位点。尽管针对他汀类药物疗效和不良反应已经进行了大量的 GWAS，但是大部分相关位点的生物学机制尚不清楚，且缺乏在大规模不同种族人群中的验证。后续有必要深入开展基于中国人群的他汀类药物疗效和不良反应相关位点的 GWAS 和已知位点的验证，以期为他汀类药物个体化用药的临床转化应用提供依据。

第六节　他汀类药物安全性和疗效的药物基因组学预测模型

他汀类药物基因组学研究已发现大量与疗效或安全性表型相关的基因多态性位点，作为临床表型的预测因子，单一位点在预测效能上往往不如多基因位点的联合。多基因遗传评分（polygenic score）又称多基因遗传风险评分，是根据多个基因位点的变异及其相应的权重计算得到的积分。考虑多个基因变量的差异时，多基因遗传评分可以对多个基因联合作用表型进行综合预测。目前一系列基于冠心病易感性位点、药代动力学和药效动力学相关位点及与 LDL-C 水平变化相关位点的遗传风险评分（genetic risk score，GRS）预测模型被用于他汀降脂疗效评估，并在临床试验或队列研究中加以验证（表 13-7）。

表 13-7　他汀类药物安全性和疗效的药物基因组学预测模型

积分模型来源	人群	他汀类药物	模型效能	参考文献
冠心病 GWAS 相关的 27 个 SNP 位点	高加索人	瑞舒伐他汀/阿托伐他汀/普伐他汀	GRS 高者在他汀类药物治疗后的冠心病相对风险降低幅度显著大于 GRS 低者	[116]
冠心病 GWAS 相关的 57 个 SNP 位点	高加索人	瑞舒伐他汀/阿托伐他汀/普伐他汀	高遗传风险者在接受他汀类药物治疗后首次发生冠心病相对风险的降低幅度显著大于其他遗传风险者	[117]
冠心病 GWAS 相关的 28 个 SNP 位点	非西班牙裔白种人	种类不详	CRS+GRS 组的受试者 LDL-C 水平显著低于 CRS 组的受试者，且 CRS+GRS 组患者比 CRS 组患者接受他汀治疗的比例更高	[118]
与药代动力学或药效动力学相关的 4 个 SNP 位点	瑞典人/瑞士人	辛伐他汀/阿托伐他汀	可预测 75 岁和 80 岁老年人 LDL-C 的降低水平	[119]
LDL-C 的 GWAS 相关的 3 个 SNP 位点	欧洲人	种类不详	仅能解释 2% 的 LDL-C 水平降低，改善他汀类药物治疗疗效的效能	[120]

注：CRS，传统风险积分；GRS，遗传风险评分。

一、基于冠心病 GWAS 易感性的 GRS 对他汀类药物疗效的预测

许多 GWAS 已经发现并报道了与冠心病发生风险相关的基因多态性位点[121, 122]，这些基因多态性位点的 GRS 已被证实能够提高冠心病风险预测的准确性[123-130]。此外，由冠心病易感性相关的基因多态性位点组成的 GRS 还可以用于预测他汀类药物治疗冠心病的临床获益[116]。

（一）基于 27 个冠心病全基因组水平相关位点的 GRS

在一项队列研究（MDCS 研究）、两项他汀类药物一级预防的随机对照试验（JUPITER 和 ASCOT 研究）和两项二级预防的随机对照试验（CARE 和 PROVEIT-TIMI22）的他汀类药物治疗患者（$n=48\ 421$）中，基于前期 27 个与冠心病呈全基因组水平相关[131] SNP 位点的 GRS（表 13-7）被用来预测冠心病事件的发生风险及他汀类药物治疗后的临床获益[116]。研究发现，高 GRS 是首发冠心病事件概率增加的独立预测因素，他汀类药物治疗绝对获益和相对获益随着 GRS 的升高而显著增加。在高 GRS 患者中，他汀类药物能够使有急性冠脉综合征病史的患者相对风险降低 47%，无心血管病史的患者相对风险降低 50%（与安慰剂组相比）；而在低 GRS 患者中，他汀类药物仅能使既往有心血管事件患者的相对风险降低 3%，无心血管事件患者的相对风险降低 34%（与安慰剂组相比）。这表明该模型可以有效预测他汀类药物治疗后的临床获益。

（二）基于 57 个冠心病全基因组水平相关位点的 GRS

研究者根据前期 GWAS 研究[97, 122, 132]建立了一个基于 57 个 SNP 的冠心病 GRS，并将该评分应用于 WOSCOPS 队列人群[117]（表 13-7）。研究发现，尽管 LDL 水平降低的程度相似，但是高遗传风险者在接受他汀类药物治疗后首次发生冠心病事件的相对风险降低幅度（44%，95% CI：22～60，$P<0.001$）显著大于其他遗传风险者（24%，95% CI：8～37，$P=0.004$）。该结果在集 WOSCOPS、ASCOT 和 JUPITER 等一级预防研究的荟萃分析中得以验证。此外，该研究还发现，随着多基因风险评分的增加，冠状动脉钙化的发生率和颈动脉斑块的负荷均显著增加。因此，该模型能够有效预测一级预防中动脉粥样硬化负荷和他汀治疗的临床获益。

（三）基于 28 个冠心病易感性 SNP 位点构建的 GRS 对他汀类药物疗效的预测

研究者选择了 28 个来源于 GWAS 研究中与冠心病易感性相关，但是与血压或血脂水平无相关性的 SNP，来构建冠心病风险评估的 GRS（表 13-7），并用于指导冠心病风险的患者降脂治疗[118]。研究者将 MIGENES 队列中无冠心病的受试者（$n=203$）随机分为 10 年冠心病传统风险积分（CRS）组或 CRS 联合 GRS（CRS+GRS）组，其中 CRS+GRS 组的受试者在接受 10 年冠心病 CRS 风险预测的同时，还接受来自遗传学顾问根据上述 28 个位点的 GRS 所计算的冠心病风险评估。然后对两组患者他汀类药物使用做出相同原则的决策，即风险评分越高者，接受他汀类药物治疗的强度越高。结果发现，整合了传统因素与遗传因素的 CRS+GRS 受试者的 LDL-C 水平显著低于仅依据传统风险因素进行评分的 CRS 组受试者，且 GRS+CRS 组患者比 CRS 组患者接受他汀治疗的比例更高，表明在冠心病风

险评估中增加 GRS 的应用能够有效提高他汀类药物的降 LDL-C 疗效。

二、基于药代动力学和药效动力学相关位点的 GRS 对他汀类药物疗效的预测

多个 SNP 位点已被证实与他汀类药物的药代动力学和药效动力学存在显著相关性[133]，同时也能显著影响其降脂能力[70, 71, 79, 134]。研究证明，多个与药代动力学和药效动力学相关的 SNP 位点整合构建的 GRS 能够有效预测他汀类药物的降脂效果[119]。一项针对老年人群他汀类药物降 LDL-C 效果的 GRS 基于 4 个与他汀类药物药代动力学、药效动力学或降脂反应性有关的 SNP 位点构建而成，其中包括 *APOE*（rs7412、rs4420638）、*ABCC2*（rs2002042）及 *CELSR/SORT1/PSRC1*（rs646776）（表 13-7）。对接受至少 5 年他汀类药物治疗的老年人群队列（*n*=1016）的预测分析发现，在 75 岁和 80 岁服用他汀类药物的患者中，GRS 评分与 LDL-C 水平显著相关，该相关性还在≥60 岁的独立小样本人群（*n*=221）中得以验证。因此，上述基于他汀类药物药代动力学和药效动力学的 GRS 能够对不同遗传风险的老年患者接受治疗时，LDL-C 水平降低的差异做出有效的预测。

三、基于 LDL-C 的 GWAS 水平相关位点的 GRS 对他汀类药物疗效的预测

前期 GWAS 研究发现了与 LDL-C 水平相关的 SNP 位点，其中 *ABCG2* rs2231142、*LPA* rs10455872 及 *APOE* rs2075650，在以 LDL-C 变化为观察结局的 GWAS 中均达到全基因组意义（$P < 5 \times 10^{-8}$），并经过了其他至少一项研究验证[63, 79, 95]。基于上述位点，Leusink 等[120]建立了用于评估他汀降低 LDL-C 疗效的 GRS。尽管研究结果证实，该 GRS 与他汀类药物降低 LDL-C 水平在统计学上具有显著相关性，但是其权重较低，仅能解释平均 2% 的 LDL-C 水平的降低。因此，基于此模型的他汀类药物治疗临床决策对其疗效的改善尚待进一步研究。

综上，目前用来衡量他汀类药物降脂疗效的 GRS 尚需完善及更多临床证据的支持。

第七节 药物基因检测指导他汀类药物个体化用药的循证医学证据

他汀类药物作为防治心血管疾病最广泛应用的降脂药，对大多数人而言，安全且耐受性良好；然而，他汀类药物与肌肉毒性相关，其严重程度可从无肌酸激酶升高的轻度肌痛，到发生罕见并危及生命的自身免疫性坏死性肌炎。尽管随机对照试验（randomized clinical trial, RCT）证明，他汀类药物组和安慰剂组之间不良事件发生率相似，但观察性研究显示，他汀类药物相关肌症状（statin-associated muscle symptom, SAMS）的发生率高达 7%～29%。服用同等剂量的他汀类药物，中国患者不良反应发生率是欧洲患者的 10 倍，且程度更重。尽管轻度 SAMS 为自限性，但常常导致他汀类药物的依从性差和停药，进而导致心血管事件发生率和死亡率的增高。2019 年 8 月 31 日，欧洲心脏病年会（ESC）公布了 2019 年版血脂管理指南，其中最显而易见的变化是降脂目标的全面大幅下移，LDL-C "低一些，好一点"，"挥别 1.8 时代，开启 1.4 时代"，成为新指南的亮点和关键点。尽管新指南继续稳固了他汀类药物在降低 LDL-C 领域不可动摇的地位，但面对这么大的降幅和这么低的

LDL-C 目标值，如何个体化、安全有效地应用他汀类药物再度成为临床讨论的热点和面临的挑战。

作为精准医学的重要组成部分，药物基因组学致力于将基因遗传信息用于个体化药物治疗，以最大化发挥药物疗效，并避免药物不良反应的发生。前期针对辛伐他汀肌病患者进行的 GWAS 研究明确了 SAMS 的遗传因素源自 *SLCO1B1* 基因的 SNP rs4149056（*SLCO1B1**5），该位点的 C 等位基因杂合子（CT）和纯合子（CC）携带者发生他汀肌病的风险分别是 TT 携带者的 4.5 倍和 17 倍[42]。由于 *SLCO1B1**5 变异型导致所编码的肝脏 OATP1B1 的活性降低，阻碍了辛伐他汀从血浆向肝脏的转运，故辛伐他汀的血浆浓度升高，肌病风险增加。由于 *SLCO1B1**5 等位基因携带者服用辛伐他汀的 SAMS 风险最大，而服用普伐他汀或瑞舒伐他汀的 SAMS 风险最小，因此，*SLCO1B1**5 基因检测为个体化定制他汀类药物治疗提供了机会。*SLCO1B1**5 是目前针对他汀类药物基因组学研究证据最充分的位点，前期也积累了针对 *SLCO1B1* 基因变异指导个体化治疗的基于 RCT 的循证医学证据，其中最重要的是 GIST 研究和基于实用性临床试验（pragmatic clinical trial，PCT）的 I-PICC 研究。本节将重点介绍上述两个研究。

一、GIST 研究

他汀类药物治疗窗宽，加上临床常常难以对肌痛明确诊断，导致在患者启动治疗前进行药物基因检测具有很大的挑战性。2018 年，来自杜克大学精准医学中心的 Deepak Voora 教授团队在国际上首次发布了基因检测指导他汀类药物个体化降脂治疗的 RCT 研究——GIST（Genotype Informed Statin Therapy），目的在于探索 *SLCO1B1* 基因检测是否能够改善有他汀肌病史的患者重启他汀类药物治疗的依从性和疗效[135]。

（一）研究设计方案

GIST 研究总计募集了 159 例有明确他汀肌病史的患者，将其随机分为 *SLCO1B1* 基因指导组（GIST 组，*n*=83）和常规对照组（*n*=76）。所有入选患者重新启动他汀类药物治疗，在 GIST 组中，*SLCO1B1**5 携带者接受 *SLCO1B1**5 影响小的瑞舒伐他汀、普伐他汀或氟伐他汀治疗，*SLCO1B1**5 非携带者服用既往未曾服用过的他汀类药物进行治疗；在常规对照组中，所有患者均接受既往未服用过的他汀类药物进行治疗。主要终点事件是重启他汀类药物治疗的依从性；次要终点事件包括重启他汀类药物的患者例数、LDL-C 水平，以及患者对治疗的看法。通过倾向性评分，该研究还比较了 1907 例接受 *SLCO1B1* 基因检测患者和未检测基因的对照组患者之间 LDL-C 水平的差异。

（二）主要研究发现

该研究 25% 的受试者携带 *SLCO1B1**5 等位基因，尽管他汀类药物用药依从性在两组之间无明显差异，但是与常规治疗组相比，GIST 组的新他汀类药物处方更多（55.4% vs. 38.0%，*P*=0.04），治疗 3 个月时的 LDL-C 水平更低 [（131.9±42.0）mg/dl vs.（144.4±43.0）mg/dl，*P*=0.04]。试验结束后，常规治疗组获知 *SLCO1B1* 检测结果并接受基因指导治疗的患者与 GIST 组的患者相比，LDL-C 水平还有额外的降低 [（-14.9±37.8）mg/dl vs.（9.0±37.3）mg/dl，*P*=0.03]（图 13-3）。在该研究后续 5 年观察性随访研究中也证实，与相匹配未经基因检测的对照组患者相比，接受 *SLCO1B1* 基因检测的患者 LDL-C 水平降低更多 [每年（-1.8 ± 0.8）mg/dl，P=0.04]。除此之外，GIST 组患者较常规组对他汀类药物的认知有更好的改善趋势。

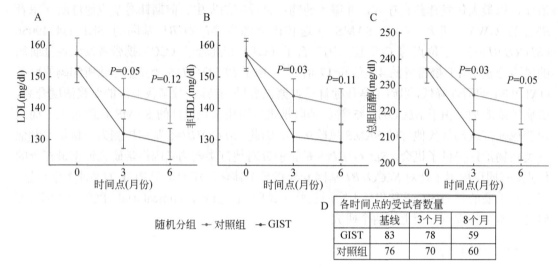

图 13-3　分别在随机分组开始、3 个月和 8 个月时检测 LDL（A）、非高密度脂蛋白（B）、总胆固醇（C）的水平及各时间点各组受试者的数量（D）

资料来源：Peyser B，Perrg EP，Singh K，et al. Effects of delivering SLCO1B1 pharmacogenetic information in randomized trial and observational settings. Circ Genom Precis Med，2018，11（9）：e002228

（三）研究评价和临床意义

GIST 研究是国际上首个应用 *SLCO1B1* 基因检测指导他汀类药物重启的前瞻性随机对照研究。尽管未能证实基因检测能够改善他汀类药物用药的依从性，但该研究证实，基因检测能够帮助更多有肌病史的患者重启他汀类药物治疗，并更有效地降低 LDL-C 水平。虽然 *SLCO1B1* 基因分型增加了重启他汀类药物治疗的患者人数，但试验中重启他汀类药物治疗的总体发生率（39%）仍低于前期预期值（60%）。尽管基因检测有助于增加重启他汀类药物治疗的患者数，但由于药物依从性受多因素影响，还需要其他干预手段提高患者用药的依从性，如加强医务人员对患者的科普教育、增设对患者用药的数字化提醒服务等。

通过对预设的次要终点事件评估，GIST 研究还证实，肌病风险是心血管事件减少的重要障碍，进行 *SLCO1B1* 基因检测能够指导医生为患者重启他汀类药物治疗，并改善患者对他汀类药物治疗的认知。上述转变带来的是基因指导下，GIST 组患者 LDL-C 水平降低 20mg/dl；以及试验结束后，常规组患者接受基因指导治疗后的 LDL-C 水平降低 14.9mg/dl。而且，与常规治疗组相比，*SLCO1B1*5* 携带者在 GIST 组中应用瑞舒伐他汀、普伐他汀或氟伐他汀降脂治疗的比例更高（92% vs. 67%）；接受基因检测后的 *SLCO1B1*5* 携带者的 LDL-C 降幅更大。这表明，通过基因检测获得新的药物治疗方案能够帮助患者取得更好的药物疗效。

二、I-PICC 研究

2018 年，来自 VA 波士顿医疗保健系统的首席研究员 Jason L. Vassy 教授团队开启了一项基因检测指导他汀类药物个体化降脂治疗的 I-PICC（Integrating Pharmacogenetics in Clinical Care）研究[136]，目的在于明确 *SLCO1B1* 基因检测能否帮助患者和医生选择正确类型和剂量的他汀类药物以降低心血管疾病的风险，同时最大限度地减少肌肉毒性副作用。由于该研究目前仍在进行中，故以下主要介绍该研究的设计方案及评价和临床意义。

（一）设计方案

I-PICC 研究拟招募 408 名受试者，纳入标准为 40～75 岁、无他汀类药物应用史且具备 2013 年 ACC/AHA 指南中至少一项心血管疾病（CVD）风险因素（包括已有心血管疾病、糖尿病，LDL-C≥190mg/dl，10 年 CVD 风险≥7.5%）。所有患者被双盲随机化分为药物基因指导干预组（PGx+）和对照组（PGx-），在 PGx+组，*SLCO1B1* 检测结果包括 rs4149056 基因型（T/T、T/C 或 C/C）、对应的转运体功能表型、辛伐他汀肌病风险及他汀应用推荐意见（表 13-8），这些结果会立即报告给患者和医生；而 PGx-组患者的 *SLCO1B1* 检测结果在研究结束（12 个月）后才告知患者和医生。

表 13-8　*SLOC1B1* rs4149056 基因型的功能和临床意义解读

SLOC1B1 rs4149056	SLOC1B1 转运体功能表型	辛伐他汀肌病风险	他汀类药物应用推荐意见
T/T	正常功能	正常肌病风险	T/T 基因型代谢他汀类药物的能力正常，推荐使用标准剂量的他汀
T/C	中间功能	中度肌病风险	T/C 基因型代谢他汀类药物的能力降低，患辛伐他汀相关肌病的风险增加 4 倍。建议使用剂量≤20mg 的辛伐他汀或其他他汀类药物
C/C	低功能	高度肌病风险	C/C 基因型代谢他汀类药物的能力明显降低，患辛伐他汀相关肌病的风险增加 17 倍。建议使用剂量≤20mg 的辛伐他汀或其他他汀类药物

资料来源：Brunette CA，Miller SJ，Majahalme N，et al. Pragmatic trials in genomic medicine：the Integrating Pharmacogenetics In Clinical Care（I-PICC）study. Clin Transl Sci，2020，13（2）：381-390。

I-PICC 研究的主要观察终点事件是 12 个月后 LDL-C 的变化（定义为 12 个月后的 LDL-C 与基线 LDL-C 的差值）。次要终点事件包括辛伐他汀的用法与 CPIC 指南推荐的基于 *SLCO1B1* 基因检测的辛伐他汀用药原则[37]是否一致（表 13-8）；他汀类药物的用法与 ACC/AHA 指南[137]推荐的 CVD 风险控制相关的他汀类药物的用法是否一致；以及 12 个月内每组患者发生他汀类药物相关肌肉毒性的比例。此外，还通过电话随访评估了患者对他汀类药物的信任度及依从性、对基因检测结果的反馈及他汀类药物相关肌肉副作用（即患者是否将肌肉疼痛、无力或抽筋看成是前 12 个月服用他汀类药物的结果）。I-PICC 研究设计和工作流程见图 13-4。

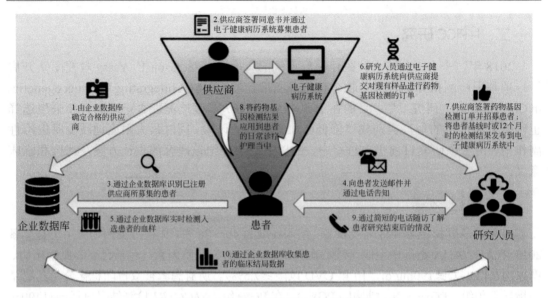

图 13-4　I-PICC 研究设计和工作流程

研究人员通过临床试验管理软件直接与医生、患者、电子健康病历系统（EHR）及企业数据库（CDW）进行交互以招募受试者，为受试者提供研究注册、*SLCO1B1* 基因检测（PGx）及检测结果的告知等服务，并跟踪患者的临床结局

资料来源：Brunette CA，Miller SJ，Majahalme N，et al. Pragmatic trials in genomic medicine：the Integrating Pharmacogenetics In Clinical Care（I-PICC）study. Clin Transl Sci，2020，13（2）：381-390

（二）研究评价和临床意义

I-PICC 的研究目的是验证临床检测 *SLCO1B1* 是否能够在 CVD 一级预防的基础上，降低此类患者发生肌病的风险，该研究能够明确药物基因组学检测对基层医疗环境下应用他汀类药物的疗效和副作用的影响。通过 PCT 设计，模拟预先进行 *SLCO1B1* 基因测试，即在未接受他汀类药物治疗的患者中进行 *SLCO1B1* 基因型检测，明确将 *SLCO1B1* 基因检测整合到临床中对患者临床结局（包括他汀类药物处方、LDL-C 和他汀类药物相关肌病等）的影响。I-PICC 研究采用的是务实的招募策略，即利用高度集成的波士顿退伍军人事务医疗系统（VABHS）临床和研究信息学基础架构，通过电话和现场招募患者，并应用整合了临床数据及电子病历的临床试验管理系统，实现对受试者及其样本和 *SLCO1B1* 检测结果的实时跟踪，即时提供基因检测，克服了将基因组医学干预措施引入临床实践的障碍。

I-PICC 研究将精准医学 PCT 模型融入现有的临床框架当中，其研究经验可能会给后人带来启发，弥补基因组学创新、真实世界临床应用及改善患者临床结局之间的差距。

（吴阳勋　尹　彤）

第八节　非他汀类降脂药的药物基因组学

对于血脂异常的患者，除了通过改善生活方式进行降脂治疗，在用药方面，《中国成人血脂异常防治指南（2016 年修订版）》推荐他汀类药物为一线调脂药物。但由于部分患者存在他汀类药物不耐受等现象，可以采用他汀类药物与非他汀类药物联合治疗的方法，或者使用非他汀类药物进行降脂治疗。本节对非他汀类药物药物基因组学研究进行介绍，包括贝特类药物、烟酸类药物、树脂类药物、依折麦布和 PCSK9 等。

一、贝特类药物

贝特类降脂药即苯氧芳酸类降脂药，临床常用的有吉非贝齐、苯扎贝特、非诺贝特、环丙贝特和利贝特等。其主要用于降低三酰甘油（triglyceride，TG）和极低密度脂蛋白（very low density lipoprotein，VLDL）水平。贝特类药物通过激活核受体过氧化物酶体增殖物激活受体α（peroxisome proliferator-activated receptor，PPAR-α）提高脂蛋白脂肪酶（lipoproteinlipase，LPL）的活性，导致脂质组分发生变化；同时促进肝脏摄取脂肪酸，并且抑制 TG 的合成，使含 TG 的脂蛋白减少，从而达到降脂的目的。除了调血脂的作用外，贝特类降脂药还具有某些非调血脂作用，可以通过激活 PPAR 来降低动脉粥样硬化过程中产生的某些炎症反应；还可以降低某些凝血因子的活性，减少纤溶酶原激活物抑制物（plasminogen activator inhibitor-1，PAI-1）的产生。

贝特类降脂药物临床耐受较好，但也存在一定程度的个体差异。研究表明，患者 PPAR 基因的变异是造成贝特类降脂药物个体差异的主要原因之一。此外，编码载脂蛋白（apolipoprotein，APO）基因的变异也会对贝特类降脂药的药效产生影响。因此，相关基因的突变信息及临床因素或许对贝特类药物临床合理应用有指导作用。

研究表明，使用吉非贝齐治疗 6 个月后，患者 HDL-C 的变化存在很大的个体差异。血浆 HDL-C 水平的差异主要由 HDL2-C 亚组分的变化来解释，HDL3-C 亚组分变化在患者中无差异。对 HDL2-C 亚组分变化的观察显示，PPAR-α L162 纯合子患者的 HDL2-C 水平仅增加了 5.5%，而 V162 等位基因携带患者则增加了 50.0%。这提示 PPAR-α基因变异 L162V 和 HDL-C 水平差异相关。在 V162 携带患者中，苯扎贝特能更好地降低总胆固醇和非 HDL-C 水平，提示在携带 PPAR-α V162 等位基因的患者中，贝特类降脂药物治疗可能带来更大益处。在编码肝脏脂肪酸结合蛋白（liver fatty acid binding protein，LFABP）的基因附近存在一个 PPAR 反应元件（PPAR response element，PPRE），非诺贝特作为 PPAR-α的配体，可以激活 PPAR-α，使其与该 PPRE 结合，从而将 PPAR-α和 LFABP 基因联系起来。LFABP 是长链脂肪酸（long-chain fatty acid，LCFA）的细胞内受体，它在依赖配体的 PPAR 的反式激活过程中发挥重要作用，能将 LCFA 运输到细胞核，从而促进脂肪酸在细胞内的摄取和扩散，达到降脂的目的。在对 130 名高三酰甘油血症（空腹 TG＞2.0mmol/l）患者采用非诺贝特进行为期 3 个月的降脂治疗后，发现 LFABP T94A 突变携带患者的血浆 TG 水平比野生型纯合子患者高29%[138]。

载脂蛋白（APOA1/C3/A4/A5）是调节脂蛋白代谢的关键成分。在对 861 名患者（几乎所有的参与者都有欧洲血统）进行为期 3 周的非诺贝特降脂治疗后，检测其血浆 TG 和高密度脂蛋白（high-density lipoprotein，HDL）水平，发现 SNP rs3135506（APOA5 S19W）、rs5104（APOA4 N147S）、rs4520（APOC3 G34G）和 rs5128（APOC3 3U386）与 TG 反应显著相关（P 范围为 0.000 4～0.018）。SNP rs2854117（APOC3 M482）与 TG 反应降低相关（P=0.026）。SNP rs3135506（APOA5 S19W）与 HDL 反应相关（P= 0.002）[139]。对于东亚人群，以上基因型变异频率略有不同，从表 13-9 可以看出。

表 13-9　欧洲人群和东亚人群的基因型频率

基因	rs 号	欧洲人群基因型频率	东亚人群基因型频率
APOA5	rs3135506	GG：0.871	GG：1.000
		CC：0.006	
		CG：0.123	
APOA4	rs5104	CC：0.030	CC：0.121
		CT：0.288	CT：0.482
		TT：0.682	TT：0.397
APOC3	rs4520	TT：0.093	TT：0.367
		CC：0.503	CC：0.159
		CT：0.404	CT：0.474
APOC3	rs5128	GG：0.016	GG：0.109
		CC：0.767	CC：0.435
		CG：0.217	CG：0.456
APOC3	rs2854117	TT：0.068	TT：0.206
		CC：0.473	CC：0.258
		CT：0.459	CT：0.536

资料来源：http://grch37.ensembl.org/Homo_sapiens/Info/Index。

二、烟酸类药物

烟酸类药物属于 B 族维生素，当使用剂量超过作为维生素的用量时，可以降低血浆 TG 和 VLDL 水平，从而起到降低血脂的作用。烟酸类药物主要有烟酸（nicotinic acid）和阿昔莫司（acipimox），常用于调节血脂异常，治疗心血管疾病（如动脉粥样硬化等）。烟酸即维生素 B_3，也称尼克酸。其能够在烟酸受体 GPR109A 的介导下，对 TG 进行抑制和分解。二酰甘油酰基转移酶 2（diacylglycerol acyltransferase，DGAT2）在 TG 生成中具有关键作用，而烟酸可通过非竞争性结合 DGAT2 抑制 TG 的生成。烟酸也可以通过促进 APOB 的降解降低 VLDL 和 LDL 含量，以及通过抑制肝细胞表面的β链 ATP 合酶，减少对 HDL-APOA1 的吸收。此外，烟酸还能激活细胞膜蛋白 ABCA1 基因转录，增加 HDL-APOA1 的含量。

当患者对他汀类药物不耐受或在使用他汀类药物治疗后 LDL-C 水平仍较高时，可以考虑使用烟酸进行治疗。但由于烟酸用量过大时不良反应如皮肤潮红及瘙痒等发生率较高，部分严重患者因无法耐受而停止用药。烟酸所致不良反应，与其结合并激活表皮朗格汉斯细胞上的 HCAR2 受体，使细胞合成并释放舒张血管的前列腺素 PGD_2 和 PGE_2，从而引起血管扩张、潮红和水肿有关。这种由烟酸引起的皮肤潮红具有很明显的个体差异。LXRα 作为调节分子，在烟酸降脂治疗中具有重要作用。研究表明，LXRα 中常见的 SNP rs2279238C＞T 可能与潮红症状相关。另有研究表明，HCAR2 rs2454727 与烟酸降低脂蛋白 (a) 的效应相关[140]。

三、树脂类药物

树脂类药物即胆汁酸结合树脂，为一种阴离子结合树脂，可在肠道中与胆汁酸结合，使胆汁酸失去活性。由于胆汁酸减少，肝内的胆固醇可经 7α-羟化酶作用转化为胆汁酸。

肝细胞中的胆固醇减少会导致肝细胞表面 LDL 受体（LDLR）增加或者活性增强，从而促进 LDL-C 进入肝细胞内，导致血浆 LDL-C 水平降低。临床上常用的树脂类药物主要有考来烯胺（cholestyramine）和考来替泊（colestipol）。

考来烯胺等树脂类药物能有效降低人体内的血浆胆固醇。但与此同时，这些树脂类药物在某种程度上会通过抑制叶酸的吸收而增加血同型半胱氨酸（tHcy）。这种含硫氨基酸的增加会增加心血管疾病的发病风险。亚甲基四氢叶酸还原酶（methylenetetrahydrofolate reductase，MTHFR）是一种 tHcy 代谢所需的辅酶。而在人群中，MTHFR 基因的突变较为常见。其突变常与高 tHcy 水平相关，特别是在叶酸摄入量低的情况下。有数据表明，在 MTHFR 突变人群中，叶酸与 tHcy 的负相关更显著。MTHFR 基因突变可改变体内 MTHFR 氨基酸结构，使 MTHFR 酶活性降低、tHcy 甲基化受阻，最后导致 tHcy 水平升高，进而导致心血管风险事件增加。其中，MTHFR C677T 是最常见的突变位点，其突变杂合子或突变纯合子都会导致患者在使用考来烯胺治疗过程中 tHcy 浓度升高、心血管风险事件增加。

四、依折麦布

依折麦布（ezetimibe）是一种选择性胆固醇吸收抑制剂，其主要作用是阻断胆固醇的外源性吸收途径。依折麦布主要通过特异性结合小肠上皮刷状缘上的 NPC1L1 蛋白（Niemann-Pick C1-like 1 protein），对饮食和胆汁中胆固醇的吸收实现选择性抑制，进而导致肝脏的 LDL 受体合成增多，由此加速 LDL 的代谢，最后达到降低血浆 LDL-C 水平的目的。大量研究表明，LDL-C 水平每升高 1mg/dl，患心脏病的风险就增加 2%～3%，而服用依折麦布的患者血浆 LDL-C 平均可以降低 20%～25%。

NPC1L1 作为一种肠道胆固醇转运体，是依折麦布的分子作用靶点。而 NPC1L1 基因的变异会影响其转运活性。因此，NPC1L1 基因变异可能与依折麦布治疗中的个体差异相关。对 101 名血脂异常受试者使用 10mg/d 依折麦布连续治疗 12 周后，发现缺乏共同的 NPC1L1 单倍型 1735C-25342A-27677T 的受试者服用依折麦布后血浆 LDC 的降幅更为明显，血管疾病的风险更低[141]。此外，有研究也分析了对胆固醇稳态起关键作用的多种基因。对具有 ABCG5 或 ABCG8 基因突变的高胆固醇血症患者，在使用阿托伐他汀 10mg/d 的基础上，加用依折麦布 10mg/d，发现突变组患者的 LDL-C 水平显著降低[142]；而 SREBP-1c 基因 G952G 多态性的 CC 纯合子对依折麦布影响胆固醇吸收的作用更显著[143]。

五、PCSK9

前蛋白转化酶枯草溶菌素/kexin 9 型（proprotein convertase subtilisin/kexin type 9，PCSK9）抑制剂为一种新型降脂药。PCSK9 抑制剂能够降低家族性高胆固醇血症（familial hypercholesterolemia，FH）患者血浆 LDL-C 水平。PCSK9 单克隆抗体主要包括 evolocumab 和 alirocumab，适用于需要进一步降低 LDL-C 水平的杂合性家族性高胆固醇血症及患有临床动脉粥样硬化性脑血管疾病的成年人。PCSK9 可通过调控肝细胞表面的 LDLR 影响 LDL-C 水平。在血浆中，LDLR 与 LDL 结合后通过细胞内吞作用被吸收。在细胞内，该结合物解体，LDL-C 被溶酶体降解，而 LDLR 则重复结合 LDL，使血浆中 LDL-C 水平降低。PCSK9 与 LDLR 结合后能够提高 LDLR 和 LDL 的亲和能力，从而使 LDLR 和 LDL-C 的结

合更加紧密。由于 PCKS9 和 LDL、LDLR 三者结合紧密，溶酶体会将其全部降解。LDLR
缺乏使得血浆中 LDL-C 水平随之升高。PCSK9 抑制剂则通过抑制 PCSK9 的作用，阻止
LDLR 的降解，从而使 LDL 能正常进入细胞而被溶酶体降解，最终达到降低血浆中 LDL-C
水平的目的。

PCSK9 属于前蛋白转化酶，可激活其他蛋白质，其编码基因位于人体 1 号染色体上。
PCSK9 的突变极其罕见，2003 年以来仅报道了 60 例 PCSK9 的变异，其中一半以上是功
能获得（gain-of-function，GOF）突变。纯合子家族性高胆固醇血症（homozygous familial
hypercholesterolemia，HoFH）是一种以出生即伴随 LDL-C 水平升高（0.13mmol/L 或
0.5mg/dl）为特征的遗传性疾病，其发病原因是 LDLR 在合成途径中发生基因变异，约
90%的 HoFH 病例是由两个等位基因突变导致的 LDLR 功能缺陷或受损。有一例同时存
在 *LDLR* 纯合子和 *PCSK9* 杂合子 GOF 突变，其表型与 HoFH 一致。该患者治疗期间使用
evolocumab 进行降脂，血脂水平没有明显降低，表明 evolocumab 治疗对该患者无效。这
是由于 evolocumab 对 HoFH 患者的药效取决于 LDLR 活性，这也证明了 PCSK9 GOF 突
变的概念[144]。但是，evolocumab 和 alirocumab 在杂合性 FH 患者和难以耐受他汀类药物
治疗的患者中有较好的疗效[145]。另有研究表明，对于常染色体隐性遗传性高胆固醇血症
（ARH）患者使用 evolocumab 进行两周一次的治疗，能有效降低 LDL-C 水平，但其作用
机制尚未研究清楚，推测 ARH 蛋白的残余功能和 LDLR 功能残留量在该过程中产生作用。
对一例携带 *LDLRAP1* 编码序列第一核苷酸错义突变的 ARH 患者的淋巴细胞进行 ARH 蛋
白表达和 LDLR 活性研究发现，淋巴细胞 LDLR 活性显著降低但未完全消失。由于该序
列突变与无法检测到的全长和 N 端截短的 ARH 蛋白有关，仍需进一步的研究来确定 N
端截短的 ARH 蛋白是否保留了一些功能活性[146]。

（郭成贤）

第九节　降脂药物基因组学的临床应用经典实例

一、临床经典病例 1

（一）病例介绍

1. 研究对象和基线资料　患者，女，62 岁。2020 年 5 月 9 日因突发胸痛 1 小时来院就
诊。患者 1 小时前跳广场舞后突发胸痛，休息后症状不缓解遂来笔者所在医院急诊科就诊。
既往有高血脂病史。体格检查：血压 130/75mmHg，心率 72 次/分，血氧饱和度 98%，双
肺呼吸音粗，未闻及干湿啰音，心律齐，心脏听诊无杂音。辅助检查：急诊心电图提示
Ⅱ ⅢaVF 导联 ST 段明显抬高。诊断：①冠心病、急性下壁心肌梗死、右室梗死、后壁心肌
梗死、Killip Ⅰ级；②高脂血症。经急诊 PCI 治疗，术后氯吡格雷联合阿司匹林、阿托伐他
汀治疗。肝功能检查情况如表 13-10 所示。

表 13-10 肝功能情况

肝功能（U/L）	检查时间			
	2020.05.09	2020.05.13	2020.05.14	2020.05.17
丙氨酸转氨酶	10	51	79	123
天冬氨酸转氨酶	18	79	96	61
碱性磷酸酶	78	56	54	59
γ-谷丙酰基转移酶	8	12	15	20

2. *SLCO1B1* 及 *APOE* 基因检测结果及解读 采用荧光定量 PCR（探针法）检测 *SLCO1B1*、*APOE* 及 *CYP2C19* 基因多态性。检测结果及解读如表 13-11 所示。

表 13-11 药物基因检测结果及解读

基因检测结果	用药预期疗效	预期不良反应	疾病风险
SLCO1B1*1b/*1b *APOE* E3/E4	他汀类药物降脂疗效较差	肌病和横纹肌溶解症风险正常，可耐受较高剂量他汀类药物	增加冠心病、心肌梗死，脑梗死、老年痴呆症风险
CYP2C19*1/*1	氯吡格雷快代谢		

3. 药物治疗 患者他汀类药物肌病和横纹肌溶解症风险正常，且增加冠心病、心肌梗死、脑梗死、老年痴呆症风险，但患者住院期间肝功能异常呈上升趋势，因此更换对肝功能影响更小的匹伐他汀。应用药建议：阿司匹林肠溶片；硫酸氢氯吡格雷片；匹伐他汀联合依折麦布。

4. 复查结果 患者血脂较就诊时下降（表 13-12）。

表 13-12 血脂变化情况

血脂五项	检查时间		参考值
	2020.05.10	2020.06.10	
三酰甘油（mmo/L）	0.49	0.40	<1.7
胆固醇（mmo/L）	5.87	5.2	<5.2
高密度脂蛋白胆固醇（mmo/L）	2.19	2.04	1.03~2.07
低密度脂蛋白胆固醇（mmo/L）	2.80	2.5	0~0.36
脂蛋白（a）（mg/L）	968	700	<300

检查结果对比显示肝功已恢复正常（表 13-13 和图 13-5）。

表 13-13 肝功能变化情况

肝功能（U/L）	检查时间		参考值
	2020.05.17	2020.06.10	
丙氨酸转氨酶	123	28	5~40
天冬氨酸转氨酶	61	26	5~40
碱性磷酸酶	59	74	20~110
γ-谷丙酰基转移酶	20	15	<50

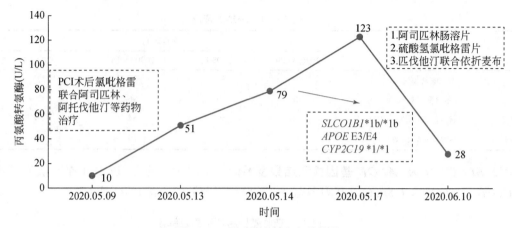

图 13-5 丙氨酸转氨酶变化趋势

（二）分析与讨论

对正在或考虑接受他汀类降脂药物治疗的患者，进行他汀类药物基因多态性检测，可以有效预估他汀类药物的不良反应事件发生情况及降脂治疗的效果，为合理选择他汀类药物用量及种类提供科学依据，提高用药的安全性，尤其对于心肌梗死后患者，他汀类药物的调脂、抗动脉硬化作用尤为重要，可有效改善患者的血管内皮功能，可以起到延缓动脉粥样硬化的程度及抗炎、保护神经和抗血栓等多种作用。

二、临床经典病例 2

（一）病例介绍

1. 研究对象和基线资料 患者，女，69 岁。以"反复肢体麻木、言语不清伴步态不稳20 余天"主诉入院。两年前因"右侧颈内动脉狭窄、左侧颈内动脉虹吸段重度狭窄"于深圳市某医院神经内科行"右侧颈内动脉内膜剥脱术、左侧颈内动脉狭窄支架植入术"，术后规律服用"阿司匹林、氯吡格雷"，后于门诊改为规律服用"阿司匹林、替格瑞洛"。20 余天前患者自诉停服"替格瑞洛"后出现右上肢麻木，伴言语不清、步态不稳，持续数分钟后自行好转，活动如常，其后多次发作肢体麻木，主要多见于右上肢及左下肢，发作时言语不清、持物不稳、行走欠稳，无头痛、头晕、恶心呕吐、黑蒙、饮食呛咳等不适，平均每天发作 2～3 次，每次发作持续时间及性质大致同前，遂至门诊就诊。诊断为短暂性脑缺血发作，给予替格瑞洛联合阿司匹林、阿托伐他汀等药物治疗后上述症状发作次数较前减少。患者既往有高脂血症，曾服用瑞舒伐他汀、阿托伐他汀治疗，无其他特殊既往史。血脂检测结果见表 13-14。体格检查结果如下。①高级神经功能：神清，定向力正常，记忆力无明显下降。②脑神经：双侧瞳孔等大等圆，直径 3mm，对光反射正常，眼球各向运动正常。鼻唇沟对称，伸舌居中。③运动：四肢肌张力正常。四肢肌力 5 级。腱反射正常。病理征未引出。四肢共济运动检查正常。④反射：腱反射正常。掌颏反射（-），Babinski 征及等位征（-）。⑤感觉：四肢深浅感觉正常，皮层觉正常。⑥脑膜刺激征：阴性。⑦其他：

心肺腹查体未见异常。⑧三大常规、肝肾功能、电解质、风湿四项、甲状腺功能、血糖、凝血功能、肿瘤指标、自身抗体等检查均未见异常。⑨心电图、胸部 X 线检查未见明显异常。患者的头颈血管评估影像和头部 MRI 影像见图 13-6 和图 13-7。

表 13-14　血脂检测

血脂五项	定量结果	定性	参考值
三酰甘油	0.86		<1.7
总胆固醇	5.57	升高	<5.2
高密度脂蛋白胆固醇	1.55		1.03～2.07
低密度脂蛋白胆固醇	3.73	升高	0～3.36
同型半胱氨酸	26.38	升高	4.0～15.4

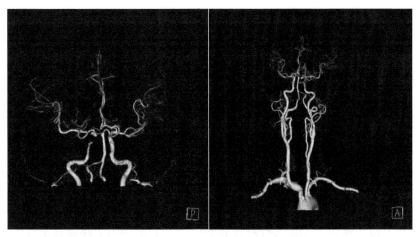

图 13-6　头颈血管评估影像

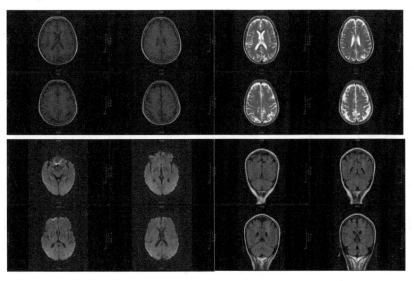

图 13-7　头部 MRI 影像

2. SLCO1B1 和 APOE 基因多态性检测（表 13-15 和表 13-16）

表 13-15　SLCO1B1 基因多态性

基因型分类	基因位点	检测结果	结果提示
*1a/*1a	388AA，521TT		肌病和横纹肌溶解症风险正常，他汀类药物耐受剂量较高
*1a/*1b	388AG，521TT		
*1b/*1b	388GG，521TT	√	
*1a/*5	388AA，521TC		肌病和横纹肌溶解症风险增加，他汀类药物耐受剂量中等
*1a/*15	388AG，521TC		
*1b/*15	388GG，521TC		
*5/*5	388AA，521CC		肌病和横纹肌溶解症风险显著增加，他汀类药物耐受剂量较低
*5/*15	388AG，521CC		
*15/*15	388GG，521CC		

表 13-16　APOE 基因多态性

基因型分类	基因位点	检测结果	结果提示（他汀类药物）
APOE2	526TT，388TT（E2/E2）		阿托伐他汀、普伐他汀、洛伐他汀、瑞舒伐他汀等 APOE2 和 APOE3 型用药敏感，APOE4 型用药不敏感
	526CT，388TT（E2/E3）		
APOE3	526CT，388TC（E2/E4）		
	526CC，388TT（E3/E3）		
APOE4	526CC，388TC（E3/E4）	√	普罗布考、辛伐他汀等 APOE3 和 APOE4 型用药敏感，APOE2 型用药敏感（但并非首选）
	526CC，388CC（E4/E4）		

3. 诊断及治疗　诊断：①短暂性脑缺血发作；②右侧颈内动脉内剥脱术后；③左侧颈内动脉狭窄支架植入术后；④高脂血症；⑤高同型半胱氨酸血症。用药建议：①阿司匹林100mg，qd；②替格瑞洛 90mg，bid；③辛伐他汀 40mg，qd；④叶酸片 0.4mg，qd。

患者 1 个月后复查血脂的结果正常，未再发作肢体麻木、言语不清伴步态不稳。

（二）分析与讨论

他汀类药物是临床使用最为广泛的降血脂药，对抑制心脑血管疾病也有显著作用，但其疗效具有明显的个体差异，在部分人群中，他汀类药物会引起肌肉毒性，严重者出现横纹肌溶解症。

SLCO1B1 基因是他汀类药物导致不良反应的关键因素，突变型 SLCO1B1 基因可引起肝脏摄取他汀类药物能力降低，导致血药浓度上升，增加横纹肌溶解症或肌病的发生风险。APOE 基因是高脂蛋白血症及动脉粥样硬化性血管病的易感候选基因，突变型 APOE 基因会影响他汀类药物疗效。SLCO1B1 和 APOE 基因多态性检测可预先判断患者对他汀类药物的代谢速率类型和药物敏感程度，辅助临床合理调整用药剂量，降低药物不良反应风险。

（金莲子　叶海涛）

参 考 文 献

［1］Maarten Leusink M，Charlotte Onland-Moret N，de Bakker P I W，et al. Seventeen years of statin pharmacogenetics：a systematic review ［J］. Pharmacogenomics，2016，17（2）：163-180.

［2］Wilke R A，Ramsey L B，Johnson S G，et al. The clinical pharmacogenomics implementation consortium：CPIC guideline for SLCO1B1 and simvastatin-induced myopathy ［J］. Clinical Pharmacology and Therapeutics，2012，92（1）：112-117.

［3］Gelissen I C，McLachlan A J. The pharmacogenomics of statins ［J］. Pharmacological Research，2014，88：99-106.

［4］Shitara Y，Sugiyama Y. Pharmacokinetic and pharmacodynamic alterations of 3-hydroxy-3-methylglutaryl coenzyme A（HMG-CoA）reductase inhibitors：drug-drug interactions and interindividual differences in transporter and metabolic enzyme functions［J］. Pharmacology & Therapeutics，2006，112（1）：71-105.

［5］Lee H K，Hu M，Lui S Sh，et al. Effects of polymorphisms in ABCG2，SLCO1B1，SLC10A1 and CYP2C9/19 on plasma concentrations of rosuvastatin and lipid response in Chinese patients ［J］. Pharmacogenomics，2013，14（11）：1283-1294.

［6］Fujino H，Saito T，Tsunenari Y，et al. Effect of gemfibrozil on the metabolism of pitavastatin：determining the best animal model for human CYP and UGT activities ［J］. Drug Metabolism and Drug Interactions，2004，20（1/2）：25-42.

［7］Newman C B，Preiss D，Tobert J A，et al. Statin safety and associated adverse events：a scientific statement from the American heart association ［J］. Arteriosclerosis，Thrombosis，and Vascular Biology，2019，39（2）：e38-e81.

［8］Pasanen M K，Neuvonen P J，Niemi M. Global analysis of genetic variation in SLCO1B1 ［J］. Pharmacogenomics，2008，9（1）：19-33.

［9］Kameyama Y，Yamashita K，Kobayashi K，et al. Functional characterization of SLCO1B1（OATP-C）variants，SLCO1B1*5，SLCO1B1*15 and SLCO1B1*15+C1007G，by using transient expression systems of HeLa and HEK293 cells ［J］. Pharmacogenetics and Genomics，2005，15（7）：513-522.

［10］Pasanen M K，Neuvonen M，Neuvonen P J，et al. SLCO1B1 polymorphism markedly affects the pharmacokinetics of simvastatin acid ［J］. Pharmacogenetics and Genomics，2006，16（12）：873-879.

［11］Pasanen M K，Fredrikson H，Neuvonen P J，et al. Different effects of SLCO1B1 polymorphism on the pharmacokinetics of atorvastatin and rosuvastatin ［J］. Clinical Pharmacology and Therapeutics，2007，82（6）：726-733.

［12］Choi C I，Lee Y J，Lee H I，et al. Effects of the SLCO1B1*15 allele on the pharmacokinetics of pitavastatin ［J］. Xenobiotica：the Fate of Foreign Compounds in Biological Systems，2012，42（5）：496-501.

［13］SEARCH Collaborative Group，Link E，Parish S，et al. SLCO1B1 variants and statin-induced myopathy：a genomewide study ［J］. The New England Journal of Medicine，2008，359（8）：789-799.

［14］Voora D，Shah S H，Spasojevic I，et al. The SLCO1B1*5 genetic variant is associated with statin-induced side effects［J］. Journal of the American College of Cardiology，2009，54（17）：1609-1616.

［15］de Keyser C E，Peters B J，Becker M L，et al. The SLCO1B1 c.521T＞C polymorphism is associated with dose decrease or switching during statin therapy in the Rotterdam Study ［J］. Pharmacogenetics and Genomics，2014，24（1）：43-51.

［16］Birmingham B K，Bujac S R，Elsby R，et al. Rosuvastatin pharmacokinetics and pharmacogenetics in Caucasian and Asian subjects residing in the United States ［J］. European Journal of Clinical Pharmacology，2015，71（3）：329-340.

［17］Liu J，Liu X Y，Chen S，et al. SLCO1B1 521T＞C polymorphism associated with rosuvastatin-induced myotoxicity in Chinese coronary artery disease patients：a nested case-control study ［J］. European Journal of Clinical Pharmacology，2017，73（11）：1409-1416.

［18］Nies A T，Niemi M，Burk O，et al. Genetics is a major determinant of expression of the human hepatic uptake transporter OATP1B1，but not of OATP1B3 and OATP2B1 ［J］. Genome Medicine，2013，5（1）：1.

［19］Kadam P，Ashavaid T F，Ponde C K，et al. Genetic determinants of lipid-lowering response to atorvastatin therapy in an Indian population ［J］. Journal of Clinical Pharmacy and Therapeutics，2016，41（3）：329-333.

［20］Neumann J，Rose-Sperling D，Hellmich U A. Diverse relations between ABC transporters and lipids：an overview ［J］. Biochimica et Biophysica Acta Biomembranes，2017，1859（4）：605-618.

［21］Wang D X，Johnson A D，Papp A C，et al. Multidrug resistance polypeptide 1（MDR1，ABCB1）variant 3435C＞T affects mRNA stability ［J］. Pharmacogenetics and Genomics，2005，15（10）：693-704.

［22］Bruhn O，Cascorbi I. Polymorphisms of the drug transporters ABCB1，ABCG2，ABCC2 and ABCC3 and their impact on drug bioavailability and clinical relevance ［J］. Expert Opinion on Drug Metabolism & Toxicology，2014，10（10）：1337-1354.

［23］Hoenig M R，Walker P J，Gurnsey C，et al. The C3435T polymorphism in ABCB1 influences atorvastatin efficacy and muscle symptoms in a high-risk vascular cohort ［J］. Journal of Clinical Lipidology，2011，5（2）：91-96.

［24］ Ferrari M，Guasti L，Maresca A，et al. Association between statin-induced creatine kinase elevation and genetic polymorphisms in SLCO1B1，ABCB1 and ABCG2 ［J］. European Journal of Clinical Pharmacology，2014，70（5）：539-547.

［25］ Fukunaga K，Nakagawa H，Ishikawa T，et al. ABCB1 polymorphism is associated with atorvastatin-induced liver injury in Japanese population ［J］. BMC Genetics，2016，17（1）：79.

［26］ Mirošević Skvrce N，Macolić Šarinić V，Šimić I，et al. ABCG2 gene polymorphisms as risk factors for atorvastatin adverse reactions：a case-control study ［J］. Pharmacogenomics，2015，16（8）：803-815.

［27］ Mirosevic Skvrce N，Bozina N，Zibar L，et al. CYP2C9 and ABCG2 polymorphisms as risk factors for developing adverse drug reactions in renal transplant patients taking fluvastatin：a case-control study［J］. Pharmacogenomics，2013，14（12）：1419-1431.

［28］ Becker M L，Visser L E，van Schaik R H，et al. Influence of genetic variation in CYP3A4 and ABCB1 on dose decrease or switching during simvastatin and atorvastatin therapy ［J］. Pharmacoepidemiology and Drug Safety，2010，19（1）：75-81.

［29］ Wilke R A，Moore J H，Burmester J K. Relative impact of CYP3A genotype and concomitant medication on the severity of atorvastatin-induced muscle damage ［J］. Pharmacogenetics and Genomics，2005，15（6）：415-421.

［30］ Canestaro W J，Austin M A，Thummel K E. Genetic factors affecting statin concentrations and subsequent myopathy：a HuGENet systematic review ［J］. Genetics in Medicine：Official Journal of the American College of Medical Genetics，2014，16（11）：810-819.

［31］ Frudakis T N，Thomas M J，Ginjupalli S N，et al. CYP2D6*4 polymorphism is associated with statin-induced muscle effects ［J］. Pharmacogenetics and Genomics，2007，17（9）：695-707.

［32］ Marciante K D，Durda J P，Heckbert S R，et al. Cerivastatin，genetic variants，and the risk of rhabdomyolysis ［J］. Pharmacogenetics and Genomics，2011，21（5）：280-288.

［33］ Puccetti L，Ciani F，Auteri A. Genetic involvement in statins induced myopathy. Preliminary data from an observational case-control study ［J］. Atherosclerosis，2010，211（1）：28-29.

［34］ Wilke R A，Lin D W，Roden D M，et al. Identifying genetic risk factors for serious adverse drug reactions：current progress and challenges ［J］. Nature Reviews Drug Discovery，2007，6（11）：904-916.

［35］ Buettner C，Rippberger M J，Smith J K，et al.，2012. Statin use and musculoskeletal pain among adults with and without arthritis ［J］. The American Journal of Medicine，125（2）：176-182.

［36］ Xiang Q，Chen S Q，Ma L Y，et al. Association between SLCO1B1 T521C polymorphism and risk of statin-induced myopathy：a meta-analysis ［J］. Pharmacogenomics J，2018：18（6）：721-729.

［37］ Ramsey L B，Johnson S G，Caudle K E，et al. The clinical pharmacogenetics implementation consortium guideline for SLCO1B1 and simvastatin-induced myopathy：2014 update ［J］. Clinical Pharmacology and Therapeutics，2014，96（4）：423-428.

［38］ Niemi M，Pasanen M K，Neuvonen P J. Organic anion transporting polypeptide 1B1：a genetically polymorphic transporter of major importance for hepatic drug uptake ［J］. Pharmacological Reviews，2011，63（1）：157-181.

［39］ Ho R H，Tirona R G，Leake B F，et al. Drug and bile acid transporters in rosuvastatin hepatic uptake：function，expression，and pharmacogenetics ［J］. Gastroenterology，2006，130（6）：1793-1806.

［40］ Tirona R G，Leake B F，Merino G，et al. Polymorphisms in OATP-C：identification of multiple allelic variants associated with altered transport activity among European-and African-Americans ［J］. The Journal of Biological Chemistry，2001，276（38）：35669-35675.

［41］ Niemi M，Schaeffeler E，Lang T，et al. High plasma pravastatin concentrations are associated with single nucleotide polymorphisms and haplotypes of organic anion transporting polypeptide-C（OATP-C，SLCO1B1）［J］. Pharmacogenetics，2004，14（7）：429-440.

［42］ Group S C，Link E，Parish S，et al. SLCO1B1 variants and statin-induced myopathy：a genomewide study ［J］. The New England Journal of Medicine，2008，359（8）：789-799.

［43］ Heart Protection Study Collaborative Group. Effects on 11-year mortality and morbidity of lowering LDL cholesterol with simvastatin for about 5 years in 20，536 high-risk individuals：a randomised controlled trial ［J］. Lancet（London，England），2011，378（9808）：2013-2020.

［44］ MHeart Protection Study Collaborative Group. MRC/BHF Heart Protection Study of cholesterol lowering with simvastatin in 20，536 high-risk individuals：a randomised placebo-controlled trial ［J］. Lancet（London，England），2002，360（9326）：7-22.

［45］ Niemi M. Transporter pharmacogenetics and statin toxicity ［J］. Clinical Pharmacology and Therapeutics，2010，87（1）：130-133.

［46］ Brunham L R，Lansberg P J，Zhang L，et al. Differential effect of the rs4149056 variant in SLCO1B1 on myopathy associated with simvastatin and atorvastatin ［J］. The Pharmacogenomics Journal，2012，12（3）：233-237.

［47］ Wagner J B，Abdel-Rahman S，Van Haandel L，et al. Impact of SLCO1B1 genotype on pediatric simvastatin acid pharmacokinetics ［J］. Journal of Clinical Pharmacology，2018，58（6）：823-833.

[48] Tsamandouras N, Dickinson G, Guo Y Y, et al. Development and application of a mechanistic pharmacokinetic model for simvastatin and its active metabolite simvastatin acid using an integrated population PBPK approach [J]. Pharmaceutical Research, 2015, 32 (6): 1864-1883.

[49] Kaewboonlert N, Thitisopee W, Sirintronsopon W, et al. Lack of association between SLCO1B1 polymorphisms and lipid-lowering response to simvastatin therapy in Thai hypercholesterolaemic patients [J]. Journal of Clinical Pharmacy and Therapeutics, 2018, 43 (5): 647-655.

[50] Fu Q, Li Y P, Gao Y, et al. Lack of association between SLCO1B1 polymorphism and the lipid-lowering effects of atorvastatin and simvastatin in Chinese individuals [J]. European Journal of Clinical Pharmacology, 2013, 69 (6): 1269-1274.

[51] DeGorter M K, Tirona R G, Schwarz U I, et al. Clinical and pharmacogenetic predictors of circulating atorvastatin and rosuvastatin concentrations in routine clinical care [J]. Circulation Cardiovascular Genetics, 2013, 6 (4): 400-408.

[52] Zhang W, Chen B L, Ozdemir V, et al. SLCO1B1 521T→C functional genetic polymorphism and lipid-lowering efficacy of multiple-dose pravastatin in Chinese coronary heart disease patients[J]. British Journal of Clinical Pharmacology, 2007, 64 (3): 346-352.

[53] Martin N G, Li K W, Murray H, et al. The effects of a single nucleotide polymorphism in SLCO1B1 on the pharmacodynamics of pravastatin [J]. British Journal of Clinical Pharmacology, 2012, 73 (2): 303-306.

[54] Akao H, Polisecki E, Kajinami K, et al. Genetic variation at the SLCO1B1 gene locus and low density lipoprotein cholesterol lowering response to pravastatin in the elderly [J]. Atherosclerosis, 2012, 220 (2): 413-417.

[55] Wagner J B, Abdel-Rahman S, Gaedigk R, et al. Impact of genetic variation on pravastatin systemic exposure in pediatric hypercholesterolemia [J]. Clinical Pharmacology and Therapeutics, 2019, 105 (6): 1501-1512.

[56] Becker M L, Visser L E, van Schaik R H, et al. Common genetic variation in the ABCB1 gene is associated with the cholesterol-lowering effect of simvastatin in males [J]. Pharmacogenomics, 2009, 10 (11): 1743-1751.

[57] Su J, Xu H, Yang J, et al. ABCB1 C3435T polymorphism and the lipid-lowering response in hypercholesterolemic patients on statins: a meta-analysis [J]. Lipids in Health and Disease, 2015, 14: 122.

[58] Mega J L, Morrow D A, Brown A, et al. Identification of genetic variants associated with response to statin therapy [J]. Arteriosclerosis, Thrombosis, and Vascular Biology, 2009, 29 (9): 1310-1315.

[59] Thompson J F, Man M, Johnson K J, et al. An association study of 43 SNPs in 16 candidate genes with atorvastatin response[J]. The Pharmacogenomics Journal, 2005, 5 (6): 352-358.

[60] Morisaki K, Robey R W, Ozvegy-Laczka C, et al. Single nucleotide polymorphisms modify the transporter activity of ABCG2 [J]. Cancer Chemotherapy and Pharmacology, 2005, 56 (2): 161-172.

[61] Elsby R, Hilgendorf C, Fenner K. Understanding the critical disposition pathways of statins to assess drug-drug interaction risk during drug development: it's not just about OATP1B1 [J]. Clinical Pharmacology and Therapeutics, 2012, 92 (5): 584-598.

[62] Robey R W, To K K, Polgar O, et al. ABCG2: a perspective [J]. Advanced Drug Delivery Reviews, 2009, 61 (1): 3-13.

[63] Tomlinson B, Hu M, Lee V W, et al. ABCG2 polymorphism is associated with the low-density lipoprotein cholesterol response to rosuvastatin [J]. Clinical Pharmacology and Therapeutics, 2010, 87 (5): 558-562.

[64] Maxwell W D, Ramsey L B, Johnson S G, et al. Impact of pharmacogenetics on efficacy and safety of statin therapy for dyslipidemia [J]. Pharmacotherapy, 2017, 37 (9): 1172-1190.

[65] Leusink M, de Keyser C E, Onland-Moret N C, et al. No association between CYP3A4*22 and statin effectiveness in reducing the risk for myocardial infarction [J]. Pharmacogenomics, 2014, 15 (11): 1471-1477.

[66] Kitzmiller J P, Luzum J A, Baldassarre D, et al. CYP3A4*22 and CYP3A5*3 are associated with increased levels of plasma simvastatin concentrations in the cholesterol and pharmacogenetics study cohort [J]. Pharmacogenetics and Genomics, 2014, 24 (10): 486-491.

[67] Rosales A, Alvear M, Cuevas A, et al. Identification of pharmacogenetic predictors of lipid-lowering response to atorvastatin in Chilean subjects with hypercholesterolemia [J]. Clinica Chimica Acta: International Journal of Clinical Chemistry, 2012, 413 (3-4): 495-501.

[68] He B X, Shi L, Qiu J, et al. The effect of CYP3A4*1G allele on the pharmacokinetics of atorvastatin in Chinese Han patients with coronary heart disease [J]. Journal of Clinical Pharmacology, 2014, 54 (4): 462-467.

[69] Buzková H, Pechandová K, Danzig V, et al. Lipid-lowering effect of fluvastatin in relation to cytochrome P450 2C9 variant alleles frequently distributed in the Czech population [J]. Medical Science Monitor: International Medical Journal of Experimental and Clinical Research, 2012, 18 (8): CR512-CR517.

[70] Thompson J F, Hyde C L, Wood L S, et al. Comprehensive whole-genome and candidate gene analysis for response to statin therapy in the Treating to New Targets (TNT) cohort [J]. Circulation. Cardiovascular Genetics, 2009, 2 (2): 173-181.

［71］Postmus I，Trompet S，Deshmukh H A，et al. Pharmacogenetic meta-analysis of genome-wide association studies of LDL cholesterol response to statins ［J］. Nature Communications，2014，5：5068.

［72］Yin Y W，Sun Q Q，Zhang B B，et al. Association between apolipoprotein E gene polymorphism and the risk of coronary artery disease in Chinese population: evidence from a meta-analysis of 40 studies ［J］. PLoS One，2013，8（6）：e66924.

［73］Kirac D，Bayam E，Dagdelen M，et al. HMGCR and ApoE mutations may cause different responses to lipid lowering statin therapy ［J］. Cellular and Molecular Biology（Noisy-Le-Grand，France），2017，63（10）：43-48.

［74］Bea A M，Lamiquiz-Moneo I，Marco-Benedí V，et al. Lipid-lowering response in subjects with the p.（Leu167del）mutation in the APOE gene ［J］. Atherosclerosis，2019，282：143-147.

［75］Hubacek J A，Adamkova V，Prusikova M，et al. Impact of apolipoprotein A5 variants on statin treatment efficacy ［J］. Pharmacogenomics，2009，10（6）：945-950.

［76］Deng C，Tang S，Huang X，et al. Identification of three novel loci of ALDH2 Gene for Serum Folate levels in a Male Chinese Population by Genome-Wide Association Study ［J］. Gene，2018，674：121-126.

［77］Saeed A，Kinoush S，Virani S S. Lipoprotein （a）: recent updates on a unique lipoprotein ［J］. Curr Atheroscler Rep，2021，23（8）：41.

［78］Donnelly L A，van Zuydam N R，Zhou K，et al. Robust association of the LPA locus with low-density lipoprotein cholesterol lowering response to statin treatment in a meta-analysis of 30 467 individuals from both randomized control trials and observational studies and association with coronary artery disease outcome during statin treatment ［J］. Pharmacogenetics and Genomics，2013，23（10）：518-525.

［79］Chasman D I，Giulianini F，MacFadyen J，et al. Genetic determinants of statin-induced low-density lipoprotein cholesterol reduction: the Justification for the Use of Statins in Prevention: an Intervention Trial Evaluating Rosuvastatin（JUPITER）trial ［J］. Circulation. Cardiovascular. Genetics，2012，5（2）：257-264.

［80］Gao F，Ihn H E，Medina M W，et al. A common polymorphism in the LDL receptor gene has multiple effects on LDL receptor function ［J］. Human Molecular Genetics，2013，22（7）：1424-1431.

［81］Medina M W，Sangkuhl K，Klein T E，et al. PharmGKB: very important pharmacogene: HMGCR ［J］. Pharmacogenetics and Genomics，2011，21（2）：98-101.

［82］Cano-Corres R，Candás-Estébanez B，Padró-Miquel A，et al. Influence of 6 genetic variants on the efficacy of statins in patients with dyslipidemia ［J］. Journal of Clinical Laboratory Analysis，2018，32（8）：e22566.

［83］Leduc V，Bourque L，Poirier J，et al. Role of rs3846662 and HMGCR alternative splicing in statin efficacy and baseline lipid levels in familial hypercholesterolemia ［J］. Pharmacogenetics and Genomics，2016，26（1）：1-11.

［84］Cuevas A，Fernández C，Ferrada L，et al. HMGCR rs17671591 SNP determines lower plasma LDL-C after atorvastatin therapy in Chilean individuals ［J］. Basic & Clinical Pharmacology & Toxicology，2016，118（4）：292-297.

［85］Soko N D，Masimirembwa C，Dandara C. Pharmacogenomics of rosuvastatin: a glocal（Global+Local）African perspective and expert review on a statin drug ［J］. Omics: A Journal of Integrative Biology，2016，20（9）：498-509.

［86］Mangravite L M，Medina M W，Cui J，et al. Combined influence of LDLR and HMGCR sequence variation on lipid-lowering response to simvastatin ［J］. Arteriosclerosis，Thrombosis，and Vascular Biology，2010，30（7）：1485-1492.

［87］de Keyser C E，Eijgelsheim M，Hofman A，et al. Single nucleotide polymorphisms in genes that are associated with a modified response to statin therapy: the Rotterdam Study ［J］. The Pharmacogenomics Journal，2011，11（1）：72-80.

［88］Iakoubova O A，Robertson M，Tong C H，et al. KIF6 Trp719Arg polymorphism and the effect of statin therapy in elderly patients: results from the PROSPER study ［J］. European journal of cardiovascular prevention and rehabilitation: Official Journal of the European Society of Cardiology，Working Groups on Epidemiology & Prevention and Cardiac Rehabilitation and Exercise Physiology，2010，17（4）：455-461.

［89］Ruiz-Iruela C，Padró-Miquel A，Pintó-Sala X，et al. KIF6 gene as a pharmacogenetic marker for lipid- lowering effect in statin treatment ［J］. PLoS One，2018，13（10）：e0205430.

［90］Guan Z W，Wu K R，Li R，et al. Pharmacogenetics of statins treatment: Efficacy and safety ［J］. Journal of Clinical Pharmacy and Therapeutics，2019，44（6）：858-867.

［91］Verschuren J J W，Trompet S，Wessels J A M，et al. A systematic review on pharmacogenetics in cardiovascular disease: is it ready for clinical application ［J］. European Heart Journal，2012，33（2）：165-175.

［92］Hopewell J C，Parish S，Offer A，et al. Impact of common genetic variation on response to simvastatin therapy among 18 705 participants in the Heart Protection Study ［J］. European Heart Journal，2013，34（13）：982-992.

［93］Oni-Orisan A，Haldar T，Ranatunga D K，et al. The impact of adjusting for baseline in pharmacogenomic genome-wide association studies of quantitative change ［J］. NPJ Genomic Medicine，2020，5：1.

［94］Chu A Y, Guilianini F, Grallert H, et al. Genome-wide association study evaluating lipoprotein-associated phospholipase A2 mass and activity at baseline and after rosuvastatin therapy [J]. Circulation. Cardiovascular Genetics, 2012, 5 (6): 676-685.

［95］Deshmukh H A, Colhoun H M, Johnson T, et al. Genome-wide association study of genetic determinants of LDL-c response to atorvastatin therapy: importance of Lp (a) [J]. Journal of Lipid Research, 2012, 53 (5): 1000-1011.

［96］Barber M J, Mangravite L M, Hyde C L, et al. Genome-wide association of lipid-lowering response to statins in combined study populations [J]. PLoS one, 2010, 5 (3): e9763.

［97］Stitziel N O, Stirrups K E, Masca N G, et al. Coding variation in ANGPTL4, LPL, and SVEP1 and the risk of coronary disease [J]. N. Engl. J. Med, 2016, 374 (12): 1134-1144.

［98］Shim H, Chasman D I, Smith J D, et al. A multivariate genome-wide association analysis of 10 LDL subfractions, and their response to statin treatment, in 1868 Caucasians [J]. PLoS One, 2015, 10 (4): e0120758.

［99］Wei W Q, Li X, Feng Q, et al. LPA variants are associated with residual cardiovascular risk in patients receiving statins [J]. Circulation, 2018, 138 (17): 1839-1849.

［100］Rensen P C, Havekes L M. Cholesteryl ester transfer protein inhibition: effect on reverse cholesterol transport [J]. Arteriosclerosis, Thrombosis, and Vascular Biology, 2006, 26 (4): 681-684.

［101］Postmus I, Warren H R, Trompet S, et al. Meta-analysis of genome-wide association studies of HDL cholesterol response to statins [J]. Journal of Medical Genetics, 2016, 53 (12): 835-845.

［102］Papp A C, Pinsonneault J K, Wang D, et al. Cholesteryl Ester Transfer Protein (CETP) polymorphisms affect mRNA splicing, HDL levels, and sex-dependent cardiovascular risk [J]. PLoS One, 2012, 7 (3): e31930.

［103］Shiffman D, Trompet S, Louie J Z, et al. Genome-wide study of gene variants associated with differential cardiovascular event reduction by pravastatin therapy [J]. PLoS One, 2012, 7 (5): e38240.

［104］Postmus I, Johnson P C, Trompet S, et al. In search for genetic determinants of clinically meaningful differential cardiovascular event reduction by pravastatin in the PHArmacogenetic study of Statins in the Elderly at risk (PHASE) /PROSPER study [J]. Atherosclerosis, 2014, 235 (1): 58-64.

［105］Chu A Y, Guilianini F, Barratt B J, et al. Pharmacogenetic determinants of statin-induced reductions in C-reactive protein [J]. Circulation. Cardiovascular genetics, 2012, 5 (1): 58-65.

［106］Theusch E, Medina M W, Rotter J I, et al. Ancestry and other genetic associations with plasma PCSK9 response to simvastatin [J]. Pharmacogenetics and Genomics, 2014, 24 (10): 492-500.

［107］Carr D F, Francis B, Jorgensen A L, et al. Genomewide association study of statin-induced myopathy in patients recruited using the UK clinical practice research datalink [J]. Clinical Pharmacology and Therapeutics, 2019, 106 (6): 1353-1361.

［108］Abd El-Aziz M M, Barragan I, O'Driscoll C A, et al. EYS, encoding an ortholog of Drosophila spacemaker, is mutated in autosomal recessive retinitis pigmentosa [J]. Nature Genetics, 2008, 40 (11): 1285-1287.

［109］Isackson P J, Ochs-Balcom H M, Ma C, et al. Association of common variants in the human eyes shut ortholog (EYS) with statin-induced myopathy: evidence for additional functions of EYS [J]. Muscle Nerve, 2011, 44 (4): 531-538.

［110］Brini M. Ryanodine receptor defects in muscle genetic diseases [J]. Biochemical and Biophysical Research Communications, 2004, 322 (4): 1245-1255.

［111］Inoue R, Tanabe M, Kono K, et al. Ca^{2+}-releasing effect of cerivastatin on the sarcoplasmic reticulum of mouse and rat skeletal muscle fibers [J]. Journal of Pharmacological Sciences, 2003, 93 (3): 279-288.

［112］Kobayashi M, Kagawa T, Narumi K, et al. Bicarbonate supplementation as a preventive way in statins-induced muscle damage [J]. Journal of Pharmacy & Pharmaceutical Sciences: a Publication of the Canadian Society for Pharmaceutical Sciences, Societe canadienne des Sciences Pharmaceutiques, 2008, 11 (1): 1-8.

［113］Dubé M P, Zetler R, Barhdadi A, et al. CKM and LILRB5 are associated with serum levels of creatine kinase [J]. Circulation. Cardiovascular Genetics, 2014, 7 (6): 880-886.

［114］Licata A, Giammanco A, Minissale M G, et al. Liver and statins: a critical appraisal of the evidence [J]. Curr Med Chem, 2018, 25 (42): 5835-5846.

［115］Nicoletti P, Aithal G P, Bjornsson E S, et al. Association of liver injury from specific drugs, or groups of drugs, with polymorphisms in HLA and other genes in a genome-wide association study [J]. Gastroenterology, 2017, 152 (5): 1078-1089.

［116］Mega J L, Stitziel N O, Smith J G, et al. Genetic risk, coronary heart disease events, and the clinical benefit of statin therapy: an analysis of primary and secondary prevention trials [J]. Lancet (London, England), 2015, 385 (9984): 2264-2271.

［117］Natarajan P, Young R, Stitziel N O, et al. Polygenic risk score identifies subgroup with higher burden of atherosclerosis and greater relative benefit from statin therapy in the primary prevention setting [J]. Circulation, 2017, 135 (22): 2091-2101.

［118］Kullo I J, Jouni H, Austin E E, et al. Incorporating a genetic risk score into coronary heart disease risk estimates: effect on low-density lipoprotein cholesterol levels（the MI-GENES clinical trial）［J］. Circulation，2016，133（12）：1181-1188.

［119］Ciuculete D M，Bandstein M，Benedict C，et al. A genetic risk score is significantly associated with statin therapy response in the elderly population［J］. Clinical Genetics，2017，91（3）：379-385.

［120］Leusink M，Maitland-van der Zee A H，Ding B，et al. A genetic risk score is associated with statin-induced low-density lipoprotein cholesterol lowering［J］. Pharmacogenomics，2016，17（6）：583-591.

［121］Mehta N N. A genome-wide association study in Europeans and South asians identifies 5 new Loci for coronary artery disease［J］. Circulation Cardiovascular Genetics，2011，4（4）：465-466.

［122］CARDIoGRAMplusC4D Consortium，Deloukas P，Kanoni S，et al. Large-scale association analysis identifies new risk loci for coronary artery disease［J］. Nature Genetics，2013，45（1）：25-33.

［123］Humphries S E，Cooper J A，Talmud P J，et al. Candidate gene genotypes，along with conventional risk factor assessment，improve estimation of coronary heart disease risk in healthy UK men［J］. Clinical Chemistry，2007，53（1）：8-16.

［124］Kathiresan S，Melander O，Anevski D，et al. Polymorphisms associated with cholesterol and risk of cardiovascular events［J］. The New England Journal of Medicine，2008，358（12）：1240-1249.

［125］Ripatti S，Tikkanen E，Orho-Melander M，et al. A multilocus genetic risk score for coronary heart disease：case-control and prospective cohort analyses［J］. Lancet（London，England），2010，376（9750）：1393-1400.

［126］Thanassoulis G，Peloso G M，Pencina M J，et al. A genetic risk score is associated with incident cardiovascular disease and coronary artery calcium：the Framingham Heart Study［J］. Circulation. Cardiovascular Genetics，2012，5（1）：113-121.

［127］Brautbar A，Pompeii L A，Dehghan A，et al. A genetic risk score based on direct associations with coronary heart disease improves coronary heart disease risk prediction in the Atherosclerosis Risk in Communities（ARIC），but not in the Rotterdam and Framingham Offspring，Studies［J］. Atherosclerosis，2012，223（2）：421-426.

［128］Hughes M F，Saarela O，Stritzke J，et al. Genetic markers enhance coronary risk prediction in men：the MORGAM prospective cohorts［J］. PLoS One，2012，7（7）：e40922.

［129］Tikkanen E，Havulinna A S，Palotie A，et al. Genetic risk prediction and a 2-stage risk screening strategy for coronary heart disease［J］. Arteriosclerosis，Thrombosis，and Vascular Biology，2013，33（9）：2261-2266.

［130］Ganna A，Magnusson P K E，Pedersen N L，et al. Multilocus genetic risk scores for coronary heart disease prediction［J］. Arteriosclerosis，Thrombosis，and Vascular Biology，2013，33（9）：2267-2272.

［131］Schunkert H，König I R，Kathiresan S，et al. Large-scale association analysis identifies 13 new susceptibility loci for coronary artery disease［J］. Nature Genetics，2011，43（4）：333-338.

［132］Nikpay M，Goel A，Won H H，et al. A comprehensive 1,000 Genomes-based genome-wide association meta-analysis of coronary artery disease［J］. Nature Genetics，2015，47（10）：1121-1130.

［133］Mwinyi J，Johne A，Bauer S，et al. Evidence for inverse effects of OATP-C（SLC21A6）5 and 1b haplotypes on pravastatin kinetics［J］. Clinical pharmacology and therapeutics，2004，75（5）：415-421.

［134］Feng Q，Wei W Q，Chung C P，et al. The effect of genetic variation in PCSK9 on the LDL-cholesterol response to statin therapy［J］. The Pharmacogenomics Journal，2017，17（2）：204-208.

［135］Peyser B，Perry E P，Singh K，et al. Effects of Delivering SLCO1B1 Pharmacogenetic Information in Randomized Trial and Observational Settings［J］. Circulation Genomic and Precision Medicine，2018，11（9）：e002228.

［136］Vassy J L，Brunette C A，Majahalme N，et al. The Integrating Pharmacogenetics in Clinical Care（I-PICC）study：protocol for a point-of-care randomized controlled trial of statin pharmacogenetics in primary care［J］. Contemporary Clinical Trials，2018，75：40-50.

［137］Stone N J，Robinson J G，Lichtenstein A H，et al. 2013 ACC/AHA guideline on the treatment of blood cholesterol to reduce atherosclerotic cardiovascular risk in adults：a report of the American College of Cardiology/American Heart Association Task Force on Practice Guidelines［J］. Circulation，2014，129（25 Suppl 2）：S1-S45.

［138］Brouillette C，Bossé Y，Pérusse L，et al. Effect of liver fatty acid binding protein（FABP）T94A missense mutation on plasma lipoprotein responsiveness to treatment with fenofibrate［J］. Journal of Human Genetics，2004，49（8）：424-432.

［139］Liu Y，Ordovas J M，Gao G，et al. Pharmacogenetic association of the APOA1/C3/A4/A5 gene cluster and lipid responses to fenofibrate：the genetics of lipid-lowering drugs and diet network study［J］. Pharmacogenetics and Genomics，2009，19（2）：161-169.

［140］Tuteja S，Wang L，Dunbar R L，et al. Genetic coding variants in the niacin receptor，hydroxyl-carboxylic acid receptor 2，and response to niacin therapy［J］. Pharmacogenetics and Genomics，2017，27（8）：285-293.

［141］Simon J S，Karnoub M C，Devlin D J，et al. Sequence variation in NPC1L1 and association with improved LDL-cholesterol lowering in response to ezetimibe treatment［J］. Genomics，2005，86（6）：648-656.

［142］Tada H，Okada H，Nomura A，et al. Beneficial effect of ezetimibe-atorvastatin combination therapy in patients with a mutation in ABCG5 or ABCG8 gene ［J］. Lipids in Health and Disease，2020，19（1）：3.

［143］Berthold H K，Laaksonen R，Lehtimäki T，et al. SREBP-1c gene polymorphism is associated with increased inhibition of cholesterol-absorption in response to ezetimibe treatment ［J］. Experimental and Clinical Endocrinology and Diabetes，2008，116（5）：262-267.

［144］Suppressa P，Carbonara C，Scialpi N，et al. Homozygous familial hypercholesterolemia in a young woman with dual gene mutations of low-density lipoprotein receptor and proprotein convertase subtilisin/kexin type 9 ［J］. Journal of Clinical Lipidology，2020，14（2）：192-196.

［145］Khoury P，Elbitar S，Ghaleb Y，et al. PCSK9 mutations in familial hypercholesterolemia：from a groundbreaking discovery to anti-PCSK9 therapies ［J］. Current Atherosclerosis Reports，2017，19（12）：1-13.

［146］Rodriguez-Jimenez C，Gomez-Coronado D，Frias Vargas M，et al. A new variant（c.1A＞G）in LDLRAP1 causing autosomal recessive hypercholesterolemia：Characterization of the defect and response to PCSK9 inhibition ［J］. Atherosclerosis，2019，284：223-229.

第十四章　降压药物基因组学的临床应用

第一节　利尿剂降压的药物基因组学相关基因多态性

利尿剂是最常用的一线降压药物，是治疗难治性高血压必不可少的降压药，但患者服用利尿剂的疗效差异较大，只有不到 50% 的患者服药后血压能够得到控制，这种利尿剂疗效的个体差异显示，我们应用利尿剂进行降压治疗离精准治疗还有很大差距；通过药物基因组学研究找到预测患者应用利尿剂降压疗效的方法，是提高降压疗效和效率、达到精准治疗的途径。在利尿剂中，最常用的降压药为噻嗪类和噻嗪样利尿剂，其中氢氯噻嗪应用最为普遍，对利尿剂的药物基因组学研究也主要集中在氢氯噻嗪上。与氢氯噻嗪降压效应相关的因素包括种族、性别、年龄、基线血压水平、血浆肾素活性、尿醛固酮排泄量、尿钠排泄量等，上述因素能够解释个体间 38% 的收缩压变异和 20% 的舒张压变异[1]，而影响氢氯噻嗪疗效个体差异的主要因素目前仍不明确，药物基因组学研究锁定了氢氯噻嗪降压机制中可能涉及的不同靶点。

GWAS 发现和证实了大量与高血压发病、降压药物疗效、副作用和降压药物减少心血管事件疗效相关的 SNP。GWAS 和 meta 分析是目前氢氯噻嗪降压疗效基因组学研究的基本方法。抗高血压药物反应基因组学评估（pharmacogenomic evaluation of antihypertensive response，PEAR）、抗高血压药物反应性基因流行病学（genetic epidemiology of response assessment，GERA）等高血压药物基因组学临床研究等为氢氯噻嗪降压疗效基因组学研究提供了循证证据。

目前认为，SNP 预测氢氯噻嗪降压疗效的证据级别可达到中等（IIb）[2]。与氢氯噻嗪降压疗效相关的 SNP 主要集中在以下几个基因位点或/附近：*NEDD4L*（神经前体细胞表达下调 4 样）、*SPAK* 和 *WNK* 基因、*YEATS4*（YEATS domain containing 4）。

一、与降压疗效相关的基因多态性

（一）*NEDD4L* 基因

单基因高血压的重要发病原因之一是基因突变导致远端肾单位阿米洛利敏感上皮钠通道（ENaC）的改变。ENaC 是肾脏滤过膜上皮细胞中的一种膜蛋白，控制肾脏对钠的重吸收。ENaC 过表达或表达不足会导致各种疾病，如 Liddle 综合征及 I 型假性醛固酮减少症；上皮细胞膜 ENaC 的调控主要取决于 NEDD4L 蛋白[3]。NEDD4L 是维持适当钠重吸收的关键蛋白，是由 3 个主要区域（C2 区、WW 区和连接酶区）连接而成的泛素连接酶。位于 NEDD4L 基因外显子 1 末端核苷酸上的 rs4149601 G→A 多态性产生剪切位点，A 等位基因主导 C2 区的缺失[4]，使得 NEDD4L 与 ENaC 相互作用更牢固，从而促进 ENaC 的下调。研究显示，rs4149601 GG 基因型与 AA 基因型相比盐敏感性更高，血浆肾素水平更低、舒张压更高[5]。

在北欧地尔硫䓬研究（NORDIL）中，将来自高加索人群中的患者随机分配到β受体阻滞剂组和氢氯噻嗪组，随访 6 个月，评估 NEDDL4 上的功能性变异对药物疗效的影响，结果发现，SNP rs4149601 携带 G 等位基因者应用氢氯噻嗪后收缩压降得更低，发生终点事件（致死和非致死性卒中、致死和非致死性心肌梗死及其他心血管病死亡）更少[6]，但在非洲裔美国人中未发现此种相关性[7]。

在 INVEST-基因研究中，未服用氢氯噻嗪的白种人患者，AG 基因型与一级终点事件增多显著相关；当 AG 组与 GG 组合并时，仍表现相同的趋势。在西班牙人种和非洲裔美国人中未发现与 rs4149601 相关的一级终点事件的差异[6]。

PEAR 研究分析了 4 个 *NEDD4L* 的 SNP，包括最受关注的 rs4149601，以及 rs292449、rs1008899、rs75982813。结果与 NORDIL 研究相同，在白种人患者中证实，携带 rs4149601 G 等位基因者服用氢氯噻嗪后血压下降更多；而其他三个 SNP 未显示出上述相关性[7]。

（二）*SPAK* 基因和 *WNK* 基因

氢氯噻嗪可通过抑制氢氯噻嗪敏感性 Na^+-Cl^- 转运蛋白（thiazide-sensitive Na^+-Cl^- cotransporter，TSC，也称 NCC）的活性，抑制肾远曲小管对氯化钠的重吸收，发挥降压作用[8]。NCC 可调节肾钠的重吸收，可由 ste20/SPS1 相关的脯氨酸/丙氨酸丰富激酶（ste20-like proline-/alanine-rich kinase，SPAK）的直接磷酸化而激活，SPAK 由 *STK39* 基因编码，并由 WNK（with no lysine）激酶 WNK1 和 WNK4 调控，其中 WNK4 可与 NCC 直接相互作用，而 WNK1 通过 WNK4 的磷酸化调节 NCC[9]。SPAK 可通过调控 NCC 的活性调节尿钠的重吸收，STK39 和 NCC 之间存在相互作用，*STK39* 基因突变可能增加 SPAK 蛋白的表达并通过 NCC 改变肾钠排泄，从而影响血压水平。有研究表明，*STK39* 基因的 rs3754777 和 rs6749447 位点与血压相关，其多态性可能影响 SPAK 的表达并影响肾钠的排泄，从而导致血压的调节异常[10]。在中国汉族原发性高血压患者中的研究结果显示，服用氢氯噻嗪后，*STK39* rs3754777 CC、CT 与 TT 三组基因型间收缩压（SBP）的下降具有显著性差异，*STK39* rs3754777 CC 与 CT-TT 两组基因型 SBP 和舒张压（DBP）的下降亦具有显著性差异，提示 STK39 rs3754777 与氢氯噻嗪的降压效应显著相关，*STK39* rs3754777T 等位基因携带者（CT-TT）服用氢氯噻嗪后血压显著下降的概率低于 CC 基因型携带者（OR=0.416），*STK39* rs3754777 可能是中国汉族原发性高血压患者氢氯噻嗪疗效的预测因子；未发现 *STK39* rs6749447 基因多态性与氢氯噻嗪降压疗效相关[11]，而在高加索人和非洲裔美国人中对 *STK* rs6749447 和 rs3754777 基因多态性与氢氯噻嗪降压疗效相关性的研究并未得到阳性结果[12]，可能是由于不同种族和民族间存在遗传异质性，或环境和生活方式的影响。

WNK-SPAK-NCC 通路与血压及体内的离子平衡有关，Turner 等[13]发现，*WNK1* 基因多态性与氢氯噻嗪的降压效果有关。氢氯噻嗪所造成的低钾血症也可能与 *WNK1* 基因相关：*WNK1* 基因 rs4980973 位点多态性可能是氢氯噻嗪所致低钾血症的预测因子[14]。

（三）*YEATS4* 基因

GERA 和 PEAR 研究识别出染色体 12q15 上的 rs317689/rs315135/rs7297610 这一 3-核苷

酸单倍体（successful 3-SNP windows）与氢氯噻嗪降压疗效更好相关，对 rs317689/rs315135/rs7297610 3-核苷酸单倍体中 35 个 SNP 进行进一步单倍型随访分析显示，*YEATS4* 基因比 *FRS2* 和 *LYZ* 作为候选基因对氢氯噻嗪的降压疗效具有更强烈的预测性[2, 15]。

一项 GWAS 研究评估了黑种人舒张压对氢氯噻嗪的反应，结果显示染色体 12q 上一个区域与氢氯噻嗪的反应性相关（$P=2.369\times10^{-7}$）。单倍体分析显示，染色体 12q 上 *YEATS*、*LYZ* 和 *FRS2* 附近的 SNP 与氢氯噻嗪的反应性有关。其中 SNP rs7297610 显示了最强的个体相关性（$P=0.00036$），其中 CC 纯合子比携带 T 碱基者收缩压和舒张压对氢氯噻嗪的反应性更好[2]，但在高加索人群未发现此种联系[15]。

（四）*TET2* 基因和 *CSMD1* 基因

在一项对意大利撒丁人进行的氢氯噻嗪降压疗效的 GWAS 研究中[16]，对可能导致降压疗效差异的 141 个 SNP 进行筛查发现，*TET2* 基因内含子 rs12505746 位点和 *CSMD1*（CUB and Sushi multiple domains protein 1）基因内含子 rs7387065 和 rs11993031 位点可能与氢氯噻嗪降压疗效的个体差异性相关。*TET2* 在 DNA 去甲基化过程中起着重要的催化作用[17]，该基因通过对肾α上皮钠通道的 DNA 去甲基作用影响α甲基作用的功能，进而影响醛固酮介导肾髓质集合管α髓质集合的基因转录。*TET2* 基因通过表达 TET2，上调 ENaC 对钠的重吸收，导致水钠潴留、血压升高；研究表明 *TET2* 基因 rs12505746 位点多态性能够预测撒丁人高血压患者服用氢氯噻嗪的降压疗效差异。*CSMD1* 基因所编码的跨膜蛋白与高血压、外周血管疾病和代谢性疾病的发病相关[18, 19]，研究表明，*CSMD1* 基因 rs7387065 和 rs11993031 位点多态性能够预测撒丁人高血压患者服用氢氯噻嗪的降压疗效差异[16]。

（五）*BEST3* 基因

Bestrophin-3（BEST3）是一种钙激活的氯通道跨膜蛋白，广泛分布于心脏、肾脏、血管平滑肌细胞、内皮细胞等，调节平滑肌收缩，参与血压调节[20]。研究表明，BEST3 可能参与调节氢氯噻嗪扩张血管平滑肌的作用，12q15 染色体上的 *BEST3* 基因 rs61747221（G＞A）与服用氢氯噻嗪后降压效果更好相关，是氢氯噻嗪降压效果较好的预测因子[21]。

（六）*ALDH1A2* 基因

INVEST 研究进行的 GWAS 药物基因组学分析发现，编码醛脱氢酶 A2 蛋白的 *ALDH1A2* 基因多态性与氢氯噻嗪降压疗效相关。醛脱氢酶 A2 蛋白通过催化维生素 A（视黄醇）产生维甲酸参与心脏和肾脏的发育，具有抗炎、抗纤维化等作用，通过参与肾素-血管紧张素-醛固酮系统（renin-angiotensin-aldosterone system，RAAS）成分的表达参与血压调控，并与高血压发病相关[22]。*ALDH1A2* 位于染色体 15q21.3 上，属高度保守基因。*ALDH1A2* 基因 SNP 与高血压发病相关[23]，INVEST-GWAS 研究表明，*ALDH1A2* 基因 rs261316 位点与氢氯噻嗪降压疗效相关，该位点携带 T 等位基因者对氢氯噻嗪的降压反应较差，表现为服药后血压不易控制[24]。

二、与副作用相关的基因多态性

（一）低钠血症

服用氢氯噻嗪降压可能导致低钠血症（thiazide-induced hyponatremia，TIH），发生率约为 9%，TIH 的发生可能与基因相关。前列腺素转运蛋白（PGT）通过改变肾集合管中的 PGE_2 影响水重吸收，进而影响血钠水平。GWAS 研究显示，编码 PGT 的基因为 *SLCO2A1*，其 rs34550074 A396T 多态性与 TIH 相关[25]。

（二）低钾血症

低钾血症是氢氯噻嗪的重要副作用，不但可能面对低钾所致心律失常等风险，低钾相关性胰岛素分泌增多也会带来长期代谢风险。然而有趣的是，并不是所有高血压患者都会发生氢氯噻嗪相关性低钾血症，这种个体差异可能用药物基因组学解释和预测。Del-Aguilal 等[26] 经 GWAS 和多种族 meta 分析研究，发现位于染色体 12、HEME 结合蛋白 1（*HEBP1*）基因附近 rs10845697 位点的 SNP 和位于染色体 8、线粒体转铁蛋白-1（*mitoferrin-1*）基因附近 rs1135740 位点的 SNP 可能通过影响 HEME 通路引起肾性钾丢失。HEME 是 Ca^{2+} 激活 K^+ 通道（BK 通道）的调节器，BK 通道位于肾脏髓袢升支和远曲小管，对电压和 Ca^{2+} 浓度敏感，负责调节容量和分泌 K^+。HEME 通过调节 BK 通道改变 K^+ 的分泌和排出，从而影响血钾水平[27]。

此外，前文提到 WNK1 基因 rs4980973 位点多态性也可能是氢氯噻嗪所致低钾血症的预测因子[14]。

（三）尿酸升高

氢氯噻嗪所致尿酸升高可能与基因多态性相关。对社区动脉粥样硬化性风险（atherosclerosis risk in communities，ARIC）研究所做的基因组分析显示，服用氢氯噻嗪后尿酸升高的患者有基因易感性，这主要与尿酸转运蛋白（urate transporter）基因 *SLC2A9*、*ABCG2* 和 *SLC22A11* 的变异相关[24]。而对更大规模的护士健康研究（Nurses' Health Study，NHS）和健康从业人员随访研究（Health Professionals Follow-up Study，HPFS）进行的 GWAS 却没有显示基因能够预测氢氯噻嗪所致尿酸升高[28]。

氢氯噻嗪疗效/副作用相关基因组学研究见表 14-1。

表 14-1　氢氯噻嗪疗效/副作用相关基因组学研究汇总

类型	基因	多态性/基因组区域	研究类型
与降压疗效相关	*NEDD4L*	rs4149601	随机化试验/候选基因研究
	NEDD4L	rs292449	随机化试验/候选基因研究
		rs1008899	
		rs75982813	
	STK39	rs3754777	随机化试验/候选基因研究
	WNK1	rs4980973	随机化试验/候选基因研究

续表

类型	基因	多态性/基因组区域	研究类型
	YEATS4	染色体12q15区（rs317689、rs315135、rs7297610）	随机化试验/GWAS
	TET2	rs12505746	GWAS
	CSMD1	rs7387065	GWAS
		rs11993031	
	BEST3	rs61747221	随机化试验/候选基因研究
	ALDH1A2	rs261316	随机化试验/候选基因研究
与副作用相关	SLCO2A1	rs34550074	随机化试验/候选基因研究
	HEBP1	rs10845697	GWAS，meta 分析
	mitoferrin-1	rs1135740	GWAS，meta 分析
	WNK1	rs4980973	随机化试验/候选基因研究

目前对于氢氯噻嗪药物基因组学，针对降压疗效和副作用都有了初步的研究靶点，锚定了一些特定基因和多态性位点，但研究结论并不一致，更多靶点有待发现和证实。

（李 菁）

第二节 β受体阻滞剂降压的药物基因组学相关基因多态性

β受体阻滞剂是心血管疾病常用的治疗药物，可用于治疗冠心病、心力衰竭、快速性心律失常和高血压等心血管疾病。交感神经系统遍布全身内脏器官，通过肾上腺素能受体发挥不同的生理调节作用。作为靶向 G 蛋白偶联受体（GPCR）的最常见药物，β受体阻滞剂通过阻断肾上腺能受体、抑制交感神经活性，发挥减慢心率、降低心肌收缩力、减少心肌耗氧量、降低血压等作用；此外，还通过阻断肾小球旁细胞β_1受体、抑制肾素释放及血管紧张素和醛固酮生成，来降低血压、改善心肌重构、减少心血管事件发生，从而发挥对心血管系统的保护作用。根据对β_1/β_2受体的选择性，可以将β受体阻滞剂分为选择性β_1受体阻滞剂（主要包括美托洛尔、比索洛尔、奈比洛尔、阿替洛尔和艾司洛尔等）和非选择性β受体阻滞剂（主要包括普萘洛尔等），部分β受体阻滞剂（主要包括卡维地洛、阿罗洛尔和拉贝洛尔等）兼具α_1受体和β受体阻滞作用。

一、β受体阻滞剂治疗高血压的指南推荐

近年来，β受体阻滞剂在高血压治疗中的应用受到质疑，国内外主要高血压指南对β受体阻滞剂的推荐如下：①中国高血压防治指南（2018 年修订版）[29] 推荐β受体阻滞剂作为高血压治疗的基本用药，如无禁忌证，推荐用于高血压合并冠心病、慢性心功能不全、快速性心律失常、血压波动大伴交感神经活性增加的患者。②2018 年欧洲心脏病学会（ESC）/欧洲高血压学会（ESH）的高血压指南[30] 推荐β受体阻滞剂作为高血压治疗的基本用药，推荐用于高血压合并心绞痛、心肌梗死后、心力衰竭、心率增快或心房颤动的患者；妊娠

女性或计划妊娠的高血压女性优先选择拉贝洛尔。③2017年加拿大高血压诊断、评估、预防和治疗指南[31]推荐β受体阻滞剂作为非老年高血压患者基本用药，推荐作为心绞痛、近期心肌梗死、心力衰竭高血压患者的起始治疗药物。④2017年美国心脏病学会（ACC）/美国心脏协会（AHA）的成人高血压预防、诊断、评估和管理指南[32]推荐β受体阻滞剂用于高血压合并缺血性心脏病或心力衰竭患者。

二、β受体阻滞剂的药物基因组学相关基因多态性

研究发现，真实世界中单一降压药物的高血压控制率仅为50%，而在临床交叉试验中，序贯单一疗法的高血压控制率可高达73%[33]。因此，临床有必要重视高血压患者的个体化药物选择，帮助患者选择最合适的降压药物，即使单一药物治疗，也可以使将近75%患者的血压得到有效控制。与其他降压药物相似，不同个体对β受体阻滞剂反应性存在显著差异，其中药物基因学相关因素是导致β受体阻滞剂降压疗效个体差异的主要因素之一。

（一）β受体阻滞剂的降压疗效与 ADRB1 基因多态性

针对β受体阻滞剂降压疗效相关的药物基因组学研究，主要集中于β1肾上腺素能受体（β1-AR）的编码基因 ADRB1 的功能相关多态性，且主要关注 ADRB1 Ser49Gly（145A＞G，rs1801252）和 Arg389Gly（1165C＞G，rs1801253）与β受体阻滞剂降压和减慢心率的关联性[34]。Arg389 对应的 C 等位基因频率和 Ser49 对应的 A 等位基因频率在中国患者中分别为93.14%和85.91%。

1. β受体阻滞剂降压反应性与 ADRB1 基因多态性　　体内和体外研究一致证实，β受体阻滞剂降压反应性增强与高活性β1受体变异型（Arg389 和 Ser49）有关[35-38]。两个设计严谨的小规模前瞻性研究同样发现，与其他变异型携带者相比，Ser49 及 Arg389 纯合子携带者对美托洛尔的降压反应性更强；研究同时还发现，389 位点的 SNP 相比 49 位点的 SNP 对降压反应性的影响更大[35, 36]。上述研究分别来自美国和中国的患者人群，这表明 Arg389 和 Ser49 位点对β受体阻滞剂降压反应性的影响具有种族一致性。尽管如此，随后来自欧洲的两个较大规模前瞻性研究并未证实 ADRB1 与β受体阻滞剂临床表型之间的相关性[39, 40]。上述研究存在争议可能归因于：实验设计不同、药物类型或剂量不同、血压反应性的检测方法不同及 ADRB1 对血压反应性的遗传学效应不强等诸多原因。因此，ADRB1 与β受体阻滞剂降压反应性的关系目前尚缺乏定论。尽管如此，在所有与心力衰竭有关的研究中均证实，Arg389Arg（或与 Ser49Ser 基因型一起的单体型）与更高的β受体阻滞剂降压反应性有关[41-51]。

2. β受体阻滞剂降压临床转归与 ADRB1 基因多态性　　在经β受体阻滞剂治疗的高血压患者中，分别有两项研究分析了 ADRB1 和 ADRB2 SNP 与心血管预后的关系[52, 53]。通过临床随机对照试验，INVEST 研究在高血压合并冠心病的患者中应用维拉帕米或阿替洛尔，其中大约 6000 例患者接受了 ADRB1 及 ADRB2 的非同义 SNP 检测，结果发现，ADRB1 Ser49/Arg389 单体型携带者的主要不良心血管事件（死亡、非致命性心肌梗死、非致命性卒中）的发生风险更大，死亡风险增加至少 3 倍[53]。该研究还评价了药物对死亡风险的影响，发现 ADRB1 Ser49/Arg389 单体型带来不良心血管事件风险的增加可通过应用阿替洛尔（而非维拉帕米）得以降低。因此，与维拉帕米相比，阿替洛尔对 ADRB1 Ser49 / Arg389 单

体型携带者具有明显的保护作用（HR=0.64，95%CI：0.41～0.98），而在非携带者中阿替洛尔与维拉帕米的治疗转归无明显差异（HR＝1.51，95% CI：0.27～8.51）（图 14-1）。该研究表明，β受体阻滞剂在 Ser49-Arg389（或单独 Arg389）携带者中的获益更多。值得注意的是，该基因型效应仅在携带者中应用β受体阻滞剂与其他药物比较疗效时才能体现（图 14-1）。

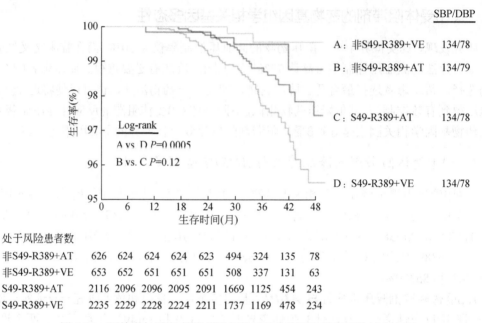

图 14-1　阿替洛尔/维拉帕米缓释剂治疗的全因死亡率和平均治疗血压

S49-R389：Ser49-Arg389 单体型；AT，阿替洛尔；DBP，舒张压；SBP，收缩压；VE，维拉帕米缓释剂

资料来源：Pacanowski MA，Gong Y，Cooper-Delloff RM，et al. Beta-adrenergic receptor gene polymorphisms and beta-blocker treatment outcomes in hypertension. Clin Pharmacol Ther，2008，84（6）：715-721

总之，*ADRB1* Ser49/Arg389 是心血管不良结局的风险因子，而β受体阻滞剂可以降低上述风险，该结果与心力衰竭患者中的研究发现一致[43, 45, 47, 49, 50]。该研究还发现，*ADRB2* 单体型与治疗交互作用对临床结局的影响，随着 ADRB2 单体型 Gly16-Glu27-523C 拷贝数的增加，与维拉帕米组相比，阿替洛尔治疗组不良临床事件风险增加[53]。基于病例对照研究设计的其他大型健康数据库也进行了类似研究[52]，研究发现了 *ADRB1* 的 SNP（或单体型）与治疗药物的交互作用对临床结局的影响。尽管采用了与 INVEST 研究不同的 SNP（rs2429511，rs17875422），该研究同样证实了β受体阻滞剂与其他药物疗效的差异受药物基因组学效应的影响。

（二）β受体阻滞剂降压疗效与肾上腺素信号通路中的其他基因多态性

在肾上腺素能受体信号通路中的 *GNAS1*、*ADRA2C*、*GNB3* 和 *GRK4* 基因与临床表型的相关性研究中，大部分都只通过了单次研究证实其与β受体阻滞剂降压反应的相关性[34]，缺乏重复性研究的验证，而且研究规模小，样本数少，结果证据性相对不足。

总之，*ADRB1* SNP 可能是影响高血压患者对β受体阻滞剂的降压反应性及临床转归的主要药物基因组学相关因素；尽管 *ADRB2* 变异型可能不影响β受体阻滞剂的降压反应性，但是可能影响β受体阻滞剂治疗有关的临床转归。如前所述，基因多态性对β受体阻滞剂的疗效存在影响，因此，在携带特定基因型的患者中，β受体阻滞剂可能是更有效的降压药；而在其他基因型携带者中，其长期临床获益可能有限。

（三）β受体阻滞剂的降压疗效与 *CYP2D6* 基因多态性

CYP2D6 是基因多态性方面最受关注的 CYP450 之一，包括β受体阻滞剂（如阿替洛尔、卡维地洛、美托洛尔、比索洛尔、普萘洛尔等）在内的约 25% 的药物经 CYP2D6 代谢。

截至目前，已经发现 139 种 *CYP2D6* 的等位基因变异及一系列亚变异[54]。根据 *CYP2D6* 功能的改变，这些等位基因可分为 3 组：正常或功能增强等位基因［如*2A、*17×2（重复基因）、*27 等］、功能降低等位基因（如*10、*14、*17、*18 等）、功能丧失等位基因（如*3、*4、*5、*6 等）。CYP2D6 在人群中表观功能由高到低可分为超快代谢型（ultra rapid metabolizer，UM；至少 2 个正常功能等位基因）、快代谢型（extensive metabolizer，EM；2 个正常功能等位基因或 1 个正常和 1 个功能降低等位基因）、中间代谢型（intermediate metabolizer，IM；1 个正常和 1 个无功能等位基因，或 2 个功能降低等位基因，或 1 个功能降低和 1 个无功能等位基因）、慢代谢型（poor metabolizer，PM；2 个无功能等位基因）[55]。

不同种族人群中，*CYP2D6* 等位基因所占的比例存在差异性，因此 PM、IM、EM 及 UM 在不同种族中的分布比例不同。总体来说，PM 表型在白种人分布频率较高，其中在英国及瑞士白种人中频率最高（分别为 8.9% 及 10%）[56]；而在亚洲人群中分布频率则相对较低，尤其是在中国、韩国、日本人群中（0%～1.2%）[57-59]。UM 表型在欧洲白种人分布频率较低（丹麦 0.8%、瑞典 1%～2%、德国 3.6%）[60-63]，在埃塞俄比亚黑种人（16%）[64] 及沙特阿拉伯人中（20%）分布频率最高[65]。中国人群以 *CYP2D6*10 变异型为主，分布频率为 41.01%；其次是 *CYP2D6*2 变异型，分布频率为 11.20%[66]。

卡维地洛是一种非选择性β、α_1 受体阻滞剂，广泛应用于治疗充血性心力衰竭、高血压及心肌梗死后的左室功能不全。CYP2D6 和 CYP2C9 是卡维地洛激活及代谢过程中涉及的主要酶类。药代动力学研究发现，使用卡维地洛后，PM 表型人群中 *R*-卡维地洛血浆浓度是正常代谢水平人群的 2～3 倍；而 *S*-卡维地洛仅升高 20%～25%[67, 68]。尽管 *CYP2D6* 的基因型能够影响卡维地洛血浆药物浓度，但是研究并未发现不同 *CYP2D6* 基因型携带者的心率、血压及不良反应发生风险具有明显差异性[69, 70]。同样也有研究发现，*CYP2D6* 无功能等位基因携带者或 PM 表型的慢性心力衰竭患者能够耐受较高水平的卡维地洛药物维持剂量[71, 72]，这可能与 CYP450 同时发挥活化卡维地洛的作用有关。

美托洛尔是一种选择性β_1 受体阻滞剂，主要由 CYP2D6 代谢。CYP2D6 活性缺乏人群的美托洛尔血药浓度是 CYP2D6 正常活性人群的 5 倍[73-76]。同时，在高血压患者中 *CYP2D6* 基因型差异能够影响美托洛尔减慢心率的作用，甚至增加心动过缓的发生风险[72, 77-79]。然而，研究并未发现美托洛尔降压疗效在不同代谢型个体中的差异[80]。此外，目前尚缺乏 *CYP2D6* 基因型影响美托洛尔临床预后的报道。

在临床应用方面，中国《高血压合理用药指南（第 2 版）》中指出，*CYP2D6* 酶活性缺失的多态性可影响美托洛尔体内代谢，从而影响这些药物的疗效和不良反应的发生，临床需根据个体基因型进行剂量调整[81]。根据荷兰皇家药剂师协会（KNMP）药物基因组学工作组（DPWG）推荐意见，IM 及 PM 人群如果需要逐步降低心率，或在出现症状性心动过缓的情况下，应用美托洛尔应时以较小剂量逐渐增加[82]（表 14-2）。

表 14-2　荷兰皇家药剂师协会（KNMP）药物基因组学工作组（DPWG）推荐意见

CYP2D6 代谢类型	美托洛尔治疗建议
NM（正常代谢型）	使用标准剂量
UM（超快代谢型）	使用最大剂量，如果疗效不佳，可以根据疗效增加到 2.5 倍标准剂量或换用其他药物如比索洛尔、卡维地洛或阿替洛尔
IM（中间代谢型）	如果需要逐步降低心率，或在出现症状性心动过缓的情况下，以较小的剂量逐渐增加，剂量不超过标准剂量的 50%
PM（慢代谢型）	如果需要逐步降低心率，或在出现症状性心动过缓的情况下，以较小的剂量逐渐增加，剂量不超过标准剂量的 25%

注：IM 或 PM 患者，治疗建议仅针对临床结局为心动过缓时。

资料来源：Royal Dutch Pharmacists Association（KNMP）. Dutch Pharmacogenetics Working Group（DPWG）. Pharmacogenetic Guidelines，http://kennisbank.knmp.nl/。

（四）β受体阻滞剂的降压疗效与其他基因多态性

1. G 蛋白亚基　肾上腺素能受体属于 G 蛋白偶联受体，通过激活 G 蛋白介导肾上腺素或去甲肾上腺素的功能。*GNAS1* 基因编码 Gs 蛋白的α亚基，其第 5 外显子 393 位点存在一个同义突变 T393C（rs7121），上述位点多态性在降压效果反应不同的患者中存在显著的差异[83]。GNB3 蛋白编码 G 蛋白β3 亚基，研究发现其多态性位点或单体型与β受体阻滞剂降压药物反应具有相关性[84]。

2. ADRB2 基因　一项针对健康志愿者的 *ADRB2* 基因 Arg16Gly 及 Gln27Glu 位点与基线血压及使用卡维地洛后血压变化的相关性研究发现，卡维地洛对 *ADRB2* Gln27 携带者比 Glu27 携带者具有更高的降压作用（Glu27Glu、Glu27Gln 和 Gln27Gln 携带者的 SBP 平均降低 6.0mmHg、9.1mmHg 和 12.2mmHg）[69]，但在 *ADRB2* 基因多态性与其他β受体阻滞剂降压反应性的研究中，并未发现两者具有明显相关性[39, 40, 85, 86]。

3. BK 蛋白编码基因　大电导的钙离子激活的钾通道（large-conductance Ca^{2+} activated K^+ channels，BK）表达于血管内皮平滑肌细胞，发挥调剂钙离子浓度的功能。该离子通道蛋白由α亚基及β亚基构成，其中，通过对 BK 蛋白β1 亚基基因测序发现第 3 外显子 352 位存在单核苷酸多态性位点（G352A），使 65 位氨基酸由谷氨酸变为赖氨酸（E65K）[87]。E65K 突变为"获得功能性突变"，能够提高通道的钙离子敏感性。一项涉及 234 名高血压患者的临床研究表明，K 等位基因携带者使用β受体阻滞剂后 DBP 下降程度更大[88]。

4. eNOS 基因　内皮一氧化氮合酶（endothelial nitric oxide synthase，eNOS），可以通过调控一氧化氮合成实现血压的调节过程。前期研究发现,内皮一氧化氮合酶基因的单核苷酸多态性位点 rs2070744（T786C）可以提高复制蛋白 A1（replication protein A1，PRA1）与启动子结合活性，从而显著降低基因的转录活性[89]。一项针对维拉帕米和阿替洛尔降压治疗的 1025 人的临床研究发现，786T＞C 位点多态性与血压控制率有关（T/T 63%，T/C 72%，C/C 88%；$P=0.002$）；但与心血管事件的发生率无关；且两种类型药物并不改变基因多态性对血压控制率及心血管事件发生率的影响[90]。

总体而言，目前β受体阻滞剂治疗高血压的药物基因组学主要研究去甲肾上腺素作用通路基因及药物代谢酶基因多态性对β受体阻滞剂降压效果及预后的影响。如上文所述，尽管目前已经有研究发现大量基因多态性对高血压治疗效果的个体差异有显著影响，但不同的研究结论间仍存在争议，且尚未有重复性研究验证。因此，为进一步明确β受体阻滞剂的药物基因组学影响，仍需更多具有前瞻性、大样本、多种族的临床研究。

（王子乾　尹　彤）

第三节　血管紧张素转换酶抑制剂的药物基因组学

肾素-血管紧张素系统（RAS）是人体内重要的体液调节系统，维持电解质及体液平衡，对心血管活动和血压的调节有重要作用。肾素作为蛋白水解酶，主要由肾近球细胞合成和分泌，可水解血中的α2球蛋白（即血管紧张素原），使其成为10肽的无生理活性的血管紧张素Ⅰ（angiotensinⅠ，AngⅠ），血管紧张素Ⅰ在血管紧张素转换酶（angiotensin converting enzyme，ACE）的作用下，转化成8肽的血管紧张素Ⅱ（angiotensinⅡ，AngⅡ）。AngⅡ为强力升压物质，不仅能使小动脉平滑肌收缩，还能通过脑和自主神经系统间接升压，促进肾上腺球状带排泌具有潴留水钠、增加血容量作用的醛固酮，使血压升高。正常情况下，肾素、血管紧张素和醛固酮三者处于动态平衡中，相互反馈和制约。

自20世纪70年代末，人类合成第一个对血管紧张素转换酶活性有抑制作用的药物以来，血管紧张素转换酶抑制剂（angiotensin converting enzyme inhibitor，ACEI）在临床的应用越来越广泛，是目前临床治疗原发性高血压的一线药物之一。美国预防、检测、评估和治疗高血压全国联合委员会第七次报告推荐了五大类抗高血压药物的适应证，其中ACEI是唯一一个拥有包括心力衰竭、心肌梗死、冠心病、糖尿病、慢性肾脏病和预防脑卒中再发六大强适应证的药物。ACEI发挥药理作用的主要机制是通过竞争性抑制血管紧张素转换酶降低肾素-血管紧张素-醛固酮系统（RAAS）的活性，同时抑制血管紧张素转换酶可减少缓激肽的降解，从而提高激肽原-激肽系统（kininogen kinin system，KKS）的活性。常见的ACEI主要包括卡托普利、贝那普利、依那普利、培哚普利等。但是，个体对这些药物的反应有很大的差异，只有不到50%的高血压患者能通过单用ACEI来控制血压，越来越多的研究表明遗传多态性是ACEI个体反应差异的原因之一。本节基于药物基因组学探讨与ACEI疗效和安全性相关的遗传变异及其个体化治疗。

一、与血管紧张素转换酶抑制剂疗效相关的遗传变异

（一）血管紧张素转换酶

血管紧张素转换酶（*ACE*）基因作为RAS系统的关键基因，其编码的基因变异产物在高血压的形成和治疗中起着至关重要的作用，近年来也一直是研究热点。ACE的产生与功能受*ACE*基因控制，因此*ACE*基因的单核苷酸多态性（SNP）可能影响ACEI对ACE的抑制作用，从而影响ACEI的降压疗效和不良反应。

一些研究已经证实 *ACE* 基因多态性能够影响 ACEI 的降压疗效。*ACE* 基因共包含 25 个内含子和 26 个外显子，其中内含子 16 的插入/缺失（I/D）是目前报道最多的遗传变异，约占 ACE 血浆水平变异的一半。据此遗传突变，*ACE* 基因可分为 I/I、I/D 和 D/D 三种基因型。研究发现人体血浆中 ACE 与这三种 *ACE* 基因型相关联：D/D 型个体 ACE 水平最高，I/D 型其次，I/I 型最低[91]。Heidari 等[92]研究发现，在马来西亚男性原发性高血压患者中，使用 ACEI 依那普利或赖诺普利时，携带 DD 基因型的患者比携带 ID 和 II 基因型的患者降压疗效更好，这表明 D 等位基因可能是马来西亚男性受试者中原发性高血压的遗传标记。D/D 基因型的患者 ACE 血清水平和 ACE 活性均升高，更具抑制潜力，因此人们认为 D/D 基因型的患者对 ACEI 反应会更好。

ACEI 通过竞争性拮抗 ACE 使血管紧张素 I 不能转化为血管紧张素 II，从而降低外周血管阻力，发挥抗高血压作用。但是，血管紧张素 II 水平与 *ACE* I/I、I/D 和 D/D 基因型之间的关系还存在一定争议。对 *ACE* I/D 多态性相关性的研究表明，虽然 *ACE* I/D 多态性影响血浆 ACE 水平，但并不影响血管紧张素 II 或醛固酮的产生[93, 94]。然而，另有研究表明，携带 *ACE* D/D 基因型的正常男性血浆中血管紧张素 II 水平较高[95]。Buikema 等[96]的研究发现，ACE D 等位基因携带者血管紧张素 I 转化为血管紧张素 II 的水平更高。

另外，Altmaier 等[97]在基于种族的代谢组学研究中发现 *ACE* rs4329 可以预测 ACEI 对代谢状态的影响。*ACE* rs4329 突变纯合子（AA）患者接受 ACEI 治疗后较野生纯合子（GG）患者，ACE 活性的副产物天冬氨酸-苯丙氨酸（Asp-Phe）水平明显升高。该结果说明在突变纯合子携带者体内 ACEI 对 ACE 的抑制不彻底，导致 ACE 活性较高。

ACE 作为 RAS 系统中的一个关键酶，是 ACEI 的唯一作用靶点，*ACE* 基因多态性可能是不同高血压患者对 ACEI 降压效果不尽相同的原因。但是，*ACE* 基因多态性与 ACEI 的疗效和不良反应的关系还不十分明确，需要进一步探索。

（二）血管紧张素原

血管紧张素原（AGT）由 *AGT* 基因编码，作为 RAS 唯一的初始反应底物，其基因多态性与高血压的关系已有报道，但是其与 ACEI 疗效的关系还存在一定争议。*AGT* M235T（rs699）错义突变，可导致血浆中 AGT 水平升高[98]。Hingorani 等[99]发现 *AGT* 235T 等位基因携带者对 ACEI 有更好的反应，*AGT* M235T 遗传多态性可以作为 ACEI 血压反应的独立预测因子。Woodiwiss 等[100]发现 *AGT* 217G＞A 遗传多态性能够预测 ACEI 的降压疗效，突变纯合子 AA 基因型携带者使用 ACEI 后血压下降不明显，而野生纯合子 GG 和突变杂合子 GA 基因型携带者使用 ACEI 后血压显著下降。

二、与血管紧张素转换酶抑制剂不良反应相关的遗传变异

（一）咳嗽

ACEI 类药物导致的刺激性干咳不良反应一直是 ACEI 应用中比较突出的问题，是导致患者服药依从性差及最终停药的主要原因。ACEI 类药物导致的咳嗽不良反应通常发生在服药后几天到数周内，程度不一，突出表现为一种持续、刺激性的干咳，可伴有咽部痒感及鼻塞，以夜间为重，停药后 1~4 周咳嗽症状缓解或基本消失。目前文献报道的发生率在

5%～50%，占慢性咳嗽病因的 1%～3%。据此，钟南山院士等起草的《咳嗽的诊断与治疗指南》中明确要求医生在诊断开始之初就询问患者是否服用 ACEI 类药物。咳嗽为 ACEI 类药物最常见的不良反应，文献报道的咳嗽发生率远高于其药物说明书中所述发生率[101]。不同种类 ACEI 引起干咳的发生率也不尽相同，卡托普利和依那普利导致的咳嗽不良反应比其他 ACEI 稍高。已有研究显示，咳嗽发生率存在较大的种族差异[102]。中国人比白种人更易发生咳嗽不良反应[103]。女性发生咳嗽不良反应的比例也远高于男性，性别是 ACEI 咳嗽不良反应的一个独立危险因素。

　　近年来，ACEI 导致的咳嗽不良反应具体原因及机制也愈发受到国内外研究者的重视，但是这种不良反应的具体发生机制仍然不是十分清楚。研究者普遍接受的病理过程是患者服用 ACEI 后，阻断 ACE，抑制体内激肽，特别是缓激肽的降解，使得缓激肽在呼吸道局部组织中大量聚集，通过下游一系列通路诱导咳嗽的发生。一方面，迷走神经 C 纤维为咳嗽反射的传入纤维，缓激肽可能直接作用于 C 纤维，引起咳嗽冲动的传入，形成咳嗽反射引发咳嗽。另一方面，缓激肽可通过激活下游促炎症机制来间接诱导咳嗽，如花生四烯酸通路及一氧化氮合成等[104]。

　　药物基因组学作为转化医学的一个热门方向，为咳嗽不良反应的研究提供了新的思路。已发现多个基因的 SNP 位点与 ACEI 咳嗽不良反应发生率的增加或减少相关（表 14-3）。但是，这些关联性大多较弱，需要进一步的数据来确定它们的有效性。

　　SLCO1B1 基因编码有机阴离子转运多肽 OATP1B1。OATP1B1 是一种特异性分布于肝细胞基底膜上的转运蛋白，与多种药物的肝脏摄取密切相关，也参与 ACEI（依那普利和替莫普利）的转运[105]。目前已报道有多个突变频率>5%的常见 *SLCO1B1* SNP，且研究发现在中国男性健康志愿者中 *SLCO1B1* 对依那普利的药代动力学有显著影响[106]。笔者所在课题组发现 *SLCO1B1* 521T>C 的 C 等位基因携带者出现依那普利相关咳嗽的风险是 T 等位基因纯合携带者的 2 倍（95%CI：1.34～3.04，$P=6.2\times10^{-4}$）；单倍型数据显示 *SLCO1B1**15/*15 携带者出现依那普利相关咳嗽的风险是 *SLCO1B1**1b/*1b 携带者的近 7 倍（95%CI：1.30～37.07，$P=0.020$）。首次从药代动力学的角度发现 *SLCO1B1* 基因多态性与中国汉族原发性高血压患者服用依那普利出现咳嗽不良反应呈强相关。

　　ABO 基因位于人类第 9 号染色体，由 7 个外显子和 6 个内含子组成，其中外显子长度为 28～688bp，基因编码序列大部分位于第 6 号和第 7 号外显子。早期研究通过血清方法学分析血型，发现 ABO 血型系统与冠心病等多种疾病相关。近年来随着高通量分型等新技术手段和 GWAS 等研究方法的出现，发现 *ABO* 基因多态性与冠心病等心血管疾病相关[107,108]。一项在台湾汉族人群中开展的 GWAS 显示 ACE 基因 rs4343 多态性及 *ABO* 基因 rs495828 和 rs8176746 两个 SNP 位点与 ACE 活性存在强相关性（$P=8.6\times10^{-21}$；$P=2.5\times10^{-8}$；$P=2.5\times10^{-6}$），而且这些阳性结果在另外两个独立的人群中也得到了验证[109]。笔者所在课题组通过 Logistic 回归分析校正年龄、性别、吸烟、饮酒的影响后，发现 *ABO* rs495828 突变型纯合子 TT 是其他基因型患者出现依那普利相关咳嗽风险的2.7倍（OR=2.69,95%CI：1.22～5.95，$P=0.008$）。

　　环加氧酶（cyclooxygenase，COX）是花生四烯酸代谢通路的限速酶，能够把花生四烯酸变为不稳定的中间产物前列腺素 H，该物质是前列腺素、前列环素及血栓素等的前体物质。研究发现花生四烯酸代谢物能够介导咳嗽反应，并且在 ACEI 导致的咳嗽中起重要作用[110]。COX-2 在人类呼吸道细胞表达，研究发现 COX-2 能够介导呼吸道咳嗽反应敏感性，COX-2 抑制剂能够降低咳嗽反射敏感度[111]。而 *COX-2* 基因 SNP 是个体间 COX-2 表达和活性差异的重要原因。临床研究发现 *COX-2* 基因多态性与心血管疾病、癌症等多种疾病相关，另外，研究也证实 *COX-2* -1195G＞A 和 8473T＞C 与哮喘这种呼吸道疾病相关[112]。笔者所在课题组发现在男性组中 *COX-2* -1195G＞A 突变纯合子 AA 基因型患者出现依那普利相关咳嗽的风险增大（OR=3.57，95% CI：1.05～12.13），单倍型 AAT（-1290A＞G/-1195G＞A/8473T＞C）的频率也显著高于无咳嗽组（P=0.016）。

另外，Mas 等[113]发现 *ACE* 基因上的两个遗传变异位点 rs4459610 和 rs4267385 对 ACEI 引起的咳嗽具有保护作用。KCNIP4 蛋白的一个主要功能是调节 Kv4 钾通道，*KCNIP4* 基因突变导致的 Kv4 通道调节异常，可能通过刺激肺内的感觉传入神经导致缓激肽蓄积。Mosley 等[114]通过 GWAS 发现 *KCNIP4* rs145489027 与 ACEI 引起的咳嗽具有强相关性（P=1.0×10^{-8}）。

表 14-3 与 ACEI 咳嗽不良反应相关的基因多态性

药物	基因	多态性	效应
依那普利	*SLCO1B1*	521T＞C	C 等位基因携带者出现依那普利相关咳嗽的风险是 T 等位基因纯合携带者的 2 倍
依那普利	*SLCO1B1*	*15/*15、*1b/*1b	*SLCO1B1**15/*15 携带者出现依那普利相关咳嗽的风险是 *SLCO1B1**1b/*1b 携带者的近 7 倍
依那普利	*ABO*	rs495828	rs495828 突变型纯合子 TT 是其他基因型患者出现依那普利相关咳嗽风险的 2.7 倍
依那普利	*COX-2*	-1195G＞A	男性中 *COX-2* -1195G＞A 突变纯合子 AA 基因型患者出现依那普利相关咳嗽的风险增大
ACEI	*ACE*	rs4459610、rs4267385	rs4459610 和 rs4267385 对 ACEI 引起的咳嗽具有保护作用
ACEI	*KCNIP4*	rs145489027	rs145489027 与 ACEI 引起的咳嗽具有强相关性

（二）血管性水肿

血管神经性水肿是 ACEI 一种罕见的副作用，其发生率为 0.1%～0.7%。ACEI 所致血管神经性水肿的典型表现为皮下非凹陷性水肿，但不伴有皮疹、瘙痒或疼痛等症状，而药物过敏引起的血管性水肿临床表现多伴有皮疹。ACEI 所致血管性水肿多在服用 ACEI 后 1 周内发生，虽然大多数 ACEI 引起的血管性水肿症状很轻，但是当发生声带或喉头水肿时，可出现呼吸道阻塞症状，甚至可能导致死亡。因此，在服用 ACEI 后 1 周内应高度重视血管性水肿的发生，长期使用 ACEI 时也要注意。

目前，ACEI 所致血管性水肿的机制尚不十分明确，大部分学者认为是由缓激肽蓄积引起的。缓激肽在血浆中很快被血浆和组织蛋白酶降解，半衰期很短，而 ACE 是降解缓激肽最主要的酶。ACEI 阻断 ACE 活性之后，缓激肽降解速度减慢，导致血管缓激肽水平增加。缓激肽导致血管通透性增加，引起血管性水肿。

ACEI 所致血管性水肿在不同种族群体中出现的频率不一致，这表明遗传因素与 ACEI 所致血管性水肿的发展有关。基于 GWAS 和候选基因研究，学者们已经发现了一些遗传变异和 ACEI 所致血管性水肿的关联。Pare 等[115]通过 GWAS 研究发现，*PRKCQ* rs500766T 变异等位基因与较低的血管性水肿风险相关，而 *ETV6* 基因 rs2724635 中的 G 等位基因与较高的血管性水肿风险相关，*PRKCQ* 和 *ETV6* 基因均参与免疫功能的调节。另外，与血管性水肿相关的遗传多态性存在种族差异，仅在非洲裔美国人中发现 *MME* rs989692 与 ACEI 所致血管性水肿显著相关[115]。

性别是 ACEI 所致血管性水肿发生的一个危险因素，女性患者的发病风险比男性高 50%，而与 ACEI 所致血管性水肿相关的遗传多态性也存在性别差异。*XPNPEP2* 基因编码的膜性氨肽酶 P2（APP2）有助于缓激肽的失活，Woodard-Grice 等[116]研究发现 *XPNPEP2* 2399C＞A 与男性 ACEI 血管性水肿有关，而与女性无关。

三、小结

ACEI 在临床上的应用越来越广泛，常用于治疗高血压、充血性心力衰竭、心肌梗死、心室肥厚、左室功能障碍及糖尿病肾病等。但是不同个体之间 ACEI 的疗效和不良反应有很大的差异，这将直接影响 ACEI 的降压达标率和患者的依从性。基于药物基因组学的高血压个体化治疗已成为当前医学界研究的热点，应用药物基因组学指导 ACEI 的个体化用药，可为患者制订最为适宜的给药方案，最小化潜在的健康风险，使患者得到最有效的治疗。

第四节　血管紧张素 II 受体阻滞剂的药物基因组学

血管紧张素 II 受体阻滞剂（angiotensin II receptor blocker，ARB）作为一线降压药，是目前临床上使用率增长最快的药物之一，具有强效、平稳、不良反应少、适应证广等特征。其主要包括氯沙坦、缬沙坦、坎地沙坦、替米沙坦、厄贝沙坦、奥美沙坦及新药阿齐沙坦酯等。ARB 类药物能够直接抑制血管紧张素 II（Ang II）与血管紧张素 1 亚型受体（AT1R/AGTR1）的结合，因而对 RAS 的阻滞更为完全，发挥降压疗效更直接。另一方面，ARB 类药物通过负反馈作用使 Ang II 生成增多，相对激活了血管紧张素 2 型受体（AT2R/AGTR2）。肾脏 AT2R/AGTR2 的激活可以促进血钠排出，使舒血管物质 NO、缓激肽等生成增加，发挥血管扩张和血压降低的作用[117]。国内外关于 ARB 类的药物基因组学研究也随着药物的使用而不断增加，并获得了不少研究成果（表 14-4）。本节基于药物基因组学探讨与 ARB 疗效相关的遗传变异及其个体化治疗。

一、血管紧张素 II 的 1 型受体基因

血管紧张素 II 的 1 型受体（AT1R/AGTR1）介导了 Ang II 的主要心血管效应，因此 *AT1R/AGTR1* 基因一直是心血管疾病的重要候选基因之一。*AT1R/AGTR1* 基因具有普遍多态性，其中较为常见的为 A1166C 多态性。然而，目前关于 *AT1R* A1166C 遗传多态性对 ARB 类药物降压疗效影响的结论不完全一致[118]。据报道，1166C 等位基因突变在欧美白种人的发生频率约为 29%，在亚洲人群中的发生频率约为 9%。Miller 等[119]发现在使用氯沙坦后，携带 *AT1R/AGTR*1 1166C 等位基因降压幅度较携带 1166AA 基因型的降压幅度明显增大，提示 1166C 等位基因携带者降压效果较好。而 de Denus 等[120]发现野生纯合子 1166AA 基因型患者使用坎地沙坦后，收缩压和舒张压下降幅度均大于突变等位基因 C 携带者，提示

1166A 等位基因携带者降压效果较好。然而，Redon 等[121] 在对 206 例高血压患者进行 12 个月的随访研究后发现，*AT1R* A1166C、*AT1R* C573T 遗传多态性对替米沙坦的治疗效果无明显影响。另外，ARB 对肾脏的保护作用与 *AT1R* 1166A/C 遗传多态性相关，Lee 等[122] 发现慢性非糖尿病蛋白尿肾病患者使用缬沙坦治疗 6 个月后，*AT1R* 1166 AA 和 AC 基因型患者蛋白尿的减少率分别为 45.7% 和 10.8%。

二、血管紧张素转换酶基因

ACE 基因中最常见的突变是内含子 16 的插入/缺失（I/D）突变，血浆 ACE 水平与 *ACE* 基因的 I/D 多态性呈强相关性，*ACE* D/D 基因型个体中血清 ACE 水平最高，是 I/I 基因型个体的 2 倍。因此，原发性高血压患者在服用 ACEI 或 ARB 类药物时，携带有 *ACE* I/D 等位基因的患者可能疗效不一。研究发现，*ACE* I/D 基因多态性与 ARB 类药物的降压疗效有一定相关性，但是结果存在种族差异。瑞典学者观察到原发性高血压患者服用厄贝沙坦 3 个月后，相比 D 等位基因携带者，I 等位基因纯合携带者舒张压下降幅度明显增加，降压效果较好[123]。Moon 等[124] 在研究损伤性动静脉瘘的预后因素时，发现 *ACE* D 等位基因患者服用 ARB 或 ACEI 能够很好地预防手术后并发症的发生。另外，Nordestgaard 等[125] 通过对 1774 例服用氯沙坦的患者长达 4.8 年的观察发现，*ACE* I/D 遗传多态不影响氯沙坦的降压疗效和心血管终点事件。

三、细胞色素 P450 酶

ARB 类药物如氯沙坦和厄贝沙坦在体内的代谢主要依靠 CYP2C9 与 CYP3A4。国内外有大量研究表明，*CYP2C9* 基因多态性能够影响氯沙坦和厄贝沙坦的体内药物浓度，进而影响药物疗效。在健康志愿者和原发性高血压患者中的实验均显示 *CYP2C9*3* 等位基因携带者使用厄贝沙坦，口服清除率下降，血药浓度升高，同时降压疗效较好[126-128]。Yin 等[129] 发现 *CYP2C9*30* 可能与氯沙坦降压反应减弱有关。Bae 等[130] 通过研究韩国人群氯沙坦药代动力学发现 *CYP2C9*1/*3* 和 *CYP2C9*1/*13* 基因型携带者中氯沙坦口服清除率降低，但氯沙坦的临床疗效不降低。尽管目前 CYP2C9 与 ARB 类药物疗效的关系还不是很明确，但是携带 *CYP2C9*3*、*CYP2C9*13*、*CYP2C9*30* 等位基因的患者应该谨慎使用氯沙坦和厄贝沙坦。

CYP11B2 是体内醛固酮生物合成的限速酶，其-344C/T（rs1799998）突变使醛固酮合成增加、活性增强，促进水钠潴留，引起血压升高。同时，突变引起机体对 ARB 敏感性增加，研究发现，*CYP11B2* C-344T 遗传多态性与 ARB 反应的个体差异相关。Kurland 等[131] 在一项双盲研究中发现，与携带 TC 或 CC 基因型的个体相比，携带突变纯合子 TT 的受试者中厄贝沙坦降压效果更加明显。而另一项独立研究显示，野生纯合子 CC 基因型携带者使用坎地沙坦酯降压效果更好[132]。目前关于 *CYP11B2* 基因多态对 ARB 类药物疗效的研究尚且不多，且多为小规模临床研究，难以得出权威性的结论，其具体作用机制仍需进一步研究。

四、内皮型一氧化氮合酶

内皮型一氧化氮合酶（eNOS）在内皮细胞中广泛表达，可以在血管内催化 L-精氨酸产生一氧化氮（nitric oxide，NO），协助调节血管功能。*eNOS* 基因的遗传多态性与高血压密切相关，其位于外显子 7 的 894 位碱基突变（G894T）导致 Glu298Asp 错译。此突变影响 eNOS 表达，使 NO 生成减少，导致血管紧张素增加、内皮受损、血管收缩障碍，进而导致血压升高。瑞典学者发现 *eNOS* G894T 遗传多态性是 ARB 疗效的预测因子[124]。但是不同研究之间持不同结论，Hussain 等[133]的研究发现血管紧张素受体阻滞剂的个体间反应差异与 *eNOS* 基因的遗传多态性无关。另外，Cheema 等[134]发现 *eNOS* T-786C CC 基因型能够与其他 *eNOS* 的 SNP 相互作用，共同调节 ARB 和 ACEI 在 2 型糖尿病患者中的肾保护作用。

五、肾素

肾素（REN）是 RAAS 的限速酶，主要作用是催化血管紧张素原转化为血管紧张素Ⅰ，从而激活 RAS。作为 RAS 重要的组成成分，*REN* 基因在高血压的遗传基础研究中备受关注。人 *REN* 基因位于染色体 1q32，全长约 12.5kb，包含 10 个外显子和 9 个内含子。*REN* C-5312T 遗传多态性位于肾素基因的远端增强子区，细胞分子生物学实验显示 T 等位基因的转录水平显著高于 C 等位基因[135]。Konoshita 等[136]研究发现 *REN* C-5312T 遗传变异是 ARB 降压疗效的独立预测因子，野生纯合子 CC 基因型高血压患者服用缬沙坦的疗效更好。尽管测定血浆肾素水平有助于了解高血压的病因，但是用肾素水平预测 ARB 反应仍存在争议，还需更多的临床证据和进一步研究。

六、尿苷二磷酸葡萄糖醛酸转移酶基因

尿苷二磷酸葡萄糖醛酸转移酶（UGT）是生物体内进行Ⅱ相转化时最重要的酶，参与催化葡萄糖醛酸的结合反应。口服替米沙坦后，约有 17% 的替米沙坦在肠道和肝脏与葡萄糖醛酸结合成化合物而失去药理作用。参与替米沙坦葡萄糖醛酸化的酶亚型主要为 UGT1A3 和 UGT1A1。日本学者发现，与 *UGT1A1*1 野生型相比，*UGT1A1*28 杂合子个体的替米沙坦口服清除率显著增加，且在 *UGT1A1*28/*28 人肝微粒体中替米沙坦的代谢清除率较高；同时，*UGT1A1*28 等位基因可增强 UGT1A3 蛋白的表达，从而提高替米沙坦的葡萄糖醛酸化活性，降低替米沙坦的血药浓度[137]。Ieiri 等[138]发现 *UGT1A3* 的单倍型对替米沙坦的药代动力学有显著影响。

七、其他基因

GNB3 基因常作为研究高血压遗传标记的候选基因，*GNB3* C825T 遗传多态性与高血压及降压药物疗效的相关性也已得到研究。研究发现 *GNB3* C825T 遗传多态性与缬沙坦的降压疗效相关，携带 *GNB3* 825T 等位基因的健康志愿者服用缬沙坦降压疗效更好，这可能与 *GNB3* 825T 等位基因携带者能更大程度地抑制血管紧张素Ⅱ有关[139]。*GNB3* C825T 遗传多态性可以作为药物效应的药理学标记。

激肽-激肽释放酶系统（KKS）是一个复杂的内源性多酶系统，在心血管系统的多种病理生理进程中扮演着重要角色。激肽与血管内皮的缓激肽受体结合，触发瀑布式的生物效应，是心血管系统重要的调节因子。激肽原（KNG）为体内激肽的前体物质，其基因多态性与多种心血管疾病相关。Barbalic 等[140]研究发现激肽原基因（*KNG*）遗传多态性位点

rs5030062 和 rs698078 与欧洲裔美国人应用坎地沙坦的疗效相关。

OATP 参与多种药物的肝脏摄取，其遗传多态性对药物在体内的药代动力学产生影响。Maeda 等[141] 发现 *OATP1B1**1b 等位基因是缬沙坦药代动力学个体间差异的决定性因素之一。替米沙坦主要通过 OATP1B3 进入肝脏，与葡萄糖醛酸盐结合而排泄到胆汁中。OATP1B3 编码基因 *SLCO1B3* 的遗传多态性决定了替米沙坦的药代动力学过程，Yamada 等[137] 发现 *SLCO1B3* rs11045585 突变杂合子携带者替米沙坦的血药浓度-时间曲线下面积（AUC）大于野生纯合子携带者。

心房钠尿肽（*ANP*）基因是高血压遗传易感性基因之一，*ANP* Val7Met SNP 位点可能是影响厄贝沙坦血药浓度和降压疗效的遗传因素。有研究表明，原发性高血压患者连续服用厄贝沙坦 4 周后，Val/Met 和 Met/Met 基因型患者稳态血浆厄贝沙坦浓度显著低于 Val/Val 基因型患者[142]。

人血管紧张素原（AGT）主要功能是作为肾素的底物来调节血压，*AGT* 基因 Met235Thr 与盐敏感性血压密切相关，是常见的研究高血压疗效的突变位点，在亚洲人群中的突变频率约为 0.75。目前有若干关于 *AGT* Met235Thr 多态性与高血压易感性及降压药物疗效之间的关联性研究，但是该遗传多态性与 ARB 类药物相关的研究较少，且多为阴性结果。Lee 等[122] 研究发现缬沙坦治疗后，*AGT* Met235Thr 各基因型之间血压下降幅度无显著性差异。因此，*AGR* Met235Thr 与 ARB 类药物疗效的相关性还需要进一步研究。

八、小结

目前关于 ARB 类药物的药物基因组学研究主要从临床患者出发，大部分研究集中于药物的作用靶点和信号通路上的遗传信息突变，获得了一定的研究成果。这些成果对药物的开发和临床应用具有潜在的药理学和毒理学意义。然而，各个试验的结论存在很大的不一致性，可能的原因如下：其一，不同试验的环境和条件控制不一，操作过程及分析的不统一性可能导致了结果的差异性；其二，不同试验的设计不同，有的试验样本数过少，在进行基因位点分析时可能因为样本量的问题而影响到试验结论的准确性；其三，降压药物的疗效受到多因素、多水平的影响，目前大多数研究仅仅局限于单个或多个基因，或者单个或多个遗传多态性位点，其结果的准确性和严谨性在一定程度上值得再探讨；其四，不同种族和地区人种的特异性，可能也是导致同一遗传多态性在不同研究中有不同结论的原因之一。应扩大研究的样本群，开展大规模多中心的药物临床试验，在试验可控因素一致的情况下进行全因素分析；此外，有必要对可能产生药物代谢差异的各因素进行多次验证，建立统一方便可行的药物代谢模型，以便在临床上广泛使用。

表 14-4 血管紧张素 II 受体阻滞剂相关的基因多态性

药物	基因	多态性	效应
氯沙坦	*AT1R/AGTR1*	A1166C	C 等位基因的个体降压幅度较携带 AA 基因型个体的降压幅度明显增大
坎地沙坦	*AT1R/AGTR1*	A1166C	AA 基因型患者使用坎地沙坦后，收缩压和舒张压下降幅度均大于突变等位基因 C 携带者
缬沙坦	*AT1R/AGTR1*	A1166C	AA 和 AC 基因型患者蛋白尿的减少率分别为 45.7%和 10.8%

续表

药物	基因	多态性	效应
厄贝沙坦	ACE	I/D	相比 D 等位基因携带者，I 等位基因纯合携带者舒张压下降幅度明显增加
厄贝沙坦	CYP2C9	*3	*3 等位基因携带者使用厄贝沙坦，口服清除率下降，血药浓度升高，降压疗效较好
氯沙坦	CYP2C9	*3、*13	*1/*3 和 *1/*13 基因型携带者氯沙坦口服清除率降低
厄贝沙坦	CYP11B2	C-344T	与携带 TC 或 CC 基因型的个体相比，携带突变纯合子 TT 的受试者使用厄贝沙坦降压效果更加明显
坎地沙坦酯	CYP11B2	C-344T	CC 基因型携带者使用坎地沙坦酯降压效果更好
ARB	eNOS	T-786C	CC 基因型能够与其他 eNOS 的 SNP 相互作用，共同调节 ARB 和 ACEI 在 2 型糖尿病患者中的肾保护作用
缬沙坦	REN	C-5312T	CC 基因型高血压患者服用缬沙坦的疗效更好
替米沙坦	UGT1A3	*28	*28 等位基因可降低替米沙坦的血药浓度
缬沙坦	GNB3	C825T	T 等位基因的健康志愿者服用缬沙坦降压疗效更好
坎地沙坦	KNG	rs5030062、rs698078	rs5030062 和 rs698078 与欧洲裔美国人应用坎地沙坦的疗效相关
替米沙坦	SLCO1B3	rs11045585	突变杂合子携带者替米沙坦的 AUC 大于野生纯合子携带者
厄贝沙坦	ANP	Val7Met	Val/Met 和 Met/Met 基因型患者稳态血浆厄贝沙坦浓度显著低于 Val/Val 基因型患者

第五节　钙通道阻滞剂的药物基因组学相关基因多态性

钙通道阻滞剂（calcium channel blocker，CCB）主要通过阻断血管平滑肌细胞膜上的钙通道，抑制细胞外钙离子的内流，影响心肌和血管平滑肌细胞的兴奋收缩偶联，使心肌收缩力下降、外周血管扩张、外周阻力下降，从而发挥降低血压的作用。根据 CCB 化学结构和药理作用的不同可将其分为二氢吡啶类 CCB 和非二氢吡啶类 CCB。二氢吡啶类 CCB 具有血管选择性，主要作用于血管平滑肌上的 L 型钙通道，发挥扩张血管和降低血压的作用；非二氢吡啶类 CCB 具有心脏选择性，其扩张血管强度弱于二氢吡啶类 CCB，对窦房结和房室结处的钙通道具有选择性，对心脏具有负性传导、负性变时和负性变力的作用。

二氢吡啶类 CCB 主要包括硝苯地平、氨氯地平、尼卡地平、非洛地平和尼莫地平等，可在 24 小时内使血压平稳下降[143]，常作为高血压治疗的首选药物。二氢吡啶类 CCB 药效呈剂量依赖性，几乎适用于所有类型的高血压患者，控制血压效果较好。非二氢吡啶类 CCB 主要包括维拉帕米（苯并噻吩）、地尔硫䓬（苯基烷胺），兼具扩张阻力血管、降低心肌收缩力、减慢心率的功能，因此常用于高血压合并心绞痛及高血压合并室上性心动过速患者的降压。

CCB 能够有效降低血压，使大部分轻中度高血压患者达到最佳血压水平，但是对部分患者却不能很好地控制血压。大量研究表明，CCB 在不同患者间降压疗效的差异可能与个体遗传变异性相关。药物基因组学研究发现与药物代谢酶、药物转运体、钙通道受体等相关的多个基因变异会影响 CCB 的降压疗效。本节基于药物基因组学探讨与 CCB 疗效相关的遗传变异及其个体化治疗。

一、药物代谢酶基因多态性与钙通道阻滞剂

（一）CYP3A4 和 CYP3A5

进入体循环的 CCB 主要通过肝脏 CYP450 进行分解代谢，CYP450 代谢水平的差异影响 CCB 的药代动力学参数和生物利用度，使 CCB 反应存在个体差异[144]。目前已发现的参与药物代谢的 CYP450 主要有 CYP1A1、CYP1A2、CYP2C9、CYP2C19、CYP2D6、CYP2E1、CYP3A4 和 CYP3A5 等，其中 CYP3A4 和 CYP3A5 是人体中主要的药物代谢酶，参与临床半数以上药物的代谢分解。作为主要的药物代谢酶，CYP3A4 和 CYP3A5 参与多个 CCB 的代谢，介导多种 CCB 的药物相互作用，同时，它们的遗传多态性可能与 CCB 的生物利用度和疗效相关（表 14-5）。研究表明，CYP3A4 的基因多态性可能会影响其基因的转录水平，从而影响 CCB 降压疗效。CYP3A5 有多个等位基因型，其中 CYP3A5*3 突变频率最高，是导致 CYP3A5 蛋白表达差异的主要基因型，其对 CCB 的影响为临床研究热点。CYP3A5*3 基因型使初始 RNA 发生选择性剪接，形成截断的蛋白，导致 CYP3A5 缺失[145]。

表 14-5　钙通道阻滞剂相关的药物代谢酶基因多态性

药物	基因	多态性	效应
氨氯地平	CYP3A4	16090T＞C	C 等位基因携带者对氨氯地平反应更好
氨氯地平	CYP3A5	*3	*3/*3 的患者服用氨氯地平后舒张压显著降低
非洛地平	CYP3A5	*3	*3/*3 携带者的非洛地平 AUC 较其他基因型更高
尼莫地平	CYP3A5	*3	突变纯合子（*3/*3）携带者的尼莫地平口服清除率降低，AUC 较高
尼莫地平	CYP3A5	*3	*3/*3 基因型可能是尼莫地平不良反应产生的原因
地尔硫䓬	CYP3A4	*1G	*1/*1 基因型患者的地尔硫䓬谷浓度和 AUC 均高于*1G*1G 基因型患者
地尔硫䓬	CYP3A5	*3	*1/*1 携带者的地尔硫䓬谷浓度和 AUC 显著低于*3 携带者
维拉帕米	CYP3A5	*3	*1 基因型携带者的维拉帕米口服清除率明显升高

（二）二氢吡啶类钙通道阻滞剂

Bhatnagar 等[146]研究发现在非洲裔美国人中 CYP3A4 16090T＞C C 等位基因携带者对氨氯地平反应更好，更易达到目标血压值。肾移植术后，携带 CYP3A4*1G/*1G 和 CYP3A5*3/*3 的患者服用氨氯地平后舒张压显著降低[147]。Xiang 等[148]通过在健康中国人群中研究发现，口服非洛地平后，CYP3A5*3/*3 携带者非洛地平的 AUC 较其他基因型更高。

尼莫地平能够选择性地作用于脑血管平滑肌的钙通道，临床上常用于治疗缺血性脑疾病及老年神经损伤疾病，对脑卒中后血管性认知功能障碍具有显著的治疗作用。Zhao 等[149]研究发现在中国人群中，与杂合子（*1/*3）或野生型（*1/*1）相比，CYP3A5 突变纯合子（*3/*3）携带者的尼莫地平口服清除率降低，AUC 较高。James 等[150]报道了一例蛛网膜下腔出血患者使用尼莫地平后出现心动过缓合并房室传导阻滞不良反应的病例，基因分型结果显示该患者为 CYP3A5*3/*3 基因型携带者，这可能是尼莫地平不良反应产生的原因。

CYP3A5*3/*3 携带者 CCB 生物利用度高、降压效果好可能与 *CYP3A5*3/*3* 等位基因导致的酶活性降低有关。但是，一项在韩国健康人中进行的临床试验发现，与 *CYP3A5*1* 携带者相比，*CYP3A5*3/*3* 携带者氨氯地平口服清除率增加 20%，血浆氨氯地平浓度较低，氨氯地平生物利用度降低[151]。研究结果的差异可能与血压调节的种族遗传因素相关。

（三）非氢吡啶类钙通道阻滞剂

非二氢吡啶类 CCB 的代表药物有地尔硫䓬、维拉帕米，临床上常用于高血压合并心绞痛、高血压合并室上性心动过速等患者的治疗。地尔硫䓬在口服时存在较大的个体差异，绝对生物利用度在 24%～74%。Zhou 等[152]研究发现，在中国成年肾移植患者中，*CYP3A4*1/*1* 基因型患者的地尔硫䓬谷浓度和 AUC 均高于 *CYP3A4*1G/*1G* 基因型患者，*CYP3A5*1/*1* 携带者的地尔硫䓬谷浓度和 AUC 显著低于 *CYP3A5*3* 携带者。Jin 等[153]发现与非 *CYP3A5*1* 基因型携带者相比，*CYP3A5*1* 基因型携带者的维拉帕米口服清除率明显升高，导致维拉帕米药理作用减弱，舒张压较高。

二、药物转运体基因多态性与钙通道阻滞剂

多药耐药基因 1（*MDR1* 基因，也称 *ABCB1* 基因）编码的 P-糖蛋白（P-gp）能够 ATP 依赖性地将细胞内的药物转运至细胞外，使细胞内药物浓度降低，细胞获得耐药性。*MDR1* 基因多态性被证明与多种疾病和多种药物的耐药相关，其中研究最多的遗传变异是 *MDR1* 3435C＞T（rs1045642）。*MDR1* 3435C＞T 与其编码的 P-糖蛋白的活性密切相关，被认为是最有可能影响 MDR1 表达的基因多态性。*MDR1* 3435C＞T 所导致的 P-糖蛋白表达和功能的改变可能与多种疾病和药物疗效相关，已经有大量研究证实 *MDR1* 3435C＞T 基因多态性与血压的调节相关，可能参与高血压的发生、发展，同时其与 CCB 降压疗效的关系也被人们所研究。

一项在高加索人群中进行的前瞻性临床研究表明 I～II 期高血压患者 rs1045642 突变纯合子 TT 基因型携带者使用氨氯地平后降压效果好、水肿不良反应发生率低，而野生纯合子 CC 基因型携带者降压效果差、水肿不良反应发生率高[154]。有学者认为 *MDR1* 基因多态性通过影响氨氯地平的药代动力学参数影响氨氯地平的降压疗效和不良反应的发生。在中国汉族人群中，Zuo 等[155]研究发现原发性高血压患者应用氨氯地平的降压效果和口服清除率与 *MDR1* 3435C＞T 相关，CC 或 CT 基因型的女性患者接受氨氯地平治疗后血压下降幅度较大，氨氯地平口服清除率降低。但是，Guo 等[156]的研究发现 *MDR1* 3435C＞T 可能影响高血压患者氨氯地平的血浆浓度，但不影响其抗高血压疗效。CCB 在体内由多种药物转运蛋白共同转运，单独用 *MDR1* 基因所编码的蛋白可能不足以解释 CCB 降压疗效的改变，还需要进一步探索。

三、钙通道受体基因多态性与钙通道阻滞剂

钙离子是维持内环境稳定的重要物质，在腺体分泌和神经递质的释放、平滑肌收缩过程中发挥重要作用。骨骼肌的兴奋收缩偶联更多依赖于肌浆网钙离子的释放，而对于心肌和血管平滑肌的兴奋收缩偶联，细胞膜外的钙离子内流意义更大。心肌和血管平滑肌细胞

膜上的钙通道对细胞外的钙内流及细胞内的信息传递和功能调节具有重要作用。钙通道可分为 L 型、N 型、P/Q 型、R 型和 T 型钙通道，与心血管系统相关的主要是 L 型和 T 型钙通道。L 型钙通道主要分布于心血管和神经元，而 T 型钙通道则广泛分布于各组织。目前，应用较多的、临床疗效确切的钙通道阻滞剂绝大多数是选择性作用于 L 型钙通道。

钙通道是由 α_1 亚单位和几个辅助亚单位（α_2、β、δ、γ）组成的复合体，不同类型的电压依赖性钙通道（VDCC）编码 α_1 亚单位的基因不同。L 型电压依赖性钙通道（L-VDCC）α_1 亚单位结构包括 α_1C、α_1D、α_1S，与不同的 β 亚单位相互作用表现出不同的电生理和药理学特性。α_1C、α_1D 和 β_2 亚单位分别由 CACNA1C、CACNA1D 和 CACNB2 基因编码，研究发现，这些基因的多态性可通过影响 L-VDCC 的电压及其与 CCB 结合的敏感性进一步影响人体血压的调节。

Hu 等[157]证实在中国汉族人群中 CACNA1A 和 CACNA1C 基因能够分别影响舒张压和收缩压。目前国内外几项独立的全基因组关联分析（GWAS）表明 CACNB2 与血压有很强的相关性。Levy 等[158]研究发现 CACNB2 rs11014166 能够影响舒张压，Lin 等[159]研究发现在中国少数民族中 CACNB2 rs11014166 是高血压的保护因素。Morrison 等[160]发现 CACNB2 rs1571787 与脉压显著相关。一项在立陶宛 12～15 周岁青少年中开展的研究显示，CACNB2 rs12258967 基因多态性与较高的高血压发生率显著相关[161]。

大量研究表明，编码 L-VDCC 的基因的基因多态性与 CCB 的疗效和不良反应相关。Kamide 等[162]通过对 161 例接受 CCB 治疗的原发性高血压患者进行药物基因组分析发现，CACNA1D rs312481G＞A、rs3774426C＞T 和 CACNA1C 527974G＞A 基因突变使高血压患者对 CCB 更加敏感，使 CCB 的降压效果更加明显。Sun 等[163]研究发现中国原发性高血压患者硝苯地平单药降压效果与 CACNA1C 基因多态性相关，CACNA1C rs2299661 和 rs216008 野生型患者服用硝苯地平较突变型患者降压效果好。Niu 等[164]通过分析来自 60 个不同种族人群的 CACNB2 基因多态性数据发现，在白种人中 rs2357928 GG 型高血压患者服用 CCB 后不良反应发生率较 β 受体阻滞剂高，报告基因实验结果显示 rs2357928 G 型等位基因的启动子活性较 A 等位基因显著增加。

L-VDCC 作为 CCB 的唯一作用靶点，其编码基因的基因多态性对 CCB 的疗效和不良反应有着不可忽视的作用，但是目前相关研究尚不充分，需要更多大样本的临床研究进一步证实。

四、大电导钙激活钾通道 β_1 亚单位基因多态性与钙通道阻滞剂

大电导钙激活钾（BK）通道是控制血管紧张性的一个重要因素。BK 通道由离子介导的 α 亚单位和不同的 β 亚单位构成，α 亚单位只有一种，构成钾通道分布于各个组织器官；β 亚单位主要有四种（β_1、β_2、β_3、β_4），其中 β_1 亚单位主要表达于血管平滑肌细胞并影响其特性。β_1 亚单位能够调节 BK 通道的钙敏感性，将钙信号转化为血管调节分子。

BK 通道 β_1 亚单位由位于 5 号染色体 q34 的 KCNMB1 基因编码，研究表明，小鼠敲除 KCNMB1 基因后会导致 BK 通道的钙敏感性降低、钙活化与 BK 通道的耦合能力降低，导致血压升高及心肌肥厚[165, 166]。Gollasch 等[167]研究发现 KCNMB1 基因突变与心率变异性和压力反射功能的改变相关。Sentí 等[168]进一步研究发现 KCNMB1 Glu65Lys（rs11739136）基因多态性对老年妇女的高血压具有保护作用。此外，也有报道对 KCNMB1 的遗传变异与

CCB 反应之间的相关性进行了研究。Beitelshees 等[169] 发现 *KCNMB1* Val110Leu 的 Leu110 等位基因与降低的不良预后风险相关，而 *KCNMB1* Glu65Lys 携带 Lys65 等位基因的患者较 Glu65Glu 基因型患者更早达到目标血压值。

五、其他

GWAS 是指在人类全基因组范围内找出存在的序列变异，即 SNP，通过对照分析或相关性分析从中筛选出与疾病相关的 SNP。GWAS 作为常用的遗传流行病学方法，能够识别人群中的遗传变异与疾病的关系，已经有大量的 GWAS 成功识别出了多个与收缩压或舒张压相关的 SNP，进一步的研究发现一些遗传变异对降压药的疗效也有一定影响。Hamrefors 等[170] 使用 NORDIL 队列中瑞典参与者的血压治疗数据，研究与血压密切相关 SNP 是否也会对不同机制的降压药的疗效产生影响，结果显示，与携带 *PLCD3* rs12946454 野生型等位基因的患者相比，携带 *PLCD3* rs12946454 突变型等位基因的高血压患者服用地尔硫䓬后收缩压和舒张压降低幅度明显较大。Kamide 等[171] 研究发现，磷脂酰肌醇结合网格蛋白装配蛋白（*PICALM*）、核有丝分裂器蛋白 1（*NUMA1*）、*TANC2* 和 *APCDD1* 四个基因的 SNP 与 CCB 的疗效相关，*PICALM* rs588076 C 等位基因携带者、*TANC2* rs2429427 G 等位基因携带者、*NUMA1* rs10898815 C 等位基因携带者和 *APCDD1* rs564991 C 等位基因携带者应用氨氯地平后降压效果较好。

六、小结

在高血压的临床治疗中，CCB 降压疗效明确，适用于几乎所有类型的高血压患者，因此，充分认识和掌握其与基因多态性的关系将有利于提高我们对高血压的治疗水平。随着降压药物基因组学发展，我们对基因多态性与 CCB 差异反应的关联性有了一定了解，但是不同研究之间还没有达成普遍共识。进一步完善 CCB 相关的药物基因组学研究，需要不同民族和地区的研究者进行广泛深入的合作，共同推进降压药物基因组学的发展，达到精准的个体化治疗。

（罗建权）

第六节　降压药物基因组学全基因组关联分析

全基因组关联分析（GWAS）是药物表型（如治疗效果、临床结局、不良反应）相关基因标志物的研究手段之一，由于不受药物已有药代动力学和药效动力学相关位点的限制，GWAS 已成为药物基因组学研究的重要方法。在过去的十几年里，高血压药物基因组学已经逐步从候选基因研究方法向 GWAS 方法过渡。目前已开展了数十项降压药物 GWAS，包括临床应用的五类一线降压药物，且以降压效果为主要研究表型，同时也涉及部分药物不良反应的相关性研究。本节将以不同类型降压药物为出发点，介绍降压药物基因组学 GWAS 进展。

一、利尿剂的降压药物基因组学 GWAS 研究

利尿剂是最常用的一线高血压治疗药物之一，其作用机制是促进钠排泄，降低细胞外容量，降低血管阻力，从而减少心输出量及外周阻力[172]。其中，噻嗪类利尿剂是临床上使用最多的一类利尿剂，但其在降压方面治疗效果存在较大的个体差异。因此，多项 GWAS 研究针对基因多态性与其药物反应性之间的关联性进行了探讨（表 14-6）。

表 14-6 利尿剂降压药物基因组学 GWAS

研究名称	药物	相关 SNP 位点	相关基因	P	种族（例数）	*最小等位基因频率（东亚人群）	参考文献
GERA	氢氯噻嗪	rs317689、rs315135 及 rs7297610	LYZ、YEATS4、FRS2	2.39×10^{-7}	非洲裔美国人（n=194）	G=0.27 G=0.00 T=0.00	[173]
PEAR	氢氯噻嗪	rs10995	VASP	3.2×10^{-5}	高加索人（n=228）	G=0.22	[176]
GENRES	氢氯噻嗪	rs3825926	ALDH1A3	5.60×10^{-6}	高加索人（n=228）	T=0.07	[180]
GENRES	氢氯噻嗪	rs4867623	KCNIP1	1.50×10^{-6}	高加索人（n=228）	T=0.12	[180]
GENRES	氢氯噻嗪	rs321329	无	2.30×10^{-6}	高加索人（n=228）	C=0.47	[180]
GENRES	氢氯噻嗪	rs321320	无	8.5×10^{-6}	高加索人（n=228）	C=0.02	[180]
PHSS&HCTZ-Milan	氢氯噻嗪	rs12505746	TET2	9.40×10^{-6}	高加索人（n=485）	G=0.06	[181]
PHSS&HCTZ-Milan	氢氯噻嗪	rs7387065	CSMD1	1.71×10^{-6}	高加索人（n=485）	G=0.09	[181]
PHSS&HCTZ-Milan	氢氯噻嗪	rs11993031	CSMD1	7.65×10^{-6}	高加索人（n=485）	A=0.26	[181]
PEAR-2	氯噻酮	rs79237970	WDR92	5.76×10^{-6}	非洲裔美国人（n=142）	T=0.00	[184]
META	氢氯噻嗪	rs11750990	GJA1	8.11×10^{-6}	高加索人（n=1739）	G=0.14	[185]
META	氢氯噻嗪	rs177848	FOXA1	5.8×10^{-6}	高加索人（n=1739）	C=0.47	[185]
META	氢氯噻嗪	rs16960228	PRKCA	6.03×10^{-8}	高加索人（n=1050）	A=0.16	[191]
META	氢氯噻嗪	rs2273359	TH1L	5.54×10^{-8}	高加索人（n=1050）	G=0.04	[191]

*资料来源：dbSNP（https://www.ncbi.nlm.nih.gov/snp/）。

（一）GERA 研究

GERA（Genetic Epidemiology of Responses to Antihypertensives）研究是针对降压药物基因组学最早的 GWAS 研究[173]，通过对 194 名非洲裔美国人的研究发现，位于 12 号染色

体长臂上的 rs317689、rs315135 及 rs7297610（分别与 *LYZ*、*YEATS4*、*FRS2* 基因距离最近）组成的单体型与舒张压对氢氯噻嗪的降压反应性具有显著相关性。其中，氢氯噻嗪低反应性患者的 ATT 和 ATC 单体型携带率较高；3 个 SNP 中，rs7297610 与降压反应性的相关程度最高，是影响此单体型相关性的主要因素。研究结果在其他独立的 291 名非洲裔美国人和 294 名高加索人及 PEAR（Pharmacogenomics Evaluation of Antihypertensive Responses）研究的 746 名高血压患者中得到验证[15, 174]。但是，在 GERA 研究中的 195 名高加索人队列中，并未得到显著的相关性结果[2, 173]。为进一步明确功能性变异，对 GERA 及 PEAR 研究中部分参与者 12 号染色体长臂 1 区 5 带进行了 DNA 测序，并进行了相关性分析，结果表示，位于 *BEST3* 基因的错义突变 rs61747221 与氢氯噻嗪治疗的降压反应性具有显著相关性；其中，AA 及 AG 基因型携带者对氢氯噻嗪具有较高的降压反应性[21, 175]。

（二）PEAR 研究

PEAR 研究通过 ENCODE 及其他公共表达数量性状位点（eQTL）数据集，对 228 名白种人的 GWAS 研究结果进行遗传信号优先排序，结果发现，rs10995 与氢氯噻嗪降压反应性相关且优先级最高。随后，对受试者进行 RNA 测序明确 rs10995 是血管扩张刺激磷蛋白（*VASP*）基因的 eQTL，且 *VASP* 基因在氢氯噻嗪高反应性患者中表达水平较高[176]。*VASP* 基因在血管内皮细胞、平滑肌细胞和血小板中高表达，能够调节血管平滑肌收缩、血管重建及血压水平[177-179]。因此，VASP 可能参与了噻嗪类药物的降压机制。

（三）其他研究

许多研究同样发现了与噻嗪类利尿剂降压反应性相关的 SNP 位点。GENRES（Genetics of Drug Responsiveness in Essential Hypertension）研究通过对 228 名芬兰男性进行检测发现，rs3825926、rs4867623、rs321329 及 rs321320 能够影响氢氯噻嗪的降压反应性[180]。PHSS（Pharmacogenomics of Hydrochlorothiazide Sardinian Study）和 HCTZ-Milan（Milan Hydrochlorothiazide Study）通过对 485 名意大利轻中度高血压患者进行 GWAS，并在 5 组独立队列［GENRES、GERA1、NORDIL、PEAR、CSN-StayOnDiur（Campania Salute Network-The Stay On Diur Study）］中进行验证，结果发现，rs12505746、rs7387065 及 rs11993031 与氢氯噻嗪降压反应性具有相关性[181]。其中，rs12505746 位于 *TET2* 基因，tet2 是醛固酮反应性的α上皮钠通道（*αENaC*）基因转录调控因子[17, 182, 183]；rs7387065、rs11993031 位于 *CSMD1* 基因，前期研究发现其与高血压患病风险有关[16, 19]。PEAR-2（Pharmacogenomic Evaluation of Antihypertensive Responses-2）研究发现，rs79237970 与氯噻酮对舒张压的降压反应性相关[184]。

（四）荟萃分析

荟萃分析通过综合 GWAS 数据，以增加发现相关性基因多态性位点的统计学效力。国际抗高血压药物基因组学研究联盟（International Consortium for Antihypertensive Pharmacogenomics Studies，ICAPS）发表的氢氯噻嗪反应性荟萃分析包含了 6 组临床研究队列，是目前最大规模的噻嗪类利尿剂的 GWAS[185]。该研究除对 1739 名白种人进行 GWAS，还在两个独立黑种人队列进行了跨种族验证。结果锁定了两个与氢氯噻嗪反应性相关的基因区间，分别为 *GJA1* 基因 3′非编码区及 *FOXA1* 基因 5′非编码区。其中，*GJA1* 基因编码的连接蛋白 43（Connexin 43，Cx43）能够调节细胞间通信和血管壁弹性及收缩性[186]；其含量在高血压模型中升高，且受肼屈嗪-氢氯噻嗪和坎地沙坦联合作用的调控[187]。*GJA1* 基因 3′非编码区包含大量 eQTL、转录因子结合位点和组蛋白标记，其中 eQTL rs11750990 与收缩压对氢氯噻嗪的反应性相关[185]。*FOXA1* 基因能够在肾脏集合管中表达，其表达产物的推测结合位点位于血管升压素受体、钠钾泵亚基和上皮钙黏着蛋白基因的启动子区[188-190]。研究发现，位于 *FOXA1* 基因 5′非编码区的 rs177848 与舒张压对氢氯噻嗪反应性相关[185]。尽管该研究规模较大，但其样本量仍缺乏足够的统计学效力，研究发现的 SNP 位点均未达到全基因组显著性标准（$P < 5 \times 10^{-8}$）。此外，一项较早的 GWAS 的荟萃分析（PEAR、GERA、NORDIL、GENRES）研究了 1050 名高加索人对氢氯噻嗪的反应性。研究发现，位于 *PRKCA* 的 rs16960228 及位于 *TH1L* 的 rs2273359 分别与舒张压和收缩压对氢氯噻嗪反应性具有相关性[191]。

噻嗪类利尿剂的使用可以造成电解质失衡（如低钾血症）、代谢紊乱（如糖耐量损害、高尿酸血症）等不良反应，遗传因素是药物不良反应个体间差异的重要原因。但目前与噻嗪类利尿剂不良反应相关的 GWAS 相对较少，研究结果还需要更多的重复及验证。

二、β受体阻滞剂降压药物基因组学 GWAS

β受体阻滞剂是心血管疾病常用的治疗药物，可用于治疗冠心病、心力衰竭、快速性心律失常、高血压等。近年来，尽管β受体阻滞剂在高血压治疗方面地位下降，国内外高血压指南不再将β受体阻滞剂推荐为单纯性高血压治疗的一线用药[29-32]，但其仍然在合并有冠心病、慢性心功能不全等的高血压患者中广泛使用。与其他降压药物相似，不同个体对β受体阻滞剂的反应性存在显著差异，其中药物基因学相关因素是导致β受体阻滞剂降压疗效个体差异的主要因素之一，且药物基因组学 GWAS 已发现了许多影响β受体阻滞剂反应性的基因多态性位点（表 14-7）。

（一）GENRES 研究

GENRES 研究是一项以 228 名芬兰男性原发性高血压患者为研究对象，涉及 4 类高血压治疗药物（分别为氢氯噻嗪、比索洛尔、氯沙坦、氨氯地平）的双盲交叉试验。该研究通过分析受试者基因型及对比索洛尔的降压反应性发现，位于 *ACY3* 基因（编码氨酰基酶III）的降压反应相关性 SNP rs2514036、rs948445 和 rs2514037 达到全基因组统计学显著性水平（P 分别为 2.09×10^{-8}、2.19×10^{-8}、4.19×10^{-8}）[180]。此外，另一项 462 人的研究进一步验证了 rs2514036 与比索洛尔降压反应性的相关性[192]。尽管目前尚未有 *ACY3* 基因与血压调控相关的报道，但已有研究发现 ACY3 在肾小管大量表达[193]，发挥巯基乙酸的脱乙酰基作用。

（二）PEAR 研究

PEAR-1 研究通过分析 233 名高加索人群中高血压患者对阿替洛尔的降压反应性发现，位于 *PTPRD*（合成蛋白酪氨酸磷酸酶受体 D）基因的 2 个 SNP 位点 rs12346562 和 rs1104514 能够影响药物治疗效果。该研究还在跨种族人群中进行了验证，结果同样支持上述发现[194]。

表 14-7 β受体阻滞剂的高血压药物基因组学 GWAS 研究

研究名称	药物	相关 SNP 位点	相关基因	P	种族（例数）	*最小等位基因频率（东亚人群）	参考文献
GENRES	比索洛尔	rs2514036	ACY3	2.09×10^{-8}	高加索人（n=228）	C=0.26	[180]
GENRES	比索洛尔	rs948445	ACY3	2.19×10^{-8}	高加索人（n=228）	C=0.25	[180]
GENRES	比索洛尔	rs2514037	ACY3	4.19×10^{-8}	高加索人（n=228）	T=0.15	[180]
PEAR-1	阿替洛尔	rs1104514	PTPRD	5.9×10^{-6}	高加索人（n=233）	A=0.34	[194]
PEAR-1	阿替洛尔	rs12346562	PTPRD	3.2×10^{-6}	高加索人（n=233）	A=0.05	[194]
PEAR-2	美托洛尔	rs294610	FGD5	3.41×10^{-6}	高加索人（n=201）	C=0.45	[200]
meta	阿替洛尔美托洛尔	rs45545233	SLC4A1	3.43×10^{-6}	高加索人（n=434）	C=0.08	[200]
meta	阿替洛尔美托洛尔	rs111177995	RAB3IP	8.79×10^{-6}	高加索人（n=434）	C=0.08	[200]
meta	阿替洛尔美托洛尔	rs201279313	SLC25A31	2.5×10^{-8}	非洲裔美国人（n=318）	delATT=0.004	[207]
meta	阿替洛尔美托洛尔比索洛尔	rs28404156	BST1	2.18×10^{-7}	高加索人（n=1254）	A=0.05	[208]

*资料来源：dbSNP （https://www.ncbi.nlm.nih.gov/snp/）。

此外，在 INVEST-GENES（International VErapamil-SR Trandolapril Study Genetic Substudy）队列中，*PTPRD* 基因上的 rs4742610 被证明与难治性高血压具有相关性，这进一步强调了 *PTPRD* 基因在降压药物反应性方面的重要调控作用[194]。*PTPRD* 基因属于恶性胶质瘤及其他癌症的抑癌基因，能够通过调节 STAT3 介导肿瘤抑制效应[195]；也有证据表明，STAT3 通过 JAK-STAT 途径参与了对血压和肾内 RAS 的调节[196]。此外，*PTPRD* 基因也被证明与糖尿病和血浆同型半胱氨酸水平有关[197-199]。

在 PEAR-2 高加索高血压患者队列的 GWAS 中，*FGD5* 基因的 eQTL 位点 rs294610 被证明与美托洛尔的降压反应性相关，其中多态性 A 等位基因携带者对美托洛尔的降压治疗反应性较好；该结果同样在 PEAR-1 研究的阿替洛尔治疗队列中得到了验证[200]。此前，大量 GWAS 也发现 *FGD5* 基因与血压相关表型具有相关性[201, 202]。在小鼠模型及人类细胞系发现 FGD5 与血管内皮细胞特异性凋亡或内皮生长因子介导的血管生成有关[203, 204]，因此推测其通过调控血管重塑参与血压调节。同时，由于 β 受体阻滞剂可通过内皮及血管相关机制发挥降压作用[205]，所以这也可能是 *FGD5* 基因能够影响 β 受体阻滞剂降压反应性的原因。

此外，通过对 PEAR-1 研究和 PEAR-2 研究的 β 受体阻滞剂降压反应性数据进行荟萃分析，发现了 2 个新的降压反应相关性 SNP 位点，分别位于 *SLC4A1* 基因的 rs45545233 及 *RAB3IP* 基因的 rs11177995[200]。其中 *SLC4A1* 基因在红细胞及集合管表达，属于阴离子交换体家族；同时，有研究发现 *SLC4A1* 基因多态性与血压变异及高血压发生具有相关性，但具体机制尚未明确[206]。*RAB3IP* 基因编码的蛋白质属于 Rab 蛋白家族，具有 Rab 鸟嘌呤核苷酸交换因子活性，与高血压发病相关。此外，*RAB3IP* 基因中另一 eQTL 位点 rs61747221 在一项基因测序分析中被发现与氢氯噻嗪降压反应性相关[21]。

针对 PEAR-1 和 PEAR-2 研究队列中非洲裔美国高血压患者（*n*=318）进行 GWAS 荟萃研究，发现位于 *SLC25A31* 基因 rs201279313 及 LRRC15 基因内含子区域 rs11313667 与 β 受体阻滞剂的降压反应性具有相关性，其中 rs201279313 在 GWAS 荟萃研究中达到全基因组统计学显著性水平（*P*=2.5×10^{-8}）[207]。前期研究证明 *SLC25A31* 基因编码 ADP/ATP 转运酶 4（ANT4），可以通过催化跨线粒体膜的 ADP/ATP 交换来抑制细胞凋亡；*LRRC15* 基因是一种肿瘤抗原，属于细胞表面糖蛋白。但是，尚无上述两个基因在血压调控方面的机制研究。

（三）荟萃分析

ICAPS 的 β 受体阻滞剂药物基因组学 GWAS 是一项涉及 5 个随机对照研究［PEAR-1、PEAR-2、LIFE-Fin（Finnisharm of the Losartan Intervention For Endpoint Reduction in Hypertension Study）、GENRES、BB-SS（Pharmacogenomics of Beta-Blockers Sardinian Study）］并在 3 个独立随机临床研究队列［INVEST、ASCOT-UK（Anglo-Scandinavian Cardiac Outcomes Trial-United Kingdom）、ASCOT-SC（Anglo-Scandinavian Cardiac Outcomes Trial-Scandinavian）］及 2 个跨种族队列（PEAR-1、PEAR-2）进行重复性试验的荟萃分析[208]。研究发现 *BST1* 基因中非同义 SNP rs28404156 与 β 受体阻滞剂的降压反应性相关。BST1 即 CD157（编码 ADP-核糖基环化酶 2），能够影响黏着斑激酶磷酸化及细胞钙稳态，参与多种免疫炎症过程[209, 210]。尽管尚未有研究发现 BST1 与血压之间的关联性，但与 rs28404156 高度连锁的其他 SNP 位点基因区域可能解释 β 受体阻滞剂降压反应异质性，这些基因包括

CD38 及 *FBXL5*，有研究提示上述基因与血压调控有相关性[211, 212]。

三、血管紧张素转换酶抑制剂和血管紧张素 II 受体阻滞剂降压药物基因组学 GWAS

肾素-血管紧张素系统（RAS）抑制剂常用于治疗高血压，尤其是血管紧张素转换酶抑制剂（ACEI）和血管紧张素 II 受体阻滞剂（ARB）。为明确影响肾素-血管紧张素降压反应性的遗传因素，多个高血压队列进行了 ACEI 及 ARB 的相关 GWAS（表 14-8）。

氯沙坦药物基因组学研究（SOPHIA）招募了 372 名接受氯沙坦治疗的意大利高血压患者，并将 GWAS 结果在两个独立人群中进一步验证。研究者在 *CAMK1D* 基因（编码钙/钙调蛋白依赖性蛋白酶 1D）中发现 rs10752271 多态性能够影响氯沙坦的降压反应性[213]。另一项来自 GERA 临床队列的 GWAS 中发现了多个对坎地沙坦降压反应性有影响的基因多态性位点，其中包括 *FUT4* 基因（编码岩藻糖基转移酶 4）rs1102082、*GPR83* 基因（编码 G 蛋白偶联受体 83）rs3758785 和 *SCNN1G* 基因（编码非电压门控 1 钠通道，γ亚基）rs11649420[214]。此外，GENRES 同样研究了 203 名白种人高血压患者对氯沙坦降压反应性的影响，研究发现 *NPHS1* 基因中的 rs3814995 多态性影响氯沙坦的降压反应性。*NPHS1* 基因编码一种跨膜蛋白，是肾脏裂孔膜的结构成分，对血压调节起重要作用[180]。

表 14-8　ACEI/ARB 的高血压药物基因组学 GWAS

研究名称	药物	相关 SNP 位点	相关基因	*P*	种族（例数）	*最小等位基因频率（东亚人群）	参考文献
SOPHIA	氯沙坦	rs10752271	*CAMK1D*	1.2×10^{-8}	高加索人（*n*=372）	G=0.20	[213]
GERA	坎地沙坦	rs11649420	*SCNN1G*	9.41×10^{-5}	高加索人（*n*=198）	A=0.06	[214]
GERA	坎地沙坦	rs3758785	*GPR83*	1.39×10^{-5}	非洲裔美国人（*n*=193）	G=0.25	[214]
GERA	坎地沙坦	rs11020821	*FUT4*	8.98×10^{-7}	高加索人（*n*=198）	A=0.27	[214]
GENRES	氯沙坦	rs3814995	*NPHS1*	2.0×10^{-5}	高加索人（*n*=203）	C=0.40	[180]

*资料来源：dbSNP（https://www.ncbi.nlm.nih.gov/snp/）。

四、钙通道阻滞剂降压药物基因组学 GWAS

钙通道阻滞剂（CCB）用于治疗高血压在内的各种心血管疾病，其中包括具有血管选择性的二氢吡啶类（如硝苯地平和氨氯地平）、非二氢吡啶类中具有心脏选择性的维拉帕米及同时在心脏和血管发挥作用的地尔硫革。由于钙通道阻滞剂的降压治疗效果存在较大的个体差异，因此大量研究对基因多态性与其降压反应性之间的关联性进行了探讨，但 GWAS 相对较少（表 14-9）。

Kamide 等[171]研究者通过对 93 名日本高血压患者进行研究发现，rs588076（位于 *PICALM* 基因）的 C 等位基因，rs2429427（位于 *TANC2* 基因）的 G 等位基因，rs10898815

（位于 *NUMA1* 基因）的 C 等位基因和 rs564991（位于 *APCDD1* 基因）的 C 等位基因与钙通道阻滞剂的降压反应性相关。此外，全球血压遗传学（GlobalBPgen）联盟，对 34 433 名欧洲个体进行了 GWAS 荟萃研究，确定了 8 个与收缩压或舒张压显著相关的基因。此后，NORDIL 研究在药物基因组学领域研究了上述 8 个相关性位点与地尔硫䓬降压反应性的关系，发现位于 *PLCD3* 基因的 rs12946454（编码磷脂酶 Cδ3，催化磷脂酰肌醇 4,5-双磷酸酯水解生成第二信使——二酰甘油和肌醇 1,4,5-三磷酸酯）与地尔硫䓬的降压反应性相关，且该 SNP 位点的 T 等位基因拷贝数增加能够产生更强的血压降低累加效应[215]。

表 14-9　钙通道阻滞剂降压药物基因组学 GWAS

研究名称	药物	相关 SNP 位点	相关基因	*P*	种族（例数）	*最小等位基因频率（东亚人群）	参考文献
HOMED-BP	钙通道阻滞剂	rs588076	*PICALM*	7.41×10^{-5}	日本人（*n*=93）	G=0.32	[171]
HOMED-BP	钙通道阻滞剂	rs2429427	*TANC2*	2.75×10^{-5}	日本人（*n*=93）	A=0.075	[171]
HOMED-BP	钙通道阻滞剂	rs10898815	*NUMA1*	1.72×10^{-4}	日本人（*n*=93）	A=0.17	[171]
HOMED-BP	钙通道阻滞剂	rs564991	*APCDD1*	9.14×10^{-5}	日本人（*n*=93）	A=0.49	[171]
GlobalBPgen& NORDIL	地尔硫䓬	rs12946454	*PLCD3*	收缩压 0.008 舒张压 0.011	瑞典人（*n*=2019）	T=0.22	[215]

*资料来源：dbSNP（https://www.ncbi.nlm.nih.gov/snp/）。

在过去的十几年中，GWAS 发现了大量影响药物治疗表型的多态性位点，为精准医疗个体化药物使用提供了基因组学依据，同时也为疾病提供了新的潜在治疗靶点。尽管如此，大多数基因多态性位点并未建立起疾病的生物学机制联系，也未能在治疗、预后等方面向临床应用转化。在未来，随着技术上的进步，人们能够对大样本中的整个基因组进行测序，明确基因间、基因环境间相互作用，从而更准确地发现因果突变基因，更好地解释影响表型的基因组学因素。

第七节　与高血压治疗临床转归相关的基因多态性

一、与高血压患者降压反应性和临床转归均相关的基因多态性

候选基因相关性分析发现，目前有两个基因的多态性与降压药物反应性和临床转归均具有证据较为充分的相关性，分别是 *NEDD4L*（neuralprecursor cell expressed developmentally down-regulated 4 like）与噻嗪类利尿剂、*ADRB1* 与β受体阻滞剂。此外，*ADD1*（编码α-内收蛋白）与噻嗪类利尿剂的降压反应性和临床转归的相关性也备受关注。

（一）*NEDD4L* 与噻嗪类利尿剂

已知 *NEDD4L* 编码的 NEDD4-2 蛋白可以通过调控肾脏上皮钠通道（ENaC）的表达，影响上皮细胞钠重吸收[216]。此外，NEDD4-2 还可经泛素化途径调控肾脏上皮细胞表面包括钠氢交换体（NHE3）、钠钾氯共转运蛋白（NKCC2）和钠氯共转运蛋白（NCC）在内的几种不同的钠转运蛋白的表达[216, 217]。

1. *NEDD4L* rs4149601 G＞A 的功能和等位基因频率　基因多态性 rs4149601 G＞A 能够在 NEDD4L 中形成隐匿剪切位点，其中 G 等位基因下调 ENaC 表达的能力降低，从而导致细胞内钠潴留。千人基因组计划数据表明，rs4149601 G＞A 的 G 等位基因频率在亚洲人群中为 80%，在欧美和非洲裔人群中的等位基因频率分别为 64% 和 61%（表 14-10）。

表 14-10　与药物降压反应性和临床转归均相关的基因多态性的等位基因频率

人群	*NEDD4L* rs4149601（隐匿剪切，G＞A）		*ADRB1* rs1801253（Arg389Gly，C＞G）		*ADRB1* rs1801252（Ser49Gly，A＞G）		*ADD1* rs4961（Gly460Trp，G＞T）	
	A	G	C	G	A	G	G	T
欧美	0.36	0.64	0.67	0.33	0.88	0.12	0.80	0.20
东亚	0.20	0.80	0.79	0.21	0.85	0.15	0.55	0.45
非洲	0.39	0.61	0.52	0.48	0.79	0.21	0.95	0.05

资料来源：dbSNP（https://www.ncbi.nlm.nih.gov/snp/）。

2. *NEDD4L* rs4149601 G＞A 与噻嗪类利尿剂的降压反应性　研究发现，rs4149601 G 等位基因与高血压发生率增加[218-220]、心血管疾病和心血管性死亡风险增加[220]，以及伴血浆肾素活性降低的盐敏感性高血压的发生率增加[221] 有关。由于伴血浆肾素活性降低的盐敏感性高血压患者对噻嗪类利尿剂的降压反应性更好，因此推断，携带 rs4149601 G＞A 多态性的高血压患者可能对噻嗪类药物表现出更好的降压反应性。随后，大量研究证实了上述推断[222]。NORDIL 研究首先提出，相比于 AA 基因型患者，噻嗪类与β受体阻滞剂联合治疗对 rs4149601 G 等位基因携带者的降压作用更大［收缩压降低：（19.5±16.8）mmHg vs.（15.0±19.3）mmHg，*P*＜0.001；舒张压降低：（15.4±8.3）mmHg vs.（14.1±8.4）mmHg，*P*=0.02］；但是，*NEDD4L* 基因多态性对钙通道阻滞剂地尔硫䓬的作用并没有显著影响[6]。PEAR 研究发现，氢氯噻嗪可使 rs4149601 G 等位基因携带者血压降低幅度更大；而该基因多态性对β受体阻滞剂阿替洛尔治疗效果无明显影响[7]。这些研究发现和上述 rs4149601 G 等位基因与伴血浆肾素活性降低的盐敏感性高血压的发生率增加有关相一致。

3. *NEDD4L* rs4149601 G＞A 与噻嗪类利尿剂降压治疗的临床转归　有两项临床试验对 *NEDD4L* 基因多态性作为降压治疗临床结局的标志物进行了评估。NORDIL 研究发现，在噻嗪类利尿剂/β受体阻滞剂联合治疗中，rs4149601 G 等位基因携带者比 AA 基因型患者有更好的临床结局（OR=0.52，95%CI：0.36～0.74，*P*＜0.000 1）[222]。同样在 INVEST 研究中发现，未使用噻嗪类利尿剂治疗的 rs4149601 G 等位基因携带者的心血管事件风险明显高于 AA 基因型携带者；而经过噻嗪类利尿剂治疗后，增加的风险减低[7, 223]。

总之，大量证据表明 NEDD4-2 蛋白能够调节肾脏中钠的重吸收并影响血压，尤其在盐敏感性高血压中具有重要作用。一方面 NEDD4L 基因多态性，尤其是 rs4149601，影响了噻嗪类利尿剂的降压效应；另一方面，噻嗪类利尿剂明显降低携带 G（风险）等位基因的患者发生心血管事件的风险。尽管如此，仍需要进行深入的研究以更全面地了解该基因多态性是否可用于指导高血压患者的治疗决策，尤其在 G 等位基因占优势的亚洲人群中的相关研究[223]。

（二）ADRB1 与β受体阻滞剂

ADRB1 编码的β₁肾上腺素能受体，主要通过与去甲肾上腺素结合发挥作用。β肾上腺素受体阻滞剂靶向结合β₁肾上腺素能受体，抑制去甲肾上腺素发挥作用。

1. ADRB1 的基因多态性功能和等位基因频率 研究发现 ADRB1 包含 2 个可使编码氨基酸变化的功能性基因多态性位点：rs1801252（最小等位基因频率为 0.13～0.20，导致 Ser49Gly 变异型）和 rs1801253（最小等位基因频率为 0.2～0.5，导致 Arg389Gly 变异型）[224]。其中，Arg389 等位基因能够增强β₁肾上腺素能受体和下游腺苷酸环化酶的偶联，可产生由激动剂结合所致的更强的下游信号转导[224]。研究还发现，Ser49 同样可以增强下游信号转导。相比于 Ser49Gly，Arg389Gly 的增强作用更大，并可以掩盖前者的作用[225]。与突变型相比，野生型（Ser49 和 Arg389）均与受体激动剂介导的效应增强相关。当前研究多数关注 Arg389Gly 多态性，或由 49 位和 389 位密码子多态性产生的单倍体型。大量研究发现，ADRB1 与血压或高血压之间存在相关性。一项对近 90 000 人的研究表明，Arg389 基因型与高血压相关；另外一项超过 60 000 人的 GWAS 确认了 ADRB1 与高血压之间的关联性[226-228]。由于 Ser49Gly 和 Arg389Gly 多态位点位于高 GC 含量区，导致 GWAS 等微阵列检测难以在该区域获得高质量的基因分型结果，所以目前全基因组 SNP 芯片中不再包含 Ser49Gly 和 Arg389Gly 变异型。

千人基因组计划数据表明，rs1801253 的 C（Arg389）等位基因频率在东亚人群为 79%，在欧美和非洲裔人群中的等位基因频率分别为 67%和 52%。rs1801252 的 A（Ser49）等位基因频率在东亚人群为 85%，在欧美和非洲裔人群中的等位基因频率分别为 88%和 79%（表 14-10）。

2. ADRB1 的基因多态性与β受体阻滞剂的降压反应性 Arg389 基因型和 Ser49Arg389 单体型与β受体下游较强的信号转导相关，因此携带者对β受体阻滞剂治疗的敏感性更强。许多研究表明，与变异型相比，β受体阻滞剂可使 Arg389 等位基因，尤其是 Arg389Arg 基因型或 Ser49/Arg389 单体型携带者产生更大的血压降低幅度[35-38]。研究发现，Arg389 纯合子携带者对β受体阻滞剂美托洛尔的降压反应性更强（与 Gly389 基因的携带者相比，24 小时舒张压的差异为-6.5mmHg，$P=0.001 8$）[35]。同样，与 Gly49Arg389/ Ser49Gly389 单体型携带者相比，Ser49Arg389/Ser49Arg389 单体型携带者对美托洛尔的降压反应性更强（-14.7mmHg vs. -0.5mmHg，$P=0.006$）[35]。

3. ADRB1 的基因多态性与β受体阻滞剂的降压治疗临床转归 研究发现，ADRB1 基因多态性还可影响与β受体阻滞剂治疗相关的临床结局。INVEST 研究的数据表明，与其他单体型相比，接受维拉帕米治疗的 Ser49/Arg389 单体型患者的死亡风险增加（HR=8.58，

95%CI：2.06～35.8，*P*=0.003），而接受阿替洛尔治疗患者的死亡风险与上述基因多态性无关（HR=2.31，95%CI：0.82～6.55，*P*=0.11）[53]。此外，另一项队列研究发现，与常见等位基因纯合子携带者相比，*ADRB1* 启动子区域中存在 rs2429511、rs17875422 多态性位点的个体发生β受体阻滞剂相关不良心血管事件的风险更高[52, 229]。在β受体阻滞剂治疗下，携带 Arg389 基因型或 Ser49Arg389 单体型的心房颤动、室性心律失常和心力衰竭患者也被证实具有较好的临床转归[45, 224, 230-232]。

总之，上述证据表明，*ADRB1* 中存在的功能变异型可能影响高血压和其他心血管疾病患者应用β受体阻滞剂的降压反应性和预后，后续仍需要进行深入研究，尤其在有临床转归的高血压患者队列人群中，以明确上述基因相关性是否具有更充分和强有力的临床应用证据。

（三）*ADD1* 与噻嗪类利尿剂

1. *ADD1* 基因多态性的功能与等位基因频率　*ADD1* 基因编码α-内收蛋白，属于细胞骨架蛋白，发挥调节离子转运的功能。研究发现，*ADD1* 的非同义多态性位点 Gly460Trp（rs4961，1378G＞T）与盐敏感性有关[233]。体外细胞膜转运试验证实，Gly460Trp 变异型能够通过改变细胞膜离子转运，调控肾脏钠离子的处理过程[234]。千人基因组计划数据表明，rs4961 的 1378T（Trp460）等位基因频率在东亚人群为 45%，在欧美和非洲裔人群中的等位基因频率分别为 20% 和 5%（表 14-10）。

2. *ADD1* 基因多态性与噻嗪类利尿剂的降压反应性　研究发现，与 460Gly/Gly 基因型受试者相比，460Trp 变异型携带者的基础血浆肾素活性相对较低，对氢氯噻嗪的降压反应性相对较好（–15.9mmHg vs. –7.4mmHg，*P*=0.001）[233]。尽管后续有研究验证了该结果[235, 236]，但仍有研究未能得到重复性结果[191, 237-239]。一项涉及 4 项研究 1001 名受试者的荟萃分析发现，460Gly/Gly 基因型携带者对氢氯噻嗪的降压反应性优于 460Trp/Trp 基因型携带者[240]。

3. *ADD1* 基因多态性与噻嗪类利尿剂的降压治疗临床转归　研究发现，*ADD1* 与氢氯噻嗪的降压反应性及心血管临床转归具有相关性。一项观察性病例对照研究发现，在 *ADD1* Trp460 变异携带者中，使用噻嗪类利尿剂的患者与使用其他类型降压药物的患者相比，心肌梗死和脑卒中的不良事件发生风险降低了 50%[241]。然而，该结果并未在后续进行的临床试验（包括 GenHAT 研究[242]、INVEST 研究[243]、LIFE 研究[125] 及 PHARMO研究[245]）中得以证实。因此，现有证据尚不支持将 *ADD1* Gly460Trp 多态性用于临床对噻嗪类利尿剂进行疗效评估[244]。

二、仅与高血压患者临床转归相关的基因多态性

（一）*NPPA* 基因型与噻嗪类利尿剂

NPPA 基因是药物基因组学研究的重要候选基因，位于 1p36 上，能够编码心房钠尿肽（ANP）前体。心房钠尿肽作为利尿激素，在人体发挥调控细胞外液容量和电解质平衡的作用。动物实验表明，ANP 水平降低可以引发盐敏感性高血压，而其血浆浓度降低则可以诱

发低血压[246, 247]。此外，ANP（和 NPPA 基因）与心血管疾病结局（如脑卒中、心力衰竭、左心室肥大、冠状动脉疾病和高血压）及心血管疾病危险因素（如胰岛素敏感性和耐药性）之间存在关联性[248-257]。一项前瞻性随机对照试验观察了 NPPA G664A（rs5065）和 T2238C（rs5065）对降压药物治疗临床结局的影响。研究发现，对于 T2238C 位点，C 等位基因携带者接受噻嗪类利尿剂治疗后的临床转归较好，而 TT 基因型者则在接受钙通道阻滞剂治疗时能获得较好的临床转归[258]。T2238C 的 C 等位基因主要见于非洲人（41.8%）及高加索人群（12.3%），在东亚人群中比较罕见（1.3%）。

（二）其他基因型

大量研究还报道了与降压药物治疗的心血管临床转归相关的其他特定基因多态性，尽管这些研究尚缺乏足够的重复性及强有力的证据，但是其中许多基因的多态性，包括 KCNMB1[169, 259]、NR1H3[260]、MMP9 和 MMP12[261]、NOS3[262]、RYR3[263] 和 AGTR1[264, 265]，具有明确的与高血压相关的生物学功能，因此值得进一步探索。

第八节　降压药物基因组学积分模型的临床应用

降压药物基因组学研究已经发现大量与治疗表型相关的基因多态性位点，各个位点不仅能够代表具有生物学研究意义的基因或通路，而且在临床治疗策略的选择方面具有潜在的指导意义。然而，对多基因表型而言，单基因位点的预测效力可能无法达到预期指导作用，因此需要合并多基因位点进行预测分析。遗传风险评分（GRS）能够对已报道的表型相关性基因位点进行评估加权，构建累积多个基因位点作用的遗传学参数，进而提升对疾病发生风险和药物治疗表型的预测效能。

一、基因组学积分模型的构建与验证

随着药物基因组学研究进入 GWAS 时代，大量新的 SNP 位点被证明与降压药物治疗表型具有相关性。与"常见疾病-常见变异"假说一致，研究发现每个常见基因变异仅能解释一部分个体间药物反应性的差异。因此，有研究在 GWAS 水平初步关联性的基础上，构建了 GRS 模型，以实现对药物治疗相关表型更高的预测效能（表 14-11）。

表 14-11　高血压药物基因组学积分模型

研究表型	积分模型构成	人群	药物	效能	参考文献
降压反应性	高血压 GWAS 的 4 个 SNP 位点（rs1458038、rs871606、rs2932538、rs1799945）	高加索人	阿替洛尔	可解释阿替洛尔使用者 8.5%的收缩压及 8.2%的舒张压的降压反应性差异	[266]
	高血压 GWAS 的 3 个 SNP 位点（rs1458038、rs3184504、rs4551053）	高加索人	氢氯噻嗪	可解释氢氯噻嗪使用者 4.3%的收缩压及 5.3%的舒张压的降压反应性差异	
降压反应性	氢氯噻嗪降压反应性 GWAS 的 3 个 SNP 位点（rs2727563、rs12604940、rs13262930）	高加索人	氢氯噻嗪	可解释氢氯噻嗪使用者 11.3%的收缩压及 11.9%的舒张压的降压反应性差异	[267]

续表

研究表型	积分模型构成	人群	药物	效能	参考文献
降压反应性	高血压 GWAS 的 8 个 SNP 位点（rs12946454、rs11191548、rs16998073、rs1378942、rs3184504、rs1530440、rs16948048、rs17367504）	高加索人	地尔硫䓬β受体阻滞剂噻嗪类利尿剂	未发现与高血压药物降压反应性的显著相关性	[215]
临床结局	降压药物临床终点 GWAS 的 3 个非同义SNP 位点 (rs16982743、rs893184、rs4525)	高加索人、西班牙裔美国人	维拉帕米阿替洛尔	积分为 0～1 分：维拉帕米治疗后的临床转归优于阿替洛尔	[268]
				积分为 2～3 分：维拉帕米治疗后的临床转归较阿替洛尔差	
				临床转归包括全因死亡、非致命性心肌梗死、非致命性卒中	
药物不良反应	氢氯噻嗪诱导高尿酸血症GWAS 的 5 个 SNP 位点（rs6947309、rs2477134、rs236829、rs16849146、rs4784333）及 4 个高尿酸血症相关性临床指标（基线尿酸水平、年龄、性别、高血压持续时间）	非洲裔美国人	氢氯噻嗪	可解释 16%的氢氯噻嗪使用者血尿酸水平的差异性，其中基因组学因素占11%	[269]
难治性高血压	难治性高血压 GWAS 的 3 个SNP 位点（rs11749255、rs324498、rs6487504）	高加索人、西班牙裔美国人	降压药物（未明确药物）	与评分较低的患者相比，携带较高风险等位基因者（评分高者）发生难治性高血压的概率更高	[270]

（一）降压药物降压反应性相关的基因组学积分模型

前期研究已经发现了 39 个血压相关性 SNP 位点[158, 170, 227, 271, 272]，PEAR 队列对其中 37 个 SNP 位点进行相关性分析，发现了与阿替洛尔或氢氯噻嗪降压反应性相关的 6 个 SNP 位点。其中与阿替洛尔降压反应性相关的 SNP 位点有 4 个（rs1458038、rs871606、rs2932538、rs1799945），与氢氯噻嗪降压反应性相关的 SNP 位点有 3 个（rs1458038、rs3184504、rs4551053）。研究者根据上述相关性位点分别构建了阿替洛尔及氢氯噻嗪降压反应性的基因积分模型，其中，患者携带的与较强降压反应性相关的等位基因越多，则模型评分越高。通过自身队列验证，由 4 个 SNP 位点构成的积分模型在阿替洛尔组表现出与降压反应性明显的相关性；当积分模型评分为 1 时，患者血压平均降低 4.0/3.3mmHg；当评分为 6 时，患者血压平均降幅可达 18.6/23.5mmHg。该基因积分模型可解释阿替洛尔使用者 8.5%的收缩压及 8.2%的舒张压的降压反应性差异。由氢氯噻嗪降压反应性相关的 3 个 SNP 建立的积分模型同样与降压反应性之间存在较强相关性，可解释氢氯噻嗪使用者 4.3%的收缩压及 5.3%的舒张压的降压反应性差异[266]。因此，针对血压相关的 SNP 位点构建的基因积分模型可以预测高血压患者对阿替洛尔及氢氯噻嗪的降压反应性（表 14-11）。

为进一步准确定位影响降压药物治疗反应性的 SNP 位点，PEAR 队列研究结合氢氯噻嗪药物基因组学 GWAS 与代谢组学研究结果，通过新通路分析（ingenuity pathway analysis）

发现了与氢氯噻嗪降压反应性相关的通路——神经突起导向因子（netrin）信号通路[274]。该信号通路包含两个降压反应性相关的 SNP 位点，即 *PRKAG2* 基因的 rs2727563 和 *DCC* 基因的 rs12604940 位点；以及一个降压反应性相关的代谢物，即花生四烯酸。通过对花生四烯酸合成及降解相关基因多态性位点进行分析，研究者还发现位于 *EPHX2* 基因的 rs13262930 同样可以影响高血压患者对氢氯噻嗪降压的反应性。对上述 3 个 SNP 位点构建非加权基因积分模型，并在独立的高血压队列中进行验证，研究者发现，积分模型可使 SNP 位点预测氢氯噻嗪降压反应性的效能上升，并可解释氢氯噻嗪使用者 11.3% 的收缩压及 11.9% 的舒张压的降压反应性差异[267]。此外，NORDIL 研究针对 8 个已知与血压水平相关的 SNP 位点构建了基因积分模型，以观察其对药物降压反应性的影响。但是研究结果并未发现该基因积分模型与任何类型药物降压反应性的相关性[215]（表 14-11）。

（二）降压药物临床结局相关的基因组学积分模型

INVEST GENES 队列在 1345 名高血压合并冠心病患者中，通过 GWAS 发现了 3 个与钙通道阻滞剂和β受体阻滞剂的临床转归（全因死亡、非致命性心肌梗死、非致命性卒中）差异具有交互作用的基因区域，分别为 *SIGLEC12* 基因的 rs16982743（Gln29Stop）、*A1BG* 基因的 rs893184（His54Arg）及 1 号染色体 *F5-SELP-SELL-SELE* 基因区域[268]。为了提高对临床结局的预测效能，研究者构建了由上述 3 个基因区域 SNP 位点组成的基因积分模型，该模型共 3 分，rs16982743 位点 GG 基因型（Gln/Gln）、rs893184 位点 GG 基因型（Arg/Arg）及 rs4525 位点 AA 基因型（His/His）各为 1 分。结果发现，当积分为 0～1 分时，应用钙通道阻滞剂治疗后的临床转归优于β受体阻滞剂（OR=0.60，95% CI：0.42～0.86）；当积分为 2～3 分时，应用钙通道阻滞剂治疗后的临床转归则较β受体阻滞剂差（OR=1.31，95% CI：1.08～1.59）。该结果在 INVEST 队列的不同种族人群、独立的 NORDIL 队列及上述两队列的荟萃分析中得到验证[268]（表 14-11）。

（三）降压药物不良反应相关的基因组学积分模型

一项氢氯噻嗪治疗高血压的 GWAS 研究了氢氯噻嗪诱导高尿酸血症相关的高危多态性相关位点，该研究在非洲裔美国人群中发现了 5 个高尿酸血症相关性基因区域（*LUC7L2*、*COX18/ANKRD17*、*FTO*、*PAD14*、*PARD3B*）。根据上述 5 个基因区域，研究者构建了非加权的 GRS 模型。此外，研究者还构建了包括基线尿酸水平、年龄、性别、高血压持续时间在内的复合基因组学积分模型。通过相关性分析发现，该 GRS 模型与氢氯噻嗪诱导的高尿酸血症有明显相关性（$P=1.79\times10^{-7}$），且能够增加复合基因组学积分模型的预测效能[269]（表 14-11）。

（四）难治性高血压基因组学积分模型

INVEST 研究在难治性高血压 GWAS 中发现了 3 个相关的 SNP 位点（*MSX2* rs11749255、*PTPRD* rs324498、*IFLTD1* rs6487504），以此为基础构建了非加权 GRS 模型，并在独立的高血压患者人群中进行了验证。研究结果发现，与评分较低的患者相比，评分较高的患者（携带较高风险等位基因者）发生难治性高血压的概率更高（$P=1.8\times10^{-15}$）（表 14-10）[275]。

二、基因组学积分模型指导降压药物治疗策略选择

目前已经发现 11 个候选基因中 17 个基因多态性位点分别与五类一线降压药物的降压反应性相关（表 14-12）。根据上述基因多态性指导下的单药降压治疗已被证实能够提高 4～10mmHg 平均动脉压的降压效果[44,73,79,276-285]，并且能够改善患者的临床预后[207,276,286-288]。

表 14-12　降压药物基因组学候选基因功能位点

靶器官	相关降压药物	相关基因	相关功能性等位基因位点	功能与非功能基因型 MAP 差值（mmHg）	参考文献
心脏	β受体阻滞剂	CYP2D6	rs3892097	0	[35,74,78,289-299]
		ADRB1	rs1801252	5.2	[35, 290, 291]
		ADRB1	rs1801253	8.7	[35, 69, 291, 292]
		ADRB2	rs1042713	3.7	[289, 300]
		ADRB2	rs1042714	7（SBP）	[301, 302]
血管	ACEI、ARB	ACE	rs1799752	4.7	[123, 295, 303, 304]
		AGT	rs699	8.3	[123, 295, 305]
			rs5051	8	[263, 123, 295, 305-307]
			rs7079	4.3	[307, 308]
		AGTR1	rs5186	3.3	[309-313]
		REN	rs12750834	3.7	[280, 314]
		SCNN1A	rs2228576	N/A	[315]
肾脏	利尿剂	WNK1（a）	rs1159744	3.7	[13]
		WNK1（b）	rs2107614	5.0	[13]
		WNK1（c）	rs2277869	7.0	[13]
		SLC12A3	rs1529927	N/A	[316]
		ADD1	rs4961	10	[233, 241, 317]

注：ARB，血管紧张素 II 受体阻滞剂；ACEI：血管紧张素转换酶抑制剂；MAP，mean arterial blood pressure，平均动脉压；SBP，systolic blood pressure，收缩压。

资料来源：Phelps PK，Kelley EF，Walla DM，et al. Relationship between a weighted multi-gene algorithm and blood pressure control in hypertension. J Clin Med，2019，8（3）：289.

根据上述候选基因多态性位点构建的加权基因积分模型，已被证实可用于降压药物的个体化选择[270]。研究者根据积分模型的评分，将同类降压药使用者分为药物推荐组（评分较高，推荐使用该类药物）与非药物推荐组（评分较低，不推荐使用该类药物）；通过对 3 年的降压治疗效果进行随访，结果发现，尽管药物推荐组与非药物推荐组的血压控制率（<140/<90mmHg）无明显差异，但药物推荐组血压下降幅度更大 [ΔSBP=-（33.2±2.3）mmHg vs. -（27.4±1.2）mmHg，ΔDBP=-（14.8±1.1）mmHg vs. -（11.5±1.2）mmHg，ΔMAP=-（21.2±2.3）mmHg vs. -（15.6±1.8）mmHg，P<0.05]。对于单一药物治疗者，药物推荐组比非药物推荐组降压幅度更大（约 5mmHg）；且按照 SPRINT 标准，降压达标值为 120/80mmHg，药物推荐组的血压控制率比非药物推荐治疗组高 50%（27% vs.18%）[270]。

该研究表明，降压药物基因组学多基因权重积分模型指导下的治疗策略选择能够提高降压效果，从而降低降压药物选择时传统的"试错"过程中治疗成本及不良反应的发生。该研究属于回顾性研究，因此仍需要大样本的前瞻性随机对照试验去进一步证明多基因积分模型对高血压用药选择的指导意义。

（王子乾　尹　彤）

第九节　药物基因组学指导 H 型高血压治疗的临床应用

　　H 型高血压是指伴有血中同型半胱氨酸（homocysteine，Hcy）水平升高（≥10μmol/L）的高血压[318]，我国高血压患者中多达 3/4 是 H 型高血压患者[319]，是我国脑卒中高发的重要原因。《H 型高血压诊断与治疗专家共识》[320]指出，从我国高血压人群自身特征出发，制定符合人群特征、具有循证医学证据的高血压治疗方案具有重要意义，将是应对我国脑卒中高发的重要策略，并将为高血压患者的精准治疗提供可能性。

一、H 型高血压概述

（一）同型半胱氨酸与心血管疾病

　　Hcy 是一种非必需氨基酸，最早于 1932 年被研究者所发现。Hcy 在体内主要有两条代谢通路，一是经过再甲基化途径转变为甲硫氨酸，这一过程需要 5-甲基四氢叶酸循环提供甲基，二是通过转硫途径转变为半胱氨酸和α-酮丁酸，最后经肾脏排出体外。当上述代谢途径受阻时，Hcy 在细胞内蓄积，并进入血液循环，引起慢性病理损害。年龄、种族、生活习惯（如吸烟、饮酒、高甲硫氨酸食物等）、药物和疾病因素如肾功能不全等也可以不同程度地影响血浆 Hcy 水平[321]。关键营养因素如维生素 B_6、维生素 B_{12} 和叶酸的缺乏可影响 Hcy 代谢，继而产生高 Hcy 血症[322]。同时，叶酸循环的限速酶——亚甲基四氢叶酸还原酶（methylene tetrahydrofolate reductase，MTHFR）基因 677 位点 C 到 T 的变化可导致 MTHFR 酶耐热特性的下降，从而导致 TT 基因型与 CC 基因型人群相比 CC 型 Hcy 水平升高 25%左右[323]。

　　早在 1969 年哈佛病理学家 McCully 就已经发现 Hcy 可能与动脉粥样硬化的发生发展密切相关[324]，此后多种不同类型的研究逐步积累了大量客观证据，证明血 Hcy 水平在心脑血管事件中扮演非常重要的角色。Hcy 导致心血管疾病的具体机制得到了更多研究的证实：Hcy 可以通过多种途径包括损害内皮细胞[325]、引起氧化应激[326]、改变脂质代谢[327]及促进血栓形成[328]等作用参与心血管疾病发生、发展的多个环节。

　　流行病学研究方面：同型半胱氨酸研究协作组在 2002 年的纳入 12 项前瞻性研究的荟萃分析表明，Hcy 每降低 3μmol/L，缺血性心脏病发病风险可以减少 11%，脑卒中发病风险可以减少 19%[329]。72 项 MTHFR 基因多态性研究和 20 项前瞻性流行病学研究的荟萃分析也表明，Hcy 每升高 5μmol/L，缺血性心脏病风险升高约 33%；脑卒中风险增加约 59%，而 Hcy 每降低 3μmol/L，缺血性心脏病风险降低约 16%，脑卒中风险降低约 24%，证明高 Hcy 是导致心脑血管疾病尤其是脑卒中发生的独立危险因素[330]。因此，Hcy 被称为"21

世纪的胆固醇"，是心血管疾病尤其是脑卒中新的独立危险因素。

在中国人群中的研究也得出了相似的结论。在中国六个中心进行的一项病例对照研究，共纳入 1823 例脑卒中患者和 1832 例对照，结果表明高 Hcy 人群（≥16μmol/L）脑卒中风险增加了 87%[331]；进一步的随访研究（中位数：4.5 年）证实，高 Hcy 患者的脑卒中复发率（RR=1.31，95%CI：1.10~1.61）和全因死亡率（RR=1.47，95%CI：1.15~1.88）均显著升高[332]。另一项前瞻性研究共观察了 2009 例基线无心脑血管疾病和癌症的中国受试者，随访 11.95 年，结果表明 Hcy>9.47μmol/L 的受试者的心脑血管事件发生风险增加 2.3 倍，Hcy>11.84μmol/L 的受试者死亡风险增加 2.4 倍[333]。Xu 等[334] 汇总在中国汉族人群中进行的脑卒中相关基因研究 76 项进行荟萃分析，结果显示 MTHFR 677TT 基因型是缺血性脑卒中的重要危险因素（OR=1.55，95%CI：1.26~1.90）。同样，刘建平等[335] 的 meta 分析以 CC 基因型为参照发现，TT、CT 基因型的人群发生脑卒中的危险性显著增加，其 OR 分别为 2.26 和 1.56，MTHFR 基因多态性与人群脑卒中的易感性密切相关。

（二）高血压与高 Hcy 存在协同作用

在导致心血管疾病的传统危险因素如高胆固醇、吸烟、高血压等中，仅有高血压表现出与高 Hcy 血症的协同作用。两者协同可显著增加心血管事件尤其是脑卒中的发生风险，即 H 型高血压并不是高血压和高 Hcy 的简单组合，当两者合并存在时脑卒中的风险将成倍增加。

欧洲 9 个国家 19 个中心 1500 多人的研究显示，Hcy 水平升高（≥12μmol/L）是心脑血管事件的独立风险因素，单纯 Hcy 水平升高心脑管事件风险相对较低，而高血压合并 Hcy 水平升高的协同作用增加血管事件的风险[336]。美国 1999~2004 年纳入 12 683 人的研究显示：高血压合并 Hcy 水平升高（≥10μmol/L）显著增加脑卒中的风险：男性增加 12.0 倍，女性增加 17.3 倍[337]。

我国学者于 1995 年开始进行安庆慢病防治队列研究，对 39 165 例研究对象平均随访 6.2 年。采用巢式病例对照研究首次发现，在中国人群中单纯血压水平升高可以使脑卒中风险增至 9.7 倍；单纯血 Hcy 水平升高（≥10μmol/L）可以使脑卒中风险增至 3.5 倍；当高血压患者同时合并高 Hcy 时，脑卒中和脑卒中死亡风险分别增至 12.7 倍和 11.7 倍[338]。

（三）H 型高血压的流行概况

从 H 型高血压的概念出发可以发现 Hcy 水平将是决定其流行情况的重要因素。我国居民由于饮食习惯中多采用蒸煮煎炒等传统烹饪方式，导致摄入的蔬菜中叶酸大量失活，因此，我国居民血清叶酸水平明显低于其他国家。美国 2001~2002 年全国健康与营养调查中叶酸平均水平为 29.5nmol/L[339]，而同期我国北方地区和南方地区叶酸水平分别是 8.2nmol/L 和 16.7nmol/L[322]，在我国六城市轻中度高血压患者中叶酸平均水平则为 13.65nmol/L[340]。总体上，我国人群叶酸水平低于美国，而北方地区叶酸缺乏尤为显著。

同时，MTHFR 677TT 基因型频率在欧美人群中为 10%~12%,而在我国人群高达 19.8%[341]，在高血压人群中则高达 25%[342]。上述两方面因素均造成我国人群高 Hcy 发生率显著升高。同样在上述研究中，以血浆 Hcy>16μmol/L 为判断标准，南方人群中比例为 7%，北方人群中比例为 28%，以血浆 Hcy>10μmol/L 为判断标准，则南方人群中比例为 32%，北方人群中比例为 58%，平均比例为 45%[322]。我国高血压人群 Hcy 均值约为 15μmol/L，如以血浆 Hcy＞10μmol/L 为标准，总体高 Hcy 发生率为 75%，其中男性为 91%，女性为 63%[319]。总体上，我国人群特别是高血压人群是高 Hcy 血症的高发人群，高血压人群中 H 型高血压的比例在 60%～90%[340, 343, 344]。

我国居民不同于欧美人群，低叶酸、高 MTHFR 677TT 基因型和高 Hcy 水平的特点决定了在我国人群中 H 型高血压发病率高，因此早期的发现和识别对于预防脑卒中非常重要。

二、H 型高血压与基因组学研究

高血压和高 Hcy 作为 H 型高血压两个必不可少的重要组成部分，均受到遗传因素的影响，高血压的遗传学和药物基因组学研究前文已经进行了详细阐述，这里将重点关注影响 Hcy 及叶酸代谢的基因组学研究。

（一）同型半胱氨酸与基因组学研究

Hcy 参与的甲硫氨酸循环是体内一碳单位代谢的重要组成部分，多种代谢酶参与这一过程，因此，遗传因素在 Hcy 代谢调节中发挥着非常重要的作用。有数据显示，不同人群中遗传因素对 Hcy 水平的影响在 47%～70%[345-349]。据不完全统计，目前已有十余项 GWAS 发现了多个影响 Hcy 的基因多态性位点[199, 350-360]。

如前所述，MTHFR 是目前发现的影响 Hcy 水平最重要的基因，677C＞T（rs1801133）和 A1298C（rs1801131）是两个最重要的错义突变，均导致所编码叶酸循环的限速酶 MTHFR 活性的改变，其催化 5,10-亚甲基四氢叶酸生成 5-甲基四氢叶酸的过程受阻，而 5-甲基四氢叶酸又是 Hcy 再甲基化转化为甲硫氨酸的辅酶，因此导致血中 Hcy 水平的升高。其中 677C＞T 是目前被 GWAS 证实最多的基因多态性位点，TT 突变基因型患者血浆 Hcy 水平显著高于纯合型和杂合型即 CC/CT 型人群。世界范围内的研究数据显示，677T 等位基因的频率在不同种族和地域人群中差异很大，在意大利、美国西班牙裔、中国北部人群中高达 40% 以上，而在墨西哥裔美国人群中则升至 57%，其他在欧洲、中东、大洋洲、北美洲等地区大多为 20%～40%[341]。一项我国汉族人群（n=15 357）研究显示：677T 等位基因频率具有显著的南北差异，北方人群远高于南方人群，范围为 6.4%～63.1%[361]。

除 MTHFR 外其他一碳单位中的载体或者代谢酶直接或者间接参与 Hcy 的代谢过程，其相关基因的多态性位点也被报道与 Hcy 水平显著相关，如胱硫醚β合成酶（cystathionine β-synthase，CBS）的 rs12613 和 rs234706 等[362, 363]、5-甲基四氢叶酸-同型半胱氨酸甲基转移酶还原酶（5-methyltetrahydrofolate-homocysteine methyltransferase reductase，MTRR）的 rs1801394[364]、钴胺传递蛋白（transcobalamin Ⅱ，TC Ⅱ/TCN2）的 rs1801198[365] 等均可影响 Hcy 水平。

影响 Hcy 水平的其他基因多态性位点在不同种族和区域人群中的研究结论并不一致。二肽酶 1（dipeptidase，DPEP1）是目前报道比较多的基因，它编码肾脏膜结构上的一种在近曲小管高表达的酶，参与谷胱甘肽的代谢[366]，氧化半胱氨酸-甘氨酸[367] 基因缺陷可导致尿中半胱氨酸排泄增加[368]，rs1126464 已被证实与 Hcy 水平显著相关[354, 358]。纳入来自 10 项 GWAS 44 147 例欧洲人的荟萃分析发现 13 个 SNP 可以解释血中 Hcy 水平 5.9%的变异，其中涉及的基因除 MTFHR（rs1801133）、CBS（rs234706）和 DPEP1（rs154657）

外，其他影响 Hcy 水平的基因还包括 *CPS1*（rs7422339）、*NOX4*（rs7130284）、*MUT*（rs9369898）、*MMACHC*（rs4660306）、*MTR*（rs2275565）、*SLC17A3*（rs548987）、*GTPBP10*（rs42648）、*CUBN*（rs1801222）、*HNF1A*（rs2251468）、*FUT2*（rs838133），并且得出一个遗传积分，分析发现遗传积分最高 10% 的人群比最低 10% 的人群 Hcy 水平增加 3μmol/L（图 14-2）[354]。

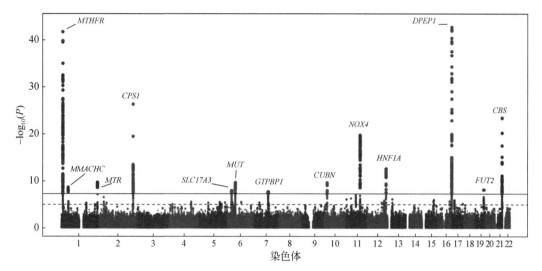

图 14-2　纳入 10 项 GWAS 荟萃研究发现的影响 Hcy 水平 SNP 位点的曼哈顿图

资料来源: van Meurs JB，Pare G，Schwartz SM，et al.Common genetic loci influencing plasma homocysteine concentrations and their effect on risk of coronary artery disease. Am J Clin Nutr，2013；98（3）：668-676

（二）叶酸与基因组学研究

血清叶酸水平偏低是高 Hcy 血症最重要的原因之一，美国第三次全国健康与营养调查显示：将近 2/3 的患者 Hcy 升高是由叶酸和维生素 B$_{12}$ 缺乏导致的[369]，同样，我国人群中血清叶酸水平与血浆 Hcy 水平也呈显著负相关[340]。

叶酸又名维生素 B$_9$，是人体必需的一种微量营养素。最早于 1941 年由美国学者 Mitchell 等从菠菜叶中提取出来，故命名为叶酸[370]。叶酸是体内一碳单位的载体，其生物活性形式是四氢叶酸，在 DNA 合成和氨基酸转化中发挥重要作用。叶酸缺乏可引起巨幼细胞贫血和新生儿神经管缺陷，并且和心脑血管疾病、癌症、痴呆、精神分裂等疾病密切相关。四氢叶酸在体内经还原和转甲基变成 5-甲基四氢叶酸，即血浆叶酸存在的主要形式，然后 5-甲基四氢叶酸在维生素 B$_{12}$ 协同下将甲基转给 Hcy 生成甲硫氨酸，同时转变成四氢叶酸再次参与叶酸循环，上述过程即叶酸循环[371]。叶酸循环中任一环节出现问题，都会造成血中 Hcy 水平升高，产生高 Hcy 血症。

叶酸在人体内以各种不同的形式存在。食物叶酸主要是多聚谷氨酸形式，人工合成的叶酸是单谷氨酸形式。人体不能合成叶酸，必须完全依赖外源性供给，来源于食物的多聚谷氨酸叶酸不易被小肠直接吸收，必须在小肠绒毛上皮细胞内的 α-L-谷氨酰转移酶作用下水解成单谷氨酸叶酸后，在十二指肠和空肠上段被吸收。含谷氨酸数量越多的叶酸吸收率越低，天然食物中叶酸的生物利用率约为 50%，强化食物中的叶酸利用率为天然的 1.7 倍，即 85%，而增补剂的叶酸利用率达到 100%，因此，最常见的导致叶酸缺乏的原因是饮食中叶酸摄入不足，尤其是豆类和绿叶蔬菜，哺乳和酗酒可加重叶酸缺乏[372]。食物的制备和烹调会造成叶酸的较大损失，尤其在煮沸时损失更大[373]。通过增补剂补充叶酸是非常有效地降低 Hcy 的方法。

叶酸代谢受到遗传因素的重要影响，有数据显示基因多态性对叶酸水平的影响高达56%[348]。不同国家和地区人群中的 GWAS 已经发现多种影响叶酸水平的基因多态性位点，其中，$MTHFR$ 677C＞T 突变即 rs1801133 同样也是最显著影响叶酸水平的基因多态性，677C＞T 突变导致血浆叶酸水平偏低，而红细胞中叶酸聚集[351, 374, 375]。一项荟萃分析显示：$MTHFR$ 677C＞T 不同基因型之间叶酸水平存在显著差异（CC＞CT＞TT），血中 CC 和 TT 基因型之间的差异最大，达 13%，而 CC 和 CT、CT 和 TT 之间的差异递减，分别为 7% 和6%；而红细胞中 CC 和 TT、CC 和 CT、CT 和 TT 之间的差异分别为 16%、8% 和 9%[376]。

绝大多数 $MTHFR$ 677C＞T 之外的其他基因多态性位点与叶酸水平关联性的研究结论并不一致，显然受到不同种族和地域人群遗传背景及研究样本量的影响。对北爱尔兰人群的研究发现，编码还原型叶酸转运体 1（folate carrier 1，RFC1）的溶质携带物家族 19-1（solute carrier family 19 member 1，$SLC19A1$）基因 c.80G＞A 与红细胞内叶酸浓度相关[377]，GA 和 AA 基因型人群红细胞叶酸浓度偏高，但是这一发现仅限于女性。丝氨酸脱氧甲基转移酶（serine hydroxymethyltransferase 1，SHMT1）参与丝氨酸和四氢叶酸转化成甘氨酸和 5,10-亚甲基四氢叶酸的可逆性反应，已有研究显示 $SHMT1$ rs1979277 基因多态性与红细胞和血浆叶酸水平相关[378]。Deng 等[379] 在 1999 例广西地区健康中国男性人群中发现醛脱氢酶 2（aldehyde dehydrogenase，$ALDH2$）基因 3 个多态性位点 rs3782886、rs671 和 rs4646776 与血浆叶酸水平显著相关。饮酒是已知显著影响叶酸水平的重要因素，因为饮酒可以通过减少肝脏摄取和肠道吸收及增加肾脏排泄等途径降低叶酸水平[380]。ALDH 则是参与乙醇代谢的关键酶，首先氧化乙醇生成乙醛，然后再催化生成乙酸，40% 的亚洲人群携带 $ALDH2$ 基因突变。有研究显示，$MTHFR$ C677T 和 $ALDH2*2$ 基因多态性的联合作用可以降低结直肠腺瘤的风险[381]，因此，ALDH2 可能间接与叶酸水平相关。

三、H 型高血压的治疗和药物基因组学研究

（一）H 型高血压治疗的循证证据

补充叶酸是目前降低 Hcy 最有效和安全的方法之一，可以合并或不合并使用维生素 B_{12} 或维生素 B_6。美国和加拿大从 1998 年开始向面粉中添加叶酸，极大地改善了叶酸和 Hcy 水平，其间脑卒中致死率从每年下降 0.3%（1990～1997 年）变化到每年下降 2.9%（$P=0.0005$）；加拿大人群卒中致死率从每年下降 1.0%（1990～1997 年）变化到每年下降5.4%（$P<0.0001$）；而英格兰和威尔士未进行叶酸强化，其同期卒中死亡率下降速率未见显著变化[382]。该研究结果有力支持了补充叶酸降低脑卒中死亡的观点。

早在 1996 年，《美国流行病学杂志》发表了在中国林县进行的一项随机、双盲、安慰剂对照临床研究。该研究纳入 3318 例合并食管疾病的患者，随机给予叶酸 0.8mg/d、其他维生素和多种矿物质或者安慰剂治疗,随访 6 年后,治疗组中脑血管病死亡减少 37%，在男性人群中疗效更为明显[383]。不过，欧美国家在其后进行的三项大型补充 B 族维生

素预防心脑血管疾病的随机对照研究均未得出阳性结论[384-386]。分析其原因，首先，美国和加拿大从 1998 年开始全面实施面粉强化叶酸政策，而上述研究多是在同一时期开展，叶酸强化政策改善了居民叶酸水平低而 Hcy 水平高的状况，如 VISP 研究后续在将维生素 B_{12} 吸收不良、干预前已补充维生素 B_{12} 及合并明显肾功能不全的人群排除之后进行了再分析，结果发现，与小剂量组相比，补充大剂量 B 族维生素使主要心血管事件的发生率降低了 21%（$P=0.058$）[387]。其次，补充叶酸的效果对于不同的临床终点来说可能并不相同，脑卒中风险降低更为明显，如在 HOPE2 研究中，B 族维生素降低卒中风险达 25%[388]。最后，这些研究均是在已经发生心脑血管疾病的患者中观察二级预防的效果，而一级预防的效果尚不清楚。

我国学者针对上述问题发表在 2007 年《柳叶刀》杂志的荟萃分析结果显示：补充叶酸总体上能够使脑卒中风险下降 18%，在未普及面粉强化叶酸的国家或地区，一级预防服用叶酸超过 36 个月和 Hcy 降低超过 20% 时脑卒中降低的效果更为显著，说明作为一级预防措施，补充叶酸能够显著降低脑卒中风险，并且明确了最大受益人群，为补充叶酸降低 Hcy 措施用于脑卒中预防提供了高质量的循证医学证据。其结果被 2011 年发布的美国脑卒中一级防治指南所引用[390]。此后，48 家国际著名大学和研究所的荟萃分析纳入 237 项 *MTHFR* C677T 基因型研究和 13 项随机双盲对照临床试验进行荟萃分析，再次证实：在未补充叶酸的亚洲人群中，TT 基因型和脑卒中显著相关，但是在摄入叶酸较多或食物中已经添加叶酸的地区如欧洲、美国、澳大利亚和新西兰，这种关系明显减弱，并且存在一定的量效关系[391]。

我国学者在分析国内外大量补充 B 族维生素预防心血管疾病临床试验的基础上设计开展了中国脑卒中一级预防研究（China Stroke Primary Prevention Trial，CSPPT），纳入 20 702 例中国成年高血压患者，根据 *MTHFR* 基因 C677T 多态性分层后将其随机、双盲分为两组，分别每日服用依那普利叶酸片（10mg 依那普利和 0.8mg 叶酸单片固定复方制剂）或者单纯依那普利（10mg），主要疗效指标是首发脑卒中。经过 4.5 年（中位数）的治疗随访，结果表明：以依那普利叶酸片为基础的降压治疗方案，较以依那普利为基础的单纯降压治疗方案可以进一步显著降低 21% 的首发脑卒中风险、24% 的缺血性脑卒中风险和 20% 的心脑血管复合终点事件风险[392]。此后多项荟萃分析验证了补充叶酸的疗效[393-397]。

（二）H 型高血压治疗与精准医学

CSPPT 研究不仅证实了降压基础上补充叶酸的有效性，而且其数据还显示出不同人群补充叶酸预防脑卒中的效果并不相同：我国高血压患者中同时补充叶酸，在 H 型高血压合并 *MTHFR* -677TT 基因型或低叶酸的高血压人群中，脑卒中的风险可以分别下降 23%、28% 和 39%[392]。因此，根据上述因素对 H 型高血压进行精准的危险分层，可以使脑卒中预防效果加倍，提高成本-效益比。

基于 CSPPT 数据的后续分析，我国学者建立了高血压患者补充叶酸的精准治疗理论体系，对于 H 型高血压患者同样适用。该理论体系主要包含以下三个方面的内容。

（1）基于 Hcy、叶酸和 *MTHFR* -677TT 基因型三项关键指标的精准治疗：首先，Hcy 下降水平可作为补充叶酸预防脑卒中效果判断的间接指标。降压基础上补充叶酸后，Hcy 下降幅度越大，脑卒中风险降低越明显，与 Hcy 下降幅度低三分位人群比较，中、高三分位人群脑卒中风险降低 21%，心血管复合事件风险下降 22%[398]。其次，*MTHFR* 基因型对叶酸干预具有修饰作用。CC/CT 基因型高血压患者基线 Hcy 水平越高及叶酸水平越低，脑卒中风险也越高，相应的叶酸治疗获益越大，Hcy 水平最高组（Hcy≥13.5mol/L）在降压基础上补充叶酸可使脑卒中风险降低 27%；而 TT 基因型高血压患者不论基线 Hcy 及叶酸水平高低，叶酸治疗均可获益，但 Hcy 水平最低组（Hcy<12.8mol/L）疗效最好，在降压基础上补充叶酸可降低脑卒中风险达 56%，提示 TT 基因型高血压患者需要更高剂量的叶酸去克服体内叶酸水平不足的状态[399]。

（2）基于血液学指标血小板计数的精准治疗：降压基础上补充叶酸可降低血小板四等分组最低组高血压患者 58%首发脑卒中风险；血小板计数四等分组最低组且合并 Hcy≥15μmol/L 的高血压患者脑卒中风险下降最多，可达 73%[400]。

（3）基于传统危险因素高血脂、高血糖和吸烟的精准治疗：降压基础上补充叶酸较单纯降压的获益在胆固醇增高（总胆固醇≥5.18mmol/L）人群中更显著，可以降低 31%首发脑卒中和 34%缺血性脑卒中风险[401]；而在高血糖人群中，可以降低 34%首发脑卒中和 38%缺血性脑卒中风险，均显著高于总体人群 21%的额外获益[402]；叶酸的效果还受到是否吸烟的影响。对于吸烟者，低叶酸人群获益最大，而对于既往吸烟或目前吸烟者，高叶酸人群获益最大，也就是可能需要更大剂量的叶酸来使这部分患者获益[403]。

综上所述，H 型高血压是我国脑卒中高发的重要原因之一，在我国高血压患者中占绝大部分，针对不同危险因素人群进行精准防控对于提高防控效率和降低预防成本尤为重要。同时我们也应该认识到：在 H 型高血压导致脑卒中的发病机制及疾病防控中，目前还存在许多未知领域，因此，进一步采用新一代的多组学研究技术及系统生物学的分析方法深入研究和系统评估，可能对 H 型高血压患者的生物学特征进行更精确的辨认，发现重要而又可干预的防治靶点，这将有助于 H 型高血压的有效治疗和脑卒中的精准防控。

（李建平）

第十节　难治性高血压的药物基因组学临床应用

难治性高血压是指高血压患者在改善生活方式的基础上，联合应用合理的可耐受或最大剂量的 3 种或以上不同降压药物（通常包括一种长效钙通道阻滞剂、一种 RAAS 阻滞剂、一种利尿剂），血压依然无法达标，或服用 4 种或以上降压药物，血压才能有效控制（此时称为可控的难治性高血压），且排除"白大衣效应"及不遵医嘱者[404]。

作为一种多机制影响的复杂疾病表型，难治性高血压无法简单归因于单一因素。其中，高盐摄入、肥胖、颈动脉压力反射功能减退是高血压患者血压难以控制的基本原因。在此基础上，RAAS 的活性增强及中枢或局部组织交感神经活性的过度增高启动炎症因子、氧化应激过程，并促发动脉硬化，从而使增高的血压难以控制。研究发现，难治性高血压患者相比单纯性高血压患者的醛固酮水平及容量负荷往往更高[405]。

近年来，降压药物基因组学研究已有极大突破，发现了大量与不同降压药物治疗表型相关的多态性基因。然而，难治性高血压表型相关的药物基因组学研究进展还相对较少。目前多数难治性高血压基因组学研究关注于发病机制的遗传因素，仅部分研究探讨了基因多态性对难治性高血压患者降压药物治疗反应性的影响及药物使用的潜在指导作用。

一、基因多态性指导难治性高血压治疗方案

难治性高血压目前的综合管理方式包括加强药物依从性、控制体重、控制钠摄入及管理风险因素，如阻塞性睡眠呼吸暂停、胰岛素抵抗等。其中，药物治疗的选择主要基于肾素/血管紧张素表型，对于高肾素及高交感活性的患者，以血管紧张素系统阻断剂（RASI）和β受体阻滞剂为主；对于容量增高及循环RAAS低下的患者，以钙通道阻滞剂和利尿剂为主[406]。通常的治疗方案为三药联合（RASI+钙通道阻滞剂＋噻嗪类利尿剂），如血压仍不达标，可根据患者临床特点增加第四种药物。但是，有研究发现，尽管增加醛固酮受体拮抗剂或中枢α受体激动剂作为难治性高血压患者的第四种治疗药物，治疗后血压达标者仍仅占20%[407]。根据难治性高血压发生机制，下面的研究探讨了可能影响难治性高血压治疗差异的多态性基因。

（一）水钠调控相关的多态性基因

醛固酮过量是难治性高血压发生的重要机制之一[405]，通过与远端肾小管醛固酮受体结合，促进上皮钠通道（ENaC）蛋白的合成[408,409]，从而促进钠离子重吸收，造成水钠潴留。上皮钠通道在血压调节方面发挥重要作用，上皮钠通道基因多态性位点可使其活性异常增高，造成水钠重吸收过量并伴有肾素分泌减少，即难治性高血压的低肾素型[408,410,411]。醛固酮受体拮抗剂（如螺内酯和依普利酮）能够有效治疗难治性高血压，并减轻血管重塑[412-414]。然而，对于上皮钠通道活性增高患者，醛固酮受体拮抗剂治疗效果相对较差；而阿米洛利作为上皮钠通道的直接抑制剂，能够有效降低血压[415]。

1. 上皮钠通道基因　研究发现，上皮钠通道基因的R563Q基因型（rs80311498）与南非黑种人中低肾素型高血压有关[410]。此外，在南非高钠摄入地区，该多态性位点与高血压发生有相关性[416]。一项临床试验观察了rs80311498对阿米洛利治疗难治性高血压效果的影响，其中22名携带R563Q基因型的难治性高血压患者在原有降压治疗方案基础上增加使用了阿米洛利。阿米洛利使用前，受试者平均血压为172/99mmHg；增加阿米洛利后，血压平均下降36/17mmHg（$P<0.0001$）[416]。上述试验说明，对于可能由上皮钠通道多态性基因引起的难治性高血压，阿米洛利能够明显控制患者的血压水平。但是，为明确该药物基因组学指导下用药方案的可行性，仍需在不同种族人群进行大规模前瞻性随机对照临床试验。

2. *CYP11B2*基因　CYP11B2（醛固酮合酶）是人体醛固酮合成的限速酶[417]，有研究发现，在难治性高血压患者中，*CYP11B2*基因的rs1799998位点与血醛固酮水平具有相关性，其中携带TT纯合子基因型患者的血浆醛固酮水平明显高于C等位基因携带者。此外，醛固酮受体拮抗剂治疗者中，TT基因型患者血醛固酮水平升高更为明显，说明TT基因型患者更易发生醛固酮突破（在使用醛固酮受体拮抗剂时，醛固酮水平增高的现象）[418]。基于上述结果，rs1799998位点TT纯合子难治性高血压患者由于醛固酮突破现象，可能不宜使用醛固酮受体拮抗剂。

3. *CYP4A11*基因　CYP4A11能够将花生四烯酸转化为20-羟基二十碳四烯酸（20-hydroxyeicosatetraenoic acid, 20-HETE），20-HETE可以通过抑制上皮钠通道发挥利尿作用[419]。*CYP4A11*基因上存在的多态性位点可使其活性降低，进而造成上皮钠通道活性

增强，导致水钠潴留，产生容量依赖性难治性高血压。一项包含 83 名非洲裔美国难治性高血压患者的临床试验研究了 *CYP4A11* 基因多态性对上皮钠通道相关药物（包括螺内酯和阿米洛利）作用的影响[420]。rs3890011 是 *CYP4A11* 基因的多态性位点，研究发现，携带 rs3890011 CC 基因型的患者使用螺内酯后血压水平没有明显降低，而使用阿米洛利则具有较好的治疗效果 [-（6.3±7.3）/-（3.2±4）mmHg，$P<0.01/P<0.05$]；对于 G 等位基因携带者，螺内酯和阿米洛利的降压效果没有明显差异 [-（9.8±9.4）/-（6.3±6.5）mmHg vs. -（10.6±8.2）/-（5.9±6.4）mmHg，$P=0.41/0.43$]。结果说明，难治性高血压患者中 rs3890011 CC 纯合子基因型可使上皮钠通道活性增加，因此患者对阿米洛利的反应性相比螺内酯更加敏感。

（二）低盐饮食及利尿剂治疗相关的多态性基因

难治性高血压患者通常存在容量超负荷，因此利尿剂是降压治疗的基础[421]。此外，钠摄入量过多是难治性高血压发生的因素之一，饮食盐限量对于难治性高血压控制十分重要[422]。有研究发现，难治性高血压患者日常盐摄入量降低至 1.1g/d 可使 24 小时动态血压下降 23/9mmHg[423]。然而，难治性高血压患者进行饮食盐限量治疗及使用利尿剂的降压反应性存在差异，这可能与钠处理机制通路的基因多态性有关。

1. *ADD1* 基因　编码α-内收蛋白。α-内收蛋白是一种细胞骨架蛋白，能够通过调节 Na^+、K^+-ATP 酶活性影响肾小管对 Na^+ 重吸收[424]。Gly460Trp 是α-内收蛋白的一个非同义 SNP 突变，能够提高 Na^+、K^+-ATP 酶活性，增加 Na^+ 重吸收。有研究发现，该 SNP 位点与盐敏感性有关，同时，相比 460Gly/Gly 基因型患者，460Trp 等位基因携带者对氢氯噻嗪降压反应性较好（-7.4mmHg vs. -15mmHg，$P=0.001$）[233]。此外，*ADD1* 基因存在一个内含子 SNP 位点（rs17833272），能够影响高血压患者的盐敏感性[425]。

2. *GNB3* 基因　GNB3 与盐敏感性高血压相关，并能够影响噻嗪类利尿剂的降压反应性。其中，多态性位点 C825T 的 T 等位基因与较低的血浆肾素和肾素原水平及较高的舒张期血压有关[426]。此外，GERA 队列通过对 197 名非洲裔美国人及 190 名白种人的研究发现，上述多态性位点能够影响高血压患者收缩压对氢氯噻嗪的降压反应性[427]。在一项荷兰的研究中同样证明，T 等位基因能够产生较好的氢氯噻嗪降压治疗效果[428]。

3. *NEDD4L* 基因　编码泛素连接酶，能够调控上皮钠通道活性，促进肾脏钠重吸收[429]。rs4149601（G＞A）位点能够形成隐蔽剪切位点，被证明与盐敏感性高血压相关，其中 G 等位基因携带者血浆肾素水平相对较低[221]。NORDIL 研究发现，相比 AA 基因型患者，G 等位基因携带者使用噻嗪类利尿剂后，收缩压及舒张压下降程度较大（-15/-14.1mmHg vs. -19.5/15.4mmHg）[222]。上述结果同样在 PEAR 研究中得到了证实，G 等位基因携带数量越多，氢氯噻嗪的降压程度越大（GG：-12.4/-5.5mmHg，GA：-10.2/-5mmHg，AA：-12.4/-2.2mmHg）。

二、难治性高血压发病机制的基因组学研究

明确个体患高血压尤其是难治性高血压的遗传因素，对于制定高血压精确诊断和治疗策略十分重要。影响血压的常见多态性基因超过 300 个，这些多态性基因的每个等位基因通常能够产生对 1mmHg 收缩压及 0.5mmHg 舒张压的影响，体现了血压调控的复杂机制。

上述复杂性同样体现在难治性高血压的遗传因素中。

目前多数难治性高血压的基因组学研究为候选基因研究。通过高血压发病机制通路基因及药物作用靶点或药物代谢通路基因的研究，已经发现大量与难治性高血压相关的基因位点，主要包括 RAAS 的血管紧张素原基因、血管紧张素Ⅱ受体基因、醛固酮合酶基因、盐皮质激素受体基因及 *MMP-2*、*GSTM1*、*MDR-1*、*NOS3* 等[430-437]。这些相关性基因位点的发现对理解难治性高血压发病的遗传机制、促进药物治疗对血压有效控制具有重要意义。但是，仍然需要大规模重复性试验。

难治性高血压 GWAS 同样发现许多重要的多态性基因。GenHAT 对 2203 例难治性高血压患者及 2354 例非难治性高血压患者进行研究，结果发现，在 *AGT* 基因中，包括编码变异型 rs699（A＞G）在内的常见变异型与难治性高血压具有相关性[438]。在之前的 GWAS 中，在 *AGT* 基因座仅发现非编码区变异型（rs2004776，C＞T）与血压具有相关性，而 rs699 仅有较弱的相关性[226]。INVEST 研究在 281 例欧洲裔及 235 例西班牙裔难治性高血压患者中，发现 *ATP2B1* 基因常见变异型（rs12817819，C＞T）与难治性高血压具有相关性[439]，之前的 GWAS 曾发现 *ATP2B1* 常见基因变异型（rs2681472，A＞G）与血压值及高血压的发生具有相关性[158]。

总之，难治性高血压药物基因组学研究已经确定了部分相关 SNP，这些 SNP 能够影响盐皮质激素受体拮抗剂和阿米洛利的反应性，但尚未达到指导临床治疗策略的水平。尽管基因分型技术已取得很大进步，但难治性高血压的治疗尚未从更全面的基因组学方法（如GWAS、基因组测序）中获益[273]。尽管确定难治性高血压风险基因位点的途径仍然充满挑战，但这对于全面了解难治性高血压的遗传背景至关重要，且有助于预测难治性高血压的患病风险，以及通过优化针对性的药物治疗来改善患者的预后。

第十一节　国际抗高血压药物基因组学研究联盟

国际抗高血压药物基因组学研究联盟（International Consortium for Antihypertensive Pharmacogenomics Studies，ICAPS）成立于 2012 年，旨在发现与抗高血压治疗反应性不同表型相关的基因特征。ICAPS 不仅促进了降压药物疗效相关基因的发现，还通过药物基因组学研究获得了基因检测指导抗高血压治疗决策的可靠证据。通过 ICAPS 的合作研究，许多队列已经成功证实了药物基因组学的关联性，这表明，合作研究对于药物基因组学的成功发现十分重要。

ICAPS 包含来自三大洲、10 个国家的 31 个队列，总计纳入了至少 350 000 名受试者。这些队列包括以各种降压药物的血压反应性（或者其他表型，包括不良代谢反应性）为观察终点的研究，还有以临床转归（如死亡、心肌梗死、脑卒中和糖尿病）为观察终点的大规模临床随机对照试验（表 14-13～表 14-15）。除此之外，ICAPS 还包含与血压反应性、抗高血压治疗和预后有关的观察性队列数据，可用于验证和重复所发现的相关基因。ICAPS 还通过meta 分析对全基因组数据进行发现性研究，并通过独立队列的抗高血压反应表型进行重复性验证，所研究表型包括一线降压药物的反应性、各种抗高血压治疗策略相关不良心血管事件、难治性高血压治疗、降压药物不良反应，包括代谢反应（高血糖、低血钾、低钠血症、高尿酸血症）、新发糖尿病和罕见不良事件（如血管性水肿）等。

ICAPS 中包含不同类型队列，如应用替代终点（如血压、血糖）的短期临床试验，应用整体血压反应和硬终点事件（如心肌梗死、脑卒中和死亡）的长期随机对照试验，包含大量数据（如药物治疗史、体格检查、实验室检查及心血管疾病转归）的临床流行病学调查研究，来自各种遗传背景的队列研究。因此，ICAPS 的合作模式有望解决目前许多降压药物基因组学研究所存在的缺陷。

表 14-13　以血压反应性作为终点事件的临床试验

研究	研究名称	研究设计	药物	人群	参考文献
ACEi-SS	Pharmacogenomics of ACE inhibitors in Sardinia	411 名原发性高血压患者的队列 巢式病例对照研究	雷米普利	意大利人	https://icaps-htn.org
BB-SS	Pharmacogenomics of Beta Blockers Sardinian Study	433 名原发性高血压患者的队列 巢式病例对照研究	阿替洛尔(+氢氯噻嗪+氨氯地平)	意大利人	https://icaps-htn.org
GENRES	GENes and Antihypertensive Drug RESponse	随机对照试验：单中心双盲交叉试验	氢氯噻嗪 vs. 比索洛尔 vs. 氨氯地平 vs. 氯沙坦	芬兰男性	[287, 440-442]
GERA1	Genetic Epidemiology of Responses to Antihypertensives 1	600 名原发性高血压患者的队列 巢式病例对照研究	氢氯噻嗪	高加索人 非洲裔美国人	[2, 276, 443, 444]
GERA2	Genetic Epidemiology of Responses to Antihypertensives 2	600 名原发性高血压患者的队列 巢式病例对照研究	坎地沙坦	高加索人 非洲裔美国人	[214, 445]
HARP	Hypertension and Ramipril Pharmacogenetics Study	189 名原发性高血压患者的队列 巢式病例对照研究	雷米普利	高加索人 非洲裔美国人	[446]
IDEAL	Identification of the Determinants of the Efficacy of Arterial Blood Pressure Lowering Drugs	随机对照试验：双盲交叉试验	吲达帕胺 vs. 培哚普利	法国白种人	[447]
INMEGEN-PHEM	Pharmacogenetics of Hypertension in Elderly Mexicans	前瞻性干预性研究	血管紧张素转换酶抑制剂 血管紧张素 II 受体阻滞剂 钙通道阻滞剂	墨西哥人	https://icaps-htn.org
MIHYPHCTZ	Milan Hypertension Pharmacogenomics of HCTZ	600 名原发性高血压患者的队列 巢式病例对照研究 GWAS	氢氯噻嗪	欧洲裔美国人	[26, 191, 448]
PEAR1	Pharmacogenomic Evaluation of Antihypertensive Responses 1	随机对照试验：多中心研究 GWAS	氢氯噻嗪 vs. 阿替洛尔	高加索人 非洲裔美国人	[191, 228, 266, 269, 449-464]
PEAR2	Pharmacogenomic Evaluation of Antihypertensive Responses 2	随机对照试验 GWAS	氯噻酮 vs. 美托洛尔	高加索人 非洲裔美国人	[78, 184]
PHSS	Pharmacogenomics of Hydrochlorothiazide Sardinian Study	343 名原发性高血压患者的队列 巢式病例对照研究 GWAS	氢氯噻嗪	意大利人	[181]

续表

研究	研究名称	研究设计	药物	人群	参考文献
SOPHIA	Pharmacogenomics of Losartan	372 名原发性高血压患者的队列巢式病例对照研究	氯沙坦	意大利人	[213]
GERA、PEAR-1、PEAR-2、NORDIL、GENRES、PHSS、HCTZ-Milan、LIFE-Fin、BB-SS		荟萃分析	氢氯噻嗪β受体阻滞剂	高加索人、非洲裔美国人	[26，185，191，207，452，465]

表 14-14　以不良心血管事件和代谢临床转归作为终点事件的临床试验

研究	研究名称	研究设计	药物	人群	参考文献或网址
ACCORD	Action to Control Cardiovascular Risk in Diabetes	随机对照试验：多中心 double 2×2 析因设计	降血糖药降血脂药降压药	美国及加拿大的白种人、黑种人及亚洲、西班牙裔人	[466-471]
ALLHAT/GENHAT	Antihypertensive and Lipid Lowering Treatment to Prevent Heart Attack Trial	37 929 名原发性高血压患者的队列巢式病例对照研究	氯噻酮氨氯地平赖诺普利多沙唑嗪	美国人	https://icaps-htn.org
ASCOT	Angloscandinavian Outcomes Trial	随机对照研究：多中心随机对照研究	氨氯地平 vs. 阿替洛尔	英国、爱尔兰和斯堪的那维亚患者	[472-474]
CHIEF	Chinese Hypertension Intervention Efficacy Study	随机对照研究：多中心随机对照研究	氨氯地平+阿米洛利/氢氯噻嗪 vs. 氨氯地平+替米沙坦	中国人	[475，476]
FEVER-PGx	Pharmacogenomic Study of the Felodipine Event Reduction	随机对照研究：多中心双盲随机对照研究	氢氯噻嗪+非洛地平 vs. 氢氯噻嗪+安慰剂	中国人	[477]
INVEST	International Verapamil Trandolapril STudy	随机对照研究：多中心随机对照研究	维拉帕米（+氢氯噻嗪+群多普利）vs. 阿替洛尔（+氢氯噻嗪+群多普利）	美国人	[478]
NORDIL	NORdic DILtiazem Study	随机对照研究：多中心随机对照研究	地尔硫䓬 vs. 噻嗪类利尿剂/β受体阻滞剂	挪威和瑞典人	[479-482]
SPS3	Secondary Prevention of Small Subcortical Strokes	随机对照试验：多中心 2×2 析因设计	β受体阻滞剂钙通道阻滞剂噻嗪类利尿剂 ACEI 类 ARB 类	美国人	[483-485]

表 14-15 以血压反应性和（或）不良临床转归作为终点事件的临床试验

研究	研究名称	研究设计	人群	参考文献或网址
CHARGE	Cohorts for Heart and Aging Research in Genomic Epidemiology	旨在进行 GWAS 或 replication 试验而成立的联盟，包含 10 个前瞻性队列	高加索人	[271，486]
CSN-StayOnDiur	Campania Salute Network（CSN）– The Stay On Diur Study	包含部分基因测序信息在内的意大利高血压临床数据库	意大利人	[487-491]
EstoniaBiobank	Estonian Genome Center，University of Tartu，population based biobank	包含基因测序信息在内的爱沙尼亚人数据库	爱沙尼亚人	[492]
GoDARTS	Genetics of Diabetes Audit and Research Tayside Study	包含基因测序信息在内的英国 2 型糖尿病数据库	英国人	[493]
GoShare	Genetics of the Scottish Health Research Register	包含部分基因信息的苏格兰心血管疾病数据库	苏格兰人	https://icaps-htn.org
GS-SFHS	Generation Scotland-Scottish Family Health Study	旨在研究疾病遗传学的苏格兰基因信息库	苏格兰人	https://icaps-htn.org
LIFELINES	Life Lines Cohort Study	包含基因测序信息在内的荷兰慢性疾病信息库	荷兰人	[494，495]
MESA	Multi-Ethnic Study of Atherosclerosis	旨在研究心血管疾病的亚临床疾病及危险因素的美国心血管疾病信息库	非洲裔美国人 欧洲裔美国人 西班牙裔美国人 亚洲裔美国人	[493，496-498]
SDS	Khatri Sikh Diabetes Study	旨在研究遗传与糖尿病关系的 870 名印度人队列 巢式病例对照研究 GWAS	印度人	[499-501]
Taichi	Taiwan Metabochip Consortium	旨在研究动脉粥样硬化及糖尿病的遗传学因素，包含 7 个前瞻性队列	东亚人	[492，502，503]
UCP	Utrecht Cardiovascular Pharmacogenetics	病例对照研究	丹麦人	[245，493，504，505]

（王子乾　尹　彤）

第十二节　降压药物基因组学的临床应用经典实例

一、病例介绍

患者，男，51 岁。因食欲缺乏伴胸闷 1 月余，加重 1 天入院。现病史：2014 年前，发现血压升高，最高达 220/110mmHg，肌酐高达 400μmol/L 左右，服用硝苯地平等降压药物治疗，未定期监测血压，间断服用肾衰宁等。1 个月前开始恶心呕吐，活动耐力明显下降，夜间睡眠时感胸闷，高枕能入睡，1 天前胸闷加重，无法平卧，端坐呼吸，言语困难。既往史：高血压病史 5 年。体格检查：体温 36.2℃，心率 141 次/分，呼吸 25 次/分，血压 152/96mmHg。营养一般，急性面容，端坐呼吸，不能言语，坐轮椅入病房，神志清楚。双肺呼吸音粗，可闻及湿啰音。下肢静脉曲张、杵状指（趾），双下肢水肿。实验室检查：脑钠肽前体（NT-proBNP）＞35 000pg/ml↑，肌红蛋白定量 978.60μg/L↑（1220.10μmol/L↑）。血气分析：pH7.19↓，二氧化碳分压（PCO_2）15mmHg↓，Ca^{2+} 0.63mmol/L↓，葡萄糖（Glu）7.80mmol/L↑，乳酸（Lac）8.40mmol/L↑，血细胞比容（Hct）18.00%↓。血常规：白细胞计数 11.69×10^9/L↑，中性粒细胞绝对值 10.4×10^9/L↑，红细胞计数 1.66×10^{12}/L↓，血红蛋白 51.0g/L↓，血小板计数 232×10^9/L。凝血功能：凝血酶原时间 15.1 秒，纤维蛋白原 6.67g/L↑，凝血酶时间 106.30 秒↑，D-二聚体 2.60μg/ml↑，纤维蛋白原裂解产物 9.70μg/ml↑。心功能：天冬氨酸转氨酶 90.7IU/L↑，肌酸激酶同工酶 39.10IU/L↑，肌酸激酶 536IU/L↑，乳酸脱氢酶 618.00IU/L↑。诊断：急性 ST 段抬高心肌梗死、高血压 3 级（极高危）、心功能Ⅱ～Ⅲ级、慢性肾功能不全急性加重、肺部感染、重度贫血和代谢性酸中毒。需要对其调整高血压药物用药情况。

二、降压药物基因检测

1. *CYP2D6*（CYP2D6 代谢酶能将β受体阻滞剂代谢为无活性产物）

（1）*CYP2D6**1/*1：提示患者对β受体阻滞剂代谢功能正常。

（2）*CYP2D6**1/*10：提示患者对β受体阻滞剂代谢功能略低。

（3）*CYP2D6**10/*10：提示患者对β受体阻滞剂代谢功能较低。

2. *ADRB1*（ADRB1 能影响靶受体功能，引起疗效的差异）

（1）GG：提示患者对β受体阻滞剂敏感性降低。

（2）GC：提示患者对β受体阻滞剂敏感性略高。

（3）CC：提示患者对β受体阻滞剂敏感性较高。

3. *CYP2C9*（CYP2C9 代谢酶能影响 ARB 类药物在体内的代谢）

（1）*CYP2C9**1/*1：提示患者对血管紧张素Ⅱ受体阻滞剂代谢功能正常。

（2）*CYP2C9**1/*3：提示患者对血管紧张素Ⅱ受体阻滞剂代谢功能略低。

（3）*CYP2C9**3/*3：提示患者对血管紧张素Ⅱ受体阻滞剂代谢功能较低。

4. *AGTR1*（AGTR1 能影响靶受体功能，引起疗效的差异）

（1）AA：提示患者对血管紧张素Ⅱ受体阻滞剂敏感性正常。

（2）AC：提示患者对血管紧张素Ⅱ受体阻滞剂敏感性略高。

（3）CC：提示患者对血管紧张素Ⅱ受体阻滞剂敏感性较高。

5. *ACE*［*ACE* 基因内含子 16 上有一段 287bp 的插入/缺失突变（I/D）］

（1）II：提示患者对血管紧张素转换酶抑制剂敏感性正常。

（2）ID：提示患者对血管紧张素转换酶抑制剂敏感性略高。

（3）DD：提示患者对血管紧张素转换酶抑制剂敏感性较高。

三、降压药物基因检测的临床意义

（一）基因检测结果

该患者降压药物基因检测结果见表 14-16。

表 14-16 高血压药物基因检测结果

检测基因	位点信息	结果
CYP2D6	*10	*1/*1
ADRB1	G1165C	CC
CYP2C9	*3	*1/*3
AGTR1	A1166C	AA
ACE	I/D	II

该患者基因检测结果显示 CYP2D6 基因型为*1/*1，ADRB1 基因型为 CC，提示对β受体阻滞剂敏感度略高于正常范围，预期疗效"++"，如需使用该类药物应该适当调整剂量。

CYP2C9 基因型为*1/*3，AGTR1 基因型为 AA，提示对血管紧张素受体阻滞剂敏感度略高于正常范围，预期疗效"++"，对氯沙坦（洛沙坦）敏感度略低于正常范围，预期疗效"±"，如需使用该类药物也应适当调整剂量。

ACE 基因型为 II，提示对血管紧张素转换酶抑制剂敏感性属于正常范围，预期疗效"+"，建议按照常规剂量。具体请结合临床实际综合选择治疗方案。

（二）根据结果解读调整用药

患者之前服用硝苯地平控释片降压，未经常测量血压，入院时高血压 3 级，推测服用硝苯地平控释片降压效果可能较差。慢性肾衰竭患者应用硝苯地平控释片时偶有可逆性血尿素氮和肌酐升高，本例患者肌酐升高，可能与服用硝苯地平控释片有关。

氨氯地平与硝苯地平控释片同为钙通道阻滞剂，总体说来硝苯地平控释片起效快，但作用时间短，容易引起血压波动，而氨氯地平和硝苯地平控释片相比，作用比较缓和，时间比较持久，是替代硝苯地平控释片的第三代产品。

氨氯地平在肾衰竭患者的使用：氨氯地平的血药浓度改变与肾损害程度无相关性，该患者肾功能明显受损（右侧大腿内侧有一透析管），但服用氨氯地平可以采用正常剂量，因此氨氯地平比硝苯地平控释片更适合本例患者。

基因检测结果显示：患者对β受体阻滞剂敏感，推荐使用该类药物降压。

（三）调整后的患者治疗和转归情况

出院带药：阿司匹林 100mg、qd，氯吡格雷 75mg、qd，阿托伐他汀钙片 20mg、qd，美托洛尔 47.5mg、qd，氨氯地平 5mg、qd，肾衰宁 1.29g、tid，复方α-酮酸片 2.52g、tid。

基因检测结果推荐β受体阻滞剂（本例患者采用美托洛尔 47.5mg、qd），鉴于患者血压较难控制，加之有心功能不全和肾功能不全，联合氨氯地平 5mg、qd 协同降血压，改善心脏症状。治疗后患者血压 128/67mmHg，心率 75 次/分。现患者无胸痛、胸闷不适。双肺呼吸音清，未闻及异常杂音，心律齐，双下肢无水肿，精神佳，转归良好。

四、分析与讨论

ST 段抬高心肌梗死（STEMI）是急性冠脉综合征中最常见的一种类型。STEMI 是由不稳定的冠状动脉硬化斑块破裂引起患者发生冠脉血管痉挛，血流供给减少，导致患者持续缺血缺氧引起的急性心肌坏死。其病死率高，严重威胁患者生命。经皮冠脉介入术（PCI）是治疗 STEMI 的首选方式，此术式可及早开通梗死血管，改善血流，减少梗死面积，挽救患者生命[506]。

STEMI 患者行 PCI 术后可引起血栓脱落，影响心肌微循环，降低治疗效果。氯吡格雷是一种抗血小板聚集药，可通过抗血小板聚集达到抗凝的效果。其与阿司匹林合用可增强抗凝效果、降低单药治疗出现抵抗的发生率[506]。

美托洛尔作为一种选择性β₁受体阻滞剂，具有减缓心率、抑制心肌收缩力、降低自律性和延缓房室传导等，阻断儿茶酚胺的血管收缩作用，可有效降低心肌耗氧，改善心肌供血，维护心肌结构；常用于心绞痛、心肌梗死等心肌缺血性疾病的治疗，可有效缓解患者临床症状、缩小梗死面积，降低死亡率，改善患者预后[507, 508]。基因检测的结果显示该患者对β受体阻滞剂敏感，加上本例患者具有窦性心动过速，因此采用美托洛尔治疗。

氨氯地平作为第三代钙通道阻滞剂的代表具有良好的临床效果，不会影响到房室传导机制与心脏收缩力等，患者对其具有良好的服药依从性及耐受性；但该药物可以导致肾素与去甲肾上腺素活性继发性增高，加快心率，同时可引起心悸、头痛、下肢水肿、面部潮红等不良反应[507]。

美托洛尔和氨氯地平联用可以产生协同作用，有效增强降压效果，在临床应用时能够减少药物使用剂量，因此其不良反应发生率也随之降低，且两药联用对去甲肾上腺素与肾素分泌的抑制能抵消使用氨氯地平导致的不良反应，进一步减少心率加快引起的不良反应[509]。

（张　蕾　沈爱宗）

参 考 文 献

[1] Chapman A B, Schwartz G L, Boerwinkle E, et al. Predictors of antihypertensive response to a standard dose of hydrochlorothiazide for essential hypertension [J]. Kidney International, 2002, 61 (3): 1047-1055.

[2] Turner S T, Bailey K R, Fridley B L, et al. Genomic association analysis suggests chromosome 12 locus influencing antihypertensive response to thiazide diuretic [J]. Hypertension (Dallas, Tex.: 1979), 2008, 52 (2): 359-365.

[3] Rotin D, Schild L. ENaC and its regulatory proteins as drug targets for blood pressure control [J]. Current drug targets, 2008, 9 (8): 709-716.

[4] Dunn D M, Ishigami T, Pankow J, et al. Common variant of human NEDD4L activates a cryptic splice site to form a frameshifted transcript [J]. Journal of Human Genetics, 2002, 47 (12): 665-676.

[5] Fava C, von Wowern F, Berglund G, et al. 24-h ambulatory blood pressure is linked to chromosome 18q21-22 and genetic variation of NEDD4L associates with cross-sectional and longitudinal blood pressure in Swedes [J]. Kidney International, 2006, 70 (3): 562-569.

[6] Svensson-Färbom P, Wahlstrand B, Almgren P, et al. A functional variant of the NEDD4L gene is associated with beneficial treatment response with β-blockers and diuretics in hypertensive patients [J]. Journal of Hypertension, 2011, 29 (2): 388-395.

［7］McDonough C W，Burbage S E，Duarte J D，et al. Association of variants in NEDD4L with blood pressure response and adverse cardiovascular outcomes in hypertensive patients treated with thiazide diuretics［J］. Journal of Hypertension，2013，31（4）：698-704.

［8］Richardson C，Rafiqi F H，Karlsson H K，et al. Activation of the thiazide-sensitive Na^{+}-Cl^{-}cotransporter by the WNK-regulated kinases SPAK and OSR1［J］. Journal of cell science，2008，121（5）：675-684.

［9］Kahle K T，Ring A M，Lifton R P. Molecular physiology of the WNK kinases［J］. Annual Review of Physiology，2008，70：329-355.

［10］Wang Y，O'Connell J R，McArdle P F，et al. Whole-genome association study identifies STK39 as a hypertension susceptibility gene［J］. Proceedings of the National Academy of Sciences，2009，106（1）：226-231.

［11］侯文静，刘敏，余淑华，等. STK39 基因多态性与汉族原发性高血压患者氢氯噻嗪疗效的相关性研究［J］. 中华医学遗传学杂志，2019，36（6）：639-644.

［12］Duarte J D，Lobmeyer M T，Wang Z，et al. Lack of association between polymorphisms in STK39，a putative thiazide response gene，and blood pressure response to hydrochlorothiazide［J］. Pharmacogenet Genomics，2010，20（8）：516-519.

［13］Turner S T，Schwartz G L，Chapman A B，et al. WNK1 kinase polymorphism and blood pressure response to a thiazide diuretic［J］. Hypertension（Dallas，Tex.：1979），2005，46（4）：758-765.

［14］Huang C C，Chung C M，Hung S I，et al. Genetic predictors of thiazide-induced serum potassium changes in nondiabetic hypertensive patients［J］. Hypertension Research，2014，37（8）：759-764.

［15］Duarte J D，Turner S T，Tran B，et al. Association of chromosome 12 locus with antihypertensive response to hydrochlorothiazide may involve differential YEATS4 expression［J］. The Pharmacogenomics Journal，2013，13（3）：257-263.

［16］Chittani M，Zaninello R，Lanzani C，et al. TET2 and CSMD1 genes affect SBP response to hydrochlorothiazide in never-treated essential hypertensives［J］. Journal of Hypertension，2015，33（6）：1301-1309.

［17］Yu Z，Kong Q，Kone B C. Aldosterone reprograms promoter methylation to regulate αENaC transcription in the collecting duct［J］. American Journal of Physiology Renal Physiology，2013，305（7）：F1006-F1013.

［18］Nock N L，Wang X F，Thompson C L，et al. Defining genetic determinants of the Metabolic Syndrome in the Framingham Heart Study using association and structural equation modeling methods［J］. BMC Proceedings，2009，3 Suppl 7（Suppl 7）：S50.

［19］Hong K W，Go M J，Jin H S，et al. Genetic variations in ATP2B1，CSK，ARSG and CSMD1 loci are related to blood pressure and/or hypertension in two Korean cohorts［J］. Journal of human Hypertension，2010，24（6）：367-372.

［20］O'Driscoll K E，Hatton W J，Burkin H R，et al. Expression，localization，and functional properties of Bestrophin 3 channel isolated from mouse heart［J］. American Journal of Physiology Cell Physiology，2008，295（6）：C1610-C1624.

［21］Singh S，Wang Z，Shahin M H，et al. Targeted sequencing identifies a missense variant in the BEST3 gene associated with antihypertensive response to hydrochlorothiazide［J］. Pharmacogenetics and Genomics，2018，28（11）：251-255.

［22］Kanzaki G，Tsuboi N，Haruhara K，et al. Factors associated with a vicious cycle involving a low nephron number，hypertension and chronic kidney disease［J］. Hypertension Research，2015，38（10）：633-641.

［23］Adeyemo A，Gerry N，Chen G，et al. A genome-wide association study of hypertension and blood pressure in African Americans［J］. PLoS Genet，2009，5（7）：e1000564.

［24］McAdams-DeMarco M A，Maynard J W，Baer A N，et al. A urate gene-by-diuretic interaction and gout risk in participants with hypertension：results from the ARIC study［J］. Annals of the Rheumatic Diseases，2013，72（5）：701-706.

［25］Ware J S，Wain L V，Channavajjhala S K，et al. Phenotypic and pharmacogenetic evaluation of patients with thiazide-induced hyponatremia［J］. The Journal of clinical investigation，2017，127（9）：3367-3374.

［26］Del-Aguila J L，Cooper-DeHoff R M，Chapman A B，et al. Transethnic meta-analysis suggests genetic variation in the HEME pathway influences potassium response in patients treated with hydrochlorothiazide［J］. The Pharmacogenomics Journal，2015，15（2）：153-157.

［27］Tang X D，Xu R，Reynolds M F，et al. Haem can bind to and inhibit mammalian calcium-dependent Slo1 BK channels［J］. Nature，2003，425（6957）：531-535.

［28］Bao Y，Curhan G，Merriman T，et al. Lack of gene-diuretic interactions on the risk of incident gout：the Nurses' Health Study and Health Professionals Follow-up Study［J］. Annals of the Rheumatic Diseases，2015，74（7）：1394-1398.

［29］中国高血压防治指南修订委员会高血压联盟（中国），中华医学会心血管病学分会，中国医师协会高血压专业委员会，等. 中国高血压防治指南（2018 年修订版）［J］. 中国心血管杂志，2019，24（1）：24-56.

［30］Williams B，Mancia G，Spiering W，et al. 2018 ESC/ESH Guidelines for the management of arterial hypertension［J］. European Heart Journal，2018，39（33）：3021-3104.

［31］Leung A A，Daskalopoulou S S，Dasgupta K，et al. Hypertension Canada's 2017 guidelines for diagnosis，risk assessment， prevention, and treatment of hypertension in adults [J]. The Canadian Journal of Cardiology, 2017, 33 (5): 557-576.

[32] Whelton P K, Carey R M, Aronow W S, et al. 2017 ACC/AHA/AAPA/ABC/ACPM/AGS/APhA/ASH/ ASPC/NMA/PCNA guideline for the prevention, detection, evaluation, and management of high blood pressure in adults: executive summary: a report of the American College of Cardiology/American Heart Association task force on clinical practice guidelines [J]. Journal of the American College of Cardiology, 2018, 71 (19): 2199-2269.

[33] Dickerson J E, Hingorani A D, Ashby M J, et al. Optimisation of antihypertensive treatment by crossover rotation of four major classes [J]. Lancet (London, England), 1999, 353 (9169): 2008-2013.

[34] Shin J, Johnson J A. Pharmacogenetics of beta-blockers [J]. Pharmacotherapy, 2007, 27 (6): 874-887.

[35] Johnson J A, Zineh I, Puckett B J, et al. Beta 1-adrenergic receptor polymorphisms and antihypertensive response to metoprolol [J]. Clinical Pharmacology and Therapeutics, 2003, 74 (1): 44-52.

[36] Liu J, Liu Z Q, Yu B N, et al. Beta1-Adrenergic receptor polymorphisms influence the response to metoprolol monotherapy in patients with essential hypertension [J]. Clinical Pharmacology and Therapeutics, 2006, 80 (1): 23-32.

[37] Si D, Wang J, Xu Y, et al. Association of common polymorphisms in β1-adrenergic receptor with antihypertensive response to carvedilol [J]. Journal of Cardiovascular Pharmacology, 2014, 64 (4): 306-309.

[38] Wu D, Li G, Deng M, et al. Associations between ADRB1 and CYP2D6 gene polymorphisms and the response to β-blocker therapy in hypertension [J]. The Journal of International Medical Research, 2015, 43 (3): 424-434.

[39] Suonsyrjä T, Donner K, Hannila-Handelberg T, et al. Common genetic variation of beta1- and beta2-adrenergic receptor and response to four classes of antihypertensive treatment [J]. Pharmacogenetics and Genomics, 2010, 20 (5): 342-345.

[40] Filigheddu F, Argiolas G, Degortes S, et al. Haplotypes of the adrenergic system predict the blood pressure response to beta-blockers in women with essential hypertension [J]. Pharmacogenomics, 2010, 11 (3): 319-325.

[41] Biolo A, Clausell N, Santos K G, et al. Impact of beta1-adrenergic receptor polymorphisms on susceptibility to heart failure, arrhythmogenesis, prognosis, and response to beta-blocker therapy [J]. The American Journal of Cardiology, 2008, 102 (6): 726-732.

[42] Chen L, Meyers D, Javorsky G, et al. Arg389Gly-beta1-adrenergic receptors determine improvement in left ventricular systolic function in nonischemic cardiomyopathy patients with heart failure after chronic treatment with carvedilol [J]. Pharmacogenetics and Genomics, 2007, 17 (11): 941-949.

[43] Cresci S, Kelly R J, Cappola T P, et al. Clinical and genetic modifiers of long-term survival in heart failure [J]. Journal of the American College of Cardiology, 2009, 54 (5): 432-444.

[44] de Groote P, Helbecque N, Lamblin N, et al. Association between beta-1 and beta-2 adrenergic receptor gene polymorphisms and the response to beta-blockade in patients with stable congestive heart failure [J]. Pharmacogenetics and Genomics, 2005, 15 (3): 137-142.

[45] Liggett S B, Mialet-Perez J, Thaneemit-Chen S, et al. A polymorphism within a conserved beta (1) - adrenergic receptor motif alters cardiac function and beta-blocker response in human heart failure [J]. Proceedings of the National Academy of Sciences of the United States of America, 2006, 103 (30): 11288-11293.

[46] Lobmeyer M T, Gong Y, Terra S G, et al. Synergistic polymorphisms of beta1 and alpha2C-adrenergic receptors and the influence on left ventricular ejection fraction response to beta-blocker therapy in heart failure [J]. Pharmacogenetics and Genomics, 2007, 17 (4): 277-282.

[47] Magnusson Y, Levin M C, Eggertsen R, et al. Ser49Gly of beta1-adrenergic receptor is associated with effective beta-blocker dose in dilated cardiomyopathy [J]. Clinical Pharmacology and Therapeutics, 2005, 78 (3): 221-231.

[48] Mialet Perez J, Rathz D A, Petrashevskaya N N, et al. Beta 1-adrenergic receptor polymorphisms confer differential function and predisposition to heart failure [J]. Nature Medicine, 2003, 9 (10): 1300-1305.

[49] Sehnert A J, Daniels S E, Elashoff M, et al. Lack of association between adrenergic receptor genotypes and survival in heart failure patients treated with carvedilol or metoprolol [J]. Journal of the American College of Cardiology, 2008, 52 (8): 644-651.

[50] Shin J, Lobmeyer M T, Gong Y, et al. Relation of beta (2) -adrenoceptor haplotype to risk of death and heart transplantation in patients with heart failure [J]. The American Journal of Cardiology, 2007, 99 (2): 250-255.

[51] Terra S G, Hamilton K K, Pauly D F, et al. Beta1-adrenergic receptor polymorphisms and left ventricular remodeling changes in response to beta-blocker therapy [J]. Pharmacogenetics and Genomics, 2005, 15 (4): 227-234.

[52] Lemaitre R N, Heckbert S R, Sotoodehnia N, et al. Beta 1- and beta 2-adrenergic receptor gene variation, beta-blocker use and risk of myocardial infarction and stroke [J]. American Journal of Hypertension, 2008, 21 (3): 290-296.

[53] Pacanowski M A, Gong Y, Cooper-Dehoff R M, et al. Beta-adrenergic receptor gene polymorphisms and beta-blocker treatment outcomes in hypertension [J]. Clinical Pharmacology and Therapeutics, 2008, 84 (6): 715-721.

［54］Choo E F，Leake B，Wandel C，et al. Pharmacological inhibition of P-glycoprotein transport enhances the distribution of HIV-1 protease inhibitors into brain and testes［J］. Drug Metabolism and Disposition：the Biological Fate of Chemicals，2000，28（6）：655-660.

［55］Zhou S F. Polymorphism of human cytochrome P450 2D6 and its clinical significance：Part Ⅰ［J］. Clinical Pharmacokinetics，2009，48（11）：689-723.

［56］Alván G，Bechtel P，Iselius L，et al. Hydroxylation polymorphisms of debrisoquine and mephenytoin in European populations［J］. European Journal of Clinical Pharmacology，1990，39（6）：533-537.

［57］Horai Y，Nakano M，Ishizaki T，et al. Metoprolol and mephenytoin oxidation polymorphisms in Far Eastern Oriental subjects：Japanese versus mainland Chinese［J］. Clinical Pharmacology and Therapeutics，1989，46（2）：198-207.

［58］Sohn D R，Shin S G，Park C W，et al. Metoprolol oxidation polymorphism in a Korean population：comparison with native Japanese and Chinese populations［J］. British Journal of Clinical Pharmacology，1991，32（4）：504-507.

［59］Horai Y，Taga J，Ishizaki T，et al. Correlations among the metabolic ratios of three test probes（metoprolol，debrisoquine and sparteine）for genetically determined oxidation polymorphism in a Japanese population［J］. British Journal of Clinical Pharmacology，1990，29（1）：111-115.

［60］Griese E U，Zanger U M，Brudermanns U，et al. Assessment of the predictive power of genotypes for the in-vivo catalytic function of CYP2D6 in a German population［J］. Pharmacogenetics，1998，8（1）：15-26.

［61］Bathum L，Johansson I，Ingelman-Sundberg M，et al. Ultrarapid metabolism of sparteine：frequency of alleles with duplicated CYP2D6 genes in a Danish population as determined by restriction fragment length polymorphism and long polymerase chain reaction［J］. Pharmacogenetics，1998，8（2）：119-123.

［62］Sachse C，Brockmöller J，Bauer S，et al. Cytochrome P450 2D6 variants in a Caucasian population：allele frequencies and phenotypic consequences［J］. American Journal of Human Genetics，1997，60（2）：284-295.

［63］Dahl M L，Johansson I，Bertilsson L，et al. Ultrarapid hydroxylation of debrisoquine in a Swedish population. Analysis of the molecular genetic basis［J］. The Journal of Pharmacology and Experimental Therapeutics，1995，274（1）：516-520.

［64］Aklillu E，Persson I，Bertilsson L，et al. Frequent distribution of ultrarapid metabolizers of debrisoquine in an Ethiopian population carrying duplicated and multiduplicated functional CYP2D6 alleles［J］. The Journal of Pharmacology and Experimental Therapeutics，1996，278（1）：441-446.

［65］McLellan R A，Oscarson M，Seidegård J，et al. Frequent occurrence of CYP2D6 gene duplication in Saudi Arabians［J］. Pharmacogenetics，1997，7（3）：187-191.

［66］Dorji P W，Tshering G，Na-Bangchang K. CYP2C9，CYP2C19，CYP2D6 and CYP3A5 polymorphisms in South-East and East Asian populations：a systematic review［J］. Journal of Clinical Pharmacy and Therapeutics，2019，44（4）：508-524.

［67］Zhou H H，Wood A J. Stereoselective disposition of carvedilol is determined by CYP2D6［J］. Clinical Pharmacology and Therapeutics，1995，57（5）：518-524.

［68］Giessmann T，Modess C，Hecker U，et al. CYP2D6 genotype and induction of intestinal drug transporters by rifampin predict presystemic clearance of carvedilol in healthy subjects［J］. Clinical Pharmacology and Therapeutics，2004，75（3）：213-222.

［69］Sehrt D，Meineke I，Tzvetkov M，et al. Carvedilol pharmacokinetics and pharmacodynamics in relation to CYP2D6 and ADRB pharmacogenetics［J］. Pharmacogenomics，2011，12（6）：783-795.

［70］Shihmanter R，Nulman I，Goland S，et al. Variation in the CYP2D6 genotype is not associated with carvedilol dose changes in patients with heart failure［J］. Journal of Clinical Pharmacy and Therapeutics，2014，39（4）：432-438.

［71］Luzum J A，Sweet K M，Binkley P F，et al. CYP2D6 genetic variation and beta-blocker maintenance dose in patients with heart failure［J］. Pharmaceutical Research，2017，34（8）：1615-1625.

［72］Baudhuin L M，Miller W L，Train L，et al. Relation of ADRB1，CYP2D6，and UGT1A1 polymorphisms with dose of，and response to，carvedilol or metoprolol therapy in patients with chronic heart failure［J］. The American Journal of Cardiology，2010，106（3）：402-408.

［73］Rau T，Wuttke H，Michels L M，et al. Impact of the CYP2D6 genotype on the clinical effects of metoprolol：a prospective longitudinal study［J］. Clinical Pharmacology and Therapeutics，2009，85（3）：269-272.

［74］Blake C M，Kharasch E D，Schwab M，et al. A meta-analysis of CYP2D6 metabolizer phenotype and metoprolol pharmacokinetics［J］. Clinical Pharmacology and Therapeutics，2013，94（3）：394-399.

［75］Jin S K，Chung H J，Chung M W，et al. Influence of CYP2D6*10 on the pharmacokinetics of metoprolol in healthy Korean volunteers［J］. Journal of Clinical Pharmacy and Therapeutics，2008，33（5）：567-573.

［76］Wuttke H，Rau T，Heide R，et al. Increased frequency of cytochrome P450 2D6 poor metabolizers among patients with metoprolol-associated adverse effects［J］. Clinical Pharmacology and Therapeutics，2002，72（4）：429-437.

［77］Batty J A，Hall A S，White H L，et al. An investigation of CYP2D6 genotype and response to metoprolol CR/XL during dose titration in patients with heart failure：a MERIT-HF substudy［J］. Clinical Pharmacology and Therapeutics，2014，95（3）：321-330.

［78］Hamadeh I S，Langaee T Y，Dwivedi R，et al. Impact of CYP2D6 polymorphisms on clinical efficacy and tolerability of metoprolol tartrate［J］. Clinical Pharmacology and Therapeutics，2014，96（2）：175-181.

［79］Bijl M J，Visser L E，van Schaik R H，et al. Genetic variation in the CYP2D6 gene is associated with a lower heart rate and blood pressure in beta-blocker users［J］. Clinical Pharmacology and Therapeutics，2009，85（1）：45-50.

［80］Zineh I，Beitelshees A L，Gaedigk A，et al. Pharmacokinetics and CYP2D6 genotypes do not predict metoprolol adverse events or efficacy in hypertension［J］. Clinical Pharmacology and Therapeutics，2004，76（6）：536-544.

［81］国家卫生计生委合理用药专家委员会，中国医师协会高血压专业委员会. 高血压合理用药指南（第2版）［J］. 中国医学前沿杂志（电子版），2017，9（7）：28-126.

［82］Hubacek J A，Adamkova V，Prusikova M，et al. Impact of apolipoprotein A5 variants on statin treatment efficacy［J］. Pharmacogenomics，2009，10（6）：945-950.

［83］Trotta R，Donati M B，Iacoviello L. Trends in pharmacogenomics of drugs acting on hypertension［J］. Pharmacological Research，2004，49（4）：351-356.

［84］韩璐璐，李娜，蒋雄京，等. GNB3基因C825T多态性与美托洛尔药效的相关性研究［J］. 中国新药杂志，2010，19（9）：762-765，768.

［85］Hindorff L A，Heckbert S R，Psaty B M，et al. Beta（2）-adrenergic receptor polymorphisms and determinants of cardiovascular risk：the Cardiovascular Health Study［J］. American Journal of Hypertension，2005，18（3）：392-397.

［86］Liljedahl U，Kahan T，Malmqvist K，et al. Single nucleotide polymorphisms predict the change in left ventricular mass in response to antihypertensive treatment［J］. Journal of Hypertension，2004，22（12）：2321-2328.

［87］Ghatta S，Nimmagadda D，Xu X，et al. Large-conductance，calcium-activated potassium channels：structural and functional implications［J］. Pharmacol ogy & Ther apeutics. 2006，110（1）：103-116.

［88］Kelley-Hedgepeth A，Peter I，Kip K，et al. The protective effect of KCNMB1 E65K against hypertension is restricted to blood pressure treatment with beta-blockade［J］. Journal of Human Hypertension，2008，22（7）：512-515.

［89］Shih S R，Tsao K C，Ning H C，et al. Diagnosis of respiratory tract viruses in 24 h by immunofluorescent staining of shell vial cultures containing Madin-Darby Canine Kidney（MDCK）cells［J］. Journal of Virological Methods，1999，81（1-2）：77-81.

［90］Pacanowski M A，Zineh I，Cooper-Dehoff R M，et al. Genetic and pharmacogenetic associations between NOS3 polymorphisms，blood pressure，and cardiovascular events in hypertension［J］. American Journal of Hypertension，2009，22（7）：748-753.

［91］Rigat B，Hubert C，Alhenc-Gelas F，et al. An insertion/deletion polymorphism in the angiotensin I -converting enzyme gene accounting for half the variance of serum enzyme levels［J］. The Journal of Clinical Investigation，1990，86（4）：1343-1346.

［92］Heidari F，Vasudevan R，Mohd Ali S Z，et al. Association of insertion/deletion polymorphism of angiotensin-converting enzyme gene among Malay male hypertensive subjects in response to ACE inhibitors［J］. Journal of the Renin-Angiotensin-Aldosterone System，2015，16（4）：872-879.

［93］Lachurie M L，Azizi M，Guyene T T，et al. Angiotensin-converting enzyme gene polymorphism has no influence on the circulating renin-angiotensin-aldosterone system or blood pressure in normotensive subjects［J］. Circulation，1995，91（12）：2933-2942.

［94］Danser A H，Deinum J，Osterop A P，et al. Angiotensin I to angiotensin II conversion in the human forearm and leg. Effect of the angiotensin converting enzyme gene insertion/deletion polymorphism［J］. Journal of Hypertension，1999，17（12 Pt 2）：1867-1872.

［95］Ueda S，Elliott H L，Morton J J，et al. Enhanced pressor response to angiotensin I in normotensive men with the deletion genotype（DD）for angiotensin-converting enzyme［J］. Hypertension（Dallas，Tex.：1979），1995，25（6）：1266-1269.

［96］Buikema H，Pinto Y M，Rooks G，et al. The deletion polymorphism of the angiotensin-converting enzyme gene is related to phenotypic differences in human arteries［J］. European heart journal，1996，17（5）：787-794.

［97］Altmaier E，Menni C，Heier M，et al. The pharmacogenetic footprint of ACE inhibition：a population-based metabolomics study［J］. PLoS One，2016，11（4）：e0153163.

［98］Bloem L J，Manatunga A K，Tewksbury D A，et al. The serum angiotensinogen concentration and variants of the angiotensinogen gene in white and black children［J］. The Journal of Clinical Investigation，1995，95（3）：948-953.

［99］Hingorani A D，Jia H，Stevens P A，et al. Renin-angiotensin system gene polymorphisms influence blood pressure and the response to angiotensin converting enzyme inhibition［J］. Journal of Hypertension，1995，13（12 Pt 2）：1602-9.

［100］Woodiwiss A J，Nkeh B，Samani N J，et al. Functional variants of the angiotensinogen gene determine antihypertensive responses to angiotensin-converting enzyme inhibitors in subjects of African origin［J］. Journal of Hypertension，2006，24（6）：1057-1064.

［101］Bangalore S，Kumar S，Messerli F H. Angiotensin-converting enzyme inhibitor associated cough：deceptive information from the Physicians' Desk Reference ［J］. The American Journal of Medicine，2010，123（11）：1016-1030.

［102］Woo K S，Nicholls M G. High prevalence of persistent cough with angiotensin converting enzyme inhibitors in Chinese ［J］. British Journal of Clinical Pharmacology，1995，40（2）：141-144.

［103］Elliott W J. Higher incidence of discontinuation of angiotensin converting enzyme inhibitors due to cough in black subjects ［J］. Clinical Pharmacology and Therapeutics，1996，60（5）：582-588.

［104］Dykewicz M S. Cough and angioedema from angiotensin-converting enzyme inhibitors：new insights into mechanisms and management ［J］. Current Opinion in Allergy and Clinical Immunology，2004，4（4）：267-270.

［105］Liu L，Cui Y，Chung A Y，et al. Vectorial transport of enalapril by Oatp1a1/Mrp2 and OATP1B1 and OATP1B3/MRP2 in rat and human livers ［J］. The Journal of Pharmacology and Experimental Therapeutics，2006，318（1）：395-402.

［106］Oshiro C，Mangravite L，Klein T，et al. PharmGKB very important pharmacogene：SLCO1B1 ［J］. Pharmacogenetics and Genomics，2010，20（3）：211-216.

［107］Schunkert H，König I R，Kathiresan S，et al. Large-scale association analysis identifies 13 new susceptibility loci for coronary artery disease ［J］. Nature Genetics，2011，43（4）：333-338.

［108］Reilly M P，Li M，He J，et al. Identification of ADAMTS7 as a novel locus for coronary atherosclerosis and association of ABO with myocardial infarction in the presence of coronary atherosclerosis：two genome-wide association studies ［J］. Lancet（London，England），2011，377（9763）：383-392.

［109］Chung C M，Wang R Y，Chen J W，et al. A genome-wide association study identifies new loci for ACE activity：potential implications for response to ACE inhibitor ［J］. The Pharmacogenomics Journal，2010，10（6）：537-44.

［110］Malini P L，Strocchi E，Zanardi M，et al. Thromboxane antagonism and cough induced by angiotensin- converting-enzyme inhibitor ［J］. Lancet（London，England），1997，350（9070）：15-18.

［111］Ishiura Y，Fujimura M，Yamamoto H，et al. Role of COX-2 in cough reflex sensitivity to inhaled capsaicin in patients with sinobronchial syndrome ［J］. Cough（London，England），2010，6：7.

［112］Shi J，Misso N L，Kedda M A，et al. Cyclooxygenase-2 gene polymorphisms in an Australian population：association of the −1195G＞A promoter polymorphism with mild asthma［J］. Clinical and Experimental Allergy：Journal of the British Society for Allergy and Clinical Immunology，2008，38（6）：913-920.

［113］Mas S，Gassò P，Alvarez S，et al. Pharmacogenetic predictors of angiotensin-converting enzyme inhibitor-induced cough：the role of ACE，ABO，and BDKRB2 genes ［J］. Pharmacogenetics and Genomics，2011，21（9）：531-538.

［114］Mosley J D，Shaffer C M，Van Driest S L，et al. A genome-wide association study identifies variants in KCNIP4 associated with ACE inhibitor-induced cough ［J］. The Pharmacogenomics Journal，2016，16（3）：231-237.

［115］Pare G，Kubo M，Byrd J B，et al. Genetic variants associated with angiotensin-converting enzyme inhibitor-associated angioedema ［J］. Pharmacogenet Genomics，2013，23（9）：470-478.

［116］Woodard-Grice A V，Lucisano A C，Byrd J B，et al. Sex-dependent and race-dependent association of XPNPEP2 C-2399A polymorphism with angiotensin-converting enzyme inhibitor-associated angioedema ［J］. Pharmacogenet Genomics，2010，20（9）：532-536.

［117］Catanzaro D F，Frishman W H. Angiotensin receptor blockers for management of hypertension ［J］. Southern Medical Journal，2010，103（7）：669-673.

［118］Schelleman H，Stricker B H C，de Boer A，et al. Drug-gene interactions between genetic polymorphisms and antihypertensive therapy ［J］. Drugs，2004，64（16）：1801-1816.

［119］Miller J A，Thai K，Scholey J W. Angiotensin II type 1 receptor gene polymorphism predicts response to losartan and angiotensin II ［J］. Kidney International，1999，56（6）：2173-2180.

［120］de Denus S，Zakrzewski-Jakubiak M，Dubé M P，et al. Effects of AGTR1 A1166C gene polymorphism in patients with heart failure treated with candesartan ［J］. The Annals of Pharmacotherapy，2008，42（7）：925-932.

［121］Redon J，Luque-Otero M，Martell N，et al. Renin-angiotensin system gene polymorphisms：relationship with blood pressure and microalbuminuria in telmisartan-treated hypertensive patients ［J］. The Pharmacogenomics Journal，2005，5（1）：14-20.

［122］Lee Y J，Jang H R，Kim S G，et al. Renoprotective efficacy of valsartan in chronic non-diabetic proteinuric nephropathies with renin-angiotensin system gene polymorphisms ［J］. Nephrology（Carlton），2011，16（5）：502-510.

［123］Kurland L，Melhus H，Karlsson J，et al. Angiotensin converting enzyme gene polymorphism predicts blood pressure response to angiotensin II receptor type 1 antagonist treatment in hypertensive patients ［J］. Journal of Hypertension，2001，19（10）：1783-1787.

［124］Moon J Y，Jeong K H，Paik S S，et al. Arteriovenous fistula patency associated with angiotensin-converting enzyme I/D polymorphism and ACE inhibition or AT1 receptor blockade [J]. Nephron.Clinical Practice, 2009, 111 (2): c110-c116.

[125] Nordestgaard B G, Kontula K, Benn M, et al. Effect of ACE insertion/deletion and 12 other polymorphisms on clinical outcomes and response to treatment in the LIFE study [J]. Pharmacogenetics and Genomics, 2010, 20 (2): 77-85.

[126] Chen G, Jiang S, Mao G, et al. CYP2C9 Ile359Leu polymorphism, plasma irbesartan concentration and acute blood pressure reductions in response to irbesartan treatment in Chinese hypertensive patients [J]. Methods and Findings in Experimental and Clinical Pharmacology, 2006, 28 (1): 19-24.

[127] Choi C I, Kim M J, Chung E K, et al. CYP2C9*3 and *13 alleles significantly affect the pharmacokinetics of irbesartan in healthy Korean subjects [J]. European Journal of Clinical Pharmacology, 2012, 68 (2): 149-154.

[128] Hong X M, Zhang S C, Mao G Y, et al. CYP2C9*3 allelic variant is associated with metabolism of irbesartan in Chinese population [J]. European Journal of Clinical Pharmacology, 2005, 61 (9): 627-634.

[129] Yin T, Maekawa K, Kamide K, et al. Genetic variations of CYP2C9 in 724 Japanese individuals and their impact on the antihypertensive effects of losartan [J]. Hypertension Research, 2008, 31 (8): 1549-1557.

[130] Bae J W, Choi C I, Lee H I, et al. Effects of CYP2C9*1/*3 and *1/*13 on the pharmacokinetics of losartan and its active metabolite E-3174 [J]. International Journal of Clinical Pharmacology and Therapeutics, 2012, 50 (9): 683-689.

[131] Kurland L, Melhus H, Karlsson J, et al. Aldosterone synthase (CYP11B2)-344 C/T polymorphism is related to antihypertensive responseResults from the Swedish irbesartan left ventricular hypertrophy investigation versus atenolol (SILVHIA) trial [J]. American Journal of Hypertension, 2002, 15 (5): 389-393.

[132] Ortlepp J R, Hanrath P, Mevissen V, et al. Variants of the CYP11B2 gene predict response to therapy with candesartan [J]. European Journal of Pharmacology, 2002, 445 (1-2): 151-152.

[133] Hussain M, Bilal A, Awan F R. Pharmacogenetic study of ACE, AGT, CYP11B1, CYP11B2 and eNOS gene variants in hypertensive patients from Faisalabad, Pakistan [J]. JPMA.The Journal of the Pakistan Medical Association, 2020, 70 (4): 624-629.

[134] Cheema B S, Kohli H S, Sharma R, et al. Endothelial nitric oxide synthase gene polymorphisms and renal responsiveness to RAS inhibition therapy in type 2 diabetic Asian Indians [J]. Diabetes Research and Clinical Practice, 2013, 99 (3): 335-342.

[135] Fuchs S, Philippe J, Germain S, et al. Functionality of two new polymorphisms in the human renin gene enhancer region [J]. Journal of Hypertension, 2002, 20 (12): 2391-2398.

[136] Konoshita T, Kato N, Fuchs S, et al. Genetic variant of the Renin-Angiotensin system and diabetes influences blood pressure response to Angiotensin receptor blockers [J]. Diabetes Care, 2009, 32 (8): 1485-1490.

[137] Yamada A, Maeda K, Ishiguro N, et al. The impact of pharmacogenetics of metabolic enzymes and transporters on the pharmacokinetics of telmisartan in healthy volunteers [J]. Pharmacogenetics and Genomics, 2011, 21 (9): 523-530.

[138] Ieiri I, Nishimura C, Maeda K, et al. Pharmacokinetic and pharmacogenomic profiles of telmisartan after the oral microdose and therapeutic dose [J]. Pharmacogenetics and Genomics, 2011, 21 (8): 495-505.

[139] Mitchell A, Rushentsova U, Siffert W, et al. The angiotensin II receptor antagonist valsartan inhibits endothelin 1-induced vasoconstriction in the skin microcirculation in humans in vivo: influence of the G-protein beta3 subunit (GNB3) C825T polymorphism [J]. Clinical Pharmacology and Therapeutics, 2006, 79 (3): 274-281.

[140] Barbalic M, Schwartz G L, Chapman A B, et al. Kininogen gene (KNG) variation has a consistent effect on aldosterone response to antihypertensive drug therapy: the GERA study [J]. Physiological Genomics, 2009, 39 (1): 56-60.

[141] Maeda K, Ieiri I, Yasuda K, et al. Effects of organic anion transporting polypeptide 1B1 haplotype on pharmacokinetics of pravastatin, valsartan, and temocapril [J]. Clinical Pharmacology and Therapeutics, 2006, 79 (5): 427-439.

[142] Zhang S, Mao G, Zhang Y, et al. Association between human atrial natriuretic peptide Val7Met polymorphism and baseline blood pressure, plasma trough irbesartan concentrations, and the antihypertensive efficacy of irbesartan in rural Chinese patients with essential hypertension [J]. Clinical Therapeutics, 2005, 27 (11): 1774-1784.

[143] Ghamami N, Chiang S H Y, Dormuth C, et al. Time course for blood pressure lowering of dihydropyridine calcium channel blockers [J]. The Cochrane Database of Systematic Reviews, 2014, (8): CD010052.

[144] Zisaki A, Miskovic L, Hatzimanikatis V. Antihypertensive drugs metabolism: an update to pharmacokinetic profiles and computational approaches [J]. Current Pharmaceutical Design, 2015, 21 (6): 806-822.

[145] Kuehl P, Zhang J, Lin Y, et al. Sequence diversity in CYP3A promoters and characterization of the genetic basis of polymorphic CYP3A5 expression [J]. Nature Genetics, 2001, 27 (4): 383-391.

[146] Bhatnagar V, Garcia E P, O'Connor D T, et al. CYP3A4 and CYP3A5 polymorphisms and blood pressure response to amlodipine among African-American men and women with early hypertensive renal disease [J]. American Journal of Nephrology, 2010, 31 (2): 95-103.

［147］Huang Y, Wen G, Lu Y, et al. CYP3A4*1G and CYP3A5*3 genetic polymorphisms alter the antihypertensive efficacy of amlodipine in patients with hypertension following renal transplantation ［J］. International Journal of Clinical Pharmacology and Therapeutics, 2017, 55 (2): 109-118.

［148］Xiang Q, Li C, Zhao X, et al. The influence of CYP3A5*3 and BCRPC421A genetic polymorphisms on the pharmacokinetics of felodipine in healthy Chinese volunteers ［J］. Journal of Clinical Pharmacy and Therapeutics, 2017, 42 (3): 345-349.

［149］Zhao Y, Zhai D S, He H, et al. Effects of CYP3A5, MDR1 and CACNA1C polymorphisms on the oral disposition and response of nimodipine in a Chinese cohort ［J］. European Journal of Clinical Pharmacology, 2009, 65 (6): 579-584.

［150］James C L, Turnbull M T, Freeman W D. Nimodipine-induced junctional bradycardia in an elderly patient with subarachnoid hemorrhage ［J］. Pharmacogenomics, 2020, 21 (6): 387-392.

［151］Kim K A, Park P W, Lee O J, et al. Effect of CYP3A5*3 genotype on the pharmacokinetics and pharmacodynamics of amlodipine in healthy Korean subjects ［J］. Clinical Pharmacology and Therapeutics, 2006, 80 (6): 646-656.

［152］Zhou L Y, Zuo X C, Chen K, et al. Significant impacts of CYP3A4*1G and CYP3A5*3 genetic polymorphisms on the pharmacokinetics of diltiazem and its main metabolites in Chinese adult kidney transplant patients ［J］. Journal of Clinical Pharmacy and Therapeutics, 2016, 41 (3): 341-347.

［153］Jin Y, Wang Y H, Miao J, et al. Cytochrome P450 3A5 genotype is associated with verapamil response in healthy subjects ［J］. Clinical Pharmacology and Therapeutics, 2007, 82 (5): 579-585.

［154］Sychev D, Shikh N, Morozova T, et al. Effects of ABCB1 rs1045642 polymorphisms on the efficacy and safety of amlodipine therapy in Caucasian patients with stage Ⅰ-Ⅱ hypertension ［J］. Pharmacogenomics and Personalized Medicine, 2018, 11: 157-165.

［155］Zuo X C, Zhang W L, Yuan H, et al. ABCB1 polymorphism and gender affect the pharmacokinetics of amlodipine in Chinese patients with essential hypertension: a population analysis［J］. Drug Metabolism and Pharmacokinetics, 2014, 29 (4): 305-311.

［156］Guo C, Pei Q I, Tan H, et al. Effects of genetic factors on the pharmacokinetics and pharmacodynamics of amlodipine in primary hypertensive patients ［J］. Biomedical Reports, 2015, 3 (2): 195-200.

［157］Hu Z, Liu F, Li M, et al. Associations of variants in the CACNA1A and CACNA1C genes with longitudinal blood pressure changes and hypertension incidence: the GenSalt study ［J］. American Journal of Hypertension, 2016, 29 (11): 1301-1306.

［158］Levy D, Ehret G B, Rice K, et al. Genome-wide association study of blood pressure and hypertension ［J］. Nature Genetics, 2009, 41 (6): 677-687.

［159］Lin Y, Lai X, Chen B, et al. Genetic variations in CYP17A1, CACNB2 and PLEKHA7 are associated with blood pressure and/or hypertension in She ethnic minority of China ［J］. Atherosclerosis, 2011, 219 (2): 709-714.

［160］Morrison A C, Bis J C, Hwang S J, et al. Sequence analysis of six blood pressure candidate regions in 4, 178 individuals: the Cohorts for Heart and Aging Research in Genomic Epidemiology (CHARGE) targeted sequencing study［J］. PLoS One, 2014, 9 (10): e109155.

［161］Simonyte S, Kuciene R, Dulskiene V, et al. Association between ATP2B1 and CACNB2 polymorphisms and high blood pressure in a population of Lithuanian children and adolescents: a cross-sectional study ［J］. BMJ Open, 2018, 8 (7): e019902.

［162］Kamide K, Yang J, Matayoshi T, et al. Genetic polymorphisms of L-type calcium channel alpha1C and alpha1D subunit genes are associated with sensitivity to the antihypertensive effects of L-type dihydropyridine calcium-channel blockers［J］. Circulation Journal: Official Journal of the Japanese Circulation Society, 2009, 73 (4): 732-740.

［163］Sun Q, Li Q X, Song X F, et al. Impact of CACNA1C polymorphisms on antihypertensive efficacy of calcium channel blocker ［J］. Zhonghua Xin Xue Guan Bing Za Zhi, 2012, 40 (1): 3-7.

［164］Niu Y, Gong Y, Langaee T Y, et al. Genetic variation in the beta2 subunit of the voltage-gated calcium channel and pharmacogenetic association with adverse cardiovascular outcomes in the INternational VErapamil SR-Trandolapril STudy GENEtic Substudy (INVEST-GENES) ［J］. Circulation.Cardiovascular Genetics, 2010, 3 (6): 548-555.

［165］Pluger S, Faulhaber J, Furstenau M, et al. Mice with disrupted BK channel beta1 subunit gene feature abnormal Ca (2+) spark/STOC coupling and elevated blood pressure ［J］. Circulation Research, 2000, 87 (11): E53-E60.

［166］Brenner R, Peréz G J, Bonev A D, et al. Vasoregulation by the beta1 subunit of the calcium-activated potassium channel ［J］. Nature, 2000, 407 (6806): 870-876.

［167］Gollasch M, Tank J, Luft F C, et al. The BK channel beta1 subunit gene is associated with human baroreflex and blood pressure regulation ［J］. Journal of Hypertension, 2002, 20 (5): 927-933.

［168］Sentí M, Fernández-Fernández J M, Tomás M, et al. Protective effect of the KCNMB1 E65K genetic polymorphism against diastolic hypertension in aging women and its relevance to cardiovascular risk ［J］. Circulation Research, 2005, 97 (12): 1360-1365.

［169］Beitelshees A L，Gong Y，Wang D，et al. KCNMB1 genotype influences response to verapamil SR and adverse outcomes in the INternational VErapamil SR/Trandolapril STudy（INVEST）［J］. Pharmacogenet Genomics，2007，17（9）：719-729.

［170］Newton-Cheh C，Johnson T，Gateva V，et al. Genome-wide association study identifies eight loci associated with blood pressure［J］. Nature Genetics，2009，41（6）：666-676.

［171］Kamide K，Asayama K，Katsuya T，et al. Genome-wide response to antihypertensive medication using home blood pressure measurements：a pilot study nested within the HOMED-BP study［J］. Pharmacogenomics，2013，14（14）：1709-1721.

［172］Arnett D K，Claas S A，Glasser S P. Pharmacogenetics of antihypertensive treatment［J］. Vascular Pharmacology，2006，44（2）：107-118.

［173］Oliveira-Paula G H，Pereira S C，Tanus-Santos J E，et al. Pharmacogenomics and hypertension：current insights［J］. Pharmacogenomics and Personalized Medicine，2019，12：341-359.

［174］Pescatello LS，Parducci P，Livingston J，et al. A systematically assembled signature of genes to be deep-sequenced for their associations with the blood pressure response to exercise［J］. Genes（Basel），2019，10（4）：295.

［175］Rysz J，Franczyk B，Rysz-Górzyńska M，et al. Pharmacogenomics of Hypertension Treatment［J］.International Journal of Molecular Sciences，2020，21（13）：4709.

［176］Shahin M H，Sá A C，Webb A，et al. Genome-wide prioritization and transcriptomics reveal novel signatures associated with thiazide diuretics blood pressure response［J］. Circulation Cardiovascular Genetics，2017，10（1）：e001404.

［177］Yamin R，Morgan K G. Deciphering actin cytoskeletal function in the contractile vascular smooth muscle cell［J］. The Journal of Physiology，2012，590（17）：4145-4154.

［178］Haffner C，Jarchau T，Reinhard M，et al. Molecular cloning，structural analysis and functional expression of the proline-rich focal adhesion and microfilament-associated protein VASP［J］. The EMBO Journal，1995，14（1）：19-27.

［179］Markert T，Krenn V，Leebmann J，et al. High expression of the focal adhesion- and microfilament- associated protein VASP in vascular smooth muscle and endothelial cells of the intact human vessel wall［J］. Basic Research in Cardiology，1996，91（5）：337-343.

［180］Gohar E Y，Almutlaq R N，Daugherty E M，et al. Activation of G protein-coupled estrogen receptor 1 ameliorates proximal tubular injury and proteinuria in Dahl salt-sensitive female rats［J］. American Journal of Physiology Regulatory，Integrative and Comparative Physiology，2021，320（3）：R297-R306.

［181］Zhang G，Nebert D W. Personalized medicine：Genetic risk prediction of drug response［J］. Pharmacol Ther，2017，175：75-90.

［182］Liu Y，Peng W，Qu K，et al. TET2：a novel epigenetic regulator and potential intervention target for atherosclerosis［J］. DNA and Cell Biology，2018，37（6）：517-523.

［183］Dorsheimer L，Assmus B，Rasper T，et al. Association of mutations contributing to clonal hematopoiesis with prognosis in chronic ischemic heart failure［J］. JAMA Cardiology，2019，4（1）：25-33.

［184］Singh S，McDonough C W，Gong Y，et al. Genome wide analysis approach suggests chromosome 2 locus to be associated with thiazide and thiazide like-diuretics blood pressure response［J］. Scientific Reports，2019，9（1）：17323.

［185］Salvi E，Wang Z，Rizzi F，et al. Genome-wide and gene-based meta-analyses identify novel loci influencing blood pressure response to hydrochlorothiazide［J］. Hypertension（Dallas，Tex.：1979），2017，69（1）：51-59.

［186］Haefliger J A，Castillo E，Waeber G，et al. Hypertension increases connexin43 in a tissue-specific manner［J］. Circulation，1997，95（4）：1007-1014.

［187］Kansui Y S，Fujii K，Nakamura K，et al. Angiotensin Ⅱ receptor blockade corrects altered expression of gap junctions in vascular endothelial cells from hypertensive rats［J］. American Journal of Physiology Heart and Circulatory Physiology，2004，287（1）：H216-H224.

［188］Peterson R S，Clevidence D E，Ye H，et al. Hepatocyte nuclear factor-3 alpha promoter regulation involves recognition by cell-specific factors，thyroid transcription factor-1，and autoactivation［J］. Cell Growth & Differentiation：the Molecular Biology Journal of the American Association for Cancer Research，1997，8（1）：69-82.

［189］Behr R，Brestelli J，Fulmer J T，et al. Mild nephrogenic diabetes insipidus caused by Foxa1 deficiency［J］. The Journal of Biological Chemistry，2004，279（40）：41936-41941.

［190］Overdier D G，Ye H，Peterson R S，et al. The winged helix transcriptional activator HFH-3 is expressed in the distal tubules of embryonic and adult mouse kidney［J］. The Journal of Biological Chemistry，1997，272（21）：13725-13730.

［191］Turner S T，Boerwinkle E，O'Connell J R，et al. Genomic association analysis of common variants influencing antihypertensive response to hydrochlorothiazide［J］. Hypertension（Dallas，Tex.：1979），2013，62（2）：391-397.

［192］Rimpelä J M，Kontula K K，Fyhrquist F，et al. Replicated evidence for aminoacylase 3 and nephrin gene variations to predict antihypertensive drug responses [J]. Pharmacogenomics, 2017, 18 (5): 445-458.

[193] Pushkin A, Carpenito G, Abuladze N, et al. Structural characterization, tissue distribution, and functional expression of murine aminoacylase Ⅲ [J]. American Journal of Physiology Cell Physiology, 2004, 286 (4): C848-C856.

[194] Gong Y, McDonough C W, Beitelshees A L, et al. PTPRD gene associated with blood pressure response to atenolol and resistant hypertension [J]. Journal of Hypertension, 2015, 33 (11): 2278-2285.

[195] Veeriah S, Brennan C, Meng S S, et al. The tyrosine phosphatase PTPRD is a tumor suppressor that is frequently inactivated and mutated in glioblastoma and other human cancers [J]. Proceedings of the National Academy of Sciences of the United States of America, 2009, 106 (23): 9435-9440.

[196] Satou R, Gonzalez-Villalobos R A. JAK-STAT and the renin-angiotensin system: The role of the JAK-STAT pathway in blood pressure and intrarenal renin-angiotensin system regulation [J]. JAK-STAT, 2012, 1 (4): 250-256.

[197] Tsai F J, Yang C F, Chen C C, et al. A genome-wide association study identifies susceptibility variants for type 2 diabetes in Han Chinese [J]. PLoS Genetics, 2010, 6 (2): e1000847.

[198] Below J E, Gamazon E R, Morrison J V, et al. Genome-wide association and meta-analysis in populations from Starr County, Texas, and Mexico City identify type 2 diabetes susceptibility loci and enrichment for expression quantitative trait loci in top signals [J]. Diabetologia, 2011, 54 (8): 2047-2055.

[199] Mälarstig A, Buil A, Souto J C, et al. Identification of ZNF366 and PTPRD as novel determinants of plasma homocysteine in a family-based genome-wide association study [J]. Blood, 2009, 114 (7): 1417-1422.

[200] Singh S, El Rouby N, McDonough C W, et al. Genomic association analysis reveals variants associated with blood pressure response to beta-blockers in European Americans [J]. Clinical and Translational Science, 2019, 12 (5): 497-504.

[201] Ehret G B, Ferreira T, Chasman D I, et al. The genetics of blood pressure regulation and its target organs from association studies in 342, 415 individuals [J]. Nature Genetics, 2016, 48 (10): 1171-1184.

[202] Larsson E, Wahlstrand B, Hedblad B, et al. Hypertension and genetic variation in endothelial-specific genes [J]. PLoS One, 2013, 8 (4): e62035.

[203] Cheng C, Haasdijk R, Tempel D, et al. Endothelial cell-specific FGD5 involvement in vascular pruning defines neovessel fate in mice [J]. Circulation, 2012, 125 (25): 3142-3158.

[204] Kurogane Y, Miyata M, Kubo Y, et al. FGD5 mediates proangiogenic action of vascular endothelial growth factor in human vascular endothelial cells [J]. Arteriosclerosis, Thrombosis, and Vascular Biology, 2012, 32 (4): 988-996.

[205] Poirier L, Tobe S W. Contemporary use of β-blockers: clinical relevance of subclassification [J]. The Canadian Journal of Cardiology, 2014, 30 (5 Suppl): S9-S15.

[206] Kokubo Y, Tomoike H, Tanaka C, et al. Association of sixty-one non-synonymous polymorphisms in forty-one hypertension candidate genes with blood pressure variation and hypertension [J]. Hypertension Research, 2006, 29 (8): 611-619.

[207] Gong Y, Wang Z, Beitelshees A L, et al. Pharmacogenomic genome-wide meta-analysis of blood pressure response to β-blockers in hypertensive African Americans [J]. Hypertension (Dallas, Tex.: 1979), 2016, 67 (3): 556-563.

[208] Singh S, Warren H R, Hiltunen T P, et al. Genome-wide meta-analysis of blood pressure response to β1-blockers: results from ICAPS (International Consortium of Antihypertensive Pharmacogenomics Studies) [J]. Journal of the American Heart Association, 2019, 8 (16): e013115.

[209] Okuyama Y, Ishihara K, Kimura N, et al. Human BST-1 expressed on myeloid cells functions as a receptor molecule [J]. Biochemical and Biophysical Research Communications, 1996, 228 (3): 838-845.

[210] Funaro A, Ortolan E, Ferranti B, et al. CD157 is an important mediator of neutrophil adhesion and migration [J]. Blood, 2004, 104 (13): 4269-4278.

[211] Xiong J, Xia M, Yi F, et al. Regulation of renin release via cyclic ADP-ribose-mediated signaling: evidence from mice lacking CD38 gene [J]. Cell Physiol Biochem, 2013, 31 (1): 44-55.

[212] Huan T, Esko T, Peters M J, et al. A meta-analysis of gene expression signatures of blood pressure and hypertension [J]. PLoS Genetics, 2015, 11 (3): e1005035.

[213] Frau F, Zaninello R, Salvi E, et al. Genome-wide association study identifies CAMKID variants involved in blood pressure response to losartan: the SOPHIA study [J]. Pharmacogenomics, 2014, 15 (13): 1643-1652.

[214] Turner S T, Bailey K R, Schwartz G L, et al. Genomic association analysis identifies multiple loci influencing antihypertensive response to an angiotensin Ⅱ receptor blocker [J]. Hypertension (Dallas, Tex.: 1979), 2012, 59 (6): 1204-1211.

[215] Hamrefors V, Sjögren M, Almgren P, et al. Pharmacogenetic implications for eight common blood pressure-associated single-nucleotide polymorphisms [J]. Journal of Hypertension, 2012, 30 (6): 1151-1160.

[216] Rizzo F, Staub O. NEDD4-2 and salt-sensitive hypertension [J]. Current Opinion in Nephrology and Hypertension, 2015,

24 (2): 111-116.

[217] Ronzaud C, Loffing-Cueni D, Hausel P, et al. Renal tubular NEDD4-2 deficiency causes NCC-mediated salt-dependent hypertension [J]. The Journal of Clinical Investigation, 2013, 123 (2): 657-665.

[218] Russo C J, Melista E, Cui J, et al. Association of NEDD4L ubiquitin ligase with essential hypertension [J]. Hypertension (Dallas, Tex.: 1979), 2005, 46 (3): 488-491.

[219] Luo F, Wang Y, Wang X, et al. A functional variant of NEDD4L is associated with hypertension, antihypertensive response, and orthostatic hypotension [J]. Hypertension (Dallas, Tex.: 1979), 2009, 54 (4): 796-801.

[220] Dahlberg J, Sjögren M, Hedblad B, et al. Genetic variation in NEDD4L, an epithelial sodium channel regulator, is associated with cardiovascular disease and cardiovascular death [J]. Journal of Hypertension, 2014, 32 (2): 294-299.

[221] Dahlberg J, Nilsson L O, von Wowern F, et al. Polymorphism in NEDD4L is associated with increased salt sensitivity, reduced levels of P-renin and increased levels of Nt-proANP [J]. PLoS One, 2007, 2 (5): e432.

[222] Ishigami T, Kino T, Minegishi S, et al. Regulators of epithelial sodium channels in aldosterone-sensitive distal nephrons (ASDN): critical roles of Nedd4L/Nedd4-2 and salt-sensitive hypertension [J]. International Journal of Molecular Sciences, 2020, 21 (11): 3871.

[223] Shahin M H, Johnson J A. Mechanisms and pharmacogenetic signals underlying thiazide diuretics blood pressure response [J]. Curr ent Opinion in Pharmacology, 2016, 27: 31-37.

[224] Johnson J A, Liggett S B. Cardiovascular pharmacogenomics of adrenergic receptor signaling: clinical implications and future directions [J]. Clinical Pharmacology and Therapeutics, 2011, 89 (3): 366-378.

[225] Zhang F, Steinberg S F. S49G and R389G polymorphisms of the β_1-adrenergic receptor influence signaling via the cAMP-PKA and ERK pathways [J]. Physiol Genomics, 2013, 45 (23): 1186-1192.

[226] Johnson A D, Newton-Cheh C, Chasman D I, et al. Association of hypertension drug target genes with blood pressure and hypertension in 86, 588 individuals [J]. Hypertension (Dallas, Tex.: 1979), 2011, 57 (5): 903-910.

[227] Wain L V, Verwoert G C, O'Reilly P F, et al. Genome-wide association study identifies six new loci influencing pulse pressure and mean arterial pressure [J]. Nature Genetics, 2011, 43 (10): 1005-1011.

[228] Ganesh S K, Tragante V, Guo W, et al. Loci influencing blood pressure identified using a cardiovascular gene-centric array [J]. Human Molecular Genetics, 2013, 22 (8): 1663-1678.

[229] Thomas C D, Johnson J A. Pharmacogenetic factors affecting β-blocker metabolism and response [J]. Expert Opinion on Drug Metabolism & Toxicology, 2020, 16 (10): 953-964.

[230] Albuquerque F N, Brandão A A, Silva D A, et al. Ser49Gly beta1-adrenergic receptor genetic polymorphism as a death predictor in Brazilian patients with heart failure [J]. Arquivos Brasileiros de Cardiologia, 2020, 114 (4): 616-624.

[231] Aleong R G, Sauer W H, Davis G, et al. Prevention of atrial fibrillation by bucindolol is dependent on the beta 389 Arg/Gly adrenergic receptor polymorphism [J]. JACC Heart Failure, 2013, 1 (4): 338-344.

[232] Aleong R G, Sauer W H, Robertson A D, et al. Adrenergic receptor polymorphisms and prevention of ventricular arrhythmias with bucindolol in patients with chronic heart failure [J]. Circulation Arrhythmia and Electrophysiology, 2013, 6 (1): 137-143.

[233] Cusi D, Barlassina C, Azzani T, et al. Polymorphisms of alpha-adducin and salt sensitivity in patients with essential hypertension [J]. Lancet (London, England), 1997, 349 (9062): 1353-1357.

[234] Glorioso N, Filigheddu F, Cusi D, et al. Alpha-Adducin 460Trp allele is associated with erythrocyte Na transport rate in North Sardinian primary hypertensives [J]. Hypertension, 2002, 39 (2 pt 2): 357-362.

[235] Glorioso N, Manunta P, Filigheddu F, et al. The role of alpha-adducin polymorphism in blood pressure and sodium handling regulation may not be excluded by a negative association study [J]. Hypertension (Dallas, Tex.: 1979), 1999, 34 (4 Pt 1): 649-654.

[236] Sciarrone M T, Stella P, Barlassina C, et al. ACE and alpha-adducin polymorphism as markers of individual response to diuretic therapy [J]. Hypertension (Dallas, Tex.: 1979), 2003, 41 (3): 398-403.

[237] Matayoshi T, Kamide K, Takiuchi S, et al. The thiazide-sensitive Na (+) -Cl (-) cotransporter gene, C1784T, and adrenergic receptor-beta3 gene, T727C, may be gene polymorphisms susceptible to the antihypertensive effect of thiazide diuretics [J]. Hypertension Research: Official Journal of the Japanese Society of Hypertension, 2004, 27 (11): 821-833.

[238] Turner S T, Chapman A B, Schwartz G L, et al. Effects of endothelial nitric oxide synthase, α-adducin, and other candidate gene polymorphisms on blood pressure response to hydrochlorothiazide [J]. American Journal of Hypertension, 2003, 16 (10): 834-839.

[239] Schelleman H, Klungel O H, Witteman J C M, et al. The influence of the alpha-adducin G460W polymorphism and angiotensinogen M235T polymorphism on antihypertensive medication and blood pressure [J]. European Journal of Human

Genetics: EJHG, 2006, 14 (7): 860-866.

[240] Choi H D, Suh J H, Lee J Y, et al. Effects of ACE and ADD1 gene polymorphisms on blood pressure response to hydrochlorothiazide: a meta-analysis [J]. International Journal of Clinical Pharmacology and Therapeutics, 2013, 51 (9): 718-724.

[241] Psaty B M, Smith N L, Heckbert S R, et al. Diuretic therapy, the alpha-adducin gene variant, and the risk of myocardial infarction or stroke in persons with treated hypertension [J]. JAMA, 2002, 287 (13): 1680-1689.

[242] Davis B R, Arnett D K, Boerwinkle E, et al. Antihypertensive therapy, the alpha-adducin polymorphism, and cardiovascular disease in high-risk hypertensive persons: the Genetics of Hypertension-Associated Treatment Study [J]. The Pharmacogenomics Journal, 2007, 7 (2): 112-122.

[243] Gerhard T, Gong Y, Beitelshees A L, et al. Alpha-adducin polymorphism associated with increased risk of adverse cardiovascular outcomes: results from GENEtic Substudy of the INternational VErapamil SR-trandolapril STudy (INVEST-GENES) [J]. American Heart Journal, 2008, 156 (2): 397-404.

[244] Zhang J R, Hu W N, Li C Y. A review of the epidemiological evidence for adducin family gene polymorphisms and hypertension [J]. Cardiology Research and Practice, 2019, 2019: 7135604.

[245] van Wieren-de Wijer D B M A, Maitland-van der Zee A H, de Boer A, et al. Interaction between the Gly460Trp alpha-adducin gene variant and diuretics on the risk of myocardial infarction [J]. Journal of Hypertension, 2009, 27 (1): 61-68.

[246] John S W, Krege J H, Oliver P M, et al. Genetic decreases in atrial natriuretic peptide and salt-sensitive hypertension [J]. Science, 1995, 267 (5198): 679-681.

[247] Steinhelper M E, Cochrane K L, Field L J. Hypotension in transgenic mice expressing atrial natriuretic factor fusion genes [J]. Hypertension (Dallas, Tex.: 1979), 1990, 16 (3): 301-307.

[248] Deschepper C F, Boutin-Ganache I, Zahabi A, et al. In search of cardiovascular candidate genes: interactions between phenotypes and genotypes [J]. Hypertension (Dallas, Tex.: 1979), 2002, 39 (2 pt 2): 332-336.

[249] Houweling A C, van Borren M M, Moorman A F M, et al. Expression and regulation of the atrial natriuretic factor encoding gene Nppa during development and disease [J]. Cardiovascular Research, 2005, 67 (4): 583-593.

[250] Kanfer A, Dussaule J C, Czekalski S, et al. Physiological significance of increased levels of endogenous atrial natriuretic factor in human acute renal failure [J]. Clinical Nephrology, 1989, 32 (2): 51-56.

[251] Liguori A, Di Gregorio F, Napoli C, et al. Atrial natriuretic factor and sympathetic activation in human heart failure [J]. Rivista Europea per le Scienze Mediche e Farmacologiche, 1994, 16 (3-4): 61-67.

[252] Rubattu S, Rubattu S, Stanzione R, et al. Atrial natriuretic peptide gene polymorphisms and risk of ischemic stroke in humans [J]. Stroke, 2004, 35 (4): 814-818.

[253] Guo X, Cheng S, Taylor K D, et al. Hypertension genes are genetic markers for insulin sensitivity and resistance [J]. Hypertension (Dallas, Tex.: 1979), 2005, 45 (4): 799-803.

[254] Dedoussis G V, Maumus S, Skoumas J, et al. Natriuretic peptide Val7Met substitution and risk of coronary artery disease in Greek patients with familial hypercholesterolemia [J]. Journal of Clinical Laboratory Analysis, 2006, 20 (3): 98-104.

[255] Rubattu S, Rubattu S, Bigatti G, et al. Association of atrial natriuretic peptide and type a natriuretic peptide receptor gene polymorphisms with left ventricular mass in human essential hypertension [J]. Journal of the American College of Cardiology, 2006, 48 (3): 499-505.

[256] Rubattu S, Rubattu S, Evangelista A, et al. Atrial natriuretic peptide (ANP) gene promoter variant and increased susceptibility to early development of hypertension in humans [J]. Journal of Human Hypertension, 2007, 21 (10): 822-824.

[257] Kato N, Sugiyama T, Morita H, et al. Genetic analysis of the atrial natriuretic peptide gene in essential hypertension [J]. Clinical Science (London, England: 1979), 2000, 98 (3): 251-258.

[258] Lynch A I, Boerwinkle E, Davis B R, et al. Pharmacogenetic association of the NPPA T2238C genetic variant with cardiovascular disease outcomes in patients with hypertension [J]. JAMA, 2008, 299 (3): 296-307.

[259] Dopico A M, Bukiya A N, Jaggar J H. Calcium- and voltage-gated BK channels in vascular smooth muscle [J]. Pflugers Archiv: European Journal of Physiology, 2018, 470 (9): 1271-1289.

[260] Price E T, Pacanowski M A, Martin M A, et al. Liver X receptor α gene polymorphisms and variable cardiovascular outcomes in patients treated with antihypertensive therapy: results from the INVEST-GENES study [J]. Pharmacogenet Genomics, 2011, 21 (6): 333-340.

[261] Tanner R M, Lynch A I, Brophy V H, et al. Pharmacogenetic associations of MMP9 and MMP12 variants with cardiovascular disease in patients with hypertension [J]. PLoS One, 2011, 6 (8): e23609.

[262] Zhang X, Lynch A I, Davis B R, et al. Pharmacogenetic association of NOS3 variants with cardiovascular disease in patients with

hypertension：the GenHAT study［J］. PLoS One，2012，7（3）：e34217.

［263］Lynch A I，Eckfeldt J H，Davis B R，et al. Gene panels to help identify subgroups at high and low risk of coronary heart disease among those randomized to antihypertensive treatment：the GenHAT study［J］. Pharmacogenetics and Genomics，2012，22（5）：355-366.

［264］Schelleman H，Klungel O H，Witteman J C，et al. Interaction between polymorphisms in the renin-angiotensin-system and angiotensin-converting enzyme inhibitor or beta-blocker use and the risk of myocardial infarction and stroke［J］. The Pharmacogenomics Journal，2008，8（6）：400-407.

［265］Maitland-van der Zee A H，van Wieren-de Wijer D B，de Boer A，et al. Genetic variation in the renin：angiotensin system，use of renin：angiotensin system inhibitors and the risk of myocardial infarction［J］. Journal of the Renin-Angiotensin-Aldosterone System，2011，12（3）：208-214.

［266］Gong Y，McDonough C W，Wang Z，et al. Hypertension susceptibility loci and blood pressure response to antihypertensives：results from the pharmacogenomic evaluation of antihypertensive responses study［J］. Circulation.Cardiovascular Genetics，2012，5（6）：686-691.

［267］Shahin M H，Gong Y，McDonough C W，et al. A genetic response score for hydrochlorothiazide use：insights from genomics and metabolomics integration［J］. Hypertension（Dallas，Tex.：1979），2016，68（3）：621-629.

［268］McDonough C W，Gong Y，Padmanabhan S，et al. Pharmacogenomic association of nonsynonymous SNPs in SIGLEC12，A1BG，and the selectin region and cardiovascular outcomes［J］. Hypertension，2013，62（1）：48-54.

［269］Vandell A G，McDonough C W，Gong Y，et al. Hydrochlorothiazide-induced hyperuricaemia in the pharmacogenomic evaluation of antihypertensive responses study［J］. Journal of Internal Medicine，2014，276（5）：486-497.

［270］Phelps P K，Kelley E F，Walla D M，et al. Relationship between a Weighted Multi-Gene Algorithm and Blood Pressure Control in Hypertension［J］. Journal of Clinical Medicine，2019，8（3）：289.

［271］International Consortium for Blood Pressure Genome-Wide Association Studies，Ehret G B，Munroe P B，et al. Genetic variants in novel pathways influence blood pressure and cardiovascular disease risk［J］. Nature，2011，478（7367）：103-109.

［272］Fox E R，Young J H，Li Y L，et al. Association of genetic variation with systolic and diastolic blood pressure among African Americans：the Candidate Gene Association Resource study［J］. Human Molecular Genetics，2011，20（11）：2273-2284.

［273］Acelajado M C，Hughes Z H，Oparil S，et al. Treatment of resistant and refractory hypertension［J］. Circulation Research，2019，124（7）：1061-1070.

［274］Wang Y，Wang J G. Genome-wide association studies of hypertension and several other cardiovascular diseases［J］. Pulse（Basel），2019，6（3-4）：169-186.

［275］El Rouby N，McDonough C W，Gong Y，et al. Genome-wide association analysis of common genetic variants of resistant hypertension［J］. The Pharmacogenomics Journal，2019，19（3）：295-304.

［276］Ellison D H，Loffing J. Thiazide effects and adverse effects：insights from molecular genetics［J］. Hypertension，2009，54（2）：196-202.

［277］Reshetnikov E A，Akulova L Y，Dobrodomova I S，et al. The insertion-deletion polymorphism of the ACE gene is associated with increased blood pressure in women at the end of pregnancy［J］. JRAAS - Journal of the Renin-Angiotensin-Aldosterone System，2015，16（3）：623-632.

［278］Julve R，Chaves F J，Rovira E，et al. Polymorphism insertion/deletion of the ACE gene and ambulatory blood pressure circadian variability in essential hypertension［J］. Blood Pressure Monitoring，2001，6（1）：27-32.

［279］Goracy I，Dawid G，Łoniewska B，et al. Genetics of the renin-angiotensin system with respect to cardiac and blood pressure phenotypes in healthy newborn infants［J］. Journal of the Renin-Angiotensin- Aldosterone System：JRAAS，2013，14（4）：337-347.

［280］Moore N，Dicker P，O'Brien J K，et al. Renin gene polymorphisms and haplotypes，blood pressure，and responses to renin-angiotensin system inhibition［J］. Hypertension，2007，50（2）：340-347.

［281］Brodde O E，Stein C M. The Gly389Arg beta1-adrenergic receptor polymorphism：a predictor of response to beta-blocker treatment［J］. Clinical Pharmacology and Therapeutics，2003，74（4）：299-302.

［282］Michel M C，Insel P A. Receptor gene polymorphisms：lessons on functional relevance from the beta 1-adrenoceptor［J］. British Journal of Pharmacology，2003，138（2）：279-282.

［283］Liao X，Wang W，Zeng Z，et al. Association of alpha-ADD1 gene and hypertension risk：a meta-analysis［J］. Medical Science Monitor：International Medical Journal of Experimental and Clinical Research，2015，21：1634-1641.

［284］Yang C L，Zhu X，Ellison D H. The thiazide-sensitive Na-Cl cotransporter is regulated by a WNK kinase signaling complex［J］. The Journal of Clinical Investigation，2007，117（11）：3403-3411.

［285］Richardson C，Alessi D R. The regulation of salt transport and blood pressure by the WNK-SPAK/OSR1 signalling pathway［J］. Journal of Cell Science，2008，121（pt 20）：3293-3304.

［286］Ng F L，Warren H R，Caulfield M J. Hypertension genomics and cardiovascular prevention［J］.Annals of Translational Medicine，2018，6（15）：291.

［287］Hiltunen T P，Donner K M，Sarin A P，et al. Pharmacogenomics of hypertension: a genome-wide，placebo-controlled cross-over study，using four classes of antihypertensive drugs［J］. Journal of the American Heart Association，2015，4（1）：e001521.

［288］Johnson R，Dludla P，Mabhida S，et al. Pharmacogenomics of amlodipine and hydrochlorothiazide therapy and the quest for improved control of hypertension: a mini review［J］. Heart Failure Reviews，2019，24（3）：343-357.

［289］Lefebvre J，Poirier L，Poirier P，et al. The influence of CYP2D6 phenotype on the clinical response of nebivolol in patients with essential hypertension［J］. British Journal of Clinical Pharmacology，2007，63（5）：575-582.

［290］Ranade K，Jorgenson E，Sheu W H，et al. A polymorphism in the beta1 adrenergic receptor is associated with resting heart rate［J］. American Journal of Human Genetics，2002，70（4）：935-942.

［291］Shin J，Kayser S R，Langaee T Y. Pharmacogenetics: from discovery to patient care［J］. American Journal of Health-System Pharmacy，2009，66（7）：625-637.

［292］Humma L M，Puckett B J，Richardson H E，et al. Effects of beta1-adrenoceptor genetic polymorphisms on resting hemodynamics in patients undergoing diagnostic testing for ischemia［J］. The American Journal of Cardiology，2001，88（9）：1034-1037.

［293］Snyder E M，Beck K C，Dietz N M，et al. Arg16Gly polymorphism of the beta2-adrenergic receptor is associated with differences in cardiovascular function at rest and during exercise in humans［J］. The Journal of Physiology，2006，571（Pt 1）：121-130.

［294］Snyder E M，Hulsebus M L，Turner S T，et al. Genotype related differences in beta2 adrenergic receptor density and cardiac function［J］. Medicine and Science in Sports and Exercise，2006，38（5）：882-886.

［295］Chen Q，Yu C Q，Tang X，et al. Interactions of renin-angiotensin system gene polymorphisms and antihypertensive effect of benazepril in Chinese population［J］. Pharmacogenomics，2011，12（5）：735-743.

［296］Nakajima T，Jorde L B，Ishigami T，et al. Nucleotide diversity and haplotype structure of the human angiotensinogen gene in two populations［J］. American Journal of Human Genetics，2002，70（1）：108-123.

［297］Jeunemaitre X，Soubrier F，Kotelevtsev Y V，et al. Molecular basis of human hypertension: role of angiotensinogen［J］. Cell，1992，71（1）：169-180.

［298］Bonnardeaux A，Davies E，Jeunemaitre X，et al. Angiotensin II type 1 receptor gene polymorphisms in human essential hypertension［J］. Hypertension（Dallas，Tex.：1979），1994，24（1）：63-69.

［299］Meloche M，Khazaka M，Kassem I，et al. CYP2D6 polymorphism and its impact on the clinical response to metoprolol: a systematic review and meta-analysis［J］. British Journal of Clinical Phormacology，2020，86（6）：1015-1033.

［300］Lanfear D E，Jones P G，Marsh S，et al. Beta2-adrenergic receptor genotype and survival among patients receiving beta-blocker therapy after an acute coronary syndrome［J］. JAMA，2005，294（12）：1526-1533.

［301］Litonjua A A，Gong L，Duan Q L，et al. Very important pharmacogene summary ADRB2［J］. Pharmacogenetics and Genomics，2010，20（1）：64-69.

［302］Filigheddu F，Reid J E，Troffa C，et al. Genetic polymorphisms of the beta-adrenergic system: association with essential hypertension and response to beta-blockade［J］. The Pharmacogenomics Journal，2004，4（3）：154-160.

［303］Bashyam M D，Savithri G R，Kumar M S，et al. Molecular genetics of familial hypertrophic cardiomyopathy（FHC）［J］. Journal of Human Genetics，2003，48（2）：55-64.

［304］Ezzidi I，Mtiraoui N，Kacem M，et al. Identification of specific angiotensin-converting enzyme variants and haplotypes that confer risk and protection against type 2 diabetic nephropathy［J］. Diabetes/Metabolism Research and Reviews，2009，25（8）：717-724.

［305］Saidi S，Mallat S G，Almawi W Y，et al. Association between renin-angiotensin-aldosterone system genotypes and haplotypes and risk of ischemic stroke of atherosclerotic etiology［J］. Acta Neurologica Scandinavica，2009，119（6）：356-363.

［306］Rasmussen-Torvik L J，North K E，Gu C C，et al. A population association study of angiotensinogen polymorphisms and haplotypes with left ventricular phenotypes［J］. Hypertension（Dallas，Tex.：1979），2005，46（6）：1294-1299.

［307］Al-Najai M，Muiya P，Tahir A I，et al. Association of the angiotensinogen gene polymorphism with atherosclerosis and its risk traits in the Saudi population［J］. BMC Cardiovascular Disorders，2013，13：17.

［308］Su X，Lee L，Li X，et al. Association between angiotensinogen，angiotensin II receptor genes，and blood pressure response to an angiotensin-converting enzyme inhibitor［J］. Circulation，2007，115（6）：725-732.

［309］Baudin B. Polymorphism in angiotensin II receptor genes and hypertension［J］. Experimental Physiology，2005，90（3）：277-282.

［310］Nałogowska-Głośnicka K，Łacka B I，Zychma M J，et al. Angiotensin II type 1 receptor gene A1166C polymorphism is associated with the increased risk of pregnancy-induced hypertension［J］. Medical Science Monitor，2000，6（3）：523-529.

[311] Wu C K，Tsai C T，Chang Y C，et al. Genetic polymorphisms of the angiotensin Ⅱ type 1 receptor gene and diastolic heart failure [J]. Journal of Hypertension，2009，27（3）：502-507.

[312] Lee Y T，Chiu H C，Huang C T，et al. The A1166C polymorphism of angiotensin Ⅱ Type 1 receptor as a predictor of renal function decline over 4 years follow-up in an apparently healthy Chinese population [J]. Clinical Nephrology，2009，72（6）：457-467.

[313] Spiering W，Kroon A A，Fuss-Lejeune M J，et al. Genetic contribution to the acute effects of angiotensin II type 1 receptor blockade [J]. Journal of Hypertension，2005，23（4）：753-758.

[314] Konoshita T，Nakaya T，Sakai A，et al. Determinants of plasma renin activity：role of a human renin gene variant as a genetic factor [J]. Medicine，2014，93（29）：e354.

[315] Ambrosius W T，Bloem L J，Zhou L，et al. Genetic variants in the epithelial sodium channel in relation to aldosterone and potassium excretion and risk for hypertension [J]. Hypertension（Dallas，Tex.：1979），1999，34（4 pt 1）：631-637.

[316] Zeng M Z，Tang J，Liu Z Q，et al. Progress of pharmacogenomic research related to minerals and trace elements [J]. Die Pharmazie，2015，70（10）：629-635.

[317] Li Y，Thijs L，Kuznetsova T，et al. Cardiovascular risk in relation to alpha-adducin Gly460Trp polymorphism and systolic pressure：a prospective population study [J]. Hypertension（Dallas，Tex.：1979），2005，46（3）：527-532.

[318] 胡大一，徐希平. 有效控制"H 型"高血压：预防卒中的新思路 [J]. 中华内科杂志，2008，47（12）：976-977.

[319] 赵锋，李建平，王淑玉，等. 高血压人群基线同型半胱氨酸水平对依那普利叶酸片降压及降同型半胱氨酸疗效的分析[J]. 中华医学杂志，2008，88（42）：2957-2961.

[320] 李建平，卢新政，霍勇，等. H 型高血压诊断与治疗专家共识 [J]. 中华高血压杂志，2016，24（2）：123-127.

[321] Jacques P F，Bostom A G，Wilson P W，et al. Determinants of plasma total homocysteine concentration in the Framingham Offspring cohort [J]. The American Journal of Clinical Nutrition，2001，73（3）：613-621.

[322] Hao L，Ma J，Zhu J H，et al. High prevalence of hyperhomocysteinemia in Chinese adults is associated with low folate，vitamin B-12，and vitamin B-6 status [J]. The Journal of Nutrition，2007，137（2）：407-413.

[323] Frosst P，Blom H J，Milos R，et al. A candidate genetic risk factor for vascular disease：a common mutation in methylenetetrahydrofolate reductase [J]. Nature Genetics，1995，10（1）：111-113.

[324] McCully K S. Vascular pathology of homocysteinemia：implications for the pathogenesis of arteriosclerosis [J]. The American Journal of Pathology，1969，56（1）：111-128.

[325] Upchurch G R，Welch G N，Loscalzo J. Homocysteine，EDRF，and endothelial function [J]. The Journal of Nutrition，1996，126（4 Suppl）：1290S-1294S.

[326] Stamler J S，Osborne J A，Jaraki O，et al. Adverse vascular effects of homocysteine are modulated by endothelium-derived relaxing factor and related oxides of nitrogen [J]. The Journal of Clinical Investigation，1993，91（1）：308-318.

[327] Woo C W，Siow Y L，Pierce G N，et al. Hyperhomocysteinemia induces hepatic cholesterol biosynthesis and lipid accumulation via activation of transcription factors [J]. American Journal of Physiology Endocrinology and Metabolism，2005，288（5）：E1002-E1010.

[328] Undas A，Stepień E，Plicner D，et al. Elevated total homocysteine is associated with increased platelet activation at the site of microvascular injury：effects of folic acid administration[J]. Journal of Thrombosis and Haemostasis，2007，5（5）：1070-1072.

[329] Homocysteine Studies Collaboration. Homocysteine and risk of ischemic heart disease and stroke：a meta-analysis [J]. JAMA，2002，288（16）：2015-2022.

[330] Wald D S，Law M，Morris J K. Homocysteine and cardiovascular disease：evidence on causality from a meta-analysis [J]. BMJ（Clinical Research Ed），2002，325（7374）：1202.

[331] Li Z H，Sun L，Zhang H Y，et al. Elevated plasma homocysteine was associated with hemorrhagic and ischemic stroke，but methylenetetrahydrofolate reductase gene C677T polymorphism was a risk factor for thrombotic stroke：a Multicenter Case-Control Study in China [J]. Stroke，2003，34（9）：2085-2090.

[332] Zhang W，Sun K，Chen J，et al. High plasma homocysteine levels contribute to the risk of stroke recurrence and all-cause mortality in a large prospective stroke population [J]. Clinical Science（London，England：1979），2009，118（3）：187-194.

[333] Sun Y，Chien K L，Hsu H C，et al. Use of serum homocysteine to predict stroke，coronary heart disease and death in ethnic Chinese. 12-year prospective cohort study [J]. Circulation Journal：Official Journal of the Japanese Circulation Society，2009，73（8）：1423-1430.

[334] Xu X，Li J，Sheng W，et al. Meta-analysis of genetic studies from journals published in China of ischemic stroke in the Han Chinese population [J]. Cerebrovascular Diseases（Basel，Switzerland），2008，26（1）：48-62.

[335] 刘建平，程锦泉，彭绩，等. 中国汉族人群 MTHFR 基因多态性与脑卒中易感性关系的 Meta 分析 [J]. 疾病控制

杂志，2007，11（1）：30-32.

[336] Graham I M，Daly L E，Refsum H M，et al. Plasma homocysteine as a risk factor for vascular disease. The European Concerted Action Project [J]. JAMA，1997，277（22）：1775-1781.

[337] Towfighi A，Markovic D，Ovbiagele B. Pronounced association of elevated serum homocysteine with stroke in subgroups of individuals：a nationwide study [J]. Journal of the Neurological Sciences，2010，298（1/2）：153-157.

[338] Li J，Jiang S，Zhang Y，et al. H-type hypertension and risk of stroke in chinese adults：a prospective，nested case-control study [J]. Journal of Translational Internal Medicine，2015，3（4）：171-178.

[339] Pfeiffer C M，Johnson C L，Jain R B，et al. Trends in blood folate and vitamin B-12 concentrations in the United States，1988-2004 [J]. The American Journal of Clinical Nutrition，2007，86（3）：718-727.

[340] 汪国海，霍勇，王梦德，等. 轻中度高血压人群叶酸与同型半胱氨酸水平的相关分析 [J]. 疾病控制杂志，2007，11（2）：171-173.

[341] Wilcken B，Bamforth F，Li Z，et al. Geographical and ethnic variation of the 677C＞T allele of 5, 10 methylenetetrahydrofolate reductase（MTHFR）：findings from over 7000 newborns from 16 areas world wide [J]. Journal of Medical Genetics，2003，40（8）：619-625.

[342] Qin X，Li J，Cui Y，et al. MTHFR C677T and MTR A2756G polymorphisms and the homocysteine lowering efficacy of different doses of folic acid in hypertensive Chinese adults [J]. Nutrition Journal，2012，11：2.

[343] 王伟，季鹏，王屹，等. 南京市鼓楼区 H 型高血压患病率及相关危险因素的横断面研究 [J]. 江苏预防医学，2018，29（2）：154-156.

[344] 张金玲，严玉洁，郦伦强，等. 上海市闵行区 35 岁及以上人群 H 型高血压患病及影响因素分析 [J]. 中华疾病控制杂志，2016，20（10）：983-986.

[345] Siva A，De Lange M，Clayton D，et al. The heritability of plasma homocysteine，and the influence of genetic variation in the homocysteine methylation pathway [J]. QJM：an International Journal of Medicine，2007，100（8）：495-499.

[346] Jee S，Song K，Shim W，et al. Major gene evidence after MTHFR-segregation analysis of serum homocysteine in families of patients undergoing coronary arteriography [J]. Human Genetics，2002，111（2）：128-135.

[347] Kullo I J，Ding K，Boerwinkle E，et al. Novel genomic loci influencing plasma homocysteine levels [J]. Stroke，2006，37（7）：1703-1709.

[348] Nilsson S E，Read S，Berg S，et al. Heritabilities for fifteen routine biochemical values：findings in 215 Swedish twin pairs 82 years of age or older [J]. Scandinavian Journal of Clinical and Laboratory Investigation，2009，69（5）：562-569.

[349] Bathum L，Petersen I，Christiansen L，et al. Genetic and environmental influences on plasma homocysteine：results from a Danish twin study [J]. Clinical Chemistry，2007，53（5）：971-979.

[350] Raffield L M，Ellis J，Olson N C，et al. Genome-wide association study of homocysteine in African Americans from the Jackson heart study，the multi-ethnic study of atherosclerosis，and the coronary artery risk in young adults study [J]. Journal of Human Genetics，2018，63（3）：327-337.

[351] Shane B，Pangilinan F，Mills J L，et al. The 677C→T variant of MTHFR is the major genetic modifier of biomarkers of folate status in a young，healthy Irish population [J]. The American Journal of Clinical Nutrition，2018，108（6）：1334-1341.

[352] Kim S，Nho K，Ramanan V K，et al. Genetic influences on plasma homocysteine levels in African Americans and Yoruba nigerians [J]. Journal of Alzheimer's Disease，2016，49（4）：991-1003.

[353] Williams S R，Yang Q，Chen F，et al. Genome-wide meta-analysis of homocysteine and methionine metabolism identifies five one carbon metabolism loci and a novel association of ALDH1L1 with ischemic stroke [J]. PLoS Genetics，2014，10（3）：e1004214.

[354] van Meurs J B，Pare G，Schwartz S M，et al. Common genetic loci influencing plasma homocysteine concentrations and their effect on risk of coronary artery disease [J]. The American Journal of Clinical Nutrition，2013，98（3）：668-676.

[355] Wernimont S M，Clark A G，Stover P J，et al. Folate network genetic variation，plasma homocysteine，and global genomic methylation content：a genetic association study [J]. BMC Medical Genetics，2011，12：150.

[356] Lange L A，Croteau-Chonka D C，Marvelle A F，et al. Genome-wide association study of homocysteine levels in Filipinos provides evidence for CPS1 in women and a stronger MTHFR effect in young adults [J]. Human Molecular Genetics，2010，19（10）：2050-2058.

[357] Hazra A，Kraft P，Lazarus R，et al. Genome-wide significant predictors of metabolites in the one-carbon metabolism pathway [J]. Human Molecular Genetics，2009，18（23）：4677-4687.

[358] Paré G，Chasman D I，Parker A N，et al. Novel associations of CPS1，MUT，NOX4，and DPEP1 with plasma homocysteine in a healthy population：a genome-wide evaluation of 13 974 participants in the Women's Genome Health Study[J]. Circulation.

Cardiovascular Genetics，2009，2（2）：142-150.

［359］Tanaka T，Scheet P，Giusti B，et al. Genome-wide association study of vitamin B6，vitamin B12，folate，and homocysteine blood concentrations ［J］. American Journal of Human Genetics，2009，84（4）：477-482.

［360］Souto J C，Blanco-Vaca F，Soria J M，et al. A genomewide exploration suggests a new candidate gene at chromosome 11q23 as the major determinant of plasma homocysteine levels：results from the GAIT project［J］. American Journal of Human Genetics，2005，76（6）：925-933.

［361］Yang B，Liu Y，Li Y，et al. Geographical distribution of MTHFR C677T，A1298C and MTRR A66G gene polymorphisms in China：findings from 15357 adults of Han nationality ［J］. PLoS One，2013，8（3）：e57917.

［362］Moore L E，Hung R，Karami S，et al. Folate metabolism genes，vegetable intake and renal cancer risk in central Europe ［J］. International Journal of Cancer，2008，122（8）：1710-1715.

［363］Tilley M M，Northrup H，Au K S. Genetic studies of the cystathionine beta-synthase gene and myelomeningocele ［J］. Birth Defects Research. Part A，Clinical and Molecular Teratology，2012，94（1）：52-56.

［364］Cho S H，Kim J H，An H J，et al. Association of methionine synthase（rs1805087），methionine synthase reductase（rs1801394），and methylenetetrahydrofolate dehydrogenase 1（rs2236225）genetic polymorphisms with recurrent implantation failure ［J］. Human Fertility（Cambridge，England），2021，24（3）：161-168.

［365］Zheng S Z，Yang W，Wu C Q，et al. Association of ulcerative colitis with transcobalamin Ⅱ gene polymorphisms and serum homocysteine，vitamin B12，and folate levels in Chinese patients ［J］. Immunogenetics，2017，69（7）：421-428.

［366］Habib G M，Barrios R，Shi Z Z，et al. Four distinct membrane-bound dipeptidase RNAs are differentially expressed and show discordant regulation with gamma-glutamyl transpeptidase ［J］. The Journal of Biological Chemistry，1996，271（27）：16273-16280.

［367］Kozak E M，Tate S S. Glutathione-degrading enzymes of microvillus membranes ［J］. The Journal of Biological Chemistry，1982，257（11）：6322-6327.

［368］Finkelstein J D. Inborn errors of sulfur-containing amino acid metabolism ［J］. The Journal of Nutrition，2006，136（6）：1750S-1754S.

［369］Ford E S，Bowman B A. Serum and red blood cell folate concentrations，race，and education：findings from the third National Health and Nutrition Examination Survey ［J］. The American Journal of Clinical Nutrition，1999，69（3）：476-481.

［370］Mitchell H K，Snell E E，Williams R J. The concentration of "folic acid" ［J］. Journal of the American Chemical Society，1941，63（8）：2284.

［371］Selhub J. Folate，vitamin B_{12} and vitamin B6 and one carbon metabolism［J］. The Journal of Nutrition，Health & Aging，2002，6（1）：39-42.

［372］Allen L H. Causes of vitamin B_{12} and folate deficiency［J］. Food and Nutrition Bulletin，2008，29（2 Suppl）：S20-S34；discussion S5-S7.

［373］陈青川，牟世芬. 叶酸的需要量研究 ［J］. 国外医学：卫生学分册，1996，23（06）：345-347.

［374］Parle-McDermott A，Mills J L，Molloy A M，et al. The MTHFR 1298CC and 677TT genotypes have opposite associations with red cell folate levels ［J］. Molecular Genetics and Metabolism，2006，88（3）：290-294.

［375］Hiraoka M，Kagawa Y. Genetic polymorphisms and folate status ［J］. Congenital Anomalies，2017，57（5）：142-149.

［376］Tsang B L，Devine O J，Cordero A M，et al. Assessing the association between the methylenetetrahydrofolate reductase（MTHFR）677C＞T polymorphism and blood folate concentrations：a systematic review and meta-analysis of trials and observational studies ［J］. The American Journal of Clinical Nutrition，2015，101（6）：1286-1294.

［377］Stanisławska-Sachadyn A，Mitchell L E，Woodside J V，et al. The reduced folate carrier（SLC19A1）c.80G＞A polymorphism is associated with red cell folate concentrations among women ［J］. Annals of Human Genetics，2009，73（Pt 5）：484-491.

［378］Angelini S，Ravegnini G，Nannini M，et al. Folate-related polymorphisms in gastrointestinal stromal tumours：susceptibility and correlation with tumour characteristics and clinical outcome［J］. European Journal of Human Genetics，2015，23（6）：817-823.

［379］Deng C，Tang S，Huang X，et al. Identification of three novel loci of ALDH2 Gene for Serum Folate levels in a Male Chinese Population by Genome-Wide Association Study ［J］. Gene，2018，674：121-126.

［380］Halsted C H，Villanueva J A，Devlin A M，et al. Metabolic interactions of alcohol and folate ［J］. The Journal of Nutrition，2002，132（8 Suppl）：2367S-2372S.

［381］Hirose M，Kono S，Tabata S，et al. Genetic polymorphisms of methylenetetrahydrofolate reductase and aldehyde dehydrogenase 2，alcohol use and risk of colorectal adenomas：Self-Defense Forces Health Study［J］. Cancer Science，2005，96（8）：513-518.

［382］Yang Q，Botto L D，Erickson J D，et al. Improvement in stroke mortality in Canada and the United States，1990 to 2002 ［J］. Circulation，2006，113（10）：1335-1343.

［383］Mark S D，Wang W，Fraumeni J F，et al. Lowered risks of hypertension and cerebrovascular disease after vitamin/mineral supplementation：the Linxian Nutrition Intervention Trial［J］. American Journal of Epidemiology，1996，143（7）：658-664.

［384］Toole J F，Malinow M R，Chambless L E，et al. Lowering homocysteine in patients with ischemic stroke to prevent recurrent stroke，myocardial infarction，and death：the Vitamin Intervention for Stroke Prevention（VISP）randomized controlled trial［J］. JAMA，2004，291（5）：565-575.

［385］Lonn E，Yusuf S，Arnold M J，et al. Homocysteine lowering with folic acid and B vitamins in vascular disease［J］. The New England Journal of Medicine，2006，354（15）：1567-1577.

［386］Bønaa K H，Njølstad I，Ueland P M，et al. Homocysteine lowering and cardiovascular events after acute myocardial infarction［J］. The New England Journal of Medicine，2006，354（15）：1578-1588.

［387］Spence J D，Bang H，Chambless L E，et al. Vitamin Intervention For Stroke Prevention trial：an efficacy analysis［J］. Stroke，2005，36（11）：2404-2409.

［388］Saposnik G，Ray J G，Sheridan P，et al. Homocysteine-lowering therapy and stroke risk，severity，and disability：additional findings from the HOPE 2 trial［J］. Stroke，2009，40（4）：1365-1372.

［389］Wang X，Qin X，Demirtas H，et al. Efficacy of folic acid supplementation in stroke prevention：a meta-analysis［J］. Lancet（London，England），2007，369（9576）：1876-1882.

［390］Goldstein L B，Bushnell C D，Adams R J，et al. Guidelines for the primary prevention of stroke：a guideline for healthcare professionals from the American Heart Association/American Stroke Association［J］. Stroke，2011，42（2）：517-584.

［391］Holmes M V，Newcombe P，Hubacek J A，et al. Effect modification by population dietary folate on the association between MTHFR genotype，homocysteine，and stroke risk：a meta-analysis of genetic studies and randomised trials［J］. Lancet（London，England），2011，378（9791）：584-594.

［392］Huo Y，Li J，Qin X，et al. Efficacy of folic acid therapy in primary prevention of stroke among adults with hypertension in China：the CSPPT randomized clinical trial［J］. JAMA，2015，313（13）：1325-1335.

［393］Li Y，Huang T，Zheng Y，et al. Folic acid supplementation and the risk of cardiovascular diseases：a meta-analysis of randomized controlled trials［J］. Journal of the American Heart Association，2016，5（8）：e003768

［394］Spence J D，Yi Q，Hankey G J. B vitamins in stroke prevention：time to reconsider［J］. The Lancet Neurology，2017，16（9）：750-760.

［395］Jenkins D J A，Spence J D，Giovannucci E L，et al. Supplemental vitamins and minerals for CVD prevention and treatment［J］. Journal of the American College of Cardiology，2018，71（22）：2570-2584.

［396］Zhao M，Wu G L，Li Y B，et al. Meta-analysis of folic acid efficacy trials in stroke prevention：insight into effect modifiers［J］. Neurology，2017，88（19）：1830-1838.

［397］Wang W W，Wang X S，Zhang Z R，et al. A meta-analysis of folic acid in combination with anti- hypertension drugs in patients with hypertension and hyperhomocysteinemia［J］. Frontiers in Pharmacology，2017，8：585.

［398］Huang X，Li Y，Li P，et al. Association between percent decline in serum total homocysteine and risk of first stroke［J］. Neurology，2017，89（20）：2101-2107.

［399］Zhao M，Wang X，He M，et al. Homocysteine and stroke risk：modifying effect of methylenetetrahydrofolate reductase C677T polymorphism and folic acid intervention［J］. Stroke，2017，48（5）：1183-1190.

［400］Kong X，Huang X，Zhao M，et al. Platelet count affects efficacy of folic acid in preventing first stroke［J］. Journal of the American College of Cardiology，2018，71（19）：2136-2146.

［401］Qin X，Li J，Spence J D，et al. Folic acid therapy reduces the first stroke risk associated with hypercholesterolemia among hypertensive patients［J］. Stroke，2016，47（11）：2805-2812.

［402］Xu R B，Kong X Y，Xu B P，et al. Longitudinal association between fasting blood glucose concentrations and first stroke in hypertensive adults in China：effect of folic acid intervention［J］. The American Journal of Clinical Nutrition，2017，105（3）：564-570.

［403］Zhou Z，Li J，Yu Y，et al. Effect of smoking and folate levels on the efficacy of folic acid therapy in prevention of stroke in hypertensive men［J］. Stroke，2018，49（1）：114-120.

［404］Carey R M，Calhoun D A，Bakris G L，et al. Resistant hypertension：detection，evaluation，and management：a scientific statement from the American heart association［J］. Hypertension（Dallas，Tex.：1979），2018，72（5）：e53-e90.

［405］Gaddam K K，Nishizaka M K，Pratt-Ubunama M N，et al. Characterization of resistant hypertension：association between resistant hypertension，aldosterone，and persistent intravascular volume expansion［J］. Archives of Internal Medicine，2008，168（11）：1159-1164.

［406］孙宁玲，霍勇，王继光，等. 难治性高血压诊断治疗中国专家共识［J］. 中华高血压杂志，2013，21（4）：321-326.

［407］Krieger E M, Drager L F, Giorgi D M A, et al. Spironolactone versus clonidine as a fourth-drug therapy for resistant hypertension: the ReHOT randomized study (resistant hypertension optimal treatment) [J]. Hypertension (Dallas, Tex.: 1979), 2018, 71 (4): 681-690.

［408］Bubien J K. Epithelial Na$^+$ channel (ENaC), hormones, and hypertension [J]. The Journal of Biological Chemistry, 2010, 285 (31): 23527-23531.

［409］Studer R A, Person E, Robinson-Rechavi M, et al. Evolution of the epithelial sodium channel and the sodium pump as limiting factors of aldosterone action on sodium transport [J]. Physiological Genomics, 2011, 43 (13): 844-854.

［410］Rayner B L, Owen E P, King J A, et al. A new mutation, R563Q, of the beta subunit of the epithelial sodium channel associated with low-renin, low-aldosterone hypertension [J]. Journal of Hypertension, 2003, 21 (5): 921-926.

［411］Eide I K, Torjesen P A, Drolsum A, et al. Low-renin status in therapy-resistant hypertension: a clue to efficient treatment [J]. Journal of Hypertension, 2004, 22 (11): 2217-2226.

［412］Nishizaka M K, Zaman M A, Calhoun D A. Efficacy of low-dose spironolactone in subjects with resistant hypertension [J]. American Journal of Hypertension, 2003, 16 (11): 925-930.

［413］Ori Y, Chagnac A, Korzets A, et al. Regression of left ventricular hypertrophy in patients with primary aldosteronism/low-renin hypertension on low-dose spironolactone [J]. Nephrology Dialysis Transplantation, 2013, 28 (7): 1787-1793.

［414］Oxlund C S, Henriksen J E, Tarnow L, et al. Low dose spironolactone reduces blood pressure in patients with resistant hypertension and type 2 diabetes mellitus: a double blind randomized clinical trial [J]. Journal of Hypertension, 2013, 31 (10): 2094-2102.

［415］Spence J D. Lessons from Africa: the importance of measuring plasma renin and aldosterone in resistant hypertension [J]. The Canadian Journal of Cardiology, 2012, 28 (3): 254-257.

［416］Jones E S W, Owen E P, Rayner B L. The association of the R563Q genotype of the ENaC with phenotypic variation in southern Africa [J]. American Journal of Hypertension, 2012, 25 (12): 1286-1291.

［417］Strushkevich N, Gilep A A, Shen L M, et al. Structural insights into aldosterone synthase substrate specificity and targeted inhibition [J]. Molecular Endocrinology, 2013, 27 (2): 315-324.

［418］Ubaid-Girioli S, Adriana de Souza L, Yugar-Toledo J C, et al. Aldosterone excess or escape: Treating resistant hypertension [J]. Journal of Clinical Hypertension (Greenwich, Conn.), 2009, 11 (5): 245-252.

［419］Zordoky B N, El-Kadi A O. Effect of cytochrome P450 polymorphism on arachidonic acid metabolism and their impact on cardiovascular diseases [J]. Pharmacology & Therapeutics, 2010, 125 (3): 446-463.

［420］Laffer C L, Elijovich F, Eckert G J, et al. Genetic variation in CYP4A11 and blood pressure response to mineralocorticoid receptor antagonism or ENaC inhibition: an exploratory pilot study in African Americans [J]. J Am Soc Hypertens, 2014, 8 (7): 475-480.

［421］Kumar N, Calhoun D A, Dudenbostel T. Management of patients with resistant hypertension: current treatment options [J]. Integrated Blood Pressure Control, 2013, 6: 139-151.

［422］Vongpatanasin W. Resistant hypertension: a review of diagnosis and management [J]. JAMA, 2014, 311 (21): 2216-2224.

［423］Pimenta E, Gaddam K K, Oparil S, et al. Effects of dietary sodium reduction on blood pressure in subjects with resistant hypertension: results from a randomized trial [J]. Hypertension (Dallas, Tex.: 1979), 2009, 54 (3): 475-481.

［424］Sanada H, Jones J E, Jose P A. Genetics of salt-sensitive hypertension [J]. Current Hypertension Reports, 2011, 13 (1): 55-66.

［425］Kelly T N, Rice T K, Gu D, et al. Novel genetic variants in the alpha-adducin and guanine nucleotide binding protein beta-polypeptide 3 genes and salt sensitivity of blood pressure [J]. American Journal of Hypertension, 2009, 22 (9): 985-992.

［426］Schunkert H, Hense H W, Döring A, et al. Association between a polymorphism in the G protein beta3 subunit gene and lower renin and elevated diastolic blood pressure levels [J]. Hypertension (Dallas, Tex.: 1979), 1998, 32 (3): 510-513.

［427］Turner S T, Schwartz G L, Chapman A B, et al. C825T polymorphism of the G protein beta (3) -subunit and antihypertensive response to a thiazide diuretic [J]. Hypertension (Dallas, Tex.: 1979), 2001, 37 (2 Pt 2): 739-743.

［428］Schelleman H, Stricker B H, Verschuren W M, et al. Interactions between five candidate genes and antihypertensive drug therapy on blood pressure [J]. The Pharmacogenomics Journal, 2006, 6 (1): 22-26.

［429］Padmanabhan S. Handbook of Pharmacogenomics and Stratified Medicine [M]. Amsterdam: Elsevier, 2014.

［430］Freitas S R, Cabello P H, Moura-Neto R S, et al. Analysis of renin-angiotensin-aldosterone system gene polymorphisms in resistant hypertension [J]. Brazilian Journal of Medical and Biological Research, 2007, 40 (3): 309-316.

［431］Cruz-Gonzalez I, Corral E, Sanchez-Ledesma M, et al. An association between resistant hypertension and the null GSTM1 genotype [J]. Journal of Human Hypertension, 2009, 23 (8): 556-558.

[432] Cruz-González I, Corral E, Sánchez-Ledesma M, et al. Association between -T786C NOS3 polymorphism and resistant hypertension: a prospective cohort study [J]. BMC Cardiovascular Disorders, 2009, 9: 35.

[433] Yugar-Toledo J C, Martin J F, Krieger J E, et al. Gene variation in resistant hypertension: multilocus analysis of the angiotensin I-converting enzyme, angiotensinogen, and endothelial nitric oxide synthase genes [J]. DNA and Cell Biology, 2011, 30 (8): 555-564.

[434] Lacchini R, Figueiredo V N, Demacq C, et al. MDR-1 C3435T polymorphism may affect blood pressure in resistant hypertensive patients independently of its effects on aldosterone release [J]. Journal of the Renin-angiotensin-aldosterone System: JRAAS, 2014, 15 (2): 170-176.

[435] Ritter A M V, Fontana V, de Faria A P C, et al. Association of mineralocorticoid receptor polymorphism I180V with left ventricular hypertrophy in resistant hypertension [J]. American Journal of Hypertension, 2016, 29 (2): 245-250.

[436] Imbalzano E, Vatrano M, Quartuccio S, et al. Clinical impact of angiotensin I converting enzyme polymorphisms in subjects with resistant hypertension [J]. Molecular and Cellular Biochemistry, 2017, 430 (1/2): 91-98.

[437] Sabbatini A R, Barbaro N R, de Faria A P, et al. Matrix metalloproteinase-2 -735C/T polymorphism is associated with resistant hypertension in a specialized outpatient clinic in Brazil [J]. Gene, 2017, 620: 23-29.

[438] Lynch A I, Irvin M R, Davis B R, et al. Genetic and adverse health outcome associations with treatment resistant hypertension in GenHAT [J]. International Journal of Hypertension, 2013, 2013: 578578.

[439] Fontana V, McDonough C W, Gong Y, et al. Large-scale gene-centric analysis identifies polymorphisms for resistant hypertension [J]. Journal of the American Heart Association, 2014, 3 (6): e001398.

[440] Ala-Mutka E M, Rimpelä J M, Fyhrquist F, et al. Effect of hydrochlorothiazide on serum uric acid concentration: a genome-wide association study [J]. Pharmacogenomics, 2018, 19 (6): 517-527.

[441] Hiltunen T P, Suonsyrjä T, Hannila-Handelberg T, et al. Predictors of antihypertensive drug responses: initial data from a placebo-controlled, randomized, cross-over study with four antihypertensive drugs (the GENRES study) [J]. American Journal of Hypertension, 2007, 20 (3): 311-318.

[442] Suonsyrjä T, Hannila-Handelberg T, Paavonen K J, et al. Laboratory tests as predictors of the antihypertensive effects of amlodipine, bisoprolol, hydrochlorothiazide and losartan in men: results from the randomized, double-blind, crossover GENRES Study [J]. Journal of Hypertension, 2008, 26 (6): 1250-1256.

[443] Finkielman J D, Schwartz G L, Chapman A B, et al. Reproducibility of blood pressure response to hydrochlorothiazide [J]. Journal of Clinical Hypertension (Greenwich, Conn.), 2002, 4 (6): 408-412.

[444] Finkielman J D, Schwartz G L, Chapman A B, et al. Lack of agreement between office and ambulatory blood pressure responses to hydrochlorothiazide [J]. American Journal of Hypertension, 2005, 18 (3): 398-402.

[445] Canzanello V J, Baranco-Pryor E, Rahbari-Oskoui F, et al. Predictors of blood pressure response to the angiotensin receptor blocker candesartan in essential hypertension [J]. American Journal of Hypertension, 2008, 21 (1): 61-66.

[446] Moran A, Simon J A, Shiboski S, et al. Differential effects of ramipril on ambulatory blood pressure in African Americans and caucasians [J]. American Journal of Hypertension, 2007, 20 (8): 884-891.

[447] Bejan-Angoulvant T, Baguet J P, Erpeldinger S, et al. The IDEAL study: towards personalized drug treatment of hypertension [J]. Therapie, 2012, 67 (3): 195-204.

[448] Manunta P, Ferrandi M, Cusi D, et al. Personalized therapy of hypertension: the past and the future [J]. Current Hypertension Reports, 2016, 18 (3): 24.

[449] Cooper-Dehoff R M, Hou W, Weng L, et al. Is diabetes mellitus-linked amino acid signature associated with β-blocker-induced impaired fasting glucose [J]. Circulation. Cardiovascular Genetics, 2014, 7 (2): 199-205.

[450] Cooper-DeHoff R M, Wen S, Beitelshees A L, et al. Impact of abdominal obesity on incidence of adverse metabolic effects associated with antihypertensive medications [J]. Hypertension (Dallas, Tex.: 1979), 2010, 55 (1): 61-68.

[451] Del-Aguila J L, Beitelshees A L, Cooper-Dehoff R M, et al. Genome-wide association analyses suggest NELL1 influences adverse metabolic response to HCTZ in African Americans [J]. The Pharmacogenomics Journal, 2014, 14 (1): 35-40.

[452] Eadon M T, Kanuri S H, Chapman A B. Pharmacogenomic studies of hypertension: paving the way for personalized antihypertensive treatment [J]. Expert Review of Precision Medicine and Drug Development, 2018, 3 (1): 33-47.

[453] Duarte J D, Zineh I, Burkley B, et al. Effects of genetic variation in H3K79 methylation regulatory genes on clinical blood pressure and blood pressure response to hydrochlorothiazide [J]. Journal of Translational Medicine, 2012, 10: 56.

[454] Gong Y, McDonough C W, Beitelshees A L, et al. PROX1 gene variant is associated with fasting glucose change after antihypertensive treatment [J]. Pharmacotherapy, 2014, 34 (2): 123-130.

[455] Johnson J A, Boerwinkle E, Zineh I, et al. Pharmacogenomics of antihypertensive drugs: rationale and design of the

Pharmacogenomic Evaluation of Antihypertensive Responses（PEAR）study［J］. American Heart Journal，2009，157（3）：442-449.

［456］McDonough C W，Gillis N K，Alsultan A，et al. Atenolol induced HDL-C change in the pharmacogenomic evaluation of antihypertensive responses（PEAR）study［J］. PLoS One，2013，8（10）：e76984.

［457］McDonough C W，Magvanjav O，Sá A C C，et al. Genetic variants influencing plasma renin activity in hypertensive patients from the PEAR study（pharmacogenomic evaluation of antihypertensive responses）［J］.Circulation. Genomic and Precision Medicine，2018，11（4）：e001854.

［458］Rosenwasser R F，Shah N K，Smith S M，et al. Baseline predictors of central aortic blood pressure: a PEAR substudy［J］. J Am Soc Hypertens，2014，8（3）：152-158.

［459］Smith S M，Anderson S D，Wen S，et al. Lack of correlation between thiazide-induced hyperglycemia and hypokalemia: subgroup analysis of results from the pharmacogenomic evaluation of antihypertensive responses（PEAR）study［J］. Pharmacotherapy，2009，29（10）：1157-1165.

［460］Smith S M，Gong Y，Turner S T，et al. Blood pressure responses and metabolic effects of hydrochlorothiazide and atenolol［J］. American Journal of Hypertension，2012，25（3）：359-365.

［461］Tragante V，Barnes M R，Ganesh S K，et al. Gene-centric meta-analysis in 87，736 individuals of European ancestry identifies multiple blood-pressure-related loci［J］. American Journal of Human Genetics，2014，94（3）：349-360.

［462］Turner S T，Schwartz G L，Chapman A B，et al. Plasma renin activity predicts blood pressure responses to β-blocker and thiazide diuretic as monotherapy and add-on therapy for hypertension［J］. American Journal of Hypertension，2010，23（9）：1014-1022.

［463］Turner S T，Schwartz G L，Chapman A B，et al. Power to identify a genetic predictor of antihypertensive drug response using different methods to measure blood pressure response［J］. Journal of Translational Medicine，2012，10：47.

［464］Wikoff W R，Frye R F，Zhu H，et al. Pharmacometabolomics reveals racial differences in response to atenolol treatment［J］. PLoS One，2013，8（3）：e57639.

［465］McDonough C W. Pharmacogenomics in cardiovascular diseases［J］. Curr Protoc，2021，1（7）：e189.

［466］ACCORD Study Group，Buse J B，Bigger J T，et al. Action to Control Cardiovascular Risk in Diabetes（ACCORD）trial: design and methods［J］. The American Journal of Cardiology，2007，99（12a）：21i-33i.

［467］ACCORD Study Group，Cushman W C，Evans G W，et al. Effects of intensive blood-pressure control in type 2 diabetes mellitus［J］. The New England Journal of Medicine，2010，362（17）：1575-1585.

［468］Cushman W C，Grimm R H，Cutler J A，et al. Rationale and design for the blood pressure intervention of the Action to Control Cardiovascular Risk in Diabetes（ACCORD）trial［J］. The American Journal of Cardiology，2007，99（12a）：44i-55i.

［469］ACCORD Study Group，Ginsberg H N，Elam M B，et al. Effects of combination lipid therapy in type 2 diabetes mellitus［J］. The New England Journal of Medicine，2010，362（17）：1563-1574.

［470］Goff D C，Gerstein H C，Ginsberg H N，et al. Prevention of cardiovascular disease in persons with type 2 diabetes mellitus: current knowledge and rationale for the Action to Control Cardiovascular Risk in Diabetes（ACCORD）trial［J］. The American Journal of Cardiology，2007，99（12a）：4i-20i.

［471］Ismail-Beigi F，Craven T，Banerji M A，et al. Effect of intensive treatment of hyperglycaemia on microvascular outcomes in type 2 diabetes: an analysis of the ACCORD randomised trial［J］. Lancet（London，England），2010，376（9739）：419-430.

［472］Dahlöf B，Sever P S，Poulter N R，et al. Prevention of cardiovascular events with an antihypertensive regimen of amlodipine adding perindopril as required versus atenolol adding bendroflumethiazide as required，in the Anglo-Scandinavian Cardiac Outcomes Trial-Blood Pressure Lowering Arm（ASCOT- BPLA）: a multicentre randomised controlled trial［J］. Lancet（London，England），2005，366（9489）：895-906.

［473］Sever P S，Dahlöf B，Poulter N R，et al. Prevention of coronary and stroke events with atorvastatin in hypertensive patients who have average or lower-than-average cholesterol concentrations，in the Anglo-Scandinavian Cardiac Outcomes Trial: Lipid Lowering Arm（ASCOT-LLA）: a multicentre randomised controlled trial［J］. Lancet（London，England），2003，361（9364）：1149-1158.

［474］Sever P S，Dahlöf B，Poulter N R，et al. Anglo-Scandinavian Cardiac Outcomes Trial: a brief history，rationale and outline protocol［J］. Journal of Human Hypertension，2001，15 Suppl 1: S11-S12.

［475］Lu F，Zhao Y，Liu Z，et al. A 48-week study of amlodipine plus amiloride/hydrochlorothiazide vs. amlodipine plus telmisartan in the treatment of hypertension［J］. International Journal of Clinical Practice，2012，66（8）：792-799.

［476］Wang W，Ma L，Zhang Y，et al. The combination of amlodipine and angiotensin receptor blocker or diuretics in high-risk hypertensive patients: rationale，design and baseline characteristics［J］. Journal of Human Hypertension，2011，25（4）：271-277.

［477］Liu L S，Zhang Y Q，Liu G Z，et al. The Felodipine Event Reduction（FEVER）Study: a randomized long-term placebo-controlled trial in Chinese hypertensive patients [J]. Journal of Hypertension, 2005, 23 (12): 2157-2172.

[478] Chang S W, McDonough C W, Gong Y, et al. Genome-wide association study identifies pharmacogenomic loci linked with specific antihypertensive drug treatment and new-onset diabetes [J]. The Pharmacogenomics Journal, 2018, 18 (1): 106-112.

[479] The Nordic Diltiazem Study (NORDIL). A prospective intervention trial of calcium antagonist therapy in hypertension [J]. Blood Press, 1993, 2 (4): 312-321.

[480] Hansson L, Hedner T, Lund-Johansen P, et al. Randomised trial of effects of calcium antagonists compared with diuretics and beta-blockers on cardiovascular morbidity and mortality in hypertension: the Nordic Diltiazem (NORDIL) study [J]. Lancet (London, England), 2000, 356 (9227): 359-365.

[481] Hedner T. Progress report on the Nordic diltiazem study (NORDIL): an outcome study in hypertensive patients [J]. Blood Pressure, 1999, 8 (5-6): 296-299.

[482] Padmanabhan S, Melander O, Johnson T, et al. Genome-wide association study of blood pressure extremes identifies variant near UMOD associated with hypertension [J]. PLoS Genet, 2010, 6 (10): e1001177.

[483] SPS3 Investigators, Benavente O R, Hart R G, et al. Effects of clopidogrel added to aspirin in patients with recent lacunar stroke [J]. The New England Journal of Medicine, 2012, 367 (9): 817-825.

[484] Benavente O R, White C L, Pearce L, et al. The Secondary Prevention of Small Subcortical Strokes (SPS3) study [J]. International Journal of Stroke: Official Journal of the International Stroke Society, 2011, 6 (2): 164-175.

[485] Pergola P E, White C L, Szychowski J M, et al. Achieved blood pressures in the secondary prevention of small subcortical strokes (SPS3) study: challenges and lessons learned [J]. American Journal of Hypertension, 2014, 27 (8): 1052-1060.

[486] Psaty B M, O'Donnell C J, Gudnason V, et al. Cohorts for Heart and Aging Research in Genomic Epidemiology (CHARGE) Consortium: design of prospective meta-analyses of genome-wide association studies from 5 cohorts [J]. Circulation Cardiovascular Genetics, 2009, 2 (1): 73-80.

[487] De Luca N, Izzo R, Iaccarino G, et al. The use of a telematic connection for the follow-up of hypertensive patients improves the cardiovascular prognosis [J]. Journal of Hypertension, 2005, 23 (7): 1417-1423.

[488] Iaccarino G, Izzo R, Trimarco V, et al. Beta2-adrenergic receptor polymorphisms and treatment-induced regression of left ventricular hypertrophy in hypertension [J]. Clinical Pharmacology and Therapeutics, 2006, 80 (6): 633-645.

[489] Iaccarino G, Lanni F, Cipolletta E, et al. The Glu27 allele of the beta2 adrenergic receptor increases the risk of cardiac hypertrophy in hypertension [J]. Journal of Hypertension, 2004, 22 (11): 2117-2122.

[490] Iaccarino G, Trimarco V, Lanni F, et al. Beta-Blockade and increased dyslipidemia in patients bearing Glu27 variant of beta2 adrenergic receptor gene [J]. The Pharmacogenomics Journal, 2005, 5 (5): 292-297.

[491] Izzo R, de Simone G, Trimarco V, et al. Primary prevention with statins and incident diabetes in hypertensive patients at high cardiovascular risk [J]. Nutrition, Metabolism, and Cardiovascular Diseases: NMCD, 2013, 23 (11): 1101-1106.

[492] Leitsalu L, Haller T, Esko T, et al. Cohort profile: Estonian biobank of the Estonian genome center, university of Tartu [J]. International Journal of Epidemiology, 2015, 44 (4): 1137-1147.

[493] Kimber C H, Doney A S F, Pearson E R, et al. TCF7L2 in the Go-DARTS study: evidence for a gene dose effect on both diabetes susceptibility and control of glucose levels [J]. Diabetologia, 2007, 50 (6): 1186-1191.

[494] Scholtens S, Smidt N, Swertz M A, et al. Cohort Profile: LifeLines, a three-generation cohort study and biobank [J]. International Journal of Epidemiology, 2015, 44 (4): 1172-1180.

[495] Stolk R P, Rosmalen J G, Postma D S, et al. Universal risk factors for multifactorial diseases: LifeLines: a three-generation population-based study [J]. European Journal of Epidemiology, 2008, 23 (1): 67-74.

[496] Bild D E, Bluemke D A, Burke G L, et al. Multi-ethnic study of atherosclerosis: objectives and design [J]. American Journal of Epidemiology, 2002, 156 (9): 871-881.

[497] Busam K, Decker K. Ganglioside biosynthesis in rat liver. Characterization of three sialyltransferases [J]. European Journal of Biochemistry, 1986, 160 (1): 23-30.

[498] Hu Y M, Xue H, Wang K Q. Studies on the effect of lipoproteins and apoproteins on lipoprotein receptors. I. Isolation of lipoproteins and LDS by one-step ultracentrifugation [J]. Zhongguo Yi Xue Ke Xue Yuan Xue Bao, 1985, 7 (2): 102-107.

[499] Sanghera D K, Been L F, Ralhan S, et al. Genome-wide linkage scan to identify loci associated with type 2 diabetes and blood lipid phenotypes in the Sikh Diabetes Study [J]. PLoS One, 2011, 6 (6): e21188.

[500] Sanghera D K, Bhatti J S, Bhatti G K, et al. The Khatri Sikh Diabetes Study (SDS): study design, methodology, sample collection, and initial results [J]. Human Biology, 2006, 78 (1): 43-63.

[501] Sanghera D K, Nath S K, Ortega L, et al. TCF7L2 polymorphisms are associated with type 2 diabetes in Khatri Sikhs from North India: genetic variation affects lipid levels [J]. Annals of Human Genetics, 2008, 72 (pt 4): 499-509.

［502］Kuo J Z，Sheu W H H，Assimes T L，et al. Trans-ethnic fine mapping identifies a novel independent locus at the 3′ end of CDKAL1 and novel variants of several susceptibility loci for type 2 diabetes in a Han Chinese population ［J］. Diabetologia，2013，56（12）：2619-2628.

［503］Wu Y，Waite L L，Jackson A U，et al. Trans-ethnic fine-mapping of lipid loci identifies population-specific signals and allelic heterogeneity that increases the trait variance explained ［J］. PLoS Genetics，2013，9（3）：e1003379.

［504］Peters B J M，Rodin A S，Klungel O H，et al. Pharmacogenetic interactions between ABCB1 and SLCO1B1 tagging SNPs and the effectiveness of statins in the prevention of myocardial infarction ［J］. Pharmacogenomics，2010，11（8）：1065-1076.

［505］van Wieren-de Wijer D B，Maitland-van der Zee A H，de Boer A，et al. Recruitment of participants through community pharmacies for a pharmacogenetic study of antihypertensive drug treatment［J］. Pharmacy World & Science：PWS，2009，31（2）：158-164.

［506］Franchi F，Rollini F，Angiolillo D J. Antithrombotic therapy for patients with STEMI undergoing primary PCI ［J］. Nature Reviews Cardiology，2017，14（6）：361-379.

［507］古丽那扎尔，李倩，武云. 氨氯地平联合美托洛尔对高血压患者的疗效及对血压、心率的影响［J］. 心血管康复医学杂志，2018，27（2）：157-160.

［508］赵虹. 美托洛尔在高血压临床治疗中的应用效果评价［J］. 中国处方药，2020，18（3）：105-107.

［509］何绍堂. 氨氯地平联合美托洛尔治疗老年原发性高血压效果观察［J］. 现代中西医结合杂志，2014，23（13）：1424-1425.

第十五章　心血管代谢综合征相关药物基因组学的临床应用

第一节　概　　述

与心血管疾病（cardiovascular disease，CVD）关系最为密切的代谢性疾病包括糖尿病、高尿酸血症、血脂异常等。本章主要阐述口服降糖药和降尿酸药的药物基因组学相关研究。

2 型糖尿病是糖尿病的主要类型，占糖尿病总患病人数的 95% 以上。冠心病、心肌梗死、脑梗死、脑出血和外周动脉粥样硬化等一系列大血管病变是 2 型糖尿病患者致死致残的重要原因。约 75% 的 2 型糖尿病患者最终死于心脑血管并发症[1]。与非糖尿病人群相比，2 型糖尿病患者通常发生大血管病变的年龄更早、病变范围更广、病情变化更快。其中，CVD 的患病风险较非糖尿病人群增加约 1.5 倍（女性增加 1.5 倍，男性增加 1.4 倍）、外周大血管病变的患病风险增加 2.8 倍[2]，死于 CVD 的风险增加 2.32 倍[3]。而改善血糖控制能够显著改善糖尿病患者的远期转归，延缓并发症的发生及发展。来自糖尿病控制与并发症试验（Diabetes Control and Complications Trial，DCCT）的证据显示，强化降糖治疗能够使糖尿病患者大血管病变发病风险下降 41%，蛋白尿的发生率下降 54%，周围神经病变发病率下降 60%[4]。

降糖药物可分为口服降糖药和注射类降糖药。常用口服降糖药主要包括二甲双胍、磺脲类、格列奈类、α-糖苷酶抑制剂、噻唑烷二酮类（thiazolidinediones，TZDs）、二肽基肽酶 4（dipeptidyl peptidase 4，DPP-4）抑制剂及钠-葡萄糖协同转运蛋白 2（sodium-dependent glucose transporters 2，SGLT2）抑制剂。注射类降糖药主要包括胰岛素及胰岛素类似物和胰高血糖素样肽-1 受体激动剂（glucagon-like peptide 1 receptor agonist，GLP-1RA）。临床上对于新诊断、尚无明显并发症的患者主要采取以口服降糖药治疗为主，对于初次诊断伴有严重胰岛 B 细胞功能障碍、长期血糖控制不理想、口服降糖药继发失效或伴各种急慢性并发症的患者则应用胰岛素或胰岛素类似物治疗（图 15-1）。

高尿酸血症是嘌呤代谢紊乱引起的代谢异常综合征。无论男性还是女性，非同日 2 次血尿酸水平超过 420mmol/L，则称为高尿酸血症。血尿酸超过其在血液或组织液中的饱和度，可在关节局部形成尿酸钠晶体并沉积，诱发局部炎症反应和造成组织破坏，即痛风；还可在肾脏沉积引发急性肾病、慢性间质性肾炎或肾结石，称为尿酸性肾病。许多证据表明，高尿酸血症和痛风是慢性肾病、高血压、心脑血管疾病及糖尿病等的独立危险因素，是过早死亡的独立预测因子[5]。研究提示，血尿酸作为一种氧化剂，可能引起血管内皮功能障碍、血管内皮细胞增生和氧化应激，与心血管疾病密切相关[6, 7]。包括芝加哥心脏研究[8]、美国 NHANES 研究（National Health and Nutrition Examination Survey）[9]、MONICA 研究（Monitoring Trends and Determinants in Cardiovascular Diseases）[10] 在内的多项大规模前瞻性临床研究均证实，在校正其他传统心血管危险因素后，高尿酸血症是心血管疾病的独立危险因素，与全因死亡率和心血管死亡率显著相关。丹麦一项大型前瞻性研究发现，采用别嘌醇进行降尿酸治疗，可有效降低高尿酸血症患者的心血管疾病发病风险[11]。

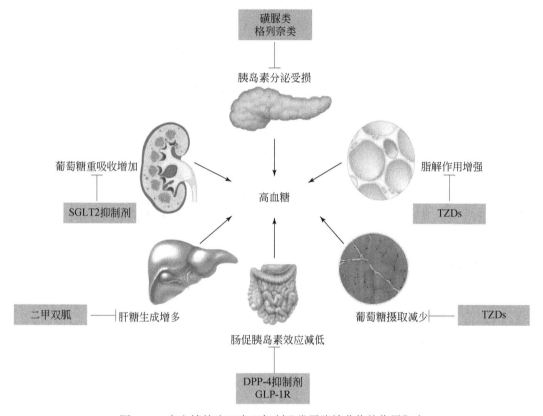

图 15-1　高血糖的病理生理机制及常用降糖药物的作用靶点

第二节　二甲双胍的药物基因组学

二甲双胍是目前唯一被批准应用于临床糖尿病治疗的双胍类药物。作为 2 型糖尿病的基础用药[12]，二甲双胍不仅能够用于 2 型糖尿病的血糖控制，还被证明能够延缓或防止糖尿病前期进展为 2 型糖尿病[13, 14]。在我国及许多国家和国际学术组织的糖尿病指南中均推荐二甲双胍作为 2 型糖尿病的一线用药和联合用药中的基础用药。二甲双胍的临床应用始于 20 世纪 50 年代，但迄今为止其作用机制尚未阐明。比较公认的是二甲双胍可能通过腺苷酸激活蛋白激酶［adenosine 5′-monophosphate（AMP）-activated protein kinase，AMPK］信号通路发挥代谢调节作用[15]。二甲双胍是一种胰岛素增敏剂，可以增加肝脏、肌肉及脂肪组织的胰岛素敏感性[16]。每日剂量 2000mg 时，二甲双胍能够发挥最大的降糖作用[17]，其降低糖化血红蛋白（hemoglobin A1C，HbA1c）的幅度为 1%～2%[18]。

二甲双胍在人体内不经肝脏和肾脏进行代谢，90%以上以原型经尿液排出体外。它在不同部位被不同的转运体所转运，具体的转运机制已被深入地研究和阐明[19, 20]。简单来说，二甲双胍通过质膜单胺转运体（plasma monoamine transporter，PMAT/*SLC29A4*）和有机阳离子转运体3（organic cation transporter 3，OCT3/*SLC22A3*）经小肠上皮转运、吸收，被OCT1（*SLC22A1*）转运到血液中后经 OCT 家族其他成员转运到不同的靶组织中。发挥作用之后，二甲双胍在靶组织中被多抗菌外排蛋白1（multi-antimicrobial extrusion protein 1，MATE1/*SLC47A1*）转运出去，在肾脏中经 MATE1 和 MATE2（*SLC47A2*）排泄到尿液中。在肾功能正常的个体中，二甲双胍在血液中的半衰期为 4～8 小时。二甲双胍最常见的不良反应是胃肠道反应，一半以上的患者能够耐受其最大剂量，但仍有 5%的患者不能够耐受二甲双胍的任何剂量[21]。其他较少见的不良反应包括乳酸性酸中毒，发生率约为 0.003%，大多见于肾功能不全的患者[21]。由于其肾功能不全可导致二甲双胍排泄障碍，从而造成血药浓度过高，引起中毒。因此，二甲双胍应慎用于肾功能不全的患者。

由于其较好的降糖作用及相对较小的不良反应，二甲双胍被广泛应用于临床治疗。但是，临床治疗中约35%的患者在二甲双胍单药治疗时无法达到血糖控制目标[22]。此外，还有很多患者在二甲双胍治疗过程中逐渐出现药物反应下降的现象[23]。这些可能都是患者对二甲双胍的治疗反应存在个体间差异而造成的。有关二甲双胍的药物基因组学研究可以帮助理解药物的作用机制，解释药物疗效的个体间差异，并可能提供潜在的药物靶点。

一、候选基因研究

基于药物代谢动力学开展的二甲双胍药物基因组的候选基因研究中，研究最多的是转运蛋白 OCT1。编码 OCT1 的基因 *SLC22A1* 呈高度多态性，具有许多影响其活性的错义单核苷酸多态性位点（single nucleotide polymorphism，SNP）[24-26]。Giacomini 研究团队[27]率先开展了其中一些研究，结果表明患者如存在 *SLC22A1* 基因以下 4 个导致功能减弱的SNP（R61C/rs12208357，G401S/rs34130495，M420del/rs72552763，G465R/rs34059508）中的 1 个及以上即会减弱二甲双胍的短期降糖疗效，其作用机制可能是药物在细胞内的运输受损。在 South Danish 糖尿病研究（Diabetes Study）[28]这一前瞻性研究中，共入选 105 例研究对象，结果发现随着个体携带上述 4 个导致功能减弱的 SNP 位点的增加，二甲双胍的稳态血药浓度谷值及治疗 6 个月后 HbA1c 的下降幅度随之降低。然而，在另一项大型回顾性临床研究 GoDARTS（Genetics of Diabetes and Audit Research Tayside Study）中，共入选1531 例研究对象，以 HbA1c 下降幅度、HbA1c<7%的比例、二甲双胍单药治疗后的平均HbA1c、二甲双胍单药治疗失败率（定义为研究者判定需加用其他降糖药）这 4 个指标评估二甲双胍的降糖疗效，结果发现 R61C、M420del 这 2 个最常见的变异与二甲双胍的降糖疗效无关[29]。目前尚不清楚这是真正的阴性结果，还是统计效力不足或观察性研究固有的局限性（由治疗者自行决定治疗决策）所导致的假阴性结果。最近的一项研究使用放射性同位素标记的方法，发现 *SLC22A1* 基因 M420del 和 R61C 携带者的二甲双胍血药浓度不变，但肝细胞中二甲双胍蓄积量减少[30]。GoDARTS 在 251 名二甲双胍不耐受个体和 1915 名二甲双胍耐受个体中研究了 *SLC22A1* 基因变异与二甲双胍不良反应的相关性，结果表明携带R61C、C88R/rs55918055、G401S、M420del、G465R 中 2 个位点以上的个体发生二甲双胍不耐受的风险增加了 2 倍以上，可能机制为这些变异增加了肠上皮细胞中二甲双胍的蓄积[31]。

此外，亦有研究报道了 SLC22A1 基因内含子区域的 SNP 位点与二甲双胍疗效的相关性[32]，但并未在其他独立研究中得到验证[28, 33, 34]。同样令人遗憾的是，二甲双胍遗传学协会（Metformin Genetics Consortium，MetGen）2017 年发表了一项大样本荟萃分析，入选了 OCT1、OCT2、MATE1、MATE2、肉碱/有机阳离子转运体 1（carnitine/cation transporter 1，OCTN1）这 5 个与二甲双胍转运相关的基因中的 9 个已报道与二甲双胍疗效有关的 SNP 位点，但最终未发现任何一个位点与二甲双胍药物疗效显著相关[35]。

二、全基因组关联研究

迄今为止，全球开展的第一个二甲双胍药物疗效的 GWAS 由 GoDARTS 和 UKPDS（UK Prospective Diabetes Study）研究组协作完成[36]。该研究的第一阶段研究队列来自 GoDARTS，入选了 1024 例 2 型糖尿病患者；第二阶段研究队列来自 GoDARTS 和 UKPDS，分别入选了 1783 例和 1113 例 2 型糖尿病患者。第一阶段中，研究发现编码毛细血管扩张性共济失调症突变蛋白（ataxia telangiectasia mutated，ATM）基因附近的 rs11212617 位点与二甲双胍药物疗效关联最为显著。此位点与二甲双胍疗效的关联性在第二阶段的两个独立队列中均得到验证，荟萃分析显示 rs11212617 与二甲双胍药物疗效达到全基因组显著性关联。此研究结果在后续其他研究中亦得到了验证[37]。但 DPP（Diabetes Prevention Program）研究显示，在糖耐量受损患者中，rs11212617 与二甲双胍治疗后新发糖尿病的概率及 HbA1c 的改变均无显著相关性[38]。

致力于开展二甲双胍药物基因组学研究的 MetGen 协会，开展了一个三阶段的 GWAS，共入选了 10 557 例糖尿病患者，发现 SNP rs8192675 与二甲双胍疗效显著相关[39]。rs8192675 位于 SLC2A2 基因内含子区域，该基因编码葡萄糖转运蛋白 2（glucose transporter 2，GLUT2）。GLUT2 表达于肝脏，研究认为其介导了二甲双胍抑制肝糖输出的作用。该研究发现 rs8192675 两个纯合子组在治疗后 HbA1c 的绝对差是 0.33%，为具备临床意义的差值。有趣的是，与二甲双胍疗效良好（HbA1c 下降更多）相关的等位基因也与较高的基线 HbA1c 相关，这与先前报道的该基因另一个 SNP 与非糖尿病患者的空腹血糖相关吻合[40]。因此，不校正基线 HbA1c 时，观察到的 rs8192675 对于二甲双胍疗效的影响更大（C 等位基因每增加一个拷贝，HbA1c 下降 0.17%）；校正 HbA1c 时，rs8192675 对二甲双胍的疗效影响较小（C 等位基因每增加一个拷贝，HbA1c 下降 0.07%），但仍达到了全基因组显著性关联。这个 SNP 也与肝脏内 GLUT2 的表达水平相关（C 等位基因携带者的表达水平更低），进一步提高了研究结果的可信度。然而，与 ATM rs11212617 类似，在 DPP 研究中未发现 rs8192675 与糖耐量受损患者的二甲双胍药物疗效有关。

第三节　噻唑烷二酮类降糖药的药物基因组学

噻唑烷二酮类药物（TZDs）是一类胰岛素增敏剂，主要通过作用于过氧化物酶体增殖物激活受体γ（peroxisome proliferators-activated receptor γ，PPAR-γ）来发挥作用。PPAR 是调节目标基因表达的核内受体转录因子超家族成员，根据结构的不同可分为α、β和γ三种类型[41]。PPAR-α主要表达于肝脏、心脏、骨骼肌和血管壁，PPAR-β在体内广泛表达，在脑、胃、结肠内相对高水平表达，PPAR-γ主要表达于脂肪组织、胰岛B细胞、血管内皮、巨噬细胞和中枢神经系统。TZDs 的胰岛素增敏作用可存在于多种胰岛素敏感的组织。在肝脏中，它可以促进糖原的合成，抑制糖异生；在脂肪组织中，可以增强葡萄糖氧化及向脂肪转化；在骨骼肌中，可以促进葡萄糖的摄取和利用等。TZDs 包括罗格列酮、吡格列酮及曲格列酮。目前较为常用的为罗格列酮及吡格列酮，曲格列酮因其肝毒性已被禁止应用于临床。罗格列酮是单纯的 PPAR-γ 激动剂，吡格列酮除了激动 PPAR-γ 外，还发挥一定的 PPAR-α 激动剂作用。

在众多临床队列研究中，TZDs 都具有出色的降糖疗效，它可以使 2 型糖尿病患者的糖化血红蛋白水平下降 0.5%～1.4%[42]。2006 年发表的 DREAM 研究显示，与安慰剂相比，罗格列酮可以使糖尿病前期患者发生糖尿病的风险下降 60%[43]。ADOPT（A Diabetes Outcome Progression Trial）研究显示，在新诊断的 2 型糖尿病患者中，与格列本脲和二甲双胍相比，罗格列酮长期控制血糖的能力最强[44]。此外，在动物实验中，TZDs 还被证明能够抑制胰岛 B 细胞凋亡，保护 B 细胞功能，从而有效地延缓糖尿病病程[45, 46]。除了能够改善糖代谢，TZDs 还可以降低体内的游离脂肪酸和三酰甘油水平，增加高密度脂蛋白含量，从而改善脂代谢[47, 48]，对降低血压[49]、抗动脉粥样硬化[50] 及抗炎[51] 也有一定的作用。

尽管 TZDs 具有出色的降糖作用及血脂调节作用，因其对心血管事件风险的影响，TZDs 的应用曾受到广泛争议。2007 年《新英格兰医学杂志》上发表的一篇荟萃分析指出罗格列酮可能增加心肌梗死的风险[52]，从而引发了对其安全性的关注。欧洲药品管理局于 2010 年暂停了罗格列酮的销售。同年，美国 FDA 也对开具罗格列酮处方做出了明确限制。但是，美国心脏协会及美国糖尿病协会对于该类药物的使用声明中提到，基于 TZDs 的心血管保护作用，推荐将该药物应用于具有较高心血管疾病发生风险的 2 型糖尿病患者[53]。最近的大型前瞻性研究也证实，并没有明确证据表明罗格列酮将增加心血管事件发生风险，并凸显了其降糖优点[54, 55]。美国 FDA 也于 2013 年撤销了对罗格列酮的大部分限制，2015 年取消了其风险评估及处方限制。

一、罗格列酮的药物基因组学研究

罗格列酮经口服后吸收快速，在体内主要在肝脏中通过细胞色素 P450 家族中的 CYP2C8 代谢，小部分被 CYP2C9 代谢[56]。研究证实，CYP2C8 基因多态性与罗格列酮的药代动力学相关。Kirchheiner 等在健康德国人群中研究了 CYP2C8*3 多态性与罗格列酮药代动力学的关联[57]。结果发现，CYP2C8*3 突变型纯合子个体的血药浓度-时间曲线下面积（area under the concentration-time curve，AUC）较野生型纯合子个体降低 36%，校正体重后的口服清除率较野生型纯合子个体升高 39%。该发现也被 Aquilante 等[58] 的研究加以证实。这些研究表明，CYP2C8*3 多态性突变型携带者较野生型纯合子个体具有更高的清除率和较低的血药浓度。以上研究都是在高加索人群中开展的，而在中国人群中该基因多态性与罗格列酮疗效的相关性尚无文献报道。

罗格列酮可以调节脂肪合成及一些脂肪因子的表达，如肿瘤坏死因子 α（tumor necrosis factor-α，TNF-α）、白介素 6（interleukin 6，IL-6）、脂联素及抵抗素等[59]。研究证实，这些脂肪因子基因相关多态性能够影响罗格列酮的降糖作用[60]。一项针对中国人群的研究表明，脂联素基因（ADIPOQ）多态性与中国 2 型糖尿病人群口服罗格列酮的疗效相关[61]。该基因 SNP-11377 CC 基因型患者经罗格列酮治疗后空腹血糖的下降较 CG 和 GG 基因型患者显著。此外，研究发现，瘦素 G-2548A 及 TNF-α G-308A 与中国及高加索 2 型糖尿病人群的胰岛素抵抗水平相关[62, 63]。Liu 等[60]观察到，罗格列酮能够更显著地升高瘦素 G-2548A 位点 AA 基因型患者的空腹胰岛素及餐后胰岛素水平。该团队还进一步发现，相较于 TNF-α G-308A 位点 GG 基因型患者，该位点 GA 和 AA 基因型患者口服罗格列酮后空腹胰岛素水平的下降更为显著。罗格列酮除了具有出色的降糖作用外，还能够显著地调节血脂谱，从而减少 2 型糖尿病患者动脉粥样硬化及心血管事件的发生，并延缓其进展。一项在中国 2 型糖尿病人群中开展的研究证实，UCP2-866G/A 及 ADRB3 Trp64Arg 位点能够影响罗格列酮降低三酰甘油、低密度脂蛋白胆固醇和脂联素的作用[64]。UCP2-866G/A 位点 G 等位基因被证实可以显著增加糖尿病患者肥胖的发生风险[65]。此外，ADRB3 Trp64Arg 位点[64]以及 PGC-1α Thr394Thr 和 Gly482Ser 位点[65]也被证实能够影响罗格列酮的血脂调节作用。

除此之外，一些 2 型糖尿病的易感位点也被证明能够影响罗格列酮的药物疗效。众多研究已证明电压门控钾离子通道（KCNQ1）基因与东亚人群 2 型糖尿病的发病密切相关，也是目前发现的对中国人群 2 型糖尿病效应最强的易感基因[66-68]。Yu 等[69]的研究发现，该基因 rs2237897 多态性与罗格列酮的降糖疗效有关，该位点 C 等位基因携带者较 T 等位基因携带者的餐后 2 小时血糖下降幅度更小。配对盒 4（PAX4）基因是新近发现的与东亚人群 2 型糖尿病相关的基因。Chen 等[70]的研究发现，该基因 rs6467136 多态性与罗格列酮的降糖疗效有关，该位点 GA+AA 基因型患者的餐后 2 小时血糖下降幅度及餐后 2 小时血糖达标率均显著高于 GG 纯合子个体，GA+AA 基因型患者胰岛素抵抗指数的改善也较 GG 纯合子个体显著。此外，该课题组还研究了 PSMD6 基因多态性与罗格列酮疗效的相关性[71]。PSMD6 基因也是通过 GWAS 发现的东亚人群 2 型糖尿病易感基因，该基因 rs831571 位点风险等位基因可增加达 9%的东亚人群患 2 型糖尿病的风险。他们在研究中发现，rs831571 位点与罗格列酮治疗 24 周后空腹血糖、餐后 2 小时血糖水平及糖化血红蛋白的下降显著相关。

以上均为单中心研究，样本量相对不大，亦缺乏在其他人群中的验证研究。研究虽已发现一些基因位点可能影响罗格列酮的降糖疗效或调脂疗效，但距离真正指导药物的临床应用仍有很长的路要走。

二、吡格列酮的药物基因组学研究

吡格列酮主要通过细胞色素 P450 家族中的 CYP2C8 和 CYP3A4 代谢。在高加索人群中开展的临床研究发现，CYP2C8 基因多态性与吡格列酮的药代动力学相关。Tornio 等[72]报道，CYP2C8 基因多态性与吡格列酮的血药浓度显著相关，CYP2C8*3 个体的血药浓度显著降低。类似的研究结果在 Aquilant 等[73]的研究中也同样得到了验证。

研究表明，PPAR-γ 编码基因 PPARG 上的多态性 Pro12Ala（rs1801282）是参与糖代谢的重要位点[74]。体外实验证实，在应用吡格列酮个体中，PPARG P12A 突变与报告基因过氧化物酶体增殖子效应元件（peroxisome proliferator responsive element，PPRE）的转录活性相关[75]。同时，研究还证实，该突变可能还与脂肪合成相关。除此之外，还有其他很多研究也表明 PPARG 基因多态性与吡格列酮的生物利用度相关，因而能够影响药物的降糖作用[76-78]。位于 PTPRD 基因 10 号内含子上的 rs17584499 位点被证明与中国人群吡格列酮的降糖疗效相关，TT 基因型患者治疗后餐后血糖下降幅度显著优于 C 等位基因携带者，可分别下降 3.18mmol/L 和 0.63mmol/L[78]。抵抗素的表达受脂肪细胞分化诱导，而被 PPAR-γ 激动剂所抑制[79]。动物实验证实血清抵抗素水平升高可导致胰岛素抵抗的发生[80, 81]。一项来自日本人群的研究发现，抵抗素基因 RETINC-420G（rs1862513）位点与吡格列酮的降糖疗效有关，该基因 GG 基因型个体应用吡格列酮治疗后 HbA1c 和稳态模型胰岛素抵抗指数（homeostasis model assessment of insulin resistance，HOMA-IR）下降更明显[82]。

除了降糖作用，也有少数关于吡格列酮心血管保护作用的药物基因组学研究报道。Groenemeijer 等[83] 的研究表明，脂蛋白脂肪酶（lipoprotein lipase，LPL）基因 S447X 携带者的血浆 LPL 活性更高，高密度脂蛋白胆固醇水平更高，三酰甘油水平更低。而 Wang 等[84] 的研究发现，S447X 基因型患者口服吡格列酮的降糖疗效较差，同时血脂及血压方面的获益也低于该位点 S447S 基因型患者。

第四节　磺脲类降糖药的药物基因组学相关基因多态性

磺脲类药物是使用最为广泛的降糖药物之一，其通过直接刺激胰岛 B 细胞分泌胰岛素降低血糖。磺脲类药物曾经作为 2 型糖尿病的一线治疗方案，但是在近年已成为与二甲双胍联用的二线药物选择之一[85]。磺脲类降糖药主要包括两代：第一代主要包括甲苯磺丁脲、氯磺丙脲；第二代主要包括格列本脲、格列吡嗪、格列齐特、格列美脲。所有的磺脲类药物具有相同的作用机制，相比第一代药物，第二代药物具有剂量小、作用强、起效快、作用时间长、不良反应少等优点。磺脲类药物通过作用于 B 细胞膜上的 ATP 敏感性钾通道（K_{ATP}）而发挥作用。K_{ATP} 通道由外层 4 个磺脲类受体 1（sulfonylurea receptor 1，SUR1）和内层 4 个内向整流性钾离子通道 6.2（Kir6.2）组成。SUR1 由 ABCC8 基因编码，Kir6.2 由 KCNJ11 基因编码。磺脲类药物与 SUR1 结合，引起 K_{ATP} 通道关闭，细胞内钾含量增加，B 细胞膜去极化而使电压门控钙离子通道打开，进而钙离子进入 B 细胞，引起内含胰岛素的分泌囊泡向细胞膜转运，分泌囊泡最终从 B 细胞脱离，被分泌进入体循环。磺脲类药物主要在肝脏内被细胞色素 P450 家族代谢，平均半衰期较短（氯磺丙脲除外），为 24～48 小时[86]。最常见的不良反应是低血糖，其次为体重增加。低血糖反应常见于服用长效磺脲类制剂（如氯磺丙脲、格列本脲）或者饮食习惯不规律的患者[87]。其他少见的不良反应包括胆汁淤积性黄疸、皮疹、溶血性贫血、血小板减少、粒细胞减少、皮肤潮红（氯磺丙脲）和低钠血症（氯磺丙脲）。

一、磺脲类降糖药的药代动力学相关基因

各种磺脲类药物主要通过细胞色素 P450 家族的 CYP2C9 来代谢。研究表明，CYP2C9 基因多态性可影响磺脲类药物的代谢。相对于野生型 CYP2C9*1、突变型 CYP2C9*2 和 CYP2C9*3 携带者的酶催化活性降低。服用格列本脲的患者中，相较于 CYP2C9 野生型患者（CYP2C9*1/*1）、突变型（CYP2C9*1/*3、CYP2C9*1/*2）患者的血药浓度较高，血糖控制显著改善[88]。口服甲苯磺丁脲的患者中，相比野生型携带者，CYP2C9*3 突变携带者药物清除率降低[89, 90]，治疗过程中空腹血糖下降幅度大、所需药物剂量小[91]。GoDARTS 研究表明，同时服用磺脲类药物，CYP2C9*2 或 CYP2C9*3 携带者的血糖达标率是野生型

携带者的 3.4 倍，相当于额外降低 HbA1c 0.5%[92]。综上所述，*CYP2C9* 基因突变型携带者应用磺脲类降糖药可以获得更高的血药浓度和更好的降糖效果。同时，血药浓度高、药物清除率低、作用时间长与磺脲类药物的主要不良反应——低血糖反应发生有关。有证据表明，*CYP2C9**3 等位基因携带者发生低血糖反应的风险更大，突变型出现严重和轻微低血糖反应的风险分别为野生型的 5.2 倍[93]和 1.7 倍[94]。

二、磺脲类降糖药的药物作用靶点基因

如前所述，磺脲类通过 K_{ATP} 发挥降糖作用，K_{ATP} 由 SUR1 及 Kir6.2 构成，其相应的编码基因（*ABCC8* 及 *KCNJ11*）均与 2 型糖尿病的患病风险有关[95]，且可影响磺脲类药物的疗效。

在磺脲类药物的药物基因组学研究中，*ABCC8* 基因的 S1369A 变异是研究最多的变异之一。Zhang 等[96]研究入选了 115 名中国 2 型糖尿病患者，给予格列齐特 40mg、每日 2 次，口服治疗 8 周。结果发现，S1369A 变异携带者的 HbA1c 下降幅度高于野生型携带者，分别为 1.6% 和 0.76%。Feng 等[97]在更大样本的人群（$n=1268$）中进行了相似的实验（格列齐特 40mg、每日 2 次，治疗 8 周），结果表明 Ser/Ala 基因型和 Ala/Ala 基因型患者空腹血糖下降幅度比 Ser/Ser 基因型者分别高 2.8% 和 7.7%，餐后 2 小时血糖下降幅度分别高 10.8% 和 11.9%。尚有一些研究探讨了 *ABCC8* 基因的其他变异对磺脲类药物疗效的影响。1998 年，Hansen 等[98]在丹麦人群中发现，同时携带 *ABCC8* 外显子 18 上 Thr759Thr 变异和内含子 16-3C/T 的个体注射甲苯磺丁脲后引起的胰岛素分泌量较野生型携带者低。

正常情况下 ATP 作为 Kir6.2 的抑制剂能促使 K_{ATP} 通道关闭，引起胰岛素分泌。当 *KCNJ11* 基因发生突变时，K_{ATP} 通道对 ATP 的敏感性下降，不能正常关闭，造成胰岛素分泌的减少。磺脲类药物能与 SUR1 结合，以不依赖 ATP 的方式关闭 K_{ATP} 通道，促进胰岛素分泌，从而有效地降低 *KCNJ11* 基因突变糖尿病患者的血糖。Pearson 等[99]选取了 49 例应用胰岛素治疗的 *KCNJ11* 基因突变糖尿病患者，在换用格列本脲治疗后，有 44 例患者成功停用皮下胰岛素注射，且在短期内血糖控制良好。

同时，有研究表明 *KCNJ11* 基因上 E23K 变异可影响磺脲类药物的疗效，但研究结果并不一致。Sesti 等[100]在 525 名高加索 2 型糖尿病患者中研究了 E23K 变异与格列本脲继发失效的关系，结果发现在格列本脲继发失效及持续有效组中，K 等位基因的检出率分别为 66.8% 和 58%（OR = 1.45）。Javorsky 等[101]将 101 名二甲双胍单药治疗 HbA1c 控制未达标的 2 型糖尿病患者随机分为四组，在二甲双胍治疗的基础上分别联用格列齐特、格列美脲、格列本脲和格列吡嗪治疗 6 个月。结果发现，应用格列齐特治疗的患者中，EK 和 KK 基因型患者的 HbA1c 降低幅度较 EE 基因型患者显著，K 等位基因携带者应用格列齐特的治疗效果优于 E 等位基因携带者。Li 等[102]在 108 名新诊断的 2 型糖尿病患者中研究了 *KCNJ11* 基因 E23K 变异对格列齐特缓释片降糖疗效的影响。基线时，与 EE 和 EK 基因型患者相比，KK 基因型患者口服葡萄糖后血糖升高，血清胰岛素水平降低。但在治疗期间，KK 基因型患者的空腹血糖水平较低，并且比 E 等位基因携带者更可能达到目标空腹血糖水平。但是，来自 UKPDS 的结果与该研究结论不相符合。这项研究共入选了 364 名随机分配为磺脲类药物治疗的 2 型糖尿病患者，结果发现 E23K 变异与为期 1 年的磺脲类药物治疗疗效无关[103]。

三、其他基因

（一）KCNQ1 基因

KCNQ1 基因编码钾离子通道亚单位，主要在心肌细胞、胰岛细胞、小肠及肾脏中表达。该基因突变会导致细胞内外向钾电流减少，影响胰岛素的分泌，并能引起长 QT 间期综合征[104]。KCNQ1 基因在众多研究中已被证明与东亚人群的 2 型糖尿病的发病密切相关[66-68]。有研究也发现 KCNQ1 基因多态性可影响磺脲类药物的治疗效果。Schroner 等[105]选取 87 名应用二甲双胍单药治疗 HbA1c 未达标的 2 型糖尿病患者，给予磺脲类药物联合二甲双胍治疗 6 个月，结果发现 KCNQ1 rs163184 位点 GT+TT 等位基因患者的空腹血糖下降幅度较 GG 基因型患者明显，具有更好的治疗效果。Li 等[106]在 100 位新诊断的 2 型糖尿病患者中研究了 KCNQ1 基因的 2 个 SNP 位点（rs2237892 和 rs2237895）对格列齐特缓释片降糖疗效的影响。结果发现，rs2237892 位点 TT 基因型患者治疗后的餐后 2 小时血糖达标率显著低于 C 等位基因携带者；rs2237895 位点 C 等位基因治疗后的 HbA1c 下降幅度较 A 等位基因显著。

（二）转录因子 7 类似物 2（TCF7L2）基因

TCF7L2 基因位于染色体 10q25 上，其表达产物是一组具有高度变异性的转录因子。这些转录因子是 WNT 信号转导通路中的重要组成部分，在维持血浆葡萄糖的稳态、脂质代谢、维持B细胞的增殖和功能中发挥重要作用。2006 年 Grant 等[107]首次在冰岛、丹麦、美国人群中发现 TCF7L2 基因变异与 2 型糖尿病发病密切相关，随后在全世界很多种族中都得到了验证。一些研究也发现 TCF7L2 基因多态性与磺脲类药物疗效有关。Pearson 等[108]在苏格兰人群中选取 901 名应用磺脲类药物治疗的 2 型糖尿病患者，测定 TCF7L2 基因的 2 个 SNP 位点（rs12255372 和 rs7903146）对磺脲类药物疗效的影响。结果发现，rs12255372 位点 TT 基因型患者中有 57% 的个体应用磺脲类药物后 HbA1c 未达标（<7%），而 GT 基因型和 GG 基因型患者 HbA1c 未达标率分别为 40% 和 41%（$P = 0.006$）。对于 rs7903146，53% 的 TT 基因型患者治疗后 HbA1c 未达标，CT 基因型和 CC 基因型 HbA1c 未达标率分别为 42% 和 40%（$P = 0.035$）。Schroner 等[109]选取 87 名应用二甲双胍单药治疗 HbA1c 未达标的 2 型糖尿病患者，给予磺脲类药物联合二甲双胍治疗 6 个月。结果发现，在治疗 3 个月和 6 个月时，TCF7L2 rs7903146 位点 CC 基因型患者的 HbA1c 降低幅度均较 CT+TT 基因型患者显著，在治疗 6 个月后 TCF7L2 rs7903146 CC 基因型患者的空腹血糖降低幅度较 CT+TT 基因型患者显著。但来自 Srinivasan 等[110]的研究结果与上述两项研究有不同之处。该研究入选了 608 例非糖尿病个体，给予格列吡嗪 5mg 单次口服，结果发现 TCF7L2 rs7903146 位点 T 等位基因较 C 等位基因个体的血糖下降速度和程度均更明显。

（三）氮氧合酶 1 转接蛋白（NOS1AP）基因

NOS1AP 能够结合神经元一氧化氮合酶并调节其活性，而后者参与调节细胞内钙离子水平。2006 年，一项 GWAS 证明 NOS1AP 基因变异与德国人群的长 QT 间期综合征相关[111]，此后该关联在许多人群中得到验证[112-114]。此外，由于神经元一氧化氮合酶调节胰岛细胞内钙离子水平，从而影响胰岛素分泌，因此 NOS1AP 基因的变异可能影响胰岛素的分泌。Hu 等[115]的研究发现 NOS1AP 基因为中国人群 2 型糖尿病的易感基因之一。一些研究也发现 NOS1AP 基因多态性可影响磺脲类药物的治疗效果。Becker 等[116]报道，NOS1AP 基因 rs10494366 位点 TG 基因型与 TT 基因型患者接受格列本脲治疗糖尿病时所需的药物剂量有很大差异，但在应用甲苯磺丁脲和格列齐特的人群中未发现此种差异。此外，G 等位基因携带者在应用格列本脲治疗时的死亡率较 TT 基因型携带者显著增高（OR = 2.8）。相反，在应用甲苯磺丁脲和格列齐特治疗的人群中，G 等位基因携带者的死亡率低于 TT 基因型携带者（OR 分别为 0.3 和 0.18）。

（四）胰岛素受体底物-1（IRS-1）基因

IRS-1 是胰岛素代谢通路上的重要信号转导蛋白，IRS-1 基因的一个常见变异 Gly972Arg 已被证明与 2 型糖尿病的患病风险相关[117]。一些研究发现该变异能影响磺脲类药物引起的胰岛素分泌，从而影响磺脲类药物的治疗效果。Sesti 等[118]在高加索人群中选取 477 名应用磺脲类药物治疗的 2 型糖尿病患者，分析了 IRS-1 基因 Gly972Arg 变异与磺脲类继发失效的关联性。结果发现，972Arg 变异携带者在磺脲类继发失效人群中出现的频率（16.7%）显著高于磺脲类持续有效的人群（8.7%）。校正年龄、性别、体质指数（body mass index，BMI）等因素之后，972Arg 变异与磺脲类药物继发失效仍具有关联性（OR = 2.7）。Seeringer 等[119]研究发现，应用磺脲类药物治疗之后，Gly972Arg 变异携带者的 HbA1c 水平高于该位点野生型个体，分别为 8.7%±1.3% 和 7.6%±1.1%。

（五）肝细胞核因子-4α（HNF-4α）和肝细胞核因子-1α（HNF-1α）基因

除了 2 型糖尿病，磺脲类药物还与某些类型的青少年的成年发病型糖尿病（maturity onset diabetes of the young，MODY）的治疗密切相关。MODY 是一种常染色体显性遗传的早发性但临床表现类似于 2 型糖尿病的特殊类型的糖尿病[120]。其发病机制是某些胰岛/胰腺转录因子单基因突变导致胰岛功能减退。经典的 MODY 致病基因包括 MODY1/HNF-4α、MODY2/GCK、MODY3/HNF-1α、MODY4/IPF-1、MODY5/HNF-1β、MODY6/NEUROD-1 和 MODY7/CEL。其中，MODY3/HNF-1α 患者对磺脲类药物的降糖作用具有超敏感性[121-124]。一项就 MODY3/HNF-1α 患者及 2 型糖尿病患者对格列齐特和二甲双胍治疗反应的随机双盲交叉临床试验[125]显示，MODY3 患者对格列齐特的敏感性（空腹血糖下降）是二甲双胍的 5.2 倍；MODY3 患者对格列齐特的反应（空腹血糖下降）是 2 型糖尿病患者的 3.9 倍；MODY3 患者对静脉注射葡萄糖所刺激的胰岛素分泌反应减弱而对注射甲苯磺丁脲所刺激的胰岛素分泌反应明显增强。HNF-1α 与涉及葡萄糖摄取、糖酵解及线粒体代谢的一些基因的表达相关，该基因突变使葡萄糖转运子 2、丙酮酸激酶和胰岛素基因转录水平下降并影响线粒体代谢，减少 ATP 产生，而磺脲类药物在这些缺陷基因的下游发挥作用。因此，在 HNF-1α 基因突变患者中，磺脲类药物可以绕过 HNF-1α 功能减退所致胰岛素分泌缺陷而改善胰岛B细胞的功能。研究显示，使用胰岛素治疗的 MODY3 患者在改用磺脲类药物治疗之后，血糖控制未见恶化[126]。除 MODY3/HNF-1α 以外，MODY1/HNF-4α 患者对磺脲类药物也有一定的敏感性。一项 MODY1 的家系研究显示，该家系中 80% 的成员存在高血糖，但只有 30% 的患者需要胰岛素治疗[127]。进一步的随访发现，该家系中部分 HNF-4α 突变糖尿病患者在磺脲类药物治疗 33 年后，葡萄糖刺激下胰岛素分泌水平仍有显著升高[128]。对 54 例携带不同 *HNF-4α* 基因突变的糖尿病患者的研究表明，22 例接受磺脲类药物治疗的患者中，10 例（45%）对磺脲类药物呈现较好的降糖反应，6 例磺脲类药物的用量比最大剂量低 12.5%，2 例用磺脲类治疗已有 33～34 年，2 例分别在应用磺脲类药物 28 年和 37 年后才需要改用胰岛素治疗。

第五节　格列奈类降糖药的药物基因组学

格列奈类药物是一类非磺脲类的胰岛素促泌剂，通过刺激早期胰岛素分泌来防止餐后血糖升高；其起效快、持续时间短，能在体内产生类似生理性胰岛素分泌的模式。临床队列研究证实，瑞格列奈作为单药治疗或与其他药物联合治疗都能够有效降低餐后血糖及 HbA1c，HbA1c 平均降低 0.8%～1%[129, 130]。由于其出色的降糖作用及较好的安全性，格列奈类药物在中国被广泛应用于临床治疗中。代表药物有瑞格列奈、那格列奈及米格列奈，目前临床常用的主要是瑞格列奈及那格列奈。

格列奈类药物的胰岛素促泌作用是通过 K_{ATP} 介导的。与磺脲类药物相似，格列奈类药物也是通过促进胰岛细胞膜上的 K_{ATP} 通道关闭、抑制钾离子外流使细胞膜去极化，从而开放电压依赖性钙通道，引起胰岛素分泌。尽管作用机制相似，但其作用位点及作用时间均与磺脲类药物不同。格列奈类在B细胞上的结合位点与磺脲类有所不同。研究发现，胰岛 BTC-3 细胞系上存在两种格列奈类的结合位点：一种是瑞格列奈高亲和性而格列本脲低亲和性；另一种则是格列本脲高亲和性而瑞格列奈低亲和性。与格列本脲相比，瑞格列奈在糖浓度较低的情况下不会引起胰岛素的释放[131]。此外，瑞格列奈促进胰岛素分泌的作用更加快速而短暂[132]。在口服之后，格列奈类药物能够被快速地吸收和清除[133]。在清除的过程中，格列奈类药物在血液中被有机阴离子转运多肽 1B1（organic anion transporting polypetide 1B1，OATP1B1）转运到肝脏中[134]，随后在肝脏被细胞色素 P450 酶系代谢成无活性分子。瑞格列奈主要被 CYP2C8 和 CYP3A4 所代谢[135, 136]，那格列奈 70%通过 CYP2C9 代谢，30%通过 CYP3A4 及 CYP2D6 代谢[137, 138]。

一、瑞格列奈的药物基因组学

（一）瑞格列奈的药代动力学相关基因

如前所述，瑞格列奈在血液中通过 OATP1B1（*SLCO1B1*）转运至肝脏，随后在肝脏中被 CYP2C8 和 CYP3A4 代谢。目前，已有较多研究证实 *CYP2C8* 基因和 *SLCO1B1* 基因的多个变异位点对瑞格列奈的代谢及血药浓度有显著影响，从而影响其疗效和不良反应[139-141]。

已有较多研究证实，*SLCO1B1* 基因多态性与瑞格列奈药代动力学及疗效相关，其中研究较多的位点有 2 个：c.388A＞G（p.Asn130Asp、rs2306283）和 c.521T＞C（p.Val174Ala、rs4149056）。这 2 个位点形成 4 种单体型：*SLCO1B1**1A（c.388A-c.521T）、*SLCO1B1**1B（c.388G-c.521T）、*SLCO1B1**5（c.388A-c.521C）和 *SLCO1B1**15（c.388G-c.521C）[142, 143]。一项在 56 名健康高加索人群中开展的研究证实，给予研究对象每日 0.25mg 瑞格列奈，

SLCO1B1 c.521CC 基因型的个体其血药浓度 AUC 分别是 c.521TC 和 c.521TT 基因型个体的 107% 和 188%[140]。在随后另一项前瞻性研究中同样得到了类似结果[141]。另外一项在中国健康人群中开展的研究证实，每日给予 2mg 瑞格列奈，*SLCO1B1**1A/*1B 和 *SLCO1B1**1A/*1A 基因型个体较 *SLCO1B1**1B/*1B 基因型 AUC 增加 39.81%，*SLCO1B1**15/*1A 和 *SLCO1B1**5/*1A 基因型个体较 *SLCO1B1**1B/*1B 基因型 AUC 增加 42.09%[143]。

此外，CYP2C8 及 CYP3A4 编码基因的多态性也能影响瑞格列奈的药代动力学及疗效。其中，有关 *CYP2C8* 基因多态性与瑞格列奈代谢的研究开展得较多。Niemi 等[139] 的研究发现，给予健康的高加索个体每日 0.25mg 瑞格列奈，*CYP2C8**1/*3 基因型个体的稳态血药浓度峰值及 AUC 分别较野生纯合子个体（*CYP2C8**1/*1）降低 45% 和 39%。该研究团队之后的研究进一步证实了 *CYP2C8**3 变异在瑞格列奈代谢中的作用，该变异增强了瑞格列奈代谢，从而降低了其血药浓度[140]。有关 *CYP3A4* 基因多态性与瑞格列奈代谢的研究较少。Ruzilawati 等[144] 在健康的马来西亚人群中研究了在每日 4mg 的剂量下，*CYP3A4* 基因多态性与瑞格列奈药代动力学之间的关系。结果发现，*CYP3A4**1/*18 基因型个体的清除率较野生型个体（*CYP3A4**1/*1）下降 44%，平均半衰期较野生型升高 33.8%。

（二）瑞格列奈的药物作用靶点基因

如前所述，瑞格列奈通过 K_{ATP} 发挥降糖作用，K_{ATP} 由 SUR1 及 Kir6.2 构成，其相应的编码基因（*ABCC8* 及 *KCNJ11*）的多态性可能会影响瑞格列奈的疗效。

He 等[145] 选取 100 名新诊断的 2 型糖尿病患者，给予瑞格列奈治疗 24 周，研究 *ABCC8* 基因外显子 16-3T/C 及 *KCNJ11* 基因 E23K 与瑞格列奈降糖疗效的相关性。结果发现，瑞格列奈治疗 24 周后，EK、KK 基因型患者的 HbA1c 下降幅度和餐后 2 小时血糖下降幅度显著高于 EE 基因型患者。EE 纯合子患者的血糖达标率也低于 EK、KK 基因型患者（分别为 58%、81% 和 82%）。该研究结果随后被 Yu 等[146] 的研究所证实。He 等的研究同时发现了 *ABCC8* 基因外显子 16-3T/C 多态位点与瑞格列奈疗效的相关性。瑞格列奈治疗 24 周后，CC 纯合子 HOMA-IR 指数的下降幅度较 TT+TC 基因型患者显著。该结果提示，*ABCC8* 基因外显子 16-3T/C 多态位点与瑞格列奈治疗后胰岛素敏感性的改善有关。

（三）其他基因

另外，利用候选基因策略，近年来针对 2 型糖尿病易感位点对瑞格列奈药物疗效的影响亦有诸多研究报道。

Yu 等[69] 研究了 *KCNQ1* 基因的 3 个 SNP 位点（rs2237892、rs2237895、rs2237897）与瑞格列奈治疗 2 型糖尿病疗效的相关性。该研究入选了中国 104 名新诊断的 2 型糖尿病患者，给予瑞格列奈治疗 48 周。以空腹血糖<7.0mmol/L、餐后 2 小时血糖<7.8mmol/L、HbA1c<6.5% 作为治疗达标的标准，生存分析发现 rs2237892 三种基因型患者治疗达标率在治疗期间存在明显差异，TT 基因型患者治疗达标率明显高于 CC+CT 基因型患者。此外，该研究还发现，瑞格列奈治疗后 rs2237892 及 rs2237895 各基因型患者的空腹胰岛素水平及 HOMA-IR 升高程度有明显差异。携带 rs2237892 C 等位基因的数量越多，空腹胰岛素水平及 HOMA-IR 增幅越大；携带 rs2237895 C 等位基因的数量越多，空腹胰岛素水平和 HOMA-IR 增幅越大。上述结果表明，在中国 2 型糖尿病个体中，*KCNQ1* 基因多态性与瑞

格列奈的降糖疗效及改善胰岛素敏感性的疗效相关。

Yu 等[146]研究了 *TCF7L2* 基因 rs290487 位点与瑞格列奈治疗 2 型糖尿病疗效的相关性。该研究入选了 40 名 2 型糖尿病患者，给予瑞格列奈治疗 8 周，发现 rs290487 CC 基因型患者在降低空腹胰岛素、三酰甘油及低密度脂蛋白胆固醇水平等方面的疗效显著优于 CT、TT 基因型患者。

Qin 等[147]选取了 104 名新诊断的 2 型糖尿病患者，给予瑞格列奈治疗 24 周，研究 *NOS1AP* 基因 rs10494366 位点与瑞格列奈疗效的关系。结果发现，治疗前 TT 基因型患者较 GT 及 GG 基因型患者的胰岛素抵抗程度更明显，但治疗后 HOMA-IR 下降幅度也更为显著。

Gong 等[148]研究了 *PAX4* 基因 R121W 位点对瑞格列奈药物疗效的影响。该研究入选了 43 名 2 型糖尿病患者，给予瑞格列奈单药治疗 8 周。结果发现，该位点 R/R 基因型患者较 R/W 及 W/W 基因型患者具有更好的治疗效果。R/R 基因型患者空腹血糖及餐后血糖的下降显著优于其他基因型患者。

二、那格列奈的药物基因组学

相较于瑞格列奈，有关那格列奈的药物基因组学研究相对较少，主要涉及药物代谢动力学相关基因，如 *OATP1B1*、*CYP2C9* 和 *CYP2D6*。

Zhang 等[149]在对中国人 *SLCO1B1* 1521T＞C 变异与那格列奈代谢间关系的研究中证实，CC 和 TC 基因型个体平均 AUC 分别比 TT 基因纯合子高 108%和 82%。*SLCO1B1* 基因启动子区−11187G＞A 多态性与瑞格列奈血药浓度个体间差异无相关性，但该基因杂合子携带者服用瑞格列奈后最大降糖值增加了 50%。

Kirchheiner[137]等给予 26 名健康德国人在 75g 口服葡萄糖基础上应用 180mg 那格列奈，发现 *CYP2C9*3* 变异携带者的 AUC 是野生型的 2 倍；而 *CYP2C9*2* 变异携带者与野生型间 AUC 的差异无统计学意义。研究还发现，*CYP2C9*3* 变异携带者的最低血糖浓度平均值比野生型低。CYP2D6 蛋白参与 100 多种临床常用药物如普萘洛尔、普罗帕酮等的代谢转化，是那格列奈代谢转化酶之一[138]。对于 *CYP2D6* 的多态性也有一定的研究，*CYP2D6*4*（G1934A）是白种人中常见的变异之一[150]。Kirchheiner 等[137]在对德国人的研究中发现，包括 *CYP2D6*4* 在内的 3 个 *CYP2D6* 基因的变异位点与健康人那格列奈 AUC 无相关性，但该研究样本量偏小，每个变异位点均只有 1 名受试者，研究结果有待进一步验证。

第六节　DPP-4 抑制剂与 GLP-1RA 降糖药的药物基因组学

"肠促胰素效应"的概念最早是在 20 世纪 60 年代被提出的，当时人们观察到与静脉葡萄糖输注相比，肠内给予葡萄糖刺激胰腺分泌胰岛素的效应更强[151]。迄今已发现 2 种内源性肠促胰素，即葡萄糖依赖性促胰岛素多肽（glucose-dependent insulinotropic polypeptide，GIP）和 GLP-1。二者在人体中的生理作用包括葡萄糖依赖性刺激胰岛素和抑制胰高血糖素的释放[152, 153]，促进胰岛素的生物合成和转录[154]，促进B细胞生长和再生、抑制B细胞凋亡[155, 156]，抑制胃排空[157]，以及增加肌肉、肝脏和脂肪组织中的葡萄糖摄取及糖原合成[158]。尽管肠促胰素在葡萄糖稳态中发挥重要作用，但其具备一个重大缺陷，即血浆生物活性极短（＜2 分钟）。肠促胰素一旦分泌到血液中，会立即被蛋白水解酶 DPP-4 代谢成无活性的产物[159]。DPP-4 抑制剂和 GLP-1 受体激动剂（GLP-1 receptor agonist，GLP-1RA）均是针对肠促胰素效应而开发的降糖药物。

一、DPP-4 抑制剂的药物基因组学

DPP-4 抑制剂通过抑制 DPP-4 活性而减少肠促胰素在体内的失活，使内源性 GLP-1 和 GIP 的水平升高，从而发挥降糖作用。目前在国内上市的 DPP-4 抑制剂包括西格列汀、沙格列汀、维格列汀、利格列汀和阿格列汀。在我国 2 型糖尿病患者中的临床研究结果显示 DPP-4 抑制剂的降糖疗效（减去安慰剂效应后）为可使 HbA1c 降低 0.4%～0.9%，目前作为我国 2 型糖尿病的二线治疗选择之一[85]。单独使用 DPP-4 抑制剂不会增加低血糖发生的风险，DPP-4 抑制剂不影响体重或使体重轻度增加。西格列汀、沙格列汀、阿格列汀不增加心血管病变发生风险[160-162]。在具有心血管疾病高风险的 2 型糖尿患者中，沙格列汀的治疗与因心力衰竭而住院的风险增加相关[161]。

（一）ATP 结合转运蛋白亚家族 B 成员 1（ABCB1）基因

ABCB1 基因编码外排转运蛋白 P-糖蛋白，体外实验发现西格列汀是 P-糖蛋白的底物。Aquilante 等[163] 率先开展了 DPP-4 抑制剂的药物基因组研究。该研究入选了 29 例健康受试者，检测 ABCB1 基因的 3 个 SNP 位点：rs1128503（c.1236C＞T）、rs2032582（c.2677G＞T/A）和 rs1045642（c.3435C＞T），分析这 3 个位点组成的 3 个双倍体对西格列汀药物代谢动力学的影响。结果显示，虽然 ABCB1 TTT/TTT 双倍体受试者较其他两个双倍体受试者的血药浓度峰值、AUC 和肾脏清除率等有所不同，但并未达到显著性差异。

（二）DPP4 基因

Wilson 等[164] 分析了 DPP4 基因变异与西格列汀疗效的关系。该研究入选了 27 例合并高血压的 2 型糖尿病患者和 38 例健康对照，随机给予西格列汀或安慰剂。结果发现，DPP4 基因 rs2909451 和 rs759717 与西格列汀治疗时 DPP-4 活性增加有关，多因素分析显示 rs2909451 TT 基因型是影响西格列汀治疗时 DPP-4 活性的重要因素之一。

（三）GLP-1 受体（GLP1R）基因

GLP-1 受体的结构或亲和力的改变会影响 DPP-4 抑制剂的治疗反应[45]，有研究者开展了 GLP1R 基因变异与 DPP-4 抑制剂疗效的关联研究。一项来自韩国的研究[165] 入选了 246 例接受 DPP-4 抑制剂至少 24 周的 2 型糖尿病患者，分析了 GLP1R 基因 rs3765467 G＞A 位点对 DPP-4 抑制剂疗效的影响。结果发现，GA+AA 基因型患者治疗后 HbA1c 的改善显著优于 GG 基因型患者，这种效应在基线 HbA1c＞8% 的亚组分析中更为显著。在校正多种混杂因素的多因素分析中，A 等位基因型携带者使用 DPP-4 抑制剂的治疗效果也显著优于 GG 基因型患者。Javorský 等[166] 的研究也发现了 GLP1R 基因 rs6923761（p.Gly168Ser）位点与 DPP-4 抑制剂疗效相关。该研究发现 Gly/Gly 基因型患者和 Gly/Ser 基因型患者治疗后 HbA1c 的下降幅度均优于 Ser/Ser 基因携带者。

（四）*TCF7L2* 基因

如前所示，*TCF7L2* 基因是 2 型糖尿病的易感基因，其多态性亦影响磺脲类降糖药物的疗效。Zimdahl 等[167]研究了 *TCF7L2* 基因 rs7903146 C＞T 位点与 2 型糖尿病患者使用利格列汀的有效性及安全性的关系。该研究共入选 693 例患者，发现利格列汀治疗 24 周后，TT 基因型患者的 HbA1c 下降幅度（0.57%）显著低于 CC 基因型患者（0.82%）；亚组分析中也同样见到 TT 基因型患者餐后 2 小时血糖下降幅度（1.65mmol/L）低于 CT 基因型和 CC 基因型患者（分别为 2.55mmol/L 和 2.78mmol/L）。

（五）Patatin 样磷脂酶 3（*PNPLA3*）基因

非酒精性脂肪肝与胰岛素抵抗、代谢综合征密切相关。研究证实 *PNPLA3* 基因 rs738409 C＞G 位点与三酰甘油的水解受损有关，可导致肝脏中的游离脂肪酸和三酰甘油水平升高，加剧肝脏的胰岛素抵抗[168, 169]。Kan 等[170]分析了该位点对于阿格列汀治疗合并非酒精性脂肪肝的 2 型糖尿病患者疗效的影响。研究共入选了 41 例患者，给予阿格列汀 25mg、每日一次，治疗约 33 个月。结果发现 G 等位基因携带者（GG+GC）在阿格列汀治疗后 HbA1c 和转氨酶的改善均显著优于 CC 基因型患者。在治疗后体重下降的亚组分析中，也见到 G 等位基因携带者治疗后总胆固醇、三酰甘油的下降较 CC 基因型患者显著。

（六）细胞周期蛋白依赖性激酶 5 调节亚基相关蛋白 1 样 1（*CDKAL1*）基因

CDKAL1 基因是通过 GWAS 发现的 2 型糖尿病易感基因，该基因的 2 个常见变异 rs7754840 G＞C 和 rs7756992 A＞G，与日本人群 2 型糖尿病发生风险增高有关[171, 172]。Osada 等[173]开展了一项回顾性研究，旨在探讨 *CDKAL1* 基因常见变异与日本 2 型糖尿病患者降糖疗效的关系。结果发现，在使用 DPP-4 抑制剂治疗的 512 例患者中，rs7754840 G＞C 和 rs7756992 A＞G 均与 DPP-4 抑制剂的疗效显著相关。在多因素线性回归分析中，校正年龄、性别、BMI、糖尿病病程、HbA1c 和其他合并降糖药等协变量后，DPP-4 抑制剂维持治疗 1 年内，患者的 HbA1c 下降水平与 rs7754840 和 rs7756992 风险等位基因显著相关。

（七）钾通道（*KCN*）基因家族

Jamaluddin 等[174]研究探讨了 *DPP4*、内质网跨膜糖蛋白 1（*WFS1*）和 *KCNJ11* 基因对于 DPP-4 抑制剂疗效的研究。该研究入选 662 例 2 型糖尿病患者，其中 331 例接受 DPP-4 抑制剂治疗，331 例接受其他降糖药治疗；检测来自上述 3 个基因的 9 个 SNP 位点。结果发现，*WFS1* rs734312 A＞G 和 *KCNJ11* rs2285676 C＞T 与 DPP-4 抑制剂疗效相关（OR 值分别为 1.697 和 1.479）。既往研究表明 KCNJ11 参与肠促胰素促进胰岛B细胞胰岛素分泌的信号通路[175, 176]。Jamaluddin 等[174]的研究结果提示 *KCNJ11* rs2285676 可作为 DPP-4 抑制剂疗效的预测因子。*KCNQ1* 基因编码的电压门控钾离子通道与B细胞胰岛素分泌、GLP-1 的释放和储存有关[177, 178]。Gotthardová 等[179]在 137 例接受西格列汀或维格列汀治疗的 2 型糖尿病患者中分析 *KCNQ1* 基因 rs163184 T＞G 和 rs151290 C＞A 位点与药物疗效的关系，结果发现在加性遗传模型中，rs163184 位点与 DPP-4 抑制剂的疗效呈负相关；在显性遗传模型中，rs163184 G 等位基因与治疗后 HbA1c 降低相关，TT 基因型患者和 GG 基因型患者 HbA1c 下降的差值为 0.6%。

（八）蛋白激酶 D1（PRKD1）基因

Liao 等[180] 开展了一项 GWAS，以期发现与 DPP-4 抑制剂疗效相关的遗传位点。该研究入选了 171 例台湾 2 型糖尿病患者，所有患者均接受 DPP-4 抑制剂治疗至少 60 天。根据药物疗效分为反应良好组和反应不佳组，分别包括 83 例和 88 例患者。第一阶段中发现 45 个 SNP 位点可能与 DPP-4 抑制剂疗效相关，其中相关性最为显著的位点为 rs57803087（$P = 3.2 \times 10^{-6}$）。在第二阶段的验证研究中，只有 rs57803087 仍与 DPP-4 抑制剂疗效显著相关。rs57803087 位于 PRKD1 基因的第 4 个内含子区。PRKD1 是一种丝氨酸/苏氨酸激酶，发现其参与 B 细胞中 G 蛋白偶联受体 40 介导的胰岛素分泌[181]。这些研究提示与 B 细胞功能相关的基因变异可能会对 DPP-4 抑制剂的疗效产生影响。

二、GLP-1RA 的药物基因组学

GLP-1RA 具有与 GLP-1 类似的结构，可以激活 GLP-1R，但不受 DPP-4 的影响。目前上市的 GLP-1RA 主要包括艾塞那肽、利拉鲁肽、利司那肽、度拉糖肽、阿必鲁肽、索马鲁肽、贝那鲁肽和洛塞那肽，其中阿必鲁肽、索马鲁肽尚未在国内上市，洛塞那肽、贝那鲁肽为我国自主研发。除了索马鲁肽有口服制剂外，其他 GLP-1RA 均需通过皮下注射。GLP-1 受体激动剂以葡萄糖浓度依赖的方式增强胰岛素分泌、抑制胰高糖素分泌，并能延缓胃排空，通过中枢性的食欲抑制来减少进食量，可有效降低血糖，并有显著降低体重和改善三酰甘油和血压的作用[158, 182, 183]。研究报道，利拉鲁肽、利司那肽、艾塞那肽在伴有心血管病史或心血管危险因素的 2 型糖尿病患者中应用，具有良好的安全性[184-186]。

（一）GLP1R 基因

已有研究发现 GLP1R 基因的几个非同义的遗传变异会改变 GLP-1R 的功能，从而影响 GLP-1RA 治疗后的胰岛素分泌[187-191]。因此，迄今为止，大多数 GLP-1RA 的药物基因组研究聚焦于 GLP1R 基因。Lin 等[192] 选取了 36 例治疗不佳的 2 型糖尿病患者，予以持续胰岛素皮下输注治疗 6 天，第 4 天开始加用艾塞那肽 5μg、每日 2 次皮下注射，对 GLP1R 基因外显子及外显子和内含子交界区域的 SNP 位点进行检测和分析。GLP1R 基因变异与艾塞那肽临床疗效的数量性状基因座分析显示，rs761386 和错义突变 rs3765467 与治疗后血浆葡萄糖标准差变化显著相关。rs761386 位点与短串联重复 8GA/7GA 完全连锁不平衡（$r^2 = 1$）。rs761386 位点 T 等位基因与口服 75g 葡萄糖负荷后 120 分钟血糖升高显著相关。但校正多重比较后，这两个位点与艾塞那肽疗效未达到显著性相关。de Luis 等[193] 分析了 GLP1R 基因 rs6923761 位点与利拉鲁肽减重疗效的关系。该研究入选了 90 例肥胖的二甲双胍单药治疗效果不佳的 2 型糖尿病患者，给予利拉鲁肽 1.8mg 皮下注射，每日一次治疗 14 周。结果发现，rs6923761 位点 GG 基因型患者治疗后体重、BMI、脂肪重量较基线显著下降。GA 和 AA 基因型患者除上述指标外，治疗后腰围、腰臀比和收缩压亦显著下降。相较于 GG 基因型患者，GA 和 AA 基因型患者治疗后的体重、BMI、脂肪重量和腰臀比下降更为显著。反映心血管并发症风险的生化指标（如血糖、HOMA-IR 和

HbA1c）在治疗前后的变化亦有类似的结果。在多因素分析中，校正年龄和性别后，rs6923761 基因型仅与体重和脂肪重量的变化独立相关。Jensterle 等[194]研究了 *GLP1R* rs10305420 C＞T 和 rs6923761 G＞A 变异与利拉鲁肽治疗多囊卵巢综合征疗效的关系。该研究共入选了 57 例肥胖的多囊卵巢综合征患者，予以利拉鲁肽 1.2mg 每日皮下注射，12 周后根据临床效果分为药物反应良好组和药物反应不佳组。结果发现，利拉鲁肽治疗后，两组患者中均出现了体重、BMI、腰围、空腹血糖、葡萄糖负荷后 120 分钟血糖的显著下降。在药物反应良好组中，还出现了腹内脂肪面积和 HOMA-IR 的显著下降。rs10305420 位点 CT 或 TT 基因型在药物反应不佳组中的比例明显高于药物反应良好组（分别为 64.9% 和 35.0%）；rs6923761 位点 GA 或 AA 基因型在药物反应不佳组中的比例明显低于药物反应良好组（分别为 43.2% 和 70%），这与 de Luis 等[193]的结果有类似之处。

（二）大麻素 1 型受体（*CNR1*）基因

大麻素 1 型受体广泛表达于各种哺乳动物组织中[195]。一些研究表明 *CNR1* 基因 G1359A 位点与肥胖患者采取低能量饮食后体重和代谢指标的变化有关[196-198]。de Luis 等[199]在 86 例肥胖的 2 型糖尿病中分析了该位点与利拉鲁肽治疗 14 周后体重及心血管危险因素变化的关系。根据 G1359A 位点的分型结果，将患者分为两组：GG 基因型组（$n = 51$）和 GA 或 AA 基因型组（$n = 35$）。结果显示，利拉鲁肽治疗后，两组患者的 BMI、体重、脂肪重量、腰围、收缩压、空腹血糖、HbA1c 均较治疗前显著下降；GG 基因型患者的总胆固醇和低密度脂蛋白胆固醇水平显著下降；GA 或 AA 基因型患者 HOMA-IR 水平显著下降。

（三）Sortilin 相关 VPS10 结构域包含受体 1（*SORCS1*）基因

SORCS1 基因作为 2 型糖尿病的易感基因之一，已在多项研究中被报道[200-202]。Zhou 等[203]评估了 *SORCS1* 基因 rs1416406 G＞A 多态性在中国人群中对于艾塞那肽疗效的影响。该研究入选了 101 例 2 型糖尿病患者，给予艾塞那肽治疗 48 周。结果发现，rs1416406 位点 3 种基因型患者的 HbA1c、空腹血糖、餐后血糖均较治疗前显著下降，但各基因型之间并无显著差异。

（四）*WFS1* 和 *TCF7L2* 基因

Pereira 等[204]在 40 例非糖尿病的肥胖患者中分析了来自 *GLP1R*、*TCF7L2*、*KCNQ1*、*WFS1* 和白介素 6 受体（*IL6R*）基因的 7 个 SNP 位点与 GLP-1RA 疗效的相关性。所有患者接受达格列净（10mg，每日一次口服）联合长效艾塞那肽（2mg，每周一次皮下注射）治疗，共 52 周。结果发现，仅 *WFS1* rs10010131 位点基因多态性与两药联合治疗的减重疗效显著相关。rs10010131 位点 A 等位基因每增加一个拷贝，体重下降 2.4kg。既往研究已证实 *WFS1* rs10010131 位点与 GLP-1 介导的胰岛素分泌受损及 2 型糖尿病风险增加有关[205, 206]。

最近的一项来自 Ferreira 等[207]的研究结果却与 Pereira 等[204]不一致。在 Ferreira 等[207]的研究中，46 例 2 型糖尿病患者接受艾塞那肽治疗 8 周，行 500kcal 的混合餐试验，并完成 *TCF7L2* 基因 rs7903146 位点的基因分型（CC 基因型 21 例，CT 或 TT 基因型 25 例）。结果显示，两组基因型患者的 HbA1c、血糖、体重水平及治疗前后的变化均无明显差异。

但相较于 CC 基因型患者，CT/TT 基因型患者的基线胰岛素、胰岛素原水平更高，艾塞那肽治疗后胰岛素、胰岛素原、C 肽水平的下降更为显著。研究者认为 rs7903146 CT/TT 基因型患者治疗后胰岛素水平降低的原因是艾塞那肽可促进分泌更有效的胰岛素、改善胰岛素敏感性及增加葡萄糖摄取；治疗后胰岛素原显著降低提示 GLP1R 可能对 CT/TT 基因型的 2 型糖尿病患者的B细胞功能发挥更重要的作用。

第七节　SGLT2 抑制剂类降糖药的药物基因组学

SGLT2 抑制剂通过抑制肾脏肾小管中负责从尿液中重吸收葡萄糖的 SGLT2 降低肾糖阈，促进尿葡萄糖排泄，从而达到降低血液循环中葡萄糖水平的作用[208, 209]。2012 年，首个 SGLT2 抑制剂——达格列净，被欧洲药品管理局批准上市。目前在我国被批准临床使用的 SGLT2 抑制剂为达格列净、恩格列净和卡格列净。SGLT2 抑制剂降低 HbA1c 的幅度为 0.5%～1.0%；减轻体重 1.5～3.5kg，降低收缩压 3～5mmHg[85]。在具有心血管高危风险的 2 型糖尿病患者中应用恩格列净或卡格列净的临床研究结果显示，SGLT2 抑制剂可使主要不良心血管事件和肾脏事件复合终点发生、发展的风险显著下降，心力衰竭住院率显著下降[210, 211]。SGLT2 抑制剂的常见不良反应为泌尿生殖系统感染，罕见的不良反应包括酮症酸中毒(主要发生于 1 型糖尿病患者)。可能的不良反应包括急性肾损伤(罕见)、骨折（罕见）和足趾截肢（见于卡格列净）[209, 210, 212-214]。由于上市时间尚短，SGLT2 抑制剂的药物基因组学研究较少。与 SGLT2 抑制剂疗效相关的基因位点参见表 15-1。

表 15-1　与 SGLT2 抑制剂疗效相关的基因位点

基因	研究人群	研究药物	遗传位点	参考文献
UGT1A9	正常对照及 2 型糖尿病患者（n = 134）	卡格列净	UGT1A9*3	[215]
	正常对照及 2 型糖尿病患者（n = 1616）	卡格列净	UGT1A9*3	[216]
SLC5A2	2 型糖尿病患者（n = 979）	恩格列净	rs3116650、rs3116149、rs11646054	[217]
PNPLA3	2 型糖尿病患者合并非酒精性脂肪肝（n = 40）	达格列净	rs738409	[218]

一、尿苷二磷酸-葡萄糖醛酸转移酶（UGT）基因家族

SGLT2 抑制剂在体内被几种 UGT 同工酶[215, 219-221]代谢，这些同工酶具有高度多态性，并且在葡萄糖醛酸化率和各种药物的治疗反应中表现出较大的个体差异[222, 223]。Francke 等[215]首先在体外实验中研究了与卡格列净生物转化相关的酶。结果发现，UGT1A9 和 UGT2B4 这 2 个 UGT 同工酶分别在卡格列净葡萄糖醛酸化的代谢产物 M7 和 M5 的形成中起主要作用。肝脏微粒体中可以形成 M7 和 M5，肾脏微粒体中只形成 M7。随后，该研究团队在 134 例健康受试者及 2 型糖尿病患者中分析了 UGT1A9*3（rs72551330T＞C）和 UGT2B4*2（rs1080755 A＞G）遗传多态性对卡格列净药物代谢动力学的影响。结果发现，相较于 UGT1A9*1/*1 个体（n = 130），UGT1A9*3 携带者（n = 4）的剂量归一化稳态血药

浓度峰值高 11%，AUC 高 45%；相较于 *UGT2B4**1/*1 个体（$n = 83$），*UGT2B4**2/*2 个体（$n = 6$）的剂量归一化稳态血药浓度峰值高 21%，AUC 高 18%。但由于研究样本量较小，*UGT1A9**3 和 *UGT2B4**2 等位基因频率很低，此研究结果的可靠性值得怀疑。随后，Hoeben 等[216] 从 14 项临床试验中获得了 1616 名健康志愿者和 2 型糖尿病患者的数据，建立了卡格列净的群体药物代谢动力学模型，并分析了 *UGT1A9* 基因变异与药物代谢的关系。结果发现，相较于 *UGT1A9**1/*1 基因型个体，*UGT1A9**3 等位基因携带者（$n = 21$）的剂量归一化 AUC 更高（$OR = 1.95$）。但校正年龄、性别、体重和肾功能等协变量后，*UGT1A9**3 与卡格列净的剂量调整无关。

二、溶质载体家族 5 成员 2（*SLC5A2*）基因

SLC5A2 基因是钠-葡萄糖协同转运蛋白基因家族的成员，负责编码 SGLT2。既往研究表明 *SLC5A2* 遗传变异与家族性肾性糖尿相关[224, 225]。关于 *SLC5A2* 基因常见遗传变异对于 2 型糖尿病相关危险因素和 SGLT2 抑制剂药物疗效的研究目前仅见到一个报道[217]。该团队了开展了两项独立研究：在 2229 例具有糖尿病危险因素的非糖尿病受试者中进行的横断面研究；在 979 例来自 4 个恩格列净Ⅲ期临床试验的受试者中进行的药物基因组研究。研究选取了 *SLC5A2* 基因的 6 个常见 SNP 位点：rs9924771、rs11646054、rs3116149、rs9934336、rs3813008 和 rs3116150。结果显示，在横断面研究中，校正多重检验后，*SLC5A2* 基因变异与体脂、体重、胰岛素敏感性、HbA1c、血糖、收缩压等代谢性状均无显著相关。在药物基因组研究中，rs3116150 和 rs11646054 可能与治疗后收缩压的变化相关，rs3116149 可能与治疗后空腹血糖及收缩压的变化相关，但校正多重检验后，这些 SNP 不再与恩格列净疗效显著相关。

三、*PNPLA3* 基因

Eriksson 等[218] 开展了一项达格列净和（或）ω-3 羧酸（OM-3CA）治疗合并非酒精性脂肪肝的 2 型糖尿病的随机双盲安慰剂对照临床试验。研究入选了 84 例 2 型糖尿病患者，随机接受达格列净、OM-3CA、达格列净+OM-3CA 或安慰剂治疗。试验的主要终点是磁共振评估的肝脂肪含量（PDFF）。研究者在亚组分析中评估了 *PNPLA3* 基因 rs738409 C＞G 位点对于药物疗效的影响。结果发现，在两药联合治疗组中，CG+GG 基因型患者治疗后 PDFF 下降显著优于 CC 基因型患者（PDFF 变化值分别为-25.4%和-27.3%）；但在达格列净单药治疗组中结果完全相反，两组患者治疗后 PDFF 变化值分别为 7.0%和-22.0%。

第八节　降尿酸药的药物基因组学研究

降尿酸药按照作用机制可以分为三类：①抑制尿酸生成的黄嘌呤氧化酶抑制剂，包括别嘌醇和非布司他；②增加肾脏尿酸排泄类药物，包括苯溴马隆、丙磺舒和雷西纳德；③促进尿酸代谢为尿囊素的尿酸氧化酶制剂，包括非重组尿酸氧化酶和聚乙二醇重组尿酸氧化酶（图 15-2）。在我国尿酸酶药物尚未上市。《中国高尿酸血症与痛风诊疗指南（2019）》[226] 推荐别嘌醇、非布司他或苯溴马隆为痛风患者降尿酸治疗的一线用药，别嘌

醇或苯溴马隆为无症状高尿酸血症患者降尿酸治疗的一线用药。别嘌醇是第一个用于高尿酸血症和痛风患者的黄嘌呤氧化酶抑制剂，具有良好的降尿酸效果，尤其适用于尿酸生成增多型的患者。多国指南均推荐别嘌醇作为高尿酸血症和痛风患者的一线用药。建议从小剂量起始并根据肾功能调整起始剂量、增量及最大剂量。虽然其疗效显著、价格低廉，但在中国人群中使用应特别关注别嘌醇超敏反应。非布司他为特异性黄嘌呤氧化酶抑制剂，尤其适用于慢性肾功能不全患者。由于其价格昂贵及潜在的心血管风险，欧美指南多推荐非布司他为别嘌醇的替代用药，仅在别嘌醇不耐受或疗效不佳时使用[227]。但在亚裔人群中，非布司他增加心源性猝死风险并无足够的证据[228]。苯溴马隆通过抑制肾近端小管尿酸盐转运蛋白1（URAT-1）抑制肾小管尿酸重吸收以促进尿酸排泄，特别适用于肾尿酸排泄减少的高尿酸血症和痛风患者。对于尿酸合成增多或有肾结石高危风险的患者不推荐使用。服用苯溴马隆时应注意大量饮水及碱化尿液。由于苯溴马隆在白种人中有引起暴发性肝坏死的报道[229]，欧洲指南中多将其作为二线药物推荐，但在亚裔人中罕有报道。

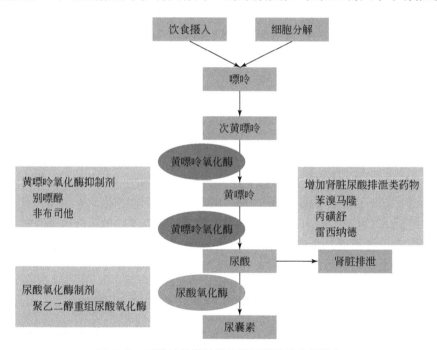

图 15-2　尿酸的代谢过程及降尿酸药的作用靶点

一、与降尿酸药疗效有关的药物基因组学研究

在人体内，血尿酸2/3通过肾脏排泄，1/3在肠道被肠道细菌降解。肾脏处理的尿酸中约有90%被近端肾小管上皮细胞重吸收[230]。尽管尿酸排泄和重吸收的许多细节尚未明确，遗传研究已发现多种涉及尿酸处理的转运蛋白[231]。2002年，Enomoto等[232]发现了首个肾脏特异性尿酸盐转运蛋白——URAT1（*SLC22A12*）。该蛋白表达于近端肾小管上皮细胞，是肾小管重吸收尿酸的主要转运蛋白。随后通过GWAS，研究者又发现了GLUT9（*SLC2A9*）、BCRP（*ABCG2*）、NPT10（*SLC17A1*）、NPT4（*SLC17A3*）、NPT homologue（*SLC17A4*）、OAT4（*SLC22A11*）、MCT9（*SLC16A9*）及支架蛋白PDZK1等多个与尿酸转运有关的蛋

白[231, 233-238]。其中，葡萄糖转运蛋白 9（GLUT9/SLC2A9）是将尿酸重吸收至肾小管间质和血液中的关键转运蛋白[235, 239]，乳腺癌耐药蛋白（BCRP/ABCG2）是将尿酸盐外排入肠腔的关键蛋白[240, 241]。有机酸转运蛋白 1（OAT1）、OAT3 和 OAT4 等在尿酸盐的转运过程中所起作用相对较小[240]。

目前，所有通过促进尿酸排泄的降尿酸药均可通过抑制 URAT1 发挥作用[230, 240]。此外，丙磺舒还可抑制 OAT1、OAT3 和 GLUT9，苯溴马隆还可抑制 OAT1 和 GLUT9[230]。编码这些转运蛋白的基因变异除了影响血尿酸浓度，进而影响痛风的易感性外，还可能影响促尿酸排泄药物的疗效[242]。Ichida 等[243] 在 32 名日本肾性低尿酸血症患者中分析了血尿酸水平及肾脏尿酸清除率与 SLC22A12 基因变异的关系。其中，24 名患者携带了 SLC22A12 基因 774G＞A（rs121907892，W258X）位点少数等位基因（774A），相较于正常对照，这些患者的血尿酸水平明显降低，尿酸排泄率明显增加。进一步的研究发现，774A 等位基因携带者对于苯溴马隆和丙磺舒反应不佳。后续 Hamada 等[244] 的研究结果与 Ichida 等[243] 一致。Hamada 等仕高血压合并特发性低尿酸血症患者中研究了 SLC22A12 基因的功能丧失性（loss-of-function）突变对于氯沙坦和苯溴马隆疗效的影响。结果发现，携带 SLC22A12 突变位点的患者，即基因型为 774G＞A 位点 AA 纯合子或 774G＞A 位点、269G＞A 和（或）1429C＞A 位点的复合杂合突变，氯沙坦或苯溴马隆不能增加其尿酸排泄率。而野生基因型患者服用苯溴马隆后尿酸排泄率显著增加（从 7.9%增至 40%），服用氯沙坦同样有效（从 7%增至 13%）。这两项研究提示与尿酸生理代谢相关的基因多态性可能影响降尿酸药的疗效。

别嘌醇在体内通过醛氧化酶迅速转化为对大多数黄嘌呤氧化酶起抑制作用的羟嘌呤醇。醛氧化酶的这一作用需要将氧代形式的钼辅因子（molybdenum cofactor，MOCO）转化为硫代形式，这一过程由 MOCO 硫化酶（MOCOS）催化完成[245]。有研究报道，AOX1 3404A＞G 和 MOCOS 2107A＞C 与炎症性肠病患者对硫唑嘌呤的反应改变有关。但在另一项小样本研究中，分析这两个位点与痛风患者对别嘌醇的治疗反应，结果发现这两个位点与血羟嘌呤醇浓度及达到目标血尿酸水平需要的别嘌醇剂量均无相关性[246]。

二、与降尿酸药的药物不良反应有关的药物基因组学研究

别嘌醇作为最常应用的降尿酸药，大部分患者耐受性良好，但少部分患者可发生致死性的别嘌醇超敏反应综合征（allopurinol hypersensitivity syndrome，AHS）。别嘌醇的药物不良反应可表现为嗜酸性粒细胞增多症、系统性症状及严重的皮肤不良反应（serious cutaneous adverse reactions，SCAR）。这 3 种不良反应均可表现为发热、嗜酸性粒细胞增大、肝肾功能不全和皮疹，其中皮疹可表现为斑丘疹、Stevens-Johnson 综合征或中毒性表皮坏死松解症。目前，研究已经发现 AHS 的危险因素包括肾功能不全[247]、利尿剂[247]、别嘌醇的起始剂量大[248] 和 HLA-B*5801[249]。

2005 年，一项来自中国汉族人群的研究首次报道了 HLA-B*5801 与 AHS/SCAR 有关[249]。随后，来自多个种族的多项研究均验证了两者的相关性[250-257]。另一项中国汉族人群（n = 588）的研究显示，HLA-B*5801 用于预测 AHS 的敏感性为 100%，特异性为 86.7%[251]。HLA-B*5801 的频率在各个种族中存在明显差异（0.4%～10.6%），亚裔人群相对频率较

高[258]。汉族人群携带该基因的频率为 10%～20%。因此，我国指南推荐使用别嘌醇前先检测 HLA-B*5801 位点，如结果阳性，则不建议使用别嘌醇治疗[226]。在韩国人群中，HLA-B*5801 频率约为 12.2%。研究显示，对于慢性肾功能不全的患者在别嘌醇治疗前检测 HLA-B*5801 符合经济学效益[259]。此外，中国的研究[260]发现 rs3134792 和 rs4713518 组成的单体型与 HLA-B*5801 完全连锁（$r^2 = 1$），日本的研究[261]发现 rs3095318 和 rs9263726 与 HLA-B*5801 完全连锁。这两项研究提示了在特定种族人群中采取廉价的 SNP 检测取代 HLA-B*5801 检测的可能性。

最近的一项研究显示，在接受别嘌醇治疗的血液系统恶性肿瘤患者中，HLA-DR14 和 HLA-DR9 与 AHS/SCAR 无关，而与药物诱发斑丘疹有关[262]。这两个位点与痛风患者使用别嘌醇治疗后出现斑丘疹是否有关尚不明确。

2003 年，由于出现服药后暴发性肝坏死，苯溴马隆在国外多个国家被退市[263-266]。在健康志愿者的单剂量研究中证实，苯溴马隆的肝脏毒性作用是由药物代谢缺陷所致[266-268]。一项研究招募了 11 名德国健康志愿者，发现其中一名志愿者的苯溴马隆半衰期为 13 小时，而其他志愿者的平均半衰期为 3 小时[267]。Walter-Sack 等[268]对这位志愿者进行了复测，证实其确实存在苯溴马隆药物清除受损。Walter-Sack 等的研究还招募了 153 名健康志愿者，发现 97% 的受试者药物清除速率快，2.6% 的受试者药物清除速率中等，0.4% 的受试者药物清除功能显著受损。这种三峰分布和稳定的消除表型强烈提示该药物代谢具有遗传多态性。

苯溴马隆在肝脏中经过羟化变为 1′-羟基苯溴马隆和 6-羟基苯溴马隆。体外实验证实，CYP2C9 主要负责 6-羟基苯溴马隆的形成[269, 270]。CYP2C9 基因具有高度多态性，目前已发现约 57 个多态性位点，其中 CYP2C9*2 和 CYP2C9*3 是导致 CYP2C9 功能下降的最主要的两个位点，在白种人中出现的频率为 15%～22%，在非洲人中出现的频率为 1%～9%。在亚洲人中 CYP2C9*2 非常罕见，出现频率为 2%～11%[271]。根据药物的不同，CYP2C9*2 可导致理论最大消除速率（V_{max}）下降 20%～30%，CYP2C9*3 可使 V_{max} 下降达 70%[272]。一项日本的研究[273]，在健康志愿者中分析了 CYP2C9 基因型多态性对于苯溴马隆药效动力学和药代动力学的影响。研究共入选了 20 人（CYP2C9*1/*1 15 人、CYP2C9*1/*3 4 人、CYP2C9*3/*3 1 人）。结果发现，CYP2C9*3/*3 基因型受试者的药物半衰期较 CYP2C9*1/*1 基因型受试者明显延长（分别为 19.6 小时和 5.3 小时）。CYP2C9*1/*3 和 CYP2C9*1/*1 基因型受试者的药物半衰期无明显差异。CYP2C9*2 纯合子受试者是否也对苯溴马隆的药物清除有明显影响尚不得知。

目前尚不能确定 CYP2C9 基因缺陷是导致苯溴马隆肝脏毒性作用的原因。但体外实验发现，苯溴马隆可对肝脏线粒体及肝细胞产生毒性作用。高浓度的苯溴马隆可抑制线粒体呼吸链，使氧化磷酸化解偶联，导致线粒体产生过量活性氧，进而触发线粒体通透性改变孔的开放和细胞色素 c 释放至细胞质，最终导致细胞凋亡[274]。基于上述机制，CYP2C9*3/*3 基因型的患者长期接受苯溴马隆治疗，药物蓄积至足够高的浓度后，可能会引起肝细胞死亡。

聚乙二醇重组尿酸酶作为痛风的二线用药，主要用于难治性痛风的降尿酸治疗。尿酸酶通过将尿酸转化为水溶性的尿囊素和过氧化氢（H_2O_2）发挥降尿酸作用。葡萄糖-6-磷酸酶（G6PD）缺乏症是使用尿酸酶的禁忌证[242]。G6PD 基因突变可影响 G6PD 活性，导致程度不一的 G6PD 缺乏症。目前已发现超过 400 个功能丧失性 *G6PD* 基因突变位点[275]。在 G6PD 缺乏症患者体内，红细胞无法产生足够的还原型辅酶 II（NADPH）以抵消 H_2O_2 引起的氧化应激，进而细胞裂解，产生溶血性贫血[276]。H_2O_2 还会氧化血红蛋白，导致高铁血红蛋白血症，表现为紫绀，可能导致癫痫发作和死亡[277]。2014 年，Geraldino-Pardilla 等[278]报道了首例聚乙二醇重组尿酸酶相关的高铁血红蛋白血症和溶血性贫血病例。该病例为一名 38 岁的男性痛风患者，在注射普瑞凯希（pegloticase）48 小时内发生了高铁血红蛋白血症和严重的溶血，导致肾功能不全。这名患者用药 5 个月前的 G6PD 定性检测提示酶活性正常。但在普瑞凯希输注 2 个月后，DNA 测序显示患者携带 2 个已知可导致 G6PD 缺乏症的突变。

G6DP 缺乏症是常见的酶缺乏症，全球有超过 4 亿人患此病[276]。G6DP 缺乏症虽然使红细胞易遭受氧化应激，但也具有抵抗疟疾的保护作用。因此，在非洲、中东、东南亚、太平洋岛屿和地中海地区这些疟疾既往流行或目前仍流行的地区，G6DP 缺乏症的患病率高。目前，美国 FDA 和欧洲药品管理局都建议在使用尿酸氧化酶治疗之前，对 G6PD 缺乏症高风险患者（如非裔或地中海裔患者）进行 G6PD 缺乏症筛查，如果存在这种缺乏症，应避免使用此类药物。

第九节　降糖药的药物基因组学临床转化挑战

迄今为止，药物基因组学已发现众多可能与降糖药物疗效或不良反应相关的遗传变异位点。但要将其向临床转化，指导糖尿病的精准治疗，仍存在诸多挑战。

其一，目前开展的降糖药的药物基因组学研究绝大部分为候选基因研究，仅有极少部分为 GWAS。由于研究样本量较小（大部分研究样本量在 100 例以下），且常缺乏验证研究，所以已报道的遗传变异与降糖药疗效或不良反应的相关性可能为假阳性。但近年来，测序技术的飞速发展，使经济、便捷、快速的高通量 SNP 检测分型成为可能。加强研究团队之间的协作，共同开展 GWAS，可能有助于发现新的可靠的与降糖药疗效有关的遗传位点。此外，鼓励申办方在开展药物临床试验时将药物基因组学研究亦纳入考量，将有助于推动新的降糖药的药物基因组学研究。

其二，2 型糖尿病是一种复杂的多基因遗传病，具有明显的种族差异性。与糖尿病的遗传易感性一样，不同种族人群基因变异对于药物反应的影响亦存在种族差异。由此，我们需大力开展中国人群的药物基因组学研究，才能更好地指导中国糖尿病患者的临床治疗。目前在中国人群中开展的降糖药的药物基因组学研究相对不足，尤其缺乏大样本的 GWAS。

其三，2 型糖尿病是多基因遗传病，药物基因组学发现的单个遗传位点对降糖药物疗效的影响十分有限。尽管这些研究发现为个体化治疗提供了理论依据，但是很难直接应用于临床治疗中帮助临床医生选择更加有效而安全的治疗药物。然而，多个位点可能会对疗效产生较大的影响，分析其联合效应并构建疗效预测模型则有望应用于临床个体化治疗中，成为指导临床用药的工具。

第十节　降糖药的药物基因组学的临床应用经典实例

1. 病例描述　患者，男，27 岁。因"血糖升高 3 年"入院。3 年前体检时发现血糖升高，当时空腹血糖 8.7mmol/L，无多饮、多尿、多食及体重下降。随后至当地医院复查，空腹血糖 8.4mmol/L，HbA1c 8.8%，诊断为糖尿病。予以饮食、运动控制，同时口服二甲双胍 1.0g（bid，po）。服药后患者自测空腹血糖波动于 7～8mmol/L，餐后 2 小时血糖波动于 10～13mmol/L。病程中无视物模糊，无泡沫尿，无四肢麻木、疼痛，无酮症或酮症酸中毒史，无低血糖发作史。起病以来，胃纳可，睡眠一般，二便如常，体重无明显变化。门诊为进一步诊治将其收住入院。入院时随机血糖为 10.8mmol/L。

既往否认高血压、高脂血症、甲亢等慢性病史。否认皮质醇激素服用史。否认传染病史。否认烟酒嗜好史。未婚未育。有糖尿病家族史：爷爷（糖尿病诊断年龄不详，已逝）、父亲（40 岁时诊断为糖尿病）、姑姑糖尿病（45 岁时诊断为糖尿病）。否认其他家族遗传病史。

2. 体格检查　入院后专科体检：身高 172cm，体重 64kg，BMI 21.63kg/m²，腰围 78cm，臀围 91cm。神清，精神可。营养一般，体型中等。颈软，甲状腺未及肿大，双肺呼吸音清，未及啰音。心率 72 次/分，律齐，各瓣膜区未及杂音。腹平软，无压痛及反跳痛。肝脾肋下未及。无双下肢水肿。无胫前斑。针刺痛觉：左侧正常，右侧正常。音叉震动觉：左侧正常，右侧正常。压力觉：左侧正常，右侧正常。温度觉：左侧减退，右侧正常。膝反射：左侧正常，右侧正常。踝反射：左侧正常，右侧正常。足背动脉搏动：双侧足背动脉搏动正常。无足部溃疡。

3. 诊治经过　患者入院后完善相关检查，血糖相关：空腹血糖 7.5mmol/L，30 分钟血糖 8.7mmol/L，120 分钟血糖 12.3mmol/L，HbA1c 8.0%，糖化白蛋白 25%。胰岛功能：空腹 C 肽 1.17ng/ml，30 分钟 C 肽 1.69ng/ml，120 分钟 C 肽 2.68ng/ml。胰岛自身抗体：谷氨酸脱羧酶抗体（GAD-ab）阴性，酪氨酸磷酸酶抗体（IA2-ab）阴性。肝肾功能、血脂、电解质、三大常规、尿微量白蛋白/肌酐等均未见明显异常。特殊检查，如腹部超声、心电图、颈动脉和下肢动脉超声、眼底摄片检查、肌电图、肾小球滤过率等未见异常。

入院后监测血糖，予以二甲双胍 1.0g（bid，po）、阿卡波糖 100mg（tid，po）降糖治疗，监测餐前血糖波动于 6～7.5mmol/L，餐后血糖波动于 8～11mmol/L。结合患者有三代直系亲属糖尿病家族史，符合常染色体显性遗传规律，且患者发病年龄小于 25 岁，起病后口服降糖药治疗有效，入院后查胰岛功能尚存，考虑糖尿病分型为 MODY 可能。征得患者同意后，留取血样行 MODY 相关基因筛查。结果发现，患者携带 *HNF-1α* c.608G＞A（p.R203H）突变位点，此位点在既往研究中已证实可导致 MODY3。后续基因检测证实患者父亲亦为此突变携带者。结合患者的临床表现和基因检测结果，明确诊断为 MODY3。住院期间，予以停用二甲双胍、阿卡波糖，更改为格列美脲 2mg（qd，po）降糖治疗。复查胰岛功能：空腹 C 肽 1.57ng/ml，30 分钟 C 肽 3.54ng/ml，120 分钟 C 肽 5.86ng/ml。血糖较前明显改善，监测餐前血糖波动于 5～7mmol/L，餐后血糖波动于 6～8mmol/L。患者于血糖好转后出院。

4. 最终诊断　MODY3。

5. 临床转归　患者出院后继续服用格列美脲 2mg（qd，po）降糖治疗，联合饮食、运动控制。出院3个月后门诊复查HbA1c 6.4%。建议其继续沿用此降糖方案，定期检测HbA1c、胰岛功能，每年筛查糖尿病相关慢性并发症。

6. 启示与思考　临床表现符合 MODY 的糖尿病患者有条件时应予以完善 MODY 相关基因筛查。如患者确诊为 MODY3 或 MODY1，首选磺脲类药物降糖治疗，药物剂量一般较 2 型糖尿病患者小。

（胡　承　周凯欣）

参 考 文 献

［1］Alberti K G, Zimmet P Z. Definition, diagnosis and classification of diabetes mellitus and its complications. Part 1: diagnosis and classification of diabetes mellitus provisional report of a WHO consultation［J］. Diabetic Medicine, 1998, 15（7）: 539-553.

［2］Franco O H, Steyerberg E W, Hu F B, et al. Associations of diabetes mellitus with total life expectancy and life expectancy with and without cardiovascular disease［J］. Archives of Internal Medicine, 2007, 167（11）: 1145-1151.

［3］Rao Kondapally Seshasai S, Kaptoge S, Thompson A, et al. Diabetes mellitus, fasting glucose, and risk of cause-specific death［J］. The New England Journal of Medicine, 2011, 364（9）: 829-841.

［4］Control and Complications Trial Research Group, Nathan D M, Genuth S, et al. The effect of intensive treatment of diabetes on the development and progression of long-term complications in insulin-dependent diabetes mellitus［J］. The New England Journal of Medicine, 1993, 329（14）: 977-986.

［5］Bardin T, Richette P. Impact of comorbidities on gout and hyperuricaemia: an update on prevalence and treatment options［J］. BMC Medicine, 2017, 15（1）: 123.

［6］Maxwell A J, Bruinsma K A. Uric acid is closely linked to vascular nitric oxide activity. Evidence for mechanism of association with cardiovascular disease［J］. Journal of the American College of Cardiology, 2001, 38（7）: 1850-1858.

［7］Kanellis J, Kang D H. Uric acid as a mediator of endothelial dysfunction, inflammation, and vascular disease［J］. Seminars in Nephrology, 2005, 25（1）: 39-42.

［8］Levine W, Dyer A R, Shekelle R B, et al. Serum uric acid and 11.5-year mortality of middle-aged women: Findings of the Chicago Heart Association Detection Project in Industry［J］. Journal of Clinical Epidemiology, 1989, 42（3）: 257-267.

［9］Odden M C, Amadu A R, Smit E, et al. Uric acid levels, kidney function, and cardiovascular mortality in US adults: National Health and Nutrition Examination Survey（NHANES）1988-1994 and 1999-2002［J］. American Journal of Kidney Diseases, 2014, 64（4）: 550-557.

［10］Meisinger C, Koenig W, Baumert J, et al. Uric acid levels are associated with all-cause and cardiovascular disease mortality independent of systemic inflammation in men from the general population: the MONICA/KORA cohort study［J］. Arterioscler Thromb Vasc Biol, 2008, 28（6）: 1186-1192.

［11］Larsen K S, Pottegård A, Lindegaard H M, et al. Effect of allopurinol on cardiovascular outcomes in hyperuricemic patients: a cohort study［J］. Am J Med, 2016, 129（3）: 299-306.e2.

［12］American Diabetes A. 8. Pharmacologic approaches to glycemic treatment: Standards of medical care in diabetes-2018［J］. Diabetes Care, 2018, 41（Suppl 1）: S73-S85.

［13］Diabetes Prevention Program Research Group, Knowler W C, Fowler S E, et al. 10-year follow-up of diabetes incidence and weight loss in the Diabetes Prevention Program Outcomes Study［J］. Lancet, 2009, 374（9702）: 1677-1686.

［14］Diabetes Prevention Program Research Group. Long-term safety, tolerability, and weight loss associated with metformin in the Diabetes Prevention Program Outcomes Study［J］. Diabetes Care, 2012, 35（4）: 731-737.

［15］Rena G, Pearson E R, Sakamoto K. Molecular mechanism of action of metformin: old or new insights?［J］. Diabetologia, 2013, 56（9）: 1898-1906.

［16］Giannarelli R, Aragona M, Coppelli A, et al. Reducing insulin resistance with metformin: the evidence today［J］. Diabetes Metab, 2003, 29（4 Pt 2）: 6S28-6S35.

［17］Garber A J, Duncan T G, Goodman A M, et al. Efficacy of metformin in type II diabetes: results of a double-blind, placebo-controlled, dose-response trial [J]. Am J Med, 1997, 103 (6): 491-497.

[18] Bailey C J. The current drug treatment landscape for diabetes and perspectives for the future [J]. Clin Pharmacol Ther, 2015, 98 (2): 170-184.

[19] Gong L, Goswami S, Giacomini K M, et al. Metformin pathways: pharmacokinetics and pharmacodynamics [J]. Pharmacogenetics and Genomics, 2012, 22 (11): 820-827.

[20] Zolk O. Disposition of metformin: variability due to polymorphisms of organic cation transporters [J]. Ann Med, 2012, 44 (2): 119-129.

[21] Bailey C J, Turner R C. Metformin [J]. The New England Journal of Medicine, 1996, 334 (9): 574-579.

[22] Imamura S, Morioka T, Yamazaki Y, et al. Response to comment on Imamura et al. Plasma polyunsaturated fatty acid profile and delta-5 desaturase activity are altered in patients with type 2 diabetes [J]. Metabolism, 2014, 63 (11): 1432-1438.

[23] Kahn S E, Haffner S M, Heise M A, et al. Glycemic durability of rosiglitazone, metformin, or glyburide monotherapy [J]. The New England Journal of Medicine, 2006, 355 (23): 2427-2443.

[24] Kerb R, Brinkmann U, Chatskaia N, et al. Identification of genetic variations of the human organic cation transporter hOCT1 and their functional consequences [J]. Pharmacogenetics, 2002, 12 (8): 591-595.

[25] Leabman M K, Huang C C, Kawamoto M, et al. Polymorphisms in a human kidney xenobiotic transporter, OCT2, exhibit altered function [J]. Pharmacogenetics, 2002, 12 (5): 395-405.

[26] Shu Y, Leabman M K, Feng B, et al. Evolutionary conservation predicts function of variants of the human organic cation transporter, OCT1 [J]. Proc Natl Acad Sci U S A, 2003, 100 (10): 5902-5907.

[27] Shu Y, Sheardown S A, Brown C, et al. Effect of genetic variation in the organic cation transporter 1 (OCT1) on metformin action [J]. The Journal of Clinical Investigation, 2007, 117 (5): 1422-1431.

[28] Christensen M M, Brasch-Andersen C, Green H, et al. The pharmacogenetics of metformin and its impact on plasma metformin steady-state levels and glycosylated hemoglobin A1c [J]. Pharmacogenetics and Genomics, 2011, 21 (12): 837-850.

[29] Zhou K, Donnelly L A, Kimber C H, et al. Reduced-function SLC22A1 polymorphisms encoding organic cation transporter 1 and glycemic response to metformin: a GoDARTS study [J]. Diabetes, 2009, 58 (6): 1434-1439.

[30] Sundelin E, Gormsen L C, Jensen J B, et al. Genetic polymorphisms in organic cation transporter 1 attenuates hepatic metformin exposure in humans [J]. Clin Pharmacol Ther, 2017, 102 (5): 841-848.

[31] Dujic T, Zhou K, Donnelly L A, et al. Association of organic cation transporter 1 with intolerance to metformin in type 2 diabetes: A GoDARTS study [J]. Diabetes, 2015, 64 (5): 1786-1793.

[32] Becker M L, Visser L E, van Schaik R H, et al. Genetic variation in the organic cation transporter 1 is associated with metformin response in patients with diabetes mellitus [J]. The Pharmacogenomics Journal, 2009, 9 (4): 242-247.

[33] Tkáč I, KlimčákováL, Javorský M, et al. Pharmacogenomic association between a variant in SLC47A1 gene and therapeutic response to metformin in type 2 diabetes [J]. Diabetes, Obesity and Metabolism, 2013, 15 (2): 189-191.

[34] Jablonski K A, McAteer J B, de Bakker P I, et al. Common variants in 40 genes assessed for diabetes incidence and response to metformin and lifestyle intervention in the diabetes prevention program [J]. Diabetes, 2010, 59 (10): 2672-2681.

[35] Dujic T, Zhou K, Yee S, et al. Variants in pharmacokinetic transporters and glycemic response to metformin: a metgen meta-analysis [J]. Clinical Pharmacology & Therapeutics, 2017, 101 (6): 763-772.

[36] GoDARTS and UKPDS Diabetes Pharmacogenetics Study Group, Wellcome Trust Case Control Consortium 2, Zhou K, et al. Common variants near ATM are associated with glycemic response to metformin in type 2 diabetes [J]. Nature Genetics, 2011, 43 (2): 117-120.

[37] Leeuwen N, Nijpels G, Becker M L, et al. A gene variant near ATM is significantly associated with metformin treatment response in type 2 diabetes: a replication and meta-analysis of five cohorts [J]. Diabetologia, 2012, 55 (7): 1971-1977.

[38] Florez J C, Jablonski K A, Taylor A, et al. The C allele of ATM rs11212617 does not associate with metformin response in the Diabetes Prevention Program [J]. Diabetes Care, 2012, 35 (9): 1864-1867.

[39] Zhou K X, Yee S W, Seiser E L, et al. Variation in the glucose transporter gene SLC2A2 is associated with glycemic response to metformin [J]. Nature Genetics, 2016, 48 (9): 1055-1059.

[40] Dupuis J, Langenberg C, Prokopenko I, et al. New genetic loci implicated in fasting glucose homeostasis and their impact on type 2 diabetes risk [J]. Nature Genetics, 2010, 42 (2): 105-116.

[41] Berger J, Moller D E. The mechanisms of action of PPARs [J]. Annual Review of Medicine, 53: 409-435.

[42] Martens F M A C, Visseren F L J, Lemay J, et al. Metabolic and additional vascular effects of thiazolidinediones [J]. Drugs, 2002, 62 (10): 1463-1480.

[43] Investigators D T, Gerstein H C, Yusuf S, et al. Effect of rosiglitazone on the frequency of diabetes in patients with impaired

glucose tolerance or impaired fasting glucose: a randomised controlled trial [J]. The Lancet, 2006, 368 (9541): 1096-1105.

[44] Viberti G, Kahn S E, Greene D A, et al. A diabetes outcome progression trial (ADOPT): an international multicenter study of the comparative efficacy of rosiglitazone, glyburide, and metformin in recently diagnosed type 2 diabetes [J]. Diabetes Care, 2002, 25 (10): 1737-1743.

[45] Gastaldelli A, Ferrannini E, Miyazaki Y, et al. Thiazolidinediones improve beta-cell function in type 2 diabetic patients [J]. American Journal of Physiology Endocrinology and Metabolism, 2007, 292 (3): E871-E883.

[46] Finegood D T, McArthur M D, Kojwang D, et al. Beta-cell mass dynamics in Zucker diabetic fatty rats. Rosiglitazone prevents the rise in net cell death [J]. Diabetes, 2001, 50 (5): 1021-1029.

[47] Goldberg R B, Kendall D M, Deeg M A, et al. A comparison of lipid and glycemic effects of pioglitazone and rosiglitazone in patients with type 2 diabetes and dyslipidemia [J]. Diabetes Care, 2005, 28 (7): 1547-1554.

[48] van Wijk J P, de Koning E J, Martens E P, et al. Thiazolidinediones and blood lipids in type 2 diabetes [J]. Arteriosclerosis, Thrombosis, and Vascular Biology, 2003, 23 (10): 1744-1749.

[49] Sarafidis P A, Lasaridis A N, Nilsson P M, et al. The effect of rosiglitazone on urine albumin excretion in patients with type 2 diabetes mellitus and hypertension [J]. American Journal of Hypertension, 2005, 18 (2 Pt 1): 227-234.

[50] Calkin A C, Forbes J M, Smith C M, et al. Rosiglitazone attenuates atherosclerosis in a model of insulin insufficiency independent of its metabolic effects [J]. Arteriosclerosis, Thrombosis, and Vascular Biology, 2005, 25 (9): 1903-1909.

[51] Mohanty P, Aljada A, Ghanim H, et al. Evidence for a potent antiinflammatory effect of rosiglitazone [J]. The Journal of Clinical Endocrinology & Metabolism, 2004, 89 (6): 2728-2735.

[52] Nissen S E, Wolski K. Effect of rosiglitazone on the risk of myocardial infarction and death from cardiovascular causes [J]. The New England Journal of Medicine, 2007, 356 (24): 2457-2471.

[53] Nathan D M, Buse J B, Davidson M B, et al. Management of hyperglycemia in type 2 diabetes: a consensus algorithm for the initiation and adjustment of therapy: update regarding thiazolidinediones: a consensus statement from the American Diabetes Association and the European Association for the Study of Diabetes [J]. Diabetes Care, 2008, 31 (1): 173-175.

[54] Home P D, Pocock S J, Beck-Nielsen H, et al. Rosiglitazone evaluated for cardiovascular outcomes in oral agent combination therapy for type 2 diabetes (RECORD): a multicentre, randomised, open-label trial [J]. The Lancet, 2009, 373 (9681): 2125-2135.

[55] Bach R G, Brooks M M, Lombardero M, et al. Rosiglitazone and outcomes for patients with diabetes mellitus and coronary artery disease in the Bypass Angioplasty Revascularization Investigation 2 Diabetes (BARI 2D) trial [J]. Circulation, 2013, 128 (8): 785-794.

[56] Baldwin, Clarke, Chenery. Characterization of the cytochrome P450 enzymes involved in the in vitro metabolism of rosiglitazone [J]. British Journal of Clinical Pharmacology, 1999, 48 (3): 424-432.

[57] Kirchheiner J, Thomas S, Bauer S, et al. Pharmacokinetics and pharmacodynamics of rosiglitazone in relation to CYP2C8 genotype [J]. Clinical Pharmacology & Therapeutics, 2006, 80 (6): 657-667.

[58] Aquilante C L, Bushman L R, Knutsen S D, et al. Influence of SLCO1B1 and CYP2C8 gene polymorphisms on rosiglitazone pharmacokinetics in healthy volunteers [J]. Human Genomics, 2008, 3 (1): 1-10.

[59] Berger J P, Akiyama T E, Meinke P T. PPARs: therapeutic targets for metabolic disease [J]. Trends in Pharmacological Sciences, 2005, 26 (5): 244-251.

[60] Liu H L, Lin Y G, Wu J, et al. Impact of genetic polymorphisms of leptin and TNF-alpha on rosiglitazone response in Chinese patients with type 2 diabetes [J]. European Journal of Clinical Pharmacology, 2008, 64 (7): 663-671.

[61] Li Z, Peng X, Wu Y, et al. The influence of adiponectin gene polymorphism on the pioglitazone response in the Chinese with type 2 diabetes [J]. Diabetes, Obesity and Metabolism, 2008, 10 (9): 794-802.

[62] Ren W, Zhang S H, Wu J, et al. Polymorphism of the leptin gene promoter in pedigrees of type 2 diabetes mellitus in Chongqing, China [J]. Chin Med J (Engl), 2004, 117 (4): 558-561.

[63] Sookoian S C, González C, Pirola C J. Meta-analysis on the G-308A tumor necrosis factor gene variant and phenotypes associated with the metabolic syndrome [J]. Obesity Research, 2005, 13 (12): 2122-2131.

[64] Yang M, Huang Q, Wu J, et al. Effects of UCP2 -866 G/A and ADRB3 Trp64Arg on rosiglitazone response in Chinese patients with type 2 diabetes [J]. British Journal of Clinical Pharmacology, 2009, 68 (1): 14-22.

[65] Zhang K H, Huang Q, Dai X P, et al. Effects of the peroxisome proliferator activated receptor- coactivator-1 (PGC-1) Thr394Thr and Gly482Ser polymorphisms on rosiglitazone response in Chinese patients with type 2 diabetes mellitus [J]. The Journal of Clinical Pharmacology, 2010, 50 (9): 1022-1030.

[66] Yasuda K, Miyake K, Horikawa Y, et al. Variants in KCNQ1 are associated with susceptibility to type 2 diabetes mellitus [J].

Nature Genetics，2008，40（9）：1092-1097.

［67］Hu C，Wang C，Zhang R，et al. Variations in KCNQ1 are associated with type 2 diabetes and beta cell function in a Chinese population［J］. Diabetologia，2009，52（7）：1322-1325.

［68］Unoki H，Takahashi A，Kawaguchi T，et al. SNPs in KCNQ1 are associated with susceptibility to type 2 diabetes in East Asian and European populations［J］. Nature Genetics，2008，40（9）：1098-1102.

［69］Yu W，Hu C，Zhang R，et al. Effects of KCNQ1 polymorphisms on the therapeutic efficacy of oral antidiabetic drugs in Chinese patients with type 2 diabetes［J］. Clinical Pharmacology & Therapeutics，2011，89（3）：437-442.

［70］Chen M，Hu C，Zhang R，et al. Association of PAX4 genetic variants with oral antidiabetic drugs efficacy in Chinese type 2 diabetes patients［J］. The Pharmacogenomics Journal，2014，14（5）：488-492.

［71］Chen M，Hu C，Zhang R，et al. A variant of PSMD6 is associated with the therapeutic efficacy of oral antidiabetic drugs in Chinese type 2 diabetes patients［J］. Scientific Reports，5：10701.

［72］Tornio A，Niemi M，Neuvonen P J，et al. Trimethoprim and the CYP2C8*3 allele have opposite effects on the pharmacokinetics of pioglitazone［J］. Drug Metabolism and Disposition：the Biological Fate of Chemicals，2015，2008，36（1）：73-80.

［73］Aquilante C L，Kosmiski L A，Bourne D W A，et al. Impact of the CYP2C8 *3 polymorphism on the drug- drug interaction between gemfibrozil and pioglitazone［J］. British Journal of Clinical Pharmacology，2013，75（1）：217-226.

［74］Auwerx J. PPAR，the ultimate thrifty gene［J］. Diabetologia，1999，42（9）：1033-1049.

［75］Masugi J，Tamori Y，Mori H，et al. Inhibitory effect of a proline-to-alanine substitution at codon 12 of peroxisome proliferator-activated receptor-2 on thiazolidinedione-induced adipogenesis［J］. Biochemical and Biophysical Research Communications，2000，268（1）：178-182.

［76］Ramírez-Salazar M，Pérez-Luque E，Fajardo-Araujo M，et al. Effect of the Pro12Ala polymorphism of the PPAR gamma 2 gene on response to pioglitazone treatment in menopausal women［J］. Menopause（New York，N Y），2008，15（6）：1151-1156.

［77］Hsieh M C，Lin K D，Tien K J，et al. Common polymorphisms of the peroxisome proliferator-activated receptor-gamma（Pro12Ala）and peroxisome proliferator-activated receptor-gamma coactivator-1（Gly482Ser） and the response to pioglitazone in Chinese patients with type 2 diabetes mellitus［J］. Metabolism，2010，59（8）：1139-1144.

［78］Pei Q，Huang Q，Yang G P，et al. PPAR-2 and PTPRD gene polymorphisms influence type 2 diabetes patients' response to pioglitazone in China［J］. Acta Pharmacologica Sinica，2013，34（2）：255-261.

［79］Steppan C M，Bailey S T，Bhat S，et al. The hormone resistin links obesity to diabetes［J］. Nature，2001，409（6818）：307-312.

［80］Banerjee R R，Rangwala S M，Shapiro J S，et al. Regulation of fasted blood glucose by resistin［J］. Science，2004，303（5661）：1195-1198.

［81］Rangwala S M，Rich A S，Rhoades B，et al. Abnormal glucose homeostasis due to chronic hyperresistinemia［J］. Diabetes，2004，53（8）：1937-1941.

［82］Makino H，Shimizu I，Murao S，et al. A pilot study suggests that the G/G genotype of resistin single nucleotide polymorphism at-420 may be an independent predictor of a reduction in fasting plasma glucose and insulin resistance by pioglitazone in type 2 diabetes［J］. Endocrine Journal，2009，56（9）：1049-1058.

［83］Groenemeijer B E，Hallman M D，Reymer P W A，et al. Genetic variant showing a positive interaction with- blocking agents with a beneficial influence on lipoprotein lipase activity，HDL cholesterol，and triglyceride levels in coronary artery disease patients［J］. Circulation，1997，95（12）：2628-2635.

［84］Wang G，Wang X，Zhang Q，et al. Response to pioglitazone treatment is associated with the lipoprotein lipase S447X variant in subjects with type 2 diabetes mellitus［J］. International Journal of Clinical Practice，2007，61（4）：552-557.

［85］中华医学会糖尿病学分会. 中国 2 型糖尿病防治指南（2017 年版）［J］. 中国实用内科杂志，2018，38（4）：292-344.

［86］Marchetti P，Navalesi R. Pharmacokinetic-pharmacodynamic relationships of oral hypoglycaemic agents［J］. Clinical Pharmacokinetics，1989，16（2）：100-128.

［87］Krentz A J，Bailey C J. Oral antidiabetic agents：current role in type 2 diabetes mellitus［J］. Drugs，2005，65（3）：385-411.

［88］Surendiran A，Pradhan S C，Agrawal A，et al. Influence of CYP2C9 gene polymorphisms on response to glibenclamide in type 2 diabetes mellitus patients［J］. European Journal of Clinical Pharmacology，2011，67（8）：797-801.

［89］Kirchheiner J，Bauer S，Meineke I，et al. Impact of CYP2C9 and CYP2C19 polymorphisms on tolbutamide kinetics and the insulin and glucose response in healthy volunteers［J］. Pharmacogenetics，2002，12（2）：101-109.

［90］Kirchheiner J，Brockmöller J，Meineke I，et al. Impact of CYP2C9 amino acid polymorphisms on glyburide kinetics and on the insulin and glucose response in healthy volunteers［J］. Clinical Pharmacology & Therapeutics，2002，71（4）：286-296.

［91］Becker M，Visser L，Trienekens P，et al. Cytochrome P450 2C9 *2 and *3 polymorphisms and the dose and effect of sulfonylurea in type II diabetes mellitus [J]. Clinical Pharmacology & Therapeutics，2008，83（2）：288-292.

[92] Zhou K，Donnelly L，Burch L，et al. Loss-of-function CYP2C9 variants improve therapeutic response to sulfonylureas in type 2 diabetes：a Go-DARTS study [J]. Clinical Pharmacology & Therapeutics，2010，87（1）：52-56.

[93] Holstein A，Plaschke A，Ptak M，et al. Association between CYP2C9 slow metabolizer genotypes and severe hypoglycaemia on medication with sulphonylurea hypoglycaemic agents [J]. British Journal of Clinical Pharmacology，2005，60（1）：103-106.

[94] Ragia G，Petridis I，Tavridou A，et al. Presence of CYP2C9*3 allele increases risk for hypoglycemia in Type 2 diabetic patients treated with sulfonylureas [J]. Pharmacogenomics，2009，10（11）：1781-1787.

[95] van Dam R M，Hoebee B，Seidell J C，et al. Common variants in the ATP-sensitive K$^+$ channel genes KCNJ11（Kir6.2）and ABCC8（SUR1）in relation to glucose intolerance：population-based studies and meta-analyses1 [J]. Diabetic Medicine，2005，22（5）：590-598.

[96] Zhang H J，Liu X M，Kuang H Y，et al. Association of sulfonylurea receptor 1 genotype with therapeutic response to gliclazide in type 2 diabetes [J]. Diabetes Research and Clinical Practice，2007，77（1）：58-61.

[97] Feng Y，Mao G，Ren X，et al. Ser1369Ala variant in sulfonylurea receptor gene ABCC8 is associated with antidiabetic efficacy of gliclazide in Chinese type 2 diabetic patients [J]. Diabetes Care，2008，31（10）：1939-1944.

[98] Hansen T，Echwald S M，Hansen L，et al. Decreased tolbutamide-stimulated insulin secretion in healthy subjects with sequence variants in the high-affinity sulfonylurea receptor gene [J]. Diabetes，1998，47（4）：598-605.

[99] Pearson E R，Flechtner I，Njølstad P R，et al. Switching from insulin to oral sulfonylureas in patients with diabetes due to Kir6.2 mutations [J]. The New England Journal of Medicine，2006，355（5）：467-477.

[100] Sesti G，Laratta E，Cardellini M，et al. The E23K variant of KCNJ11 encoding the pancreatic-cell adenosine 5'-triphosphate-sensitive potassium channel subunit Kir6.2 is associated with an increased risk of secondary failure to sulfonylurea in patients with type 2 diabetes [J]. The Journal of Clinical Endocrinology & Metabolism，2006，91（6）：2334-2339.

[101] Javorsky M，Klimcakova L，Schroner Z，et al. KCNJ11 gene E23K variant and therapeutic response to sulfonylureas [J]. European Journal of Internal Medicine，2012，23（3）：245-249.

[102] Li Q，Chen M，Zhang R，et al. KCNJ11 E23K variant is associated with the therapeutic effect of sulphonylureas in Chinese type 2 diabetic patients [J]. Clinical and Experimental Pharmacology and Physiology，2014，41（10）：748-754.

[103] Gloyn A L，Hashim Y，Ashcroft S J H，et al. Association studies of variants in promoter and coding regions of beta-cell ATP-sensitive K-channel genes SUR1 and Kir6.2 with Type 2 diabetes mellitus（UKPDS 53）[J]. Diabetic Medicine，2001，18（3）：206-212.

[104] Splawski I，Shen J，Timothy K W，et al. Spectrum of mutations in long-QT syndrome genes. KVLQT1，HERG，SCN5A，KCNE1，and KCNE2 [J]. Circulation，2000，102（10）：1178-1185.

[105] Schroner Z，Dobrikova M，Klimcakova L，et al. Variation in KCNQ1 is associated with therapeutic resp- onse to sulphonylureas [J]. Medical Science Monitor，2011，17（7）：CR392-CR396.

[106] Li Q，Tang T T，Jiang F，et al. Polymorphisms of the KCNQ1 gene are associated with the therapeutic responses of sulfonylureas in Chinese patients with type 2 diabetes [J]. Acta Pharmacologica Sinica，2017，38（1）：80-89.

[107] Grant S F，Thorleifsson G，Reynisdottir I，et al. Variant of transcription factor 7-like 2（TCF7L2）gene confers risk of type 2 diabetes [J]. Nature Genetics，2006，38（3）：320-323.

[108] Pearson E R，Donnelly L A，Kimber C，et al. Variation in TCF7L2 influences therapeutic response to sulfonylureas：a GoDARTs study [J]. Diabetes，2007，56（8）：2178-2182.

[109] Schroner Z，Javorsky M，Tkacova R，et al. Effect of sulphonylurea treatment on glycaemic control is related to TCF7L2 genotype in patients with type 2 diabetes [J]. Diabetes，Obesity and Metabolism，2011，13（1）：89-91.

[110] Srinivasan S，Kaur V，Chamarthi B，et al. TCF7L2 genetic variation augments incretin resistance and influences response to a sulfonylurea and metformin：the study to understand the genetics of the acute response to metformin and glipizide in humans（SUGAR-MGH）[J]. Diabetes Care，2018，41（3）：554-561.

[111] Arking D E，Pfeufer A，Post W，et al. A common genetic variant in the NOS1 regulator NOS1AP modulates cardiac repolari-zation [J]. Nature Genetics，2006，38（6）：644-651.

[112] Aarnoudse A J，Newton-Cheh C，de Bakker P I，et al. Common NOS1AP variants are associated with a prolonged QTc interval in the Rotterdam Study [J]. Circulation，2007，116（1）：10-16.

[113] Tobin M D，Kähönen M，Braund P，et al. Gender and effects of a common genetic variant in the NOS1 regulator NOS1AP on cardiac repolarization in 3761 individuals from two independent populations [J]. International Journal of Epidemiology，2008，37（5）：1132-1141.

[114] Lu J，Hu C，Hu W，et al. A common variant of NOS1AP is associated with QT interval duration in a Chinese population with

type 2 diabetes [J]. Diabetic Medicine, 2010, 27 (9): 1074-1079.

[115] Hu C, Wang C, Zhang R, et al. Association of genetic variants of NOS1AP with type 2 diabetes in a Chinese population [J]. Diabetologia, 2010, 53 (2): 290-298.

[116] Becker M L, Aarnoudse A J L H J, Newton-Cheh C, et al. Common variation in the NOS1AP gene is associated with reduced glucose-lowering effect and with increased mortality in users of sulfonylurea [J]. Pharmacogenetics and Genomics, 2008, 18 (7): 591-597.

[117] Jellema A, Zeegers M P A, Feskens E J M, et al. Gly972Arg variant in the insulin receptor substrate-1 gene and association with Type 2 diabetes: a meta-analysis of 27 studies [J]. Diabetologia, 2003, 46 (7): 990-995.

[118] Sesti G, Marini M A, Cardellini M, et al. The Arg972 variant in insulin receptor substrate-1 is associated with an increased risk of secondary failure to sulfonylurea in patients with type 2 diabetes [J]. Diabetes Care, 2004, 27 (6): 1394-1398.

[119] Seeringer A, Parmar S, Fischer A, et al. Genetic variants of the insulin receptor substrate-1 are influencing the therapeutic efficacy of oral antidiabetics [J]. Diabetes, Obesity and Metabolism, 2010, 12 (12): 1106-1112.

[120] Anık A, Çatlı G, Abacı A, et al. Maturity-onset diabetes of the young (MODY): an update [J]. Journal of Pediatric Endocrinology & Metabolism, 2015, 28 (3/4): 251-263.

[121] Søvik O, Njølstad P, Følling I, et al. Hyperexcitability to sulphonylurea in MODY3 [J]. Diabetologia, 1998, 41 (5): 607-608.

[122] Pearson E R, Liddell W G, Shepherd M, et al. Sensitivity to sulphonylureas in patients with hepatocyte nuclear factor-1 gene mutations: evidence for pharmacogenetics in diabetes [J]. Diabetic Medicine, 2000, 17 (7): 543-545.

[123] Hansen T, Eiberg H, Rouard M, et al. Novel MODY3 mutations in the hepatocyte nuclear factor-1alpha gene: evidence for a hyperexcitability of pancreatic beta-cells to intravenous secretagogues in a glucose-tolerant carrier of a P447L mutation [J]. Diabetes, 1997, 46 (4): 726-730.

[124] Hathout E H, Cockburn B N, Mace J W, et al. A case of hepatocyte nuclear factor-1 alpha diabetes/MODY3 masquerading as type 1 diabetes in a Mexican-American adolescent and responsive to a low dose of sulfonylurea [J]. Diabetes Care, 1999, 22 (5): 867-868.

[125] Pearson E R, Starkey B J, Powell R J, et al. Genetic cause of hyperglycaemia and response to treatment in diabetes [J]. The Lancet, 2003, 362 (9392): 1275-1281.

[126] Shepherd M, Hattersley A T. 'I don't feel like a diabetic any more': the impact of stopping insulin in patients with maturity onset diabetes of the young following genetic testing [J]. Clinical Medicine (London, England), 2004, 4 (2): 144-147.

[127] Fajans S S, Bell G I, Bowden D W, et al. Maturity-onset diabetes of the young [J]. Life Sciences, 1994, 55 (6): 413-422.

[128] Fajans S S, Brown M B. Administration of sulfonylureas can increase glucose-induced insulin secretion for decades in patients with maturity-onset diabetes of the young [J]. Diabetes Care, 1993, 16 (9): 1254-1261.

[129] Rosenstock J, Hassman D R, Madder R D, et al. Repaglinide versus nateglinide monotherapy: a randomized, multicenter study [J]. Diabetes Care, 2004, 27 (6): 1265-1270.

[130] Guardado-Mendoza R, Prioletta A, Jiménez-Ceja L M, et al. State of the art paper The role of nateglinide and repaglinide, derivatives of meglitinide, in the treatment of type 2 diabetes mellitus [J]. Archives of Medical Science, 5: 936-943.

[131] Fuhlendorff J, Rorsman P, Kofod H, et al. Stimulation of insulin release by repaglinide and glibenclamide involves both common and distinct processes [J]. Diabetes, 1998, 47 (3): 345-351.

[132] Dornhorst A. Insulinotropic meglitinide analogues [J]. The Lancet, 2001, 358 (9294): 1709-1716.

[133] Scott L J. Repaglinide: a review of its use in type 2 diabetes mellitus [J]. Drugs, 2012, 72 (2): 249-272.

[134] König J, Cui Y, Nies A T, et al. A novel human organic anion transporting polypeptide localized to the basolateral hepatocyte membrane [J]. American Journal of Physiology Gastrointestinal and Liver Physiology, 2000, 278 (1): G156-G164.

[135] Hatorp V. Clinical pharmacokinetics and pharmacodynamics of repaglinide [J]. Clinical Pharmacokinetics, 2002, 41 (7): 471-483.

[136] Bidstrup T B, Bjørnsdottir I, Sidelmann U G, et al. CYP2C8 and CYP3A4 are the principal enzymes involved in the human in vitro biotransformation of the insulin secretagogue repaglinide [J]. British Journal of Clinical Pharmacology, 2003, 56 (3): 305-314.

[137] Kirchheiner J, Meineke I, Müller G, et al. Influence of CYP2C9 and CYP2D6 polymorphisms on the pharmacokinetics of nateglinide in genotyped healthy volunteers [J]. Clinical Pharmacokinetics, 2004, 43 (4): 267-278.

[138] McLeod J F. Clinical pharmacokinetics of nateglinide: a rapidly-absorbed, short-acting insulinotropic agent [J]. Clinical Pharmacokinetics, 2004, 43 (2): 97-120.

[139] Niemi M, Leathart J B, Neuvonen M, et al. Polymorphism in CYP2C8 is associated with reduced plasma concentrations of

repaglinide [J]. Clinical Pharmacology & Therapeutics, 2003, 74 (4): 380-387.

[140] Niemi M, Backman J T, Kajosaari L I, et al. Polymorphic organic anion transporting polypeptide 1B1 is a major determinant of repaglinide pharmacokinetics [J]. Clinical Pharmacology & Therapeutics, 2005, 77 (6): 468-478.

[141] Kalliokoski A, Neuvonen M, Neuvonen P J, et al. Different effects of SLCO1B1 polymorphism on the pharmacokinetics and pharmacodynamics of repaglinide and nateglinide [J]. The Journal of Clinical Pharmacology, 2008, 48 (3): 311-321.

[142] Nishizato Y, Ieiri I, Suzuki H, et al. Polymorphisms of OATP-C (SLC21A6) and OAT3 (SLC22A8) genes: Consequences for pravastatin pharmacokinetics [J]. Clinical Pharmacology & Therapeutics, 2003, 73 (6): 554-565.

[143] He J K, Qiu Z X, Li N, et al. Effects of SLCO1B1 polymorphisms on the pharmacokinetics and pharmacodynamics of repaglinide in healthy Chinese volunteers [J]. European Journal of Clinical Pharmacology, 2011, 67 (7): 701-707.

[144] Ruzilawati A B, Gan S H. CYP3A4 genetic polymorphism influences repaglinide's pharmacokinetics [J]. Pharmacology, 2010, 85 (6): 357-364.

[145] He Y Y, Zhang R, Shao X Y, et al. Association of KCNJ11 and ABCC8 genetic polymorphisms with response to repaglinide in Chinese diabetic patients [J]. Acta Pharmacologica Sinica, 2008, 29 (8): 983-989.

[146] Yu M, Xu X J, Yin J Y, et al. KCNJ11 Lys23Glu and TCF7L2 rs290487 (C/T) polymorphisms affect therapeutic efficacy of repaglinide in Chinese patients with type 2 diabetes [J]. Clinical Pharmacology and Therapeutics, 87 (3): 330-335.

[147] Qin W, Zhang R, Hu C, et al. A variation in NOS1AP gene is associated with repaglinide efficacy on insulin resistance in type 2 diabetes of Chinese [J]. Acta Pharmacologica Sinica, 2010, 31 (4): 450-454.

[148] Gong Z C, Huang Q, Dai X P, et al. NeuroD1 A45T and PAX4 R121W polymorphisms are associated with plasma glucose level of repaglinide monotherapy in Chinese patients with type 2 diabetes [J]. British Journal of Clinical Pharmacology, 2012, 74 (3): 501-509.

[149] Zhang W, He Y J, Han C T, et al. Effect of SLCO1B1 genetic polymorphism on the pharmacokinetics of nateglinide [J]. British Journal of Clinical Pharmacology, 2006, 62 (5): 567-572.

[150] Shimada T, Tsumura F, Yamazaki H, et al. Characterization of (+/-) -bufuralol hydroxylation activities in liver microsomes of Japanese and Caucasian subjects genotyped for CYP2D6 [J]. Pharmacogenetics, 2001, 11 (2): 143-156.

[151] Elrick H, Stimmler L, Hlad C J, et al. Plasma insulin response to oral and intravenous glucose admi-nistration [J]. The Journal of Clinical Endocrinology & Metabolism, 1964, 24 (10): 1076-1082.

[152] Komatsu R, Matsuyama T, Namba M, et al. Glucagonostatic and insulinotropic action of glucagonlike peptide I- (7-36) -amide [J]. Diabetes, 1989, 38 (7): 902-905.

[153] Nauck M A, Kleine N, Ørskov C, et al. Normalization of fasting hyperglycaemia by exogenous glucagon-like peptide 1 (7-36 amide) in type 2 (non-insulin-dependent) diabetic patients [J]. Diabetologia, 1993, 36 (8): 741-744.

[154] Yoshimura T, Matsushima K, Tanaka S, et al. Purification of a human monocyte-derived neutrophil chemotactic factor that has peptide sequence similarity to other host defense cytokines [J]. PNAS, 1987, 84 (24): 9233-9237.

[155] Drucker D J. Glucagon-like peptide-1 and the islet beta-cell: augmentation of cell proliferation and inhibition of apoptosis [J]. Endocrinology, 2003, 144 (12): 5145-5148.

[156] Brubaker P L, Drucker D J. Minireview: Glucagon-like peptides regulate cell proliferation and apoptosis in the pancreas, gut, and central nervous system [J]. Endocrinology, 2004, 145 (6): 2653-2659.

[157] Meier J J, Gallwitz B, Salmen S, et al. Normalization of glucose concentrations and deceleration of gastric emptying after solid meals during intravenous glucagon-like peptide 1 in patients with type 2 diabetes [J]. The Journal of Clinical Endocrinology & Metabolism, 2003, 88 (6): 2719-2725.

[158] Drucker D J, Nauck M A. The incretin system: glucagon-like peptide-1 receptor agonists and dipeptidyl peptidase-4 inhibitors in type 2 diabetes [J]. The Lancet, 2006, 368 (9548): 1696-1705.

[159] Deacon C F, Nauck M A, Toft-Nielsen M, et al. Both subcutaneously and intravenously administered glucagon-like peptide I are rapidly degraded from the NH2-terminus in type II diabetic patients and in healthy subjects [J]. Diabetes, 1995, 44 (9): 1126-1131.

[160] White W B, Cannon C P, Heller S R, et al. Alogliptin after acute coronary syndrome in patients with type 2 diabetes [J]. The New England Journal of Medicine, 2013, 369 (14): 1327-1335.

[161] Scirica B M, Bhatt D L, Braunwald E, et al. Saxagliptin and cardiovascular outcomes in patients with type 2 diabetes mellitus [J]. The New England Journal of Medicine, 2013, 369 (14): 1317-1326.

[162] Green J B, Bethel M A, Armstrong P W, et al. Effect of sitagliptin on cardiovascular outcomes in type 2 diabetes [J]. The New England Journal of Medicine, 2015, 373 (3): 232-242.

[163] Aquilante C L, Wempe M F, Sidhom M S, et al. Effect of ABCB1 polymorphisms and atorvastatin on sitagliptin pharmacok-

inetics in healthy volunteers [J] . European Journal of Clinical Pharmacology，2013，69（7）：1401-1409.

[164] Wilson J R，Shuey M M，Brown N J，et al. Hypertension and type 2 diabetes are associated with decreased inhibition of dipeptidyl peptidase-4 by sitagliptin [J] . Journal of the Endocrine Society，2017，1（9）：1168-1178.

[165] Han E，Park H S，Kwon O，et al. A genetic variant in GLP1R is associated with response to DPP-4 inhibitors in patients with type 2 diabetes [J] . Medicine，2016，95（44）：e5155.

[166] Javorský M，Gotthardová I，Klimčáková L，et al. A missense variant in GLP1R gene is associated with the glycaemic response to treatment with gliptins [J] . Diabetes，Obesity and Metabolism，2016，18（9）：941-944.

[167] Zimdahl H，Ittrich C，Graefe-Mody U，et al. Influence of TCF7L2 gene variants on the therapeutic response to the dipeptidylpeptidase-4 inhibitor linagliptin [J] . Diabetologia，2014，57（9）：1869-1875.

[168] He S Q，McPhaul C，Li J Z，et al. A sequence variation（I148M）in PNPLA3 associated with nonalcoholic fatty liver disease disrupts triglyceride hydrolysis [J] . Journal of Biological Chemistry，2010，285（9）：6706-6715.

[169] Kumashiro N，Yoshimura T，Cantley J L，et al. Role of patatin-like phospholipase domain-containing 3 on lipid-induced hepatic steatosis and insulin resistance in rats [J] . Hepatology，2013，57（5）：1763-1772.

[170] Kan H，Hyogo H，Ochi H，et al. Influence of the rs738409 polymorphism in patatin-like phospholipase 3 on the treatment efficacy of non-alcoholic fatty liver disease with type 2 diabetes mellitus [J] . Hepatology Research，2016，46（3）：E146-E153.

[171] Omori S，Tanaka Y，Takahashi A，et al. Association of CDKAL1，IGF2BP2，CDKN2A/B，HHEX，SLC30A8，and KCNJ11 with susceptibility to type 2 diabetes in a Japanese population [J] . Diabetes，2008，57（3）：791-795.

[172] Takeuchi F，Serizawa M，Yamamoto K，et al. Confirmation of multiple risk Loci and genetic impacts by a genome-wide association study of type 2 diabetes in the Japanese population [J] . Diabetes，2009，58（7）：1690-1699.

[173] Osada U N，Sunagawa H，Terauchi Y，et al. A common susceptibility gene for type 2 diabetes is associated with drug response to a DPP-4 inhibitor：pharmacogenomic cohort in Okinawa Japan [J] . PLoS One，2016，11（5）：e0154821.

[174] Jamaluddin J L，Huri H Z，Vethakkan S R. Clinical and genetic predictors of dipeptidyl peptidase-4 inhibitor treatment response in Type 2 diabetes mellitus [J] . Pharmacogenomics，2016，17（8）：867-881.

[175] Miki T，Seino S. Roles of KATP channels as metabolic sensors in acute metabolic changes[J]. Journal of Molecular and Cellular Cardiology，2005，38（6）：917-925.

[176] Gloyn A L，Weedon M N，Owen K R，et al. Large-scale association studies of variants in genes encoding the pancreatic beta-cell KATP channel subunits Kir6.2（KCNJ11）and SUR1（ABCC8）confirm that the KCNJ11 E23K variant is associated with type 2 diabetes [J] . Diabetes，2003，52（2）：568-572.

[177] Yamagata K，Senokuchi T，Lu M H，et al. Voltage-gated K^+ channel KCNQ1 regulates insulin secretion in MIN6-cell line [J] . Biochemical and Biophysical Research Communications，2011，407（3）：620-625.

[178] Liu L J，Wang F F，Lu H Y，et al. Chromanol 293B，an inhibitor of KCNQ1 channels，enhances glucose-stimulated insulin secretion and increases glucagon-like peptide-1 level in mice [J] . Islets，2014，6（4）：e962386.

[179] Gotthardová I，Javorský M，Klimčáková L，et al. KCNQ1 gene polymorphism is associated with glycaemic response to treatment with DPP-4 inhibitors [J] . Diabetes Research and Clinical Practice，130：142-147.

[180] Liao W L，Lee W J，Chen C C，et al. Pharmacogenetics of dipeptidyl peptidase 4 inhibitors in a Taiwanese population with type 2 diabetes [J] . Oncotarget，2017，8（11）：18050-18058.

[181] Ferdaoussi M，Bergeron V，Zarrouki B，et al. G protein-coupled receptor（GPR）40-dependent potentiation of insulin secretion in mouse islets is mediated by protein kinase D1 [J] . Diabetologia，2012，55（10）：2682-2692.

[182] DeFronzo R A，Ratner R E，Han J，et al. Effects of exenatide（exendin-4）on glycemic control and weight over 30 weeks in metformin-treated patients with type 2 diabetes [J] . Diabetes Care，2005，28（5）：1092-1100.

[183] Kendall D M，Riddle M C，Rosenstock J，et al. Effects of exenatide（exendin-4）on glycemic control over 30 weeks in patients with type 2 diabetes treated with metformin and a sulfonylurea [J] . Diabetes Care，2005，28（5）：1083-1091.

[184] Marso S P，Daniels G H，Brown-Frandsen K，et al. Liraglutide and cardiovascular outcomes in type 2 diabetes [J] . The New England Journal of Medicine，2016，375（4）：311-322.

[185] Pfeffer M A，Claggett B，Diaz R，et al. Lixisenatide in patients with type 2 diabetes and acute coronary syndrome[J]. The New England Journal of Medicine，2015，373（23）：2247-2257.

[186] Holman R R，Bethel M A，Mentz R J，et al. Effects of once-weekly exenatide on cardiovascular outcomes in type 2 diabetes [J] . The New England Journal of Medicine，2017，377（13）：1228-1239.

[187] Tokuyama Y，Matsui K，Egashira T，et al. Five missense mutations in glucagon-like peptide 1 receptor gene in Japanese population [J] . Diabetes Research and Clinical Practice，2004，66（1）：63-69.

[188] Beinborn M，Worrall C I，McBride E W，et al. A human glucagon-like peptide-1 receptor polymorphism results in reduced

agonist responsiveness [J]. Regulatory Peptides, 2005, 130 (1/2): 1-6.

[189] Sathananthan A, Man C D, Micheletto F, et al. Common genetic variation in GLP1R and insulin secretion in response to exogenous GLP-1 in nondiabetic subjects: a pilot study [J]. Diabetes Care, 2010, 33 (9): 2074-2076.

[190] Koole C, Wootten D, Simms J, et al. Polymorphism and ligand dependent changes in human glucagon-like peptide-1 receptor (GLP-1R) function: allosteric rescue of loss of function mutation [J]. Molecular Pharmacology, 2011, 80 (3): 486-497.

[191] Koole C, Wootten D, Simms J, et al. Differential impact of amino acid substitutions on critical residues of the human glucagon-like peptide-1 receptor involved in peptide activity and small-molecule allostery[J]. The Journal of Pharmacology and Experimental Therapeutics, 2015, 353 (1): 52-63.

[192] Lin C H, Lee Y S, Huang Y Y, et al. Polymorphisms of GLP-1 receptor gene and response to GLP-1 analogue in patients with poorly controlled type 2 diabetes [J]. Journal of Diabetes Research: 176949.

[193] de Luis D A, Diaz Soto G, Izaola O, et al. Evaluation of weight loss and metabolic changes in diabetic patients treated with liraglutide, effect of RS 6923761 gene variant of glucagon-like peptide 1 receptor [J]. Journal of Diabetes and Its Complications, 2015, 29 (4): 595-598.

[194] Jensterle M, Pirš B, Goričar K, et al. Genetic variability in GLP-1 receptor is associated with inter- individual differences in weight lowering potential of liraglutide in obese women with PCOS: a pilot study [J]. European Journal of Clinical Pharmacology, 2015, 71 (7): 817-824.

[195] Felder C C, Glass M. Cannabinoid receptors and their endogenous agonists [J]. Annual Review of Pharmacology and Toxicology, 38: 179-200.

[196] Aberle J, Fedderwitz I, Klages N, et al. Genetic variation in two proteins of the endocannabinoid system and their influence on body mass index and metabolism under low fat diet [J]. Hormone and Metabolic Research, 2007, 39 (5): 395-397.

[197] de Luis D A, Sagrado M G, Aller R, et al. Role of G1359A polymorphism of the cannabinoid receptor gene (CNR1) on weight loss and adipocytokines after a hypocaloric diet [J]. Nutricion Hospitalaria, 2011, 26 (2): 317-322.

[198] de Luis D A, Sagrado M G, Aller R, et al. Role of G1359A polymorphism of the cannabinoid receptor gene on weight loss and adipocytokines levels after two different hypocaloric diets[J]. The Journal of Nutritional Biochemistry, 2012, 23 (3): 287-291.

[199] de Luis D A, Ovalle H F, Soto G D, et al. Role of genetic variation in the cannabinoid receptor gene (CNR1) (G1359A polymorphism) on weight loss and cardiovascular risk factors after liraglutide treatment in obese patients with diabetes mellitus type 2 [J]. Journal of Investigative Medicine, 2014, 62 (2): 324-327.

[200] Clee S M, Yandell B S, Schueler K M, et al. Positional cloning of Sorcs1, a type 2 diabetes quantitative trait locus [J]. Nature Genetics, 2006, 38 (6): 688-693.

[201] Goodarzi M O, Lehman D M, Taylor K D, et al. SORCS1: a novel human type 2 diabetes susceptibility gene suggested by the mouse [J]. Diabetes, 2007, 56 (7): 1922-1929.

[202]Florez J C, Manning A K, Dupuis J, et al. A 100K genome-wide association scan for diabetes and related traits in the Framingham Heart Study: replication and integration with other genome-wide datasets [J]. Diabetes, 2007, 56 (12): 3063-3074.

[203] Zhou L M, Xu W, Yan X M, et al. Association between SORCS1 rs1416406 and therapeutic effect of exenatide [J]. Zhonghua Yi Xue Za Zhi, 2017, 97 (18): 1415-1419.

[204] Pereira M J, Lundkvist P, Kamble P G, et al. A randomized controlled trial of dapagliflozin plus once-weekly exenatide versus placebo in individuals with obesity and without diabetes: metabolic effects and markers associated with bodyweight loss [J]. Diabetes Therapy, 2018, 9 (4): 1511-1532.

[205] Schäfer S A, Müssig K, Staiger H, et al. A common genetic variant in WFS1 determines impaired glucagon-like peptide-1-induced insulin secretion [J]. Diabetologia, 2009, 52 (6): 1075-1082.

[206] Sandhu M S, Weedon M N, Fawcett K A, et al. Common variants in WFS1 confer risk of type 2 diabetes [J]. Nature Genetics, 2007, 39 (8): 951-953.

[207] Ferreira M C, da Silva M E R, Fukui R T, et al. Effect of TCF7L2 polymorphism on pancreatic hormones after exenatide in type 2 diabetes [J]. Diabetol Metab Syndr, 2019, 11: 10.

[208] Gallo L A, Wright E M, Vallon V. Probing SGLT2 as a therapeutic target for diabetes: basic physiology and consequences [J]. Diabetes & Vascular Disease Research, 2015, 12 (2): 78-89.

[209] 纪立农, 郭立新, 郭晓蕙, 等, 2016, 10 (12). 钠-葡萄糖共转运蛋白 2 (SGLT-2) 抑制剂临床合理应用中国专家建议 [J]. 糖尿病天地 (临床), 2016, 10 (12): 544-548.

[210] Zinman B, Wanner C, Lachin J M, et al. Empagliflozin, cardiovascular outcomes, and mortality in type 2 diabetes [J]. The New England Journal of Medicine, 2015, 373 (22): 2117-2128.

[211] Neal B, Perkovic V, Mahaffey K W, et al. Canagliflozin and cardiovascular and renal events in type 2 diabetes [J]. The New

England Journal of Medicine，2017，377（7）：644-657.

[212] Cai X L，Ji L W，Chen Y F，et al. Comparisons of weight changes between sodium-glucose cotransporter 2 inhibitors treatment and glucagon-like peptide-1 analogs treatment in type 2 diabetes patients：A meta-analysis［J］. Journal of Diabetes Investigation，2017，8（4）：510-517.

[213] Wanner C，Inzucchi S E，Lachin J M，et al. Empagliflozin and progression of kidney disease in type 2 diabetes［J］. The New England Journal of Medicine，2016，375（4）：323-334.

[214] Ji L N，Ma J H，Li H M，et al. Dapagliflozin as monotherapy in drug-naive Asian patients with type 2 diabetes mellitus：a randomized，blinded，prospective phase III study［J］. Clinical Therapeutics，2014，36（1）：84-100.e9.

[215] Francke S，Mamidi R N，Solanki B，et al. In vitro metabolism of canagliflozin in human liver，kidney，intestine microsomes，and recombinant uridine diphosphate glucuronosyltransferases（UGT）and the effect of genetic variability of UGT enzymes on the pharmacokinetics of canagliflozin in humans［J］. Journal of Clinical Pharmacology，2015，55（9）：1061-1072.

[216] Hoeben E，de Winter W，Neyens M，et al. Population pharmacokinetic modeling of canagliflozin in healthy volunteers and patients with type 2 diabetes mellitus［J］. Clinical Pharmacokinetics，2016，55（2）：209-223.

[217] Zimdahl H，Haupt A，Brendel M，et al. Influence of common polymorphisms in the SLC5A2 gene on metabolic traits in subjects at increased risk of diabetes and on response to empagliflozin treatment in patients with diabetes［J］. Pharmacogenetics and Genomics，2017，27（4）：135-142.

[218] Eriksson J W，Lundkvist P，Jansson P A，et al. Effects of dapagliflozin and n-3 carboxylic acids on non-alcoholic fatty liver disease in people with type 2 diabetes：a double-blind randomised placebo- controlled study［J］. Diabetologia，2018，61（9）：1923-1934.

[219] Kalgutkar A S，Tugnait M，Zhu T，et al. Preclinical species and human disposition of PF-04971729，a selective inhibitor of the sodium-dependent glucose cotransporter 2 and clinical candidate for the treatment of type 2 diabetes mellitus［J］. Drug Metabolism and Disposition：the Biological Fate of Chemicals，2011，39（9）：1609-1619.

[220] Kasichayanula S，Liu X，Griffen S C，et al. Effects of rifampin and mefenamic acid on the pharma- cokinetics and pharmacodynamics of dapagliflozin［J］. Diabetes，Obesity and Metabolism，2013，15（3）：280-283.

[221] Miyata A，Hasegawa M，Hachiuma K，et al. Metabolite profiling and enzyme reaction phenotyping of luseogliflozin，a sodium-glucose cotransporter 2 inhibitor，in humans［J］. Xenobiotica，2017，47（4）：332-345.

[222] Stingl J C，Bartels H，Viviani R，et al. Relevance of UDP-glucuronosyltransferase polymorphisms for drug dosing：a quantitative systematic review［J］. Pharmacology & Therapeutics，2014，141（1）：92-116.

[223] Hu D G，MacKenzie P I，McKinnon R A，et al. Genetic polymorphisms of human UDP- glucuronosy- ltransferase（UGT）genes and cancer risk［J］. Drug Metabolism Reviews，2016，48（1）：47-69.

[224] Calado J，Loeffler J，Sakallioglu O，et al. Familial renal glucosuria：SLC5A2 mutation analysis and evidence of salt-wasting［J］. Kidney International，2006，69（5）：852-855.

[225] Santer R，Calado J. Familial renal glucosuria and SGLT2：from a Mendelian trait to a therapeutic target［J］. Clinical Journal of the American Society of Nephrology，2010，5（1）：133-141.

[226] 中华医学会内分泌学分会.中国高尿酸血症与痛风诊疗指南（2019）［J］. 中华内分泌代谢杂志，2020，36（1）：1-13.

[227] Jutkowitz E，Choi H K，Pizzi L T，et al. Cost-effectiveness of allopurinol and febuxostat for the management of gout［J］. Annals of Internal Medicine，2014，161（9）：617-626.

[228] White W B，Saag K G，Becker M A，et al. Cardiovascular safety of febuxostat or allopurinol in patients with gout［J］. The New England Journal of Medicine，2018，378（13）：1200-1210.

[229] Haring B，Kudlich T，Rauthe S，et al. Benzbromarone：a double-edged sword that cuts the liver？［J］. European Journal of Gastroenterology & Hepatology，2013，25（1）：119-121.

[230] Bach M H，Simkin P A. Uricosuric drugs：the once and future therapy for hyperuricemia？［J］. Current Opinion in Rheumatology，2014，26（2）：169-175.

[231] Köttgen A，Albrecht E，Teumer A，et al. Genome-wide association analyses identify 18 new loci associated with serum urate concentrations［J］. Nature Genetics，2013，45（2）：145-154.

[232] Enomoto A，Kimura H，Chairoungdua A，et al. Molecular identification of a renal urate–anion exchanger that regulates blood urate levels［J］. Nature，2002，417（6887）：447-452.

[233] Li S，Sanna S，Maschio A，et al. The GLUT9 gene is associated with serum uric acid levels in Sardinia and Chianti cohorts［J］. PLoS Genetics，2007，3（11）：e194.

[234] Döring A，Gieger C，Mehta D，et al. SLC2A9 influences uric acid concentrations with pronounced sex-specific effects［J］. Nature Genetics，2008，40（4）：430-436.

［235］Vitart V，Rudan I，Hayward C，et al. SLC2A9 is a newly identified urate transporter influencing serum urate concentration，urate excretion and gout ［J］. Nature Genetics，2008，40（4）：437-442.

［236］Dehghan A，Köttgen A，Yang Q，et al. Association of three genetic loci with uric acid concentration and risk of gout：a genome-wide association study ［J］. The Lancet，2008，372（9654）：1953-1961.

［237］Kolz M，Johnson T，Sanna S，et al. Meta-analysis of 28,141 individuals identifies common variants within five new loci that influence uric acid concentrations ［J］. PLoS Genetics，2009，5（6）：e1000504.

［238］Yang Q，Köttgen A，Dehghan A，et al. Multiple genetic loci influence serum urate levels and their relationship with gout and cardiovascular disease risk factors ［J］. Circulation Cardiovascular Genetics，2010，3（6）：523-530.

［239］Caulfield M J，Munroe P B，O'Neill D，et al. SLC2A9 is a high-capacity urate transporter in humans ［J］. PLoS Medicine，2008，5（10）：e197.

［240］Anzai N，Jutabha P，Amonpatumrat-Takahashi S，et al. Recent advances in renal urate transport：characterization of candidate transporters indicated by genome-wide association studies ［J］. Clinical and Experimental Nephrology，2012，16（1）：89-95.

［241］Woodward O M，Kottgen A，Coresh J，et al. Identification of a urate transporter，ABCG2，with a common functional polymorphism causing gout ［J］. PNAS，2009，106（25）：10338-10342.

［242］McDonagh E M，Thorn C F，Callaghan J T，et al. PharmGKB summary：uric acid-lowering drugs pathway，pharmacodynamics ［J］. Pharmacogenetics and Genomics，2014，24（9）：464-476.

［243］Ichida K，Hosoyamada M，Hisatome I，et al. Clinical and molecular analysis of patients with renal hypouricemia in Japan-influence of URAT1 gene on urinary urate excretion ［J］. Journal of the American Society of Nephrology，2004，15（1）：164-173.

［244］Hamada T，Ichida K，Hosoyamada M，et al. Uricosuric action of losartan via the inhibition of urate transporter 1（URAT 1）in hypertensive patients ［J］. American Journal of Hypertension，2008，21（10）：1157-1162.

［245］Schwarz G. Molybdenum cofactor biosynthesis and deficiency ［J］. Cellular and Molecular Life Sciences CMLS，2005，62（23）：2792-2810.

［246］Roberts R L，Zhang M，Marinaki A M，et al. Does genetic variability in aldehyde oxidase and molybdenum cofactor sulfurase predict nonresponse to allopurinol？［J］. Alimentary Pharmacology & Therapeutics，2010，32（2）：310-311.

［247］Hande K R，Noone R M，Stone W J. Severe allopurinol toxicity. Description and guidelines for prevention in patients with renal insufficiency ［J］. Journal of Urology，1984，131（6）：1258-1259.

［248］Stamp L K，Taylor W J，Jones P B，et al. Starting dose is a risk factor for allopurinol hypersensitivity syndrome：a proposed safe starting dose of allopurinol ［J］. Arthritis & Rheumatism，2012，64（8）：2529-2536.

［249］Hung S I，Chung W H，Liou L B，et al. HLA-B*5801 allele as a genetic marker for severe cutaneous adverse reactions caused by allopurinol［J］. Proceedings of the National Academy of Sciences of the United States of America，2005，102（11）：4134-4139.

［250］Stamp L K. Safety profile of anti-gout agents：an update ［J］. Current Opinion in Rheumatology，2014，26（2）：162-168.

［251］Chiu M L S，Hu M，Ng M H L，et al. Association between HLA-B*58：01 allele and severe cutaneous adverse reactions with allopurinol in Han Chinese in Hong Kong ［J］. British Journal of Dermatology，2012，167（1）：44-49.

［252］Cao Z H，Wei Z Y，Zhu Q Y，et al. HLA-B*58：01 allele is associated with augmented risk for both mild and severe cutaneous adverse reactions induced by allopurinol in Han Chinese ［J］. Pharmacogenomics，2012，13（10）：1193-1201.

［253］Tassaneeyakul W，Jantararoungtong T，Chen P，et al. Strong association between HLA-B*5801 and allopurinol-induced Stevens-Johnson syndrome and toxic epidermal necrolysis in a Thai population ［J］. Pharmacogenetics and Genomics，2009，19（9）：704-709.

［254］Kang H R，Jee Y K，Kim Y S，et al. Positive and negative associations of HLA class I alleles with allopurinol-induced SCARs in Koreans ［J］. Pharmacogenetics and Genomics，2011，21（5）：303-307.

［255］Lonjou C，Borot N，Sekula P，et al. A European study of HLA-B in Stevens-Johnson syndrome and toxic epidermal necrolysis related to five high-risk drugs ［J］. Pharmacogenetics and Genomics，2008，18（2）：99-107.

［256］Kaniwa N，Saito Y，Aihara M，et al. HLA-B locus in Japanese patients with anti-epileptics and allopurinol-related Stevens-Johnson syndrome and toxic epidermal necrolysis ［J］. Pharmacogenomics，2008，9（11）：1617-1622.

［257］Gonçalo M，Coutinho I，Teixeira V，et al. HLA-B*58：01 is a risk factor for allopurinol-induced DRESS and Stevens-Johnson syndrome/toxic epidermal necrolysis in a Portuguese population［J］. British Journal of Dermatology，2013，169（3）：660-665.

［258］Lam M P S，Yeung C K，Cheung B M Y. Pharmacogenetics of allopurinol—making an old drug safer ［J］. The Journal of Clinical Pharmacology，2013，53（7）：675-679.

［259］Park D J，Kang J H，Lee J W，et al. Cost-effectiveness analysis of HLA-B5801 genotyping in the treatment of gout patients with chronic renal insufficiency in Korea ［J］. Arthritis Care & Research，2015，67（2）：280-287.

［260］de Bakker P I，McVean G，Sabeti P C，et al. A high-resolution HLA and SNP haplotype map for disease association studies in the extended human MHC ［J］. Nature Genetics，2006，38（10）：1166-1172.

［261］Tohkin M，Kaniwa N，Saito Y，et al. A whole-genome association study of major determinants for allopurinol-related Stevens–Johnson syndrome and toxic epidermal necrolysis in Japanese patients［J］. The The Pharmacogenomics Journalournal，2013，13（1）：60-69.

［262］Jung J W，Kim J Y，Yoon S S，et al. HLA-DR9 and DR14 are associated with the allopurinol-induced hypersensitivity in hematologic malignancy ［J］. The Tohoku Journal of Experimental Medicine，2014，233（2）：95-102.

［263］Lee M H H，Graham G G，Williams K M，et al. A benefit-risk assessment of benzbromarone in the treatment of gout ［J］. Drug Safety，2008，31（8）：643-665.

［264］Wagayama H，Shiraki K，Sugimoto K，et al. Fatal fulminant hepatic failure associated with benzbromarone ［J］. Journal of Hepatology，2000，32（5）：874.

［265］Arai M，Yokosuka O，Fujiwara K，et al. Fulminant hepatic failure associated with benzbromarone treatment：a case report［J］. Journal of Gastroenterology and Hepatology，2002，17（5）：625-626.

［266］van der Klauw M M，Houtman P M，Stricker B H C，et al. Hepatic injury caused by benzbromarone［J］. Journal of Hepatology，1994，20（3）：376-379.

［267］Walter-Sack I，de Vries J X，Ittensohn A，et al. Rapid and slow benzbromarone elimination phenotypes in man：benzbromarone and metabolite profiles ［J］. European Journal of Clinical Pharmacology，1990，39（6）：577-581.

［268］Walter-Sack I，Gresser U，Adjan M，et al. Variation of benzbromarone elimination in man—a population study ［J］. European Journal of Clinical Pharmacology，1990，39（2）：173-176.

［269］McDonald M G，Rettie A E. Sequential metabolism and bioactivation of the hepatotoxin benzbromarone：formation of glutathione adducts from a catechol intermediate ［J］. Chemical Research in Toxicology，2007，20（12）：1833-1842.

［270］Kobayashi K，Kajiwara E，Ishikawa M，et al. Identification of CYP isozymes involved in benzbromarone metabolism in human liver microsomes ［J］. Biopharmaceutics & Drug Disposition，2012，33（8）：466-473.

［271］Zhou S F，Zhou Z W，Huang M. Polymorphisms of human cytochrome P450 2C9 and the functional relevance［J］. Toxicology，2010，278（2）：165-188.

［272］Wei L，Locuson C W，Tracy T S. Polymorphic variants of CYP2C9：mechanisms involved in reduced catalytic activity ［J］. Molecular Pharmacology，2007，72（5）：1280-1288.

［273］Uchida S，Shimada K，Misaka S，et al. Benzbromarone pharmacokinetics and pharmacodynamics in different cytochrome P450 2C9 genotypes ［J］. Drug Metabolism and Pharmacokinetics，2010，25（6）：605-610.

［274］Kaufmann P，Török M，Hänni A，et al. Mechanisms of benzarone and benzbromarone-induced hepatic toxicity［J］. Hepatology，2005，41（4）：925-935.

［275］McDonagh E M，Thorn C F，Bautista J M，et al. PharmGKB summary ［J］. Pharmacogenetics and Genomics，2012，22（3）：219-228.

［276］Cappellini M D，Fiorelli G . Glucose-6-phosphate dehydrogenase deficiency ［J］. Lancet，2008，371（9606）：64-74.

［277］McDonagh E M，Bautista J M，Youngster I，et al. PharmGKB summary：methylene blue pathway ［J］. Pharmacogenetics and Genomics，2013，23（9）：498-508.

［278］Geraldino-Pardilla L，Sung D，Xu J Z，et al. Methaemoglobinaemia and haemolysis following pegloticase infusion for refractory gout in a patient with a falsely negative glucose-6-phosphate dehydrogenase deficiency result ［J］. Rheumatology，2014，53（12）：2310-2311.

第十六章　抗心律失常药物基因组学的临床应用

第一节　抗心律失常药物的药代动力学和药效动力学

一、概述

抗心律失常药物的使用个体差异较大，容易引起药物不良反应，并存在诱发致死性心律失常的潜在作用。部分抗心律失常药物的治疗窗与其致心律失常作用存在明显重叠，给临床工作带来了巨大挑战[1]。药物间的相互作用可改变抗心律失常药物的代谢或增强其效果，导致治疗剂量可能会变为毒副剂量。鉴于这种复杂性，了解抗心律失常药物的药代动力学和药效动力学特性尤为重要。目前，关于基因多态性与药物有效性和安全性的研究取得了突破性进展，并基于药物基因组学研发了一些靶向药物或基因检测试剂盒，用以指导临床合理用药。随着心脏离子通道基因研究的深入，基于药物基因组学的抗心律失常个体化用药逐渐引起人们的重视。目前药物基因组学已用于评估抗心律失常药物的有效性和安全性，以期指导个体化选择药物和剂量，最大限度地提高药物疗效并减少毒副作用，给心血管疾病患者的个体化治疗带来获益。

二、抗心律失常药物分类

临床最实用而经典的抗心律失常药物分类方法主要是 Vaughan-Williams 抗心律失常药物（antiarrhythmic drugs，AADs）分类系统。它基于对心脏动作电位各时相的主要作用来进行分类[2]。然而，大多数抗心律失常药物都可以影响多种离子通道，无论是在治疗性剂量还是在毒性剂量上都是如此。了解心律失常机制和抗心律失常药物的作用机制是正确选择 AADs 的第一步。了解每种抗心律失常药物的致心律失常作用和副作用对于它们的安全使用至关重要。

（一）Ⅰ类：钠通道阻滞剂

这类药物影响动作电位（AP）0 相钠的内向电流，减慢去极化速率 V_{max}，导致除极时间延长和传导减慢。钠通道存在于 3 种状态，即开放、关闭和失活，并且每种状态对给定的药物具有不同的亲和力。这一特征可以解释这类药物的用药依赖性特征，即阻滞随着刺激率的增加而增加。随着心率加快，更多的钠通道处于开放或失活状态。当钠通道开放或失活时，对其受体有更大亲和力的药物则较容易以更快的速率与之结合。此类药物与其受体结合或解离的速率也不同，其中根据其药代动力学特性可分为以下三个亚组。ⅠB 类药物与其受体结合和解离最快，而 I C 类药物与其受体结合和解离最慢。

1. I A 类：奎尼丁、普鲁卡因胺和异丙吡胺　I A 类药物除了钠通道阻滞和降低 V_{max} 导致传导减慢外，还降低心房、心室和浦肯野纤维的自律性和兴奋性，同时快速激活钾通道 I_{Kr} 也被阻断，导致动作电位复极时间延长和 QT 间期延长。奎尼丁还通过阻断 I_{to} 电流来降低动作电位 1 相期间的钾电流[3]。奎尼丁的钾通道阻滞作用比普鲁卡因胺大，普鲁卡因胺主要通过其活性代谢物 N-乙酰普鲁卡因胺发挥钾通道阻滞作用，后者可导致 QT 间期和 APD 延长[4]。普鲁卡因胺可用于预激综合征伴快速心室率的心房颤动，其作用包括终止心房颤动和减慢旁路传导[5]。 I A 类药物抑制心肌收缩力，在心力衰竭患者中尤其应该避免，因为它们有可能产生负性肌力和扩张外周血管的作用，从而导致低血压和加重充血性心力衰竭。异丙吡胺还具有抗胆碱能作用，如尿潴留、口干、便秘、视物模糊、闭角型青光眼和食管反流，大剂量时还可抑制窦房结功能。它也因具有负性肌力作用而被用于肥厚型心肌病患者。

2. I B 类：利多卡因和美西律　这类药物可阻断快速钠通道，降低 V_{max}，即动作电位 0 相期间的去极化速率。同时对失活的钠通道有更高的亲和力，因此对快速性心律失常更有效。利多卡因治疗窗很窄，其药物浓度应受密切监测。作为 I 类药物，利多卡因可使正常传导组织的动作电位时程和有效不应期略有缩短，也可能抑制窦房结功能。美西律是利多卡因的口服类似药物，用于预防室性心律失常。除了阻断钠通道和降低 V_{max} 外，它还可以缩短心室肌的动作电位时程[6]。美西律对血流动力学参数或心肌收缩性的影响很小，因此可以安全地用于严重收缩功能障碍患者。这类药物对心房组织无明显影响，因此对室上性心动过速没有治疗价值。它们很少作为单一疗法使用，而且与胃肠道和中枢神经系统副作用有关[1]。心脏以外的副作用为严重的中枢神经系统毒性，包括耳鸣、癫痫、强直阵挛发作、精神状态改变和昏迷。

3. I C 类：氟卡尼（氟卡胺）和普罗帕酮　作为 I C 类药物，氟卡尼和普罗帕酮是快速钠通道的强效抑制剂，导致 AP 的 0 相斜率降低，具有减慢传导速度和 V_{max} 的作用，具有慢结合和解离通道动力学及明显的用药依赖性。同时，这类药物也可以抑制快速复极电流 I_{Kr}，导致 QRS 波群时限增宽和通过希-浦系统时传导减慢。氟卡尼和普罗帕酮均可延长 PR 间期和 QRS 波群，而氟卡尼可轻微延长 QT 间期[7]。普罗帕酮可阻断开放和失活的钠通道，还可阻断电压依赖性钙电流和钾电流，使动作电位持续时间基本不变，兼具一些β受体阻滞剂作用。 I C 类抗心律失常药物呈剂量依赖性药代动力学。在较快的心率下，有更多的钠通道处于开放或非激活状态，这类抗心律失常药物对此状态下的钠通道有更高的亲和力。研究证明，这类药物在结构性心脏病患者中应用会增加患者死亡率，从而限制了其使用。

（二）Ⅱ类：β受体阻滞剂

这类药物包括选择性或非选择性阻断心脏组织受体的药物。这些药物竞争性地抑制儿茶酚胺的结合，主要作用包括降低心脏组织（如窦房结）的自律性以及通过房室结的传导。β受体阻滞剂的抗心律失常作用比其抗肾上腺素能作用复杂。在急性心肌梗死患者中，抗肾上腺素能作用导致 cAMP 水平降低，从而降低心室颤动的风险，对交感β肾上腺素能张力增高所引起的快速性心律失常通常有效。β受体阻滞剂抑制窦房结、房室结和异位搏动点的活动，延长房室结的有效不应期，从而影响房室结的前传和逆传。选择性阻滞β₁受体的药物包括美托洛尔、比索洛尔和阿替洛尔，但在较高剂量下，这些药物也会阻断β₂受体。阻断β₁和β₂受体的非选择性药物包括普萘洛尔（心得安）、纳多洛尔、吲哚洛尔和卡维地洛，卡维地洛还可以阻断α₁肾上腺素能受体。卡维地洛和美托洛尔已被证明可以改善收缩性心力衰竭患者的存活率，减少猝死。β受体阻滞剂的副作用包括疲劳、抑郁加重和低血糖反应等。

（三）Ⅲ类：钾通道阻滞剂

Ⅲ类抗心律失常药物阻断钾通道，延长动作电位持续时间和有效不应期而使动作电位时程（action potential duration，APD）延长，体表心电图上表现为 QT 间期延长。此类药物主要包括胺碘酮、决奈达隆、索他洛尔、伊布利特和多非利特。胺碘酮在患者心率快时，通过抑制不活跃的钠通道而具有Ⅰ类抗心律失常效应，非竞争性地结合β肾上腺素能受体，甚至有一些温和的Ⅳ类作用[8]。胺碘酮是治疗房性和室性心律失常最广泛的抗心律失常药物之一。尽管胺碘酮具有多种电生理效应，但它的副作用和毒性作用也很显著，其心外副作用比严重心律失常的风险要高。因此，尽管胺碘酮是可用的最有效的抗心律失常药物，但仍应谨慎使用，特别是在年轻人群中。胺碘酮对于死亡率和诱发心律失常的风险较低，因此可将其用于充血性心力衰竭和心肌病患者。在房性心律失常中开始使用小剂量胺碘酮很常见，然而对大负荷剂量的住院患者，应进行用药监测。胺碘酮能影响几乎所有的器官系统，包括肺部（肺纤维化、急性呼吸窘迫综合征）、甲状腺（甲状腺功能减退和甲亢）、胃肠道（肝脏、胃肠道窘迫）、眼部（角膜微沉积物、视神经炎、光敏）、皮肤（蓝色和灰色色素沉着）和神经系统（震颤）。大多数胺碘酮的副作用与累积给药剂量及大剂量给药有关，且大多数副作用在药物停止使用后可能是可逆的。虽然甲状腺毒性更为常见，但肺纤维化是胺碘酮治疗最可怕的并发症之一，因为它通常不可逆转且可能致命。严重的、不可逆的间质性肺纤维化的发生率可能高达 1.2%。急性肺损伤/急性呼吸窘迫综合征和弥漫性肺泡出血较罕见，但与高达 50% 的死亡率有关。决奈达隆是胺碘酮的非碘化同系物，用于维持心房颤动患者的窦性心律。由于缺乏碘分子，决奈达隆对肺和甲状腺的毒性较小。和胺碘酮一样，它主要为Ⅲ类抗心律失常作用，但也有Ⅱ和Ⅳ类抗心律失常作用。决奈达隆禁用于症状性心力衰竭或永久性心房颤动。与其他抗心律失常药物相比，多形性室速在胺碘酮和决奈达隆中较少见，可能是因为它们对所有心肌细胞和通道的同质性作用。索他洛尔除了Ⅲ类作用外，还具有重要的Ⅱ类作用。多非利特和索他洛尔表现出反向使用依赖；它们的效果在心率较慢时更为明显，导致多形性室速伴窦性心动过缓的风险增加。这在接受索他洛尔治疗的患者中尤其令人担忧，因为它具有额外的β受体阻滞剂作用。由于 QT 间期延长引起多形性室速的风险较高，应在院内开始应用多非利特和索他洛尔时监测校正 QT 间期（QTc）。多非利特和索他洛尔的心律失常风险随应用 QT 间期延长药物增加或肾功能不全的加重而增加。这两种药物都是通过肾脏排泄，如果在急性肾衰竭患者中继续使用，可能会导致致命性心律失常。如果肌酐水平稳定，调整剂量后可考虑应用于轻、中度肾功能不全患者。

（四）Ⅳ类：钙通道阻滞剂

钙通道阻滞剂通过阻断心肌和血管平滑肌细胞膜上的钙离子通道，抑制细胞外钙离子内流，使细胞内钙离子水平降低，主要分为二氢吡啶类和非二氢吡啶类钙通道阻滞剂。维拉帕米和地尔硫䓬是非二氢吡啶类钙通道阻滞剂，其抗心律失常作用通过延长房室结不应期而实现，主要用于心房颤动时的室率控制与房室结依赖性室性心动过速的终止和预防。钙通道阻滞剂在降低射血分数的心力衰竭中禁忌使用。地高辛阻断钠钾 ATP 酶，最终导致细胞内钙离子增加，从而导致心肌收缩力增强，迷走神经张力增强，抑制窦房结和房室结。它的治疗窗口很窄，在肾功能不全的情况下可以加速毒性反应，常见表现是恶心、呕吐、腹泻和色觉改变。在中毒剂量时，地高辛可引起阵发性房性心动过速，并伴有房室传导阻滞、双向室速或高度房室传导阻滞。地高辛在治疗成人心律失常的临床用途上已基本被 β 受体阻滞剂和钙通道阻滞剂所取代。

腺苷通过打开腺苷敏感性内向整流钾通道抑制窦房结和房室结，还可以不均匀地缩短心房心肌的心房不应期，因此可以在接受治疗的患者中触发心房颤动。反应性气道疾病患者不应服用腺苷，活动性支气管痉挛的患者可能会出现严重且持续的支气管收缩。它对房室结的短暂作用使其成为治疗室上性心动过速（包括与预激综合征相关的室上性心动过速）的理想选择[9]。然而，在预激综合征和心房颤动患者中，腺苷是绝对禁忌的，因为它可能通过选择性地抑制房室结，导致心房颤动通过旁路更快地传导到心室，从而导致心室颤动。孕妇可以安全地服用腺苷。

三、抗心律失常药物临床影响因素与药物监测

合并症、联合用药和年龄对抗心律失常药物的选择有重要影响。同时，需要考虑最严重的并存情况是慢性或急性肾脏疾病、肝功能异常和慢性肺部疾病。因为这些情况增加了心律失常和副作用的风险。

地高辛、多非利特、伊布利特、索他洛尔和普鲁卡因胺通过肾脏清除，因此不能用于肾衰竭患者[1]。在出现轻到中度但稳定的肾功能障碍时，可以调整剂量后给予多非利特和索他洛尔。然而，这些患者经常出现电解质异常，会增加抗心律失常药物的致心律失常风险，需要进行密切和频繁的监测。不能用于肝衰竭的抗心律失常药物有胺碘酮、普鲁卡因胺、利多卡因、普罗帕酮、氟卡尼和异丙吡胺。

心力衰竭患者经常同时出现房性和室性心律失常，而射血分数降低的心力衰竭是选择抗心律失常药物时需要考虑的一个重要因素。ⅠA 类药物（普鲁卡因胺、奎尼丁和异丙吡胺）抑制心肌收缩力，是心力衰竭的禁忌证。纽约心功能分级Ⅱ级或更差的充血性心力衰竭的患者禁忌使用决奈达隆。钙通道阻滞剂如地尔硫䓬和维拉帕米可降低射血分数，心力衰竭患者禁忌使用。

由于许多抗心律失常药物经由肝脏中的细胞色素 P450 酶代谢或抑制，所以审查患者的药物及其与抗心律失常药物之间的相互作用很重要。例如，胺碘酮与华法林的相互作用会导致华法林的血药浓度增加，需要减少华法林的剂量才能达到预期的治疗效果。

四、抗心律失常药物代谢相关的酶和转运体

药物作用的差异包括不同的遗传背景导致的药效动力学或药代动力学差异。药物相关生物遗传标记的个体差异，尤其是明显影响药物代谢酶、药物转运体及作用靶点的多态性，会引起体内血药浓度的变化及药物反应异常，导致药物的不敏感及不良反应出现。在药物个体化治疗中，基因分型可能比表型有更大的优势。重要的是要认识到，遗传和环境因素都会导致种族之间的这些差异。

药效动力学差异是指等量药物转运到分子靶点而出现不同的药物疗效，反映药物靶分子的功能存在差异，或者药物与分子靶点间的相互作用存在病理生理性差异。药效学主要研究药物作用靶点如酶、受体、离子通道、脂蛋白和细胞效应器等的基因变异对药物作用的影响。药效学相关基因变异通过改变药物靶分子结合位点的构象，影响药物的作用效能。

药代动力学差异是指将药物转运或介导到分子靶点或从该靶点清除的差异，这一过程的关键分子包括药物代谢酶和药物转运体。药代动力学相关基因变异可以导致代谢酶的功能下降，从而降低机体代谢药物的能力，进而增加达到活性位点的药物数量及延长其半衰期。其中，与抗心律失常药物代谢相关的 I 级代谢酶主要是细胞色素 P450 酶，包括 CYP2D6、CYP2C9 和 CYP3A4 等；II 级代谢酶对抗心律失常药物代谢的影响较小；III 级代谢酶主要是跨膜转运体，尤其是 ABC 家族。

口服药物的生物利用度取决于几个因素。肠道吸收取决于肠道转运时间、血流量及药物的溶解度。食物会降低脂溶性差的药物的吸收。肝脏的细胞色素 P450 酶在首轮代谢中起着关键作用，与其他可能促进或抑制 P450 酶的药物相互作用可极大地影响最终的血药浓度。

在体循环内，药物分布由分布体积、清除率和消除半衰期等参数描述。分布体积是指药物分布的表观体积。高脂溶性的药物，如胺碘酮，具有高的表观分布容积，并且需要很大的负荷量。清除率是指在单位时间内清除药物的血浆量，是参与药物分布、代谢和排泄的所有器官（即肝脏和肾脏等）的清除率的总和。药物可以通过代谢转运到尿液中，或者通过肝脏途径，以原型形式或转化为代谢物后排入胆汁和粪便中来消除。负荷量与分布体积有关，而药物的维持剂量与其清除率有关。与药物浓度成线性比例的清除被称为一级消除，这会导致药物浓度呈指数下降。负荷量可以更快地达到目标药物浓度，但不影响达到稳态浓度的时间。然而，许多药物在体脂、肌肉和血浆等多个组织中的分布不同，药物浓度的药代动力学模型较为复杂。胺碘酮就是这类药物，需要更复杂的药代动力学模型来预测血药浓度。

药物与血浆蛋白结合影响血药浓度，血浆蛋白主要包括白蛋白和 α_1-酸性糖蛋白。尽管血浆蛋白竞争性抑制剂可能会影响药物与蛋白质的结合，但这通常不是药物相互作用和毒性的重要原因，因为药物浓度的变化通常短暂。

被肾脏清除的药物可能通过直接的肾小球滤过和特殊蛋白质的管状转运进入尿液。在肝脏和小肠中，细胞色素 P450 酶在药物代谢中起着重要作用。细胞色素 P450 酶参与一系列的氧化还原反应［这些反应导致含氧基（如羟基）进入药物］，其主要亚型为 CYP1A2、CYP3A4、CYP2C9、CYP2C19 和 CYP2D6。这些酶的表达发生变化，在选定的个体中可能会完全缺失或功能有限。此外，一种特定的细胞色素 P450 酶可能被另一种药物抑制或诱导。

这是通过影响作为特定 P450 酶底物的任何药物的代谢来实现药物相互作用的基本机制。如果肝脏血流量减少，如心力衰竭，一些药物的肝脏清除率也会受到影响。

五、抗心律失常药物代谢的相关基因

心脏离子通道负责调控心肌细胞膜上钠、钾、钙等离子流的交换和流动，离子通道基因变异会影响通道蛋白的表达水平和功能，同时也影响心肌细胞对药物作用的反应，使动作电位时程（APD）延长或缩短从而引起心律失常。*KCNH2* 编码 I_{Kr} 通道（hERG 钾通道），其分子结构中侧链芳香族氨基酸面向孔道，为药物提供高亲和力的结合位点，是多数抗心律失常药物作用及筛选的重要靶点。由于 I_{Kr} 通道不存在大多数钾通道限制药物进入所需的脯氨酸残基，因此能被许多不同种类的药物阻滞。I_{Kr} 阻滞导致 3 相复极延迟，激活内向除极电流可导致早期后除极而引起期外收缩，甚至诱发恶性心律失常。

SCN5A 基因编码的钠通道功能异常可引起钠电流增强，破坏 AP 的 2 相平衡，延长 APD。在 AP 复极相出现的晚钠电流因为幅度较小，对 APD 和 QT 间期影响不大。当心肌细胞钾电流受抑制或净外向电流变小以及其他原因引起复极储备能力降低时，生理性的晚钠电流即可导致 APD 和 QT 间期明显延长，发生心律失常。当钾离子通道被索他洛尔阻滞后，晚钠电流导致的 APD 延长在心率降低时更明显，提示晚钠电流在心脏复极储备降低时致心律失常作用更明显。

抗心律失常药物主要通过细胞色素 P450 的代谢酶 CYP2D6、CYP3A4 和 CYP1A2 代谢，代谢效应与表达水平相关。*CYP2D6* 基因具有 100 多个等位基因，呈高度多态性。*CYP2D6* 基因型会影响 β 受体阻滞剂美托洛尔和普萘洛尔的药动学。I C 类钠通道阻滞剂普罗帕酮在肝脏经苯环羟基化生成活性代谢产物 5-羟基普罗帕酮，这一过程由 CYP2D6 催化。此外，普罗帕酮还通过 CYP3A4 和 CYP1A2 酶代谢。*CYP1A2* 基因型在不同种族间差异较大。抑制 CYP2D6、CYP3A4 和 CYP1A2 酶活性的药物也可能影响普罗帕酮代谢，进而导致心律失常发生。*CYP2C9* 基因的等位基因主要有三种，野生型 *CYP2C9*1*、突变型 *CYP2C9*2*（Arg144Cys）和突变型 *CYP2C9*3*（Ile359Leu），钙通道阻滞剂维拉帕米是 CYP2C9 的底物。

虽然细胞色素 P4502D6（CYP2D6）占肝脏细胞色素 CYP450 总含量的 2%～6%，但它对临床药物的代谢非常重要，许多重要的药物都是通过这一代谢途径。这种酶在人类群体中具有广泛的活性，个体间的代谢率相差超过 10 000 倍。与一般代谢者相比，一部分低代谢者代谢 CYP2D6 底物的能力降低。这会导致药物水平的增加，从而增加其毒副作用的可能性，甚至当药物的疗效依赖于这一代谢途径的激活时，会降低获得治疗益处的可能性。如果其他代谢途径参与药物的代谢，产生不同的活性代谢物，代谢多态性对药物的影响甚至可能变得更加复杂。

ABC 跨膜转运体家族中多药耐药蛋白 P-糖蛋白主要影响药物的吸收、分布和排泄。*MDR1* 基因为 P-糖蛋白的编码基因，C3435T 能显著影响十二指肠 P-糖蛋白的表达，且与地高辛在胃肠道的吸收密切相关。伊布利特是 MDR1 的底物，*MDR1* 基因多态性与个体耐药性相关。OCT1 是肝脏的主要转运蛋白，药物底物包括奎尼丁、普鲁卡因胺等，其基因多态性可能影响药物的生物利用度。

第二节　胺碘酮抗心律失常的药物基因组学相关基因多态性

一、概述

胺碘酮是一种广泛应用于临床的Ⅲ类抗心律失常药，它影响心脏 AP 的所有时相，通常用于治疗房性心律失常和室性心律失常。该药可导致所有心脏组织（心房、房室结、希-浦纤维、心室）的不应期延长，而减慢 4 相除极，降低自律性。长期使用胺碘酮虽可明显延长 QT 间期，但因其同时阻断 I_{Kr}、I_{Ks} 和晚钠电流，可均匀地延长三层心肌细胞不应期，但不增加跨室壁复极离散度，很少导致尖端扭转型室性心动过速[10]。胺碘酮具有阻滞失活钠通道的 Ⅰ 类抗心律失常作用，还可阻滞 L 型钙离子通道。

胺碘酮还是一种有效的冠状动脉和外周血管扩张剂，可安全地用于心肌梗死后左心室功能不全、充血性心力衰竭或肥厚型心肌病患者。胺碘酮，特别是与β受体阻滞剂联合使用时，可降低心力衰竭患者室性心动过速的死亡率，但对这些患者的心血管存活率和总存活率是否有益尚不明确。

胺碘酮可引起甲状腺异常、肺纤维化和转氨酶升高等，建议使用时应对这些副作用进行常规监测。它还与几种药物相互作用，如华法林、辛伐他汀、阿托伐他汀以及艾滋病抗逆转录病毒药物。其缓慢的抗心律失常作用需要负荷量，非心脏毒性和常见的药物相互作用的高风险限制了它的长期使用。考虑到这种药物在医疗实践中的普遍使用，加深对本药的认识，对于临床医生确保胺碘酮的安全和有效使用至关重要。

二、胺碘酮的药物基因组学

静脉给药时胺碘酮主要影响房室结，通过β肾上腺素能受体和钙通道的协同阻滞，减慢房室结传导，延长房室结不应期。由于同时扩张外周血管，体内窦性心律没有受到明显影响，导致交感神经张力增加而抵消潜在的心率下降。胺碘酮静脉给药对心房和心室的电生理、旁路和希-浦系统的影响很小，因此与 QRS 间期和 QT 间期的显著延长无关。

长期口服胺碘酮显著改变整体心脏电生理特性[11]。它与窦房结自律性降低和窦性心律减慢有关，最终导致窦性心动过缓或窦性停搏，特别是在既有窦房结功能障碍的老年患者中。口服胺碘酮除了对房室结有影响外，还可延长房室不应期、HV 间期和 QT 间期，QRS 增宽，促进束支传导阻滞。有创电生理检查显示，旁路有效不应期显著延长，最长达 100ms，导致明显的预激丧失。

胺碘酮的口服生物利用度为 30%～50%，与食物一起服用可提高胺碘酮的吸收速率和吸收程度。当食用富含脂肪的食物时，可比禁食状态的吸收增加 2.4～3.8 倍。因此，我们建议胺碘酮应随餐服用。胺碘酮需要在 10 周后达到组织饱和度，发挥完全的抗心律失常作用。胺碘酮在小肠的吸收缓慢，口服后 3～7 小时达到最大血药浓度。在负荷过程中，胺碘酮经历了三个分布阶段：①中枢或血管分布，发生在大约 24 小时内；②外围或实体器官分布，发生在接下来的 7 天内；③深层或脂肪组织分布，发生在随后的 4 周内[8]。胺碘酮的抗心律失常作用始于口服后 2～3 天，使用静脉给药途径和（或）"负荷剂量"显著缩短了该段时间[12]。之后，胺碘酮被肝脏细胞色素酶 CYP3A4 和 CYP2C8 代谢成活性代谢物。此外，胺碘酮可抑制几种可能引起临床相关药物相互作用的 P450 细胞色素酶的活性。

药物在体内的持续时间取决于脂肪含量和先前的药物浓度。胺碘酮以相反的分布顺序离开人体，这可能需要几周的时间。胺碘酮在肝、肺、脂肪组织、骨骼肌和皮肤等组织中显著蓄积。长期使用时，心肌内的药物浓度是血药浓度的 10～50 倍，循环中 96% 以上的胺碘酮与血浆蛋白结合。胺碘酮的半衰期很长，为 50～60 天。停用胺碘酮后，由于半衰期延长，药效可能会持续长达 3 个月。因此，如果怀疑治疗过程中出现胺碘酮严重毒性，并进行了确诊试验，则应及时停用胺碘酮；然而胺碘酮可能需要几个月的时间才能从体内清除。胺碘酮的血药浓度与口服维持量有很好的相关性，虽然较高的药物血浆浓度（高达 3.5μg/ml）可以更有效地抑制心律失常，但它也与药物毒性的更高风险相关[13]。在长期使用胺碘酮期间，胺碘酮的心肌浓度与累积服药剂量有很好的相关性，但与血药浓度无关。因此，在常规临床实践中，监测总累积剂量（即每日剂量和疗程）可能比监测血浆胺碘酮水平更有用。

由于可能导致剂量依赖性的 QTc 延长，胺碘酮与ⅠA 类抗心律失常药物（奎尼丁、普鲁卡因胺和异丙吡胺）联合使用属禁忌。胺碘酮也不应该与其他Ⅲ类抗心律失常药物联合使用，因为有明显延长 QTc 的风险。当与β受体阻滞剂或钙通道阻滞剂联合使用时，胺碘酮可能会因为窦房结或房室结阻滞而进一步增加心动过缓的风险。因此，胺碘酮和β受体阻滞剂联合治疗应慎用。地高辛和胺碘酮联合使用可抑制胃肠道 P-糖蛋白而增加地高辛的血药浓度，使患者面临地高辛中毒的风险。虽然氟卡尼和胺碘酮在临床上很少联合使用，但当二者联用时，应调整氟卡尼的剂量。鉴于氟卡尼通过细胞色素 P450 酶 CYP2D6 抑制肝脏代谢，氟卡尼与胺碘酮联合使用时剂量应减少 50%。在接受胺碘酮治疗的患者中，氟卡尼的血药浓度增加了 30%。

胺碘酮主要经细胞色素 P450 酶 CYP3A4 代谢，因此要注意个体遗传背景差异，从而减少药物不良反应。维拉帕米和地尔硫䓬是 CYP3A4 酶抑制剂，二者对 *CYP3A4**1A（野生型）及 *CYP3A4**3（Met445Thr）、*CYP3A4**4（Ile118Val）和 *CYP3A4**18（Leu293Pro）等具有不同程度的抑制作用。因此，联合用药时应注意药物之间的相互作用。由于胺碘酮对细胞色素 P450 酶 CYP3A4 的抑制，当与胺碘酮联合使用时，辛伐他汀和阿托伐他汀的血药浓度均会增加。这种相互作用可能会增加横纹肌溶解症等肌病的风险。如果与胺碘酮联合使用，目前推荐的辛伐他汀剂量为 20mg，或者可使用普伐他汀来代替辛伐他汀或阿托伐他汀，因为同时使用胺碘酮并不会改变普伐他汀的血药浓度。胺碘酮通过抑制华法林以及 CYP2C9 和 CYP3A4 的 S-异构体来增强华法林的抗凝效果和血浆浓度，因此需要更密切地监测国际标准化比值。如果在患者接受华法林治疗时开始使用胺碘酮，通常需要减少 30%～50% 的华法林剂量。

第三节 钙通道阻滞剂抗心律失常的药物基因组学相关基因多态性

一、概述

维拉帕米和地尔硫䓬是非二氢吡啶类钙通道阻滞剂，对心肌细胞的负性变力作用和血管舒张作用是通过抑制兴奋-收缩偶联中的钙功能产生的。与骨骼肌相比，心肌和平滑肌更容易受到细胞外钙浓度变化的影响。因此，这些细胞的收缩激活程度更多地依赖于在兴奋过程中从细胞外来源进入细胞内的钙的可用性。在心脏传导组织内，窦房结和房室结的兴奋是由慢通道介导的，钙是慢通道的主要电荷载体。钙拮抗剂通过抑制这些组织中慢速通道的钙内流发挥药理作用，减少心肌耗氧量，减少高能磷酸盐消耗；扩张冠脉和外周血管，减缓窦房结放电；延长窦房结恢复时间；延长房室传导时间[14]。维拉帕米和地尔硫䓬延长房室传导，是治疗室上性快速性心律失常的有效药物。

二、钙通道阻滞剂的药物基因组学

维拉帕米口服给药后，药物几乎完全被吸收，因为静脉给药和口服给药在尿液中的累积排泄量和血药浓度-时间曲线下面积（AUC）没有差异，仅不到 5% 的剂量从尿液中排泄。维拉帕米静脉注射 5～10mg 后在终止阵发性室上性快速性心律失常方面非常有效。然而经口服给药，需要 80～160mg 的剂量才能获得类似的临床效果。地尔硫䓬代谢广泛，只有 0.1%～4.0% 的剂量作为母药在尿液中排泄。肝脏是地尔硫䓬新陈代谢的主要部位，已证实去乙酰地尔硫䓬在多次口服过程中会在血浆中蓄积，在某些受试者中，这种代谢物的血浆浓度可超过母药。

CYP2C9 基因的等位基因主要有 3 种，野生型 CYP2C9*1、突变型 CYP2C9*2（Arg144Cys）和突变型 CYP2C9*3（Ile359Leu）。CYP2C9*3 纯合子个体的药物清除率显著低于 CYP2C9*1 纯合子个体，但 CYP2C9*2 对 CYP2C9 酶活性的影响相对小[9]。钙通道阻滞剂维拉帕米是 CYP2C9 的底物，CYP2C9*3 型携带个体所需维拉帕米的剂量小于 CYP2C9*2 型携带个体。临床上约 50% 的药物经由 CYP3A4 代谢，CYP3A4*4（Ile118Val）是中国人最主要的基因型，而 CYP3A4*1B 是位于 5′启动子区的多态性基因，在非裔美国人中的比例高达 54.6%。这两个多态性基因可造成 CYP3A4 酶活性降低。胺碘酮主要经 CYP3A4 酶代谢，因此要注意个体遗传背景差异，从而减少药物不良反应。维拉帕米和地尔硫䓬是 CYP3A4 酶抑制剂，二者对 CYP3A4*1A（野生型）及 CYP3A4*3（Met445Thr）、CYP3A4*4（Ile118Val）和 CYP3A4*18（Leu293Pro）等具有不同程度的抑制作用。因此，联合用药时应注意药物之间的相互作用。

维拉帕米和奎尼丁是多药耐药 1 转运蛋白（MDR1）和细胞色素 P4503A4（CYP3A4）酶的良好底物。研究发现，奎尼丁和维拉帕米的血药浓度-时间曲线下的剂量归一化面积（AUC）呈剂量依赖性增加，治疗剂量分别是微剂量的 2.6 倍和 2.3 倍。结果表明，这些药物的非线性药代动力学主要是由小肠中 MDR1 和（或）CYP3A4 的饱和引起的[15]。利伐沙班与非二氢吡啶钙通道阻滞剂（non-DHPs）合用可能导致全身利伐沙班暴露和抗凝作用增加，其抗凝作用与 non-DHPs 抑制代谢酶和（或）转运蛋白有关。因此，从药代动力学的角度以及与维拉帕米同时使用时对凝血酶原时间延长的敏感性差异方面考虑，建议利伐沙班的剂量减少至少 67%[16]。羟喜树碱（HCPT）在多种癌症中具有抗肿瘤活性，但其生物利用度和外排能力较差，限制了其临床应用。维拉帕米已被证明可以提高多种药物的生物利用度。研究发现，维拉帕米可增加羟喜树碱的系统暴露，可能通过抑制与羟喜树碱代谢和转运相关的 CYP3A4 的活性而发挥作用[17]。短链脂肪酸反向调节肠道 CYP3A4 和 P-糖蛋白（P-gp）的功能及表达。短链脂肪酸可下调 P-gp 的表达，增加口服维拉帕米的全身暴露[18]。

在中国汉族健康受试者中，用高效液相色谱法测定维拉帕米的血药浓度。结果显示，维拉帕米的药代动力学参数在三种 ABCB1 基因型之间有显著性差异。2677TT/3435TT 和 2677GT/3435CT 基因型个体的 AUC 明显低于 2677GG/3435CC 基因型。2677TT/3435TT 基因型的 CL/F 高于 2677GT/3435CT 或 2677GG/3435CC 基因型。2677GG/3435CC 基因型个体的 C_{max} 明显高于 2677GT/3435CT 或 2677TT/3435TT 基因型个体[19]。此研究显示，中国汉族健康受试者 ABCB1 基因特定的遗传多态性可能影响维拉帕米的药代动力学。纳入这些信息的个体化给药方案设计可能会在减少不良反应的同时提高药物的疗效。

CYP3A53 和 CYP2D6*10 等位基因对地尔硫䓬、N-脱甲基地尔硫䓬的药代动力学无明显影响。CYP2D6*10/*10 型携带者体内药理活性代谢产物去乙酰地尔硫䓬的全身暴露是 CYP2D6*1/*10 和 CYP2D6*1/*1 携带者的 2 倍，而 CYP2D6*1/*1 携带者的 AUC 为 CYP2D6*1/*10 和 CYP2D6*10/*10 的 2 倍[15]。在 CYP2D6*10/*10 基因型个体中，去乙酰地尔硫䓬表现为 2 倍蓄积。CYP2D6 基因型对地尔硫䓬治疗临床结果的影响预计是有限的。地尔硫䓬是细胞色素 P450 酶 CYP3A4 的中度抑制剂和 P-gp 的抑制剂。CYP3A4*1G 和 CYP3A5*3 等位基因显著影响地尔硫䓬及其主要代谢物的剂量调整浓度和药代动力学。CYP3A4*1/*1 基因型患者地尔硫䓬及其主要代谢产物的剂量调整谷值浓度和 AUC 均高于 CYP3A4*1G/*1G 基因型患者。CYP3A5*1 携带者地尔硫䓬及其主要代谢物的剂量调整谷值浓度和 AUC 均显著低于 CYP3A5*3 携带者[20]。阿哌沙班代谢的非肾脏排泄途径包括细胞色素 P450（CYP）酶，主要是 CYP3A4 的代谢，以及直接的肠道排泄。联合使用地尔硫䓬可使阿哌沙班暴露增加 1.4 倍[21]。

第四节　β受体阻滞剂抗心律失常的药物基因组学相关基因多态性

一、概述

交感神经系统在神经激素调控心血管功能中起着关键作用。它通过调节心血管功能来调节神经元和激素对恐惧、压力或运动的反应，以满足身体日益增长的需求，并相应地迅速增加心输出量。心脏交感神经释放的去甲肾上腺素以及肾上腺髓质释放的肾上腺素，与心肌细胞上的β肾上腺素能受体结合，从而启动"搏斗"或"逃跑"反应。这触发了一系列信号级联反应，导致 cAMP 增加，继而导致 PKA 活化和无数靶点的磷酸化，从而协调心脏的生理反应：心率和传导速度增加，收缩力和松弛速度增加。虽然这些反应对于满足生理需求是必要的，但过度的β肾上腺素能受体刺激也与电生理异常有关，有时会导致致命的心律失常，特别是在潜在的心血管疾病的背景下。

交感神经激活引起的复杂的心脏电生理和钙掌控包括通过对肌膜离子通道和转运体的直接影响而改变跨膜电位的动态平衡以及间接改变钙信号，从而敏锐地调节跨膜通量并导致慢性病理环境下的重构。cAMP/PKA 信号调节几种离子电流，包括窦房结细胞内的 I_{Na}、I_{Ca-L}、I_K 及 I_f。依赖 PKA 的 I_{Na} 磷酸化通过门控改变和增强通道转运来增强电流，这可能有助于交感神经介导的传导速度的增加和心肌梗死后折返性心律失常的形成，这通常以心肌去极化为特征。晚钠电流在β肾上腺素能受体激活时也增加，这是由 PKA 和 CaMK II 增加介导的。因此，刺激β肾上腺素能受体可以增强晚钠电流，延长动作电位时程，并增加致心律失常的早期后除极的倾向。

β受体阻滞剂即便是有效治疗剂量也可能产生大量的不良反应，如中枢神经系统不良反应、肢端循环障碍、支气管痉挛等。长期使用β受体阻滞剂的患者突然停药，可产生高血压、急速心律失常、心绞痛加剧，甚至发生心肌梗死。β受体阻滞剂的疗效和不良反应存在较大的个体差异，除了性别、年龄、种族等原因外，20%～95%的个体差异归因于基因的遗传多态性。合理使用β受体阻滞剂，降低不良反应的发生率是亟待解决的问题。目前，有关β受体阻滞剂疗效的个体差异的研究主要集中在 *CYP2D6* 基因多态性、β肾上腺素能受体-G 蛋白基因多态性。

二、β受体阻滞剂的药物基因组学

β受体阻滞剂中脂溶性的美托洛尔、普萘洛尔（心得安）通过细胞色素酶 P450 的亚型 CYP2D6 而降解，水溶性的阿替洛尔和比索洛尔，主要经由肾脏代谢。因此，*CYP2D6* 的基因多态性对美托洛尔、普萘洛尔代谢影响较大，而对于阿替洛尔和比索洛尔代谢的影响较小。*CYP2D6* 基因具有 100 多个等位基因，呈高度多态性。*CYP2D6* 基因型会影响β受体阻滞剂美托洛尔和普萘洛尔的药代动力学。美托洛尔主要经 O-去甲基化和α-羟化两条途径代谢，其中由 CYP2D6 介导生成α-羟化美托洛尔，这一代谢过程受 *CYP2D6* 基因多态性的影响。例如，与具有两条 *CYP2D6*1* 活性等位基因的受试者相比，仅有一条 *CYP2D6*1* 活性等位基因和无活性等位基因的受试者美托洛尔血药浓度升高，口服清除率明显降低。CYP2D6 弱代谢型患者在使用美托洛尔、噻吗洛尔治疗过程中毒性风险增加。携带 *CYP2D6*10* 基因型的中国人群对美托洛尔代谢减弱，且 *CYP2D6*10* 纯合子变异比杂合子变异对美托洛尔药代动力学的影响大。奎尼丁和普罗帕酮可抑制 CYP2D6 活性。CYP2D6 慢代谢型者或合并服用 CYP2D6 酶抑制剂将会增加美托洛尔血药浓度和降低其心脏选择性，造成无症状性心动过缓。对于 CYP2D6 慢代谢型者，建议应小幅度滴定增加美托洛尔的剂量，且最大不超过标准剂量的 25%。

β₁ 受体基因（*ADRB1*）主要有两个功能多态性，Ser49Gly 和 Arg389Gly 基因多态性可影响配体介导的腺苷酸环化酶活性及受体下调，影响心肌细胞反应性。这两个 SNP 呈 Hardy-Weinberg 平衡分布，等位基因频率在不同种族间存在差异。*ADRB1* 的多态性明显影响美托洛尔的药物疗效，在 Arg389 纯合子者中对静息和运动心率的降低作用更为明显。服用阿替洛尔后，Arg389 纯合子者较 Gly389 纯合子者静息收缩压和平均动脉压明显降低。β2 受体基因 ADRB2 包含较多的基因多态性，研究表明 Argl6Gly 和 Gln27Glu 基因型与受体阻滞剂减少死亡率相关，但这一结果仍存在争议。某些β受体阻滞剂，如卡维地洛疗效不受β受体基因多态性的影响。β1 肾上腺素能受体存在 ADRB1 基因 Arg389Gly 和 Ser49Gly 2 种常见的多态性。

人类β2 肾上腺素能受体基因有近 20 个单核苷酸多态性位点，其中只有 4 种可改变受体氨基酸序列，3 种具有功能性意义：Argl6Gly、Gln27Glu 和 Thrl64Ile。研究表明，Thrl64 变异型可影响激动剂结合受体后与腺苷酸环化酶的偶联，Glyl6 变异型可增强长期受体激动剂促进的下调作用，Gln27 基因型则较少产生下调作用。

第五节　普鲁卡因（酰）胺抗心律失常的药物基因组学相关基因多态性

一、概述

普鲁卡因胺为Ⅰa 类抗心律失常药物，适于治疗频发期前收缩、房性和室性心动过速、预激综合征并发心房颤动及心房扑动等。本药主要损害心脏、神经系统及产生过敏反应。对心脏自律性、传导性、兴奋性及膜反应作用与奎尼丁类似。抑制心肌细胞 Na^+ 内流，使动作电位 0 相上升速度和振幅降低，时程延长，传导减慢。希-浦系统 0 相除极斜率降低，自律性下降。

普鲁卡因胺口服吸收快而完全，吸收率可达 75%～100%，肌内注射后 15～60 分钟达峰值，生物利用度为 75%，有效血药浓度为 4～12μg/ml，药物与蛋白结合率约为 15%，血浆药物浓度达到稳态需 5～7 个半衰期。几乎全部经肝脏乙酰化代谢成为乙酰普鲁卡因胺，后者几乎全部从尿中排出。本药由胃及肠道吸收，很快分布于心肌中。口服 1 小时后在血中达峰值；肌内注射后 10～15 分钟即发生作用，维持药效 4～6 小时；静脉注射后 4 分钟作用最强。本药经肾脏排泄，其中 50%～60%以原型从尿中排出，半衰期 3.5～6 小时。心力衰竭和肾功能不全时，排泄缓慢，易发生蓄积中毒。大剂量可致房室传导阻滞及室性期前收缩，甚至发生心室颤动。能抑制心肌收缩，静脉给药过量或过速可致血压下降或（和）心室收缩不全。

二、普鲁卡因（酰）胺的药物基因组学

OCT1 是肝脏的主要转运蛋白，药物底物包括奎尼丁、普鲁卡因胺等，其基因多态性可能影响药物的生物利用度。OCT1 可以加剧奎尼丁对 hERG 钾通道的阻滞作用，基因多态性导致的 OTC1 活性差异可能是尖端扭转型室速（torsade de pointes，TdP）的潜在危险因素。Arg961Cys 多态性使 OCT1 的活性丧失，而 Cys88Arg 和 Gly401Ser 可明显降低 OCT1 的活性。阻断 hERG 钾通道的药物具有延长 QT 间期和（或）引起 TdP 的风险，其中就包括Ⅰ类和Ⅲ类抗心律失常药物，如奎尼丁、普鲁卡因胺、伊布利特、多非利特、索他洛尔、胺碘酮和维拉帕米等[22]。

第六节 普罗帕酮抗心律失常的药物基因组学相关基因多态性

一、概述

普罗帕酮是一种钠通道阻滞性抗心律失常药物，它还兼具较温和的β肾上腺素能受体、钾通道和微弱的钙通道阻滞活性。其代谢物保留钠通道阻滞活性，但β肾上腺素能受体阻滞活性很小。普罗帕酮的非心脏副作用相对较少，是治疗室上性心律失常的一种有效药物。静脉注射普罗帕酮能有效使心房颤动转为正常窦性心律，长期口服可降低心房颤动和阵发性室上性心动过速的复发频率。这种药物在潜在窦房结功能障碍患者中可产生窦房阻滞[23]。对于预激综合征患者进行血流动力学耐受性良好的预激心房颤动急性处理，普罗帕酮可作为首选。它在交界性心动过速患者的长期治疗中也有疗效，是治疗预激综合征的一线药物，特别是在旁路存在短期顺行不应期的情况下[24]。

普罗帕酮、依卡胺和氟卡尼具有相似的临床电生理效应，被归类为ⅠC类抗心律失常药物。然而普罗帕酮的作用模式也与纯ⅠC类抗心律失常药物有很大不同。与纯ⅠC类抗心律失常药物最明显的区别在于其结构与其他β肾上腺素能受体拮抗剂相似。普罗帕酮的β肾上腺素能受体阻滞性的效力约为普萘洛尔的 1/50～1/20。由于长期治疗期间普罗帕酮的血药浓度可能是普萘洛尔的 50 倍或更多，β肾上腺素能受体阻滞效应可能与临床相关。在心房颤动期间，无论是否有旁路，普罗帕酮对于转复为窦性心律失败的患者都能有效而迅速地控制心室率[25]。

二、普罗帕酮的药物基因组学

心脏离子通道负责调控心肌细胞膜上钠、钾、钙等离子流交换和流动，离子通道基因变异会影响通道蛋白的表达水平和功能，同时也影响心肌细胞对药物作用的反应，导致 APD 延长或缩短而引起心律失常。KCNH2 编码 I_{Kr} 通道（hERG 钾通道），其分子结构中侧链芳香族氨基酸面向孔道为药物提供高亲和力的结合位点，是多数抗心律失常药物作用及筛选的重要靶点。由于 I_{Kr} 通道不存在大多数钾通道限制药物进入所需的脯氨酸残基，因此能被许多不同种类的药物阻滞。I_{Kr} 阻滞导致 3 相复极延迟，激活内向除极电流后可导致早期后除极而引起期外收缩，甚至诱发恶性心律失常。普罗帕酮是 hERG 钾通道阻滞剂，hERG 钾通道核孔膜外侧变异（G628C 和 S631C）能够降低普罗帕酮与 hERG 钾通道之间的结合能力。

普罗帕酮由 CYP2D6、CYP3A4 和 CYP1A2 酶代谢。在美国，大约 6% 的高加索人缺乏 CYP2D6 酶，被称为"CYP2D6 代谢不良者"。与正常代谢物相比，标准剂量的普罗帕酮会导致不良代谢物的血药浓度升高。此外，抑制 CYP2D6、CYP3A4 和 CYP1A2 的药物也可能增加普罗帕酮的水平，这可能导致心律失常的发作。

普罗帕酮可产生两种活性代谢物：5-羟基普罗帕酮（5OH-PPF）和去甲普罗帕酮（NOR-PPF）。通过 CYP2D6 途径产生的普罗帕酮的主要代谢产物（5OH-PPF）在钠通道阻滞作用方面与母药相当,但对β肾上腺素能受体的阻滞作用远低于普罗帕酮。另一种普罗帕酮活性代谢物 NOR-PPF 通过 CYP3A4、CYP1A2 和 CYP2D6 途径产生[26]。研究表明,在普罗帕酮治疗期间,CYP2D6 慢代谢型者更容易出现中枢神经系统副作用和哮喘恶化。此外,普罗帕酮的毒性浓度也曾在慢代谢型者中报道。因此,在服用普罗帕酮之前了解患者的 CYP2D6 代谢状态是非常必要的,有助于个性化的药物治疗。

普罗帕酮在肝脏经苯环羟基化生成活性代谢产物 5-羟基普罗帕酮,这一过程由 CYP2D6 催化[27]。口服普罗帕酮后,*CYP2D6**10/*10 者的清除率仅为 *CYP2D6**1/*1 者的一半。与正常代谢者相比,给予标准剂量的普罗帕酮即可使慢代谢型者血药浓度升高。此外,普罗帕酮还可通过 CYP3A4 和 CYP1A2 酶代谢。*CYP1A2* 基因型在不同种族间差异较大,欧美人的主要基因型为 *CYP1A2**1F 和 *CYP1A2**1D,而亚洲人的主要基因型为 *CYP1A2**1F 和 *CYP1A2**1C。抑制 CYP2D6、CYP3A4 和 CYP1A2 酶活性的药物也可能影响普罗帕酮代谢,进而导致心律失常发生。虽然 FDA 推荐对所有患者给予相同的普罗帕酮方案,但应警告由于会增加心律失常等不良事件的风险,应避免同时使用普罗帕酮和上述 3 种代谢酶抑制剂。对于 CYP2D6 慢代谢型者,可考虑将普罗帕酮的初始剂量降低 70%,并监测心电图和血药浓度以调整剂量或选择替代药物,而对于中代谢型者尚无足够数据来计算初始剂量[28]。奎尼丁和普罗帕酮可抑制 CYP2D6 活性。CYP2D6 慢代谢型者或合并服用 CYP2D6 酶抑制剂将会增加美托洛尔血药浓度和降低其心脏选择性,造成无症状性心动过缓。对于 CYP2D6 慢代谢型者,建议应小幅度滴定增加美托洛尔的剂量,且最大不超过标准剂量的 25%。

FDA 批准的普罗帕酮药物标签中指出,普罗帕酮的推荐剂量方案对所有患者都是相同的(CYP2D6 不良代谢物和正常代谢物)。然而,应避免将普罗帕酮与 CYP2D6 抑制剂(或在 CYP2D6 缺乏的患者中)和 CYP3A4 抑制剂同时使用,因为这会增加导致心律失常和其他不良事件的风险。荷兰皇家药剂师协会(KNMP)荷兰药物基因组学工作组(DPWG)的一份指南根据基因型提供了普罗帕酮的剂量建议。对于 CYP2D6 代谢率较低的患者,指南建议将普罗帕酮的初始剂量减少 70%,进行心电图监测,并监测血浆浓度。对于中代谢型和超快速代谢型者,指南指出还没有足够的数据来计算调整剂量。因此,建议根据血药浓度调整剂量并进行心电图监测,或选择替代药物(如索他洛尔、异丙吡胺、奎尼丁和胺碘酮)。

第七节 药物诱导的室性心律失常的药物基因组学相关基因多态性

一、概述

人们最早认识到由药物引起的致命性心律失常是所谓的"奎尼丁晕厥"。之后,ⅠA 类药物如奎尼丁或异丙吡胺被发现可阻断钾电流 I_{Kr},从而延长动作电位持续时间,导致致死性室性心律失常。奎尼丁是现在治疗 Brugada 综合征和早期复极综合征的常用药物,因为它对瞬时外向电流 I_{to} 有抑制作用。与药物诱导的长 QT 综合征(long QT syndrome,LQTS)

相似，许多药物通过阻断去极化的钠或钙通道而导致 Brugada 综合征。这两种形式的致命性心律失常是不同的，前者是由于阻断外向电流，从而导致早期后除极；后者是由于阻断内向电流和心脏传导延迟[29]。

即使药物所致的 TdP 患者并无先天性 LQTS，但当中仍有相当数量的潜在 LQTS 患者携带 LQTS 相关基因的轻度功能失调变异，这些变异仍会被归类为先天性 LQTS。这些潜在的先天性 LQTS 应与纯药物诱导的 LQTS 严格区分。有了特定的基因型知识，可以创建限制性较低的要避免的药物列表，以避免功能失调的特定基因产物受到进一步损害。因此，基因测试不仅对于药物致命性心律失常的受害者，而且对于被怀疑为变异携带者的家庭成员，都具有重要的临床意义。

药物诱导的 QT 间期延长引发 TdP 的机制为多种因素引起的复极储备能力降低。许多 LQTS 致病基因及调控通路的遗传变异导致复极储备能力下降，因此正常浓度的药物能显著增加药物的作用效果。CredibleMeds 网站列出了延长 QT 间期和（或）具有引起 TdP 风险的药物清单，目前临床上有 187 种延长 QT 间期和（或）诱发 TdP 的药物，219 种药物应避免在先天性 LQTS 患者中使用。这些药物均可阻断 hERG 钾通道，其中就包括Ⅰ类和Ⅲ类抗心律失常药物，如奎尼丁、普鲁卡因胺、伊布利特、多非利特、索他洛尔、胺碘酮和维拉帕米等。

在离散度增加的情况下，QT 间期延长具有明显促心律失常作用，是 TdP 发生的先决条件，但通常并不足以诱发 TdP。动物模型研究发现，某些阻断 I_{Kr} 药物如多非利特、索他洛尔、雷诺嗪等，还可增加晚钠电流或具有其他抗心律失常效应，从而抵消对 hERG 钾通道的阻断作用。长期使用胺碘酮虽可明显延长 QT 间期，但因其同时阻断 I_{Kr}、I_{Ks} 和晚钠电流，可均匀地延长三层心肌细胞的不应期和 APD，但不增加跨室壁复极离散度，很少导致 TdP。维拉帕米是较强的 I_{Kr} 阻滞剂，但其同时是 L 型钙通道阻滞剂，具有减少钙离子内流的作用，使 APD 延长程度下降，故亦较少引起 TdP。

二、药物诱导的室性心律失常的相关药物基因组学

一些 LQTS 致病基因的变异可能通过增加药物结合而增加钾通道阻滞程度。目前已发现药物诱导 LQTS 的 SNP 包括：KCNE2 基因的 T8A 和 Q9E，KCNH2 基因的 K897T 和 R1047L，SCN5A 基因的 S1103Y，KCNE1 基因的 D85N 和 G38S 变异等。药物代谢在延长 QT 间期方面起关键作用，药物使用剂量过大、个体因基因变异或肝肾功能障碍导致药物代谢减慢等均可引起药物血药浓度升高，增加 QT 间期延长和 TdP 风险。除奎尼丁外，所有延长 QT 间期的药物引起 TdP 的风险均随剂量和血药浓度的增高而增加，如大剂量用药、肝肾功能障碍影响药物排泄、药物间相互作用等均可导致血药浓度增高，从而易于出现 TdP。另外，静脉给药和快速给药时血药浓度较高，也是引起药物诱导 QT 间期延长的危险因素之一。

目前已发现在没有药物的情况下，功能正常的 SNP 与药物引起的心律失常有关。由 KCNH2 基因编码的 Kv11.1 是药物的主要靶点，这一事实将在一定程度上解释获得性或药物诱导的 LQTS 中 KCNH2 基因变异的异常高频率。研究发现在 98 例药物诱导性 LQTS 患者中发现了 T8A 多态性，该多态性也存在于大约 1.6% 的普通人群中。在功能分析中，该 SNP 没有引起基线钾离子电流降低，但显著增加了对磺胺甲噁唑抑制钾离子电流的敏感性[29]。

同样，*KCNE1* 基因心脏电压门控性钾通道α亚基，其单核苷酸多态性 D85N 在药物诱导性 LQTS 患者中更为普遍。在药物诱导的 LQTS 患者中，学者们发现了 1386 个标记普通单倍型的 SNP 和 18 个离子通道相关基因中的 38 个 SNP。*KCNE1* 基因多态性 D85N 可以预测药物诱导的 LQTS[30]。

最近，基于体外研究获得的数据，研究人员使用集成药物对单个离子通道作用的数学模型开发了联合模拟程序。虽然这种方法被建议用来改善新药的心脏安全性评估，但没有考虑个体遗传差异的一刀切的方法将不能预测特定患者的药物安全性。将个人的遗传数据（如被证明与药物诱导的离子通道功能改变相关的 SNP）合并到模拟程序，可建立更为可靠的风险预测工具[31]。

第八节 心房颤动疾病风险基因多态性与抗心律失常药物疗效

一、概述

心房颤动是最常见的快速性心律失常，在普通人群中的患病率为 1%～2%，并与多种临床危险因素有关。已确定的心房颤动危险因素包括年龄、性别（男性）、高血压、瓣膜心脏病、左心室收缩功能不全、肥胖和饮酒。越来越多的人认识到新出现的风险因素是家族性和遗传性风险因素。例如，一级亲属的心房颤动家族史独立地与心房颤动风险增加 2 倍相关。最近研究发现，具有特定基因型的个体患心房颤动的风险增加。孤立性心房颤动归因中有 10%～20% 的患者在没有任何诱因的情况下发生心房颤动。先前研究发现，至少 5% 的心房颤动患者和 15% 的孤立性心房颤动患者有阳性家族史。此外，另一项研究发现，父母或兄弟姐妹中有孤立性心房颤动家族史的个体患孤立性心房颤动的风险是没有此类家族史个体的 3.5 倍，提示遗传背景是心房颤动发生的重要因素[32]。

二、心房颤动疾病风险基因多态性

与家族性心房颤动研究中典型的高等效应大小和可识别的罕见变异不同，研究人员通过 GWAS 发现了低或中等效应大小的常见变异及其与心房颤动的关联。GWAS 可用于比较心房颤动患者和健康对照个体之间特定 SNP 的等位基因和基因型频率。2007 年 Gudbjartsson 等发表了第一份关于心房颤动的 GWAS，发现 4q25 位点转录因子基因 *PITX2* 的上游与心房颤动显著相关[33]。后续研究证实了这种关联也存在于其他种族中。这项对 GWAS 数据的荟萃分析在欧洲或日本的个体中发现了 6 个新的心房颤动位点。肺静脉是异位搏动的重要来源，可引起频发的心房颤动。自此项研究以来，已经证明肺静脉被心肌包裹，是心房颤动的主要来源，而 *PITX2* 是形成肺心肌所必需的[32]。2009 年，Gudbjartsson 等和 Benjamin 等两个课题组在 16q22 处发现了另一个 AF 关联信号，该信号是另一个转录因子 ZFHX3 的内含子[34]。随后在早发心房颤动患者中，发现与 1 号染色体上 *KCNN3* 基因的第 3 个内含子相关[35]。

2010 年，研究人员在欧洲和日本人群中发现了另外 6 个房颤基因座，而通过对 13 000

多个病例和 70 000 个对照的分析又发现了另外 5 个基因座,其中一个是亚裔人群独有的。目前已发现至少 14 个基因座是心房颤动的易感基因区域[35]。4q25 上的多态性调节导管消融术后心房颤动复发的风险。这一发现表明对于心房颤动消融治疗或按基因型进行介入治疗的分层具有潜在的作用。心源性缺血性卒中是心房颤动的重要并发症。研究结果表明,心房颤动相关的 SNP 不仅对心房颤动的风险分层有用,对于确定心源性缺血性卒中的风险也同样有用。

第九节　抗心律失常药物基因组学的临床应用经典实例

包括胺碘酮在内的许多抗心律失常药物都显示出致心律失常的特性,这一特性已被临床所关注。然而,人们很容易忽视非心血管药物与抗心律失常药物联用而潜在的致心律失常效应,包括抗真菌药物和精神药物。已报道这些药物可导致心动过缓、QTc 延长,甚至造成尖端扭转性室性心动过速(TdP)的心脏毒性,同样值得临床关注。由于抑郁是心血管疾病患者死亡和发病率的独立危险因素,因此这些患者经常服用抗抑郁药物来治疗抑郁和焦虑状态。氟西汀可以安全地用于治疗心肌梗死后重度抑郁患者,但在某些高危患者中需警惕心脏不良反应。研究人员报道了 1 例植入式心律转复除颤器(ICD)患者同时应用氟西汀和胺碘酮而引起 TdP,其中胺碘酮可能通过肝脏细胞色素 P450 同工酶增加氟西汀的血浆浓度[36]。

患者,男,62 岁,因"呼吸困难、胸闷、发热、咳嗽、咳痰"在过去 1 周内到心血管内科就诊,既往有"哮喘"病史。生命体征正常:血压 137/88mmHg,心率 98 次/分。血清钾、镁、肝功能和肾功能检查除血清 BNP(1320pg/ml)外均在正常范围内。超声心动图显示左心室功能降低,左心室射血分数为 32%。诊断为扩张型心肌病,并植入心脏转复除颤器(Maximo II VR D284VRC;美敦力),起搏节律初始值为 60 次/分。氟西汀 20mg/d 用于治疗抑郁症。入院时心电图显示 QTc 间期为 386ms(图 16-1A)。接下来的 3 天内,心电图 QTc 间期逐渐增加到 501ms,心率 91 次/分(图 16-1B)。在第 3 天,患者频繁出现室性早搏。静脉注射胺碘酮 450mg,然后每日口服 600mg 以稳定心脏电活动。13 小时后,连续心电监测显示 QTc 间期延长,R-On-T 现象,QRS 绕心电轴等电线扭曲,提示为 TdP 发作(图 16-1C)。16 秒后自动转为窦性心律,12 小时后再次记录示 TdP 复发,立即给予镁(共 25g)、钾(共 15g)持续静脉注射治疗。ICD 起搏模式被重新编程为 90 次/分。同时,药剂师认为患者的 TdP 可能由氟西汀和胺碘酮之间的相互作用引起。采用 Naranjo 药物不良反应评分量表判定药物相关不良反应发生的可能性,患者评分为 7 分,提示出现药物相关不良反应可能性高,故停用氟西汀和胺碘酮。次日,心电图显示起搏节律为 89 次/分,QTc 间期为 493ms。在接下来的 2 天内,QTc 间期逐渐缩短,无明显的心律失常发生。起搏设定为 VVI 起搏(60 次/分)。患者出院时无任何并发症,心电图 QTc 间期为 446ms。随访 3 个月时,患者 QTc 正常(为 430ms),无 TdP 复发。

此例患者的 TdP 可能是由氟西汀和胺碘酮联合治疗引起的,Naranjo 药物不良反应评分量表分值高,提示不良反应与药物相关的可能性高。此为关于氟西汀和胺碘酮潜在药物间相互作用引起的 QTc 延长和 TdP 的第一例报告。

众所周知，QTc 延长会显著增加患者发生 TdP 的风险（可增加 2～3 倍），与 QTc 超过 500ms 有关。其他危险因素，包括女性、年龄超过 65 岁、心动过缓、低钾血症、低镁血症、潜在的心脏病、肾和肝功能障碍以及遗传易感性等，可能进一步增加 TdP 的风险。单独服用氟西汀时，心脏不良反应的风险较低，然而过量服用或与其他药物相互作用时可能会增加心脏毒性，包括心动过缓、QTc 延长和 TdP。合并其他 QTc 间期延长药物被认为是 TdP 的主要原因，电解质紊乱、药物滥用和心脏病史可能是额外的危险因素。QTc 延长的可能机制是通过直接和间接阻断通道蛋白运输来浓度依赖性和选择性地阻断人类 hERG 基因。

胺碘酮是一种具有 QTc 延长潜能的Ⅲ类抗心律失常药物。其作用机制也是阻断 hERG 基因编码的 I_{Kr} 通道。阻断 I_{Kr} 通道的药物增加 QTc 间期，并允许内向电流，特别是钙离子电流重新激活，导致心肌组织早期后除极。胺碘酮在脂肪、肝脏、骨髓和肺组织中的浓度最高，这些组织中的胺碘酮浓度比血浆中的浓度高几倍。急性胺碘酮治疗导致内向钠电流和内向钙电流的使用依赖性抑制，以及非竞争性的α和β受体阻滞效应。

因此，QTc 间期是比血药浓度更好的预测心脏毒性的指标。然而，虽然已知胺碘酮可以延长 QTc 间期，但很少引起 TdP。荟萃分析报告，胺碘酮引起 TdP 的发生率＜1.0%。胺碘酮还阻断通过 L-钙通道介导的缓慢内向钙电流，并不增加 QT 离散度。当存在其他易感条件，如电解质失衡和伴随药物延迟心室复极时，胺碘酮引起 TdP 的风险将大大增加。

胺碘酮是细胞色素 P450 酶 CYP2C9 和 CYP2D6 的中度抑制剂，氟西汀主要由 CYP2C9 和 CYP2D6 同工酶代谢。约 16%的临床药物由 CYP2C9 代谢。CYP2D6 仅占肝酶总量的 2%～9%，但参与 20%～30%的药物代谢，包括抗抑郁药、抗心律失常药、抗精神病药、镇痛药等。因此，氟西汀和胺碘酮联合应用可能是本例患者 TdP 反复发作的原因，高龄和充血性心力衰竭的恶化可能是额外的危险因素。

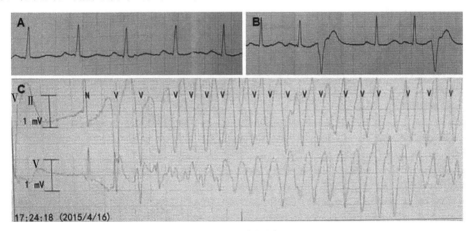

图 16-1 心电图结果

A. 入院时心电图（QTc 为 386ms）；B. QT 间期延长（QTc 为 501ms）；C. 心电图监测显示 TdP 发作

资料来源：Wei A，Peng J，Gu Z，et al. QTc prolongation and torsades de pointes due to a coadministration of fluoxetine and amiodarone in a patient with implantable cardioverter-defibrillator：Case report and review of the literature. Medicine，2017，96（49）：e9071

（徐臻龚 洪葵）

参 考 文 献

[1] Mankad P, Kalahasty G. Antiarrhythmic drugs [J]. Medical Clinics of North America, 2019, 103 (5): 821-834.

[2] Camm A J. Hopes and disappointments with antiarrhythmic drugs [J]. International Journal of Cardiology, 237: 71-74.

[3] Inama G, Durin O, Pedrinazzi C, et al. 'Orphan drugs' in cardiology: nadolol and quinidine [J]. Journal of Cardiovascular Medicine, 2010, 11 (2): 143-144.

[4] Balla A, Cho K, Kim Y, et al. Simultaneous determination of procainamide and N-acetylprocainamide in rat plasma by ultra-high-pressure liquid chromatography coupled with a diode array detector and its application to a pharmacokinetic study in rats[J]. Pharmaceutics, 2018, 10 (2): 41.

[5] Perkins A, Marill K. Accelerated AV nodal conduction with use of procainamide in atrial fibrillation [J]. The Journal of Emergency Medicine, 2012, 42 (3): e47-e50. DOI: 10.1016/j.jemermed.2008.10.013.

[6] Indik J H, Woosley R L. Pharmacokinetics/pharmacodynamics of antiarrhythmic drugs [J]. Cardiac Electrophysiology Clinics, 2010, 2 (3): 341-358.

[7] Khan I A. Oral loading single dose flecainide for pharmacological cardioversion of recent-onset atrial fibrillation [J]. International Journal of Cardiology, 2003, 87 (2/3): 121-128.

[8] Hamilton D Sr, Nandkeolyar S, Lan H, et al. Amiodarone: A comprehensive guide for clinicians [J]. American Journal of Cardiovascular Drugs, 2020, 20 (6): 549-558.

[9] Cheng L, Eilbert W. High-dose adenosine for treatment of refractory paroxysmal supraventricular tachycardia [J]. The American Journal of Emergency Medicine, 2020, 38 (7): 1541.e3-1541.e4.

[10] Yang T, Chun Y W, Stroud D M, et al. Screening for acute IKr block is insufficient to detect torsades de pointes liability: role of late sodium current [J]. Circulation, 2014, 130 (3): 224-234.

[11] Mujović N, Dobrev D, Marinković M, et al. The role of amiodarone in contemporary management of complex cardiac arrhythmias [J]. Pharmacological Research, 151: 104521.

[12] Kirchhof P, Benussi S, Kotecha D, et al. 2016 ESC Guidelines for the management of atrial fibrillation developed in collaboration with EACTS [J]. European Heart Journal, 2016, 37 (38): 2893-2962.

[13] Lafuente-Lafuente C, Alvarez J C, Leenhardt A, et al. Amiodarone concentrations in plasma and fat tissue during chronic treatment and related toxicity [J]. British Journal of Clinical Pharmacology, 2009, 67 (5): 511-519.

[14] Echizen H, Eichelbaum M. Clinical pharmacokinetics of verapamil, nifedipine and diltiazem [J]. Clinical Pharmacokinetics, 1986, 11 (6): 425-449.

[15] Maeda K, Takano J, Ikeda Y, et al. Nonlinear pharmacokinetics of oral quinidine and verapamil in healthy subjects: a clinical microdosing study [J]. Clinical Pharmacology & Therapeutics, 2011, 90 (2): 263-270.

[16] Kim M, Son H, Noh K, et al. Effects of verapamil and diltiazem on the pharmacokinetics and pharma- codynamics of rivaroxaban [J]. Pharmaceutics, 2019, 11 (3): 133.

[17] Xing H, Luo X, Li Y, et al. Effect of verapamil on the pharmacokinetics of hydroxycamptothecin and its potential mechanism [J]. Pharmaceutical Biology, 2020, 58 (1): 152-156.

[18] Zhang J X, Xie Q S, Kong W M, et al. Short-chain fatty acids oppositely altered expressions and functions of intestinal cytochrome P4503A and P-glycoprotein and affected pharmacokinetics of verapamil following oral administration to rats [J]. Journal of Pharmacy and Pharmacology, 2020, 72 (3): 448-460.

[19] Zhao L M, He X J, Qiu F, et al. Influence of ABCB1 gene polymorphisms on the pharmacokinetics of verapamil among healthy Chinese Han ethnic subjects [J]. 2009, 68 (3): 395-401.

[20] Zhou L Y, Zuo X C, Chen K, et al. Significant impacts of CYP3A4*1G and CYP3A5*3 genetic polymor- phisms on the pharmacokinetics of diltiazem and its main metabolites in Chinese adult kidney transplant patients [J]. Journal of Clinical Pharmacy and Therapeutics, 2016, 41 (3): 341-347.

[21] Frost C E, Byon W, Song Y, et al. Effect of ketoconazole and diltiazem on the pharmacokinetics of apixaban, an oral direct factor Xa inhibitor [J]. British Journal of Clinical Pharmacology, 2015, 79 (5): 838-846.

[22] Schwartz P J, Woosley R L. Predicting the unpredictable: drug-induced QT prolongation and torsades de pointes [J]. Journal of the American College of Cardiology, 2016, 67 (13): 1639-1650.

[23] Grant A O. Propafenone: an effective agent for the management of supraventricular arrhythmias [J]. Journal of Cardiovascular Electrophysiology, 1996, 7 (4): 353-364.

[24] Ravi Kishore A G, Camm A J. Guidelines for the use of propafenone in treating supraventricular arrhythmias [J]. Drugs, 1995,

50（2）：250-262.

［25］Faber T S，Camm A J. The differentiation of propafenone from other class Ic agents，focusing on the effect on ventricular response rate attributable to its beta-blocking action［J］. European Journal of Clinical Pharmacology，1996，51（3/4）：199-208.

［26］Rouini M R，Afshar M. Effect of CYP2D6 polymorphisms on the pharmacokinetics of propafenone and its two main metabolites［J］. Therapies，2017，72（3）：373-382.

［27］Kumar K，Zimetbaum P J. Antiarrhythmic drugs 2013：state of the art［J］. Current Cardiology Reports，2013，15（10）：1-8.

［28］Aonuma K，Shiga T，Atarashi H，et al. Guidelines for therapeutic drug monitoring of cardiovascular drugs clinical use of blood drug concentration monitoring（JCS 2015）— Digest version［J］. Circulation Journal，2017，81（4）：581-612.

［29］Turker I，Ai T，Itoh H，et al. Drug-induced fatal arrhythmias：Acquired long QT and Brugada syndromes［J］. Pharmacology & Therapeutics，176：48-59.

［30］Kääb S，Crawford D C，Sinner M F，et al. A large candidate gene survey identifies the KCNE1 D85N polymorphism as a possible modulator of drug-induced torsades de pointes［J］. Circ Cardiovasc Genet，2012，5（1）：91-99.

［31］Kubo T，Ashihara T，Tsubouchi T，et al. Significance of integrated in silico transmural ventricular wedge preparation models of human non-failing and failing hearts for safety evaluation of drug candidates［J］. Journal of Pharmacological and Toxicological Methods，83：30-41.

［32］Hayashi K，Tada H，Yamagishi M. The genetics of atrial fibrillation［J］. Current Opinion in Cardiology，2017，32（1）：10-16.

［33］Tucker N R，Clauss S，Ellinor P T. Common variation in atrial fibrillation：navigating the path from genetic association to mechanism［J］. Cardiovascular Research，2016，109（4）：493-501.

［34］Gudbjartsson D F，Holm H，Gretarsdottir S，et al. A sequence variant in ZFHX3 on 16q22 associates with atrial fibrillation and ischemic stroke［J］. Nature Genetics，2009，41（8）：876-878.

［35］Ellinor P T，Lunetta K L，Glazer N L，et al. Common variants in KCNN3 are associated with lone atrial fibrillation［J］. Nature Genetics，2010，42（3）：240-244.

［36］Wei A H，Peng J L，Gu Z C，et al. QTc prolongation and torsades de pointes due to a coadministration of fluoxetine and amiodarone in a patient with implantable cardioverter-defibrillator：Case report and review of the literature［J］. Medicine，2017，96（49）：e9071.

第十七章 抗心绞痛药物基因组学的临床应用

冠状动脉粥样硬化性心脏病简称冠心病，是指冠状动脉（冠脉）发生粥样硬化，引起管腔狭窄或闭塞，导致心肌缺血、缺氧或坏死而引起的心脏病。在冠状动脉粥样硬化的基础上，当冠状动脉供血与心肌耗氧之间发生失衡时可引起心肌缺血缺氧，导致心绞痛的发作。心绞痛是冠心病的主要临床表现之一。因此，减少心肌耗氧或增加心肌供氧以减少心绞痛的发作是预防和治疗冠心病的重要措施。

临床上常用的抗心绞痛药物包括硝酸酯类（如硝酸甘油、硝酸异山梨酯、单硝酸异山梨酯等）、β受体阻滞剂（如普萘洛尔、美托洛尔、拉贝洛尔等）、钙通道阻滞剂（如硝苯地平、氨氯地平、地尔硫䓬等）及腺苷三磷酸（adenosine triphosphate，ATP）敏感的钾离子通道开放剂（如尼可地尔）。几类抗心绞痛药物主要通过扩张血管、减慢心率，降低左室舒张末期容积从而减少心肌耗氧量；通过扩张冠脉、促进侧支循环，开放和促进血液重新分布等，从而增加心肌氧的供给。此外，抗血小板药物（如氯吡格雷、替格瑞洛、阿司匹林等）、血管紧张素Ⅰ转换酶抑制剂（如卡托普利、依那普利等）、改善心肌代谢的药物（如曲美他嗪、雷诺嗪等）等也可以通过抑制血小板聚集和血栓形成、改善心肌代谢等机制发挥抗心绞痛的作用。

硝酸甘油是硝酸酯类药物中最常用的抗心绞痛药物，可通过直接松弛血管平滑肌，使周围血管舒张，外周阻力下降，回心血量减少，心肌负荷减轻，从而缓解心绞痛。此外，硝酸甘油还可扩张冠状血管，增加心肌供氧量，以及抑制血小板聚集和黏附，舌下含服硝酸甘油可用于缓解各种类型的心绞痛，改善心肌缺血。因不同个体间硝酸甘油的疗效不一，部分患者通过增加硝酸甘油的用药剂量或重复用药以达到缓解心绞痛的目的，但长期、反复应用可导致硝酸甘油耐受。硝酸酯类药物如硝酸异山梨酯、单硝酸异山梨酯和戊四硝酯生物利用度高，半衰期长，因此作用维持时间长，可用于预防心绞痛的发作。

β受体阻滞剂通过阻断心肌细胞上的β₁受体，从而使心率减慢，心脏舒张期延长；抑制心肌收缩力，减少心脏做功，使心肌耗氧量降低，同时通过改善缺血区域的血液供应、改善心肌代谢，从而用于心绞痛的治疗。β受体阻滞剂的不足之处在于阻断β₁受体导致心肌收缩力减弱，心室射血时间延长，使得心室排血不完全，心室容积扩大（即室壁张力升高）。β受体阻滞剂常用于对硝酸酯类不敏感或疗效差的稳定型心绞痛患者，尤其是伴有高血压或室上性心律失常的心绞痛患者。一般口服给药，但用药剂量个体差异大，应从小量开始逐渐增加剂量。

钙通道阻滞剂通过阻断心肌和血管平滑肌细胞上的电压依赖性钙离子通道，从而扩张血管，降低外周阻力，降低心脏后负荷和室壁张力，降低心肌耗氧；通过扩张冠状动脉而增加缺血区血液供应，减轻心肌细胞钙超载而保护心肌的结构和功能。非二氢吡啶类钙通道阻滞剂如维拉帕米和地尔硫䓬还可降低心肌细胞传导速度，从而降低心率，减少心肌耗氧。钙通道阻滞剂可用于稳定型和变异型心绞痛的治疗，为变异型心绞痛的首选药物，且适用于硝酸甘油疗效不理想、β受体阻滞剂使用禁忌的患者。

除了药物治疗，PCI 在心绞痛的治疗中发挥了举足轻重的作用。PCI 是指经心导管技术疏通狭窄甚至闭塞的冠状动脉管腔，从而改善心肌血流灌注的治疗方法。但由于支架置入部位内膜增生性改变，PCI 后易出现支架内再狭窄，表现为支架节段或支架两端 5mm 内狭窄≥70%，引起 PCI 后心绞痛。药物洗脱/涂层支架（drug eluting stent，DES）通过金属支架表面的药物涂层发挥血管平滑肌增生抑制作用，可将术后 1 年内的再狭窄发生率有效地降低到 10%左右。DES 涂层药物主要为细胞毒性药物，常用的药物包括西罗莫司、紫杉醇和依维莫司等。涂层药物在抑制平滑肌增殖的同时，也可抑制血管再内皮化，从而增加支架内血栓形成的概率，导致缺血再次发作。

临床上抗心绞痛药物反应性个体差异现象普遍存在，导致个体差异的原因是多方面的，包括病理生理因素、药物相互作用、年龄、遗传因素等。各种因素可以影响药物代谢酶活性从而导致药物代谢动力学的个体差异，是药物反应性个体差异形成的主要原因。近半个世纪以来的遗传药理学研究证实遗传因素在药物反应个体差异形成机制中起重要作用，促进了传统的"千人一药，千人一量"的用药模式向"因人用药，量体裁衣"的个体化药物治疗模式的转变。大多数药物的疗效同时受多个基因遗传变异的调节，共同影响药物的吸收、分布、代谢、排泄及与靶器官的相互作用等[1]。鉴于抗血栓药物、β受体阻滞剂、钙通道阻滞剂的药物基因组学在本书相关章节进行了重点介绍，本章将主要从药物代谢和药物效应的角度对心绞痛治疗中硝酸甘油和支架涂层药物的药物基因组学进行介绍。

第一节　硝酸甘油药代动力学和药效动力学相关药物基因组学

硝酸甘油（glyceryl trinitrate，GTN）作为硝酸酯类的代表药物，其临床应用已有一百多年的历史，具有起效快、疗效肯定、使用方便、经济等优点，是防治心绞痛最常用的药物。最初的研究认为，硝酸甘油通过直接作用于血管平滑肌细胞而产生舒血管效应。直到 1977 年，有研究发现硝酸甘油在体内代谢生成的活性代谢产物一氧化氮（NO）才是其发挥舒张血管的最终效应分子。NO 与可溶性鸟苷酸环化酶（soluble guanylyl cyclase，sGC）活性中心的 Fe^{2+} 结合而激活 sGC，导致细胞内环鸟苷酸（cyclic guanosine monophosphate，cGMP）的含量增加，进而激活 cGMP 依赖性蛋白激酶，引起细胞内 Ca^{2+} 浓度下降，使肌球蛋白轻链发生去磷酸化，最终导致血管平滑肌松弛。NO 还可通过促进感觉神经末梢释放降钙素基因相关肽（calcitonin gene related peptide，CGRP）而发挥扩血管作用。此外，硝酸甘油还通过 NO 抑制血小板聚集、黏附，也有利于冠心病的治疗。

一、硝酸甘油的药代动力学和药效动力学

硝酸甘油的药代动力学及其代谢机制仍未完全阐明。口服硝酸甘油因肝脏首过效应，生物利用度仅为 8%，主要与其在肝脏中被迅速代谢和首关消除有关。口服高剂量（65mg）硝酸甘油缓释制剂后，血浆中硝酸甘油的浓度为 1～2ng/ml，应用常规的检测方法一般难以检测到该浓度。硝酸甘油舌下含服后可迅速经口腔黏膜被吸收，生物利用度为 80%，通常

1～2 分钟起效，4～5 分钟达峰浓度，血浆消除半衰期为 2～8 分钟，约 20 分钟后自血浆中消失。舌下含服硝酸甘油 0.6mg 时，血浆峰浓度为 1.6～3.3ng/ml[2]。硝酸甘油吸收进入血液循环后，迅速在多种生物转化酶如线粒体乙醛脱氢酶 2（aldehyde dehydrogenase 2，ALDH2）、谷胱甘肽-S-转移酶、细胞色素 P450 等的催化下释放 NO，其本身代谢为二硝酸甘油酯和一硝酸甘油酯[3]。肝脏谷胱甘肽-硝酸还原酶催化其脱硝酸生成 1,3-二硝酸甘油（1,3-GDN）或 1,2-二硝酸甘油（1,2-GDN）和氧化型谷胱甘肽[2]。

硝酸甘油的抗心绞痛作用与其药代动力学密切相关。多项基于心绞痛患者进行的电生理分析发现，低浓度的硝酸甘油无抗心绞痛作用；其抗心绞痛作用的有效血浆浓度范围为 1～2ng/ml。硝酸甘油的代谢产物二硝酸甘油酯仍有一定的抗心绞痛作用，约为原型药物的 1/10，其消除半衰期为 1～3 小时。口服硝酸甘油的治疗作用可能主要由其代谢产物所介导。硝酸甘油的代谢产物在体内的水平与服用硝酸甘油时间的长短有关。因此，评价硝酸甘油的血浆药物浓度与临床疗效的关系时，至少需同时测定原型药物和二硝酸代谢物的浓度[2]。

硝酸甘油的血浆浓度存在明显的动静脉浓度梯度，动脉血中的浓度显著高于静脉血。由于其动静脉浓度梯度的存在，以及在血液循环中被水解和肝脏的快速脱硝基作用，导致其口服后仅 1% 的药物可在血浆中检测到。硝酸甘油复杂的药代动力学特点，以及持续给药后出现快速耐受，导致其血药浓度与疗效间的相关性非常弱，甚至只存在短暂的相关性[4]。近年来开发出的硝酸甘油控释制剂如口服硝酸甘油缓释片，可延长药物的作用时间。此外，新开发的硝酸甘油控释贴膜和口腔膜剂可有效避开肝脏的首过代谢作用，直接发挥扩张血管作用。硝酸甘油无论是舌下含服还是静脉给药，个体间血药浓度存在较大差异，且同一个体不同时间给药后其血药浓度也存在差异[3]。患者相关的因素如口腔干燥、服药技巧、服药时的体位、心力衰竭等是导致硝酸甘油血药浓度差异的可能原因。

硝酸甘油长期应用可导致其扩血管作用减弱甚至消失，即出现硝酸甘油耐受，大大限制了其临床应用。硝酸甘油耐受的机制尚未完全阐明，硝酸甘油生物转化异常、活性氧水平升高和 cGMP 及其依赖的蛋白激酶信号通路异常等均可能参与了硝酸甘油耐受的发生。

二、药物代谢酶基因多态性与硝酸甘油的药代动力学

（一）乙醛脱氢酶 2（ALDH2）与硝酸甘油代谢活化和耐受性形成有关

硝酸甘油需在体内通过代谢转化并释放出 NO 而发挥抗心绞痛作用。在线粒体缺失的大鼠中硝酸甘油提高环鸟苷酸（cGMP）生成的作用消失，而 NO 却可剂量依赖地促进 cGMP 的生成，提示线粒体介导了 NO 的生成。现已明确，表达于线粒体的线粒体乙醛脱氢酶 2（ALDH2）在硝酸甘油的活化代谢中起重要作用。ALDH2 除了具有脱氢酶活性，介导乙醛和内源性活性醛如 4-羟基壬烯醛的代谢以外，还具有酯酶活性，催化硝酸甘油转化为 1,2-二硝酸甘油和亚硝酸盐，ALDH2 是催化硝酸甘油释放 NO 的关键酶。离体血管组织预先给予 ALDH2 抑制剂，或在 ALDH2 基因敲除的动物中，硝酸甘油舒张血管的作用显著下降，而其他 NO 供体如硝普钠的扩血管作用不受影响；ALDH2 抑制剂或敲除 ALDH2 基因同时可阻断该硝酸甘油引起的 cGMP 生成增加[5]，提示 ALDH2 是硝酸甘油生物活化的关键酶。硝酸甘油在线粒体中经 ALDH2 催化生成 NO 或 NO 相关的中间产物（NOx）、S-亚硝基硫醇、无机亚硝酸盐和 1,2-二硝酸甘油等代谢物，其中 NOx 和 S-亚硝基硫醇可能作为活性中

间介质通过激活 sGC 而发挥药理作用。

ALDH2 活性受抑制与硝酸甘油耐受性的形成有关。离体大鼠血管组织给予高浓度硝酸甘油孵育后，ALDH2 的活性显著降低，硝酸甘油活性代谢产物 1,2-二硝酸甘油的生成受到抑制。在体大鼠连续给予大剂量硝酸甘油，其舒张血管的作用显著减弱，同时心脏和血管组织中 ALDH2 的活性下降，血浆中 1,2-二硝酸甘油的生成显著下降，降钙素基因相关肽（CGRP）的释放也显著下降。ALDH2 的阻滞剂与离体的人动、静脉孵育可模拟人体长期应用硝酸甘油所产生的耐受现象。硝酸甘油持续应用导致 ALDH2 活性抑制的机制尚不清楚，可能与药物引起还原型烟酰胺腺嘌呤二核苷酸磷酸（NADPH）氧化酶活性增加导致的活性氧（ROS）的生成增加有关，ROS 的清除剂可改善硝酸甘油长期应用所导致的 ALDH2 活性降低。

（二）乙醛脱氢酶 2（ALDH2）基因多态性与硝酸甘油反应性

ALDH2 的编码基因（ALDH2）位于人类第 12 号染色体上，全长 44kb，由 13 个外显子构成。ALDH2 基因呈高度多态性，其中 Glu504Lys（rs671，ALDH2*2）多态性引起了人们广泛的关注。rs671 多态性位点包含两个等位基因：具有催化活性的野生型称为 G 等位基因（ALDH2*1）；催化能力失活的突变型称为 A 等位基因（ALDH2*2）。该多态性导致 ALDH2 第 504 位氨基酸发生谷氨酸（Glu）到赖氨酸（Lys）的替换。ALDH2*2 多态性导致该位点呈现 3 种不同的基因型：野生纯合子（GG 型或 ALDH2*1/*1）、杂合子基因型（GA 型或 ALDH2*1/*2）、突变纯合子（AA 型，ALDH2*2/*2）[6]。ALDH2 以同源四聚体的形式发挥作用，ALDH2 的第 319 位半胱氨酸是其形成四聚体、发挥脱氢酶活性和酯酶活性的重要亲核部位。Glu504Lys 多态性不仅削弱了 NAD^+ 与 ALDH2 的相互作用，且使第 319 位半胱氨酸的亲核性下降 10～20 倍，导致 ALDH2 的脱氢酶活性和酯酶活性均显著下降。ALDH2*1/*2 基因型个体酶活性仅为野生型个体的 6%，而 ALDH2*2/*2 基因型个体缺乏酶活性，因而呈常染色体显性遗传的模式[7]。亚洲人群中 ALDH2*2 等位基因携带率高达 40%，而在高加索人群中不及 5%。该位点也是导致亚洲人群饮酒后脸红的主要原因。近年来的研究发现，小分子化合物 Alda-1 可作为 ALDH2 激活剂，部分补充或恢复 ALDH2*2 突变体的酶活性。

ALDH2*2 变异体导致该酶对硝酸甘油的亲和力和脱硝活性仅为野生型酶的 1/7，NO 生成速率降低 50%[8]。在健康志愿者中，硝酸甘油可降低左室做功，携带 ALDH2*2 等位基因的个体应用硝酸甘油后左室做功降低的时间与 ALDH2 野生型个体相比有所延迟，收缩压下降的程度显著低于 ALDH2 野生型个体，同时硝酸甘油促循环中 CGRP 升高的程度下降[9,10]。针对中国北方汉族人群进行的研究发现，携带 ALDH2*2 等位基因的心绞痛患者舌下含服硝酸甘油后心输出量和系统血管阻力的变化有关[7,11]。ALDH2*1/*1 基因型冠心病患者硝酸甘油的剂量需求相对较低，使用常规剂量时病情能得到及时控制，病情改善患者的比例显著高于携带 ALDH2*2 等位基因的患者[12]。在先天性心脏病和肺动脉高压患儿中，携带 ALDH2*2 等位基因的患儿应用硝酸甘油后血浆中硝酸甘油的浓度显著高于野生型基因型患者[7,13]；与此相反，携带 ALDH2*2 等位基因的患者肺血管阻力降低的程度不及野生型基因型患者，表明 ALDH2*2 多态性通过影响硝酸甘油的药代动力学进而影响其所致血流动力学改变[13]。针对中国的冠心病患者进行的临床研究也发现，携带 ALDH2*2 等位基因的患者舌下含服硝酸甘油治疗无效率高达 42.4%，而野生型纯合子患者中的无效率为 14.9%，也支持 ALDH2*2 多态性可降低硝酸甘油的疗效。此外，ALDH2 多态性也与硝酸甘油耐受性的发生有关。在冠状动脉痉挛所致的变异型心绞痛患者中，连续给予硝酸甘油均可引起血管内皮功能障碍和硝酸甘油耐受，但 ALDH2*2 不仅降低硝酸甘油的反应性，且可加重硝酸甘油的耐受性[14]。

近年来也有数项研究提示 ALDH2*2 多态性不会影响硝酸甘油的反应性。例如，在日本受试者中发现，ALDH2*1/*1、ALDH2*1/*2 和 ALDH2*2/*2 基因型个体舌下含服硝酸甘油后的血管舒张效应无差异，但各组间 ALDH2 的酶活性差异明显[15]。也有报道发现，在稳定型心绞痛急性发作的患者中，ALDH2*2 多态性不影响单独舌下含服硝酸甘油后的疗效[16]。这种差异报道的结果可能与各研究纳入的病例数较少有关。另外，硝酸甘油体内的生物转化过程及机制尚未完全阐明，可能还涉及其他的酶类，如谷胱甘肽-S-转移酶、细胞色素 P450 还原酶、黄嘌呤氧化还原酶等[11]。因遗传因素导致 ALDH2 酶活性下降时，其他代谢途径可能起到代偿作用，从而掩盖了 ALDH2 功能缺失的效应。

第二节　硝酸甘油抗心绞痛的药物基因组学临床应用

硝酸甘油是硝酸酯类治疗心绞痛的首选药物，但中国汉族人群中其舌下含服无效率高达 25% 以上。如本章第一节所述，ALDH2 是催化硝酸甘油转化为亚硝酸盐和生成 NO 的必要环节，而其活性与基因型密切相关，携带 ALDH2*2 等位基因的心绞痛患者硝酸酯酶活性仅为野生型个体的 10% 左右，因此携带该突变的等位基因的患者中硝酸甘油难以发挥药效。ALDH2*2 携带者在中国汉族人群中占比高达 30%～50%。国内多中心临床研究显示，部分患者硝酸甘油治疗心绞痛无效可归因于 ALDH2 基因变异。因此，检测 ALDH2*2 位点的基因型可为合理使用硝酸甘油提供参考。建议拟选用硝酸甘油抗心绞痛治疗的患者在制订用药方案前进行 ALDH2 基因检测，评估患者是否适合应用硝酸甘油（表 17-1），以避免因药物无效而引发不良事件。

表 17-1　ALDH2*2 多态性位点不同基因型患者硝酸甘油使用建议

ALDH2 基因型	中国人群发生频率	硝酸甘油代谢		酒精代谢	
		硝酸酯酶活性	用药建议	乙醛脱氢酶活性	酒精代谢能力
1510 GG （*1/*1）	61%	100%	可用	100%	好
1510 GA （*1/*2）	32%	8%～15%	慎用	13%～14%	差
1510 AA （*2/*2）	7%	6%～7%	不用	2%	很差

ALDH2*2 携带者建议慎用或不用硝酸甘油，改用其他药物，可建议硝酸异山梨酯舌下含服，或交替使用中成药麝香保心丸、速效救心丸或复方丹参滴丸舌下含化。如果用于预防心绞痛发作，建议可交替选用硝酸异山梨酯缓释制剂或单硝酸异山梨酯。对心率较快、血压偏高患者的预防性用药，也可考虑选用β受体阻滞剂如美托洛尔等。

临床上已有多种用于 ALDH2 分型的检测方法，如 Real-time PCR、焦磷酸测序、基因芯片快速检测等[17, 18]。由于 *ALDH2* 基因型与硝酸甘油疗效的定量关系仍不够明确，目前缺乏根据基因型调整硝酸甘油用药剂量或使用频次的依据。

第三节　药物涂层支架与再狭窄相关的药物基因组学

随着血管内治疗技术的快速发展，冠状动脉介入治疗目前已成为冠心病治疗的主要手段之一。植入冠脉支架可直接解除冠脉狭窄，改善冠脉血流，从而缓解心绞痛，预防不良心血管事件的发生。然而，有部分患者 PCI 后出现不同程度的支架内再狭窄（in-stent restenosis，ISR），从而导致心绞痛的再发，并引起不良心血管事件发生，影响患者预后。裸金属支架（bare metal stent，BMS）植入后 ISR 的发生率可达 20%～30%。药物洗脱支架（drug eluting stent，DES）的应用在一定程度上降低了 ISR 的发生率，但仍高达 12%～15%。

ISR 发生的机制主要包括：血管壁的弹性回缩，血管平滑肌细胞（VSMC）过度增殖迁移，血管重塑，血栓形成和支架内新生动脉粥样硬化病灶形成等。基于 VSMC 的增殖和迁移是 ISR 的直接原因，目前临床常用 DES 的涂层药物主要为西罗莫司、紫杉醇和依维莫司等细胞毒性药物。涂层药物在抑制平滑肌增殖的同时，也可抑制血管再内皮化，从而增加支架内血栓形成和支架内新生动脉粥样硬化形成的风险，导致缺血再次发作。已有研究证实糖尿病和遗传因素是 ISR 发生的重要原因，但遗传因素影响 ISR 发生风险的具体机制尚不明确，不同个体对涂层药物反应性的差异可能是 PCI 后心绞痛再次发作及心血管事件发生的重要机制。

一、血管紧张素转换酶基因多态性与 DES-ISR

ISR 的病理生理基础为支架引起机械性血管内皮损害，导致新生血管内皮增生。在血管内皮损伤时，血管内皮细胞启动类似自愈的过程：①内皮细胞破损后细胞外基质暴露并吸附、活化血小板，各种黏附因子及凝血成分聚集在破损处，导致血栓形成；②破损处的 VSMC 增殖、迁移、堆积，导致新生内膜增生；③局部炎症反应促进支架内再狭窄的发生。再内皮化延迟是 PCI 后支架内血栓和新生动脉粥样硬化斑块形成的重要因素。血管紧张素Ⅱ在肾素血管紧张素醛固酮系统（renal angiotensin aldosterone system，RAAS）中发挥心血管调节作用，可促进 VSMC 增殖与迁移，其合成受血管紧张素转换酶的调控。血管紧张素转换酶（angiotensin-converting enzyme，ACE）通过催化血管紧张素Ⅰ生成血管紧张素Ⅱ，在心血管疾病的发生、发展中发挥极其重要的作用。ACE 抑制剂（ACEI）可通过降低血压、改善心血管结构的重构而改善心血管疾病患者的预后，并可通过改善冠脉血流和内皮保护作用发挥心肌保护作用，广泛应用于心肌缺血患者，尤其是伴有高血压和糖尿病的冠心病患者。*ACE* 基因位于 17 号染色体 17q23，其第 16 号内含子存在一个 288bp 的 Alu 插入（insertion）/缺失（deletion）多态性，导致 II（插入型纯合子）、ID（杂合子）和 DD（缺失型纯合子）三种基因型。位于 *ACE* 基因第 16 号内含子的 I/D 多态性是影响 ISR 发生风险的重要因素。Ohishi 等第一次观察到，导致 ACE 活性升高的 DD 基因型与 PTCA 术后 ISR 的发生风险增加有关。在应用裸金属支架后，DD、ID 和 II 基因型患者的 ISR 发生率分别为 33.9%、16.3% 和 2.9%[19]。但也有研究提示血浆 ACE 水平是 ISR 的危险因素，但 I/D 基因型与 ISR 的发生风险无关[20]。基于此，有学者认为 ACE 基因 I/D 多态性不是通常情况下 ISR 发生的独立预测因子，但在接受 ACE 抑制剂或血管紧张素受体拮抗剂治疗的患者中可能具有重要的临床预测价值[21]，ACE 抑制被视为 ISR 的独立危险因素[22]。在伴有糖尿病的 PCI 后患者中证实，ACE I/D 多态性和 ISR 的发生风险与是否使用 ACEI 治疗有关，携带 D 等位基因的患者在应用 ACEI 后 ISR 的发生风险显著降低[23]。中国汉族人群中，针对应用 DES 的患者进行的研究发现，ACE 基因 I/D 多态性 DD 基因型与 PCI 后 ISR 的发生风险相关[24]。当然，确切的结论有待进一步的临床研究加以证实。

二、内皮型一氧化氮合酶基因多态性

ISR 内膜组织的过度增生与涂层药物所致内皮细胞毒性和再内皮化延迟有关。NO 水平是内皮细胞功能的标志物，可通过扩张血管、调节血压、改变局部血流、抑制血小板聚集、抗 VSMC 增殖等多种机制发挥作用。基于 NO 合成酶 eNOS 多态性对 BMS 后 ISR 发生风险的研究发现，eNOS 298Asp 等位基因携带者 ISR 的发生风险是 298Glu 纯合子基因型患者的 1.88 倍；-786C 等位基因携带者 ISR 的发生风险是野生型个体的 2.06 倍[25]。此外，一项在中国汉族人群中开展的针对使用 DES 患者的 ISR 风险进行的回顾性研究显示，ISR 患者中 eNOS 786 等位基因的频率显著升高[26]。这些研究均提示 eNOS 遗传变异与 ISR 的发生风险有关，但是否与具体的影响内皮功能或 NO 通路的药物有关，还有待进一步的临床研究。

三、VSMC 增殖相关基因多态性

VSMC 增殖和迁移是 ISR 的直接原因，也是 DES 涂层药物的主要作用环节。周期素依赖的激酶抑制蛋白 $p27^{Kip1}$ 的表达下调是 ISR VSMC 增殖和迁移的重要分子机制。$p27^{Kip1}$ 可抑制 G_1-S 期激酶 CDK2/CKD4 的活性而抑制细胞进入 S 期，其表达水平与 VSMC 增殖呈负相关[27]。有研究发现，$p27^{Kip1}$ 基因启动子-838C>A 多态性可导致其启动子活性升高，并导致形成潜在的转录因子 STAT1/6、EBF1、GABP、PAX1 结合位点，该位点 AA 基因型患者 PCI 后再次 PCI 或目标血管血运重建的风险显著下降[28]。哺乳动物西罗莫司靶蛋白（mTOR）是 DES 涂层药物西罗莫司的作用靶点，而血管受损和局部炎症刺激等可导致 mTOR 活性升高，后者作为一种丝氨酸/苏氨酸激酶，可通过激活 p52（NF-κB）-2 而上调 Skp2 表达，从而下调 $p27^{Kip1}$ 的表达，引起血管内膜增生。此外，在 $p27^{Kip1}$ 基因靶向破坏的成纤维细胞和 T 细胞表现出西罗莫司抵抗[29]，提示 $p27^{Kip1}$ 的功能性遗传变异可能通过影响西罗莫司的反应性而发挥作用，值得关注。

四、其他基因的遗传多态性

对植入西罗莫司洗脱支架（SES）并有血管内超声检查（IVUS）数据的 ST 段抬高型心肌梗死患者进行研究发现，携带 caspase-1（CASP1）5352 A 等位基因的患者发生晚期获得性支架错位的风险显著升高，平均新内膜生长明显减少[30]，提示选择使用 SES 时需考虑患者 CASP1 的基因型。

总之，相比 MBS，DES 的使用降低了 PCI 后 ISR 的发生率，但开展 DES 植入后 ISR 遗传易感性的研究还为数不多，我们仍可根据 MBS 的相关研究结果推测相关基因对 DES 应用后患者受益的影响。目前已有系列基于候选基因的 BMS 植入后 ISR 发生风险的遗传研究[31, 32]，基于全基因组范围内的关联研究和药物基因组学研究及其临床指导还有待时日。

第四节　抗心绞痛药物基因组学的临床应用经典实例

一、病例介绍

患者，男，68 岁，汉族，体重 75kg，身高 175cm，因反复胸闷、胸痛发作 5 年，加重 1 个月入院，2018 年到某三甲医院心血管科住院治疗。患者 5 年前出现反复活动后感胸闷、胸痛，心前区为主，每次持续数分钟，休息后可缓解，未予以重视；近 1 个月胸闷、胸痛发作较前频繁，休息时亦可发作。既往有高血压、糖尿病；饮酒脸红史。胸痛发作时心电图（ECG）：ST 段水平型下移（图 17-1）。心肌酶肌钙蛋白（-），予以阿司匹林抗血小板、美托洛尔控制心率、阿托伐他汀调脂、单硝酸异山梨酯扩冠等治疗，但仍有反复心绞痛发作，遂要求住院治疗。入院后冠状动脉造影提示左前降支狭窄 80%（图 17-2），患者要求保守治疗。遂停口服单硝酸异山梨酯，改硝酸甘油静脉滴注，50ml 生理盐水+10mg 硝酸甘油，以 5μg/min 泵入，逐渐将用量调至 15μg/min，胸痛仍反复发作。遂停用硝酸甘油，改用地尔硫草5μg/（kg·min）静脉泵入，患者胸痛发作明显减少，后胸痛未发作，改口服地尔硫草缓释胶囊 90mg，每日 1 次，出院。出院后 1 个月随访，患者诉偶有活动后胸闷、胸痛发作，发作频次及症状较前明显减轻。

征求患者同意后留取血样，提取 DNA，检测基因型为 *ALDH2*1/*2*。

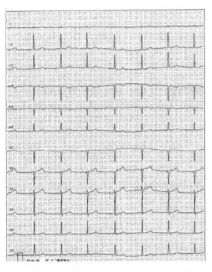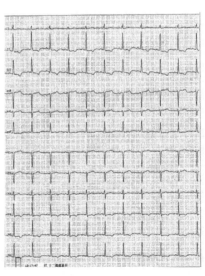

图 17-1　心电图

左：胸痛无发作。右：胸痛发作时

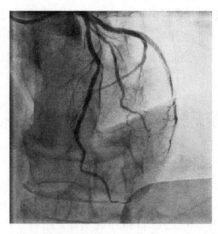

图 17-2　左冠状动脉造影图形，左前降支中段严重狭窄病变

二、*ALDH2* 基因多态性检测及临床意义

　　ALDH2 基因位于人类第 12 号染色体，*ALDH2* 基因存在 G1510A 多态性，导致氨基酸序列第 487 位上的谷氨酸被赖氨酸所替换（Glu487Lys），其中具有催化活性的野生型称为 G 等位基因（*ALDH2*1*），催化能力失活的变异型称为 A 等位基因（*ALDH2*2*）。在亚洲人群中，*ALDH2*2* 是出现频率最高且最重要的突变型。*ALDH2* 异常的冠心病患者，发生心肌梗死的相对风险为正常 *ALDH2* 个体的 3.42 倍。

　　硝酸甘油为心绞痛常规首选药物，但该药的临床疗效常因人而异。中国汉族人群中，硝酸甘油含服无效的比例高达 25%以上。复旦大学、瑞金医院、华山医院等开展的一项研究显示：部分中国人服用硝酸甘油治疗心绞痛无效的原因为线粒体乙醛脱氢酶 2（ALDH2）基因发生突变。*ALDH2*2* 携带者服用硝酸甘油无效风险增加[33]；中国人群中 *ALDH2*2* 携带者达 30%~50%，比重大；建议患者在使用硝酸甘油前进行 *ALDH2* 基因检测，*ALDH2*2* 携带者建议慎用或不用硝酸甘油，改用其他药物（表 17-2）。

表 17-2　舌下含服硝酸甘油（GTN）有效组和无效组参数比较（*N* = 80）[33]

基因型	GTN 有效组（*N* = 59）	GTN 无效组（*N* = 21）	*P*
ALDH2*1/1	40（85.1%）	7（14.9%）	0.006
ALDH2*1/2 + *ALDH2*2/2*	19（57.6%）	14（42.4%）	

三、分析与讨论

　　中国汉族人群中，硝酸甘油含服无效的比例达 25%以上。*ALDH2* 基因多态性与硝酸甘油疗效密切相关，携带 *ALDH2*2* 等位基因的个体其酯酶活性降低，导致硝酸甘油不能水解释放 NO，难以发挥药效，严重影响冠心病的治疗及预后。本案例中，该患者予以硝酸酯类药物（单硝酸异山梨酯和硝酸甘油）疗效差，基因分型提示携带 *ALDH2*1/*2*，ALDH2

酶活性降低，且患者既往饮酒脸红，也支持 ALDH2 酶活性低。因此，在治疗前实行 *ALDH2* 基因型检测并据此指导心绞痛药物选择，可能有助于缩短住院期间调整药物剂量的周期和住院日，改善患者症状，为患者带来更多临床获益。

（彭礼明　陈小平）

参 考 文 献

[1] 周宏灏，张伟. 新编遗传药理学 [M]. 北京：人民军医出版社，2011.

[2] 姜礼红，张艳桥，田秀霞. 国内外硝酸甘油系列制剂及其代谢产物药代动力学研究进展 [J]. 中国医学文摘（内科学），1999，(6)：717-720.

[3] Bogaert M G. Pharmacokinetics of organic nitrates in man: an overview [J]. European Heart Journal，1988，9（Suppl_A）：33-37.

[4] Thadani U，Whitsett T. Relationship of pharmacokinetic and pharmacodynamic properties of the organic nitrates [J]. Clinical Pharmacokinetics，1988，15（1）：32-43.

[5] Opelt M，Eroglu E，Waldeck-Weiermair M，et al. Formation of nitric oxide by aldehyde dehydrogenase-2 is necessary and sufficient for vascular bioactivation of nitroglycerin [J]. Journal of Biological Chemistry，2016，291（46）：24076-24084.

[6] Beretta M，Wölkart G，Schernthaner M，et al. Vascular bioactivation of nitroglycerin is catalyzed by cytosolic aldehyde dehydrogenase-2 [J]. Circulation Research，2012，110（3）：385-393.

[7] Xia J Q，Song J，Zhang Y，et al. Effect of aldehyde dehydrogenase 2 gene polymorphism on hemodynamics after nitroglycerin intervention in Northern Chinese Han population [J]. Chinese Medical Journal，2015，128（2）：180-185.

[8] Beretta M，Gorren A C F，Wenzl M V，et al. Characterization of the East Asian variant of aldehyde dehydrogenase-2: bioactivation of nitroglycerin and effects of Alda-1 [J]. The Journal of biological chemistry，2010，285（2）：943-952.

[9] 张怡，赵鹏飞，贾秀娟，等，ALDH2 基因多态性对硝酸甘油药物效应的影响 [C] //山东省医学会第十一次老年医学分会学术会论文汇编. 济南，2012：19-25.

[10] Guo R，Chen X P，Guo X，et al. Evidence for involvement of calcitonin gene-related peptide in nitroglycerin response and association with mitochondrial aldehyde dehydrogenase-2（ALDH2）Glu504Lys polymorphism [J]. Journal of the American College of Cardiology，2008，52（11）：953-960.

[11] 张怡，赵鹏飞，胡怡，等. 线粒体乙醛脱氢酶 2 基因多态性对健康受试者硝酸甘油效应的影响 [J]. 中国循环杂志，2013，28（7）：528-531.

[12] 张鹤，陈玉国，徐峰，等. 乙醛脱氢酶 2 基因多态与硝酸甘油疗效相关性研究 [J]. 中华内科杂志，2007，46（8）：629-632.

[13] Nagano T，Ushijima K，Taga N，et al. Influence of the aldehyde dehydrogenase 2 polymorphism on the vasodilatory effect of nitroglycerin in infants with congenital heart disease and pulmonary arterial hypertension [J]. European Journal of Clinical Pharmacology，2019，75（10）：1361-1367.

[14] Min K D，Kitakaze M. Nitroglycerin tolerance in patients with ALDH2 variant [J]. Circulation Journal，2020，84（3）：384-385.

[15] Miura T，Nishinaka T，Terada T，et al. Vasodilatory effect of nitroglycerin in Japanese subjects with different aldehyde dehydrogenase 2（ALDH2）genotypes [J]. Chemico-Biological Interactions，276：40-45.

[16] 赵吉，孙爱军，邹云增，等. ALDH2 基因多态性与稳定型心绞痛患者硝酸甘油有效性关联的实验研 [J]. 中国分子心脏病学杂志，2010，10（2）：92-97.

[17] 王玉梅，邢军芬，汪涛，等. 基因芯片法检测中国人乙醛脱氢酶 2 的基因多态性 [J]. 中国药师，2014，17（9）：1447-1450.

[18] 王秀芳，张艳，廖映红，等. Real-time PCR、焦磷酸测序及基因芯片快速检测 ALDH2* 2 基因多态性 [J]. 西安交通大学学报（医学版），2017，38（1）：142-146.

[19] Ribichini F，Steffenino G，Dellavalle A，et al. Plasma activity and insertion/deletion polymorphism of angiotensin I-converting enzyme: a major risk factor and a marker of risk for coronary stent restenosis [J]. Circulation，1998，97（2）：147-154.

[20] Ribichini F，Ferrero V，Matullo G，et al. Association study of the I/D polymorphism and plasma angiotensin-converting enzyme（ACE）as risk factors for stent restenosis [J]. Clinical Science（London，England），2004，107（4）：381-389.

[21] Jørgensen E，Kelbæk H，Helqvist S，et al. Predictors of coronary in-stent restenosis: importance of angiotensin-converting enzyme gene polymorphism and treatment with angiotensin-converting enzyme inhibitors[J]. Journal of the American College of

Cardiology，2001，38（5）：1434-1439.

［22］Ribichini F，Wijns W，Ferrero V，et al. Effect of angiotensin-converting enzyme inhibition on restenosis after coronary stenting ［J］. The American Journal of Cardiology，2003，91（2）：154-158.

［23］Guneri S，Baris N，Aytekin D，et al. The relationship between angiotensin converting enzyme gene polymorphism，coronary artery disease，and stent restenosis：the role of angiotensin converting enzyme inhibitors in stent restenosis in patients with diabetes mellitus ［J］. International Heart Journal，2005，46（5）：889-897.

［24］Zhu M，Yang M，Lin J，et al. Association of seven renin angiotensin system gene polymorphisms with restenosis in patients following coronary stenting ［J］. Journal of the Renin-Angiotensin-Aldosterone System，2017，18（1）：1470320316688774.

［25］Gomma A. The endothelial nitric oxide synthase （Glu298Asp and −786T>C） gene polymorphisms are associated with coronary in-stent restenosis ［J］. European Heart Journal，2002，23（24）：1955-1962.

［26］Zeng W P，Zhang R，Li R，et al. Association of the endothelial nitric oxide synthase gene T786C polym- orphism with in-stent restenosis in Chinese Han patients with coronary artery disease treated with drug-eluting stent ［J］. PLoS One，2017，12（1）：e0170964.

［27］Moss S C，Lightell D J，Marx S O，et al. Rapamycin regulates endothelial cell migration through regulation of the cyclin-dependent kinase inhibitor p27Kip1 ［J］. The Journal of Biological Chemistry，2010，285（16）：11991-11997.

［28］van Tiel C M，Bonta P I，Rittersma S Z，et al. p27kip1-838C>A single nucleotide polymorphism is associated with restenosis risk after coronary stenting and modulates p27kip1 promoter activity ［J］. Circulation，2009，120（8）：669-676.

［29］Luo Y，Marx S O，Kiyokawa H，et al. Rapamycin resistance tied to defective regulation of p27Kip1 ［J］. Mol Cell Biol，1996，16（12）：6744-6751.

［30］Bergheanu S C，Pons D，van der Hoeven B L，et al. The 5352 A allele of the pro-inflammatory caspase-1 gene predicts late-acquired stent malapposition in STEMI patients treated with sirolimus stents ［J］. Heart Vessels，2011，26（3）：235-241.

［31］Robertson K E，McDonald R A，Oldroyd K G，et al. Prevention of coronary in-stent restenosis and vein graft failure：Does vascular gene therapy have a role? ［J］. Pharmacology & Therapeutics，2012，136（1）：23-34.

［32］Lowe H C，Oesterle S N，Khachigian L M. Coronary in-stent restenosis：Current status and future strategies ［J］. Journal of the American College of Cardiology，2002，39（2）：183-193.

［33］Li Y，Zhang D，Jin W，et al. Mitochondrial aldehyde dehydrogenase-2 （ALDH2） Glu504Lys polymorphism contributes to the variation in efficacy of sublingual nitroglycerin ［J］. The Journal of Clinical Investigation，2006，116（2）：506-511.

第十八章 抗心力衰竭药物基因组学的临床应用

第一节 概 述

心力衰竭（heart failure，HF）是心脏疾病发展的终末阶段，几乎所有的心血管疾病最终都会导致心力衰竭的发生。HF 是一种死亡率高、预后差且药物治疗周期长的难治性心脏疾病。《中国心血管病报告 2017》概要[1] 显示我国心血管病现患人数 2.9 亿，其中脑卒中1300 万，冠心病 1100 万，高血压 2.7 亿，心力衰竭 450 万。近年大量循证医学的证据表明，合理应用利尿剂、β受体阻滞剂、血管紧张素转换酶抑制剂（ACEI）、血管紧张素受体拮抗剂（ARB）及洋地黄类强心药等药物对于改善 HF 患者预后具有重要意义。但是，HF 相关疾病的药物治疗效果存在较大的个体差异。造成个体差异的因素是多方面的，其中基因变异对药物个体差异存在重要影响。

第二节 利尿剂治疗心力衰竭的药物基因组学
相关基因多态性

利尿剂作用于肾脏，增加水、钠、氯等电解质排泄，从而产生利尿作用，临床上主要用于治疗各种原因引起的水肿。利尿剂通过利尿、减少血容量而降低心脏前负荷，改善心功能，降低静脉压，消除或缓解静脉淤血及其引发的肺水肿和外周水肿，可以有效改善心力衰竭患者症状。

早期研究报道脂肪细胞定向和分化因子 1（ADD1）Gly460Trp 变异与高血压患者对氢氯噻嗪的反应改变相关，突变等位基因（Gly/Trp）杂合子患者平均动脉压下降幅度大于野生型纯合子（Gly/Gly）[2]。另一项研究也证实 ADD1 460Trp 等位基因与利尿剂更好的降压反应相关[3]。但是，这些发现没有得到其他研究的证实。一项荟萃分析表明，1001 个 Gly/Gly 基因型携带者个体对氢氯噻嗪的血压降低反应比 Trp/Trp 基因型携带者要好[4]。最近的荟萃分析表明，ADD1 基因中的 Trp460 等位基因与亚洲人的原发性高血压易感性相关，但与黑种人和高加索人无关[5]。

NEDD4L 基因编码一种从细胞表面去除上皮钠通道的调节蛋白，这是噻嗪类利尿剂药物基因组学研究的重点。GG 基因型的 rs4149601 个体与 AA 基因型的个体相比，具有更高的盐敏感性，更低的血浆肾素水平和更高的舒张压（DBP）[6-9]，以及更高的脑血管疾病（cerebrovascular disease，CVD）死亡率和心血管死亡率[9]。在 Nordic Diltiazem（NORDIL）研究中，携带 G 等位基因 rs4149601 的高血压患者与 AA 基因型携带者相比，联合使用噻嗪类/β受体阻滞剂治疗显示改善的不良心血管预后和更好的降血压效果[10]。同样，抗高血压应答的药物基因组学评估（PEAR）研究显示 *NEDD4L* rs4149601 降低白种人患者对氢氯噻嗪的反应[11]。总之，这些数据支持 *ADD1* 和 *NEDD4L* 多态性对噻嗪类利尿剂和治疗相关结局的潜在作用，但需做进一步的临床和机制研究。基因多态性对噻嗪类利尿剂治疗效果的影响见表 18-1。*SLC12A3* 是肾 NaCl 协同转运蛋白 NCC 编码基因，位于远端肾元的顶膜上，介导远端肾曲小管对钠离子和氯离子的再吸收。在利尿剂呋塞米、布美他尼特、托尔赛米特的药物基因组研究中，NaCl 协同转运蛋白基因 *SLC12A3* Ala264 多态性与氯离子和钾离子的增加排泄有关[12]。*SLC12A3* rs13306673 基因多态性与噻嗪类利尿剂的利尿作用相关[13]。SCNN1G 编码上皮钠通道蛋白 ENaC 基因，rs5723 C>G 和 rs5729（T>A）的等位基因变异与袢利尿剂较弱的利尿有关[14]。

表 18-1　基因多态性对噻嗪类利尿剂治疗效果的影响

药物	基因	名称	意义	证据级别	参考文献
氢氯噻嗪、布美他尼、呋塞米、托拉塞米、吲哚帕达、螺内酯	*ADD1*（1378G>T）	α内收蛋白 1（Gly460Trp）位点，药物效应相关基因	（1）TT 基因型，使用利尿剂，与 GG 基因型相比，降压效果更好	2B	[3]
			（2）GT 基因型，使用利尿剂，与 GG 基因型相比，降压效果更好		
			（3）GG 基因型，使用利尿剂，与 GT 和 TT 基因型相比，降压效果较不理想		
	NEDD4L（24G>A）	经前体细胞表达发育调控样蛋白 4	与 AA 基因型相比，AG+GG 基因型高血压患者对氢氯噻嗪的反应增加	2B	[10, 11]

注：证据级别是 PhaimGKB 数据库提出的（基因检测）证据的水准，1A 最高。

第三节　β受体阻滞剂治疗心力衰竭的药物基因组学相关基因多态性

β受体阻滞剂是治疗慢性心力衰竭的常规用药，它通过阻断心脏β受体，拮抗过量儿茶酚胺对心脏的毒性作用，长期应用可以改善慢性心力衰竭的症状，提高射血分数，在改善心力衰竭患者心功能和降低死亡率中发挥重要作用[15]。卡维地洛、比索洛尔和美托洛尔是常用的β受体阻滞剂。β受体阻滞剂的有效性和不良反应存在个体差异，基因多态性是影响β受体阻滞剂个体差异的重要因素[16]，表 18-2 列举了一些对β受体阻滞剂药效有影响的基因多态性。

表 18-2　基因多态性对β受体阻滞剂治疗的影响

基因名称	基因变异	功能	意义	证据级别	参考文献
CYP2D6	2850C>T	代谢酶	慢代谢型（PM）：换药，用比索洛尔或卡维地洛；或减少剂量	2A	[34, 35]
CYP2D6	100C>T	代谢酶	中间代谢型（IM）：换药，用比索洛尔或卡维地洛；或减少剂量	2A	
CYP2D6	1758C>T	代谢酶	超快代谢型（UM）：换药，用比索洛尔或卡维地洛	2A	

续表

基因名称	基因变异	功能	意义	证据级别	参考文献
ADRB1	1165G>C	β_1 肾上腺素能受体	GG 纯合子可以降低心力衰竭死亡率，使比索洛尔更有效地降低交感反应	3	[25, 26]
ADRB2	79C>G	β_2 肾上腺素能受体	Gln27Glu 基因型对心力衰竭患者β受体阻滞剂的作用有显著影响；Gln27Glu 基因型与心血管疾病者突然心脏死亡有关	3	[29, 30]

注：证据级别是 PhaimGKB 数据库提出的（基因检测）证据的水准，1A 最高。

一、药动学参数相关基因多态性

CYP2D6 是影响β受体阻滞剂药动学的主要代谢酶，70%～80%的美托洛尔被 CYP2D6 代谢。CYP2D6 是一种高度多态的酶，根据 CYP2D6 酶的代谢活性，患者可分为四种不同的表型：超快代谢型（UM）、正常代谢型（或快代谢型，EM），中间代谢型（IM）和慢代谢型（PM）[17]。通常*1、*2 为酶活性正常代谢型等位基因，基因多拷贝变异为快代谢型，*3、*4、*5 为慢代谢型，而*9、*10、*41 为中间代谢型。CYP2D6 慢代谢型者美托洛尔的清除时间显著延长，导致血药浓度显著增加，发生副作用的危险显著增加，血药浓度增加还可增加老年患者低血压风险[18-20]。在白种人中，*CYP2D6*4* 携带者所需美托洛尔耐受剂量比非携带者要小。而对卡维地洛而言，卡维地洛需要 CYP2D6 代谢活化，所以 *CYP2D6*4* 携带者所需卡维地洛耐受剂量比非携带者要大[21]。Hamadeh 等[22]研究发现 CYP2D6 慢代谢型或中间代谢型患者，在服用美托洛尔后，心率降幅大于正常代谢型患者，但是降压效果和不良反应没有差异。值得注意的是，中国人与欧美人 CYP2D6 基因变异频率有较大差异，*CYP2D6*3*、*CYP2D6*4*、*CYP2D6*5* 和 *CYP2D6*6* 是导致 PM 表型的主要等位基因，约占高加索慢代谢型者的 98%[23]，*CYP2D6*10*（100C>T）在中国人中突变频率为 50%～70%，*CYP2D6*3*、*4、*5 较少见，频率小于 3%，所以在欧美人中的结果不能直接用于中国人，需要在中国人中进行重复验证研究。目前，有关在中国人中 *CYP2D6* 对β受体阻滞剂药动学和药效学影响的研究还很少。

二、药效学参数相关基因多态性

药效学通路基因变异可引起患者对β受体阻滞剂的敏感性下降，遗传背景不同的种族对β受体阻滞剂或激动剂的敏感性也存在着差异，这些差异可以影响β受体阻滞剂的临床疗效和应用时的剂量选择。β_1 肾上腺素能受体（Beta 1 adrenergic receptor，ADRB1）是β受体阻滞剂用于治疗心力衰竭的主要靶点，*ADRB1* 基因变异可以影响β受体阻滞剂的效应。*ADRB1* rs1801253（1165 G>A）和 rs1801252（145 A>G）是目前研究较多的两个基因多态性，BEST 研究显示 *ADRB1* rs1801253 多态性变异可以降低死亡率[24]，另外也有研究表明，rs1801253 GG 纯合子个体使用布新洛尔治疗心力衰竭的死亡率较其他基因型者降低了 34%[25]。rs1801253 GG 纯合子个体可以使比索洛尔更有效地降低交感反应[26]。*ADRB1* rs1801252 多态性对β受体阻滞剂的治疗也有重要影响，携带 *ADRB1* rs1801252 AA 纯合子的心力衰竭和射血分数降低的患者，射血分数恢复的可能性明显高于基因型为 GG 的携带者[27]。

β_2 肾上腺素能受体（Beta 2 adrenergic receptor，*ADRB2*）基因变异对使用β受体阻滞剂治疗心力衰竭也存在重要影响。*ADRB2* 基因 Arg16Gly、Gln27Glu 和 Thr164 Ile 这

3 个多态性位点是影响其功能的重要位点。研究发现，PCI 后携带 ADRB2 Ile164 变异的患者在使用β受体阻滞剂后出现主要心脏不良事件的概率，比携带 Thr164 纯合子的患者高达 4.1 倍[28]。由于种族差异，ADRB2 Thr164Ile 在中国人群中的变异频率非常低，小于 1%。许多研究发现 ADRB2 的另外一个位点 Gln27Glu 基因型对心力衰竭患者β受体阻滞剂的作用有显著影响[29]。一项大型的前瞻性研究表明 Gln27Glu 基因型与心血管疾病患者突然死亡有关[30]。

G 蛋白偶联受体激酶（G protein-coupled receptor kinase，GRK）可以磷酸化 ADRB1 和 ADRB2，降低药物与受体的结合，心脏中主要的 GRK 基因包括 GRK2 和 GRK5。目前发现 GRK5 有 4 个与心力衰竭治疗相关的多态性位点，但还未发现 GRK2 基因有相关的变异[31]。GRK5 基因 41 位的谷氨酰胺被亮氨酸替代（Gln41Leu），是 GRK5 基因中研究最多的变异，该 SNP 位于在 GRK5 调控区域。Leu41 变异在白种人中并不常见，但有高达 40%的非洲裔美国人携带该变异[32]。一项对 375 例接受β受体阻滞剂治疗心力衰竭的非洲裔美国患者的前瞻性研究发现，GRK5-Leu41 等位基因变异能够降低死亡率和心脏移植率[31]。

三、基于基因型的个体化用药

FDA 批准的美托洛尔药物标签指出，CYP2D6 慢代谢型和正常代谢型患者在服用 CYP2D6 抑制剂时，将成倍增加美托洛尔的血浆浓度，降低美托洛尔的心脏选择性。但是目前 FDA 对在β受体阻滞剂起始治疗时的基因型检测没有做特别评论。荷兰皇家药剂师协会的荷兰药物基因组学工作组（DPWG）发表了基于 CYP2D6 基因型的美托洛尔给药方案的建议（http://kennisbank.knmp.nl）。对于 CYP2D6 慢代谢型患者，如果需要逐步降低心率，或在出现症状性心动过缓的情况下，DPWG 建议以较小的剂量逐渐增加剂量和（或）处方，但不超过标准剂量的 25%；对于中间代谢型，以较小的剂量逐渐增加剂量和（或）处方，但不超过标准剂量的 50%；对于超快代谢型，建议用最大剂量，如果疗效还不佳，可以根据疗效增加到 2.5 倍标准剂量或用其他药物如比索洛尔、卡维地洛或阿替洛尔代替[33]。

第四节　血管紧张素转换酶抑制剂治疗心力衰竭的药物基因组学相关基因多态性

血管紧张素转换酶抑制剂（angiotensin converting enzyme inhibitor，ACEI）作用于肾素-血管紧张素系统（renin-angiotensin system，RAS），抑制 RAS 激活。RAS 的激活会增加后负荷和心脏负荷，从而导致心室重构，加重心力衰竭，ACEI 通过抑制 RAS 的激活能够防止和逆转心室重构。ACEI 能缓解心力衰竭的症状，提高患者生存质量，同时可以改善患者的预后并降低心力衰竭患者的死亡率。临床常用于治疗心力衰竭的 ACEI 有卡托普利、依那普利、西拉普利、贝那普利、培哚普利、雷米普利和福辛普利。对 ACEI 的药物基因组学研究主要集中在 RAS 基因 ACE、AGT、AGTR1 和 SLCO1B1 等。

因为 ACEI 代谢比例较少，所以代谢酶基因变异对药效影响的研究较少。ACE 抑制剂依那普利是有机阴离子转运多肽 1B1（OATP1B1，也称 SLCO1B1）的底物。研究发现在中国健康人群中，*SLCO1B1**15 单体型和 T521C 变异对依那普利药动学有重要影响，携带 *SLCO1B1**15 单体型的受试者的血浆依那普利浓度显著高于非携带者[36]。*SLCO1B1**15 单体型和 521C 等位基因也可能因此增加依那普利诱导的咳嗽风险[37]。另外，研究发现缓激肽 B2 受体基因 *BDKRB2* rs8016905 多态性和 *ABO* 基因 rs495828 多态性与 ACEI 诱导的咳嗽有关[38]。

　　RAS 是 ACEI 的作用靶点，研究显示 *ACE* 基因第 16 位内含子第 287 位碱基插入（I）或缺失（D）多态性（rs1799752）会影响 RAS 阻滞剂的疗效。一项针对 32 715 人的大型荟萃分析显示 *ACE* 插入和缺失多态性（I/D）中 D 等位基因变异可增强 ACE 的活性[39]。携带 D 等位基因变异的患者 ACE 活性增强并与心力衰竭患者低生存率相关[40]。一项对 479 例心力衰竭患者的前瞻性研究发现，D 等位基因变异与 1 年无移植生存率降低相关[41]。另外，有研究表明携带 I 等位基因的患者，使用依那普利治疗 6 个月的疗效较好[42]。在一项使用 ACEI 治疗的舒张性心力衰竭患者的临床试验中，ACEI 的治疗能够显著降低患者长期全因死亡率和心血管事件发生率。未使用 ACEI 的对照组中血管紧张素 D 等位基因携带患者相较于 I 等位基因携带患者具有更高的全因死亡率，但使用 ACEI 治疗的患者死亡率没有明显差别，这说明 ACEI 治疗可以消除血管紧张素 D 等位基因引起的不利后果[43]。

　　血管紧张素 II 受体 1 编码基因 *AGTR1* 和血管紧张素原编码基因 *AGT* 多态性与 ACEI 降血压反应的相关性也没有得到一致性的结论。携带 *AGTR1* rs5182（C/T）C 等位基因的高血压患者比不携带该等位基因的患者更能从 ACEI 治疗中受益[44]。另外，REGRESS 研究[45]对 885 名稳定型冠心病的男性荷兰人进行分析，发现同时携带 *ACE*：I/D DD 基因型和 *AGTR1*：116A＞C CC 基因型的患者在 2 年的随访中比其他基因型者出现缺血性事件的概率显著增多。Lee 等[46]在 748 例中国冠心病患者中开展的研究也表明，*AGTR1* 基因 rs5186（1166A＞C）C 等位基因和 *ACE* 基因 rs1799752（I/D）D 等位基因与更高的 MACE 事件发生率相关。Su 等[47]分析了 1447 例中国高血压患者服用贝那普利 3 年后基因型对血压反应的影响，发现 *AGT* rs7079（C/T）与 ACEI 的降压反应显著相关。一项包括 509 人的中国高血压患者队列研究中，携带 AGT rs5051（G/A）GG 基因型的患者对 ACEI 治疗的降血压作用明显高于携带 AA 或 AG 基因型患者[48]，结果见表 18-3。

　　研究显示，*AGT* 基因 rs699（T/C）多态性与心力衰竭发生及心力衰竭患者死亡率有相关性，携带 TT 基因型的患者发生心力衰竭和死亡的风险都比较高，OR 分别为 4.9 和 6.4[49]。对于 ACE 抑制剂依那普利的降血压反应，rs699 CC 基因型比 CT 或 TT 基因型疗效要好[50]。在对 1041 例高血压患者的回顾性病例对照研究中也发现，携带 *AGT* rs699 C/C 基因型者比携带 T 等位基因者出现中风的危险要小[51]。然而，其他研究显示与 ACEI 治疗反应无关[52]。

　　为了提高基因变异对 ACEI 个体化用药效果的预测性，最近 Oemrawsingh 等[53]使用 *AGTR1* 基因 2 个位点 rs275651 和 rs5182 以及缓激肽 I 型受体（bradykinin 1 receptors，B1R）基因位点 rs12050217 对 8726 例冠心病患者构建了药物遗传学风险评分（PGX），PGX 评分为 0～6。在 PGX 评分为 0～2 的患者中，73.5%的患者取得获益，绝对风险降低 1.2%～7.5%，而临床评分低且 PGX 评分≥3 的患者没有临床获益。此外，研究进一步表明 PGX 评分为 0～2 的患者长期使用培哚普利具有较高的效价比。因此，构建基于临床表型和基因型的风险预测模型，可以很好地预测 ACEI 的临床疗效。

表 18-3　基因多态性对 ACEI 治疗的影响

药物	基因名称	中文名	意义	证据级别	参考文献
贝那普利（苯那普利）	*AGT*（-6A>G）	血管紧张素原	GG 基因型者对于贝那普利的降压应答最好，其次是 GA，AA 基因型者应答较差	3	[48]
培哚普利	*AGTR1*（573C>T）	I 型血管紧张素 II 受体	CC 基因型者使用培哚普利治疗心血管事件风险更高，CT 基因型者风险也较高，TT 基因型者风险最低	3	[54, 55]

注：证据级别是 PhaimGKB 数据库提出的（基因检测）证据的水准，1A 最高。

第五节　血管紧张素 II 受体阻滞剂治疗心力衰竭的药物基因组学相关基因多态性

血管紧张素 II 受体（AT1）拮抗剂（ARB）是一类作用于肾素-血管紧张素系统（RAS）的药物，可直接阻断血管紧张素 II 与其受体结合，抑制血管紧张素的激活，引起血管舒张、血管升压素分泌减少、醛固酮合成及分泌减少而使血压下降，常用于治疗高血压、糖尿病肾病和充血性心力衰竭。ARB 通过降低外周血压、减轻心脏的后负荷用于治疗充血性心力衰竭，并可以阻止血管紧张素 II 促进心血管细胞的增殖肥大作用，预防及逆转心血管重构。临床常用于治疗心力衰竭的 ARB 有氯沙坦、缬沙坦、厄贝沙坦、坎地沙坦、替米沙坦、奥美沙坦及依普沙坦等。

奥美沙坦的肝摄取主要通过有机阴离子转运多肽 1B1 转运，其编码基因 *SLCO1B1* 多态性可能影响其药动学和药效。对 *SLCO1B1* 的研究表明 *SLCO1B1**15（c.388A>G 和 c.521T>C）受试者奥美沙坦平均最大浓度（C_{max}）和 0～24 小时浓度-时间曲线下的面积高于 *SLCO1B1**1b（c.388A>G）受试者[56]，结果见表 18-4。然而，又有报道称 *SLCO1B1* 变异对奥美沙坦的药代动力学没有实质性影响[57]。有关 *SLCO1B1* 基因多态性对奥美沙坦吸收和排泄的影响需进一步明确。

AGTR1 基因 rs5186（A/C）多态性对心力衰竭的发生是否有影响，目前的研究结果尚不一致。有研究显示，具有 rs5186 多态性的冠心病患者更容易发生心力衰竭[58]。然而，另外有 meta 分析显示 *AGTR1* 基因中的 rs5186 多态性与心力衰竭的易感性无关[59]。在药效学方面，研究显示 *AGTR1* rs5186（1166A>C）多态性对 ARB 治疗疗效有一定影响。有学者研究了 299 例射血分数小于 40% 的心力衰竭患者血管紧张素 II 受体（AT1）基因 *AGTR1* rs5186 多态性对坎地沙坦反应的影响，结果显示携带 *AGTR1* rs5186 C 等位基因的患者肾素活性代偿性增加[60]。另外，研究显示 *AGTR1* rs5186（1166A>C）多态性与血压、肾血流量和肾血管阻力对 ARB 的反应有关，C 等位基因携带者的反应较弱[61, 62]。携带 *AGTR1* 1166 AA 基因型患者对氯沙坦治疗的降压效果比 CC 型更好[63, 64]。除了 *AGTR1* 的相关性，一项小型研究评估了 *ACE* 插入/删除（I/D）基因型 rs1799752 的氯沙坦对左心室肥厚（LVH）的影响，在 32 例慢性血液透析患者中，携带 D 等位基因的患者左心室质量指数（LVMI）的降低明显大于 I 型纯合子[65]。在瑞典厄贝沙坦左心室肥厚对比阿替洛尔（SILVIA）试验的遗传亚组研究中，90 名左心室肥厚患者随机分为厄贝沙

坦或阿替洛尔组,结果发现 *BDKRB2-9* 等位基因携带者左心室质量下降是+9/+9 基因携带者的 2 倍[66]。

表 18-4 基因多态性对 ARB 治疗的影响

药物	基因名称	中文名	意义	证据级别	参考文献
奥美沙坦	*SLCO1B1*(388A>G)	溶质载体有机阴离子转运体家族 1B1	*SLCO1B1**15/*15 基因型(67 TT),奥美沙坦血浆浓度最高	3	[56]
	SLCO1B1(521T>C)	溶质载体有机阴离子转运体家族 1B1	*SLCO1B1**1B/*15 基因型(17 AA/67 TT),奥美沙坦血浆浓度居中	3	
			SLCO1B1*1B/*1B 基因型(17 AA),奥美沙坦血浆浓度最低		
氯沙坦	*AGTR1*(1166A>C)	Ⅰ 型血管紧张素Ⅱ受体	原发性高血压患者、肝硬化和门静脉高压患者用氯沙坦治疗,AA 基因型降压效果比 CC 基因型更好	3	[63,64]

第六节 醛固酮受体拮抗剂治疗心力衰竭的药物基因组学相关基因多态性

一、醛固酮受体拮抗剂治疗心力衰竭的推荐

醛固酮受体拮抗剂具有防止心肌纤维化与心室重塑、降低慢性心力衰竭患者病死率的作用,因此在欧美及中国的心力衰竭治疗指南中,醛固酮受体拮抗剂均作为Ⅰ类推荐的药物,适用于 LVEF≤35%、使用 ACEI/ARB/ARNI(脑啡肽酶抑制剂)和β受体阻滞剂治疗后仍有症状的患者(Ⅰ类,A 级),以及急性心肌梗死后且LVEF≤40%、有心力衰竭症状或合并糖尿病者(Ⅰ类,B 级)。目前临床可用的醛固酮受体拮抗剂只有螺内酯和依普利酮两种,而国内只有螺内酯。

二、醛固酮受体拮抗剂治疗心力衰竭的相关基因多态性

螺内酯是一种化学结构与醛固酮类似的物质,在肾小球远曲小管和集合管皮质部发挥与醛固酮竞争的作用,干扰钠离子重吸收、促进钠或氯离子排出,同时使钾离子排出减少,从而有保钾利尿的作用。对醛固酮受体拮抗剂的治疗反应有个体差异,不同种族之间、健康人和心力衰竭患者之间均存在,这可能源于基因多态性编码的 RAAS 通路上的不同蛋白。已有研究证实 *AGT* rs699 基因多态性与 *AGT* 基因的高表达和血清血管紧张素水平相关。醛固酮合成酶基因 *CYP11B2* rs1799998 344T>C 变异引起醛固酮分泌增多、血浆醛固酮/肾素比明显升高。一项纳入 155 例埃及心力衰竭(HFrEF)患者的研究中[67],*AGT* rs699 基因的 CC 型占 16%,CT 型占 48%,TT 型占 36%,*CYP11B2* rs1799998 基因的 TT 型占 33%,TC 型占 50%,CC 型占 17%,所有患者应用螺内酯 6 个月后,分别对比上述两个基因不同类型的患者之间 LVEF 的变化。研究结果显示,*AGT* rs699 基因各组的 LVEF 提高程度:CC 型,14.6%;TC 型,7.9%;TT 型,2.7%;$P = 2.1 \times 10^{-26}$。*CYP11B2* rs1799998 基因各组的 LVEF 提高程度：TT 型，9.1%；TC 型，8.7%；CC 型，1.4%；$P = 0.000\,6$。将临床资料加入进行多元线性回归分析后发现，*AGT* rs699 和 *CYP11B2* rs1799998 的基因多态性加上基线血钾水平，与该组心力衰竭患者螺内酯治疗 6 个月后 LVEF 改善、血钾升高和生活质量改善有明确的相关性。非洲和亚洲人群存在较高 *AGT* rs699 C 和 *CYP11B2* T 的比例，那么有可能预示上述两类人群的心力衰竭患者应用醛固酮受体拮抗剂疗效更佳。

醛固酮是肾素-血管紧张素-醛固酮系统（RASS）的终端产物，在心力衰竭发生时由于RAAS 被激活，最终刺激肾上腺皮质球状带分泌大量的醛固酮。心力衰竭时常伴随肝淤血，肝脏功能下降导致对醛固酮的降解作用减弱，是心力衰竭患者体内醛固酮升高的另一原因。因此，除了醛固酮受体拮抗剂直接对抗醛固酮，ACEI 可抑制 RAAS 从而减少醛固酮的分泌，ACEI 成为治疗心力衰竭的基石之一。但研究发现，心力衰竭治疗过程中短期应用 ACEI可降低醛固酮水平，长期应用 ACEI 对醛固酮抑制作用较弱，即存在"醛固酮逃逸现象"，该现象在 ACE DD 基因型中更常见[68]。与 ACE ID 和 ACE II 基因型相比，螺内酯对于 ACEDD 基因型的心力衰竭患者左心室重构的改善疗效也大大减弱[69]。

第七节　钙通道阻滞剂治疗心力衰竭的药物基因组学相关基因多态性

一、钙通道阻滞剂治疗心力衰竭的推荐

以二氢吡啶类（dihydropyridines，DHP）为代表的钙通道阻滞剂（calcium channel blocker，CCB），通过阻滞 L 型钙离子通道，抑制血管平滑肌及心肌钙离子内流，同时松弛血管平滑肌，降低心肌收缩力，最终实现血压下降。临床上 CCB 主要用来治疗高血压和心绞痛，不是心力衰竭治疗的一线药物。但心力衰竭患者若合并严重高血压或心绞痛，可考虑使用该类药物，尤其因肾功能不全 ACEI/ARB/ARNI 使用受限的患者，CCB 是理想的选择，HFrEF患者可选择氨氯地平和非洛地平。

二、钙通道阻滞剂治疗心力衰竭的相关基因多态性

CCB 类药物主要依赖 CYP3A4 和 CYP3A5 酶进行代谢，是 CYP3A 家族中两个重要的代谢酶亚型，在其催化下 CCB 氧化生成无活性的代谢物。CYP3A4 和 CYP3A5 的不同突变类型，可以表现为酶活性升高或降低、对药物代谢清除能力的变化，从而导致药物在体内暴露量的变化。在一项患有早期高血压性肾病的非洲裔美国男性和女性的研究中，携带*CYP3A4* T16090C（rs2246709，外显子 7）的男性和女性患者，CC/TC 等位基因携带者较TT 等位基因者对氨氯地平的代谢慢[70]。在一项对中国健康受试者的研究中，单次服用 90mg硝苯地平，*CYP3A5* 突变纯合子（即 *CYP3A5*3/*3*）基因型较 *CYP3A5*1/*1* 和 *CYP3A5*1/*3*基因型，突变纯合子在体内暴露量 AUC 0～48 小时与 AUC 0～∞有显著增加，这可能是由*CYP3A5* 突变型个体的 CYP3A5 酶活性降低、对药物的代谢能力下降所致。另一项在 45 例健康中国人中单次口服非洛地平的研究显示，携带 *CYP3A5*3/*3* 的患者较携带*CYP3A5*1/*3* 的患者非洛地平暴露量更高[71]。

　　L 型电压依赖性钙通道受体是钙通道阻滞剂的主要作用位点和结合位点，由α1、α2、β、γ和 δ 5 个亚单位组成，其中α1 亚单位是其主要功能单位，*CACNA1C* 多态性是影响α1 亚单位最关键的遗传因子。Bremer 对服用钙离子拮抗剂的 120 位高血压患者的研究结果表明，携带 *CACNA1C* rs2239050 GG 基因型患者的治疗效果明显优于 CC 和 CG 基因型患者，携带 *CACNA1C* rs2239128 CC 基因型较 CT 或 TT 基因型的高血压患者服用氨氯地平或非洛地平较其余钙通道阻滞剂降压效果更为明显，且 CC、CT、TT 基因型 3 组间降压效果差异明显（$P < 0.05$）。*CACNA1C* rs2238032 TT 基因型携带者的降压效果最为显著，而 G 等位基因携带者对钙拮抗剂最不敏感，无明显降压效应[72]。

　　TRIB3 是一个与血管内皮功能相关的基因，一项最新的纳入 850 例服用非洛地平的中国高血压患者的研究发现，携带 *TRIB3* rs6037475 CC 基因型的患者较 TT 基因型的患者收缩压、舒张压及平均动脉压均下降幅度小，降压效果差[73]。

第八节　地高辛治疗心力衰竭的药物基因组学相关基因多态性

一、地高辛治疗心力衰竭的推荐

　　地高辛是口服洋地黄类药物，该类药物是 Na^+/K^+-ATP 酶抑制剂，通过抑制心肌细胞 Na^+/K^+-ATP 酶，使细胞内 Na^+ 水平升高，促进 Na^+-Ca^{2+} 交换，提高细胞内 Ca^{2+} 水平，发挥正性肌力作用。多项研究也显示地高辛可改善心力衰竭患者的症状和运动耐量，降低心力衰竭再住院风险。目前心力衰竭治疗指南中推荐应用利尿剂、ACEI/ARB/ARNI、β受体阻滞剂及醛固酮受体拮抗剂仍持续有症状的 HFrEF 患者可加用地高辛（Ⅱa 类，B 级）。

二、地高辛治疗心力衰竭的相关基因多态性

　　地高辛口服后可迅速被机体吸收，生物利用度高达 70%～80%。临床应用地高辛的主要不良反应包括心律失常、胃肠道反应和神经精神症状，常出现于血清地高辛药物浓度 > 2.0ng/ml 时。由于地高辛的中毒剂量和有效剂量非常接近，尤其在心力衰竭和肾功能不全的患者，因此在临床中监测地高辛的血清药物浓度至关重要。地高辛在体内主要经过肾脏排出，肾小球细胞膜上的转运糖蛋白-P（P-gp）与地高辛有极高的亲和力，影响 P-gp 活性的因素均可降低地高辛从肾脏的清除从而增加地高辛的血清浓度，如治疗心律失常的胺碘酮、普罗帕酮、奎尼丁均是 P-gp 拮抗剂，通过抑制 P-gp 活性可减少地高辛在体内的清除，从而提高地高辛的血药浓度。编码 P-gp 的基因多态性是影响地高辛代谢清除的另一个重要因素。研究显示，*ABCB1* 和 *SLCO1B3* 基因是编码转运糖蛋白-P 的主要基因，*ABCB1* 有 3 个常见位点的变异：1236C>T、2677G>T 和 3435C>T，该变异引起血清中地高辛浓度的升高[74, 75]。2017 年 Wu 对 563 例中国健康成年男性进行 *ABCB1* 基因检测，最终对 *ABCB1* 1236-2677-3435 TTT 或 CGC 的纯合子患者进行了分析。结果显示，与 *ABCB1* CGC 纯合子患者相比，携带 *ABCB1* TTT 并高度甲基化的患者 *ABCB1* mRNA

水平明显降低，血浆地高辛清除时间及最大血药浓度均明显延长[76]。另一项纳入 10 932 例患者的研究显示，在未服用地高辛的患者中，存在 *ABCB1* 上述 3 个位点变异组的猝死率未增加，而在服用地高辛的患者中，存在 *ABCB1* 变异（1236C＞T，2677G＞T）组猝死率明显增加，可能是这两个位点的基因变异增加了地高辛的血清浓度所致[77]。对于 *SLCO1B3* 的变异（334T＞G，699G＞A），目前研究显示其不会导致地高辛的药代动力学参数的变化[75]。最近一项关于 104 例服用地高辛的中国心力衰竭患者的研究发现，具有 *OATP1B1* 521T＞C 基因变异的患者血清地高辛浓度明显高于野生型患者，提示此类患者应该使用小剂量地高辛并且严密监测地高辛血药浓度，尤其伴随肾功能减退的患者[78]。

第九节　抗心力衰竭药物基因组学与新药开发的机遇

近年来，基于药物基因组学的心力衰竭精准用药方面的研究取得了一定成果。与药物的吸收、分布、代谢和排泄有关的基因变异对药物，特别是高变异性药物具有重要影响。药物基因组学针对给定药物的个体间变异的遗传决定因素进行研究，将大大增进对药物疗效和毒性的个体差异预测，并且通过患者亚组的药理学治疗分层，通过基因型选择药物和药物剂量来优化药物的使用。

目前有几项关于基因指导心力衰竭药物使用的试验。美国一家公司和 FDA 自 2010 年起对 3200 例 B1AR Arg38 纯合的患者进行布新洛尔与美托洛尔 CR/XL 的安全性和有效性试验。还有一项在使用 ACEI 的 300 名心力衰竭患者中的研究已经完成了遗传变异对坎地沙坦反应产生影响的评估，但尚待结果。考虑到引起药物反应差异的多种因素，有必要确定特定的遗传变异对服用某些药物的心力衰竭患者是保护性的还是有害的。

在新药研发中对药物基因组学进行评价具有重要意义。根据表型、受体或遗传特征识别对药物具有反应的人群，这是药物个体化治疗的关键因素。可预测的反应差异可以用于基于预测标志物的富集策略；识别用药高风险人群，药物不良反应可能与遗传因素相关，且在晚期临床试验中可以基于遗传因素进行分层，以支持批准药物的某种特殊用途。在临床试验中应用遗传信息寻找慢代谢型者或超快代谢型者，可以排除此类人群或根据遗传变异调节其剂量。在早期临床试验阶段的遗传信息也对于阐明最大耐受剂量非常有用。

美国食品药品监督管理局（FDA）于 2005 年颁布了"Guidance for Industry：Pharmacogenomic Data Submissions"（行业指南：药物基因组学数据报送），要求新药申报时需提供遗传药理学数据，并在 2013 年 1 月修改了"Clinical Pharmacogenomics：Premarket Evaluation in Early-Phase Clinical Studies and Recommendations for Labeling"，显示了在早期临床试验中药物基因组学的重要性。我国政府已经充分认识到个体化医药事业发展的重要意义，国务院在 2007 年底就将"药物基因组应用技术和个体化药物治疗"列入重大新药创制科技重大专项，资助建立中国人药物代谢酶类基因多态性及其功能差异的研究平台，建立药物代谢酶基因多态性分布、酶活性等数据库以及基因多态性检测技术，为筛查药物特异性反应患者和临床安全用药提供技术支撑。

第十节 抗心力衰竭药物基因组学临床转化的挑战

尽管在心力衰竭领域发现了一些基因变异对抗心力衰竭药物的药动学、药效学以及临床终点事件和毒副反应有比较明确的影响，但是目前基因变异仅能解释小部分药效和毒性个体差异，许多基因-药物关系的证据还不充分，不同研究结果并不一致，一定程度上阻碍了基于药物基因组学的抗心力衰竭个体化用药向临床转化。

为了克服这些局限性，我们应建立药物基因组学联盟以扩大患者队列，使用与生物库相关的遗传数据，以及寻找替代方法来验证某些发现，例如，在细胞或动物中发现的特定遗传变异对功能的重要影响。

另外，药效和毒性的个体差异不仅受基因组影响，也受到表观遗传变异、代谢组失衡和肠道菌群失调等多种因素的影响。基因芯片、新一代高通量测序、高分辨质谱等新技术及多组学理论使全面、精准发现药效与毒性生物标志物成为可能。表观遗传变异包括 DNA 甲基化、组蛋白修饰和非编码 RNA，对表观基因组的研究有望开发出心力衰竭治疗的新型生物标志物。系统药理学不仅考虑了基因和分子的整合，而且解释了分子单位与对应药物机制之间的关系，有望能够更好地增进我们对心力衰竭的理解并帮助我们开发有效的疗法。通过数学模型和仿真的构建，系统药理学能综合发现并应用基因组学和蛋白质组学等领域的信息与临床流行病学数据相结合，从而使我们更好地了解心力衰竭的发病过程，进一步提高精确用药。

第十一节 抗心力衰竭药物基因组学的临床应用经典实例

药物基因组的临床目标是给予患者最佳治疗方案，国际指南推荐心力衰竭患者使用β受体阻滞剂治疗。然而，标准化药物治疗的临床结果具有显著的差别。

临床研究（Bucindolol for the Maintenance of Sinus Rhythm in a Genotype-Defined HF Population：The GENETIC-AF Trial）对心力衰竭患者使用β受体阻滞剂，观察个体间差异后分析单核苷酸多态性对其影响，研究显示，在心力衰竭患者中主要的β肾上腺素受体亚型为β1受体，而在β1受体中相关的位点是 Arg389Gly 突变。布新洛尔是一种β受体阻滞剂，在临床试验中对带有特定基因型为β1肾上腺素能受体（ADRB1）Arg389Arg 且射血分数降低的心力衰竭患者有更好的治疗效果。

该研究于 2014 年 4 月至 2017 年 12 月在 6 个国家（加拿大、匈牙利、荷兰、波兰、塞尔维亚和美国）的 92 个中心进行。共筛选了 760 名患者，362 例（48%）因基因型而未能通过筛查，73 例（9.6%）不符合其他入选标准，58 例（7.6%）因其他原因（如撤回同意、失去随访）排除。其余 267 例患者被随机分配为两组，两组的依从性均>90%。对照组为一种用于治疗心力衰竭的选择性β1肾上腺素能受体阻滞剂琥珀酸美托洛尔。美托洛尔已被证明能有效地预防在射血分数下降的心力衰竭患者中出现的房颤，但对于 *ADRB1* Arg389Arg 基因型的患者似乎没有更好的治疗效果。

　　将 267 例左心室射血分数（LVEF）<50%、症状性房颤、基因型为 *ADRB1* Arg389Arg 的患者按 1∶1 随机进行布新洛尔或美托洛尔治疗，用胶囊包裹药物设盲并上调剂量至目标剂量。布新洛尔 100mg、bid（50mg、bid，如果患者体重<75kg），美托洛尔 200mg、qd 加安慰剂一次以形成药物每日两次的治疗方式。与美托洛尔相比，达到布新洛尔的目标剂量的患者比例更高（分别为 72% 和 84%；*P* = 0.035）。在 24 周的治疗期间，通过心电图评估房颤/心房扑动（AFL）或全因死亡率（ACM）三个主要终点事件。结果发现，射血分数下降的心力衰竭患者在药物基因靶向的指导下使用布新洛尔治疗与使用美托洛尔相比，布新洛尔治疗组并没有减少房颤/心房扑动/全因死亡。然而，根据表型的精确治疗鉴定了大量 *ADRB1* Arg389Arg 基因型的心力衰竭患者，布新洛尔和美托洛尔在预防房颤/心房扑动方面表现出不同的反应。

　　目前有两项关于射血分数下降的心力衰竭临床试验：BEST[79]（Beta-Blocker Evaluation of Survival Trial）和 HF-ACTION[80]（Heart Failure：A Controlled Trial Investigating Outcomes of Exercise Training）。BEST 是一项随机双盲临床试验，纳入纽约心脏协会（NYHA）认定为心功能Ⅲ/Ⅳ级并且 LVEF<35% 的共 2708 名心力衰竭患者参与生存率评估试验，患者被随机分配为布新洛尔组（1354 例）或安慰剂组（1354 名患者），并随访记录终点事件。结果发现，虽然布新洛尔能显著降低总病死率，但与安慰剂相比无显著性差异；心血管事件病死率有显著差异（*P*<0.05），并且随着 LVEF 增加，心力衰竭住院率降低（*P*<0.01）。HF-ACTION 为随机对照的临床试验，共 2331 名药物治疗稳定的门诊心力衰竭患者参加，中位数随访 30 个月。

　　另外一项针对 BEST（*N*=1040）和 HF-ACTION（*N*=957）DNA 亚组研究[81]的回顾性分析显示，在携带 *ADRB1* Arg389Arg 基因型患者中，高剂量β受体阻滞剂组的全因死亡率小于无/低剂量β受体阻滞剂组（BEST：HR=0.40，*P*=0.002；HF-ACTION：HR=0.45，*P*=0.005），而在携带 Arg389Gly 基因型分组中，高低剂量的β受体阻滞剂全因死亡率无差异（*P*>0.2）。在基因型-剂量为分组的分析中显示，高剂量β受体阻滞剂患者，*ADRB1* Arg389Arg 基因型比 389Gly 基因型的患者不良事件发生风险更低（HR=0.54，*P*=0.018），然而在无/低剂量β受体阻滞剂组中却无差异。相反，在 HF-ACTION 研究中，无/低剂量β受体阻滞剂组的 Arg389Arg 基因型受试者的全因死亡率大于 389Gly 携带组（HR=1.83，*P*=0.015），而在高剂量β受体阻滞剂组中的全因死亡率没有差异（HR=0.84，*P*=0.55）。因此，在 *ADRB1* Arg389Arg 和 389Gly 基因型中，高剂量组的布新洛尔治疗对射血分数下降的心力衰竭疗效有增强作用，其他低剂量β受体阻滞剂对 Arg389Arg 基因型受试者的疗效低于 389Gly 携带者，提示高剂量相对低剂量治疗效果更佳。

（罗　荷　刘菊娥　田晓雪　钟诗龙）

参 考 文 献

［1］陈伟伟，高润霖，刘力生，等. 《中国心血管病报告 2017》概要［J］. 中国循环杂志，2018，33（1）：1-8.

［2］Cusi D，Barlassina C，Azzani T，et al. Polymorphisms of alpha-adducin and salt sensitivity in patients with essential hypertension［J］. Lancet，1997，349（9062）：1353-1357.

［3］Psaty B M，Smith N L，Heckbert S R，et al. Diuretic therapy，the alpha-adducin gene variant，and the risk of myocardial infarction or stroke in persons with treated hypertension［J］. JAMA，2002，287（13）：1680-1689.

[4] Choi H D，Suh J H，Lee J Y，et al. Effects of ACE and ADD1 gene polymorphisms on blood pressure response to hydrochlorothiazide：a meta-analysis [J]. International Journal of Clinical Pharmacology and Therapeutics，2013，51（9）：718-724.

[5] Liao X，Wang W，Zeng Z，et al. Association of alpha-ADD1 gene and hypertension risk：a meta-analysis [J]. Med Sci Monit，2015，21：1634-1641.

[6] Fava C，von Wowern F，Berglund G，et al，2006. 24-h ambulatory blood pressure is linked to chromosome 18q21-22 and genetic variation of NEDD4L associates with cross-sectional and longitudinal blood pressure in Swedes [J]. Kidney International，70（3）：562-569.

[7] Russo C J，Melista E，Cui J，et al. Association of NEDD4L ubiquitin ligase with essential hypertension [J]. Hypertension，2005，46（3）：488-491.

[8] Luo F，Wang Y，Wang X，et al. A functional variant of NEDD4L is associated with hypertension，antihypertensive response，and orthostatic hypotension [J]. Hypertension，2009，54（4）：796-801.

[9] Dahlberg J，Sjögren M，Hedblad B，et al. Genetic variation in NEDD4L，an epithelial sodium channel regulator，is associated with cardiovascular disease and cardiovascular death [J]. Journal of Hypertension，2014，32（2）：294-299.

[10] Svensson-Färbom P，Wahlstrand B，Almgren P，et al. A functional variant of the NEDD4L gene is associated with beneficial treatment response with beta-blockers and diuretics in hypertensive patients [J]. Journal of Hypertension，2011，29（2）：388-395.

[11] McDonough C W，Burbage S E，Duarte J D，et al. Association of variants in NEDD4L with blood pressure response and adverse cardiovascular outcomes in hypertensive patients treated with thiazide diuretics [J]. Journal of Hypertension，2013，31（4）：698-704.

[12] Vormfelde S V，Sehrt D，Toliat M R，et al. Genetic variation in the renal sodium transporters NKCC2，NCC，and ENaC in relation to the effects of loop diuretic drugs [J]. Clinical Pharmacology and Therapeutics，2007，82（3）：300-309.

[13] Matayoshi T，Kamide K，Takiuchi S，et al. The thiazide-sensitive Na（+）-Cl（−）cotransporter gene，C1784T，and adrenergic receptor-beta3 gene，T727C，may be gene polymorphisms susceptible to the antihypertensive effect of thiazide diuretics [J]. Hypertension Research，2004，27（11）：821-833.

[14] Vormfelde S V，Sehrt D，Toliat M R，et al. Genetic variation in the renal sodium transporters NKCC2，NCC，and ENaC in relation to the effects of loop diuretic drugs [J]. Clinical Pharmacology and Therapeutics，2007，82（3）：300-309.

[15] Packer M，Bristow M R，Cohn J N，et al. The effect of carvedilol on morbidity and mortality in patients with chronic heart failure. U.S. Carvedilol Heart Failure Study Group [J]. The New England Journal of Medicine，1996，334（21）：1349-1355.

[16] Zaiou M，El Amri H. Cardiovascular pharmacogenetics：a promise for genomically-guided therapy and personalized medicine [J]. Clinical Genetics，2017，91（3）：355-370.

[17] Ingelman-Sundberg M. Genetic polymorphisms of cytochrome P450 2D6（CYP2D6）：clinical conse- quences，evolutionary aspects and functional diversity [J]. The Pharmacogenomics Journal，2005，5（1）：6-13.

[18] Nagele P，Liggett S B. Genetic variation，beta-blockers，and perioperative myocardial infarction [J]. Anesthesiology，2011，115（6）：1316-1327.

[19] Gardemann A，Humme J，Stricker J，et al. Association of the platelet glycoprotein IIIa PlA1/A2 gene polymorphism to coronary artery disease but not to nonfatal myocardial infarction in low risk patients [J]. Thrombosis and Haemostasis，1998，80（2）：214-217.

[20] Ham A C，van Dijk S C，Swart K M A，et al. Beta-blocker use and fall risk in older individuals：Original results from two studies with meta-analysis [J]. British Journal of Clinical Pharmacology，2017，83（10）：2292-2302.

[21] Luzum J A，Sweet K M，Binkley P F，et al. CYP2D6 genetic variation and beta-blocker maintenance dose in patients with heart failure [J]. Pharmaceutical Research，2017，34（8）：1615-1625.

[22] Hamadeh I S，Langaee T Y，Dwivedi R，et al. Impact of CYP2D6 polymorphisms on clinical efficacy and tolerability of metoprolol tartrate [J]. Clinical Pharmacology and Therapeutics，2014，96（2）：175-181.

[23] Hermann M，Hendset M，Fosaas K，et al. Serum concentrations of venlafaxine and its metabolites O-desmethylvenlafaxine and N-desmethylvenlafaxine in heterozygous carriers of the CYP2D6*3，*4 or *5 allele [J]. European Journal of Clinical Pharmacology，2008，64（5）：483-487.

[24] The Beta-Blocker Evaluation of Survival Trial Investigators. A trial of the beta-blocker bucindolol in patients with advanced chronic heart failure [J]. The New England Journal of Medicine，2001，344（22）：1659-1667.

[25] Oni-Orisan A，Lanfear D E. Pharmacogenomics in heart failure：where are we now and how can we reach clinical application? [J]. Cardiology in Review，2014，22（5）：193-198.

[26] Liggett S B. Pharmacogenomics of beta1-adrenergic receptor polymorphisms in heart failure [J]. Heart Failure Clinics，2010，6（1）：27-33.

［27］Luzum J A，English J D，Ahmad U S，et al. Association of genetic polymorphisms in the beta-1 adrenergic receptor with recovery of left ventricular ejection fraction in patients with heart failure ［J］. Journal of Cardiovascular Translational Research，2019，12（4）：280-289.

［28］Piscione F，Iaccarino G，Galasso G，et al. Effects of Ile164 polymorphism of beta2-adrenergic receptor gene on coronary artery disease ［J］. Journal of the American College of Cardiology，2008，52（17）：1381-1388.

［29］Lanfear D E，Jones P G，Marsh S，et al. Beta2-adrenergic receptor genotype and survival among patients receiving beta-blocker therapy after an acute coronary syndrome ［J］. JAMA，2005，294（12）：1526-1533.

［30］Gavin M C，Newton-Cheh C，Gaziano J M，et al. A common variant in the beta2-adrenergic receptor and risk of sudden cardiac death ［J］. Heart Rhythm，2011，8（5）：704-710.

［31］Liggett S B，Cresci S，Kelly R J，et al. A GRK5 polymorphism that inhibits beta-adrenergic receptor signaling is protective in heart failure ［J］. Nature Medicine，2008，14（5）：510-517.

［32］Raake P W，Koch W J，Most P. Polymorphisms present in G-protein-coupled receptor kinases and their effect on-blocker treatment ［J］. Pharmacogenomics，2011，12（3）：295-297.

［33］Dean L. Metoprolol therapy and CYP2D6 genotype ［M］//Pratt V，Mcleod H，Dean L，et al. Medical genetics summaries. Bethesda（MD）：National Center for Biotechnology Information（US）. 2012.

［34］Yi X，Wang Y，Lin J，et al. Interaction of CYP2C19，P2Y12，and GPIIIa variants associates with efficacy of clopidogrel and adverse events on patients with ischemic stroke ［J］. Clinical and Applied Thrombosis/ Hemostasis，2017，23（7）：761-768.

［35］Verschuren J J W，Boden H，Wessels J A M，et al. Value of platelet pharmacogenetics in common clinical practice of patients with ST-segment elevation myocardial infarction ［J］. International Journal of Cardiology，2013，167（6）：2882-2888.

［36］Tian L，Liu H，Xie S，et al. Effect of organic anion-transporting polypeptide 1B1（OATP1B1）polymor- phism on the single- and multiple-dose pharmacokinetics of enalapril in healthy Chinese adult men ［J］. Clinical Therapeutics，2011，33（5）：655-663.

［37］Luo J Q，He F Z，Wang Z M，et al. SLCO1B1 variants and angiotensin converting enzyme inhibitor（Enalapril）-induced cough：a pharmacogenetic study ［J］. Scientific Reports，2015，5：17253.

［38］Mas S，Gassò P，Alvarez S，et al. Pharmacogenetic predictors of angiotensin-converting enzyme inhibitor-induced cough：the role of ACE，ABO，and BDKRB2 genes ［J］. Pharmacogenetics and Genomics，2011，21（9）：531-538.

［39］Agerholm-Larsen B，Nordestgaard B G，Tybjaerg-Hansen A. ACE gene polymorphism in cardiovascular disease：meta-analyses of small and large studies in whites ［J］. Arteriosclerosis，Thrombosis，and Vascular Biology，2000，20（2）：484-492.

［40］Andersson B，Sylvén C. The DD genotype of the angiotensin-converting enzyme gene is associated with increased mortality in idiopathic heart failure ［J］. Journal of the American College of Cardiology，1996，28（1）：162-167.

［41］McNamara D M，Holubkov R，Postava L，et al. Pharmacogenetic interactions between angiotensin-converting enzyme inhibitor therapy and the angiotensin-converting enzyme deletion polymorphism in patients with congestive heart failure［J］. Journal of the American College of Cardiology，2004，44（10）：2019-2026.

［42］Ganesh S K，Arnett D K，Assimes T L，et al. Genetics and genomics for the prevention and treatment of cardiovascular disease：update a scientific statement from the American Heart Association ［J］. Circulation，2013，128（25）：2813-2851.

［43］Wu C K，Luo J L，Tsai C T，et al. Demonstrating the pharmacogenetic effects of angiotensin-converting enzyme inhibitors on long-term prognosis of diastolic heart failure ［J］. The The Pharmacogenomics Journal，2010，10（1）：46-53.

［44］Schelleman H，Klungel O H，Witteman J C，et al. Interaction between polymorphisms in the renin-angiotensin-system and angiotensin-converting enzyme inhibitor or beta-blocker use and the risk of myocardial infarction and stroke ［J］. The Pharmacogenomics Journal，2008，8（6）：400-407.

［45］van Geel P P，Pinto Y M，Zwinderman A H，et al. Increased risk for ischaemic events is related to combined RAS polymorphism ［J］. Heart（British Cardiac Society），2001，85（4）：458-462.

［46］Lee J K，Wu C K，Tsai C T，et al. Genetic variation-optimized treatment benefit of angiotensin-converting enzyme inhibitors in patients with stable coronary artery disease：a 12-year follow-up study ［J］. Pharmacogenetics and Genomics，2013，23（4）：181-189.

［47］Su X，Lee L，Li X，et al. Association between angiotensinogen，angiotensin II receptor genes，and blood pressure response to an angiotensin-converting enzyme inhibitor ［J］. Circulation，2007，115（6）：725-732.

［48］Yu H，Lin S，Zhong J，et al. A core promoter variant of angiotensinogen gene and interindividual variation in response to angiotensin-converting enzyme inhibitors ［J］. Journal of the Renin-Angiotensin-Aldosterone System ：JRAAS，2014，15（4）：540-546.

［49］Imen T，Grissa M H，Boubaker H，et al. AGT M235t polymorphism and heart failure in a cohort of Tunisian population：diagnostic and prognostic value ［J］. International Journal of Clinical and Experimental Medicine，2015，8（9）：16346-16351.

［50］Srivastava K，Chandra S，Bhatia J，et al. Association of angiotensinogen（M235T）gene polymorphism with blood pressure lowering response to angiotensin converting enzyme inhibitor（Enalapril）［J］. Journal of Pharmacy & Pharmaceutical Sciences，2012，15（3）：399-406.

［51］Bis J C，Smith N L，Psaty B M，et al. Angiotensinogen Met235Thr polymorphism，angiotensin-converting enzyme inhibitor therapy，and the risk of nonfatal stroke or myocardial infarction in hypertensive patients［J］. American Journal of Hypertension，2003，16（12）：1011-1017.

［52］Mondorf U F，Russ A，Wiesemann A，et al. Contribution of angiotensin Ⅰ converting enzyme gene polymorphism and angiotensinogen gene polymorphism to blood pressure regulation in essential hypertension［J］. American Journal of Hypertension，1998，11（2）：174-183.

［53］Oemrawsingh R M，Akkerhuis K M，van Vark L C，et al. Individualized angiotensin-converting enzyme（ACE）-inhibitor therapy in stable coronary artery disease based on clinical and pharmacogenetic determinants: the PERindopril GENEtic（PERGENE）risk model［J］. Journal of the American Heart Association，2016，5（3）：e002688.

［54］Brugts J J，de Maat M P，Danser A H，et al. Individualised therapy of angiotensin converting enzyme（ACE）inhibitors in stable coronary artery disease: overview of the primary results of the PERindopril GENEtic association（PERGENE）study［J］. Netherlands Heart Journal，2012，20（1）：24-32.

［55］Scordo M G，Pengo V，Spina E，et al. Influence of CYP2C9 and CYP2C19 genetic polymorphisms on warfarin maintenance dose and metabolic clearance［J］. Clinical Pharmacology and Therapeutics，2002，72（6）：702-710.

［56］Suwannakul S，Ieiri I，Kimura M，et al. Pharmacokinetic interaction between pravastatin and olmesartan in relation to SLCO1B1 polymorphism［J］. Journal of Human Genetics，2008，53（10）：899-904.

［57］Kim C O，Cho S K，Oh E S，et al. Influence of ABCC2，SLCO1B1，and ABCG2 polymorphisms on the pharmacokinetics of olmesartan［J］. Journal of Cardiovascular Pharmacology，2012，60（1）：49-54.

［58］Tepliakov A T，Shilov S N，Berezikova E N，et al. Impact of angiotensionogen and angiotensin Ⅱ receptor type 1 gene polymorphisms on the development and course of chronic heart failure［J］. Terapevticheskii Arkhiv，2013，85（1）：14-19.

［59］Zhang J A，Li J R，Qiao Y J. Association of AGTR1 gene A1166C polymorphism with the risk of heart failure: a meta-analysis［J］. Genetics and Molecular Research : GMR，2015，14（3）：9163-9170.

［60］de Denus S，Dubé M P，Fouodjio R，et al. A prospective study of the impact of AGTR1 A1166C on the effects of candesartan in patients with heart failure［J］. Pharmacogenomics，2018，19（7）：599-612.

［61］Spiering W，Kroon A A，Fuss-Lejeune M J，et al. Genetic contribution to the acute effects of angiotensin Ⅱ type 1 receptor blockade［J］. Journal of Hypertension，2005，23（4）：753-758.

［62］Sookoian S，Castaño G，García S I，et al. A1166C angiotensin Ⅱ type 1 receptor gene polymorphism may predict hemodynamic response to losartan in patients with cirrhosis and portal hypertension［J］. The American Journal of Gastroenterology，2005，100（3）：636-642.

［63］Miller J A，Thai K，Scholey J W. Angiotensin Ⅱ type 1 receptor gene polymorphism predicts response to losartan and angiotensin Ⅱ［J］. Kidney International，1999，56（6）：2173-2180.

［64］Zambon C F，Pengo V，Padrini R，et al. VKORC1，CYP2C9 and CYP4F2 genetic-based algorithm for warfarin dosing: an Italian retrospective study［J］. Pharmacogenomics，2011，12（1）：15-25.

［65］Nakayama M，Nakano H，Tsuboi N，et al. The effect of angiotensin receptor blockade ARB on the regression of left ventricular hypertrophy in hemodialysis patients: comparison between patients with D allele and non-D allele ACE gene polymorphism［J］. Clinical Nephrology，2005，64（5）：358-363.

［66］Hallberg P，Lind L，Michaëlsson K，et al. B2 bradykinin receptor（B2BKR）polymorphism and change in left ventricular mass in response to antihypertensive treatment: results from the Swedish Irbesartan Left Ventricular Hypertrophy Investigation versus Atenolol（SILVHIA）trial［J］. Journal of Hypertension，2003，21（3）：621-624.

［67］Sarhan N M，Shahin M H，El Rouby N M，et al. Effect of genetic and nongenetic factors on the clinical response to mineralocorticoid receptor antagonist therapy in Egyptians with heart failure［J］. Clinical and Translational Science，2020，13（1）：195-203.

［68］Franco O H，Steyerberg E W，Hu F B，et al. Associations of diabetes mellitus with total life expectancy and life expectancy with and without cardiovascular disease［J］. Archives of Internal Medicine，2007，167（11）：1145-1151.

［69］Cicoira M，Rossi A，Bonapace S，et al. Effects of ACE gene insertion/deletion polymorphism on response to spironolactone in patients with chronic heart failure［J］. The American Journal of Medicine，2004，116（10）：657-661.

［70］Bhatnagar V，Garcia E P，O'Connor D T，et al. CYP3A4 and CYP3A5 polymorphisms and blood pressure response to amlodipine among African-American men and women with early hypertensive renal disease［J］. American Journal of Nephrology，2010，

31（2）：95-103.

［71］ Xiang Q，Li C，Zhao X，et al. The influence of CYP3A5*3 and BCRPC421A genetic polymorphisms on the pharmacokinetics of felodipine in healthy Chinese volunteers ［J］. Journal of Clinical Pharmacy and Therapeutics，2017，42（3）：345-349.

［72］ Meisinger C，Koenig W，Baumert J，et al. Uric acid levels are associated with all-cause and cardiov- ascular disease mortality independent of systemic inflammation in men from the general population：the MONICA/KORA cohort study ［J］. Arteriosclerosis，Thrombosis，and Vascular Biology，2008，28（6）：1186-1192.

［73］ He F，Sun B，Li L，et al. TRIB3 rs6037475 is a potential biomarker for predicting felodipine drug response in Chinese patients with hypertension ［J］. Annals of Translational Medicine，2020，8（7）：437.

［74］ Diabetes Prevention Program Research Group，Knowler W C，Fowler S E，et al. 10-year follow-up of diabetes incidence and weight loss in the Diabetes Prevention Program Outcomes Study ［J］. Lancet，2009，374（9702）：1677-1686.

［75］ Tounsi N，Trabelsi I，Kerkeni E，et al. ABCB1 and SLCO1B3 gene polymorphisms and their impact on digoxin pharmacokinetics in atrial fibrillation patients among the Tunisian population ［J］. Pharmacology，2017，99（5-6）：250-258.

［76］ Wu L X，Zhao H B，Wen C J，et al. Combined influence of genetic polymorphism and DNA methylation on ABCB1 expression and function in healthy Chinese males[J]. European Journal of Drug Metabolism and Pharmacokinetics ，2017,42(4)：627-634.

［77］ Niemeijer M N，van den Berg M E，Deckers J W，et al. ABCB1 gene variants，digoxin and risk of sudden cardiac death in a general population ［J］. Heart，2015，101（24）：1973-1979.

［78］ Chen S Q，Ding W H，Zhang N，et al. Influence of OATP1B1 and OATP1B3 mutations and glomerular filtration rate on trough serum digoxin concentration in the Chinese population：A prospective cohort study ［J］. Medicine（Baltimore），2019，98（14）：e15088.

［79］ Beta-Blocker Evaluation of Survival Trial Investigators，Eichhorn E J，Domanski M J，et al. A trial of the beta-blocker bucindolol in patients with advanced chronic heart failure. The New England Journal of Medicine，2001，344（22）：1659-1667.

［80］ Piccini J P，Abraham W T，Dufton C，et al. Bucindolol for the maintenance of sinus rhythm in a genotype-defined HF population：The GENETIC-AF Trial. JACC Heart Failura，2019，7（7）：586-598.

［81］ Parikh K S，Fiuzat M，Davis G，et al. Dose response of β-blockers in adrenergic receptor polymorphism genotypes. Circulation Genomic and Precision Medicine，2018，11（8）：e002210.

第十九章　心血管疾病药物微生物组学与个体化治疗

随着人类微生物组计划的开展和实施，药物微生物组学即将成为当前生命科学和医学的研究热点，大量研究已证实人体微生物与药物的疗效、不良反应等显著相关。药物微生物组学作为药物基因组学的重要扩展和补充，致力于研究药物与微生物之间的相互作用及其与药物代谢、效应及毒副作用之间的关系。目前，药物微生物组学研究尚处于起步阶段，其发展将为个体化医学和精准医疗提供重要指导信息。

第一节　药物微生物组学的发展

一、药物微生物组学的概念与发展

美国国家研究委员会（National Research Council，NRC）在 2011 年提出了精准医学的概念，这是一种涉及基因组学、转录组学、蛋白质组学和代谢组学，并且将个体生活方式、肠道菌群等环境因素考虑在内的疾病预防与治疗的新兴方法。过去几十年，虽然药物基因组学在指导临床用药、给药剂量调整、药物疗效提高等方面提供了科学依据，但现有遗传药理学和药物基因组学研究只能解释药物反应中约 60%的个体差异[1]。基于肠道菌群的整体性和复杂性，越来越多的证据强调肠道微生物组在药物反应差异性中占有不容忽视的地位，遗传因素和微生物因素及两者之间的相互作用共同影响着药物反应的个体差异。

药物微生物组学（pharmacomicrobiomics）的概念于 2010 年被首次提出，它主要研究人体微生物差异对药物药代动力学和药效动力学的影响。微生物、分泌的酶可影响药物的生物转化，还可通过与宿主免疫系统相互作用间接影响药物的疗效和不良反应。肠道微生物由于其在人体中的重要作用被认为是人类的第二基因组[2]。个体共生肠道微生物约 1500 种，其中大部分是厌氧菌，少数为古细菌、病毒等[3]。人类肠道菌群中最主要的菌属有拟杆菌属（*Bacteroides*）、双歧杆菌属（*Bifidobacterium*）、梭菌属（*Clostridium*）、真杆菌属（*Eubacterium*）、埃希菌属（*Escherichia*）、梭杆菌属（*Fusobacterium*）、乳杆菌属（*Lactobacillus*）和消化链球菌属（*Peptostreptococcus*），但其α-多样性和β-多样性具有很大的个体差异[4]。研究表明，肠道菌群是多样化的微生物群落，在药物的药效动力学和药代动力学中扮演着重要角色[5-7]，因此，人体肠道菌群或许可以为特定药物反应的个体差异提供一个合理的解释[8-10]。

药物微生物组学是药物基因组学的自然延伸，是精准医学的特定分支领域，不仅从微生物群落层面，还从基因组层面研究药物与人体微生物之间的相互作用。一方面关注肠道微生物如何通过影响药物的 ADME 等影响药代动力学和药效动力学[1, 11]，另一方面关注药物改变菌群的结构和功能从而影响药物效应和安全。2007 年底美国国立卫生研究院（National Institutes of Health，NIH）宣布正式启动酝酿了 2 年之久的人类微生物组计划（Human Microbiome Program，HMP）[12]。该计划的重点是通过元基因组学的方法研究人体内微生物群的结构变化与人类健康之间的关系[13, 14]，并针对药物的生物转化和生物降解与微生物之间的相互作用开展大量研究[3]。HMP 促进了药物微生物组学的产生与发展，使之前分散的药物微生物学研究更加系统[15-17]。药物微生物组学不仅包括单一微生物种群对药物处置的影响，还包括药物对整个微生物系统的影响。

最初肠道微生物的基因组测序只是用来分析肠道中的微生物类别，由于肠道生态系统非常复杂且肠道微生物与宿主之间存在共生关系，故无法推断其具体的功能和生物学活性[18]。随着高通量测序等分子生物学技术的不断发展和应用，特别是宏基因组学的日益完善，人们可以对肠道菌群所包含的基因进行分析，使得药物微生物组学在种属和基因水平上开展研究。研究发现，肠道微生物的组成因人而异，但其基因所编码的酶代谢等功能却相对稳定，这为药物微生物基因组学的进一步研究提供了可能[19, 20]，推动人们更深层次地探究肠道菌群与药物安全性和有效性的关系，为个体化治疗带来革命性飞跃。

整合人类基因组学和药物微生物组学是个体化用药发展的必然趋势，肠道微生物在药物的安全性和有效性方面的贡献将为精准医学的发展开启新纪元[1, 3]。药物微生物组学与生物信息学、系统药理学和毒理学的结合扩大了个体化医学的范畴[21, 22]。在不久的将来，药物微生物组学将为新药设计和精确治疗的发展提供巨大的推动力[15, 23]。

二、肠道微生物个体差异与影响因素

肠道微生物（gut microbiota）主要指寄居在人体胃肠道的细菌、真菌（酵母）、古细菌和病毒，而微生物的遗传变异和生化变异则统称为肠道微生物组（gut microbiome），亦用于指代微生物本身[24, 25]。近年来，这个由数亿微生物聚集形成的"超级生物体"吸引了国内外研究者的广泛关注[24]。肠道黏膜表面以及肠腔内生活着 1000 多种微生物[4]，各种微生物彼此相互依存、相互制约，与宿主呈现共生状态，维持着胃肠系统的生态平衡。当肠道菌群失调或构成发生改变时，共生菌则可能转变为致病菌，影响局部和全身代谢功能、炎症和免疫，从而调节疾病的发生、发展以及个体对药物的应答。

肠道微生物组编码大约 330 万个特定基因，是人类基因组编码基因数量的 100 倍以上[26]，极大地扩展了人类宿主的基因库。人类遗传基因组之间的序列差异仅约 0.1%，但不同个体之间肠道微生物群的差异可达到 80%～90%[27]。来自欧洲生物信息学研究所的研究人员新发现了近 2000 种生活在人类肠道中的细菌，重建了来自 11 850 个人类肠道微生物组中的 92 143 个基因组[28, 29]。这些新鉴定的基因组大大扩展了人类集体肠道微生物已知的物种谱，为人类肠道微生物基因组谱写了新的蓝图。

虽然人体肠道微生物的主要组成类群非常相似，但在不同宿主个体间，不同微生物类群的相对丰度和菌株种类存在很大差异[30]。了解肠道菌群个体间差异对各种疾病的危险因素或生物标志物的影响，将为深入了解宿主与微生物在人类健康和疾病中的相互作用提供帮助[31]。大量研究发现，肠道菌群组成失衡与糖尿病、肥胖症和癌症等疾病密切相关[32-34]。与人类基因组相比，微生物组具有更大的可塑性，或许可以成为目前医学难题的突破口[11]。肠道菌群结构和多样性受到许多因素的影响，如宿主的饮食习惯、药物使用、地域、年龄和生理状况等[35]。

不同人群由于膳食习惯的不同，对于膳食因子的摄入有很大不同，由此引起的肠道微生物组成、结构与功能也会存在较大差异[36]。随着肠型这一概念的提出与发展，人们对肠道微生物物种组成和功能的认知快速增加，目前的研究将肠型分为拟杆菌型（ETB）、普雷奥菌型（ETP）和瘤胃球菌型（ETF）3类[37]。人体肠道中核心菌群与膳食模式中蛋白质、脂肪和糖类成分的比例有关[37]。对欧洲儿童（西方特色饮食）及非洲儿童（非洲农村饮食）的肠道微生物研究表明，相比于欧洲儿童，非洲儿童肠道微生物种群中厚壁菌门丰度偏低而拟杆菌门则偏高[38]。

药物尤其是抗生素、质子泵抑制剂等会对肠道微生物组产生巨大影响，这是导致肠道微生物个体差异的主要原因之一[8]。许多其他因素如性别、体质指数（BMI）、睡眠和运动可以解释个体间差异，但无法说明个体内的差异[9]。

研究表明，不同人同一部位的微生物群落组成差异很大，同一个人不同部位的微生物群落组成和丰度也显著不同[8]。小肠中主要存在消化链球菌属，而这类菌在大肠中很少见[8, 39]。小肠中还有大量专门用于消化简单的碳水化合物的革兰氏阳性微生物[8, 39]。大肠中的微生物种类最丰富，微生物代谢主要发生在该器官[40]。

肠道菌群的组成会随年龄而变化。分娩方式会影响婴儿体内的微生物定植，自然分娩的婴儿出生几天后就含有大量的乳酸菌[41]。婴儿体内微生物的多样性通常很低，但随着年龄的增长微生物的种类和数量均会增加，约2.5岁时其肠道微生物组的组成、多样性和功能就会与成人相似，并在此后保持一个相对稳定的状态，直到65岁以后，人体中的拟杆菌属和梭菌属Ⅳ（*Clostridium* Ⅳ）的含量会增加[8, 41]。在没有其他因素影响的情况下，微生物群落的不同可为儿童和成人之间药物反应的某些差异提供一个合理解释。

三、肠道微生物与个体化医学

人类基因组计划（HGP）于2003年完成后，许多科学家已经意识到解密人类基因组并不能完全掌握人类疾病和健康的关系，因为人类对于在其体内的已存活了数百万年的共生微生物菌群知之甚少。人类遗传变异占编码基因序列的一小部分，而这些变异并不能完全解释人类之间巨大的表型变异[8]。遗传等因素不能完全解释药物反应的个体差异，大多数口服药物在被吸收之前可能与肠道微生物进行了接触，故了解肠道微生物与药物之间复杂的相互作用，以及特定微生物如何影响药物的代谢和功效将有助于更好地实施个体化治疗[12, 42, 43]。微生物基因组与代谢能力之间的因果关系将人类微生物组变异与药物代谢中的个体差异联系起来，对于多种疾病适应证的药物治疗和药物开发具有重要意义。同时，有研究证明营养不良会影响肠道微生物的结构与功能，进而影响人体免疫以及传染性和代谢性疾病的发生与发展。当宿主摄入的食物改变肠道微生物的代谢功能时，宿主的表观遗传特征也会随之发生变化。例如，肠道微生物可以影响地高辛的代谢及其功效；通过影响维生素K_2的吸收来影响华法林的吸收；通过增加初级胆汁酸的含量，调节肝脏中趋化因子依赖性自然杀伤T细胞（NKT）的积累等[44]。

改变一个人的遗传基因是非常困难的，但改变人体微生物则相对较容易。肠道微生物组将成为个体化医学发展的重要分支，调节肠道菌群可为实现药物疗效和安全性的个体化设计提供一种新策略[9]。微生物基因组学研究成果将推动疾病诊断、健康管理和精准医学等多个领域的发展。个体化治疗计划的制定和实施与微生物检测及菌群分析密切相关。

第二节　肠道菌群与心血管疾病的相关性

在发达国家，心血管疾病（cardiovascular disease，CVD）仍然是导致死亡的主要原因，严重危害人们的健康。肠道菌群是调节宿主代谢的主要微生物群落，其丰富性、多样性以及分布情况的改变可导致宿主体内脂质代谢失调，引起炎症反应，促使心血管疾病的发生和发展。因此，研究肠道菌群与心血管疾病之间的相互关系具有重要的临床意义，肠道菌群干预治疗有望成为心血管疾病的新兴疗法。随着分子生物学实验技术的日益完善，肠道微生物及其代谢产物在心血管疾病中的影响逐渐清晰明了。研究表明，肠道菌群紊乱与高血压、动脉粥样硬化、心肌梗死和心力衰竭等心血管疾病的发生、发展息息相关[45, 46]（表 19-1）。其机制主要为肠道微生物代谢依赖途径（氧化三甲胺途径、短链脂肪酸途径和次级胆汁酸途径）[47]。

一、氧化三甲胺与心血管疾病

高脂饮食中的磷脂酰胆碱、胆碱、左旋肉碱和其他含三甲胺（trimethylamine，TMA）基团的化合物可以直接被肠道菌群代谢为 TMA，TMA 进入门静脉循环并在肝脏中被黄素单加氧酶（flavin monooxygenase，FMO）氧化为氧化三甲胺（trimethylamine-N-oxide，TMAO）。基于动物模型和临床研究，研究者认为肠道菌群依赖性 TMAO 通路与心血管疾病具有临床相关性，并且是潜在的治疗靶标。

多项研究显示血浆中 TMAO 的含量与心血管疾病呈强正相关。血浆中 TMAO 水平升高会促进血栓的形成、增加动脉粥样硬化负荷、降低心血管疾病患者的生存率以及影响不良反应事件的发生率[48-52]。主要不良心血管事件（MACE）包括死亡、心肌梗死和中风。

在一项大规模前瞻性研究（$n = 4007$）中，受试者接受选择性冠状动脉造影术并进行了 3 年跟踪随访。研究发现，血浆 TMAO 水平的升高与主要不良心血管事件风险的增加存在相关性。在调整了传统的危险因素和其他基线协变量之后，TMAO 的血浆水平仍然是主要不良心血管事件风险的重要预测指标。随着 TMAO 水平的增加，风险分级增加[48]。另一项研究对 750 名稳定型心力衰竭患者进行了长达 5 年的随访分析，观察到高含量的 TMAO 预示着患者的死亡风险增加[49]。TMAO 是一个独立的危险因素，联合其他传统影响因素，能更精准地预测心血管疾病的发生风险。

虽然这些观察结果强调了 TMAO 的血浆水平与 CVD 密切相关，但研究多停留在相关性分析。TMAO 如何调控 CVD 发生和发展，其直接或间接作用机制仍需要进一步的探索发现。由于疾病的复杂性和肠道菌群的多样性，与疾病表型有关的特定肠道菌群的鉴定需

表 19-1 肠道菌群与心血管疾病之间的关系（2016～2019 年）

心血管疾病	表型	肠道菌	机制	研究模型
动脉粥样硬化 （atherosclerosis）	缓解动脉粥样硬化	Akkermansia muciniphila	降低趋化因子和黏附分子的表达	Apoe$^{-/-}$小鼠
	促进动脉粥样硬化	Roseburia intestinalis	增加肠道丁酸水平 调节能量代谢并减少内毒素血症	Apoe$^{-/-}$小鼠
	缓解动脉粥样硬化	Bacteroides vulgatus Bacteroides dorei	改善内毒素血症 减小肠道微生物脂多糖的产生 缓解全身炎症，抑制免疫应答	Apoe$^{-/-}$小鼠
	促进动脉粥样硬化	Akkermansia Christensenellaceae Clostridium Odoribacter	肠道乙酸、丙酸、丁酸水平降低 增加炎症反应	Ldlr$^{-/-}$小鼠 Casp1$^{-/-}$小鼠
高血压 （hypertension）	降低血压	Bacteroides acidifaciens	高纤维膳食/乙酸干预，增加乙酸产生菌的丰度，改善肠道菌群失调	C57Bl/6 小鼠
心肌梗死 （myocardial infarction）	减小梗死面积	Lactobacillus Bacteroides Streptococcus	抑制肠道微生物的移位可以减小局部炎症，抑制单核细胞浸润	MI 小鼠

要更多的证据。因此，靶向肠道菌群代谢产物，而非肠道菌群本身，似乎更具有可行性。选择性靶向肠道菌群依赖的 TMAO 通路，可能是改善心血管疾病的有效方案。3,3-二甲基-1-丁醇（3,3-dimethyl-1-butanol，DMB）是胆碱的类似物，它通过抑制 TMA 合成过程中的关键酶 CutC/D，从而抑制 TMAO 产生的第一步。DMB 不仅能够降低血浆 TMAO 的水平，还能减少与 TMA/TMAO 水平相关的微生物的比例，是一种潜在的用于预防或治疗动脉粥样硬化的方法[53]。随后，研究团队基于 DMB 又发现了另外两个功能强大的小分子抑制剂，即碘甲基胆碱（iodimethylcholine，IMC）和氟甲基胆碱（fluoromethylcholine，FMC），推动了药物研发的进程[54]。

二、短链脂肪酸与心血管疾病

肠道菌群的发酵产物是迄今为止研究最深入的肠道微生物代谢产物，在维持肠道微生物生态、调节宿主免疫系统和代谢方面均具有关键作用。短链脂肪酸（short-chain fatty acid，SCFA）是膳食纤维经肠道微生物发酵产生的主要代谢产物，包括乙酸、丙酸和丁酸等。SCFA 通过与相应的受体结合而发挥作用，主要包括 G 蛋白偶联受体 41（G-protein-coupled receptor 41，GPR41）、G 蛋白偶联受体 43（G-protein-coupled receptor 43，GPR43）、G 蛋白偶联受体 109A（G-protein-coupled receptor 109A，GPR109A）和嗅觉受体 78（olfactory receptor，Olfr78）。

高血压是全球最流行的心血管疾病之一，也是多种心血管疾病的主要危险因素。与常规小鼠相比，无菌小鼠的血压相对较低，提示肠道菌群具有调节血压的潜力。近年的研究表明，高血压的发生常伴有肠道菌群失调，其主要特征之一是 SCFA 含量的减少，而乙酸的补充能显著降低收缩压、舒张压、心脏纤维化和左心室肥大[47, 55, 56]。利用高血压小鼠模型，德国研究团队发现丙酸盐可使心脏遭受较少的心血管功能损伤，显著降低动脉粥样硬化和高血压心脏重构。在机制上，其部分依赖于调节性 T 细胞（regulatory T cell，Treg），降低炎症反应，平衡免疫调控[57]。虽然肠道微生物代谢产物 SCFA 具有调节血压的作用，但相关性研究主要集中在动物模型。近期几项临床研究明确显示低脂、高膳食纤维饮食能改善人们的血糖、血脂、血管内皮功能和炎症反应[58, 59]。临床表型的改善与短链脂肪酸含量的增加或短链脂肪酸产生菌（如 *Blautia* 菌属）的富集呈现相关性，但明确的分子机制仍需要更多的证据支持。

三、次级胆汁酸与心血管疾病

胆固醇在肝脏中胆固醇 7α-羟化酶等关键酶的作用下产生不同的初级胆汁酸，随后在肠道中转变为次级胆汁酸。胆管分泌的胆汁酸大部分在肠道中被重吸收，经门静脉循环至肝脏，形成胆汁酸肝肠循环。胆汁酸在脂质代谢、血糖和能量平衡中具有重要的调节功能，通过与法尼醇 X 受体（farnesoid X-activated receptor，FXR）和 G 蛋白偶联胆汁酸受体 1（G-protein-coupled bile acid receptor 1，Gpbar1/TGR5）相互作用并调节信号转导。胆汁酸代谢异常会导致胆汁淤积性肝病、血脂异常、脂肪肝、心血管疾病和糖尿病。

肠道菌群和胆汁酸彼此相互影响。胆汁酸通过 FXR 信号通路调节肠道菌的组成、丰度、增殖和移位，并具有改变黏膜屏障防御功能的作用。反之，肠道菌群直接（去结合作用、差向异构化、7α-/7β-脱羟基作用、氧化、酯化和脱硫）或间接（刺激 FXR 和 TGR5 信号通路）影响胆汁酸的合成、代谢和重吸收[60-62]。该效应使胆汁酸池多样化，随后胆汁酸进入肝肠循环，作为信号分子影响宿主生理和疾病状态，呈现一定的治疗潜能。普洱茶是中国的传统茶，可以降低血清和肝脏中总胆固醇（TC）、总甘油三酯（TG）和低密度脂蛋白胆固醇（LDL-C）水平，但其潜在机制尚未阐明。一项研究揭示了普洱茶中的茶褐素通过调节肠道菌群和胆汁酸代谢而减轻高胆固醇血症。检测小鼠和健康志愿者服用普洱茶前后的粪便样本，发现茶褐素是普洱茶降低血清和肝脏中胆固醇含量的主要活性成分，其不仅降低胆盐水解酶（bile salt hydrolase，BSH）活性，还可减少 BSH 产生菌（*Lactobacillus*、*Bacillus*、*Streptococcus* 和 *Lactococcus*）的丰度，从而增加肠道中结合型胆汁酸水平。进一步机制研究发现茶褐素功能发挥依赖于 FXR-FGF15 信号转导途径，抑制肠道 FXR 活性并抑制肝脏 FXR-SHP 信号，最终促进脂解[63]。靶向胆汁酸代谢途径/FXR 信号通路可能成为一种预防或治疗心血管疾病的新策略。

第三节　肠道菌群与心血管药物的个体化治疗

肠道微生物与心血管疾病的发生和发展密切相关，基于肠道菌群提高药物治疗有效性，促进个体化治疗成为新的研究热点。早期预防和有效治疗心血管疾病，寻找新的治疗靶点仍是研究者关心的重要科学问题。

一、地高辛

地高辛（digoxin）是天然的中效强心苷类药物，抑制心肌细胞的 Na^+/K^+-ATP 酶而产生正性肌力作用，能有效治疗慢性心力衰竭（chronic heart failure，CHF）。地高辛的安全范围窄（$0.5\sim2.0$ng/ml），当其药物浓度发生改变时，则可能产生毒性反应。肠道微生物是影响地高辛血药浓度的因素之一，最早可追溯到 1981 年。Lindenbaum 研究团队发现，抗生素预处理可减少健康志愿者尿液中非活性代谢物二氢地高辛（dihydrodigoxin）的含量，并增加血液中地高辛的水平[64]。随后，该研究团队明确 *Eggerthella lenta*（*E. lenta*）是使地高辛失活的关键菌，而其还原能力依赖于强心苷还原酶2（cardiac glycoside reductase 2，cgr-2）。缺少 cgr-2 的菌株不能还原地高辛的内酯环[65]。因此，检测粪便中 cgr-2 阳性 *E. lenta* 可能预测地高辛药代动力学。

体外研究发现精氨酸是 *E. lenta* 生长所必需的氨基酸，但精氨酸在刺激 *E. lenta* 生长的同时，可降低 cgr-2 的表达并抑制地高辛转化为二氢地高辛。在无菌鼠中定植 *E. lenta* 后给予高蛋白饮食，cgr-2 呈现高表达，伴随血清和尿液中二氢地高辛水平的增加[66, 67]。因此，通过饮食干预，利用高蛋白饮食调节体内精氨酸的水平，可以抑制 *E. lenta* 介导的地高辛失活，增加血液中地高辛的含量。地高辛的合理用药应考虑抗生素和膳食结构对肠道菌群的影响。

二、他汀类药物

他汀类药物（statins）即 3-羟基-3-甲戊二酰辅酶 A（3-hydroxy-3-methylglutaryl coenzyme A，HMG-CoA）还原酶抑制剂，通过抑制胆固醇合成的限速酶，使细胞内胆固醇合成减少。他汀类药物具有显著降低总胆固醇、低密度脂蛋白胆固醇和甘油三酯的能力，主要用于治疗高胆固醇血症。他汀类药物的降脂疗效存在显著的个体差异，而全基因组关联（genome-wide association，GWA）分析仅可以解释部分疗效差异。肠道菌群作为人类的"第二个基因组"，可通过干扰他汀类药物的药代动力学或药效动力学而直接或间接影响药物应答。

研究证明辛伐他汀（simvastatin）、阿托伐他汀（atorvastatin）、瑞舒伐他汀（rosuvastatin）等他汀类药物通过影响肠道菌群的丰度和多样性、肠道菌群代谢物（胆汁酸代谢）水平而降低胆固醇水平[68-70]。体外研究发现抗生素干预在改变肠道菌群组成的同时，减弱了辛伐他汀的降血脂作用。辛伐他汀诱导胆汁酸表达谱发生改变，伴随肝脏胆汁酸合成酶 CYP7A1、CYP7B1 和胆汁酸核受体 FXR 蛋白表达的升高。胆汁酸代谢变化影响药物的降脂功能，该效应在抗生素处理小鼠中减弱，提示辛伐他汀的降脂作用部分依赖于肠道菌群[68]。在另一项独立研究中，阿托伐他汀治疗可通过孕烷 X 受体（pregnane X receptor，PXR）依赖性机制促进小鼠肠道菌群的重塑，伴随肠道菌群的多样性和胆汁酸合成的改变，表现为对革兰氏阳性菌（厚壁菌门）的负调控和对拟杆菌门的富集。功能预测分析结果显示变化的肠道菌群的元基因组富含与能量代谢有关的基因，这可能是他汀类药物诱导小鼠空腹血糖和体重增加的原因之一[71]。

他汀类药物可通过肠道菌群调节炎症反应而产生临床意义。在高脂饮食诱导的小鼠模型中给予他汀类药物干预，改变了与炎症反应相关菌群的丰度[72, 73]。一项基于大规模肥胖个体的研究发现他汀类药物通过影响肠道菌群的分布而缓解患者的全身炎症水平[74]。在服用他汀类药物的肥胖个体（$n = 782$）中与炎症相关的拟杆菌 2（Bac2）肠型的比例低于未使用他汀类药物的个体。该现象随后在独立的数据集中进行了验证。研究认为他汀类药物有助于减轻肠道炎症反应，从而促进菌群向与炎症无关的肠型发展。研究还通过一个纳入治疗方案、治疗结果、治疗副作用的 Bac2 预测模型发现他汀类药物对阻止菌群失调具有显著的累加作用。

他汀类药物治疗的反应性至少部分是由特定肠道菌群组成所介导，由于模型构建、给药方式、检测方法的不同，他汀类药物应答相关菌属仍然有待进一步研究。

三、二甲双胍

二甲双胍（metformin）在降血糖方面表现出独特的有效性、安全性和经济性，是临床上治疗 2 型糖尿病的首选药物，亦对心血管疾病具有一定的保护作用。早期研究认为二甲双胍通过作用于 AMPK 等信号通路而发挥疗效，而不断出现的流行病学数据和实验模型表明二甲双胍与肠道微生物密切相关。二甲双胍改变肠道菌群组成和肠道微生物组的同时，其药物反应性同样受肠道菌群较大的影响。Foretz 等研究发现，即使敲除二甲双胍的主要作用靶点 AMPK 基因，其仍然可发挥降糖作用[75]。使用抗生素抑制肠道菌后，二甲双胍的降血糖、降空腹胰岛素、降血脂、改善胰岛素抵抗及改善肝脏脂质沉积的效应均被显著减弱[76]，说明肠道微生物是二甲双胍的主要作用靶点之一。大量研究表明二甲双胍可以逆转 T2DM 患者紊乱的肠道微生物轮廓，从而影响葡萄糖稳态、调节肠道葡萄糖摄取和消耗、调节胆汁酸循环、维持肠道屏障完整，并能够增加短链脂肪酸产生菌的丰度，如 *Akkermansia* spp.、*Lactobacillus* spp.、*Bifidobacterium* spp. 等，使肠道内短链脂肪酸水平上升，降低结肠 pH，激活肠 L-细胞上的 G 蛋白偶联受体（如 FFAR2/FFAR3），促进胰高血糖素样肽-1（GLP-1）

分泌进而发挥调控血糖的作用。而细菌与二甲双胍体外共培养也表现出了生长速率的显著性差异，这表明二甲双胍对肠道菌群可能存在直接的调控作用。例如，服用二甲双胍的患者粪便样本中双歧杆菌水平增加了 1.56 倍，短链脂肪酸分泌增加进而促进胰岛素释放[77-79]；二甲双胍可使高脂诱导的大鼠小肠上段乳酸菌属丰度增加 3.17 倍，恢复肠道钠−葡萄糖共转运载体 1（sodium-glucose cotransporter-1，SGLT1）介导的葡萄糖感应性[80]；二甲双胍使小鼠粪便中 *Akkermansia muciniphila* 升高了 18 倍[81]，其膜蛋白成分 Amuc_1100 能改善胰岛素抵抗；一篇发表于 *Nat Med* 的研究证实二甲双胍可通过降低肠道脆弱拟杆菌（*Bacteroides fragilis*）和调节胆盐水解酶（BSH）−甘氨熊去氧胆酸（GUDCA）−肠道法尼醇 X 受体（FXR）轴来改善包括高血糖在内的代谢功能障碍[82]。

四、阿司匹林

阿司匹林（aspirin）是解热镇痛的经典药物，因其对血小板聚集有抑制作用而广泛应用于心脑血管疾病。尽管目前有关阿司匹林与肠道菌群的报道仍然较少，但研究认为阿司匹林与肠道微生物之间的相互作用是双向的，包括药物诱导的微生物组成的变化和微生物介导的直接或间接药物疗效的调节。首先，最近的一项研究发现，肠道菌群会降低口服阿司匹林抗血栓活性，而静脉注射的阿司匹林则不受影响。在作用机制上，肠道菌群代谢活性的改变直接调节阿司匹林的代谢动力学，影响其在血液循环中的水平和抗血栓作用[83]。肠道菌群依赖性 TMAO 水平与血小板反应性增加之间存在剂量依赖性关系，是潜在的抗血栓药物作用靶点。因此，通过膳食补充胆碱可提高血浆 TMAO 水平，从而减弱小剂量阿司匹林诱导的血小板聚集减少[84]。有趣的是，肠道微生物（如 *Bifidobacterium*）亦能改善肠屏障功能，对阿司匹林引起的消化道黏膜损伤具有保护作用[85, 86]。

阿司匹林与肠道微生物之间的双向作用在结直肠癌中得到有效支持。近年来，阿司匹林对结直肠癌的预防和辅助治疗作用逐渐引起人们的关注。但阿司匹林的抗癌效应具有个体差异，这种作用可能取决于肠道菌群。有研究基于动物模型阐明肠道菌群在阿司匹林治疗结直肠癌中具有特定作用。在无菌鼠中，阿司匹林能够显著降低环氧化酶 2（COX-2）和前列腺素 E_2（PG_{E2}）水平，降低小鼠结直肠癌的发生，但是这种作用在菌群正常的小鼠中被消除。利用 16S rRNA 基因测序，研究团队发现 *Lysinibacillus sphaericus* 是降解阿司匹林的关键菌，通过减少机体对药物的利用而减弱其对结肠癌的预防作用。反之，阿司匹林可干扰肠道菌群的丰度。低剂量阿司匹林能增加双歧杆菌、乳杆菌等益生菌的丰度，而高剂量阿司匹林则减少结直肠癌相关致病菌的数量[87]。这些发现为阿司匹林和肠道菌群关联研究提供了线索并奠定了深厚的基础。

五、华法林

华法林（warfarin）是临床经典且应用最广的香豆素类口服抗凝药，用于预防和治疗血栓栓塞性疾病。虽然华法林疗效确切且价格低廉，但其个体间剂量差异较大（0.5～20mg/d），易导致出血或栓塞等不良反应。药物代谢酶（CYP2C9）和维生素 K 环氧化物还原酶复合体 1（VKORC1）基因多态性是影响华法林剂量个体差异的主要遗传因素，但其解释能力有限，不能有效构建华法林剂量预测模型。

肠道微生物是影响华法林个体差异的另一个关键因素。华法林和抗生素同时给药会增加华法林的出血事件。一方面，抗生素可能会通过 P450 酶干扰华法林的代谢，从而增加出血风险；另一方面，抗生素可能破坏肠道菌群，增加或减少产生维生素 K 的微生物而导致凝血状态的改变。维生素 K 是华法林的作用靶点之一，其主要来源于食物和肠道微生物（包括 *Bacteroides*、*Enterobacter*、*Veillonella* 等）。有学者研究发现肠道菌群发生剧烈变化［如小肠细菌过度生长（SIBO）引起的肠道菌群定性/定量变化］，可能会影响维生素 K 在肠道的吸收、利用以及肠道菌依赖的维生素 K 的产生，最终影响华法林的使用剂量[88]。随后，有研究基于宏基因组新一代测序技术，明确了肠道菌群会影响心脏瓣膜置换术后患者对华法林的治疗应答，其中 *Enterococcus* 和 *Escherichia-Shigella* 是最具影响力的菌属。*Escherichia-Shigella* 菌的丰度与华法林抗凝治疗应答效应呈负相关。相反，肠道菌群中 *Enterococcus* 相对含量较高的患者会增强华法林的抗凝能力[89]。因此，将肠道菌群特征纳入华法林剂量计算模型以减少给药期间的出血风险成为后续研究的重点和新兴策略。

六、肠道微生物的干预治疗

通常肠道菌群可大致分为 3 类，即有益菌、有害菌和中性菌。大量研究证明，肠道菌群失调与心血管疾病密切相关，可作为治疗的潜在新靶标。因此，对菌群稳态的调节是基于肠道菌群治疗心血管疾病的理论基础。目前，常见的干预有膳食调节、益生菌和益生元、粪菌移植和抗生素[90-92]。

（一）膳食调节

饮食干预是降低心血管疾病风险的一种有效、新颖且具有成本效益的方法。饮食干预是影响肠道菌群结构和功能的重要因素，可快速地改变人类肠道微生物的组成、活性和功能[93]。富含纤维的饮食可以降低血压、调节新陈代谢，从而预防心血管疾病的发生与发展。饮食干预与相关肠道微生物之间的相互作用机制主要依赖于肠道菌群代谢产物。高纤维饮食可增加菌群多样性、乙酸产生菌丰度并维持肠道菌群的稳态。反之，高脂饮食与肠道菌群的不利变化有关，对菌群功能产生负面影响。高脂饮食可显著增加血液中 TMAO 的水平，伴随厚壁菌门和拟杆菌门比例降低，从而增加心血管疾病发生的风险[56, 59, 94, 95]。

（二）益生菌和益生元

目前使用的益生菌大多数是乳酸杆菌属和双歧杆菌属，可以产生乳酸等对人体有益的物质。其他菌属也有少量应用，如链球菌、芽孢杆菌和肠球菌，但是这些菌属的某些菌株可能具有致病性，因此需要考虑其安全性。此外，酿酒酵母也被用作益生菌。大量研究表明，益生菌对哮喘、湿疹、肥胖、代谢综合征和胃肠道疾病等具有有益作用[3, 96]。益生菌发挥有益作用的机制主要有以下几种[3, 97]：①与结肠细胞相互作用维持肠屏障；②产生抗菌因子（如 H_2O_2、细菌素、防御素和短链脂肪酸），抑制病原体的生长；③黏附作用和与潜在有害微生物的营养竞争；④降解毒素；⑤调节结肠中的酶活性；⑥激活免疫应答。植物乳杆菌 Lp299v 是一种益生菌，可以改善稳定性冠状动脉疾病患者血管内皮功能、降低全身炎症反应。这提示通过益生菌 Lp299v 靶向肠道菌群可能是减少动脉粥样硬化疾病活动和发展的潜在方法[58]。

益生元被定义为通过选择性促进结肠中一种或几种微生物的生长而有益于宿主健康的膳食补充剂[3]。益生元由纤维和碳水化合物组成，这些纤维和碳水化合物不会被消化，而在大肠中被共生细菌发酵产生短链脂肪酸（SCFA），进而可以降低肠道 pH，并促进人体有益菌（如乳酸菌和双歧杆菌）的生长[3]。益生菌和益生元通过影响肠道微生物的组成和功能来维持人体健康，肠道微生物的个体差异会影响益生菌和益生元的功效[98]。因此，依据这种个体差异制订合理的使用方法对于益生菌和益生元生物疗法至关重要。

（三）粪菌移植

粪菌移植（fecal microbiota transplantation，FMT）是通过重建肠道菌群进行治疗的一种方法，多用于艰难梭菌感染的治疗[97]。这项研究成果激发了许多与 FMT 相关的研究，FMT 已被用于治疗许多疾病，如炎性肠病、肠易激综合征、慢性便秘和非酒精性脂肪肝，尤其是由艰难梭菌引起的假膜性小肠结肠炎[92, 97]。FMT 为传统治疗方式无法攻克的疾病带来了新的希望。

为了降低 FMT 的风险，通常从患者的配偶、近亲或朋友中选择 FMT 的供体。根据相关统计分析，近亲捐赠者的比例（93%）略高于外来捐赠者（84%），但这两个比例之间在统计学上没有显著差异[92]。因此，FMT 的第一步就是确定谁具有健康的肠道微生物。同时，肠道微生物和人的指纹以及其他器官一样具有个体差异，因此在治疗过程中应考虑这种差异可能造成的后果[90]。FMT 的问题涉及年龄、供体选择、移植后过程管理和环境因素，尤其是受者和供体可能携带的致病菌、制备过程中给药的药物剂量以及移植材料的含量等[90]。

（四）抗生素

抗生素是目前医学上广泛使用的抗感染药物，是一类由微生物（包括细菌、真菌、放线菌属）或高等动植物在生活过程中所产生的具有抗病原体或其他活性的次级代谢产物[3, 99]。抗生素治疗的合理机制包括降低细菌密度、消除目标有害细菌、抑制继发性细菌增殖及减少细菌易位。

抗生素对肠道微生物整个细菌群落均有很强的作用，这意味着微生物群中每种细菌都可能受到抗生素的影响，无论它们是否为致病菌[99]。一系列研究发现，抗生素治疗会改变肠道菌群的组成和丰度，使某些物种数量增加而其他一些物种则减少或消失[100]。抗生素对肠道菌群的干扰会受抗生素类型、剂量、暴露时间、药理作用和靶向细菌等因素的影响[101]。每类抗生素具有不同的特性，因而对肠道微生物组成产生的影响也不尽相同。同时，不同个体的肠道菌群本身存在巨大差异，抗生素治疗可能在帮助一个人的同时对另一个人产生不良影响。微生物学家和分子生物学家已经在细菌或克隆的基因组水平上评估了抗生素的耐药性[101]。随着宏基因组测序技术的发展，科学家进一步研究了抗生素对人类肠道菌群多样性和丰富性的影响，为抗生素耐药机制研究提供了良好的补充。总之，抗生素对肠道菌群的影响因人而异，如何使用好抗生素这把"双刃剑"是一个值得深思的问题。

药物微生物基因组学是一个新兴的医学领域，是微生物学、药理学、药物基因组学、遗传药理学和个体化医学发展的产物。人类表型组差异除了与遗传和环境等因素相关以外，也与肠道微生物有着密切联系。由于肠道微生物的复杂性，迄今为止科学家们尚未从中发现可以作为精准医学诊断或预后的生物标志物。但是，相信随着技术的发展，人们对于微生物的认识将会更加全面、深入、系统，药物微生物组学定将促进个体化医学的进一步发展。

（黄卫华　张　伟）

参 考 文 献

［1］Doestzada M，Vila A V，Zhernakova A，et al. Pharmacomicrobiomics：a novel route towards personalized medicine？［J］. Protein Cell，2018，9（5）：432-445.

［2］Sun Y Z，Zhang D H，Cai S B，et al. MDAD：a special resource for microbe-drug associations［J］. Frontiers in Cellular and Infection Microbiology，8：424.

［3］Panebianco C，Andriulli A，Pazienza V. Pharmacomicrobiomics：exploiting the drug-microbiota interactions in anticancer therapies［J］. Microbiome，2018，6（1）：92.

［4］ElRakaiby M，Dutilh B E，Rizkallah M R，et al. Pharmacomicrobiomics：the impact of human microbiome variations on systems pharmacology and personalized therapeutics［J］. OMICS，2014，18（7）：402-414.

［5］Alexander J L，Wilson I D，Teare J，et al. Gut microbiota modulation of chemotherapy efficacy and toxicity［J］. Nature Reviews Gastroenterology & Hepatology，2017，14（6）：356-365.

［6］Dietert R R，Dietert J M. The microbiome and sustainable healthcare［J］. Healthcare（Basel），2015，3（1）：100-129.

［7］Kashyap P C，Chia N，Nelson H，et al. Microbiome at the frontier of personalized medicine［J］. Mayo Clinic Proceedings，2017，92（12）：1855-1864.

［8］Vázquez-Baeza Y，Callewaert C，Debelius J，et al. Impacts of the human gut microbiome on therapeutics［J］. Annual Review of Pharmacology and Toxicology，58：253-270.

［9］Wilkinson E M，Ilhan Z E，Herbst-Kralovetz M M. Microbiota-drug interactions：impact on metabolism and efficacy of therapeutics［J］. Maturitas，2018，112：53-63.

［10］Saad R，Rizkallah M R，Aziz R K. Gut pharmacomicrobiomics：the tip of an iceberg of complex interactions between drugs and gut-associated microbes［J］. Gut Pathogens，2012，4（1）：16.

［11］Rizkallah M R，Saad R，Aziz R K. The human microbiome project，personalized medicine and the birth of pharmacomicrobiomics［J］. Current Pharmacogenomics and Personalized Medicine，2010，8（3）：182-193.

［12］Aziz R K，Hegazy S M，Yasser R，et al. Drug pharmacomicrobiomics and toxicomicrobiomics：from scattered reports to systematic studies of drug-microbiome interactions［J］. Expert Opinion on Drug Metabolism & Toxicology，2018，14（10）：1043-1055.

［13］Friedrich M J. Microbiome project seeks to understand human body's microscopic residents［J］. JAMA，2008，300（7）：777-778.

［14］Phillips K. Human microbiome project launched by NIH［J］. The Lancet Infectious Diseases，2008，8（2）：93.

［15］Ejtahed H S，Hasani-Ranjbar S，Larijani B. Human microbiome as an approach to personalized medicine［J］. Alternative Therapies in Health and Medicine，2017，23（6）：8-9.

［16］McNiven E M S，German J B，Slupsky C M. Analytical metabolomics：nutritional opportunities for personalized health［J］. The Journal of Nutritional Biochemistry，2011，22（11）：995-1002.

［17］Nicholson J K，Wilson I D，Lindon J C. Pharmacometabonomics as an effector for personalized medicine［J］. Pharmacogenomics，2011，12（1）：103-111.

［18］Collison M，Hirt R P，Wipat A，et al. Data mining the human gut microbiota for therapeutic targets［J］. Briefings in Bioinformatics，2012，13（6）：751-768.

［19］Nicholson J K. Global systems biology，personalized medicine and molecular epidemiology［J］. Molecular Systems Biology，2：52.

［20］Serino M，Blasco-Baque V，Burcelin R. Microbes on-air：gut and tissue microbiota as targets in type 2 diabetes［J］. Journal of Clinical Gastroenterology，2012，46（Suppl）：S27-S28.

［21］Aziz R K. Interview with Prof. Ramy K. Aziz，Cairo University. The dawn of pharmacomicrobiomics［J］. OMICS，2018，22（4）：295-297.

［22］Everett J R，Loo R L，Pullen F S. Pharmacometabonomics and personalized medicine［J］. Annals of Clinical Biochemistry，2013，50（Pt 6）：523-545.

［23］Ji B Y，Nielsen J. From next-generation sequencing to systematic modeling of the gut microbiome ［J］. Frontiers in Genetics，6：219.

［24］Hornung B，dos Santos V A P M，Smidt H，et al. Studying microbial functionality within the gut ecosystem by systems biology ［J］. Genes & Nutrition，2018，13：5.

［25］Cani P D. Human gut microbiome：hopes，threats and promises ［J］. Gut，2018，67（9）：1716-1725.

［26］Hadrich D. Microbiome research is becoming the key to better understanding health and nutrition ［J］. Frontiers in Genetics，2018，9：212.

［27］Belizário J E，Napolitano M，2015. Human microbiomes and their roles in dysbiosis，common diseases，and novel therapeutic approaches ［J］. Frontiers in Microbiology，2015，6：1050.

［28］Ju T T，Shoblak Y，Gao Y H，et al. Initial gut microbial composition as a key factor driving host response to antibiotic treatment，as exemplified by the presence or absence of commensal Escherichia coli ［J］. Applied and Environmental Microbiology，2017，83（17）：e01107-e01117.

［29］Almeida A，Mitchell A L，Boland M，et al. A new genomic blueprint of the human gut microbiota ［J］. Nature，2019，568（7753）：499-504.

［30］Nash A K，Auchtung T A，Wong M C，et al. The gut mycobiome of the Human Microbiome Project healthy cohort ［J］. Microbiome，2017，5（1）：153.

［31］Zhernakova D V，Le T H，Kurilshikov A，et al. Individual variations in cardiovascular-disease-related protein levels are driven by genetics and gut microbiome ［J］. Nature Genetics，2018，50（11）：1524-1532.

［32］Bouter K E，van Raalte D H，Groen A K，et al. Role of the gut microbiome in the pathogenesis of obesity and obesity-related metabolic dysfunction ［J］. Gastroenterology，2017，152（7）：1671-1678.

［33］The Integrative HMP（iHMP）Research Network Consortium. The integrative human microbiome project ［J］. Nature，2019，569（7758）：641-648.

［34］Integrative HMP（iHMP）Research Network Consortium. The Integrative Human Microbiome Project：dynamic analysis of microbiome-host omics profiles during periods of human health and disease ［J］. Cell Host & Microbe，2014，16（3）：276-289.

［35］Sun L，Xie C，Wang G，et al. Gut microbiota and intestinal FXR mediate the clinical benefits of metformin［J］. Nature Medicine，2018，24（12）：1919-1929.

［36］Bhanvadia A，Zhu R，Amarnani A，et al. Gut microbiota profiling in patients with *Clostridium difficile* infections at urban safety net hospitals：a comparison to the Human Microbiome Project ［J］. Gastroenterology，2016，150（4）：S895-S896.

［37］Costea P I，Hildebrand F，Arumugam M，et al. Enterotypes in the landscape of gut microbial community composition ［J］. Nature Microbiology，2018，3（1）：8-16.

［38］De Filippo C，Cavalieri D，Di Paola M，et al. Impact of diet in shaping gut microbiota revealed by a comparative study in children from Europe and rural Africa ［J］. Proceedings of the National Academy of Sciences of the United States of America，2010，107（33）：14691-14696.

［39］Gevers D，Knight R，Petrosino J F，et al. The Human Microbiome Project：a community resource for the healthy human microbiome ［J］. PLoS Biology，2012，10（8）：e1001377.

［40］Milani C，Ticinesi A，Gerritsen J，et al. Gut microbiota composition and Clostridium difficile infection in hospitalized elderly individuals：a metagenomic study. Scitific Reports，2016，6：25945.

［41］Cussotto S，Clarke G，Dinan T G，et al. Psychotropics and the microbiome：a chamber of secrets… ［J］. Psychopharmacology，2019，236（5）：1411-1432.

［42］Aziz R K，Saad R，Rizkallah M R. Pharmacomicrobiomics or how bugs modulate drugs：an educational initiative to explore the effects of human microbiome on drugs ［J］. BMC Bioinformatics，2011，12（Suppl 7）：A10.

［43］Balasopoulou A，Patrinos G P，Katsila T. Pharmacometabolomics informs viromics toward precision medicine ［J］. Frontiers in Pharmacology，7：411.

［44］Ma C，Han M J，Heinrich B，et al. Gut microbiome–mediated bile acid metabolism regulates liver cancer via NKT cells ［J］. Science，2018，360（6391）：eaan5931.

［45］Tang W H W，Kitai T，Hazen S L. Gut microbiota in cardiovascular health and disease ［J］. Circulation Research，2017，120（7）：1183-1196.

［46］Kazemian N，Mahmoudi M，Halperin F，et al. Gut microbiota and cardiovascular disease：opportunities and challenges ［J］. Microbiome，2020，8（1）：36.

［47］Brown J M，Hazen S L. Microbial modulation of cardiovascular disease ［J］. Nature Reviews Microbiology，2018，16（3）：171-181.

［48］Tang W H，Wang Z，Levison B S，et al. Intestinal microbial metabolism of phosphatidylcholine and cardiovascular risk［J］. The New England Journal of Medicine，2013，368（17）：1575-1584.

［49］Tang W H W，Wang Z N，Fan Y Y，et al. Prognostic value of elevated levels of intestinal microbe-generated metabolite trimethylamine-N-oxide in patients with heart failure：refining the gut hypothesis［J］. Journal of the American College of Cardiology，2014，64（18）：1908-1914.

［50］Senthong V，Li X S，Hudec T，et al. Plasma trimethylamine N-oxide，a gut microbe-generated phosphatidylcholine metabolite，is associated with atherosclerotic burden［J］. Journal of the American College of Cardiology，2016，67（22）：2620-2628.

［51］Zhu W F，Gregory J C，Org E，et al. Gut microbial metabolite TMAO enhances platelet hyperreactivity and thrombosis risk［J］. Cell，2016，165（1）：111-124.

［52］Heianza Y，Ma W J，DiDonato J A，et al. Long-term changes in gut microbial metabolite trimethylamine N-oxide and coronary heart disease risk［J］. Journal of the American College of Cardiology，2020，75（7）：763-772.

［53］Wang Z N，Roberts A B，Buffa J A，et al. Non-lethal inhibition of gut microbial trimethylamine production for the treatment of atherosclerosis［J］. Cell，2015，163（7）：1585-1595.

［54］Roberts A B，Gu X，Buffa J A，et al. Development of a gut microbe-targeted nonlethal therapeutic to inhibit thrombosis potential［J］. Nature Medicine，2018，24（9）：1407-1417.

［55］Li J，Zhao F Q，Wang Y D，et al. Gut microbiota dysbiosis contributes to the development of hypertension［J］. Microbiome，2017，5（1）：1-19.

［56］Marques F Z，Nelson E，Chu P Y，et al. High-fiber diet and acetate supplementation change the gut microbiota and prevent the development of hypertension and heart failure in hypertensive mice［J］. Circulation，2017，135（10）：964-977.

［57］Bartolomaeus H，Balogh A，Yakoub M，et al. Short-chain fatty acid propionate protects from hypertensive cardiovascular damage［J］. Circulation，2019，139（11）：1407-1421.

［58］Malik M，Suboc T M，Tyagi S，et al. *Lactobacillus plantarum* 299v supplementation improves vascular endothelial function and reduces inflammatory biomarkers in men with stable coronary artery disease［J］. Circulation Research，2018，123（9）：1091-1102.

［59］Wan Y，Wang F，Yuan J，et al. Effects of dietary fat on gut microbiota and faecal metabolites，and their relationship with cardiometabolic risk factors：a 6-month randomised controlled-feeding trial［J］. Gut，2019，68（8）：1417-1429.

［60］Wahlström A，Sayin S，Marschall H U，et al. Intestinal crosstalk between bile acids and microbiota and its impact on host metabolism［J］. Cell Metabolism，2016，2016，24（1）：41-50.

［61］Joyce S A，Gahan C G. Bile acid modifications at the microbe-host interface：potential for nutraceutical and pharmaceutical interventions in host health［J］. Annual Review of Food Science and Technology，7：313-333.

［62］Jia W，Xie G，Jia W. Bile acid-microbiota crosstalk in gastrointestinal inflammation and carcinogenesis［J］. Nature Reviews Gastroenterology & Hepatology，2018，15（2）：111-128.

［63］Huang F，Zheng X，Ma X，et al. Theabrownin from Pu-erh tea attenuates hypercholesterolemia via modulation of gut microbiota and bile acid metabolism［J］. Nature Communications，2019，10（1）：4971.

［64］Lindenbaum J，Rund D G，Butler V P，et al. Inactivation of digoxin by the gut flora：reversal by antibiotic therapy［J］. The New England Journal of Medicine，1981，305（14）：789-794.

［65］Saha J R，Butler V P Jr，Neu H C，et al. Digoxin-inactivating bacteria：identification in human gut flora［J］. Science，1983，220（4594）：325-327.

［66］Haiser H J，Gootenberg D B，Chatman K，et al. Predicting and manipulating cardiac drug inactivation by the human gut bacterium *Eggerthella lenta*［J］. Science，2013，341（6143）：295-298.

［67］Haiser H J，Seim K L，Balskus E P，et al. Mechanistic insight into digoxin inactivation by *Eggerthella lenta* augments our understanding of its pharmacokinetics［J］. Gut Microbes，2014，5（2）：233-238.

［68］He X，Zheng N，He J，et al. Gut microbiota modulation attenuated the hypolipidemic effect of simvastatin in high-fat/cholesterol-diet fed mice［J］. J Proteome Res，2017，16（5）：1900-1910.

［69］Liu Y，Song X，Zhou H，et al. Gut microbiome associates with lipid-lowering effect of rosuvastatin in vivo［J］. Front Microbiol，9：530.

［70］Khan T J，Ahmed Y M，Zamzami M A，et al. Effect of atorvastatin on the gut microbiota of high fat diet-induced hypercholesterolemic rats［J］. Scientific Reports，2018，8（1）：662.

［71］Caparrós-Martín J A，Lareu R R，Ramsay J P，et al. Statin therapy causes gut dysbiosis in mice through a PXR-dependent mechanism［J］. Microbiome，2017，5（1）：95.

［72］Nolan J A，Skuse P，Govindarajan K，et al. The influence of rosuvastatin on the gastrointestinal microbiota and host gene expression profiles［J］. American Journal of Physiology Gastrointestinal and Liver Physiology，2017，312（5）：G488-G497.

［73］Kim J，Lee H，An J，et al. Alterations in gut microbiota by statin therapy and possible intermediate effects on hyperglycemia and hyperlipidemia［J］. Frontiers in Microbiology，10：1947.

［74］Vieira-Silva S，Falony G，Belda E，et al. Statin therapy is associated with lower prevalence of gut microbiota dysbiosis［J］. Nature，2020，581（7808）：310-315.

［75］Foretz M，Hébrard S，Leclerc J，et al. Metformin inhibits hepatic gluconeogenesis in mice independently of the LKB1/AMPK pathway via a decrease in hepatic energy state［J］. The Journal of Clinical Investigation，2010，120（7）：2355-2369.

［76］Wu B，Chen M Y，Gao Y C，et al. *In vivo* pharmacodynamic and pharmacokinetic effects of metformin mediated by the gut microbiota in rats［J］. Life Sciences，226：185-192.

［77］Wu H，Esteve E，Tremaroli V，et al. Metformin alters the gut microbiome of individuals with treatment- naive type 2 diabetes，contributing to the therapeutic effects of the drug［J］. Nature Medicine，2017，23（7）：850-858.

［78］Rosario D，Benfeitas R，Bidkhori G，et al. Understanding the representative gut microbiota dysbiosis in metformin-treated type 2 diabetes patients using genome-scale metabolic modeling［J］. Frontiers in Physiology，9：775.

［79］Murugesan S，Nirmalkar K，Hoyo-Vadillo C，et al. Gut microbiome production of short-chain fatty acids and obesity in children ［J］. European Journal of Clinical Microbiology & Infectious Diseases，2018，37（4）：621-625.

［80］Bauer P V，Duca F A，Waise T M Z，et al. Metformin alters upper small intestinal microbiota that impact a glucose-SGLT1-sensing glucoregulatory pathway［J］. Cell Metabolism，2018，27（1）：101-117.e5.

［81］Lee H，Lee Y，Kim J，et al. Modulation of the gut microbiota by metformin improves metabolic profiles in aged obese mice［J］. Gut Microbes，2018，9（2）：155-165.

［82］Plovier H，Everard A，Druart C，et al. A purified membrane protein from *Akkermansia muciniphila* or the pasteurized bacterium improves metabolism in obese and diabetic mice［J］. Nature Medicine，2017，23（1）：107-113.

［83］Kim I S，Yoo D H，Jung I H，et al. Reduced metabolic activity of gut microbiota by antibiotics can potentiate the antithrombotic effect of aspirin［J］. Biochemical Pharmacology，122：72-79.

［84］Zhu W F，Wang Z N，Tang W H W，et al. Gut microbe-generated trimethylamine N-oxide from dietary choline is prothrombotic in subjects［J］. Circulation，2017，135（17）：1671-1673.

［85］Krumbeck J A，Rasmussen H E，Hutkins R W，et al. Probiotic *Bifidobacterium* strains and galactoo- ligosaccharides improve intestinal barrier function in obese adults but show no synergism when used together as synbiotics［J］. Microbiome，2018，6（1）：121.

［86］Mortensen B，Murphy C，O'Grady J，et al. *Bifidobacterium* breve Bif195 protects against small-intestinal damage caused by acetylsalicylic acid in healthy volunteers［J］. Gastroenterology，2019，157（3）：637-646.e4.

［87］Zhao R S，Coker O O，Wu J L，et al. Aspirin reduces colorectal tumor development in mice and gut microbes reduce its bioavailability and chemopreventive effects［J］. Gastroenterology，2020，159（3）：969-983.e4.

［88］Scarpellini E，Gabrielli M，Za T，et al. The interaction between small intestinal bacterial overgrowth and warfarin treatment［J］. The American Journal of Gastroenterology，2009，104（9）：2364-2365.

［89］Wang L，Liu L S，Liu X X，et al. The gut microbes，*Enterococcus* and *Escherichia-Shigella*，affect the responses of heart valve replacement patients to the anticoagulant warfarin［J］. Pharmacological Research，159：104979.

［90］Abdollahi-Roodsaz S，Abramson S B，Scher J U. The metabolic role of the gut microbiota in health and rheumatic disease：mechanisms and interventions［J］. Nature Reviews Rheumatology，2016，12（8）：446-455.

［91］Rinninella E，Mele M C，Merendino N，et al. The role of diet，micronutrients and the gut microbiota in age-related macular degeneration：new perspectives from the gut–retina axis［J］. Nutrients，2018，10（11）：1677.

［92］Coskunpinar E，Islamzade F，Yilmaz E P，et al. The importance of fecal transplantation in personalized medicine［J］. Bezmialem Sci，2018，6（4）：305-311.

［93］David L A，Maurice C F，Carmody R N，et al. Diet rapidly and reproducibly alters the human gut microbiome［J］. Nature，2014，505（7484）：559-563.

［94］Wang Z N，Bergeron N，Levison B S，et al. Impact of chronic dietary red meat，white meat，or non-meat protein on trimethylamine N-oxide metabolism and renal excretion in healthy men and women［J］. European Heart Journal，2019，40（7）：583-594.

［95］Wu W K，Chen C C，Liu P Y，et al. Identification of TMAO-producer phenotype and host-diet-gut dysbiosis by carnitine challenge test in human and germ-free mice［J］. Gut，2019，68（8）：1439-1449.

［96］Tsigalou C，Stavropoulou E，Bezirtzoglou E. Current insights in microbiome shifts in sjogren's syndrome and possible therapeutic interventions［J］. Frontiers in Immunology，9：1106.

［97］Suwal S，Wu Q，Liu W L，et al. The probiotic effectiveness in preventing experimental colitis is correlated with host gut microbiota［J］. Frontiers in Microbiology，2018，9：2675.

［98］Bubnov R V，Babenko L P，Lazarenko L M，et al. Specific properties of probiotic strains：relevance and benefits for the host ［J］. EPMA Journal，2018，9（2）：205-223.

［99］Nogueira T，David P H C，Pothier J. Antibiotics as both friends and foes of the human gut microbiome：The microbial community approach ［J］. Drug Development Research，2019，80（1）：86-97.

［100］Rinninella E，Raoul P，Cintoni M，et al. What is the healthy gut microbiota composition? A changing ecosystem across age，environment，diet，and diseases ［J］. Microorganisms，2019，7（1）：14.

［101］Ju Z C，Li J，Han H，et al. Analysis of bioactive components and multi-component pharmacokinetics of saponins from the leaves of Panax notoginseng in rat plasma after oral administration by LC-MS/MS ［J］. Journal of Separation Science，2018，41（7）：1512-1523.

第二十章 心脏移植药物基因组学的临床应用

心脏移植是许多药物治疗后仍有症状的终末期心力衰竭（heart failure，HF）患者的首选治疗方案。1967 年，南非开普敦 Barnar 医生成功地进行了世界第 1 例人的原位心脏移植，移植后患者因肺部感染仅存活了 18 天。1978 年，上海瑞金医院张世泽等完成了国内第 1 例人体心脏移植手术，患者存活了 109 天。1981 年，斯坦福大学将免疫抑制剂环孢素 A（cyclosporine A，CsA）应用于临床心脏移植，显著降低了急性排斥反应的发生，心脏移植患者生存率显著提高，标志着心脏移植新时代的开始。至 1999 年 4 月，全球已有 304 个医疗中心完成心脏移植手术 48 841 例。心脏移植后总的 1 年、3 年、5 年和 10 年生存率分别为 79.4%、71.0%、65.2%和 45.8%。截至 2018 年 10 月 17 日，我国心脏移植例数已达 382例。同时，我国心脏移植质量近年来也稳步提高，近 3 年心脏移植 1 年存活率均超过 92.5%。华中科技大学同济医学院附属协和医院和北京阜外医院的心脏移植数量均跃居世界前四位，移植技术和质量均达到国际一流水平[1]。

自实体器官移植开始至今提高移植者和移植物长期存活率是人们探索研究的重要课题。移植免疫抑制剂方案，受体和供体的生理、病理和遗传特征，器官的保存，移植本身的手术方式等因素均会影响移植器官的存活率，术后的免疫抑制治疗仍然是心脏移植术后患者能否长期存活的最关键的因素。在过去的 40 多年中，学术界关于最佳的免疫抑制治疗方案争论不断。尤其是近 20 年，随着新的免疫抑制剂他克莫司（tacrolimus，FK506）、吗替麦考酚酯（mycophenolate mofetil，MMF）、西罗莫司（sirolimus，SLR）、依维莫司（everolimus，RAD001）等的出现，产生了许多不同的治疗方案。理想的免疫抑制方案是在预防排斥反应发生的同时，减少因免疫抑制带来的致死性并发症（感染、恶性肿瘤），降低免疫制剂的不良反应[2-4]。本章主要简述心脏移植免疫抑制方案，常用免疫抑制剂的药代动力学和药效动力学，免疫抑制剂剂量相关的药物基因组学决定因素，他克莫司药物基因组学决定因素，药物基因组指导免疫抑制剂个体化用药的循证医学证据/临床指南等。

第一节 心脏移植免疫抑制方案

在心脏移植初期，临床上使用硫唑嘌呤（azathioprine，AZA）和糖皮质激素（glucocorticosteroids，GCS）来预防排斥反应的发生。一旦发生排斥反应，则使用大剂量激素冲击治疗。1978 年，CsA 应用于临床，患者的长期生存率大幅提高，使移植成为心脏功能衰竭的一种常规治疗手段。目前，大部分心脏移植中心采用三联治疗方案，包括钙调磷酸酶抑制剂（calcineurin inhibitor，CNI；通常是 CsA 或者 FK506）、淋巴细胞增生抑制剂（MMF 和 GCS，泼尼松或泼尼松龙）。也有一些研究中心将此种治疗方案中的抗增殖类药物替换成了增殖信号抑制剂（proliferation signal inhibitor，PSI），又称为哺乳动物西罗莫司靶蛋白（mammalian target of rapamycin，mTOR）抑制剂，主要是 SLR 和 RAD001。为了减少 CNI 带来的肾毒性，有些中心也采用 mTOR+MMF+GCS 治疗方案[1-4]。

无论采用何种治疗方案，其目的皆为预防或治疗同种异体心脏移植的排斥反应，同时减轻药物不良反应和免疫抑制并发症，即感染和恶性肿瘤。前文已述及临床上采用的免疫抑制方案大多是几种药物同时联用，但方案设计要遵循几条基本原则。免疫抑制方案可分为诱导、维持性免疫抑制方案和抗排斥反应的治疗。以下详细阐述心脏移植的诱导和维持性免疫抑制方案，限于篇幅不再赘述同种异体移植急性排斥反应的治疗。

一、免疫抑制基本原则

心脏移植诱导及维持性免疫抑制方案遵循的三条基本原则：第一，心脏移植早期，即移植后 3~6 个月移植心脏排斥反应的免疫活性最强，并逐渐减弱。故针对心脏的免疫抑制特性，术后早期的免疫抑制方案大多免疫抑制强度最高，第一年后逐渐减弱；最佳方案必须既能预防移植物排斥反应，又能最大限度减轻药物不良反应。第二，尽量多种免疫抑制剂联用，使每种药物剂量最低、不良反应最小，而不应选择药物数量最少、给药剂量高、不良反应严重的方案。第三，避免过度免疫抑制造成并发症发生率增加的不良后果，如感染和恶性肿瘤发生率增加。

二、诱导性免疫抑制治疗方案

排斥反应是影响同种异体器官移植术后移植器官长期存活的独立危险因素，移植早期发生急性排斥反应的风险较高，而免疫诱导治疗的目的是提高免疫抑制的强度，减少术后早期心脏功能不全，减少合并肾功能不全受者排斥反应发生，并使早期无糖皮质激素或较低剂量糖皮质激素的维持性免疫抑制方案成为可能。通常心脏移植术前、术中或术后数日内开始诱导治疗。但是，诱导治疗并非受者免疫抑制治疗必不可少的部分，其依据器官移植的种类而有所不同。致死性排斥反应风险最高的患者可能从诱导治疗中获益，包括年轻患者、非洲裔美国人、多个人类白细胞抗原（HLA）不匹配者，以及因使用心室辅助装置而已形成大量抗体者。诱导治疗中会使用多种针对 B、T 细胞表面特定表位的抗淋巴细胞抗体，即临床药理学上多克隆抗体和单克隆抗体。国际心肺移植协会（International Society of Heart and Lung Transplantation，ISHLT）年报显示，2009~2016 年全球 52.6%的心脏移植受者接受免疫诱导治疗，其中 30.0%应用 IL-2 受体拮抗剂，抗胸腺细胞免疫球蛋白（antithymocyte immunoglobulin，ATG）或抗人 T 细胞免疫球蛋白（anti-human T-lymphocyte immunoglobulin，ALG）应用比例为 21.9%。但是，接受免疫诱导治疗的受者 10 年生存率并无显著优势[5]。纳入 22 项研究 T 细胞抗体用于诱导治疗的 Cochrane 系统评价[6]，其中 5 项研究（共计 606 例受试者）比较了各类诱导治疗与无诱导方案，其余 17 项研究则比较了不同诱导治疗方案。结果发现，受试者死亡、感染、移植后淋巴组织增生性疾病、恶性肿瘤、不良事件或心脏移植物血管病等结局均无显著差异；IL-2 受体拮抗剂组的急性排斥反应发生率低于无诱导治疗组。中国心脏移植注册系统数据显示，2015~2017 年中国心脏移植免疫诱导治疗比例＞90%，几乎全部应用 IL-2 受体拮抗剂[2, 3]。

（一）多克隆抗体

将人胸腺细胞接种到兔体内生产出来兔抗人胸腺细胞免疫球蛋白（rATG）。将人 T 淋巴细胞免疫的兔或猪，取其血浆后经去除杂抗体、纯化、浓缩、病毒灭活处理，以及加入稳定剂等步骤制成兔抗人 T 细胞免疫球蛋白（ALG-F）或猪抗人 T 细胞免疫球蛋白（ALG-P）。这类制剂含有针对多种人 T 细胞抗原的抗体，通过诱发补体介导的细胞溶解及细胞介导的肝脾内调理作用而快速消耗 T 淋巴细胞。目前心脏移植患者中尚未开展 ATG 和 ALG 的头对头比较试验。但肾移植研究数据表明，ATG 治疗的短期和远期急性排斥反应发生率低于 ALG，其原因可能是抗人胸腺细胞球蛋白能更明显且持久地减少淋巴细胞[7, 8]。

用法用量：以 rATG 为例，预防排斥反应（诱导治疗）的剂量为 0.04～1.50mg/（kg·d），治疗急性排斥反应的剂量为 1.5～3.0mg/（kg·d），稀释后经外周静脉滴注，滴注时间大于 6 小时，疗程 3～7 天。每日给药或间隔给药对 T 细胞抑制作用相似，均能达到有效的免疫抑制作用。通常在首次或第 2 次输注药物时发生以发热、寒战、心动过速、高血压或低血压、肌痛和皮疹为主要特点的血清病型反应。若发生血清病型反应，暂停输注并在重新输注时减慢速率。给药前先静脉给予糖皮质激素、抗组胺药物、退热剂以及 H_2 受体阻滞剂可以预防或减轻症状。监测移植受者血液循环中 T 淋巴细胞的数量来调节剂量，使外周血中 $CD3^+$ 细胞（成熟 T 淋巴细胞）占淋巴细胞比例＜10%为宜；与固定给药剂量方案相比，基于 $CD3^+$ 监测结果调整剂量在一定程度上可以降低药物的成本[4]。

（二）单克隆抗体

由单一 T 淋巴细胞克隆产生的高度均一、仅针对某一特定抗原表位、具有高度特异性的抗体。白细胞介素-2 受体拮抗剂（interleukin-2 receptor antagonists，IL-2RA）是 T 细胞活化第二信号的阻滞剂，国内常用药物为巴利昔单抗，它是一种鼠/人嵌合的单克隆抗体（IgG1K），能定向拮抗 IL-2 受体的α链（CD25 抗原）。CD25 抗原在机体对外来抗原刺激反应中表达于 T 淋巴细胞表面。激活的 T 淋巴细胞对 IL-2 具极高亲和力，巴利昔单抗能特异性与激活的 T 淋巴细胞上的 CD25 抗原高亲和性（KD 值约为 0.1nmol/L）结合，从而阻断 IL-2 与 IL-2 受体，阻断 T 细胞活化的第二信号，使 T 细胞分化停滞在 G_0 期或 G_1 期而不能进入 S 期，随之 T 细胞发生凋亡，从而抑制急性排斥反应。血浆巴利昔单抗浓度＞0.2μg/ml（ELISA 法）时，就能完全、稳定地阻断 IL-2 受体；而当血药浓度＜0.2μg/ml 时，CD25 抗原的表达将在 1～2 周内回复到治疗前水平[9, 10]。巴利昔单抗标准总剂量为 40mg，分两次给予，每次 20mg，首剂应于移植术前 2 小时内给予，第 2 剂于术后第 4 日给予。经配制后的巴利昔单抗可一次性静脉推注，也可在 20～30 分钟内静脉滴注。

国外一项随机、对照、双盲评估巴利昔单抗用于心脏移植安全性的临床试验结果显示，治疗组不良反应、感染发生率与安慰剂组相似，治疗组术后首次活检证实急性排斥反应时间较安慰剂组长，但差异无统计学意义[10]。国内纳入 214 例心脏移植受者给予巴利昔单抗诱导治疗，术后 60 天内接受心内膜心肌活检（endomyocardial biopsy，EMB），结果显示≥3a 级细胞排斥反应发生率仅为 1.0%[11]。加拿大一项在肾功能不全（血清肌酐＞200μmol/L）心脏移植受者中研究的结果显示，诱导治疗应用巴利昔单抗，能够延迟环孢素使用时间且不增加排斥反应发生率，同时有助于保护肾功能[12]。

（三）阿仑单抗

阿仑单抗（Campath-1H）是一种人源化鼠单克隆抗体，以 T 细胞和 B 细胞均表达的

CD52 抗原为靶点，可显著降低淋巴细胞，作用可持续 6 个月左右，甚至部分患者最长持续 3 年 [13]。阿仑单抗已获批在肾移植受者诱导治疗人群中用于低强度免疫抑制维持治疗 [14]。一些早期心脏移植经验表明：该制剂可减少早期（<12 个月）急性细胞排斥反应，可为维持治疗选择较低强度免疫抑制创造条件 [15]。

三、维持性免疫抑制治疗方案

诱导方案在术后早期提供强化免疫抑制，而维持方案需要终身用药，以预防急慢性排斥反应。1983 年 CsA 应用于心脏移植，2006 年 FDA 批准 FK506 用于心脏移植，新一代免疫抑制剂能够选择性抑制免疫细胞激活及增殖，产生更具靶向性的免疫抑制作用，降低危及生命的机会性感染与排斥反应发生，使得器官移植者生存率明显改善。目前用于维护性免疫治疗的药物主要有 4 类：钙调磷酸酶抑制剂（CsA 或 FK506）、淋巴细胞增生抑制剂 [MMF 或麦考酚钠肠溶片（enteric-coated mycophenolate sodium，EC-MPS）或 AZA]、增殖信号抑制剂（SLR 或 RAD001）和糖皮质激素（GSC）。大多数维持性免疫抑制方案都采用三联方案，心脏移植中常用维持性治疗的免疫抑制剂、用法用量、血药浓度监测目标值和常见不良反应列于表 20-1。下文主要简述联合用药方案的疗效、治疗药物监测和药物相互作用等。

（一）以 CNI 类为基础的维持性免疫抑制治疗方案

目前，CNI 类包括 CsA 和 FK506，CsA 是由 11 个氨基酸组成的亲脂性环肽，FK506 则是一种大环内酯类抗生素，这两种药物均是从真菌中分离而来。CsA 和 FK506 分别与胞内结合蛋白亲环素、FK 结合蛋白结合。药物–受体复合物可特异性和竞争性地结合钙调磷酸酶（一种钙和钙调蛋白依赖性磷酸酶），并抑制其作用。该过程会抑制转录因子 NF-AT 家族易位，降低细胞因子基因的转录激活，包括白细胞介素-2（interleukin-2，IL-2）、肿瘤坏死因子-α（tumor necrosis factor-alpha，TNF-α）、白细胞介素-3（interleukin-3，IL-3）、白细胞介素-4（interleukin-4，IL-4）、CD40L（leukocyte differentiation antigen 40 ligand）、粒细胞–巨噬细胞集落刺激因子（granulocyte-macrophage colony stimulating factor，GM-CSF）和γ干扰素（interferon-gamma，INF-γ），最终减少 T 淋巴细胞的增殖。CsA 和 FK506 主要作用于 T 辅助细胞，但可能也对 T 抑制细胞和细胞毒性 T 细胞有一定抑制作用。CsA 提高转化生长因子-β（transforming growth factor-beta，TGF-β）的表达水平，这可能是其导致肾纤维化的重要机制。

根据国际心肺移植协会（ISHLT）的统计数据，自 2004 年开始，FK506+MMF±GCS 方案在全世界得到了广泛的使用。2004～2006 年，心脏移植手术后 1 年内使用 CsA+MMF±GCS 方案的患者有 33%，使用 FK506+MMF±GCS 方案的患者有 39%；2005～2007 年，使用两种方案的患者分别为 30%、46%。2009～2016 年，全球心脏移植术后最常用的免疫抑制方案（未统计糖皮质激素）为 FK506+MMF（75.1%）[5]。多项单中心、多中心随机比较心脏移植后首次使用 FK506 与 CsA 治疗的研究 [16-21]，其结果均显示心脏移植患者生存率无显著差异，但 FK506 组钙调磷酸酶抑制剂所致代谢紊乱、高血压和高脂血症发生率较 CsA 组显著降低。两项研究显示 FK506 组对于肾功能的影响明显低于 CsA 组 [22,23]。药效动力学方面，FK506 组中经活检证实的急性排斥反应或需要药物治疗的急性排斥反应发生率低于 CsA 组 [22]。一项 FK506 与 CsA 头对头比较的试验中，314 例首次行心脏移植

表 20-1　心脏移植的免疫抑制剂

药品表	用法用量	目标谷血药浓度		主要不良反应
		中国心脏移植规范[3]	国外心肺移植指南[5]	
钙调磷酸酶抑制剂（calcineurin inhibitor, CNI）				
环孢素（CsA）	3~6mg/（kg·d），分2次服用，每12小时口服1次[4] 4~8mg/（kg·d），分2次服用，每12小时口服1次[5]	<3个月：200~300ng/ml 3~6个月：150~300ng/ml >6个月：150~250ng/ml	0~6周：275~375ng/ml 6~12周：200~350ng/ml 3~6个月：150~300ng/ml >6个月：150~250ng/ml	肾损伤 高血压 低血钠、低血钾 血脂异常 高尿酸 神经毒性（脑病、癫痫、颤抖、神经病变） 牙龈增生 多毛症
他克莫司（FK506）	0.05~0.15mg/（kg·d），分2次服用，每12小时口服1次[4] 0.05~0.1mg/（kg·d），分2次服用，每12小时口服1次[5]	<3个月：10~15ng/ml 3~6个月：8~12ng/ml >6个月：5~10ng/ml	0~2个月：10~15ng/ml 3~6个月：8~12ng/ml >6个月：5~10ng/ml	肾损伤 高血压 血糖高、糖尿病 血脂异常 高血钾 低血镁 神经毒性（颤抖、头痛）
淋巴细胞增生抑制剂（cell cycle agents）（抗增殖类药物）（antiproliferative agents）				
硫唑嘌呤（AZA）	1.5~3mg/（kg·d），剂量滴定至 WBC≥3000/mm³	无		骨髓抑制、肝炎、胰腺炎、恶性肿瘤

药品表	用法用量	目标谷血药浓度		主要不良反应
		中国心脏移植规范[3]	国外心肺移植指南[5]	
吗替麦考酚酯（MMF）	0.75~1.0g/次，每12小时口服1次[4]	麦考酚酸：1.5>mcg/ml	麦考酚酸：2~5mcg/ml	胃肠道失调（恶心、腹泻、胃炎） 白细胞减少
	1.0~1.5g/次，每12小时口服1次[5]			
麦考酚钠肠溶片（EC-MPS）	0.36~0.72g/次，每12小时口服1次[4]	无		胃肠道失调发生率低于吗替麦考酚酯 白细胞减少
	0.72~1.08g/次，每12小时口服1次[5]			
哺乳动物雷帕霉素靶蛋白抑制剂（mammalian target of rapamycin inhibitor, mTORi）/增殖信号抑制剂（proliferation signal inhibitor, PSI）				
西罗莫司（SLR）	3~5mg/次，每日1次	4~12 ng/ml（CsA）	4~12ng/ml（CNI）	口腔溃疡
	1~3mg/次，每日1次，剂量滴定至谷血药浓度靶值[5]		8~14ng/ml（无CNI）	高胆固醇、高甘油三脂 伤口愈合弱 下肢水肿 肺损伤（肺炎、肺泡出血） 白细胞减少、贫血、血小板减少
依维莫司（RAD001）	1.5mg/d，分2次服用，每12小时口服1次[5]		3~8ng/ml（CNI）	CNI肾毒性增强
			6~10ng/ml（无CNI）	同西罗莫司

药品表	用法用量	目标谷血药浓度		主要不良反应
		中国心脏移植规范[3]	国外心肺移植指南[5]	
糖皮质激素（GCS）				
强的松	1mg/（kg·d），分2次服用，每12小时口服1次；6~12个月剂量滴定至0.05mg/（kg·d）[5]（移植后使用甲基强的松龙，24小时后序贯为强的松）	无		体重增加
				高血压
				高脂血症
				骨质疏松
				血糖升高
				伤口愈合弱
				水钠潴留
				近端肌病
				白内障
				消化性溃疡病
				生长迟缓

的患者被随机分配到 FK506+AZA+GCS 组或 CsA（微乳制剂）+AZA+GCS 组[24]。所有患者均接受 ATG 或 OKT3 的诱导治疗。随访 18 个月发现，两组心脏移植患者生存率无显著性差异。但 6 个月时，FK506 组中经活检证实的中度/重度急性细胞排斥反应发生率低于CsA 组（28% vs. 42%，$P = 0.013$）。FK506 组新发糖尿病明显高于 CsA 组（20% vs. 11%），然而 FK506 组高血压（66% vs. 78%）及血脂异常（29% vs. 40%）明显低于 CsA 组，两组感染发生率和对肾功能的影响相似。随机、对照、随访十年的研究发现[25]，FK506 组心脏移植患者 1 年、5 年和 10 年的存活率分别为 96.7%、80.0% 和 66.7%，CsA 组则分别为 90.0%、83.3% 和 80.0%，两组间无显著差异。免于急性排斥反应发生率 FK506+MMF 显著高于CsA+MMF（65.5% vs. 21.7%，log-rank 8.3，$P = 0.004$）。免于 ISHLT≥CAV1 的十年发生率FK506+MMF 与 CsA+MMF 比较存在显著差异（45.8% vs. 8.0%，log-rank 9.0，$P = 0.003$）。长期随访没有发现免于冠状动脉血管成形术或血栓，糖尿病、CMV 感染或肿瘤发生率有明显差异。

现有研究提示，免疫抑制维持治疗中 CNI 类免疫抑制剂的选择需要考虑受试者排斥反应发生的风险，结合患者合并高血压、糖尿病和高脂血症的情况，即根据患者的具体情况进行个体化的选择。高排斥反应风险、术前有高血压和高血脂的患者，倾向于使用 FK506，糖尿病的移植患者可能更倾向于使用 CsA。一些心脏移植中心在排斥反应高危人群中将FK506 作为 CNI 的第一选择。阜外医院报道 EMB 证实的排斥反应的心脏移植受者，将 CsA更换为 FK506 后排斥反应未再发生[26]。

1. 剂型 FK506/CsA 有口服、静脉用制剂。FK506/CsA 的静脉制剂只能用于无法肠内给药的患者。许多国家均有 CsA 和 FK506 的非专利药。一般而言，因不同制剂、不同厂家FK506/CsA 的生物利用度可能存在差异，心脏移植患者使用某种制剂使血药浓度达稳态后不应再换用其他制剂。如必须更换制剂，则应在情况稳定前监测药物谷浓度[27]。

CsA 有未改良型（油剂）和改良型（微乳化）。口服未改良型 CsA 的吸收依赖于胆汁，且胃肠道吸收不稳定，改良型 CsA 的吸收不依赖于胆盐、生物利用度增加且吸收更为稳定。未改良型 CsA 的剂型包括胶囊、口服溶液和浓缩注射液。胶囊的规格为 25mg 和 100mg，储存温度应<30℃，但不能冷冻。口服溶液的规格为 100mg/ml、50ml（瓶装），若开启后储存温度<30℃以原容器储存，则可稳定保存 2 个月。浓缩注射液的规格为 50mg/ml、5ml（安瓿装），储存温度应<30℃，并避免光照和冷冻。使用 5% 葡萄糖注射液或 0.9% 氯化钠注射液制成的稀释液可稳定保存 24 小时。

FK506 胶囊规格为 0.5mg、1mg 和 5mg，缓释胶囊（Astagraf XL）规格为 0.5mg、1mg 和 5mg，缓释片（Envarsus XR）规格为 0.75mg、1mg 和 4mg，一日给药 1 次的两种缓释制剂均不应压碎或咀嚼，且不可交换或替换使用。三种制剂的储存温度均为 15～30℃。FK506 浓缩注射液规格为 5mg/ml、1ml（安瓿装），储存温度为 5～25℃。5% 葡萄糖注射液或 0.9% 氯化钠注射液制成的稀释液可在玻璃（而非 PVC）容器内稳定保存 24小时。FK506/CsA 浓缩注射液中的聚氧乙烯蓖麻油可使含聚氯乙烯（polyvinylchloride，PVC）静脉输液器中的增塑剂二乙基己基邻苯二甲酸（diethylhexyl phthalate，DEHP）溶出，而 DEHP 是一种对人体有危害的环境激素。因此，FK506/CsA 浓缩注射液应使用不含 PVC 的静脉输液器。

2. 给药方式 CsA 应在每日固定时间给药（间隔 12 小时），且给药时间与进餐时间的间隔也应固定，以降低个体内血药浓度的变化。CsA 未改良型口服溶液在室温下可与牛奶或橙汁混合。CsA 改良型口服溶液可与水、橙汁或苹果汁混合。两种 CsA 溶液都可能会黏附于塑料制品，因此不应使用塑料杯和塑料餐具混合药液。漏服时应尽快补服，最好在漏服后 4 小时内补服，不能通过下一剂量加倍方式处理漏服。

FK506 非缓释制剂应在固定时间给药（间隔 12 小时），最好空腹服用。FK506 缓释制剂应在固定时间给药，最好是在晨间。FK506 非缓释制剂漏服的处理方式仍是应尽快补服，于漏服后的 4 小时内补服。而 FK506 缓释制剂漏服时应在漏服后 15 小时内尽快补服；若超过 15 小时，则应在下一日服药时间服用常规计量，不能加倍剂量。FK506 缓释制剂服用期间不应饮用酒精饮料。

3. 剂量　CsA 和 FK506 的剂量及目标浓度见表 20-1。CNI 初始剂量的拟订应考虑药物相互作用、饮食、移植后时间、药代动力学、有无感染、药物毒性和（或）排斥反应。

4. 治疗药物监测　CsA 和 FK506 均为治疗指数窄的药物，即充分免疫抑制血药浓度水平与所产生毒性水平差异较小。CsA 和 FK506 都应采用全血样本进行药物浓度测定。

CsA 血药浓度检测法有酶放大免疫测定技术（enzyme-multiplied immunoassay technique，EMIT）、酶联免疫吸附试验（enzyme-linked immunosorbent assay，ELISA）、放射免疫法（radioimmunoassay，RIA）、荧光偏振免疫测定（fluorescence polarization immunoassay，FPIA）、高效毛细管电泳（high performance capillary electrophoresis，HPCE）、高效液相色谱（high performance liquid chromatography，HPLC）和液相色谱–串联质谱（liquid chromatography-tandem mass spectrometry，LC-MS/MS）[4]。CsA 的监测应使用 12 小时谷浓度（C_0）、用药后 2 小时血药浓度（C_2）或简化的血药浓度–时间曲线下面积（AUC）。虽然常规监测 C_0，但其与安全性、疗效和药物暴露量的相关性较差。既往研究认为，监测 C_2 比 C_0 更有优势，但也有研究发现：长期服用 CsA 的受者，通过监测 C_2 和 C_0 来调整剂量，术后排斥反应、血压和肾功能无显著差异。大多数心脏移植受者无须采用监测 C_2 替代 C_0，但对于 CsA 药物代谢动力学特征不典型的受者，监测 C_2 更理想[5]。

监测 FK506 比较常用的几种免疫分析方法为化学发光微粒子免疫法（chemilumine-scence microparticle immunoassay，CMIA）和 EMIT 法[4]。心脏移植受者 FK506 给药方案为 2 次/天，监测 C_0，当提示药物不良反应或药效不足（出现排斥反应）时，测量服药后 3 小时血药浓度有助于调整剂量。参照国际、国内指南，术后不同时期 CsA 和 FK506 建议目标谷血药浓度见表 20-1。

FK506 速释制剂、缓释制剂分别于用药后 12 小时和 24 小时采集全血，测定 C_0。CsA 或 FK506 的血药浓度都应在治疗开始 2～3 日后或调整剂量后测定。移植后住院期间，通常每 1～2 日测定 1 次血药浓度。出院后第 1 个月，每周测定血药浓度 1～2 次；每周测定 1 次，直至移植后 3 个月，或每 2 周测定 1 次，至移植后 6 个月。随后每个月测定 1 次。病情稳定的低风险患者可每 2～3 个月测定 1 次血药浓度。但如果加用或停用影响 CsA 或 FK506 代谢的药物，则需增加监测 C_0 的频率。通常，FK506 和 CsA 给药 4～6 次，即可达到稳态浓度。

5. 剂量调整　通常 CsA 剂量调整幅度为每剂 25～50mg，FK506 为每剂 0.5～1mg，调整后还应监测血药浓度。若高于血药浓度目标靶水平（CsA：＞400ng/ml；FK506：＞30ng/ml），则可能需要暂停服药，直到血药浓度降至靶标范围。在剂量调整之前必须确定测定血药浓度的准确性。

6. 剂型更换 更换药物剂型时应密切监测血药浓度数周。对于移植 6 个月以上且病情稳定患者，每周监测 1 次血药浓度，监测 2～3 周。调整剂量以达到更换剂型前血药浓度水平。更换剂型后还应监测药物的安全性和疗效。

CsA 口服给药更换为静脉给药，不能口服 CsA 的患者，静脉给药剂量应为口服剂量的 1/3。为避免肾毒性，接受静脉给药的患者应充分水化，静脉输注时间至少 2～6 小时，一日 2 次。一般而言，改良剂型 CsA 的 AUC 高于未改良型。若从未改良剂型更换为改良型，则推荐 1：1 的转换比例。CsA 更换为 FK506，转换比例为（30～50）：1。例如，患者服用改良剂型 CsA 250mg/d（每次 125mg，一日 2 次），更换 FK506 则为 6mg/d（每次 3mg，一日 2 次）。反之，FK506 转换为 CsA 也相同。注意：两种药物更换时需要停服 1 次（12 小时）CNI 类药物；然后服用更换后的 CNI，并于更换后 3～7 天监测更换药物的血药浓度，以尽快达到 CNI 目标浓度。

不能口服 FK506 的患者，静脉剂量应为口服日剂量的 1/5～1/3，静脉输注时间 24 小时。速释胶囊更换为缓释胶囊的转换比例为 1：1。速释片更换为 FK506 缓释片（Envarsus XR）时，其给药剂量应为速释片每日总剂量的 80%。口服 FK506 更换为舌下含服 FK506，给药剂量应为口服剂量的 50%[28, 29]。

7. 药代动力学吸收 口服 FK506/CsA 部分吸收，个体间和个体内存在显著差异。FK506/CsA 均在小肠吸收，T_{max} 为 1～8 小时。肠道黏膜酶代谢和肝脏首过代谢限制了这两种药物口服生物利用度（FK506 约为 20%）。健康志愿者研究表明，FK506 口服缓释片（Envarsus XR）生物利用度比 FK506 速释制剂高约 50%[30]。FK506 缓释片和缓释胶囊（Astagraf XL）均存在时辰药代动力学效应，缓释片夜间给药的 AUC 比晨间给药低 15%，缓释胶囊夜间给药的 AUC 比晨间给药低 35%。故 FK506 缓释片和缓释胶囊都应在每日晨间同一时间服用。FK506 缓释制剂 C_{max} 低于速释制剂，T_{max} 更长；FK506 缓释片和速释制剂的 $AUC_{0\sim24}$ 相当，而 FK506 缓释胶囊的 $AUC_{0\sim24}$ 大于速释制剂[30, 31]。CNI 吸收可能存在种族差异。FK506 单次口服 5mg，健康的西班牙语裔和非洲裔美国人受试者的平均暴露量分别比白种人低 18%和 39%[32]。FK506 缓释制剂存在相似现象[30, 31]。CsA 的吸收依赖于胆盐，因此胆汁分流或胆汁淤积的患者可能更适合 CsA 改良剂型或 FK506。脂肪餐可能降低 CsA 改良剂型及 FK506 吸收，因此应尽量空腹服用 FK506 或应用 CsA 改良剂型[33]。

8. 分布 FK506/CsA 均为亲脂性药物，在人体内分布广泛。吸收入血液的药物大部分都被红细胞摄取。CsA 主要与血浆脂蛋白结合；而 FK506 主要与血浆白蛋白和α1-酸性糖蛋白结合，FK506 的血浆蛋白结合率约为 99%。CsA 主要分布于胸腺、脾、淋巴结、骨髓、肝脏、胰腺、肾脏、肾上腺、肺和皮肤，而 FK506 主要蓄积于肺、脾、心脏、肾脏和胰腺。CsA 能充分渗透进入滑液，但不能穿过血-脑屏障。CsA 和 FK506 均可穿过胎盘，部分进入母乳。有些中心通过测定母乳喂养婴儿 FK506/CsA 血药浓度，依此评价是否可以母乳喂养。

9. 代谢 FK506/CsA 主要经 CYP3A 代谢。CsA 活性最强的代谢产物仅有母体药物 10%～20%的免疫抑制活性，而 FK506 的一种代谢产物具有与母体药物相当的免疫抑制效应。研究已证实，中国心脏移植受者中 CYP3A5 突变等位基因发生频率为 80.5%，其中快代谢型基因受者比例为 4.4%，高于白种人（0～26%）；快代谢型基因受者移植术后 1 年内达到目标血药浓度所需要 FK506 剂量约为慢代谢型基因受者的 2.2～2.6 倍。快代谢型基因黄种人受者服用 CsA 更易以较低剂量达到目标血药浓度[34]。根据受者药物基因组学特征拟订 FK506/CsA 给药剂量，可以避免快代谢型基因受者 FK506/CsA 给药剂量低导致术后浓度过低而引起的排斥反应[35]。

10. 消除　CsA 和 FK506 均通过胆汁排泄。不同患者消除半衰期（$t_{1/2}$）差异显著，CsA 改良剂型和 FK506 速释制剂的 $t_{1/2}$ 分别约为 19 小时和 12 小时。健康受试者口服 FK506 缓释片 10 日（每日 1 次，1 次 2mg），$t_{1/2}$ 为（31±8）小时[35]；口服 FK506 缓释胶囊 10 日（每日 1 次，1 次 4mg），$t_{1/2}$ 为（38±3）小时[13]。CsA 消除与年龄相关，成人 $t_{1/2}$ 是儿童的 1.5～2.5 倍。肝损伤可延长 CsA 和 FK506 的 $t_{1/2}$。

11. 食物相互作用　进食、食物脂肪量和进食时间都可能影响许多免疫抑制剂的吸收。考虑脂肪餐可能降低 CsA 改良剂型、FK506 吸收，推荐空腹服用 FK506 或 CsA 改良剂型；而其他药物则推荐于固定时间以同样的方式服药。葡萄柚中活性化合物——呋喃香豆素是 CYP3A 的强效抑制剂。葡萄柚或葡萄柚汁可增加 FK506/CsA 的全身暴露。口服 FK506/CsA 时，应告知患者不能食用葡萄柚和葡萄柚汁；若坚持食用葡萄柚和葡萄柚汁，则需增加 FK506/CsA 血药浓度监测频率。

12. 药物相互作用　CNI 与常用药物间因代谢性相互作用，胃肠动力药物可影响其吸收，肾损伤风险药物等也可与其相互作用。详细的药物相互作用参见表 20-2。

表 20-2　心脏移植中免疫抑制剂的重要药物相互作用

作用机制类别	药物种类	药物名称
升高环孢素、他克莫司和西罗莫司血药浓度的药物	钙通道阻滞剂	地尔硫草
		硝苯地平
		尼卡地平
		维拉帕米
	抗真菌药	伊曲康唑
		氟康唑
		酮康唑
		伏立康唑
		泊沙康唑
	大环类酯抗菌药物	所有
	氟喹诺酮类抗菌药物	环丙沙星
	HIV 蛋白酶抑制剂	所有
	抗心律失常药	胺碘酮
	胃肠道药	甲氧氯普胺
	其他	葡萄柚

续表

作用机制类别	药物种类	药物名称
降低环孢素、他克莫司和西罗莫司血药浓度的药物	抗结核药	利福平
	抗癫痫药	苯妥英
		苯巴比妥
	胃肠道药	奥曲肽
	其他	圣约翰草
与环孢素、他克莫司协同增加肾毒性的药物	氨基糖苷类	
	抗真菌药	两性霉素 B
	抗菌药	多黏菌素 B
	非甾体抗炎药	
与坏孢素和他克莫司联合应用药物浓度增加的药物	血脂调节药	洛伐他汀
		辛伐他汀
		阿托伐他汀
		依折麦布

FK506/CsA 是 CYP3A4/5 的底物，常用药物若为 CYP3A4/5 的底物、抑制剂或诱导剂，均有可能与 CNI 发生药物代谢性相互作用。因定量代谢性相互作用数据有限，若患者不能避免强效 CYP3A4/5 抑制剂/诱导剂，则必须密切监测血药浓度和不良反应。

影响胃肠动力或排空的药物（促胃动力药）可能会影响 CNI 的吸收；轻泻药可加快口服 FK506/CsA 通过肠道的速度，从而减少吸收；而麻醉剂可能会延长它们通过肠道的时间，从而增加其吸收时间。然而这些相互作用临床意义不明，故在此不做详细阐述。

FK506/CsA 与可能具有肾毒性的药物（如非甾体抗炎药）同时使用，可能会增强肾脏毒性反应。CNI 可能引起或加重高钾血症，故同时服用可能会升高血钾水平药物（如阿米洛利、氨苯蝶啶和螺内酯），应密切监测血清钾水平。

二价阳离子可能会影响 FK506 的吸收。一项在健康志愿者中单次给药的交叉研究显示，相比单用 FK506，FK506 与氢氧化镁/氢氧化铝同时使用时 FK506 的平均 AUC 增加 21%，平均 C_{max} 降低 10%。因此，为尽量减少上述潜在药物相互作用，FK506 服用后的 2 小时内不应给予含镁和铝的制剂，同时应密切监测 FK506 血药浓度。

CsA 是 P-糖蛋白（P-glycoprotein，P-gp）的底物和抑制剂[36, 37]。体外数据提示，FK506 既不是 P-gp 的底物，也不是 P-gp 的抑制剂[38]。卡维地洛可抑制 P-gp，可能会升高 CsA 的血药浓度[39]。

以 MMF 为第二免疫抑制剂的维持性免疫抑制治疗方案：ISHLT 的统计数据显示，1992~2001 年，心脏移植者生存率中位数提高到了 10.5 年，主要源自 FK506 替代了 CsA 以及 MMF 的临床广泛应用。移植术后第 1 年 MMF 使用率为 76%，术后 5 年 MMF 使用率也达到了 66%[40]。

AZA 是一种前体药物，它首先在体内迅速水解转化为活性 6-巯基嘌呤和甲基硝基咪唑。6-巯基嘌呤可迅速穿过细胞膜，在细胞内转化为嘌呤类似物，其中主要的活性物质为硫代单磷酸肌苷。这种抗代谢物可整合到 DNA 内，抑制核酸合成，从而阻止快速分裂细胞（如活化的 T、B 细胞）的有丝分裂与增殖。该药的主要不良反应为剂量依赖性骨髓抑制，尤其是白细胞减少。如果白细胞计数 <3000/mm^3 或较之前下降了 50%，则应暂停用硫唑嘌呤。

MMF 现已成为首选的抗代谢药。该药也属前体药物，可迅速水解为活性形式。霉酚酸（mycophenolic acid，MPA）是可逆性单磷酸肌苷脱氢酶抑制剂，后者是鸟嘌呤核苷酸从头合成的关键酶。淋巴细胞缺乏鸟嘌呤核苷酸补救合成途径的关键酶，所以依赖从头合成途径来生成 RNA 和 DNA 合成所需的嘌呤。因此，T、B 细胞的增殖均可被 MPA 选择性抑制。

MMF 为几种青霉菌的发酵作用产物，MPA 是 MMF 的活性成分。MPA 是次黄嘌呤核苷酸脱氢酶（inosine monophosphate dehydrogenase，IMPDH）的非竞争性、可逆性抑制剂，而 IMPDH 是鸟嘌呤核苷酸合成的限速酶，抑制 IMPDH 可致鸟嘌呤核苷酸的耗竭，进而阻断 DNA 的合成。MPA 可抑制 T、B 淋巴细胞在有丝分裂原和同种异体抗原刺激下所引起的增殖，抑制 B 淋巴细胞生成抗体。MPA 还抑制与内皮细胞黏附有关的淋巴细胞和单核细胞表面黏附分子的糖基化，从而阻断淋巴细胞和单核细胞向排斥反应和炎症部位的迁移。

一项双盲、28 个中心的随机活性对照试验，纳入 650 例首次接受心脏移植的患者，比较了 MMF（3000mg/d）+CsA+GCS 与 AZA [1.5～3mg/（kg·d）]+CsA+GCS 的疗效和安全性。意向性治疗分析发现两组的生存率与排斥率无明显差异。然而，MMF 组 1 年死亡率（6% vs. 11%，$P = 0.031$）和需要治疗的排斥反应发生率（66% vs 74%，$P = 0.026$）显著低于 AZA 组[41]。一项随访 3 年的多中心、随机、双盲、对照临床试验比较了 AZA 和 MMF 用于心脏移植的疗效和安全性，结果显示 MMF 组受者死亡率显著低于 AZA 组（11.8% vs. 18.3%，$P<0.01$）；AZA 组心力衰竭、房性心律失常和白细胞减少症的发生率高于 MMF 组，而 MMF 组腹泻、食管炎、单纯疱疹病毒感染和 CMV 感染发生率高于 AZA 组[42]。Kaczmarek 等[43] 研究发现，心脏移植术后 5 年，CsA+AZA 组、CsA+MMF 组、FK506+AZA 组和 FK506+MMF 组免于移植心脏血管病（cardiac allograft vasculopathy，CAV）比例分别为 47%、66%、60% 和 70%；FK506+MMF 组 CAV 的发生率明显低于 CsA+AZA 组（log-rank 7.58，$P = 0.005\ 9$），而 AZA 受者免于 CAV 的比例明显低于 MMF 受者（54.6% vs.67%，log-rank 4.36，$P = 0.037$）。研究表明，MMF 能够减少 CAV 的发生或减缓其进展；Cox 比例风险模型显示 MMF 可明显降低 CAV 的发生风险，FK506/CsA 既不是发生 CAV 的独立危险因素，也不是心脏移植受者生存率的影响因素。

CNI 是引发或加重心血管病的危险因素，MMF 不会引起或加重高血压、高血脂、糖尿病。CNI 与 MMF 联用还可以减少 CNI 的使用剂量，不会增加急性排斥反应的发生率，还可以减少 CNI 带来的心血管疾病的危险因素。

用法用量和治疗药物监测：MMF 有片剂、胶囊、口服混悬液和注射用粉末几种剂型。静脉给药的剂量与口服剂量相同，每 12 小时 1 次，每次输注 2 小时。初始剂量通常为 1 次 1000～1500mg，1 日 2 次，随后根据白细胞计数和胃肠道耐受情况调整剂量，用法和用量详见表 20-1。常规不推荐监测霉酚酸血药浓度来指导心脏移植受者 MMF 剂量调整。然而，发生排斥反应、感染、肾功能不全、营养不良及特定种族的心脏移植受者，可以根据霉酚酸 C_0 调整剂量，$C_0<1.5mg/L$ 认为未达到治疗剂量。MPA 的目标谷浓度定为 2～5μg/ml[3]。

麦考酚钠肠溶片（enteric-coated mycophenolate sodium，EC-MPS）是霉酚酸盐的肠溶迟释剂，研发目的是提高上消化道对麦考酚酯的耐受性。麦考酚钠有 180mg 和 360mg 两种肠溶片剂型。肠溶片因为有包衣而不能碾碎服用。MPA 摩尔量相等的 MMF 与 EC-MPS 的换算方法：1000mg MMF = 720mg EC-MPS，1500mg MMF = 1080mg EC-MPS。

多项临床研究结果显示，与 MMF 治疗组比较，EC-MPS 治疗组患者由胃肠不良反应或感染所致剂量调整和停药的发生率均低于 MMF。MMF 需要在胃内酸性条件下才能分解成 MPA 和羟乙基吗啉，而器官移植受者术后多需要服用质子泵抑制剂（proton pump inhibitor，PPI），PPI 可影响胃内酸性环境。因此，MMF 与 PPI 联用 MPA 暴露量会下降，而 EC-MPS 的药代动力学并不受此影响，故使用 PPI 时，EC-MPS 较 MMF 更有优势。针对服用 MMF 胃肠道不耐受的患者，换用 EC-MPS 后胃肠道症状可得到改善[4]。

以 PSI/mTOR 抑制剂为第二免疫抑制剂的维持性免疫抑制治疗方案：PSI 抑制剂应用于心脏移植物血管病或恶性肿瘤患者，期冀逆转或延缓疾病的进展。由于这类药物移植后胸骨伤口愈合延迟发生率较高，限制了其广泛用作移植后首次免疫抑制治疗。

SLR 是从真菌吸水链霉菌中提取的大环内酯类抗生素。RAD001（Zortress）是 SLR 的类似物；SLR 与 RAD001 的区别在于，SLR $t_{1/2}$ 约为 60 小时，RAD001 $t_{1/2}$ 约为 30 小时。SLR 与 RAD001 两者作用机制类似，结构似 FK506，同样与 FK 结合蛋白结合，但免疫抑制效应的机制与钙调磷酸酶无关。药物-亲免素复合物可抑制胞质内的蛋白激酶 mTOR，mTOR 参与从 IL-2 受体到细胞核的信号转导，其受抑制后将导致细胞周期停滞在 G_1/S 过渡期，从而抑制 T、B 细胞在细胞因子信号刺激下的增殖过程。

一项随机、开放、多中心临床对照试验比较了 AZA+CsA+GCS 与 SLR+CsA+GCS 在预防心脏移植急性排斥反应发生和预防冠状动脉病变中的作用，结果显示，AZA 组、SLR-3mg/d 组和 SLR-5mg/d 组术后 6 个月≥3A 级排斥反应发生率分别为 56.8%、32.4% 和 32.8%，AZA 组与 SLR 组相比差异有统计学意义；术后 12 个月受者生存率在三组中无差别，但术后 6 周、6 个月和 2 年 CAV 进展 AZA 组明显快于两个 SLR 组[44]。一项开放、随访 24 个月、纳入 721 例心脏移植者的临床试验，受者被随机分为 RAD001 1.5mg/d+低剂量 CsA 组、RAD001 3.0mg/d+低剂量 CsA 组、MMF 3g/d+标准剂量 CsA+GCS 组。RAD001 3.0mg/d 感染造成的早期死亡率偏高，试验提前终止。该项研究结果显示，RAD001 在经活检证实的急性细胞性排斥反应、急性排斥反应伴血流动力学异常、移植物丢失或再移植、死亡或失访的主要效果终点上不劣于 MMF。移植后 12 个月行血管内超声发现，RAD001 1.5mg/d 冠脉内膜增厚进展显著低于 MMF 组［0.03（0.05）mm vs. 0.07（0.11）mm，$P < 0.001$］。RAD001 更常发生非致死性严重不良事件，尤其是心包积液，而且不良事件引起的停药率也更高。研究发现 RAD001 组患者的肾功能劣于 MMF 组，但事后分析表明，这一结果很大程度上是由于一部分研究中心未能减少 RAD001 组的 CsA 剂量。该研究提示应用 mTOR 抑制剂维持治疗应注意减少 CNI 或淋巴细胞增生抑制剂剂量或停用，以避免过度免疫抑制导致严重感染或肿瘤[45]。以上研究证实 SLR/RAD001，与 CsA 和 GCS 联合使用较 AZA 更好地预防急性排斥反应的发生，延缓 CAV 的进展，较 MMF 可显著降低冠脉内膜增厚的进展。

一些随机临床研究显示 PSI/mTOR 抑制剂能减少恶性肿瘤的发生，但其作用机制和确切结论仍需更多临床研究证明[46]。目前，CNI+PSI/mTOR 抑制剂的方案主要是用于合并 CAV 或恶性肿瘤的患者[47]。

用法用量和治疗药物监测：SLR 有液体剂和片剂两种剂型。如果与 CsA 的改良胶囊剂型（Gengraf 或 Neoral）联用，则应在给予 CsA 4 小时后再给予 SLR，减少两药间药代动力学相互作用。目前 mTOR 抑制剂与 CNI 联合时，CNI 目标血药浓度范围尚未明确。建议监测 SLR 和 RAD001 的 C_0，调整剂量后至少连续监测 5 天，直至达到新的稳态浓度。与 CsA 联合使用时，SLR 和 RAD001 目标 C_0 分别为 4～12ng/ml、3～8ng/ml。注意：血药浓度目标范围可能会因测定方法而异。

RAD001 为片剂。起始剂量为每次 0.75mg、1 日 2 次，根据 C_0 调整剂量，血药浓度目标为 3～8ng/ml。研究发现大剂量 RAD001（3mg/d）首次免疫抑制治疗时，心脏移植后 3 个月内的死亡风险增加。美国 FDA 对 RAD001 发布了黑框警示，不推荐心脏移植早期使用依维莫司。

（二）小剂量 CNI 类的维持性免疫抑制治疗方案

CNI 类免疫抑制剂因其在防止急性排斥反应发生上疗效确定，目前仍然是术后维持性免疫抑制治疗的一线用药。然而，CNI 类药物因剂量和用药时间相关的肾毒性影响患者生活质量和生存率。

大量数据表明，心脏移植术后 5 年，慢性肾功能不全发生率为 10.9%；其中，以 CNI 为基础的用药方案中，4%～11%的心脏移植受者发展到了晚期肾衰竭[48]。多项研究表明，在维持性免疫抑制治疗中，减少 CNI 的给药剂量，并且将 AZA 替换成 MMF，排斥反应级别≥1B 级的发生率无显著性差异，受者的血清肌酐水平不同程度下降，血脂水平也降低[49,50]。Stypmann 等[51] 的研究纳入了 60 例心脏移植受者，均因肾功能损伤、反复发生排斥反应等，治疗由 CNI 更换为 RAD001。更换后 12 个月患者肌酐清除率明显改善，更换后 24 个月平均肌酐清除率显著升高 [（41.8 ± 22.0）ml/min vs.（48.6 ± 21.8）ml/min，$P<0.001$]。34 例肾功能不全的心脏移植受者术后 1～4 年将维持性免疫抑制治疗方案中 CsA 减量<70%，并加用 RAD001。研究结果显示，无蛋白尿受者肾功能明显改善，有蛋白尿受者肾功能仍进一步恶化[52]。国内 20 例 CNI 相关慢性肾功能不全的心脏移植受者加用 SIR，同时 CNI 减量，CNI 目标 C_0 降低 1/2～2/3。更换方案 1 个月后，受者血清肌酐水平显著减低 [（160.4 ± 25.5）μmol/L vs.（134.4 ± 26.8）μmol/L，$P<0.01$]。

研究结果提示：心脏移植术后出现慢性肾功能不全时，将 CNI 减量并联合应用 PSI 可以显著改善肾功能，并且未增加急性排斥反应发生率[53]。

（三）无 CNI 的维持性免疫抑制治疗方案

CNI 介导肾功能损伤发生时，可采用 PSI 替代抗增殖药，以最大限度地减少 CNI 剂量；或完全停用 CNI，并改用 PSI+MMF（无 CNI 方案）。这两种策略是否能够明显改善心脏移植者肾功能，同时不增加急性排斥反应或移植物功能障碍的发生率，详见下文。

1. 术后逐步替代 CNI 的维持性免疫抑制治疗方案　一项纳入 31 例患者（术后 0.2～

14.2 年）的研究表明，CNI 为基础用药方案调整为 SLR+MMF，血清肌酐水平显著降低 [（2.95±1.06）mg/L vs.（2.02±1.1）mg/L，$P = 0.01$]，而且无急性排斥反应发生[54]。一项前瞻性、随机、多中心研究纳入了 63 例（术后 0.5～18.4 年）肌酐清除率＜60ml/min 的心脏移植患者，将患者分为 CNI 替代组和 CNI 减量组。研究结果表明：SLR+MMF 替代 CNI 组与 CNI 减量组（剂量逐步减少 40%）比较急性排斥反应发生率无差异，而且肌酐清除率显著降低 [（53±24）mg/dl vs.（38±20）mg/dl，$P = 0.01$]。随访 12 个月期间，替代组未发生终末期肾衰竭，而减量组 6 例患者出现了终末期肾衰竭（$P = 0.01$）[55]。小样本研究提示，PSI 替代 CNI 并联用 MMF+GCS 是一种能在术后逐步取代 CNI 的方案，PSI 逐步完全替代 CNI 并未增加急、慢性排斥反应的发生，而且血清肌酐水平得到明显改善。

2. 术后无 CNI 的维持性免疫抑制治疗方案 移植初始不使用 CNI 的可行性仍存在很多争议。8 例心脏移植患者术后前 6 个月接受了无 CNI 维持性免疫抑制治疗方案——SLR+MMF+GCS。随访 3～12 个月期间，8 例患者生存率达 100%，2 例发生急性排斥反应，血清肌酐水平未变化[56]。另一项单中心、以 PSI 为基础的治疗方案的研究发现，患者肌酐清除率显著增加（$P<0.05$），同时早期急性排斥反应、细菌、真菌感染以及胸腔积液发生率也明显增加[57]。无 CNI 的维持性免疫抑制治疗方案的优势与风险尚需更多研究证明。

3. GCS GCS 为非特异性抗炎药，能够阻断免疫激活过程中抗原提呈、细胞因子生成及淋巴细胞增殖，有效地预防和治疗急性排斥反应。但是，长期应用 GCS 会导致很多不良反应，如新发糖尿病或糖尿病加重、高血脂、高血压、体液潴留、肌病、骨质疏松，以及易发生机会性感染。大多移植中心都将 GCS 作为维持性免疫抑制方案的三联药物之一，术后早期抗排斥反应给药剂量较大，移植后 6～12 个月逐渐减至小剂量或停药。排斥反应低危患者可以更早停用（移植后的 1～2 个月内），以避免远期出现不良后果。

心脏移植术后的诱导性和维持性免疫抑制方案因各移植中心的经验和受者肾功能、基线排斥风险及免疫抑制剂耐受性而异。免疫抑制方案遵循以下原则：

诱导治疗可能有益于已经致敏的年轻非洲裔女性美国人，即排斥风险最高分的患者，也可推迟移植后 CNI 治疗而有益于肾功能受损者。诱导治疗最佳药物尚不明确，但 ATG 的多克隆抗体和 IL-2 受体拮抗剂已在很大程度上取代了以前的 OKT3，其诱导治疗的安全性和耐受性均有改善。

免疫抑制方案大都联用 2～3 种药物：CNI（FK506/CsA）+抗代谢药（MMF）+GCS（术后第 1 年内逐渐减量）。临床试验证据表明，除糖尿病的发病率高以外，FK506 组的急性排斥反应发生率和高血压、高血脂发病率均低于 CsA，故大多数中心选择 FK506。

SLR 和 RAD001 能够抑制平滑肌细胞增殖且本身没有肾毒性，常用于心脏移植物血管病或肾功能不全患者，同时延缓上述患者病情的进展。但不推荐在心脏移植后的 3 个月内使用 RAD001，因为感染致死的风险较高。若应用 CNI（FK506/CsA）+RAD001，则应将 CNI 剂量减少 25%，以降低肾毒性风险。

CNI 和 PSI 主要经 CYP3A 代谢，因此易与许多常用药物发生代谢性相互作用，详见表 20-2。免疫抑制方案中增减发生临床意义相互作用的其他药物时，应密切监测免疫抑制药物浓度和肾功能。

（胡永芳）

第二节　常用免疫抑制剂的药代动力学和药效动力学

一、FK5106 和 CsA 的药代动力学及药效动力学

（一）FK506 和 CsA 的药代动力学

口服 FK506 和 CsA 后，它们首先经肠道代谢，再进入肝脏被代谢，未经肠肝代谢的部分则直接进入体循环。在肠道中，FK506 和 CsA 进入细胞内，被小肠壁细胞内的 CYP3A4 和 CYP3A5 代谢[58]。

FK506 可以产生 15 种代谢产物[59]，最主要的代谢产物是 13-去氧甲基 FK506，其活性大概是 FK506 的 1/10[60]。另一代谢产物 31-去氧甲基 FK506，虽然量较少，却和原型药物活性相当。其他代谢产物的药理活性均较弱，几乎可以忽略不计[61, 62]。

CsA 大约可以形成 25 种代谢产物，血液中的代谢产物主要为 2 种羟基化的代谢产物 AM1 和 AM9，1 种去甲基代谢产物 AM4N[63]。CYP3A4 可以将 CsA 代谢为 AM1、AM9 和 AM4N，而 CYP3A5 却只能将 CsA 代谢为 AM9[64]。这几种代谢产物的免疫抑制活性均弱于 CsA，其中 AM1 被认为是免疫抑制活性最高的，而对于 3 种代谢产物的活性能达到原型药物活性的比例为多少，不同报道间变异很大[65, 66]。

FK506/CsA 大部分都会被代谢成不同的产物，仅有 0.5%～1% 的原型药物会经尿液和粪便排泄[67]。FK506 代谢产物约有 95% 通过胆道清除，尿排泄约占 2%[68]。同样，CsA 代谢产物主要经胆汁排泄，只有 3% 左右的药物通过肾脏清除[69]。除 CYP3A4 和 CYP3A5 外，由 ABCB1 基因编码的外排转运蛋白 P-糖蛋白在 FK506 和 CsA 的药代动力学过程中也发挥着重要作用[70]，可将物质从胞质泵到细胞外[71]。它存在于细胞顶端的表面，参与运输 FK506 和 CsA[72]。在小肠的绒毛顶端肠上皮细胞中，P-糖蛋白浓度很高[73]，它通过将两种药物从肠上皮细胞内泵入肠腔来降低两种药物的细胞内浓度。同样，在肝细胞[74]、肾细胞[75]及淋巴细胞[76, 77]内，ABCB1 发挥着转运 CsA 和 FK506 的作用。因此，这些细胞中 CsA 和 FK506 的实际浓度可能受 P-gp 水平的影响。

FK506 和 CsA 的药物代谢过程详见图 20-1。

（二）FK506 和 CsA 的药效动力学

在淋巴细胞中，FK506 和 CsA 通过多种途径发挥免疫抑制作用，包括抑制钙调磷酸酶、c-Jun N 末端激酶（JNK）和 p38 途径，并诱导转化生长因子-β1（TGF-β1）表达增加。FK506 和 CsA 的药效动力学研究多数集中在其对 T 细胞的作用，其药效动力学过程详见图 20-2。

1. 对钙调磷酸酶和 NFAT 的作用　进入 T 细胞后，CsA 和 FK506 都与免疫亲和素高度结合。FK506 与 T 细胞中由 FKBP1A 基因编码的 FKBP12 结合，而 CsA 主要与 T 细胞中由

PPIA 基因编码的亲环蛋白 A 结合。在无配体的情况下，两种免疫亲和素也可以与钙调磷酸酶发生相互作用。当 FK506/CsA 作为配体与免疫亲和素结合后，会使两种免疫亲和素对钙调磷酸酶的亲和力增强，从而抑制蛋白质的活性[78]。钙调磷酸酶是钙调蛋白依赖性磷酸酶，在 T 细胞活化过程中被一系列钙及钙调蛋白参与的蛋白通路活化[79, 80]。钙调磷酸酶一旦被激活，会与被激活的 T 细胞（NFAT）家族的核因子结合，使其去磷酸化而激活[81]。激活的 NFAT 易位至细胞核[82]，在核内与其他转录因子［如激活蛋白 1（AP-1）家族的成员］结合，并与 DNA 结合以促进 IL-2 的转录[83]。它还与 IL-4、IL-10 和 IL-17 等多种细胞因子基因的启动子位点结合[84]。因此，抑制钙调磷酸酶会阻止其激活 NFAT，从而影响免疫应答中重要的细胞因子的转录。FK506/CsA 对 IL-2 转录的影响可能是最有效的机制，这种特殊的细胞因子在免疫应答中起着重要作用，包括维持调节性 T 细胞以及 CD4+ 和 CD8+ T 细胞的分化和存活[85]。

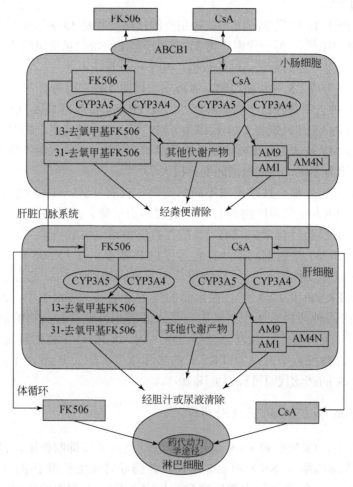

图 20-1　FK506 和 CsA 的药物代谢过程

来源：PharmGKB

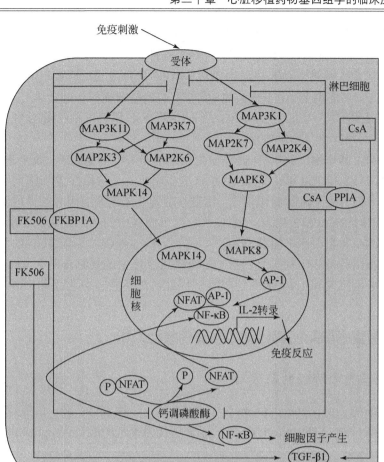

图 20-2　FK506 和 CsA 的药效动力学过程

来源：PharmGKB

除了 NFAT 和核转录因子 AP-1 家族成员外，活化 B 细胞的核因子κ轻链增强子（NF-κB）也参与了 IL-2 转录的诱导过程[84]。NF-κB 对 T 细胞的发育、功能和稳态有很大影响[86]。除了 IL-2，NF-κB 在 T 细胞内有多种靶基因，它还参与肿瘤坏死因子β（TNF-β）[87]和γ干扰素（IFN-γ）[88]等细胞因子的调节。钙调磷酸酶也参与 NF-κB 的活化。通常情况下，IκB 化合物与无活性的 NF-κB 结合并发挥抑制作用，从而阻止 NF-κB 与核靶基因结合。钙调磷酸酶通过间接诱导 IκB 化合物的降解参与到 NF-κB 的活化。FK506/CsA 则通过抑制钙调磷酸酶来阻断 NF-κB 的活化，从而发挥此类药物对免疫系统基因表达的影响[86, 89]。

2. 对 JNK 和 p38 途径的作用　FK506/CsA 同样具有抑制促分裂原活化的蛋白激酶/MAP 激酶（mitogen-activated protein K，MAPK）途径的作用。特别是在免疫系统细胞内 MAPK 途径是涉及多种过程的信号级联反应[90]。MAPK 由 3 种蛋白激酶组成：MAPK、促分裂原活化的蛋白激酶激酶（mitogen-activated protein kinase kinase，MAPKK）和促分裂原活化的蛋白激酶激酶激酶（mitogen-activated protein kinase kinase kinase，MAPKKK）。MAPKKK 磷酸化并激活 MAPKK，后者又磷酸化并激活 MAPK[91]。MAPK 包含 3 个不同的亚组：细胞外信号调节激酶（extracellular signal-regulated kinase，ERK）、JNK 和 p38。已证明 FK506/CsA（与它们的免疫亲和素结合）均抑制 JNK（MAPK8）和 p38（MAPK14）途径，但不抑制 ERK 途径。JNK 和 p38 通过 MAPK 信号级联反应被激活[92]，并在激活后转移到细胞核中，从而调节 AP-1 成员的活性[93]和其他细胞因子的转录[94]。由于 AP-1 参与促进 IL-2 的表达[83]，因此，FK506/CsA 通过阻断 p38 和 JNK 的上游途径抑制 IL-2 基因的表达[95]，从而发挥免疫抑制作用。

3. 对 TGF-β1 的作用 TGF-β1 是调节免疫系统的关键细胞因子，属于 TGF-β 家族，该家族还包括 TGF-β2 和 TGF-β3。已经证明 TGF-β 抑制 IL-2 依赖性 T 细胞增殖[96]，并且在 T 细胞内发挥多种其他免疫抑制作用[97]。接受移植的终末期肾病患者的体内研究表明，CsA 治疗后，TGF-β1 mRNA 和蛋白表达增加[98]；而 T 细胞中的体外研究也显示，给予 FK506 后 TGF-β1 mRNA 和蛋白水平显著增加[99]。然而，FK506/CsA 影响 TGF-β1 水平的机制尚待阐明。必须指出的是，一些研究表明，在抑制 IL-2 产生的药物浓度下，FK506/CsA 均不能影响 TGF-β1 蛋白或 mRNA 水平[100, 101]。因此，尚不能确切地说明 FK506/CsA 会影响 TGF-β1 水平。

二、吗替麦考酚酯的药代动力学及药效动力学

（一）吗替麦考酚酯的药代动力学

吗替麦考酚酯（mycophenolate mofetil，MMF）为一种前体药物，口服后其首先在肠道细胞被羧酸酯酶（carboxylesterase，CES-2）迅速转化为麦考酚酸（mycophenolic acid，MPA）、N-（2-羧甲基）吗啉、N-（2-羟乙基）吗啉和 N-（2-羟乙基）吗啉-N-氧化物[102, 103]。MMF 的口服生物利用度为 80.7%~94%[104]，平均消除半衰期为 9~17 小时。血液中，MPA 的蛋白结合率高达 97%[105, 106]。未被肠道水解的 MMF 会通过门静脉进入肝脏，并在肝细胞中经 CES-1 和 CES-2 作用转化为 MPA 及其他 3 种代谢产物。MMF、MPA 的药代动力学过程详见图 20-3。

MPA 的葡萄糖醛酸化主要发生在肝脏[107]。肠道及肝脏二磷酸鸟苷-葡萄糖醛酸转移酶（uridine diphosphategluconosyl transferase，UGT）介导的 II 相葡萄糖醛酸化是 MPA 的主要代谢途径，参与葡萄糖醛酸化的主要酶为 UGT1A8 和 UGT1A9，UGT1A1、UGT1A7 和 UGT1A10 的作用较小。代谢产物 MPA-7-O-葡糖苷酸（MPA-7-O-glucuronide，MPAG）主要经尿排泄。肝外表达的 UGT1A8 和 UGT1A10 负责胃肠道中 MPA 的代谢[108, 109]。肝内 MPA 代谢由 UGT1A9 主导[107, 110]。

MPA 的另一种代谢产物是霉酚酸酰基葡萄糖苷酸（mycophenolic acid acyl glucuronide，Ac-MPAG），由 UGT2B7 代谢产生[110-112]。Ac-MPAG 可诱导单核白细胞释放细胞因子，这可能是 MMF 发生副作用的原因[113]。尽管它与 MPA 作用机制相似，但与 MPA 相比，对次黄嘌呤核苷酸脱氢酶（inosine monophosphate dehydrogenase，IMPDH）的抑制作用很弱。Ac-MPAG 是次要代谢产物，可能无药理活性，不参与 MPA 的作用过程[114]。

MPA 的另一部分占比较小的代谢产物是 6-O-去甲基-MPA（6-O-demethylation-MPA，DM-MPA），主要由肝 CYP3A4 和 CYP3A5 代谢产生，CYP2C8 参与代谢程度较小，DM-MPA 在肝细胞内进一步代谢后经尿液排泄[115]。

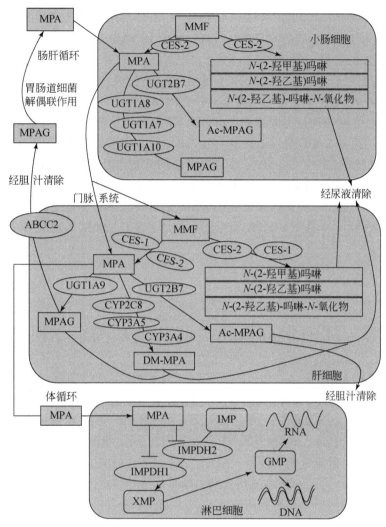

图 20-3　MMF、MPA 的药代动力学过程

来源：PharmGKB

　　MPAG 和 Ac-MPAG 通过 ATP 结合盒 C 亚家族成员 2（ATP binding cassette subfamily C member 2，ABCC2）基因编码的多药耐药相关蛋白 2（multi-drug resistance protein-2，MRP-2）排入胆汁。MPAG 的胆汁排泄可能与 MPA 引起的胃肠道不良反应有关。排泄入胆汁的 MPAG 在胃肠道中在细菌酶去葡糖醛酸作用下形成 MPA，再次循环利用。药代动力学研究表明，口服 6～12 小时后出现 MPA 的第二个高峰，提示肝肠循环的存在。MPA 主要以 MPAG 的形式经尿液排泄[116]。

（二）吗替麦考酚酯的药效动力学

　　嘌呤合成的两个主要途径为从头合成途径和补救合成途径。淋巴细胞中发生从头合成途径[117-120]，第一步是将 5′-核糖磷酸转化为 1′-焦磷酸-5′-磷酸核糖（PRPP）。随后 PRPP

经一系列反应在核糖磷酸上引入嘌呤环，进而转化为次黄嘌呤核苷酸（IMP）。然后，IMPDH 将 IMP 脱氢为黄嘌呤单磷酸酯（XMP），再通过 GMP 合酶作用产生 GMP。GMP 被转换为分别参与 RNA 和 DNA 合成的 GTP 和 dGTP。IMP 到 XMP 的转化是嘌呤合成中的限速步骤，并且是 MPA 的目标（图 20-3）。

MPA 具有几种相关的作用机制，基本机制是选择性抑制 S 期 T 淋巴细胞的增殖。这是通过选择性抑制 IMPDH 从而耗竭细胞 DNA 及 RNA 合成的原料池。与其他组织相比，胸腺和脾脏在淋巴细胞中具有更大量的 IMPDH，从而在这些组织中具有更强的细胞抑制作用[117, 118]。在这两种 IMPDH 同工型中，IMPDH1 在大多数细胞类型中表达，而 IMPDH2 在活化的淋巴细胞中表达[121]。MPA 对 IMPDH2 的抑制作用是 IMPDH1 的 4～5 倍，因此 MPA 对淋巴细胞的抑制作用要强于对其他细胞的抑制作用[117]。

此外，GTP 产生的减少会降低负责将单核细胞和淋巴细胞募集到炎症和移植排斥部位的黏附分子的表达[122]。因此，MPA 治疗的目的是通过充当免疫抑制剂来减少同种异体移植排斥。

（颜　妍　胡永芳）

第三节　环孢素剂量相关的药物基因组学决定因素

环孢素 A（cyclosporine A，CsA）是由 11 个氨基酸组成的中性环状多肽，属钙调磷酸酶抑制剂家族。CsA 药代动力学和毒理学方面存在着明显的个体差异，而且治疗指数较窄，口服每次 600mg，C_{max} 为 240～1250μg/L；$t_{1/2}$ 为 7.7～26.9 小时。肾移植研究数据提示，传统通过监测 C_0 调整患者给药剂量[123, 124]。然而 C_0 与 AUC 相比，C_0 预测 CsA 所引起的急性器官排斥反应、肾脏毒性相对较差，$AUC_{0\sim4}$ 在 4400～5500μg·h/L，急性排斥反应发生率分别为 13% 和 7%[125]。分析 CsA 药代动力学个体差异特点，发现在吸收相其差异较大；进一步研究证实，服药后 2 小时血药浓度 C_2（single-point concentration at 2h post-dose）能更准确、灵敏地预测药物反应。肾移植手术后 5 天内，C_2 在 1500～2000μg/L，急性排斥反应发生危险较低；移植手术后 3～6 个月，C_2 为 800μg/L，可以改善患者血压，降低血清肌酐水平，减少不良反应发生[126-128]。尽管如此，通过 C_2 点血药浓度监测调整 CsA 给药剂量的方法仍然难以选择不同个体的最佳初始剂量。

近年，随着药物基因组学的发展，研究不同个体间药物代谢动力学和药物效应动力学差异的机制越来越受到人们的重视，许多科学家认为编码药物代谢酶、药物转运体和药物作用靶点的基因序列的不同是引起同一种药物、相似的剂量在不同个体间产生不同反应的主要原因[129, 130]。尽管年龄、体重、器官功能、药物相互作用、疾病状况等许多非遗传因素也会造成药物反应的个体差异，但是 20%～95% 的药物反应和处置的个体差异却是遗传因素引起的，而且它将伴随人的一生。本节综述肝脏和小肠 CYP3A4 和 CYP3A5 以及小肠 P-gp 对不同个体口服 CsA 产生药代动力学差异的影响，以期为器官移植患者在器官移植后不同时间段提供最佳的治疗方案和剂量。

一、CYP3A4 和 CYP3A5

（一）CYP3A 亚家族

细胞色素 P450（cytochrome P450，CYP）是一大类药物代谢酶，参与许多药物、生物异源物质和内源性物质的代谢，其中 CYP3A 亚家族在人的肝脏和小肠中表达最丰富，它由细胞色素 P4503A4、CYP3A4、CYP3A5、CYP3A7 及 CYP3A43 组成。50%以上临床常用药物的氧化、还原反应都通过 CYP3A4 和 CYP3A5 催化来完成。CYP3A7 主要表达于胎儿的肝组织，而 CYP3A43 在成人及胎儿组织中表达较低。CYP3A 在人体中的表达可存在 30 倍以上的差异，这些差异造成许多药物口服生物利用度和清除率不同，特别是治疗指数窄的免疫抑制剂 CsA。Zhu 等报道，在中国汉族人群中 CYP3A 的活性呈单态分布，个体间约有 14 倍的差异[131]。个体间 CYP3A 活性差异可能是造成其代谢底物药代动力学不同的主要原因。

（二）CYP3A4 和 CYP3A5

CYP3A4 和 CYP3A5 基因位于人类第 7 号染色体 q21.1—22.1，基因全长分别为 27.2kb 和 31.8kb，它们都有外显子 13，编码 502 个氨基酸。编码 CYP3A4 和 CYP3A5 的氨基酸有 84%的相似性，它们的分子质量分别为 57 299Da 和 57 108Da。CYP3A4 在小肠、肝脏和肾脏中表达，而 CYP3A5 除了在小肠、肝脏和肾脏表达外，还分布于胰腺、前列腺和肺。CYP3A4 的活性与 CYP3A mRNA 的表达量呈正相关，表明 CYP3A4 的表达主要是受转录水平的调控。CYP3A5 差异主要是由单核苷酸多态性（SNP）造成[132]。

（三）CYP3A4 SNP

研究表明，个体间 CYP3A4 活性的差异 85%是由遗传因素决定的，探寻 CYP3A4 基因变异也成为诠释酶活性差异的另外一个研究热点[133, 134]。迄今为止，CYP3A4 有 48 个等位基因（包括单倍体型）已经确定（https://www.imm.ki.se/CYPalleles）。不同种族间 CYP3A4 SNP 的发生频率不同，例如 CYP3A4*1B，5′侧翼、转录起始位点-290bp 的 A→G 突变使得 CYP3A4 酶活性降低，其发生频率在白种人、非洲人和亚洲人中分别为 9%、53%、0，而且健康志愿者的体内实验结果显示，突变型纯合子（携带 GG 的个体）咪达唑仑的清除率比野生型纯合子（携带 AA 的个体）低 30%（$P<0.01$）[135, 136]。CYP3A4*3（L293P）和 CYP3A4*17 仅在白种人中发现，CYP3A4*15（R162Q）只在黑种人中发现，而 CYP3A4*16j 仅在日本人和墨西哥人中发现，CYP3A4*6 和 CYP3A4*18 在中国人中发现[137]。在已发现的 48 个 SNP 中，CYP3A4*4、CYP3A4*5、CYP3A4*6、CYP3A4*18 和 CYP3A4*19 在中国汉族人中的发生频率分别约为 1.5%、0.98%、0.5%、2%和 2%，它们的定位、功能等见表 20-3[137, 138]。

（四）CYP3A5 SNP

CYP3A5 的基因突变是产生酶活性差异的最主要原因，其中 CYP3A5*3 在内含子 3

（6986A＞G）的突变引起可变剪切，产生了不稳定的蛋白质，从而使得突变型纯合子个体，即携带基因为 *CYP3A5**3/*3 的人不表达 CYP3A5[132]。*CYP3A5**3 在中国人、日本人、韩国人、南亚人、黑种人、白种人及西班牙人中的发生频率分别为 71%～76%、71%～85%、70%、59%～61%、27%～55%、84%～95%和 62%～83%[139, 140]。由于 *CYP3A5**3 在已报道的 25 个（https：//www.pharmvar.org/gene/CYP3A5）等位基因中最具功能意义，而且在不同种族间其发生频率有显著性差异，因而不论研究 CYP3A5 对药物代谢影响或与肿瘤发生的相关性均集于其身。目前已确定的等位基因中除 *CYP3A5**3 外，*CYP3A5**4 和 *CYP3A5**5 在中国人中的发生频率均为 1%[141-144]，它们的定位、功能等见表 20-3。

表 20-3　中国人群中 *CYP3A5*、*CYP3A4* 等位基因定位、功能及发生频率

等位基因 （allele）	定位 （location）	核苷酸变化 （nucleotide changes）	功能 （effect）	体内酶活性 （enzyme activity *in vivo*）	发生频率（%） (allele frequency mutation)
CYP3A5*3	内含子 3	6986A＞G	剪接效应	—	73
CYP3A5*4	外显子 7	14665A＞G	Gln200Arg	未知	1
CYP3A5*5	内含子 5	12952T＞A	剪接效应	—	1
CYP3A4*4	外显子 5	352A＞G	I118V	未知	1.5
CYP3A4*5	外显子 7	653C＞G	P218R	未知	0.98
CYP3A4*6	外显子 9	831insA	移码	未知	0.5
CYP3A4*18	外显子 10	878T＞C	L293P	未知	2
CYP3A4*19	外显子 12	1399C＞T	P467S	未知	2

（五）环孢素的代谢

Aoyama 在 1989 年的研究已经证实 CYP3A4 和 CYP3A5 参与 CsA 代谢，CYP3A4 通过 CsA 9 位和 1 位的氨基酸氧化生成羟化代谢产物 AM1 和 AM9，4 位的氨基酸去甲基产生代谢产物 AM4N；而 CYP3A5 仅参与代谢产物 AM9 的生成[145]（图 20-4）。CYP3A4 和 CYP3A5 不仅分布于肝脏，还表达于小肠，它们均参与了 CsA 的代谢。换言之，小肠和肝脏中的 CYP3A4 和 CYPA3A5 共同参与 CsA 的代谢，其活性高低与 CsA 的血药浓度呈正相关。

20 世纪末，为了更好地为每一位患者制订最佳给药剂量，研究者曾试图通过红霉素呼吸试验来测定 CYP3A 的活性，预测 CsA（CL/F）的清除率，然后为每一个器官移植者制订个体化的治疗方案。尽管肾移植患者的研究证实，口服 CsA 的清除率与 CYP3A 的活性有相关性（$r^2 = 0.297$，$P<0.05$），通过个体间肝脏 CYP3A 水平差异仅能部分解释不同个体间 CsA 清除率的差异，因而这种方法在实践中的应用受到了限制，难以推广[146]。

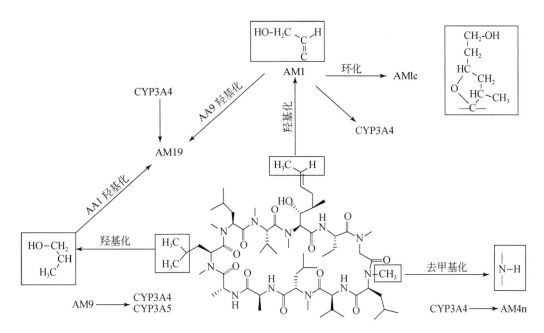

图 20-4　环孢素经 CYP3A4/3A5 代谢通路人血、尿中的主要代谢产物为 AM1、AM9 和 AM4N

二、药物转运体 P-gp

（一）P-gp

P-gp 是多药耐药基因 1（multidrug resistance-1，*MDR1*）的产物，它是一个膜蛋白，属 ATP-结合盒家族。P-gp 主要分布于小肠上皮细胞、胆汁的微管细胞、脉络丛、淋巴细胞近曲小管表面的肾细胞[147]；它的作用主要是能量依赖性地将作用底物由细胞膜内转运至细胞膜外，即跨膜渗透泵的作用。当 P-gp 表达量增加时，底物将大量被转运至膜外，反之亦然。所以，P-gp 在调节许多药物的吸收、分布和排泄中发挥重要的作用。它的作用底物包括胆红素、不同结构的抗癌药、免疫抑制剂、HIV 蛋白酶抑制剂、糖皮质激素、强心苷等。由于 P-gp 还在许多正常组织表达，因而它在将许多外源性物质和药物分泌到尿道、胆汁和肠道的过程中发挥了重要作用。同时，分布于脉络丛中的 P-gp 限制了许多药物，如地高辛、地塞米松、环孢素、双氢除虫菌素（ivermectin）、长春碱、多潘立酮和罗哌丁胺聚集于脑组织，从而使其不易通过血脑屏障[148-150]。近年许多研究同样也证实了遗传因素在个体间 P-gp 表达和功能差异中扮演了重要角色。

（二）*MDR1* 的基因多态性

MDR1 基因位于人类染色体 7 号染色体 q21.1—21.12，基因全长约 209kb，由 31 外显子编码 1280 个氨基酸，组成了 170kDa 的 P-gp。在已发现的 48 个 SNP 中，外显子 21 的 G2677T/A SNP、外显子 26 的 C3435T SNP、外显子 12 的 C1236T SNP 具有重要的功

能意义，且它们之间有一定的连锁，其连锁程度在不同种族间差异很大。最近发现，位于启动子非编码区的 *MDR1* 的−129T>C，这个 SNP 位点的突变使得人胎盘 P-gp 表达量减少[151-154]。上述 4 个 SNP 的定位、功能以及在中国人群中的发生频率等见表 20-4。*MDR1* 基因多态性可能会影响 P-gp 表达。

表 20-4   中国人群中 *MDR1* 等位基因定位及发生频率

MDR1 外显子/位点 (exon/position)	核苷酸序列 (nucleotide sequence) 野生型突变 (wild type mutation)		功能 (effect)	发生频率（%）(allele frequency mutation)
−129T>C				
−129T>C	cgagTagcg	cgagCagcg	非编码	未知
1236C>T	12/1236	agggCctga	agggTctga	不确定	71.9
2677G>T	21/2677	aggtGctgg	aggtTctgg	Ala893Ser	50
2677G>A	21/2677	aggtGctgg	aggtActgg	Ala893Ser	12.5
3435C>T	26/3435	agatCgtga	agatTgtga	Ile1145Ile	53.1

（三）P-gp 对 CsA 的转运

Saeki 等在 1993 年将人 *MDR1* 的 cDNA 转染于 LLC-PK$_1$ 细胞系，利用细胞转染技术证实了表达于细胞顶膜的 P-gp 能够将 CsA 转运至细胞外，而且这种转运过程具有饱和性[155]。随后 Lown 等首次对造成肾移植患者个体药代动力学差异的原因进行了研究。实验选取了 19 名肾移植稳定期患者，测量不同时间 CsA 血药浓度，计算药代动力学参数，进行多重线性回归。研究结果表明，肾移植患者间口服 CsA 清除率的不同，56%是由肝脏 CYP3A4 活性差异引起的，而 17%是因不同患者 P-gp 表达量差异所致；对于患者间 C_{max} 的差异，32%是由肝脏 CYP3A4 活性不一致造成的，30%是小肠中 P-gp 表达量差异所致。而小肠中 CYP3A4 活性在不同患者间有 10 倍的差异，但这一差异对 CsA 的药代动学差异没有影响。该研究提示 P-gp 在临床 CsA 口服药代动力学差异中发挥了重要作用[71]。而在 30 例以 CsA 为基础免疫治疗的心脏移植患者中，开展了 *MDR1* 3435C>T、*CYP3A4* −390A>G 和 *CYP3A5* 6986A>G 对 CsA AUC$_{0\sim12}$、稳态药物浓度（steady- state concentration，C_{ss}）、C_{max} 和 T_{max} 影响的研究。结果发现，*MDR1* C3435T 的 T 携带者（*MDR1* CT 和 TT 基因型）CsA AUC$_{0\sim12}$（$P = 0.01$）和 C_{ss}（$P = 0.05$）明显高于未携带者（*MDR1* CC）。研究提示，西班牙心脏移植患者 CsA 的吸收差异部分可用 *MDR1* 3435C>T 解释[156]。

三、*CYP3A4*、*CYP3A5* 和 *MDR1* 基因多态性对 CsA 的影响

遗传药理学的研究结果提示：药物代谢酶和药物转运体的基因突变改变了它们在体内的表达和活性，从而产生了不同个体药物代谢酶和药物转运体对其作用底物——药物的代谢、吸收、分布的差别，造成了个体间药物治疗作用和不良反应的差异。

（一）CYP3A4 和 MDR1 基因多态性与健康志愿者 CsA 药代动力学相关性

David 等在两篇文献中分别研究了 CYP3A4 和 MDR1 基因多态性对 14 名健康志愿者 CsA 药代动力学的影响。结果表明，携带 CYP3A4*1B 不同基因型的健康志愿者，单次口服 5mg/kg 的 CsA，AUC/D［μg·h/（L·mg）］在野生型纯合子（A/A 或 CYP3A4*1/*1）、杂合子（A/G 或 CYP3A4*1/*1B）和突变型纯合子（G/G 或 CYP3A4*1B/*1B）中分别为 21.5±6.0、19.2±2.3、11.7±3.2，携带 A 的个体（A/A 和 A/G）与突变型纯合子相比有显著性差异（P＜0.01）；而 CL/D（L/h）则分别为 49.4±13.9（A/A）、52.5±5.6（A/G）、83.5±16.0（G/G），携带 A 的个体与突变型纯合子相比同样也有显著性差异（P＜0.01），其他药代动力学参数则无统计学意义。

在对 26 名健康志愿者的研究中发现，CsA 的 C_{max}、$AUC_{0\sim4}$ 在 CYP3A4*18B 3 种不同基因型之间存在显著性差异（P＜0.05），呈明显的基因-剂量效应，C_{max} 在性别和基因型之间存在显著性的交互作用（P＜0.01）；T_{max} 和 CL 在男性和女性间有显著性差异（P＜0.05），3 种不同基因型个体间没有发现这种差异；CYP3A4*18B/*18 基因型纯合子个体的 C_2 比野生型纯合子个体或杂合子个体低约 50%［（703±58）ng/ml vs.（1361±397）ng/ml，（703±58）ng/ml vs.（1318±439）ng/ml］，但没有统计学的差异（P＞0.05）。在健康志愿者中，CYP3A4*18B 基因多态性和性别与 CsA 药代动力学相关，而且这个突变可能与 CYP3A4 酶活性升高相关[157]。

在另一些研究 MDR1 C3435T 对 CsA 影响的文献中，结果则为阴性，尽管 C_{max} 和 AUC 在杂合子和突变型纯合子组要比野生型纯合子组高出 15% 和 22%，但是无统计学意义[158,159]。

由此可见，CYP3A4*1B 基因多态性可影响 CsA 的代谢，而 MDR1 C3435T 则无影响。临床实践中是否可以依据患者的药物代谢酶基因型确定 CsA 剂量，显而易见，还需扩大样本量，并考虑其他基因突变以及健康志愿者和器官移植患者病理、生理状况的异同等其他因素。

（二）CYP3A4、CYP3A5 和 MDR1 基因多态性对 CsA 的影响

对于肾移植稳定期患者的研究表明，不同基因型的患者服用相同剂量的 CsA，肾移植术后半年以上，剂量调整的谷浓度没有显著性差异（P＞0.05），也就是说，CYP3A4*1B 和 C3435T 的突变对剂量调整 CsA 的谷浓度没有影响。对 117 名肾移植患者的研究确定 CYP3A4*1B 的突变频率为 2.6%，5 名杂合子的 CLp（pseudo-clearance）同 86 名野生型纯合子相比较其结果一致[160,161]。Haufroid 等的研究结果也提示无论是 MDR1 C1236T、G2677T/A、C3435T，还是它们的单倍体（外显子 12-21-26）CC-GG-CC、CT-GT-CT、TT-TT-TT，均对 CsA 剂量调整的 C_0 无影响，但携带 CYP3A5*3/*3 的个体与 CYP3A5*1/*3 个体相比则有显著性差异，且存在基因剂量效应。但是 Dennis 等的研究结果则认为 CYP3A4*1B、CYP3A5*3 及 C3435T 的基因多态性与 CsA 剂量调整的 C_0 无关[162,163]。由此可见，CsA 剂量调整的 C_0 是否会受到 CYP3A4、CYP3A5 和 MDR1 基因多态性的影响，研究结果仍有一定争议。

一项开放、随机、双交叉对 10 名肾移植稳定期患者的研究结果更为有趣，CYP3A5*1/*1（n=5）和 CYP3A5*1/*3（n=1）的清除率比 CYP3A5*3/*3（n=4）低，而且 C3435T 也有

同样的结果，突变型纯合子个体剂量调整的 C_{max}、AUC_{ss}、τ 较野生型纯合子高，清除率低。法国稳定期肾移植患者的大样本研究提示，MDR1-129T＞C、G2677T/A、C3435T 和 CYP3A5*3 对 CsA 剂量调整的谷浓度、C_{max}、$AUC_{0\sim4}$ 和 $AUC_{0\sim12}$ 无影响；而 C1236T 则对 C_{max} 和 $AUC_{0\sim4}$ 有影响，统计学有显著性差异（$P<0.02$，$P<0.05$）。亚洲心脏移植患者的实验则认为 MDR1 C1236T、G2677T/A、C3435T 对 CsA 谷浓度、C_{max}、$AUC_{0\sim4}$ 和 $AUC_{0\sim12}$ 无影响，然而 CsA 的基因剂量效应却存在于单倍体型 CC-GG-CC、CT-GT-CT、TT-TT-TT 之间，即 CsA 谷浓度、C_{max}、$AUC_{0\sim4}$ 和 $AUC_{0\sim12}$ 按照野生型纯合子、杂合子、突变单倍型顺序依次增高[164-166]。

笔者团队在 103 名肾移植患者中的研究显示，CsA 剂量折算谷浓度的中位数（范围）在 CYP3A5*1/*1 基因型患者（$n=6$）、CYP3A5*1/*3 基因型患者（$n=32$）和 CYP3A5*3/*3 基因型患者（$n=65$）分别为 14.8（11.1~26.8）ng/ml per mg/kg、21.3（5.6~61.0）ng/ml per mg/kg 和 24.2（9.8~85.8）ng/ml per mg/kg（$P=0.018$，Kruskal-Wallis 检验）。CYP3A5 表达患者的 CsA 剂量折算谷浓度在肾移植后 1 周低于未表达者，而且同单倍体分析结果一致。这个结果提示，CsA 剂量折算谷浓度与 CYP3A5*3 突变有关，但是与 MDR1 基因多态性无关[167]。在 30 例以 CsA 为基础免疫治疗的心脏移植患者中[156]开展了 MDR1 3435C＞T、CYP3A4-390A＞G 和 CYP3A5 6986A＞G 对 CsA $AUC_{0\sim12}$、C_{ss}、C_{max} 和 T_{max} 影响的研究。结果发现，MDR1 C3435T 的 T 携带者（MDR1 CT 和 TT 基因型）CsA $AUC_{0\sim12}$（$P=0.01$）和 C_{ss}（$P=0.05$）明显高于较未携带者（MDR1CC）。研究提示西班牙心脏移植患者 CsA 吸收差异部分可用 MDR1 3435C＞T 解释。

63 例肾移植患者的回顾性研究发现，术后 1 个月，携带 CYP3A4*1/*1 野生型纯合子患者的 CsA 的 C_0/D 均明显高于携带 CYP3A4*1/*18B 杂合子或 CYP3A4*18B/*18B 突变型纯合子患者（$P<0.05$，Mann-Whitney U 检验）；CYP3A5*1/*1 基因型组的给药剂量明显高于 CYP3A5*1/*3 或 CYP3A5*3/*3 基因型组（$P=0.004$，Kruakal-Wallis 检验）；CYP3A4*18B 和 CYP3A5*3 联合考虑，对于 CYP3A5 表达组，同样发现 CYP3A4*1/*1 组 C_0 及 C_0/D 均明显高于 CYP3A4*1/*18B 或 CYP3A4*18B/*18B 组（$P<0.05$，Mann-Whitney U 检验）。CYP3A5*3 和（或）CYP3A4*18B 基因多态性对肾移植后 1 个月 CsA 药代动力学有一定影响[168]。

一项 60 例接受 FK506/CsA 治疗的心脏移植患者移植术后 1 年的试验，研究与临床参数相关的 36 个 SNP。结果发现，严重感染的发生与 ABCB1 rs1128503（$P=0.012$）相关，可能是 CC 基因型者 CsA 血药浓度低造成的；rs9282564 AG（$P=0.003$）与肾功能障碍有关，可能由 CsA 血药浓度高引起；排斥反应发生增加与 NOD2/CARD15 rs2066844 CC（$P=0.05$）有关联，NOD2/CARD15 是一个与淋巴细胞激活有关的基因。此研究提示，药物基因组学有助于确认临床并发症[35]。

CsA 不仅要被 CYP3A 代谢，同时又是 P-gp 的底物，CYP3A4、CYP3A5 和 MDR1 的基因多态性导致服用相同剂量 CsA 在不同个体间产生了极大的 CsA 浓度差异，有的患者因 CsA 的血药浓度低而引起急性排斥反应，而有的患者则因浓度过高产生不良反应。药物基因组学的研究从分子基因水平为 CsA 基因导向个体化药物治疗提供了一种新的思路和方法，越来越受到人们的关注，但是 CYP3A4、CYP3A5 和 MDR1 的基因多态性联合在 CsA 药代动力学差异中的作用，由于研究样本量的限制，仍然不十分明确。能否依照 CYP3A5、

CYP3A4 和 *MDR1* 的基因型确定移植患者 CsA 的初始剂量及移植不同时期适宜的药物剂量，为他们制订最佳治疗方案，提高疗效、减少不良反应、降低费用，仍需进一步、深入和大规模的研究。

（胡永芳）

第四节　他克莫司药物基因组学决定因素

他克莫司（tacrolimus，FK506）是从筑波链霉菌（*Streptomyces tsukubaensis*）发酵液中提取的大环内酯类免疫抑制剂，1994 年被 FDA 批准用于实体器官移植。FK506 具有较强的免疫抑制作用，目前已广泛用于各种器官移植术后排斥反应的预防和治疗。FK506 具有治疗指数窄、不同个体间药代动力学差异大的特点。在体内，FK506 主要通过肝脏和小肠的 CYP3A4 和 CYP3A5 代谢，不同个体间药物代谢酶的活性差异可能是造成不同器官移植患者 FK506 药代动力学差异的主要原因，而遗传因素即编码药物代谢酶基因序列的差异可能是药物代谢酶产生活性差异的分子机制。随着器官移植患者研究的深入，人们逐渐意识到仅凭传统的血药浓度监测已无法为患者选择最佳的个体化给药方案，从编码药物代谢酶的基因入手可能为个体化给药提供新的视角。

一、他克莫司简介

FK506 的免疫抑制作用是 CsA 的 10～100 倍。多中心研究表明，以 FK506 为基础的免疫抑制方案在减少急性排斥反应和难治性排斥反应发生率方面，显著优于以 CsA 为基础的免疫抑制方案。FK506 与 CsA 相比更能有效控制高脂血症及高血压等心血管并发症的危险因素，故很多移植中心将其作为首选 CNI。FK506 还可用于 CsA 效果不佳，难治型慢性排斥反应或难以耐受毒副作用时的替代治疗，但使用 FK506 时糖尿病的发生率较 CsA 高。

一般来说，FK506 首次经验给药剂量为 0.10～0.15mg/（kg·d），术后第 2～3 天应行第 1 次血药浓度监测，早期血药浓度监测以每周 2～3 次为宜，达稳态后可减少监测次数。以往临床上普遍采用的是 FK506 全血谷浓度（C_0）作为治疗标准，通常以 5～15ng/ml 为宜。FK506 血药浓度监测方面的内容详见第二节。

近年来的研究表明，C_0 与毒性反应有较好的相关性，而与抗排斥反应的相关性仍有争议。另外，C_0 与 AUC 的相关性也有较大分歧，不同研究得出的结果不尽相同，相关系数 γ^2 从 0.11 至 0.94 不等，以 C_0 作为 FK506 AUC 的预测参数结果各异。相对于 C_0，C_2 能更好地预测 AUC，而后者作为估计系统药物暴露和吸收情况的参数能够更好地与临床事件相吻合，是预测急慢性排斥反应及药物中毒的最敏感的指标[169-171]。有学者建议同时监测 C_0 和 C_2 来指导器官移植术后的个体化给药。

二、*CYP3A4*、*CYP3A5* 基因多态性对 FK506 药物代谢动力学的影响

CYP3A4、*CYP3A5*、*MDR1* 基因及基因多态性的相关内容已在第三节详细叙述，此处不再赘述。

（一）CYP3A4 基因多态性对 FK506 药物代谢动力学的影响

Roy[172] 等研究了 CYP3A4*1B、CYP3A4*2、CYP3A4*4、CYP3A4*5、CYP3A4*6、CYP3A4*12、CYP3A4*17、CYP3A4*18 对 FK506 药代动力学的影响，结果未发现 CYP3A4 基因多态性与 FK506 药代动力学存在关联。同样，心脏移植患者 1 年回顾性临床试验也发现，FK506 C_0/D 在不同 CYP3A4*22 基因型间无显著差异[173]。但是儿童心脏移植后 14 天的临床试验发现，CYP3A4*22 携带者与 CYP3A4*1/*1 基因型者相比，达到相同 FK506 靶浓度所需剂量低 30%（$P = 0.016$）[174]。60 例肾移植患者的回顾性临床研究显示：术后第 1 周时，CYP3A4*1/*1 组 FK506 剂量为 0.066mg/（kg·d），CYP3A4*1/*18B+CYP3A4*18B/*18B 组则为 0.075mg/（kg·d），两组间无显著性差异；而 CYP3A4*1/*18B+CYP3A4*18B/*18B 组的 C_2 和 C_2/D 分别为 7.8ng/ml 和 129.2μg/L per mg/（kg·d），明显低于 CYP3A4*1/*1 组的 12.9ng/ml 和 211.2μg/L per mg/（kg·d）（$P<0.05$）[175]。可能原因：其一，有功能意义的 CYP3A4 突变等位基因发生频率较低且不同种族间差异较大，研究受到样本量的限制，且患者接受 FK506 治疗时程不同，年龄不同；其二，CYP3A4*1B 与 CYP3A5 存在强烈连锁关系，FK506 药代动力学个体间差异无法单独用 CYP3A4 基因多态性来解释。故以下将介绍 CYP3A4/CYP3A5 基因多态性或单倍体性型与 FK506 药代动力学的相关性。

（二）CYP3AP1 基因多态性对 FK506 药代动力学的影响

CYP3A51P 位于 CYP3A5 与 CYP3A7 之间。这个位点代表紧邻 CYP3A7（cytochrome P450，family 3，subfamily A，polypeptide 7）和 CYP3A51P（cytochrome P450，family 3，subfamily A，polypeptide 51，pseudogene）基因通读转录。它是 7 号染色体 CYP3A 家族的成员。其下游假基因独立转录仍不清楚，通读转录包括 CYP3A7 外显子 1～13 和假基因外显子 2 和 13。它编码一种具有异常 C 端的 CYP3A 同种异构体，此同种异构体仅在剪接受体 6-位包含等位基因 T 的假基因表达，能使 CYP3A7 外显子至假基因外显子上游正确剪接。CYP3A7-CYP3A51P（CYP3A7-CYP3A51P 通读）是一个蛋白编码的基因。它是药物代谢-细胞色素 P450 和细胞色素 P450-底物类型排成关联通路的一个重要的横向同源物。CYP3A51P*3 为启动子区-44bp 的 A>G。一项肾移植受体和肝移植供体的临床研究发现，CYP3A51P*3 与 CYP3A5*3 连锁（$r^2 = 0.816$），携带 CYP3A5P1*3 和 CYP3A5*3 者的 FK506 C/D 显著高于野生型者[176]。产生这种现象的原因可能是 CYP3A51P 与 CYP3A5 存在紧密连锁，CYP3A51P*1 与 CYP3A5*1 紧密连锁，可增加 CYP3A 的体内活性[177]，而突变 CYP3A51P*3 与 CYP3A5*3 紧密连锁，可导致 CYP3A5 不表达[132, 177]。

（三）CYP3A5 基因多态性对 FK506 药代动力学的影响

多项研究表明，不同 CYP3A5*3 基因型的患者，根据 FK506 的 C/D 存在非常明显的差异：CYP3A5*1/*1＞CYP3A5*1/*3＞CYP3A5*3/*3，而且 CYP3A5*1/*1 基因型者需服的药物剂量可达 CYP3A5*3/*3 者的 2 倍以上[32,172,178-180]。分级多重回归分析的结果显示，CYP3A5*3 是影响药物代谢最重要的独立因素[162]。Masuda[181] 等总结了 CYP3A5*3 对不同器官移植受者 FK506 药代动力学的影响，结果如表 20-5。

表 20-5　*CYP3A5*3* 对实体器官移植受者 FK506 药代动力学的影响

器官移植类型	基因型-表型相关性
心脏移植	*CYP3A5*3/*3* 的 *C/D* 比 *CYP3A5*1/*3* 高 3 倍
肝脏移植	*CYP3A5*1/*1* 的 *C/D* 随移植时间降低，*C/D* 与小肠基因型有关
肾脏移植	*CYP3A5*3/*3* 的 *C/D* 显著高于 *CYP3A5*1/*3*，*CYP3A5*1/*1* 的 C_0 与 *CYP3A5*1/*3* 和 *CYP3A5*3/*3* 比较为最低

资料来源：Masuda S，Inui K. An update review on individualized dosage adjustment of calcineurin inhibitors in organ transplant patients [J]. Pharmacol Ther，2006，112（1）：184-198。

（四）*MDR1* 基因多态性对 FK506 药代动力学的影响

Li 等对 66 名中国肾移植患者的研究发现 C3435T 基因多态性与 FK506 的每日剂量水平显著相关，CC 携带者比 CT/TT 携带者的日需剂量低（$P<0.05$）[182]。然而有研究结果显示，G2677（A/T）和 C3435T 基因多态性与 FK506 任何药代动力学参数无相关性[183]。

针对 C1236T、G2677T 和 C3435T 基因多态性与 FK506 药代动力学相关性的不同研究结果，有学者认为 *MDR1* 基因多态性对 FK506 药代动力学产生影响可能是由多个 SNP 协同作用的结果。一项成年肺移植患者 *MDR1* 不同单倍体型对 FK506 剂量影响的研究中，发现 CGC-CGC 携带者与 CGC-TTT 和 TTT-TTT 者相比，术后第 1 个月和术后 1 年患者 FK506 的 *C/D* 明显降低（$P<0.05$），TTT-TTT 携带者在术后第 1、3、6、9、12 个月 FK506 的 *C/D* 比携带 CGC-CGC 者高 36%～174%[184]。

（五）*CYP3A4*、*CYP3A5* 和 *MDR1* 基因多态性对 FK506 的影响

在 103 例中国肾移植患者中，*CYP3A5*3* 对 FK506 的（dn）$AUC_{0\sim12}/D$ 具有等位基因-依赖性作用（Kruskal-Wallis，$P<0.001$）；多重回归分析显示，*CYP3A5*3* 是一个最重要独立因素，可解释 35.3%（$P<0.001$）的肾移植患者 FK506 日剂量差异[185]。同时观察到，*ABCB1* G2677T/A 和 C3435T 基因多态性与 FK506 的（dn）$AUC_{0\sim12}$ 有出现差异的趋势。一项接受 FK506 治疗的心脏移植回顾性临床试验，76 例患者依 *CYP3A4*22* 和 *CYP3A5*3*，分为强代谢型者（EM，*CYP3A4*1/*1*+*CYP3A5*1* 携带者）、中间代谢型者（IM，*CYP3A4*1/*1* + *CYP3A5*3/*3*，或 *CYP3A4*22* 携带者+*CYP3A5*1* 携带者）和弱代谢型者（PM，*CYP3A4*22* 携带者+*CYP3A5*3/*3*）。研究发现，FK506 C_0/D 在不同 *CYP3A4*22* 基因型间无显著差异；但是 EM 的 FK506 C_0/D 较 IM 低（$P<0.001$），也低于 PM（$P=0.001$）。该研究提示 *CYP3A* 联合的基因型与 FK506 的处置相关，*CYP3A5*3* 发挥主导作用[173]。将 60 例儿科心脏移植者分为 EM（*CYP3A5*1*+*CYP3A4*1/*1* 携带者）、IM（*CYP3A5*3/*3* + *CYP3A4*1/*1* 携带者）和 PM（*CYP3A5*3/*3*+*CYP3A4*22* 携带者）。移植后 14 天的临床试验发现，*CYP3A4*22* 携带者与 *CYP3A4*1/*1* 基因型者达到相同 FK506 靶浓度所需剂量低 30%（$P=0.016$）。PM 与 IM 相比需低于 17% 的剂量，与 EM 相比需低于 48% 的剂量（$P<0.0001$）；PM 比 IM 的 FK506 C_0/D 高 18%（$P=0.35$），比 EM 高 193%（$P<0.0001$）。儿童研究提示，*CYP3A4*22* 单个基因变异或与 *CYP3A5*3* 联合有助于儿童心脏移植患者 FK506 的个体化治疗[174]。

西班牙肝脏移植的研究发现[186]，对于供者，移植随访期间 2 例 *CYP3A4*20* 基因型供体的 FK506 C_0/D 较 CYP3A 代谢型者（*CYP3A4*1/*1*、*CYP3A5*3/*3*）平均高 2.6 倍（$P=0.045$，

移植 90 天)。$CYP3A4$*22 携带者的 FK506 C_0/D 较 CYP3A 代谢型者平均高 1.9 倍（$P=0.047$、0.025 和 0.053；移植后 7 天、14 天和 30 天）。在移植后 7 天，FK506 C_0/D 在 $CYP3A5$*1 受者中降低（$P=0.025$），而在 $CYP3A4$*22 中升高（$P=0.056$）。经穿刺确诊的急性排斥反应发生率在 CYP3A 弱代谢型者、中间代谢型者和强代谢型者中分别为 0%、12% 和 20%（$P=0.0995$）。此项研究提示，$CYP3A4$*20 功能缺失变异与 FK506 的药代动力学和急性排斥发生有关，即与其治疗有关。纳入 FK506 为基础免疫治疗、随访 3 年的 55 名中国心脏移植患者的研究发现[187]，在移植 1 个月、3 个月、6 个月、12 个月、24 个月和 36 个月期间，CYP3A5 未表达者（$CYP3A5$*3/*3，$n=40$）FK506 C/D 显著高于 CYP3A5 表达者（$CYP3A5$*1/*3，$n=15$）（$P<0.001$）；移植后 6 个月，EMB 证实的急性排除发生率无明显差异；研究随访中位时间为 94.7 个月，8 例死亡，生存分析显示 CYP3A5 表达者的死亡率高于未表达者（20% vs. 12.5%，log-rank：$P=0.314$）。

一项在 65 例肾移植白种人群和黑种人群中开展的 $ABCB1$ 和 $CYP3A5$ 对 FK506 药代动力学影响的研究中[35]，将 $CYP3A5$*3（rs776746）、$CYP3A5$*6（10264272）和 $CYP3A5$*7（41303343）均为野生型纯合子的患者归为 EM，任何一个杂合子归为 IM，任何一个突变型纯合子则归为 PM。该研究同样发现，EM 黑种人群所需 FK506 的剂量 [（5.6±1.6）mg] 比 PM [（2.5±1.1）mg（$P<0.001$）] 约高 2 倍，清除率高 2 倍（$P<0.001$），AUC 低 50%（$P<0.001$）。81% 的黑种人群为 EM 或 IM，这些患者需要的 FK506 剂量更高，清除更快；白种人群 82% 为 PM，这些患者需要的 FK506 剂量较低，清除较慢。对于 $ABCB1$，1236T-2677T-3435T 单倍体型与所需 FK506 剂量（$P=0.03$）、CL（$P=0.023$）、CL/LBW（$P=0.022$）、AUC（$P=0.078$）均相关。$ABCB1$ 与 $CYP3A5$ 联合分析，EM、IM 或 PM 的 $ABCB1$ 3435 T 携带者清除率明显要慢。

药物个体间药代动力学及药效动力学的差异受到遗传和非遗传因素的影响，遗传因素对药代动力学及药效动力学的影响尤为巨大。FK506 为器官移植患者广泛应用的免疫抑制剂，参与 FK506 代谢和吸收的酶相关编码基因 $CYP3A4$、$CYP3A5$、$CYP3A51P$、$MDR1$（$ABCB1$）多态性与 FK506 的药代动力学密切相关。已有学者考虑 CYP3A5 表达者移植术后 FK506 首剂量为 0.15mg/kg，而对于非表达者减半为 0.075mg/kg[180]。随着药物基因组学的发展，以及编码 FK506 处置相关蛋白基因多态性研究的拓广和深入，人们会进一步揭示 FK506 药代动力学及药效动力学个体间差异的遗传学影响，进而为个体化的 FK506 临床应用提供有力参考。

（胡永芳）

第五节　药物基因组指导免疫抑制剂个体化用药的循证医学证据

FK506/CsA 是心脏移植维持性免疫治疗的一线免疫抑制剂，治疗指数窄，个体间药代动力学差异较大。第三节和第四节已详细阐述了 CNI 类药物与编码药物代谢酶、药物转运体基因 $CYP3A4$、$CYP3A5$、$CYP3A51P$、$MDR1$（$ABCB1$）多态性与 FK506/CsA 药代动力学参数的相关性，以及急性排斥反应的影响因素。本节主要介绍 FK506/CsA 个体化用药指导中的系统评价、荟萃分析及其他循证证据，为药物基因组指导心脏移植患者精准使用 FK506/CsA 提供参考和（或）依据。第一节心脏移植免疫抑制治疗方案中，硫唑嘌呤也是重要的免疫抑制剂，限于篇幅，其他章节中未做更多介绍，基于 DPWG 推荐，本节介绍硫唑嘌呤/巯基嘌呤药物基因组的循证证据，以期促进免疫抑制剂更好的临床应用。

一、药物基因组指导 FK506 个体化用药的系统评价和荟萃分析

（一）CYP3A5 基因多态性与 FK506 药代动力学参数及药效动力学相关性的系统评价

检索 Cochrane 图书馆、PubMed、Medline 和 EmBase 等数据库，检索时间截至 2009 年 8 月[188]，这项荟萃分析共纳入 23 项研究（1779 名患者），其中 17 项研究（1443 名患者）为肾移植患者，余 6 项研究（336 名患者）为肝移植患者。分析结果显示：在肾移植患者中，CYP3A5*1 携带者（CYP3A5*1/*1 或 CYP3A5*1/*3，即 CYP3A5 表达者）所需 FK506 日剂量比非携带者（CYP3A5*3/*3）高 0.045（95%CI：0.033～0.056）mg/kg，然而研究间存在显著异质性。按器官移植术后时间的亚组分析显示，CYP3A5 表达者所需剂量比非表达者在术后 2 周及 1 个月、3 个月、6 个月和 12 个月分别高 0.010mg/kg、0.084mg/kg、0.041mg/kg、0.037mg/kg 和 0.044mg/kg。按种族进行的亚组分析显示 CYP3A5 表达者在白种人、中国人和日本人中分别比非表达者高 0.056mg/kg、0.037mg/kg 和 0.077mg/kg。在肝移植患者中，肝移植供者为 CYP3A5 表达者所需的剂量比非表达者高 0.024（95%CI：0.019～0.028）mg/kg，同时受者为 CYP3A5 表达者比非表达者高 0.012（95%CI：0.005～0.018）mg/kg。CYP3A5 表达者的急性排斥反应发生率与非表达者没有差异［比值比（OR）= 1.52；95%CI：0.78～2.96，P = 0.063］，然而亚组分析显示器官移植术后 1 个月内，两组间有显著差异。同时，CYP3A5 基因多态性对生存率没有影响。但 CYP3A5 基因多态性对 FK506 给药剂量有影响，且术后不同时间和不同种族间有差异。CYP3A5 基因多态性在术后 1 个月内与急性排斥反应发生率相关但与 1 年器官或患者生存率不相关。

Hendijani[189] 的系统评价和荟萃分析纳入了 16 项观察性研究（1309 例肝移植受体，1044 例肝移植供体）。肝移植术后 1～4 周、2～4 周、6 个月和 12 个月，CYP3A5 受体/供体表达的携带者 FK506 的剂量/血药浓度（C/D）低，而所需剂量高。肝移植术后 2 周，FK506 血药浓度较低。种族间存在差异。受体为 CYP3A5*1 携带者 FK506 每日所需剂量在第 1 个月、第 3 个月和第 6 个月分别增加 0.023mg/kg、0.022mg/kg 和 0.012mg/kg；而供体组织为 CYP3A5*1 携带者 FK506 每日所需剂量在第 1 个月、第 3 个月和第 6 个月分别增加 0.024mg/kg、0.035mg/kg 和 0.032mg/kg。CYP3A5*3 基因多态性可优化 FK506 初始剂量，降低移植早期给药剂量过高（达到靶浓度）带来的风险。

依据 CYP3A5*1 基因型优化儿童移植者 FK506 剂量的荟萃分析[189]，检索 Cochrane 图书馆、PubMed、科学引文索引数据库、斯高帕斯数据库、Pro Quest 等数据库，系统查询"儿童移植人群、CYP3A5*1 基因型、FK506 C/D"。荟萃分析共纳入 11 项（596 例）儿童移植受体。分析结果显示，移植后 14 个时间点 CYP3A5 表达者与未表达者 FK506 C/D 存在显著性差异；达到相同血药浓度水平 CYP3A5 表达者每日所需 FK506 剂量较未表达者高

0.06mg/kg。依 TDM 监测结果调整 FK506 剂量，可能需花费 1 个月才能达到稳态、最佳血药浓度水平。调整剂量期间时间过长，增加了免疫移植剂量过高/低下、药物毒性和器官损伤风险。该荟萃分析提示，通过分析个体遗传图谱预测所需剂量，可在药物治疗前快速达到最佳个体化剂量。

（二）*MDR1* C3435T 基因多态性与 FK506 剂量相关性的系统评价

系统评价共纳入 21 项研究，包括 2151 例接受肾或肝器官移植患者，17 篇英文文献及 4 篇中文文献。Meta 分析结果（表 20-6）表明：在移植随访 1 个月、6 个月和 12 个月期间 CC 基因型组 FK506 的 *C/D* 明显低于 CT 及（CT+TT）基因型组（$P<0.05$），其平均日剂量明显高于 TT 及（CT+TT）基因型组（$P<0.05$）。在肝移植患者术后 1 个月内，CC 基因型组 FK506 的 *C/D* 明显低于其他基因型组（$P<0.05$），同时平均日剂量高于其他基因型组（$P<0.05$）。而对于肾移植患者，*MDR1* C3435T 基因多态性在肾移植后 1 个月、6 个月及 12 个月与 FK506 的 *C/D* 及平均日剂量无相关性（$P>0.05$）。

表 20-6　*MDR1* C3435T 基因多态性与 FK506 剂量相关性应用随机效应模型的荟萃分析结果

组别	纳入研究的参考文献	结果	
		WMD（95%CI）和统计学意义	异质性
每日剂量（CC vs. CT）			
总计	[154，162，180，182，185，190-195]	0.009（−0.000，0.018），$P=0.059$	$P<0.001$
肾移植	[154，162，180，185，190，191，193，194]	0.004（−0.006，0.014），$P=0.383$	$P=0.001$
1 个月 [1]	[154，180，190，191，193，194]	0.007（−0.007，0.021），$P=0.316$	$P=0.044$
6 个月 [2]	[180，190，194]	0.004（−0.008，0.017），$P=0.496$	$P=0.891$
12 个月 [3]	[162，185，190，195]	0.003（−0.025，0.031），$P=0.834$	$P=0.001$
每日剂量（CC vs. CT）			
肝移植	[182，192，195]	0.013（−0.004，0.030），$P=0.131$	$P<0.001$
1 个月 [1]	[192，195]	0.041（0.015，0.067），$P=0.002$	$P=0.004$
6 个月 [2]	[182，195]	−0.000（−0.020，0.020），$P=0.994$	$P=0.329$
12 个月 [3]	[182]	−0.003（−0.013，0.007），$P=0.568$	$P=0.788$
每日剂量（CC vs. TT）			
总计	[154，162，180，182，185，190-195]	0.019（0.007，0.030），$P=0.002$	$P<0.001$
肾移植	[154，162，180，185，190，191，193，194]	0.023（0.011，0.036），$P<0.001$	$P<0.001$
1 个月 [1]	[154，180，190，191，193，194]	0.023（0.006，0.040），$P=0.007$	$P=0.011$
6 个月 [2]	[180，190，194]	0.031（−0.005，0.068），$P=0.092$	$P=0.005$
12 个月 [3]	[162，185，190，194]	0.019（−0.009，0.047），$P=0.181$	$P=0.003$

续表

组别	纳入研究的参考文献	结果	
		WMD（95%CI）和统计学意义	异质性
肝移植	[182，192，195]	0.010（−0.014，0.034），$P=0.413$	$P<0.001$
1 个月 [(1)]	[192，195]	0.047（0.010，0.084），$P=0.013$	$P<0.001$
6 个月 [(2)]	[182，195]	0.004（−0.016，0.025），$P=0.674$	$P=0.436$
12 个月 [(3)]	[182]	−0.013（−0.027，0.001），$P=0.064$	$P=0.723$
每日剂量（CC vs. CT+TT）			
总计	[154，162，180，182，183，185，190-195]	0.011（0.002，0.020），$P=0.019$	$P<0.001$
肾移植	[154，162，180，183，185，190，191，193，194]	0.010（−0.000，0.019），$P=0.061$	$P<0.001$
1 个月 [(1)]	[154，180，183，190，191，193，194]	0.010（−0.003，0.023），$P=0.136$	$P=0.015$
6 个月 [(2)]	[180，190，194]	0.011（−0.003，0.025），$P=0.124$	$P=0.284$
12 个月 [(3)]	[162，185，190，194]	0.008（−0.020，0.037），$P=0.557$	$P<0.001$
肝移植	[182，192，195]	0.012（−0.006，0.030），$P=0.197$	$P<0.001$
1 个月 [(1)]	[180，195]	0.041（0.011，0.071），$P=0.007$	$P=0.001$
6 个月 [(2)]	[182，195]	0.000（−0.020，0.020），$P=0.986$	$P=0.296$
12 个月 [(3)]	[182]	−0.005（−0.015，0.004），$P=0.284$	$P=0.408$

注：（1）纳入随访时间小于或等于 1 个月的研究；（2）纳入随访时间 3 个月或 6 个月的研究；（3）纳入随访时间大于或等于 12 个月的研究。

（三）CYP3A5*3 基因变异对肾移植患者 CsA 处置及急性排斥反应发生率影响的荟萃分析

在线检索 1966 年至 2010 年 3 月所有相关的出版物，共纳入 14 项研究，1821 例肾移植患者。研究结果显示，CYP3A5*3/*3 移植者 CsA 的 C_0/D 与 CYP3A5*1/*3 者之间有显著性差异（WMD：10.06，95%CI：3.12～17.00，$P=0.004$），同时 CYP3A5*1 未携带者与 CYP3A5*1 携带者之间也有显著性差异（WMD：8.32，95% CI：3.16～13.49，$P=0.002$）。种族亚组分析显示在亚洲人群中，CYP3A5*1 未携带者与 CYP3A5*1 携带者之间有显著性差异，但在高加索人群中未发现显著性差异。此外，CYP3A5*1 未携带者的平均日剂量与 CYP3A5*1 携带者之间也有显著性差异（WMD：−0.19，95%CI：−0.31～−0.07，$P=0.002$）。此荟萃分析显示 CYP3A5*3 变异与接受 CsA 治疗肾移植患者急性排斥反应发生率无关联（OR = 0.94，95%CI：0.57～1.54，$P=0.80$）。接受 CsA 治疗的肾移植患者中，CYP3A5*3 变异与 CsA 的 C_0/D 及平均日剂量减少有一定关联，然而该基因变异对急性排斥反应发生率没有影响[196]。

（四）*MDR1* C1236T 基因多态性对 CsA 药代动力学影响的系统评价

检索 Cochrane 图书馆、PubMed、EMBase、Medline、CNKI 等数据库，检索时间截至 2008 年 10 月。收集有关 *MDR1* C1236T 基因多态性与 CsA 药代动力学的研究。共纳入 7 篇回顾性研究，其中英文文献 5 篇，中文文献 2 篇。meta 分析结果表明：CC 基因型组 C_2/D 比 TT 基因型组低 24.52μg/L per mg/（kg·d）（WMD = −24.52，95%CI：−46.96～−2.07，$P = 0.032$），而 CC 基因型组与 CT 基因型组没有统计学差异。但是荟萃分析未见 C1236T 基因多态性，C_0/D 及平均日剂量之间均无统计学差异。荟萃分析结果提示，*MDR1* C1236T 基因多态性对 CsA 药代动力学有一定影响[197]。

（五）*MDR1* G2677T/A 基因多态性对 CsA 药代动力学及药效学影响的系统评价

系统评价共纳入 7 篇回顾性研究[198]，包括 844 例肾移植患者，其中英文文献 5 篇，中文文献 2 篇，共 6 项 *MDR1* G2677T/A 基因多态性与 CsA 的 C_0/D 关系的研究。荟萃分析结果显示：G2677T/A 野生型纯合子（GG）CsA 的 C_0/D 显著低于其他基因型［GT+GA（WMD = −14.13，95%CI：−22.55～−5.72，$P = 0.001$），TT+TA+AA（WMD = −28.39，95%CI：−42.88～−13.91，$P = 0.001$）］，但均存在显著异质性（$P<0.001$）。按照随访时间的不同进行亚组分析，仍然存在显著的异质性。

共有 4 项研究纳入此次研究，荟萃分析结果显示，野生型纯合子 GG CsA 的 C_2/D 与 TT+TA+AA 基因型间有统计学差异（WMD = −28.39，95%CI：−42.88～−13.91，$P = 0.000\ 1$），但与 GT+GA 基因型之间不存在统计学差异，同时各项研究之间不存在统计学异质性（$P>0.05$）。结果表明 *MDR1* G2677T/A 基因多态性与 CsA 的 C_2/D 存在一定的相关性。对于 *MDR1* G2677T/A 基因多态性与 CsA 给药剂量的关系，纳入了 2 项研究，荟萃分析结果表明，G2677T/A 野生型纯合子 GG 与 TT+TA+AA 基因型之间存在统计学差异（WMD = 0.32，95%CI：0.06～0.57，$P = 0.01$），而与 GT+GA 基因型之间不存在统计学差异，同时各项研究之间没有异质性差异（$P>0.05$）。可以得出，要达到相同的 CsA 治疗靶浓度，GG 基因型患者要比其他基因型患者服用更大的剂量。在纳入的各项研究中，有 3 项研究报道了 *MDR1* 多态性与急性排斥反应发生率的关系。meta 分析结果均表明 GG 基因型与 GT+GA 基因型之间（OR = 1.96，95%CI：0.83～4.64，$P = 0.13$）、GG 基因型与 TT+TA+AA 基因型之间（OR = 2.25，95%CI：0.91～5.54，$P = 0.07$）均没有显著性差异，异质性检验结果表明各个研究之间没有异质性差异（$P>0.05$）。荟萃分析结果表明，G2677T/A 基因多态性与 CsA 药代动力学有显著相关性，但与急性排斥反应发生率没有关联。

3 项 *CYP3A5*3* 基因变异与 FK506 药代动力学参数相关性的肾移植、肝移植研究，儿童人群荟萃分析结果显示，FK506 每日所需剂量在 *CYP3A5*1* 携带者和未携带者间存在显著性差异。从荟萃分析结果中不难发现，FK506 每日所需剂量因移植不同时期、移植器官类型、年龄及种族不同而存在显著差异；对于脏移植、肝移植受体和供体也因 *CYP3A5*1* 携带者和未携带者不同而存在差异。肾移植、肝移植荟萃分析结果显示，*CYP3A5*3* 基因变异与 CsA 药代动力学参数存在关联；同时，*MDR1* C3435T、G2677T/A 及 C1236T 基因变异与 CNI 药代动力学参数存在一定关联。少数文献荟萃分析结果提示，这些基因变异可能与急性排斥反应发生率相关。系统评价结果提示，药物代谢酶和转运体基因变异与 CNI 药代动力学及药效动力学存在关联。但是因心脏移植病例数影响，没有发现 *CYP3A5**3、*MDR1* C3435T、G2677T/A 及 C1236T 基因变异与 CNI 药代动力学及药效动力学相关的荟萃分析结果，仅依肾移植、肝移植研究结果为心脏移植提供参考。

二、FK506 药物基因组指南——CPIC

临床药物基因组学实施联盟（Clinical Pharmacogenetics Implementation Consortium，CPIC）强烈推荐实体器官移植免疫维持性免疫抑制选择 FK506，移植前检测 *CYP3A5* 基因型，依据基因型调整剂量可尽早达到治疗靶浓度[199]。相关剂量调整详见表 20-7，而表 20-8 显示了目前 *CYP3A5* 基因变异可能的代谢表型，可为基于基因型的剂量调整提供参考。

表 20-7　基于 *CYP3A5* 基因型的 FK506 剂量推荐表

CYP3A5 基因型 [a]	FK506 药学检测意义	治疗推荐 [b]	推荐级别 [d]
强代谢型者 （CYP3A5 表达者）	FK506 C_0/D 低，达靶标浓度机会减少	推荐初始剂量增加 1.5～2 倍 [c]。每日总初始剂量应<0.3mg/kg。TDM 指导剂量调整	强推荐
中间代谢型者 （CYP3A5 表达者）	FK506 C_0/D 低，达靶标浓度机会减少	推荐初始剂量增加 1.5～2 倍 [a]。每日总初始剂量应<0.3mg/kg。TDM 指导剂量调整	强推荐
弱代谢型者 （CYP3A5 未表达者）	FK506 C_0/D 高（正常），达靶标浓度机会增加	初始剂量为标准推荐剂量，TDM 指导剂量调整	强推荐

a 对于其他 CYP 酶，强代谢型者被分类为"正常"代谢型者，基于患者基因型的药物剂量不需调整。但是，CYP3A5 和 FK506 表达者，CYP3A5 表达者（CYP3A5 强代谢型者或中间代谢型者）需要推荐初始剂量较高，CYP3A5 非表达者（弱代谢型者）需要标准推荐初始剂量。

b 推荐适用于肾脏、心脏、肺脏和干细胞移植，肝脏需要确定供体和受体基因型。

c 进一步剂量调整或选择适宜治疗需考虑临床因素（如药物相互作用或肝脏功能）。

d 证据级别见在线补充数据。

资料来源：Birdwell K A，Decker B，Barbarino J M，et al. Clinical Pharmacogenetics Implementation Consortium（CPIC）Guidelines for CYP3A5 Genotype and Tacrolimus Dosing［J］. Clin Pharmacol Ther，2015，98（1）：19-24。

表 20-8　基于 *CYP3A5* 基因型分派可能的代谢表型

表型	基因型	双体型（diplotypes）举例*
强代谢型者 （CYP3A5 表达者）	携带 2 个有功能的等位基因	*1/*1
中间代谢型者 （CYP3A5 表达者）	携带 1 个有功能的等位基因和 1 个无功能的等位基因	*1/*3, *1/*6, *1/*7
弱代谢型者 （CYP3A5 未表达者）	携带 2 个无功能的等位基因	*3/*3, *6/*6, *7/*7, *3/*6, *3/*7*, 6/*7

* CYP3A5*2、*8 和*9 为稀有变异，功能意义未知。但是，个体携带 1 个等位基因为 *1，预测表型为中间代谢型者。

资料来源：Birdwell K A，Decker B，Barbarino J M，et al. Clinical Pharmacogenetics Implementation Consortium（CPIC）Guidelines for CYP3A5 Genotype and Tacrolimus Dosing［J］. Clin Pharmacol Ther，2015，98（1）：19-24。

三、免疫抑制剂相关药物基因组学指南——DPWG

（一）FK506 药物基因组学指南——DPWG

CYP3A5 杂合子表达者（*CYP3A5* heterozygote expressor），即 *CYP3A5**1/*3 基因组型者。*CYP3A5* 基因变异造成 FK506 转化成无活性代谢产物的能力降低，从而使 FK506 所需剂量减少。调整 FK506 初始剂量，可能增加治疗药物监测前 3 天达到靶浓度的时机，但并没有改善临床结局的直接证据。

对于非肝移植者，Thervet 等研究发现，*CYP3A5* 杂合子肾移植 FK506 初始剂量为 0.15mg/kg，每日 2 次。3 天后，靶血浓度中位数为 12.3ng/ml。此研究中肾移植者靶浓度范围为 10～15ng/ml，此靶浓度低于荷兰裔者（移植后 2～4 周，靶浓度 15～20ng/ml）。非表达者参照组，移植前接受 *CYP3A5* 基因分型，首剂量为 0.1mg/kg，每日 2 次，谷浓度中位数为 16.6ng/ml。依据监测的 FK506 水平，调整剂量为 0.075mg/kg，每日 2 次，谷浓度中位数为 12.0ng/ml。

肝移植者，除基因分型外，基因分型后也需要检测 FK506 代谢。

CYP3A5 纯合子表达者（*CYP3A5* homozygote expressor），即 *CYP3A5**1/*1 基因型者。*CYP3A5* 基因变异造成 FK506 转化成无活性代谢产物的能力减弱，从而使 FK506 所需剂量减少。调整 FK506 初始剂量，可能增加治疗药物监测前 3 天达到靶浓度的时机，但并没有改善临床结局的直接证据。

Thervet 等研究发现，4 例 *CYP3A5* 纯合子基因型的肾移植 FK506 初始剂量为 0.15mg/kg，每日 2 次。3 天后，靶血浓度中位数为 14.0ng/ml。6 例首剂量为 0.1mg/kg，每日 2 次，谷浓度中位数为 5.6ng/ml。此研究中肾移植者靶浓度范围为 10～15ng/ml，这个靶浓度低于荷兰裔者（移植后 2～4 周，靶浓度 15～20ng/ml）。非表达者参照组，移植前接受 *CYP3A5* 基因分型，首剂量为 0.1mg/kg，每日 2 次，谷浓度中位数为 16.6ng/ml。依据监测 FK506 水平，调整剂量为 0.075mg/kg，每日 2 次，谷浓度中位数为 12.0ng/ml。文献中列举了医院首剂量前分析 *CYP3A5* 基因型，第二给药依基因型减少 FK506 剂量。

肝移植者，除基因分型外，基因分型后也需要检测 FK506 代谢。

非肝移植/肝移植者 *CYP3A5* 杂合子表达者或纯合子表达者依基因分析调整 FK506 所需剂量，总结见表 20-9。

表 20-9　FK506 基于 *CYP3A5* 基因型剂量调整推荐表

移植类型	基因型	推荐		备注
		初始剂量	监测/措施	
非肝移植	*CYP3A5* 杂合子表达者	标准初始剂量的 1.75 倍	依治疗药物监测结果调整，初始剂量可能低于非表达者达预期目标浓度所需标准初始剂量	剂量为初始剂量 75%，剂量增加至标准初始剂量 1.3～1.75 倍
肝移植		标准初始剂量的 1.75 倍		移植肝基因型为 *CYP3A5* 杂合子的表达者
非肝移植	*CYP3A5* 纯合子表达者	标准初始剂量 2.5 倍		剂量为初始剂量 75%，剂量增加至标准初始剂量 2～2.5 倍
肝移植		标准初始剂量 2.5 倍		移植肝基因型为 *CYP3A5* 纯合子表达者

（二）硫唑嘌呤/巯基嘌呤药物基因组学指南——DPWG

基因变异降低了硫唑嘌呤/巯基嘌呤转换为主要无活性代谢物的能力，严重不良反应风险增加，例如，威胁生命的严重不良反应骨髓抑制风险增加。TPMT 中间代谢型者和弱代谢型者依基因分析调整硫唑嘌呤所需剂量，总结见表 20-10。

表 20-10 硫唑嘌呤基于 TPMT 基因型剂量调整推荐表

基因型	推荐		备注
	初始剂量	监测/措施	
TPMT IM	50%的标准剂量	增加监测频率；需依监测白细胞计数和疗效调整初始剂量	硫唑嘌呤每日剂量<1.5mg/kg 或巯基嘌呤每日剂量<0.75mg/kg，则不需调整剂量
TPMT PM	换用其他药物或 10%的标准剂量	增加监测频率；若减少剂量，患者出现骨髓抑制（严重咽喉痛伴发热、鼻出血）时需就诊处理	

四、免疫抑制剂药物基因组学的进展

FK506 TDM 需考虑 PK-PG-PD-IB（immunologic biomarkers，IB）来为辅助临床医生 FK506 的个体化治疗提供分析和药物−暴露推荐建议[200]。不论哪种类型的实体器官，还是干细胞移植，FK506 监测仍是药代动力学的最好指标，AUC 是移植后早期 TDM 最佳药代动力学参数，仅用于特殊人群、免疫抑制最小化及特别情况。干血点（dried blood spots，DBS）、容量吸收微量取样（volumetric absorptive microsampling，VAMS）和细胞内 FK506 测定为最新监测方法。FK506 所需剂量与 *CYP3A5* 基因型相关，推荐级别和证据强度分别为Ⅰ、A。尽管 PD/IB 尚未进入常规监测，NFAT 仍不失为肾移植急性排斥反应、感染和肿瘤的预测因子，推荐级别和证据强度分别为Ⅱ、B。监测 T 细胞间 IFN-g 生成，有助于预测肾移植和肝移植受者急性排斥反应发生风险，同时也为免疫抑制最小化提供候选抑制剂，推荐级别和证据强度均分别为Ⅱ、B。CYP3A5、CYP3A4 群体药代动力学模型为 FK506 初始剂量优化提供了指导。未来研究应聚焦于免疫生物学标志物的"临床获益时间−事件模型"，预测个体反应性、排斥反应风险和移植物存活的结局。建立临床获益时间−事件模型时需联合考虑 *CYP3A4*22*、*POR*28*、*PPAR-α* 和 *MDR1* 等基因，以及移植者器官类型，患者年龄、种族和药物相互作用。此外，可借助大数据和人工智能为免疫抑制剂的精准治疗提供一种新的思路和策略。

（胡永芳）

参 考 文 献

[1] 徐林. 心脏移植的现状与进展. 沈阳医学院学报 [J]. 2015, 17（3）：129-130.

[2] 黄洁. 心脏移植免疫抑制诱导和维持治疗 [J]. 中华移植杂志（电子版），2018，12（2）：49-54.

[3] 黄洁，廖中凯. 中国心脏移植免疫抑制治疗及排斥反应诊疗规范（2019 版）[J]. 中华移植杂志（电子版），2019，13（1）：15-20.

［4］田普训，敖建华，李宁，等. 器官移植免疫抑制剂临床应用技术规范（2019 版）［J］. 器官移植，2019，10（3）：213-226.

［5］Chambers D C，Yusen R D，Cherikh W S，et al. The registry of the international society for heart and lung transplantation：thirty-fourth adult lung and heart-lung transplantation report—2017；focus theme：allograft ischemic time［J］. The Journal of Heart and Lung Transplantation，2017，36（10）：1047-1059.

［6］Penninga L，Møller C H，Gustafsson F，et al. Immunosuppressive T-cell antibody induction for heart transplant recipients［J］. The Cochrane Database of Systematic Reviews，（12）：CD008842.

［7］Hardinger K L，Rhee S，Buchanan P，et al. A prospective，randomized，double-blinded comparison of thymoglobulin versus Atgam for induction immunosuppressive therapy：10-year results［J］. Transplantation，2008，86（7）：947-952.

［8］Brennan D C，Flavin K，Lowell J A，et al. A randomized，double-blinded comparison of Thymoglobulin versus Atgam for induction immunosuppressive therapy in adult renal transplant recipients［J］. Transplantation，1999，67（7）：1011-1018.

［9］Haba T，Uchida K，Katayama A，et al. Pharmacokinetics and pharmacodynamics of a chimeric interleukin-2 receptor monoclonal antibody，basiliximab，in renal transplantation：a comparison between Japanese and non-Japanese patients［J］. Transplantation Proceedings，2001，33（7/8）：3174-3175.

［10］Mehra M R，Zucker M J，Wagoner L，et al. A multicenter，prospective，randomized，double-blind trial of basiliximab in heart transplantation［J］. The Journal of Heart and Lung Transplantation，2005，24（9）：1297-1304.

［11］郑哲，黄洁，杨立猛，等. 巴利昔单抗联合三联免疫抑制方案预防心脏移植后急性排斥反应［J］. 中华器官移植杂志，2012，33（5）：272-274.

［12］Delgado D H，Miriuka S G，Cusimano R J，et al. Use of basiliximab and cyclosporine in heart transplant patients with pre-operative renal dysfunction［J］. The Journal of Heart and Lung Transplantation，2005，24（2）：166-169.

［13］Bloom D D，Hu H Z，Fechner J H，et al. T-lymphocyte alloresponses of campath-1H-treated kidney transplant patients［J］. Transplantation，2006，81（1）：81-87.

［14］Morris P J，Russell N K. Alemtuzumab（Campath-1H）：a systematic review in organ transplantation［J］. Transplantation，2006，81（10）：1361-1367.

［15］Teuteberg J J，Shullo M A，Zomak R，et al. Alemtuzumab induction prior to cardiac transplantation with lower intensity maintenance immunosuppression：one-year outcomes［J］. American Journal of Transplantation，2010，10（2）：382-388.

［16］Costanzo M R，Dipchand A，Starling R，et al. The International Society of Heart and Lung Transplantation Guidelines for the care of heart transplant recipients［J］. The Journal of Heart and Lung Transplantation，2010，29（8）：914-956.

［17］Groetzner J，Meiser B M，Schirmer J，et al. Tacrolimus or cyclosporine for immunosuppression after cardiac transplantation：which treatment reveals more side effects during long-term follow-up？［J］. Transplantation Proceedings，2001，33（1/2）：1461-1464.

［18］Meiser B M，Uberfuhr P，Fuchs A，et al. Single-center randomized trial comparing tacrolimus（FK506）and cyclosporine in the prevention of acute myocardial rejection［J］. The Journal of Heart and Lung Transplantation：the Official Publication of the International Society for Heart Transplantation，1998，17（8）：782-788.

［19］Rinaldi M，Pellegrini C，Martinelli L，et al. FK506 effectiveness in reducing acute rejection after heart transplantation：a prospective randomized study［J］. The Journal of Heart and Lung Transplantation，1997，16（10）：1001-1010.

［20］Reichart B，Meiser B，Viganò M，et al. European multicenter tacrolimus（FK506）heart pilot study：one- year results：European tacrolimus multicenter heart study group［J］. The Journal of Heart and Lung Transplantation，1998，17（8）：775-781.

［21］Taylor D O，Barr M L，Radovancevic B，et al. A randomized，multicenter comparison of tacrolimus and cyclosporine immunosuppressive regimens in cardiac transplantation：decreased hyperlipidemia and hypertension with tacrolimus［J］. The Journal of Heart and Lung Transplantation，1999，18（4）：336-345.

［22］Kobashigawa J A，Miller L W，Russell S D，et al. Tacrolimus with mycophenolate mofetil（MMF）or sirolimus vs. cyclosporine with MMF in cardiac transplant patients：1-year report［J］. American Journal of Transplantation，2006，6（6）：1377-1386.

［23］Kobashigawa J A，Patel J，Furukawa H，et al. Five-year results of a randomized，single-center study of tacrolimus vs microemulsion cyclosporine in heart transplant patients［J］. The Journal of Heart and Lung Transplantation，2006，25（4）：434-439.

［24］Grimm M，Rinaldi M，Yonan N A，et al. Superior prevention of acute rejection by tacrolimus vs. cyclosporine in heart transplant recipients: a large European trial [J]. American Journal of Transplantation, 2006, 6 (6): 1387-1397.

[25] Guethoff S, Meiser B M, Groetzner J, et al. Ten-year results of a randomized trial comparing tacrolimus versus cyclosporine a in combination with mycophenolate mofetil after heart transplantation [J]. Transplantation, 2013, 95 (4): 629-634.

[26] 黄洁, 郑哲, 胡盛寿, 等. 心脏移植后采用他克莫司替代环孢素 A 治疗的体会 [J]. 中华器官移植杂志, 2008, 29 (5): 298-300.

[27] Spence M M, Nguyen L M, Hui R L, et al. Evaluation of clinical and safety outcomes associated with conversion from brand-name to generic tacrolimus in transplant recipients enrolled in an integrated health care system [J]. Pharmacotherapy: the Journal of Human Pharmacology and Drug Therapy, 2012, 32 (11): 981-987.

[28] Pennington C A, Park J M. Sublingual tacrolimus as an alternative to oral administration for solid organ transplant recipients [J]. American Journal of Health-System Pharmacy, 2015, 72 (4): 277-284.

[29] Doligalski C T, Liu E C, Sammons C M, et al. Sublingual administration of tacrolimus: current trends and available evidence [J]. Pharmacotherapy: the Journal of Human Pharmacology and Drug Therapy, 2014, 34 (11): 1209-1219.

[30] Envarsus XR prescribing information 6/2015. [2016-04-13]. http: www.envarsusxr.com /files /1814 / 4899 /3398/EnvarsusXR_ PI_8_4_15.pdf.

[31] Astagraf XL prescribing information 12/2015. [2016-04-13]. http: //www.astellas.s/docs/ Astagraf XL. pdf.

[32] Mancinelli L M, Frassetto L, Floren L C, et al. The pharmacokinetics and metabolic disposition of tacrolimus: a comparison across ethnic groups [J]. Clinical Pharmacology & Therapeutics, 2001, 69 (1): 24-31.

[33] Bekersky I, Dressler D, Mekki Q. Effect of time of meal consumption on bioavailability of a single oral 5 Mg tacrolimus dose [J]. The Journal of Clinical Pharmacology, 2001, 41 (3): 289-297.

[34] 刘冰洋, 柳青, 郑哲, 等. 受者 CYP3A5 基因多态性对心脏移植术后血他克莫司浓度的影响 [J]. 中华器官移植杂志, 2017, 38 (5): 262-266.

[35] Sánchez-Lázaro I, Herrero M J, Jordán-De Luna C, et al. Association of SNPs with the efficacy and safety of immunosuppressant therapy after heart transplantation [J]. Pharmacogenomics, 2015, 16 (9): 971-979.

[36] Staatz C E, Goodman L K, Tett S E. Effect of CYP3A and ABCB1 single nucleotide polymorphisms on the pharmacokinetics and pharmacodynamics of calcineurin inhibitors: part I [J]. Clinical Pharmacokinetics, 2010, 49 (3): 141-175.

[37] Ejendal K F K, Hrycyna C A. Differential sensitivities of the human ATP-binding cassette transporters ABCG2 and P-glycoprotein to cyclosporin A [J]. Molecular Pharmacology, 2005, 67 (3): 902-911.

[38] Saitoh H, Saikachi Y, Kobayashi M, et al. Limited interaction between tacrolimus and P-glycoprotein in the rat small intestine [J]. European Journal of Pharmaceutical Sciences, 2006, 28 (1/2): 34-42.

[39] Amioka K, Kuzuya T, Kushihara H, et al. Carvedilol increases ciclosporin bioavailability by inhibiting P-glycoprotein-mediated transport [J]. Journal of Pharmacy and Pharmacology, 2007, 59 (10): 1383-1387.

[40] Taylor D O, Edwards L B, Aurora P, et al. Registry of the International Society for Heart and Lung Transplantation: twenty-fifth official adult heart transplant report—2008 [J]. The Journal of Heart and Lung Transplantation, 2008, 27 (9): 943-956.

[41] Kobashigawa J, Miller L, Renlund D, et al. A randomized active-controlled trial of mycophenolate mofetil in heart transplant recipients [J]. Transplantation, 1998, 66 (4): 507-515.

[42] Eisen H J, Kobashigawa J, Keogh A, et al. Three-year results of a randomized, double-blind, controlled trial of mycophenolate mofetil versus azathioprine in cardiac transplant recipients [J]. The Journal of Heart and Lung Transplantation, 2005, 24 (5): 517-525.

[43] Kaczmarek I, Ertl B, Schmauss D, et al. Preventing cardiac allograft vasculopathy: long-term beneficial effects of mycophenolate mofetil [J]. The Journal of Heart and Lung Transplantation, 2006, 25 (5): 550-556.

[44] Keogh A, Richardson M, Ruygrok P, et al. Sirolimus in de novo heart transplant recipients reduces acute rejection and prevents coronary artery disease at 2 years: a randomized clinical trial [J]. Circulation, 2004, 110 (17): 2694-2700.

[45] Eisen H J, Kobashigawa J, Starling R C, et al. Everolimus versus mycophenolate mofetil in heart transplantation: a randomized, multicenter trial [J]. American Journal of Transplantation, 2013, 13 (5): 1203-1216.

[46] Valantine H. Is there a role for proliferation signal/mTOR inhibitors in the prevention and treatment of de novo malignancies after

heart transplantation? lessons learned from renal transplantation and oncology [J]. The Journal of Heart and Lung Transplantation, 2007, 26 (6): 557-564.

[47] Hunt S A, Haddad F. The changing face of heart transplantation [J]. Journal of the American College of Cardiology, 2008, 52 (8): 587-598.

[48] Flechner S M, Kobashigawa J, Klintmalm G. Calcineurin inhibitor-sparing regimens in solid organ transplantation: focus on improving renal function and nephrotoxicity [J]. Clinical Transplantation, 2008, 22 (1): 1-15.

[49] Zuckermann A O, Aliabadi A Z. Calcineurin-inhibitor minimization protocols in heart transplantation[J]. Transplant International, 2009, 22 (1): 78-89.

[50] Aleksic I, Baryalei M, Busch T, et al. Improvement of impaired renal function in heart transplant recipients treated with mycophenolate mofetil and low-dose cyclosporine [J]. Transplantation, 2000, 69 (8): 1586-1590.

[51] Stypmann J, Engelen M A, Eckernkemper S, et al. Calcineurin inhibitor-free immunosuppression using everolimus (certican) after heart transplantation: 2 years' follow-up from the University Hospital Münster [J]. Transplantation Proceedings, 2011, 43 (5): 1847-1852.

[52] Potena L, Prestinenzi P, Bianchi I G, et al. Cyclosporine lowering with everolimus versus mycophenolate mofetil in heart transplant recipients: Long-term follow-up of the SHIRAKISS randomized, prospective study[J]. The Journal of Heart and Lung Transplantation, 2012, 31 (6): 565-570.

[53] 尹栋, 黄洁, 丰雷, 等. 心脏移植术后慢性肾功能不全患者应用西罗莫司的经验 [J]. 中华心血管病杂志, 2012, 40 (2): 136-140.

[54] Groetzner J, Meiser B, Landwehr P, et al. Mycophenolate mofetil and sirolimus as calcineurin inhibitor-free immunosuppression for late cardiac-transplant recipients with chronic renal failure [J]. Transplantation, 2004, 77 (4): 568-574.

[55] Groetzner J, Kaczmarek I, Schulz U, et al. Mycophenolate and sirolimus as calcineurin inhibitor-free immunosuppression improves renal function better than calcineurin inhibitor-reduction in late cardiac transplant recipients with chronic renal failure [J]. Transplantation, 2009, 87 (5): 726-733.

[56] Meiser B, Reichart B, Adamidis I, et al. First experience with de novo calcineurin-inhibitor-free immunosuppression following cardiac transplantation [J]. American Journal of Transplantation, 2005, 5 (4 Pt 1): 827-831.

[57] Leet A S, Bergin P J, Richardson M, et al. Outcomes following de novo CNI-free immunosuppression after heart transplantation: a single-center experience [J]. American Journal of Transplantation, 2009, 9 (1): 140-148.

[58] Crettol S, Venetz J P, Fontana M, et al. CYP3A7, CYP3A5, CYP3A4, and ABCB1 genetic polymorphisms, cyclosporine concentration, and dose requirement in transplant recipients [J]. Therapeutic Drug Monitoring, 2008, 30 (6): 689-699.

[59] de Iwasaki K. Metabolism of tacrolimus (FK506) and recent topics in clinical pharmacokinetics [J]. Drug Metabolism and Pharmacokinetics, 2007, 22 (5): 328-335.

[60] Iwasaki K, Shiraga T, Nagase K, et al. Isolation, identification, and biological activities of oxidative metabolites of FK506, a potent immunosuppressive macrolide lactone [J]. Drug Metabolism and Disposition: the Biological Fate of Chemicals, 1993, 21 (6): 971-977.

[61] Staatz C E, Tett S E. Clinical pharmacokinetics and pharmacodynamics of tacrolimus in solid organ transplantation [J]. Clinical Pharmacokinetics, 2004, 43 (10): 623-653.

[62] Iwasaki K, Shiraga T, Matsuda H, et al. Further metabolism of FK506 (tacrolimus). Identification and biological activities of the metabolites oxidized at multiple sites of FK506 [J]. Drug Metabolism and Disposition: the Biological Fate of Chemicals, 1995, 23 (1): 28-34.

[63] Akhlaghi F, Dostalek M, Falck P, et al. The concentration of cyclosporine metabolites is significantly lower in kidney transplant recipients with diabetes mellitus [J]. Therapeutic Drug Monitoring, 2012, 34 (1): 38-45.

[64] Dai Y, Iwanaga K, Lin Y S, et al. In vitro metabolism of cyclosporine A by human kidney CYP3A5 [J]. Biochemical Pharmacology, 2004, 68 (9): 1889-1902.

[65] Radeke H H, Christians U, Sewing K F, et al. The synergistic immunosuppressive potential of cyclosporin metabolite combinations [J]. International Journal of Immunopharmacology, 1992, 14 (4): 595-604.

［66］Copeland K R，Yatscoff R W，McKenna R M. Immunosuppressive activity of cyclosporine metabolites compared and characterized by mass spectroscopy and nuclear magnetic resonance［J］. Clinical Chemistry，1990，36（2）：225-229.

［67］Venkataramanan R，Starzl T E，Yang S，et al. Biliary excretion of cyclosporine in liver transplant patients［J］. Transplant Proc，1985，17（1）：286-289.

［68］Möller A，Iwasaki K，Kawamura A，et al. The disposition of ^{14}C-labeled tacrolimus after intravenous and oral administration in healthy human subjects［J］. Drug Metabolism and Disposition：the Biological Fate of Chemicals，1999，27（6）：633-636.

［69］Bleck J S，Schlitt H J，Christians U，et al. Urinary excretion of ciclosporin and 17 of its metabolites in renal allograft recipients［J］. Pharmacology，1989，39（3）：160-164.

［70］Hebert M F. Contributions of hepatic and intestinal metabolism and P-glycoprotein to cyclosporine and tacrolimus oral drug delivery［J］. Advanced Drug Delivery Reviews，1997，27（2/3）：201-214.

［71］Lown K S，Mayo R R，Leichtman A B，et al. Role of intestinal P-glycoprotein（mdr1）in interpatient variation in the oral bioavailability of cyclosporine［J］. Clinical Pharmacology & Therapeutics，1997，62（3）：248-260.

［72］Shukla V K，Lemaire S. Norbinaltorphimine protection against N-methyl-D-aspartic acid-induced conv- ulsions and mortality［J］. European Journal of Pharmacology，1993，231（2）：293-296.

［73］Regenauer A. Medical risk assessment at the turn of the century. International developments and trends：exemplified by some typical changes［J］. Versicherungsmedizin，1999，51（3）：98-105.

［74］Wada M. Single nucleotide polymorphisms in ABCC2 and ABCB1 genes and their clinical impact in physiology and drug response［J］. Cancer Letters，2006，234（1）：40-50.

［75］Bochud M，Eap C B，Maillard M，et al. Association of ABCB1 genetic variants with renal function in Africans and in Caucasians［J］. BMC Medicineical Genomics，1：21.

［76］Huisman M T，Smit J W，Schinkel A H. Significance of P-glycoprotein for the pharmacology and clinical use of HIV protease inhibitors［J］. AIDS（London，England），2000，14（3）：237-242.

［77］Chandler B，Detsika M，Khoo S H，et al. Factors impacting the expression of membrane-bound proteins in lymphocytes from HIV-positive subjects［J］. Journal of Antimicrobial Chemotherapy，2007，60（3）：685-689.

［78］Cardenas M E，Hemenway C，Muir R S，et al. Immunophilins interact with calcineurin in the absence of exogenous immunosuppressive ligands［J］. The EMBO Journal，1994，13（24）：5944-5957.

［79］Rusnak F，Mertz P. Calcineurin：form and function［J］. Physiological Reviews，2000，80（4）：1483-1521.

［80］Clipstone N A，Crabtree G R. Identification of calcineurin as a key signalling enzyme in T-lymphocyte activation［J］. Nature，1992，357（6380）：695-697.

［81］Matsuda S，Koyasu S. Mechanisms of action of cyclosporine［J］. Immunopharmacology，2000，47（2/3）：119-125.

［82］Shaw K T，Ho A M，Raghavan A，et al. Immunosuppressive drugs prevent a rapid dephosphorylation of transcription factor NFAT1 in stimulated immune cells［J］. Proceedings of the National Academy of Sciences of the United States of America，1995，92（24）：11205-11209.

［83］Macián F，García-Rodríguez C，Rao A. Gene expression elicited by NFAT in the presence or absence of cooperative recruitment of Fos and Jun［J］. The EMBO Journal，2000，19（17）：4783-4795.

［84］Hermann-Kleiter N，Baier G. NFAT pulls the strings during CD4+ T helper cell effector functions［J］. Blood，2010，115（15）：2989-2997.

［85］Boyman O，Sprent J. The role of interleukin-2 during homeostasis and activation of the immune system［J］. Nature Reviews Immunology，2012，12（3）：180-190.

［86］Palkowitsch L，Marienfeld U，Brunner C，et al. The Ca^{2+}-dependent phosphatase calcineurin controls the formation of the Carma1-Bcl10-Malt1 complex during T cell receptor-induced NF-kappaB activation［J］. The Journal of Biological Chemistry，2011，286（9）：7522-7534.

［87］Messer G，Weiss E H，Baeuerle P A. Tumor necrosis factor beta（TNF-beta）induces binding of the NF-kappa B transcription factor to a high-affinity kappa B element in the TNF-beta promoter［J］. Cytokine，1990，2（6）：389-397.

［88］Sica A，Dorman L，Viggiano V，et al. Interaction of NF-kappa B and NFAT with the interferon-gamma promoter［J］. Journal of

Biological Chemistry, 1997, 272 (48): 30412-30420.

[89] Frantz B, Nordby E C, Bren G, et al. Calcineurin acts in synergy with PMA to inactivate I kappa B/MAD3, an inhibitor of NF-kappa B [J]. The EMBO Journal, 1994, 13 (4): 861-870.

[90] Jeffrey K L, Camps M, Rommel C, et al. Targeting dual-specificity phosphatases: manipulating MAP kinase signalling and immune responses [J]. Nature Reviews Drug Discovery, 2007, 6 (5): 391-403.

[91] Kyriakis J M, Avruch J. Mammalian mitogen-activated protein kinase signal transduction pathways activated by stress and inflammation [J]. Physiological Reviews, 2001, 81 (2): 807-869.

[92] Matsuda S, Moriguchi T, Koyasu S, et al. T lymphocyte activation signals for interleukin-2 production involve activation of MKK6-p38 and MKK7-SAPK/JNK signaling pathways sensitive to cyclosporin A [J]. The Journal of Biological Chemistry, 1998, 273 (20): 12378-12382.

[93] Karin M. The regulation of AP-1 activity by mitogen-activated protein kinases [J]. Journal of Biological Chemistry, 1995, 270 (28): 16483-16486.

[94] Foletta V C, Segal D H, Cohen D R. Transcriptional regulation in the immune system: all roads lead to AP-1 [J]. Journal of Leukocyte Biology, 1998, 63 (2): 139-152.

[95] Matsuda S, Shibasaki F, Takehana K, et al. Two distinct action mechanisms of immunophilin-ligand complexes for the blockade of T-cell activation [J]. EMBO Reports, 2000, 1 (5): 428-434.

[96] Brabletz T, Pfeuffer I, Schorr E, et al. Transforming growth factor beta and cyclosporin A inhibit the inducible activity of the interleukin-2 gene in T cells through a noncanonical octamer-binding site [J]. Mol Cell Biol, 1993, 13 (2): 1155-1162.

[97] Gorelik L, Flavell R A. Transforming growth factor-beta in T-cell biology [J]. Nature Reviews Immunology, 2002, 2 (1): 46-53.

[98] Khanna A, Cairns V, Hosenpud J D. Tacrolimus induces increased expression of transforming growth factor-beta 1 in mammalian lymphoid as well as nonlymphoid cells [J]. Transplantation, 1999, 67 (4): 614-619.

[99] Shin G T, Khanna A, Ding R, et al. In vivo expression of transforming growth factor-beta1 in humans: stimulation by cyclosporine [J]. Transplantation, 1998, 65 (3): 313-318.

[100] Minguillón J, Morancho B, Kim S J, et al. Concentrations of cyclosporin A and FK506 that inhibit IL-2 induction in human T cells do not affect TGF-beta 1 biosynthesis, whereas higher doses of cyclosporin A trigger apoptosis and release of preformed TGF-beta 1 [J]. Journal of Leukocyte Biology, 2005, 77 (5): 748-758.

[101] Goppelt-Struebe M, Esslinger B, Kunzendorf U. Failure of cyclosporin A to induce transforming growth factor beta (TGF-beta) synthesis in activated peripheral blood lymphocytes [J]. Clinical Transplantation, 2003, 17 (1): 20-25.

[102] Satoh T, Taylor P, Bosron W F, et al. Current progress on esterases: from molecular structure to function [J]. Drug Metabolism and Disposition: the Biological Fate of Chemicals, 2002, 30 (5): 488-493.

[103] Fujiyama N, Miura M, Kato S, et al. Involvement of carboxylesterase 1 and 2 in the hydrolysis of mycophenolate mofetil [J]. Drug Metabolism and Disposition: the Biological Fate of Chemicals, 2010, 38 (12): 2210-2217.

[104] Bullingham R E S, Nicholls A J, Kamm B R. Clinical pharmacokinetics of mycophenolate mofetil [J]. Clinical Pharmacokinetics, 1998, 34 (6): 429-455.

[105] Staatz C E, Tett S E. Clinical pharmacokinetics and pharmacodynamics of mycophenolate in solid organ transplant recipients [J]. Clinical Pharmacokinetics, 2007, 46 (1): 13-58.

[106] Ettenger R, Bartosh S, Choi L, et al. Pharmacokinetics of enteric-coated mycophenolate sodium in stable pediatric renal transplant recipients [J]. Pediatric Transplantation, 2005, 9 (6): 780-787.

[107] Bernard O, Guillemette C. The main role of UGT1A9 in the hepatic metabolism of mycophenolic acid and the effects of naturally occurring variants [J]. Drug Metabolism and Disposition: the Biological Fate of Chemicals, 2004, 32 (8): 775-778.

[108] Shipkova M, Strassburg C P, Braun F, et al. Glucuronide and glucoside conjugation of mycophenolic acid by human liver, kidney and intestinal microsomes [J]. British Journal of Pharmacology, 2001, 132 (5): 1027-1034.

[109] Mackenzie P I. Identification of uridine diphosphate glucuronosyltransferases involved in the metabolism and clearance of mycophenolic acid [J]. Therapeutic Drug Monitoring, 2000, 22 (1): 10-13.

[110] Picard N，Ratanasavanh D，Prémaud A，et al. Identification of the UDP-glucuronosyltransferase isoforms involved in mycophenolic acid phase Ⅱ metabolism [J]. Drug Metabolism and Disposition: the Biological Fate of Chemicals，2005，33（1）：139-146.

[111] Shipkova M，Armstrong V W，Weber L，et al. Pharmacokinetics and protein adduct formation of the pharmacologically active acyl glucuronide metabolite of mycophenolic acid in pediatric renal transplant recipients [J]. Therapeutic Drug Monitoring，2002，24（3）：390-399.

[112] Shipkova M，Armstrong V W，Oellerich M，et al. Acyl glucuronide drug metabolites: toxicological and analytical implications [J]. Therapeutic Drug Monitoring，2003，25（1）：1-16.

[113] Wieland E，Shipkova M，Schellhaas U，et al. Induction of cytokine release by the acyl glucuronide of mycophenolic acid: a link to side effects? [J]. Clinical Biochemistry，2000，33（2）：107-113.

[114] Gensburger O，Picard N，Marquet P. Effect of mycophenolate acyl-glucuronide on human recombinant type 2 inosine monophosphate dehydrogenase [J]. Clinical Chemistry，2009，55（5）：986-993.

[115] Picard N，Cresteil T，Prémaud A，et al. Characterization of a phase 1 metabolite of mycophenolic acid produced by CYP3A4/5 [J]. Therapeutic Drug Monitoring，2004，26（6）：600-608.

[116] Jeong H，Kaplan B. Therapeutic monitoring of mycophenolate mofetil [J]. Clinical Journal of the American Society of Nephrology，2007，2（1）：184-191.

[117] Allison A C，Eugui E M. Mycophenolate mofetil and its mechanisms of action [J]. Immunopharmacology，2000，47（2/3）：85-118.

[118] Allison A C，Eugui E M. Mechanisms of action of mycophenolate mofetil in preventing acute and chronic allograft rejection [J]. Transplantation，2005，80（2 suppl）：S181-S190.

[119] Allison A C，Hovi T，Watts R W，et al. The role of de novo purine synthesis in lymphocyte transformation [J]. Ciba Foundation Symposium，1977，（48）：207-224.

[120] Allison A C，Kowalski W J，Muller C J，et al. Mycophenolic acid and brequinar，inhibitors of purine and pyrimidine synthesis，block the glycosylation of adhesion molecules [J]. Transplantation Proceedings，1993，25（3 Suppl 2）：67-70.

[121] Natsumeda Y，Ohno S，Kawasaki H，et al. Two distinct cDNAs for human IMP dehydrogenase [J]. Journal of Biological Chemistry，1990，265（9）：5292-5295.

[122] Eugui E M，Almquist S J，Muller C D，et al. Lymphocyte-selective cytostatic and immunosuppressive effects of mycophenolic acid in vitro: role of deoxyguanosine nucleotide depletion [J]. Scandinavian Journal of Immunology，1991，33（2）：161-173.

[123] Nankivell B J，Hibbins M，Chapman J R. Diagnostic utility of whole blood cyclosporine measurements in renal transplantation using triple therapy [J]. Transplantation，1994，58（9）：989-996.

[124] Oellerich M，Armstrong V W，Kahan B，et al. Lake Louise Consensus Conference on cyclosporin monitoring in organ transplantation: report of the consensus panel [J]. Therapeutic Drug Monitoring，1995，17（6）：642-654.

[125] Mahalati K，Belitsky P，Sketris I，et al. Neoral monitoring by simplified sparse sampling area under the concentration-time curve: its relationship to acute rejection and cyclosporine nephrotoxicity early after kidney transplantation [J]. Transplantation，1999，68（1）：55-62.

[126] Kahan B D，Keown P，Levy G A，et al. Therapeutic drug monitoring of immunosuppressant drugs in clinical practice [J]. Clinical Therapeutics，2002，24（3）：330-350.

[127] Ray J E，Keogh A M，McLachlan A J. Decision support tool to individualize cyclosporine dose in stable，long-term heart transplant recipients receiving metabolic inhibitors: overcoming limitations of cyclosporine C2 monitoring [J]. The Journal of Heart and Lung Transplantation，2006，25（10）：1223-1229.

[128] Keown P A. New concepts in cyclosporine monitoring [J]. Current Opinion in Nephrology and Hypertension，2002，11（6）：619-626.

[129] Evans W E，McLeod H L. Pharmacogenomics: drug disposition，drug targets，and side effects [J]. The New England Journal of Medicine，2003，348（6）：538-549.

[130] Weinshilboum R. Inheritance and drug response [J]. New England Journal of Medicine，2003，348（6）：529-537.

［131］Zhu B，Liu Z Q，Chen G L，et al. The distribution and gender difference of CYP3A activity in Chinese subjects［J］. British Journal of Clinical Pharmacology，2003，55（3）：264-269.

［132］Kuehl P，Zhang J，Lin Y，et al. Sequence diversity in CYP3A promoters and characterization of the genetic basis of polymorphic CYP3A5 expression［J］. Nature Genetics，2001，27（4）：383-391.

［133］Ozdemir V，Kalow W，Tang B K，et al. Evaluation of the genetic component of variability in CYP3A4 activity：a repeated drug administration method［J］. Pharmacogenetics，2000，10（5）：373-388.

［134］Lamba J K，Lin Y S，Schuetz E G，et al. Genetic contribution to variable human CYP3A-mediated metabolism［J］. Advanced Drug Delivery Reviews，64：256-269.

［135］Walker A H，Jaffe J M，Gunasegaram S，et al. Characterization of an allelic variant in the nifedipine- specific element of CYP3A4：ethnic distribution and implications for prostate cancer risk. Mutations in brief no. 191. Online［J］. Human mutation，1998，12（4）：289.

［136］Wandel C，Witte J S，Hall J M，et al. CYP3A activity in African American and European American men：Population differences and functional effect of the CYP3A4*1B 5'-promoter region polymorphism［J］. Clinical Pharmacology & Therapeutics，2000，68（1）：82-91.

［137］Hsieh K P，Lin Y Y，Cheng C L，et al. Novel mutations of CYP3A4 in Chinese［J］. Drug Metabolism and Disposition：the Biological Fate of Chemicals，2001，29（3）：268-273.

［138］Dai D，Tang J，Rose R，et al. Identification of variants of CYP3A4 and characterization of their abilities to metabolize testosterone and chlorpyrifos［J］. The Journal of Pharmacology and Experimental Therapeutics，2001，299（3）：825-831.

［139］Fukushima-Uesaka H，Saito Y，Watanabe H，et al. Haplotypes of CYP3A4 and their close linkage with CYP3A5 haplotypes in a Japanese population［J］. Human Mutation，2004，23（1）：100.

［140］Xie H G，Wood A J，Kim R B，et al. Genetic variability in CYP3A5 and its possible consequences［J］. Pharmacogenomics，2004，5（3）：243-272.

［141］Hustert E，Haberl M，Burk O，et al. The genetic determinants of the CYP3A5 polymorphism［J］. Pharmacogenetics，2001，11（9）：773-779.

［142］Chou F C，Tzeng S J，Huang J D. Genetic polymorphism of cytochrome P450 3A5 in Chinese［J］. Drug Metabolism and Disposition：the Biological Fate of Chemicals，2001，29（9）：1205-1209.

［143］Liu T C，Lin S F，Chen T P，et al. Polymorphism analysis of CYP3A5 in myeloid leukemia［J］. Oncology Reports，2002，9（2）：327-329.

［144］Shih P S，Huang J D. Pharmacokinetics of midazolam and 1'-hydroxymidazolam in Chinese with different CYP3A5 genotypes［J］. Drug Metabolism and Disposition：the Biological Fate of Chemicals，2002，30（12）：1491-1496.

［145］Aoyama T，Yamano S，Waxman D J，et al. Cytochrome P-450 hPCN3，a novel cytochrome P-450 IIIA gene product that is differentially expressed in adult human liver：cDNA and deduced amino acid sequence and distinct specificities of cDNA-expressed hPCN1 and hPCN3 for the metabolism of steroid hormones and cyclosporin［J］. Journal of Biological Chemistry，1989，264（18）：10388-10395.

［146］Turgeon D K，Normolle D P，Leichtman A B，et al. Erythromycin breath test predicts oral clearance of cyclosporine in kidney transplant recipients［J］. Clinical Pharmacology & Therapeutics，1992，52（5）：471-478.

［147］Thiebaut F，Tsuruo T，Hamada H，et al. Cellular localization of the multidrug-resistance gene product P-glycoprotein in normal human tissues［J］. PNAS，1987，84（21）：7735-7738.

［148］Choo E F，Leake B，Wandel C，et al. Pharmacological inhibition of P-glycoprotein transport enhances the distribution of HIV-1 protease inhibitors into brain and testes［J］. Drug Metabolism and Disposition：the Biological Fate of Chemicals，2000，28（6）：655-660.

［149］Brinkmann U，Roots I，Eichelbaum M. Pharmacogenetics of the human drug-transporter gene MDR1：impact of polymorphisms on pharmacotherapy［J］. Drug Discovery Today，2001，6（16）：835-839.

［150］Schinkel A H，Wagenaar E，Mol C A，et al. P-glycoprotein in the blood-brain barrier of mice influences the brain penetration and pharmacological activity of many drugs［J］. The Journal of Clinical Investigation，1996，97（11）：2517-2524.

［151］Hoffmeyer S，Burk O，von Richter O，et al. Functional polymorphisms of the human multidrug-resistance gene: Multiple sequence variations and correlation of one allele with P-glycoprotein expression and activity *in vivo*［J］. PNAS，2000，97（7）: 3473-3478.

［152］Kim R B，Leake B F，Choo E F，et al. Identification of functionally variant MDR1 alleles among European Americans and African Americans［J］. Clinical Pharmacology & Therapeutics，2001，70（2）: 189-199.

［153］Tanabe M，Ieiri I，Nagata N，et al. Expression of P-glycoprotein in human placenta: relation to genetic polymorphism of the multidrug resistance（MDR）-1 gene［J］. The Journal of Pharmacology and Experimental Therapeutics，2001，297（3）: 1137-1143.

［154］Anglicheau D，Verstuyft C，Laurent-Puig P，et al. Association of the multidrug resistance-1 gene single-nucleotide polymorphisms with the tacrolimus dose requirements in renal transplant recipients［J］. Journal of the American Society of Nephrology，2003，14（7）: 1889-1896.

［155］Saeki T，Ueda K，Tanigawara Y，et al. Human P-glycoprotein transports cyclosporin A and FK506［J］. Journal of Biological Chemistry，1993，268（9）: 6077-6080.

［156］Isla Tejera B，Aumente Rubio M D，Martínez-Moreno J，et al. Pharmacogenetic analysis of the absorption kinetics of cyclosporine in a population of Spanish cardiac transplant patients［J］. Farmacia Hospitalaria（English Edition），2009，33（6）: 324-329.

［157］Hu Y F，Tu J H，Tan Z R，et al. Association of CYP3A4*18B polymorphisms with the pharmacokinetics of cyclosporine in healthy subjects［J］. Xenobiotica，2007，37（3）: 315-327.

［158］Min D I，Ellingrod V L. Association of the CYP3A4*1B 5'-flanking region polymorphism with cyclosporine pharmacokinetics in healthy subjects［J］. Therapeutic Drug Monitoring，2003，25（3）: 305-309.

［159］Min D I，Ellingrod V L. C3435T mutation in exon 26 of the human MDR1 gene and cyclosporine pharmacokinetics in healthy subjects［J］. Therapeutic Drug Monitoring，2002，24（3）: 400-404.

［160］von Ahsen N，Richter M，Grupp C，et al. No influence of the MDR-1 C3435T polymorphism or a CYP3A4 promoter polymorphism（CYP3A4-V allele）on dose-adjusted cyclosporin A trough concentrations or rejection incidence in stable renal transplant recipients［J］. Clinical Chemistry，2001，47（6）: 1048-1052.

［161］Rivory L P，Qin H，Clarke S J，et al. Frequency of cytochrome P450 3A4 variant genotype in transplant population and lack of association with cyclosporin clearance［J］. European Journal of Clinical Pharmacology，2000，56（5）: 395-398.

［162］Haufroid V，Mourad M，Van Kerckhove V，et al. The effect of CYP3A5 and MDR1（ABCB1）polymorphisms on cyclosporine and tacrolimus dose requirements and trough blood levels in stable renal transplant patients［J］. Pharmacogenetics，2004，14（3）: 147-154.

［163］Hesselink D A，van Schaik R H N，van der Heiden I P，et al. Genetic polymorphisms of the CYP3A4，CYP3A5，and MDR-1 genes and pharmacokinetics of the calcineurin inhibitors cyclosporine and tacrolimus［J］. Clinical Pharmacology & Therapeutics，2003，74（3）: 245-254.

［164］Yates C R，Zhang W H，Song P F，et al. The effect of CYP3A5 and MDR1 polymorphic expression on cyclosporine oral disposition in renal transplant patients［J］. The Journal of Clinical Pharmacology，2003，43（6）: 555-564.

［165］Anglicheau D，Thervet E，Etienne I，et al. CYP3A5 and MDR1 genetic polymorphisms and cyclosporine pharmacokinetics after renal transplantation［J］. Clinical Pharmacology & Therapeutics，2004，75（5）: 422-433.

［166］Chowbay B，Cumaraswamy S，Cheung Y B，et al. Genetic polymorphisms in MDR1 and CYP3A4 genes in Asians and the influence of MDR1 haplotypes on cyclosporin disposition in heart transplant recipients［J］. Pharmacogenetics，2003，13（2）: 89-95.

［167］Hu Y F，Qiu W，Liu Z Q，et al. Effects of genetic polymorphisms of CYP3A4，CYP3A5 and MDR1 on cyclosporine pharmacokinetics after renal transplantation［J］. Clinical and Experimental Pharmacology and Physiology，2006，33（11）: 1093-1098.

［168］胡永芳，翟所迪，邱雯. CYP3A5*3 和 CYP3A4*18B 基因多态性对肾移植患者环孢素药代动力学的影响［J］. 中国药理学通报，2009，25（3）: 378-382.

［169］Mardigyan V，Tchervenkov J，Metrakos P，et al. Best single time points as surrogates to the tacrolimus and mycophenolic acid area under the curve in adult liver transplant patients beyond 12 months of transplantation［J］. Clinical Therapeutics，2005，27（4）：463-469.

［170］Balbontin F G，Kiberd B，Squires J，et al. Tacrolimus monitoring by simplified sparse sampling under the concentration time curve［J］. Transplantation Proceedings，2003，35（7）：2445-2448.

［171］Aumente Rubio M D，Arizón del Prado J M，López Malo de Molina M D，et al. Clinical pharmacokinetics of tacrolimus in heart transplantation：new strategies of monitoring［J］. Transplantation Proceedings，2003，35（5）：1988-1991.

［172］Roy J N，Barama A，Poirier C，et al. Cyp3A4，Cyp3A5，and MDR-1 genetic influences on tacrolimus pharmacokinetics in renal transplant recipients［J］. Pharmacogenetics and Genomics，2006，16（9）：659-665.

［173］Deininger K M，Vu A，Page II R L，et al. CYP3A pharmacogenetics and tacrolimus disposition in adult heart transplant recipients［J］. Clinical Transplantation，2016，30（9）：1074-1081.

［174］Gijsen V M G J，van Schaik R H，Elens L，et al. CYP3A4*22 and CYP3A combined genotypes both correlate with tacrolimus disposition in pediatric heart transplant recipients［J］. Pharmacogenomics，2013，14（9）：1027-1036.

［175］徐芳，马潞林，付燕，等. CYP 3A5*3 基因多态性对肾移植术后他克莫司药代动力学的影响［J］.中国临床药理学杂志，2008，24（3）：207-211.

［176］Jun K R，Lee W，Jang M S，et al. Tacrolimus concentrations in relation to CYP3A and ABCB1 polymorphisms among solid organ transplant recipients in Korea［J］. Transplantation，2009，87（8）：1225-1231.

［177］Zhu B，Chen G L，Chen X P，et al. Genotype of CYP3AP1 associated with CYP3A activity in Chinese Han population［J］. Acta Pharmacologica Sinica，2002，23（6）：567-572.

［178］Thervet E，Anglicheau D，King B，et al. Impact of cytochrome p450 3A5 genetic polymorphism on tacrolimus doses and concentration-to-dose ratio in renal transplant recipients［J］. Transplantation，2003，76（8）：1233-1235.

［179］Andrews P A，Sen M，Chang R W. Racial variation in dosage requirements of tacrolimus［J］. Lancet，1996，348（9039）：1446.

［180］Zhang X，Liu Z H，Zheng J M，et al. Influence of CYP3A5 and MDR1 polymorphisms on tacrolimus concentration in the early stage after renal transplantation［J］. Clinical Transplantation，2005，19（5）：638-643.

［181］Masuda S，Inui K I. An up-date review on individualized dosage adjustment of calcineurin inhibitors in organ transplant patients［J］. Pharmacology & Therapeutics，2006，112（1）：184-198.

［182］Li D，Gui R，Li J，et al. Tacrolimus dosing in Chinese renal transplant patients is related to MDR1 gene C3435T polymorphisms［J］. Transplantation Proceedings，2006，38（9）：2850-2852.

［183］Tsuchiya N，Satoh S，Tada H，et al. Influence of CYP3A5 and MDR1（ABCB1）polymorphisms on the pharmacokinetics of tacrolimus in renal transplant recipients［J］. Transplantation，2004，78（8）：1182-1187.

［184］Wang J，Zeevi A，McCurry K，et al. Impact of ABCB1（MDR1）haplotypes on tacrolimus dosing in adult lung transplant patients who are CYP3A5 *3/*3 nonexpressors［J］. Transplant Immunology，2006，15（3）：235-240.

［185］Cheung C Y，Op den Buijsch R A M，Wong K M，et al. Influence of different allelic variants of the CYP3A and ABCB1 genes on the tacrolimus pharmacokinetic profile of Chinese renal transplant recipients［J］. Pharmacogenomics，2006，7（4）：563-574.

［186］Gómez-Bravo M A，Apellaniz-Ruiz M，Salcedo M，et al. Influence of donor liver CYP3A4*20 loss-of-function genotype on tacrolimus pharmacokinetics in transplanted patients［J］. Pharmacogenetics and Genomics，2018，28（2）：41-48.

［187］Liu B Y，Chen W Q，Chen Z G，et al. The effects of CYP3A5 genetic polymorphisms on serum tacrolimus dose-adjusted concentrations and long-term prognosis in Chinese heart transplantation recipients［J］. European Journal of Drug Metabolism and Pharmacokinetics，2019，44（6）：771-776.

［188］Tang H L，Xie H G，Yao Y，et al. Lower tacrolimus daily dose requirements and acute rejection rates in the CYP3A5 nonexpressers than expressers［J］. Pharmacogenetics and Genomics，2011，21（11）：713-720.

［189］Hendijani F，Azarpira N，Kaviani M. Effect of CYP3A5*1 expression on tacrolimus required dose for transplant pediatrics：a systematic review and meta-analysis［J］. Pediatric Transplantation，2018，22（6）：e13248.

［190］Akbas S H，Bilgen T，Keser I，et al. The effect of MDR1（ABCB1）polymorphism on the pharmacokinetic of tacrolimus in Turkish renal transplant recipients［J］. Transplantation Proceedings，2006，38（5）：1290-1292.

［191］Mourad M，Wallemacq P，De Meyer M，et al. The influence of genetic polymorphisms of cytochrome P450 3A5 and ABCB1 on starting dose- and weight-standardized tacrolimus trough concentrations after kidney transplantation in relation to renal function ［J］. Clinical Chemistry and Laboratory Medicine，2006，44（10）：1192-1198.

［192］Wang W L，Jin J，Zheng S S，et al. Tacrolimus dose requirement in relation to donor and recipientABCB1 andCYP3A5 gene polymorphisms in Chinese liver transplant patients［J］. Liver Transplantation，2006，12（5）：775-780.

［193］Kuypers D R J，de Jonge H，Naesens M，et al. CYP3A5 and CYP3A4 but not MDR1 Single-nucleotide polymorphisms determine long-term tacrolimus disposition and drug-related nephrotoxicity in renal recipients［J］. Clinical Pharmacology & Therapeutics，2007，82（6）：711-725.

［194］Quteineh L，Verstuyft C，Furlan V，et al. Influence of CYP3A5 genetic polymorphism on tacrolimus daily dose requirements and acute rejection in renal graft recipients［J］. Basic & Clinical Pharmacology & Toxicology，2008，103（6）：546-552.

［195］Provenzani A，Notarbartolo M，Labbozzetta M，et al. The effect of CYP3A5 and ABCB1 single nucleotide polymorphisms on tacrolimus dose requirements in Caucasian liver transplant patients［J］. Annals of Transplantation，2009，14（1）：23-31.

［196］Tang H L，Ma L L，Xie H G，et al. Effects of the CYP3A5*3 variant on cyclosporine exposure and acute rejection rate in renal transplant patients：a meta-analysis［J］. Pharmacogenetics and Genomics，2010，20（9）：525-531.

［197］唐惠林，胡永芳. MDR1C1236T 基因多态性对环孢素药代动力学影响的系统评价［J］.中国临床药理学杂志. 2010，26（4）：303-306.

［198］唐惠林，胡永芳，张婷. MDR1G2677T/A 基因多态性对环孢素药物代谢动力学及药效学影响的系统评价［J］. 中国药学杂志，2010，45（2）：135-139.

［199］Birdwell K A，Decker B，Barbarino J M，et al. Clinical pharmacogenetics implementation consortium（CPIC）guidelines for CYP3A5 genotype and tacrolimus dosing［J］. Clinical Pharmacology and Therapeutics，2015，98（1）：19-24.

［200］Brunet M，van Gelder T，Åsberg A，et al. Therapeutic drug monitoring of tacrolimus-personalized therapy：second consensus report［J］. Therapeutic Drug Monitoring，2019，41（3）：261-307.